U0233456

中国常见癌症丛书

子宫内膜癌

Endometrial Cancer

（第2版）

主　审　魏丽惠

主　编　王建六

副主编　林仲秋　沈丹华　王志启

北京大学医学出版社

ZIGONG NEIMOAI (DI 2 BAN)

图书在版编目（CIP）数据

子宫内膜癌 / 王建六主编 . -- 2 版 . -- 北京 : 北
京大学医学出版社 , 2017.7
（中国常见癌症丛书）
ISBN 978-7-5659-1608-3

Ⅰ.①子… Ⅱ.①王… Ⅲ.①子宫肿瘤—诊疗Ⅳ.
① R737.33

中国版本图书馆 CIP 数据核字 (2017) 第 099887 号

子宫内膜癌（第 2 版）

主　　编：王建六
出版发行：北京大学医学出版社
地　　址：（100191）北京市海淀区学院路 38 号　北京大学医学部院内
电　　话：发行部 010-82802230；图书邮购 010-82802495
网　　址：http ://www.pumpress.com.cn
E － mail：booksale@bjmu.edu.cn
印　　刷：北京强华印刷厂
经　　销：新华书店
责任编辑：陈　奋　　责任校对：金彤文　　责任印制：李　啸
开　　本：889 mm ×1194 mm　1/16　印张：30.5　字数：845 千字
版　　次：2017 年 7 月第 2 版　2017 年 7 月第 1 次印刷
书　　号：ISBN 978-7-5659-1608-3
定　　价：265.00 元

二维码资源扫描说明

第一步 打开微信，利用"发现"中的"扫一扫"，扫描"北京大学医学出版社有限公司"微信公众号二维码，关注北京大学医学出版社微信公众号。

第二步 刮开下面的二维码，使用"北京大学医学出版社有限公司"微信公众号中右下角的"扫一扫"功能，激活本册图书的增值服务。

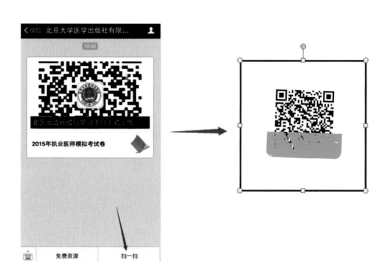

第三步 使用"北京大学医学出版社有限公司"微信公众号中右下角的"扫一扫"功能，扫描书中对应的资源二维码，获取相关增值服务。

主 审 简 介

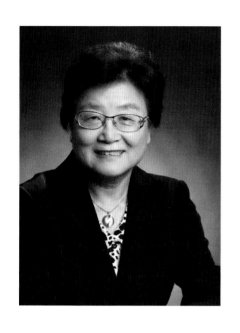

魏丽惠

教授，博士生导师，北京大学妇产科学系名誉主任，中国医师协会妇产科分会副会长，中国女医师协会副会长，中国优生科学协会阴道镜和宫颈病理学分会主任委员，中国健康产业学会妇幼健康学会会长。兼任《中华妇产科杂志》副总编辑、《中国妇产科临床杂志》主编等。近年来获得多项教育部、中华医学会、中华预防医学会、北京市等科学技术二等、三等奖，发表论文四百余篇，主编、参编专业书籍10余部。培养博士研究生68名，博士后4名。

主 编 简 介

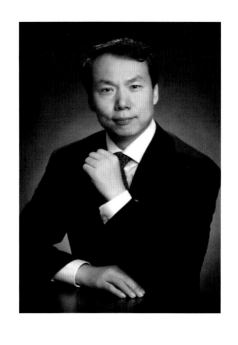

王建六

教授，博士生导师，北京大学人民医院副院长，党委委员，妇产科主任，妇产科教研室主任。

现兼任中华医学会妇科肿瘤分会常委，中华医学会妇产科学分会委员，中国医师协会妇产科分会委员，国家卫计委妇科内镜培训专家组副组长，中国抗癌协会妇瘤专业委员会常委，中国整形美容协会女性生殖整复分会会长，中国研究型医院学会妇产科专业委员会主任委员，中国医药健康促进会妇产科分会副主任委员，中华预防医学会生殖健康分会副主任委员，中国优生科学协会阴道镜和宫颈病变分会副主任委员，北京市医学会妇产科专业委员会主任委员，北京市医师协会妇产科专科医师分会会长。担任 *J Gynecol surgery*，*Int J Ob & Gyn Res*，*J Gynecol Oncology* 等国际杂志编委。《中国妇产科临床杂志》副主编，《中华妇产科杂志》《中国实用妇科与产科杂志》《实用妇产科杂志》《现代妇产科进展》《国际妇产科杂志》《妇产与遗传》和《中国医刊》等杂志常务编委和编委。曾获霍英东基金会教师奖和原卫生部优秀科研人才、吴阶平 - 杨森医学药学奖（2013）、科学中国人（2016）等称号。

王建六教授自大学毕业以来，一直工作在妇产科临床一线，特别是在妇科恶性肿瘤、盆底疾病基础研究和临床诊疗方面，积累了丰富经验，承担国家科技部、国家卫生与计划生育委员会、国家自然科学基金和北京市科学技术委员会等项目 20 余项，发表文章 300 余篇，主编（译）专著 24 部，获省部级科技成果奖 7 项。

副主编简介

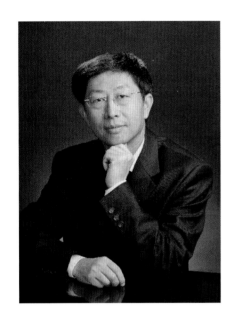

林仲秋

中山大学妇产科学二级教授、主任医师，博士研究生导师。中山大学首届名医。

现任中山大学孙逸仙纪念医院（附属第二医院）妇产科主任兼妇科肿瘤专科主任、澳门镜湖医院妇产科顾问医师。中国优生科学协会生殖道疾病诊治分会副主任委员、中国抗癌协会妇瘤专业委员会常委、中华医学会妇科肿瘤学分会委员、中华医学会广东妇产科学会副主任委员、广东妇科肿瘤学组副组长、广东抗癌协会妇瘤专业委员会主任委员、广东中西医结合妇产科分会副主任委员、国内多种学术杂志常务编委或编委。分别担任主编、副主编或参编专著及教材 30 多部。

林仲秋教授从医 30 多年，主攻妇科肿瘤，为享誉全国的妇科肿瘤专家和妇科手术专家。多次受邀到全国各地进行手术表演及讲学。其手术方法和手术技巧已被全国各地普遍借鉴采用。擅长宫颈癌、子宫内膜癌、卵巢癌、外阴癌、阴道癌等复杂高难度手术及生殖道畸形矫形手术、生殖道瘘修补和各种妇科疑难手术。

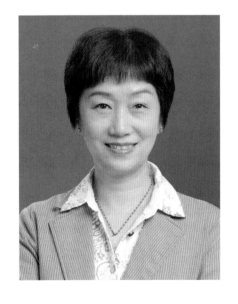

沈丹华

北京大学人民医院病理科主任，主任医师，副教授，硕士研究生导师。

现任中华医学会妇科肿瘤分会委员，中华医学会妇产科分会病理学组组长，中华医学会妇产科分会妇科肿瘤学组委员，中国优生科学协会阴道镜与宫颈病理分会副主任委员，中华医学会病理学分会女性生殖疾病学组及乳腺学组委员，中国医师协会病理医师分会委员，中国抗癌协会乳腺癌专业委员会乳腺病理学组委员，中国抗癌协会妇科肿瘤专业委员会委员，中国研究型医院学会精准医学与肿瘤多学科协作专业委员会常委，中国研究型医院学会妇产科专业委员会常委，北京医师协会病理医师分会常委，北京医学会病理学分会常委，《中华病理学杂志》《中华妇产科杂志》编委，《诊断病理学杂志》及《中国妇产科临床杂志》编委，《中华普通外科杂志》《中华医学杂志》特邀审稿专家。

沈丹华教授长期从事临床外科病理诊断及相关的研究工作，在妇科、骨肿瘤及乳腺病理诊断方面有专长，每年接受外院疑难病理会诊千余例。在妇科肿瘤及骨软组织肿瘤的分子遗传学研究中取得一定成绩，曾主持及参与多项国家自然科学基金项目。

发表论文百余篇，以主编及副主编身份撰写多部临床及病理学相关专著，以主译、副主译及译者身份参与翻译多部病理学专著。

副主编简介

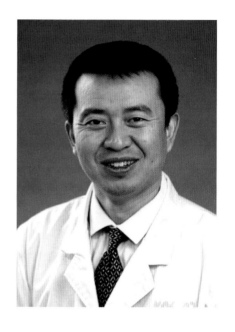

王志启

北京大学人民医院妇产科主任医师，副教授，医学博士，硕士研究生导师。

现为中国研究型医院学会妇产科专业委员会委员、中国医师协会整合医学分会妇产科专业委员会委员、中华医学会妇科肿瘤分会青年委员、中国医促会妇产科分会青年副主任委员、北京医学会妇科肿瘤分会委员兼秘书、北京医学会妇科内镜分会青年委员。《中国妇产科临床杂志》《现代妇产科进展》《中国医药》等杂志审稿专家。

王志启副教授主要研究方向为子宫肿瘤，特别是子宫内膜癌等子宫内膜疾病的临床诊治和基础研究，重点在子宫内膜癌及癌前病变的临床病理特征和规范化诊治以及前哨淋巴结切除、内分泌治疗、转移机制的研究，在子宫内膜癌、子宫内膜增生、子宫内膜息肉等子宫内膜疾病的诊治方面也具有丰富的临床经验。

曾获得中华医学科技二等奖、教育部科技二等奖、北京市科技三等奖、中华医学论文奖等。

编写委员会

编者名单

白　萍	中国医学科学院肿瘤医院	吕卫国	浙江大学医学院附属妇产科医院
白文佩	首都医科大学附属北京世纪坛医院	明　健	北京大学人民医院
鲍冬梅	北京大学人民医院	宁程程	复旦大学附属妇产科医院
蔡　斌	上海交通大学附属第一人民医院	潘凌亚	北京协和医院
昌晓红	北京大学人民医院	彭芝兰	四川大学华西第二医院
车晓霞	山东大学齐鲁医院	郄明蓉	四川大学华西第二医院
陈春林	南方医科大学南方医院	曲芃芃	天津中心妇产医院
陈定宝	北京大学人民医院	沈丹华	北京大学人民医院
陈家瑜	北京大学人民医院	宋　阳	广州中医药大学第一附属医院
陈丽丽	福建省妇幼保健院	孙　红	复旦大学附属妇产科医院
陈晓军	复旦大学附属妇产科医院	孙馥菁	首都医科大学附属北京妇产医院
崔　恒	北京大学人民医院	孙蓬明	福建省妇幼保健院
邓高丕	广州中医药大学第一附属医院	唐　军	北京大学人民医院
狄　文	上海交通大学医学院附属仁济医院	万　璟	中山大学附属第三医院
丁　杰	中山大学附属第三医院	万小平	上海交通大学附属第一人民医院
段　华	首都医科大学附属北京妇产医院	汪宏波	华中科技大学同济医学院附属协和医院
郭红燕	北京大学第三医院	王　悦	北京大学人民医院
洪　楠	北京大学人民医院	王建六	北京大学人民医院
侯敏敏	四川大学华西第二医院	王益勤	北京大学人民医院
黄佳明	中山大学附属第一医院	王颖梅	天津医科大学总医院
黄梅梅	福建省妇幼保健院	王永军	北京大学国际医院
黄文倩	山东大学齐鲁医院	王玉东	中国福利会国际和平妇幼保健院
姜　洁	山东大学齐鲁医院	王志启	北京大学人民医院
姜彦多	解放军第202医院	魏丽惠	北京大学人民医院
蒋　芳	北京协和医院	温宏武	北京大学第一医院
李　健	首都医科大学附属北京世纪坛医院	武　靖	北京大学人民医院
李小毛	中山大学附属第三医院	向　阳	北京协和医院
李小平	北京大学人民医院	谢　幸	浙江大学医学院附属妇产医院
梁斯晨	北京大学人民医院	谢庆煌	广东省佛山市妇幼保健院
梁志清	第三军医大学西南医院	熊光武	重庆医科大学第三附属医院
林燕莺	北京大学人民医院	徐丛剑	复旦大学附属妇产科医院
林仲秋	中山大学孙逸仙纪念医院	薛凤霞	天津医科大学总医院
刘　红	四川省肿瘤医院	杨兴升	山东大学齐鲁医院
刘　洋	山东大学齐鲁医院	姚　田	北京大学人民医院
卢淮武	中山大学孙逸仙纪念医院	姚书忠	中山大学附属第一医院

殷　霞　上海交通大学医学院附属仁济医院　　　　赵建国　天津中心妇产医院
张　竹　四川大学华西第二医院　　　　　　　　　赵丽君　北京大学人民医院
张国楠　四川省肿瘤医院　　　　　　　　　　　　肇丽杰　广东省佛山市妇幼保健院
张菊英　四川大学华西公共卫生学院　　　　　　　周　蓉　北京大学人民医院
张彭南　复旦大学附属妇产医院　　　　　　　　　周静怡　北京大学人民医院
张师前　山东大学齐鲁医院　　　　　　　　　　　朱　穗　四川大学华西第二医院
张天宇　北京大学人民医院　　　　　　　　　　　祝晓莲　北京大学人民医院

序 一

子宫内膜癌是常见的女性生殖器官恶性肿瘤之一，而且发病率在继续上升。

虽然，相比较而言，子宫内膜癌病程进展不快，预后尚可，但面临的防治问题却不少。可以大致概括为以下几个方面：

第一，子宫内膜癌的发病机制似乎比较清楚了，我们可以认为它是一种雌激素依赖性疾病，或者是一种内分泌代谢性疾病。但确切的基因素质、激发与分子机制尚待探究。

第二，子宫内膜癌的筛查始终是未臻解决的问题，一方面它不如子宫颈癌那样有广泛筛查之必要和可能；另一方面也不像卵巢癌那样，筛查难到束手无措。为此，应该有个筛查策略和实施方法。首先，子宫内膜癌的筛查应该从"高危人群"开始，"高危人群"的划定很重要；其次是细胞学和组织学检测，包括取样，虽然有些方法，但仍不够理想，亦待完善。分子生物学检测，包括肿瘤标志物也在渴望之中。

第三，子宫内膜癌通常会有一个癌前病变，或子宫内膜增生的过程，真是"天赐恩宠"，容得我们去警惕、发现和及时恰当处理。这三点何其难能可贵！

第四，确定子宫内膜癌的两大分型业已多年，这是一大进展。因为两者无论从发病、临床表现、组织学、治疗方法及其预后都有很大不同。但进一步的分子分型和临床对策还有探索的空间。

第五，子宫内膜癌的治疗较为明确而规范，近年来在保留生理或生育功能的可能和方法方面有了很大的发展。这缘于肿瘤治疗的人性化考虑，即保护生理、保护器官、保护生育、保留心理、保护（生命）质量的人文观念。关于如何选择适应证、具体方法及治疗监视等亦渐趋成熟。还包括微创手术的应用，如腹腔镜的子宫内膜癌分期手术，几乎成为优先和经典的内镜技术选择。

让我们高兴的是，这些问题，当然还有其他一些问题都在王建六教授主编的《子宫内膜癌》（第2版）中得到了全面、详尽的记述。第2版在原版基础上增添了许多新的观念、新的技术、新的进展，特别强调基础研究和临床应用的结合和转化，特别强调新技术方法应用要注意的问题和细节，特别强调规范化和个体化的相互关系和处理。

随着人口的老龄化，随着社会经济、文化、生活方式及身体素质的变化，子宫内膜癌的发病还会继续上升。我们对生命、对疾病、对病人、对医学、对自然充满敬畏。疾病也许是自然给人类的特殊"礼物"，敬畏是一种哲学态度，医生的敬畏则是一种特殊的回报。

那么，我们可以认为王建六教授主编的这部书是丁酉年奉献给医生和病人的一份礼物吧。感谢编著者！

赘言如上，权作为序。

郎景和

中国工程院院士
北京协和医院妇产科名誉主任
中华医学会妇产科专业委员会主任委员
2017 年 2 月

序 二

子宫内膜癌是妇科常见的恶性肿瘤之一，发病率呈逐年上升趋势，在某些发达国家已成为妇科恶性肿瘤的第一位。实现子宫内膜癌的精准医疗，即精准发现、精准评估、精准分类、精准治疗，对提高临床疗效、改善患者的预后有重要意义。本书作为系统全面介绍子宫内膜癌的学术专著，从子宫内膜癌的流行病学、病因学及发病机制、病理学、临床诊断、治疗以及预后等方面系统介绍了子宫内膜癌的基础研究与临床诊疗新进展，给国内妇科肿瘤工作者提供了很好的参考书。

本书主编王建六教授和其他三位副主编林仲秋教授、沈丹华教授、王志启主任医师均从事妇科恶性肿瘤研究工作多年，具有丰富的临床经验和坚实的研究基础。本书的编写人员也都是工作在临床和科研一线的妇科肿瘤工作者，在国内有较高的学术地位。本书主审魏丽惠教授为从事妇科肿瘤研究的资深专家，主审专家的审核和把关，使该书更具权威性。

纵览全书，认为本书具有较高的学术价值，其能抓住子宫内膜癌的热点和焦点问题，如详细分析了多囊卵巢综合征（PCOS）、肥胖、糖尿病等内分泌代谢紊乱疾病与子宫内膜癌发病的关系，肿瘤微环境在子宫内膜癌发病中的作用，检测循环肿瘤细胞和 DNA 在子宫内膜癌的临床价值，子宫内膜癌各种分期的要点及意义，子宫内膜癌淋巴结切除相关问题，保留生育功能和保留卵巢问题，子宫内膜癌治疗后的激素补充治疗，中医中药在子宫内膜癌治疗和康复中的作用等。本书还对目前比较前沿的基因靶向治疗也进行了论述，充分体现了该领域的最新进展。同时，本书也展现了很强的临床实用性，对子宫内膜癌的不同手术方式、围术期准备、化学治疗、放射治疗、内分泌治疗、少见类型子宫内膜癌的临床特征及处理、复发子宫内膜癌的临床处理等作了详细阐述，极具临床参考价值。

本书第 1 版面世后，得到各方众多好评，这充分说明本书是理论性与实用性俱佳，创新性与科学性并进的优秀著作。相信再版后的著作会带给妇科肿瘤医务工作者更多收获。

中国工程院院士
北京大学医学部主任
2017 年 2 月

第 2 版前言

子宫内膜癌是常见妇科恶性肿瘤，其发病率呈全球性升高，并有年轻化趋势。在欧美国家，子宫内膜癌是最常见的女性生殖道恶性肿瘤；在我国，一些大城市如上海市，其发病率超过了宫颈癌。因此，我们应该高度关注子宫内膜癌的防治工作。

2010 年在北京大学医学部科学出版基金资助下，本人有幸与国内 40 余位妇科肿瘤专家一起编写了国家重大出版工程项目，"中国常见癌症丛书"的《子宫内膜癌》分册，并顺利出版发行。该书是我国第一部子宫内膜癌的专著，第 1 版全书共有20 章，63.5 万字，涵盖了子宫内膜癌基础研究到临床诊疗，子宫内膜癌诊治历史与现况，达成的共识与存在问题等，受到了业界广泛的欢迎。

科学技术日新月异，临床诊疗不断进步，子宫内膜癌的基础研究和临床处理也有很大变化，如发病机制更注重雌激素以外的其他因素、2009 年FIGO 新的分期标准、影像学技术广泛用于病情评估、临床处理更注重人性化、手术更注重微创观念等。因此，需要尽快对《子宫内膜癌》这本书的内容进行修订和补充。

2016 年 6 月在北京召开《子宫内膜癌》（第 2 版）编写会议，在第 1 版编委会的基础上，邀请了临床一线的年轻专家加盟编委会，经过讨论，确定了第 2 版编写风格和内容，建议继续沿用第 1 版贴近临床、切合实际、分享经验、突出实用性的特点，同时体现新进展，剖析新问题。为了满足子宫内膜癌研究人员的需求，丰富了基础研究进展的内容，增加了循环肿瘤细胞、循环肿瘤 DNA、分子分型、肿瘤微环境因素等内容。临床部分增加了子宫内膜癌的筛查策略、分期及存在问题、各种指南解读及个人观点等。为了突出特殊组织类型子宫内膜癌的临床处理，第 2 版把子宫内膜浆液性癌、透明细胞癌和癌肉瘤三种类型单列一章，分别论述。为了重视肿瘤患者的人文关怀，增加了子宫内膜癌终末期处理章节。为了体现祖国医学在子宫内膜癌治疗中的作用，本书第 17 章对中医药治疗子宫内膜癌的适应证、辨证论治、辅助治疗及常用中成药，特别是饮食疗法等进行了系统介绍，该章内容简单易懂，非常适合西医医师参考。同时，针对临床热点焦点问题，第 2 版第 25 章增加了子宫内膜癌诊治的焦点问题，分别论述了对意外发现的子宫内膜癌、前哨淋巴结的临床价值、子宫内膜癌治疗后激素补充治疗、卵巢去留问题、淋巴结切除争议、Ⅱ期子宫内膜癌临床处理以及术中冰冻的常见问题等。同时根据医学信息发展，删去了相关网络资源章节，使得第 2 版内容更全面、更实用，全书从 22 章增加到 25 章，是一本较为全面的子宫内膜癌的专著。本书还特别增加了经典手术视频，方便读者了解最新手术进展和手术技巧。

本书继续邀请魏丽惠老师作为主审，魏老师认真细致，科学严谨，对本书提出了很好的建议。在此代表第 2 版编写人员对魏老师表示感谢。

我们还荣幸地邀请中国工程院院士、北京协和医院郎景和教授与中国工程院院士、北京大学医学部主任詹启敏教授为本书作序，在此表示衷心感谢。

第 2 版的顺利出版，得到了来自全国 27 家单位 46 位编委 84 位编写人员的大力支持和帮助，他们在繁忙的临床、科研工作中，及时完成书稿编写任务。同时，本书三位副主编林仲秋教授、沈丹华教授和王志启主任医师审阅部分书稿，本书编写秘书张静（参加了前期部分工作）和梁斯晨两位大夫协助收集书稿，付静老师和郝娟、张琪博士帮助修改稿件，还有钟晓珠、陈家瑜、张天宇、刘凯琳等博士负责文献标注，北京大学医学出版社白玲副总编关心关注编写过程，在此一并表示衷心感谢。

由于编著者水平有限，术中定有纰漏甚至不当之处，请广大妇产科同道和读者批评指正。

王建六

2017 年 1 月

目　录

第20章 预后

第21章 子宫内膜癌的预防

第22章 子宫内膜癌的复发及转移

第23章 子宫内膜癌终末期处理

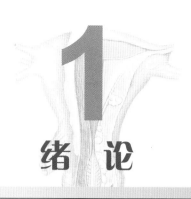

绪 论

子宫内膜癌（endometrial cancer）也称宫体癌，是女性生殖道常见的恶性肿瘤之一，近年来发病有逐年增高和年轻化的趋势。在我国，随着经济水平的提升，子宫内膜癌的发生也呈上升趋势，在部分地区发病率已经超过子宫颈癌，位于女性生殖道恶性肿瘤的首位。近年来，在其临床筛查和诊治方面逐步规范，并有许多新的进展，为子宫内膜癌患者早期诊断和个体化治疗提供了新的手段。

第一节 子宫内膜癌发病概况

子宫内膜癌是女性生殖道最常见的恶性肿瘤之一，过去，其发病率占女性生殖道恶性肿瘤的20%~30%。近年来，子宫内膜癌的发病率有逐年增高的趋势，2002年全球新发病例19.8万，2015年文献报道的全球2012年新发病例已增至31.9万。其发病率与社会经济情况相关，在发达国家女性全身恶性肿瘤中列第4位，为167 900例，而在发展中国家排第7位，为151 700例。美国2010年新发病例43 470例，而在2016年上升至61 380例，为仅次于乳腺癌、肺癌、结直肠癌的第4位，远高于宫颈癌的年新发病例12 820例和卵巢癌年新发病例22 440例（Siegel，2017）。在我国，随着经济水平的不断提升，子宫内膜癌的发生也呈现出上升趋势，中国肿瘤登记中心在《2013年中国肿瘤登记年报》中的数据显示，我国子宫内膜癌发病率为5.84/10万；在北京、上海和中山市，其发病率已经超过宫颈癌，位于女性生殖道恶性肿瘤的首位。

子宫内膜癌多见于老年女性。有国外报道子宫内膜癌发病年龄的中位数为61~63岁。子宫内膜癌患者中，绝经后妇女占总数70%~75%，绝经过渡期女性约占15%~20%，40岁以下患者仅占2%~5%；25岁以下患者极少。我国子宫内膜癌发病年龄高峰为50~60岁。尽管40岁以下妇女子宫

内膜癌的发病率低，但对于这些育龄期女性，尤其是未生育或仍有生育要求的女性，子宫内膜癌不仅影响患者生命安全及生活质量，生育要求也受到严重影响，临床处理也最为棘手。总之，由于其发病率升高，且与患者的生育能力和生活质量密切相关，子宫内膜癌对于我国女性健康的危害不容忽视。

对子宫内膜癌的发病原因，至今尚不十分清楚，其可能的致病因素包括：遗传因素、雌激素因素、代谢异常，以及其他（如毒物和放射线接触史、吸烟、饮食习惯等）。流行病学研究发现，子宫内膜癌发病高危因素有：无孕激素拮抗的内源性和外源性雌激素的过度刺激；月经初潮早、绝经晚；无生育史或少生育；长期应用三苯氧胺；以及不良饮食和生活习惯等，其中代谢性异常的肥胖、高血压、糖尿病等一系列相关代谢性疾病成为子宫内膜癌的较为明确的发病相关高危因素。也将代谢性异常肥胖、高血压和糖尿病称为子宫内膜癌内科三联症。根据流行病学和实验室研究，目前认为大多数子宫内膜癌的发生和发展主要与无孕激素拮抗的雌激素长期作用有关。自从20世纪30年代起人们逐渐发现，在高雌激素状态持续作用下，正常子宫内膜可经过一个渐进的过程，先发生子宫内膜增生，继而出现子宫内膜细胞的异型性，进而癌变，形成子宫内膜癌。Armitage等对子宫内膜癌发病机制的研究表明，无孕激素拮抗的高雌激素长期作用，可增加妇女患子宫内膜癌的风险。1960—1975年，在美国50~54岁的妇女子宫内膜癌增加了91%，而该时期恰好是雌激素替代治疗盛行的阶段，研究发现应用外源性雌激素将增加4~8倍罹患子宫内膜癌的风险，若应用超过7年，则该风险性增加14倍。因此，有学者根据不同病理类型子宫内膜癌的发生与雌激素的关系，将子宫内膜癌分为2型。即：Ⅰ型（雌激素依赖型）和Ⅱ型（非雌激素依赖型）。其中，Ⅰ型占子宫内膜癌80%以上，其发生与雌激素作用相关，多为绝经前或围绝经期妇女，患者合并肥胖、糖尿病、高脂血症等代谢疾病，多伴有内膜不

典型增生，组织类型为内膜样腺癌（endometrioid adenocarcinoma），组织病理学低级别，为G1～G2、临床分期早、进展慢；对孕激素治疗有反应。Ⅱ型占子宫内膜癌的10%～20%，发病与高雌激素无关，多为绝经后高龄妇女，无内分泌代谢紊乱，多伴有萎缩性内膜，组织病理学分级差，为高级别（G3）、侵袭性强，对孕激素治疗无反应，Ⅱ型子宫内膜癌主要组织类型是浆液性癌（serous carcinoma），其他还有透明细胞癌（clear cell carcinoma）和癌肉瘤（carcinosarcoma）等，易复发和转移，预后差。近来也有学者通过基础研究，建议对患者进行基因分型或分子分型，从而更好地判断患者的恶性程度，并协助确定辅助治疗计划。

由于子宫内膜癌可以早期出现阴道异常流血等临床表现，并且多数患者因其肿瘤生物学特点，多局限于子宫体、生长缓慢、转移播散时间较晚，易早期发现、早期治疗，75%以上子宫内膜癌可得以早期发现并及时治疗，5年生存率可达75%或更高。关于子宫内膜癌死亡情况，由于地区间经济和医疗服务体系水平的差异，子宫内膜癌的早期诊断和治疗水平的不同，预后也明显不同。最新文献报道，在发达国家子宫内膜癌死亡列女性恶性肿瘤第10位，为34 700例，美国的数据显示2016年10 920例患者死于子宫内膜癌，为女性恶性肿瘤死亡的第6位。发展中国家尽管子宫内膜癌发病率低于发达国家，但由于经济以及医疗水平原因，其死亡率高于发达国家。我国目前仍缺乏总体人群中子宫内膜癌的确切死亡率。根据国家癌症中心2013年发布的关于2009年部分地区的宫体癌统计的数据，在占总人口的8.20%的人群中进行普查，宫体癌病例数为2916例，其中2399例为城市新发病例，死亡例数为642例，而城市登记地区死亡病例为465例，死亡粗率和世标率分别为1.52/10万和0.96/10万，死亡的高峰年龄组为80～84岁，子宫内膜癌的死亡率可能与医疗、经济和文化水平等因素的差异相关。

第二节　子宫内膜癌筛查进展

由于子宫内膜癌患者的预后与其分期密切相关，所以可否进行筛查，从而得以早期诊断，显得

尤为重要。宫颈癌由于宫颈细胞学和HPV检测的简便易行，已经成为常规的筛查方法，使患者得以在癌前期或者肿瘤早期得到诊断，并采取相应的治疗措施。在筛查方面，子宫内膜与宫颈存在类似之处，但也有很大不同。与卵巢位于腹腔内，难以取材相比，子宫内膜和宫颈类似，均可经阴道获取标本，这个解剖学特点为其筛查提供了可能。但是，宫颈取材只需要窥器打开阴道即可进行取材涂片，甚至不打开窥器，妇女也可自取材，非常简便易行，但是子宫内膜取材需要经过宫颈管，宫颈管在平时非常狭窄，很难通过普通的取材设备，因此，子宫内膜癌的筛查又与宫颈癌筛查存在很大不同。许多学者对子宫内膜癌的筛查进行探索性研究。常用于检查是否出现子宫内膜病变的辅助检查方法包括：经阴道超声、磁共振（MRI）、诊断性刮宫（diagnostic curettage）和宫腔镜（hysteroscope）等，但各种方法各有利弊。

应用经阴道超声检查（transvaginal sonography，TVS），可了解子宫大小、宫腔内有无赘生物、内膜厚度、肌层有无浸润等情况，并可以观察血流阻力，进而评估肿瘤性质等，为首选无创方法。2011年，一个大样本多中心病例对照研究报道了超声在子宫内膜监测中的作用，对48 230例妇女利用TVS观察子宫内膜厚度，136例子宫内膜癌或不典型增生患者，当以5.15 mm为最佳子宫内膜厚度时，敏感度为80.5%，特异度为86.2%；为5 mm时，敏感度和特异度分别为80.5%和85.7%；为10 mm时，敏感度和特异度分别为54.1%和97.2%，表明TVS筛查子宫内膜癌对绝经后妇女有良好的敏感度，但其敏感度和特异度与界值相关（Jacobs，2011）。目前，临床对绝经后妇女多以子宫内膜厚度≥5 mm为高危因素。TVS联合彩色多普勒血流显像（color doppler flow imaging，CDFI），可通过测定内膜血流以区分子宫内膜癌和正常内膜及增生型内膜，减少TVS的假阳性率。但是，尽管阴性预测值较高，但若绝经后妇女子宫内膜厚度≥5 mm，其对子宫内膜癌诊断的阳性预测值并不高，还需要进一步的筛查诊断方法，如宫腔镜下病理活检等进行进一步的判断。并且经阴道B超检查联合彩色多普勒血流显像需要耗费大量人力物力，不适于进行大范围筛查使用。MRI对软组织能够清晰成像，文献报道在子宫内膜癌的诊断中，因其手术前诊断子宫内膜

癌肌层浸润的敏感度为92.6%，准确率为93.1%，远优于超声检查的54.1%和58.5%（McComiskey，2012）。尽管如此，由于设备、操作技术和价格所限，不适于作为子宫内膜癌的筛查方法。因此目前多用于已确诊子宫内膜癌的患者，在术前通过MRI检查，观察侵犯肌层、宫颈及腹膜后淋巴结的状况，来进行术前分期，而不作为筛查子宫内膜癌的方法。对于存在阴道异常流血或者影像学提示子宫内膜增厚或有异常回声的患者，需进一步进行诊断性刮宫活组织检查。诊断性刮宫为有创性，盲刮可降低灵敏度，造成假阴性的比例增加，其对内膜病变的全面评价能力不及宫腔镜检查。而宫腔镜检查不仅有创且费用昂贵。诊断性刮宫和宫腔镜目前均仅能作为影像学尤其是TVS初筛后的进一步子宫内膜检查方法，而非常规筛查手段。因此，上述常规方法在子宫内膜癌的筛查上，临床应用还存在一定困难。

多年来，学者们不断寻找损伤小、成本低、操作简便的子宫内膜癌筛查方法（Leitao Jr，2009）。进展最为显著的是宫腔内取样细胞学检查，以及宫腔内微量组织取样组织病理学检查。近二十年来，不少学者研究了自宫腔内取样的小型器材。关于子宫内膜细胞或组织的采集装置，国外曾先后出现过多种不同形式，应用较多的是Pipelle取样器、Tao刷、Novak取样器等。有学者对这些宫腔取样器进行meta分析发现，对于绝经后和未绝经妇女，Pipelle取样器对子宫内膜癌的发现率分别为99.6%和91.0%，认为其在检出子宫内膜癌和不典型增生方面优于其他装置。国外有较多研究报道应用子宫内膜细胞学进行内膜癌的筛查。有研究对541例患者进行子宫内膜细胞学检查，发现诊断子宫内膜病变的敏感度、特异度、阳性预测值、阴性预测值分别为78.9%、95.4%、56.6%和88.5%。但是，由于子宫内膜的细胞学检查仍然不能替代组织标本的病理检查，并且缺乏细胞病理学家一致认可的子宫内膜细胞学诊断标准，因此，至今子宫内膜细胞学筛查方法尚未作为子宫内膜癌的常规筛查方法广泛应用。还有学者尝试进行子宫内膜微量组织学取样，结果显示，在其诊断为高级别子宫内膜样癌的患者中，术后诊断升级者仅占17.7%。国内学者于2009年对比分析了157例应用国产子宫内膜取样器获取子宫内膜微量标本和诊刮采集标本后行病理检查的结果，发现子宫内膜取样器可以用于不孕症患者的内膜检查。北京大学人民医院对子宫内膜微量组织采集器在子宫内膜组织活检中的应用进行初步研究，对宫腔镜检查前患者应用子宫内膜采集器采集子宫内膜组织，并与宫腔镜活检组织进行病理学比较分析，结果子宫内膜癌/不典型增生14例，检出13例，采集器筛查的敏感度和特异度分别为92.9%和100.00%，准确率为99.1%。对保守治疗的子宫内膜癌及子宫内膜不典型增生患者应用子宫内膜采集器随访，并与宫腔镜活检内膜组织进行对比，发现采集器随访子宫内膜癌及不典型增生的准确度、敏感度和特异度分别为80.5%、27.3%和100.0%，阳性预测值为100.0%，与宫腔镜下内膜活检病理检查结果相比：符合者32例次，不符合者9例次，病理检查结果不符合者的子宫内膜厚度明显低于符合的患者，分别为（0.40±0.14）cm和（0.93±0.70）cm，提示用于子宫内膜癌或不典型增生保守治疗的随访时，应当结合阴道超声检查，对子宫内膜较薄者应慎用采集器。

总之，目前子宫内膜癌的筛查尚无成熟的、公认的方法，子宫内膜微量组织学和细胞学筛查值得进一步研究，有望成为子宫内膜癌的初筛手段。

（王志启　魏丽惠）

第三节　子宫内膜癌诊治进展

近年来子宫内膜癌的诊断和治疗方面出现较多进展。诊断方面涉及肿瘤标记物、MRI、宫腔镜、分期等。治疗上主要涉及手术中淋巴结处理和辅助治疗等。另外，循环肿瘤细胞等在子宫内膜癌随访中的应用均在研究中。

子宫内膜癌本身并不像卵巢癌那样具有非常敏感的肿瘤标记物，但是，肿瘤标记物（tumor marker）在子宫内膜癌诊断及随访中的应用不可忽视。子宫内膜癌的常用血清学肿瘤标记物包括CA19-9、CEA、CA125等。CA125的敏感性在95%的特异度下较低，Ⅰ期内膜癌只有20.8%，Ⅱ～Ⅳ期为32.9%，但是，需要注意的是，当CA125值明显升高，应考虑到可能有子宫外病变存在，术后亦可将CA125用作监测指标。近年人附睾分泌蛋白（human epididmis secretory pretein 4，

HE4）作为良好的肿瘤标记物应用于临床，研究发现在早期和晚期子宫内膜癌中 HE4 优于其他的肿瘤标志物，比 CA125 的敏感性高，CA125 + HE4 联合使用能提高诊断率。

过去，由于经济情况和医疗设备的限制，MRI 较少应用于子宫内膜癌的诊断和治疗决策中，但是近年来国内外 MRI 已较广泛应用于子宫内膜癌患者的术前分期，指导治疗方案。因其术前诊断肌层浸润的敏感性为 92.6%，准确率为 93.1%，优于超声检查的 54.1% 和 58.5%，因此通常用于已确诊子宫内膜癌患者的术前分期，而不作为筛查内膜癌的手段。MRI 对 I 期准确率为 88.9%，Ⅱ 期为 75%，Ⅰ/Ⅱ 期为 84.6%。

近年来，宫腔镜检查已广泛应用于子宫内膜病变的早期诊断。宫腔镜下可直接对可疑部位进行活检，提高诊断准确性，避免常规分段诊刮的漏诊。多用于经阴道超声检查子宫内膜无明显增厚和病变或呈内膜息肉样变者；或经诊刮活检阴性，仍有反复出血的患者。Biewenga 等研究证实，对早期子宫内膜癌，宫腔镜手术中膨宫介质即使经输卵管逆流入盆腹腔，也不会引起种植和转移。Vilos 等研究也提示宫腔镜检查并不影响子宫内膜癌患者的长期预后。但在使用宫腔镜检查时，应尽量控制膨宫剂压力不要过高，以尽可能减少肿瘤播散的可能。

子宫内膜癌的 FIGO 分期在 1971 年为临床分期，1988 年更改为手术病理分期后，历经 20 余年未改动。在国际妇产科联盟（FIGO）2009 年会议上，对其进行修改，成为 FIGO 2009 子宫内膜癌分期（表 1-3-1）。根据 1988 年手术病理分期，在循证医学的基础上，FIGO 2009 年对该分期进行了修正，主要进行了以下 4 处修改。

1. 将 FIGO 1988 年 I 期进行修订　临床数据表明，当子宫内膜癌仅限于子宫内膜时（FIGO 1988 I A 期），其生存率与侵入浅肌层没有统计学差异，故在 FIGO 2009 年分期中将 I A 期定义为侵犯肌层 < 1/2，而将侵犯肌层 ≥ 1/2 定义为 FIGO 2009 I B 期。需要注意的是这里不是简单地将 FIGO 1988 年 I A 期和 I B 期进行合并，因为 FIGO 1988 I B 期为侵犯肌层 ≤ 1/2，而非 < 1/2。

2. 取消 FIGO 1988 年 Ⅱ A 期　因 FIGO 1988 年分期中病灶转移至宫颈管内膜（FIGO 1988 Ⅱ A 期）生存率与 I 期子宫内膜癌没有统计学差异，故取消 Ⅱ A 期，将其归入 I 期；而侵犯子宫颈管间质（FIGO 1988 Ⅱ B 期）列为 FIGO 2009 Ⅱ 期。

3. 腹水或腹腔冲洗液细胞学阳性不再进入分期　在 FIGO 2009 年新分期中，单纯腹水或腹腔冲洗液细胞学阳性不再进入分期（原 FIGO 1988 Ⅲ A 期的部分情况），但分期中强调，对腹水或腹腔冲洗液细胞学阳性应进行单独报告。

4. 癌瘤转移至盆腔和（或）腹主动脉旁淋巴结细化分期　根据近年来文献中关于淋巴结转移范围与预后的关系，将癌瘤转移至盆腔和（或）腹主动脉旁淋巴结细化分期。转移至盆腔淋巴结为 FIGO 2009 Ⅲ C1 期；转移至腹主动脉旁淋巴结时，无论有无转移至盆腔淋巴结，均为 FIGO 2009 Ⅲ C2 期。

表 1-3-1　子宫内膜癌手术病理分期（FIGO，2009）

期别	肿瘤范围
I 期[a]	肿瘤局限于子宫体
I A[a]	无或 < 1/2 肌层受累
I B[a]	≥ 1/2 肌层受累（≥ 1/2 肌层浸润）
Ⅱ 期[a]	癌瘤累及子宫颈间质，但未扩散至宫外[b]
Ⅲ 期[a]	局部和（或）区域扩散[c]
Ⅲ A[a]	癌瘤累及子宫体浆膜层和（或）附件
Ⅲ B[a]	阴道和（或）宫旁受累
Ⅲ C[a]	癌瘤转移至盆腔和（或）腹主动脉旁淋巴结
Ⅲ C1[a]	癌瘤转移至盆腔淋巴结
Ⅲ C2[a]	癌瘤转移至腹主动脉旁淋巴结（有/无盆腔淋巴结转移）
Ⅳ 期[a]	癌瘤累及膀胱和（或）肠黏膜；或远处转移
Ⅳ A[a]	癌瘤累及膀胱和（或）肠道黏膜
Ⅳ B[a]	远处转移，包括腹腔转移及（或）腹股沟淋巴转移

注：[a]: G1、G2或者G3分级
[b]: 仅宫颈腺体受累为 I 期，不再按照以前的分期作为 Ⅱ 期
[c]:腹水细胞学阳性应当单独报告，不改变分期

关于子宫内膜癌手术中淋巴结的处理，过去均对患者常规进行盆腔淋巴结切除，但近年出现一定争议，并有学者建议进行选择性淋巴结切除。引起上述争议的研究以 ASTEC 研究和 SEER 研究最为重要。2009 年《柳叶刀》发表 ASTEC 对于术前评估病灶局限于子宫体的内膜癌患者的研究，该多中心 RCT 研究发现，系统的盆腔淋巴结切除患者与未系统淋巴结切除患者相比，患者死亡的 HR 为 1.16，复发的 HR 为 1.35，5 年总生存率和无瘤生

存率的绝对差异分别为 1% 和 6%；调整基线和病理特征后，总生存率（overall survival）和无瘤生存率（disease-free survival）的 HR 分别为 1.04 和 1.25，该研究的结果提示对于早期子宫内膜癌患者，盆腔淋巴结切除对于总生存率和无瘤生存率均没有显著益处（ASTEC study group，2009）。2014 年又有研究报道，对 SEER 登记资料中 19329 例子宫内膜癌患者研究发现，淋巴结转移低危（Mayo Clinic 淋巴结转移低危标准，即组织学 1 级或 2 级、肌层侵犯深度＜50%、肿瘤直径≤2 cm）患者淋巴结转移率仅为 1.4%（Vargas，2014）。基于早期低危子宫内膜癌患者常规进行系统淋巴结切除并不改善预后，且这些患者的淋巴结转移率较低，由于系统淋巴结切除存在手术时间延长、淋巴漏、淋巴水肿等弊端，所以，NCCN 指南子宫肿瘤部分已将肿瘤局限在子宫的内膜样腺癌的标准手术定义为全子宫+双附件切除，酌情进行分期手术（NCCN clinical practice guidelines in oncology. Uterine neoplasms. V.1.2017）。过去对于子宫内膜癌患者也常规进行腹主动脉旁淋巴结切除，由于对盆腔淋巴结切除观念的转变，所以，对于子宫内膜癌患者是否仍需要常规进行主动脉旁淋巴结切除？在这方面的研究报道尚有不同结论。有学者研究发现，切除主动脉旁淋巴结的患者 5 年总生存率为 96%，高于仅行盆腔淋巴结切除的患者（82%，$P = 0.007$），但是，两组患者 5 年疾病特异性生存率分别为 96% 和 89%，并无显著差异（$P > 0.05$）（Courtney-Brooks，2014）。也有学者认为，对子宫内膜癌患者如给予相应药物化疗，不切除主动脉旁淋巴结对预后也没有明显不良影响（Okazawa，2012）。NCCN 指南中建议，主动脉旁淋巴结切除适用于：深肌层侵犯、高级别或浆液性腺癌、透明细胞癌和癌肉瘤患者。关于主动脉旁淋巴结切除的范围，过去切除到肠系膜下动脉水平，但近年来也出现争议，争议焦点集中在是否需要切除肠系膜下动脉至肾静脉之间的主动脉旁淋巴结。有若干研究报道子宫内膜癌存在肠系膜下动脉水平以上的主动脉旁淋巴结转移的情况（Kumar，2014），甚至有学者发现在 19 例肠系膜下动脉水平以上主动脉旁淋巴结阳性的患者中，有 6 例肠系膜下动脉以下的主动脉旁淋巴结阴性。

过去化疗在子宫内膜癌中应用非常有限，常常只限于晚期和复发患者，但是近年来对于存在高危因素的患者仅单纯辅助放疗并未减少远处转移概率，国内外均有学者提出进行三明治（夹心）治疗方式，即化疗和放疗联合的辅助治疗，对于存在高危因素的患者可以降低局部和远处的复发转移。分子靶向治疗在许多肿瘤的治疗中方兴未艾，对于子宫内膜癌也有学者开始了部分研究，包括 mTOR 通路抑制剂、酪氨酸激酶抑制剂和组蛋白脱乙酰酶抑制剂等，但是目前多为 II 期临床研究，尚处于探索阶段。

对于需要保留生育能力的患者，目前已形成较为成熟的患者筛选体系，即相应的适应证和禁忌证，应有以大剂量孕激素为主的药物治疗，并定期进行随访，疾病缓解后辅以辅助生殖，目前认为对于患者是较为安全可行的。但是，目前仍缺乏较为统一的用药方案，即便病情缓解，子宫内膜癌患者的妊娠率和分娩率仍不高，以及分娩后的进一步治疗问题，均有待进一步深入开展临床研究。

总之，近十余年来，在子宫内膜癌的诊断和治疗方面有许多的进展性发现，改变了过去的子宫内膜癌诊断和治疗模式，但仍有许多问题需要不断研究探索。

（王志启　魏丽惠）

参考文献

ASTEC study group, Kitchener H, Swart AM, Qian Q, et al. Efficacy of systematic pelvic lymphadenectomy in endometrial cancer (MRC ASTEC trial): a randomised study. Lancet, 2009, 373(9658): 125-136.

Courtney-Brooks M, Scalici JM, Tellawi AR, et al. Para-aortic lymph node dissection for women with endometrial adenocarcinoma and intermediate- to high-risk tumors: does it improve survival? Int J Gynecol Cancer, 2014;24(1): 91-96.

Jacobs I, Gentry—Maharaj A, Burnell M, et al. Sensitivity of transvaginal ultrasound screening for endometrial cancer in postmenopausal women: a case-control study within the UKCTOCS cohort. Lancet Oncol, 2011, 12: 38-48.

Kumar S, Podratz KC, Bakkum-Gamez JN, Dowdy SC, Weaver AL, McGree ME, Cliby WA, Keeney GL, Thomas G, Mariani A. Prospective assessment of the prevalence of pelvic, paraaortic and high paraaortic lymph node metastasis inendometrial cancer. Gynecol Oncol, 2014;132(1): 38-43.

Leitao MM Jr, Kehoe S, Barakat RR, et al. Comparison of D&C and office endometrial biopsy accuracy in patients with FIGO grade 1 endometrial adenocarcinoma. Gynecol Oncol, 2009, 113(1): 105-108.

McComiskey MH, McCluggage WG, Grey A, et al. Diagnostic

accuracy of magnetic resonance imaging in endometrial cancer. Int J Gynecol Cancer, 2012, 22: 1020-1025.

NCCN clinical practice guidelines in oncology. Uterine neoplasms.V.1.2017.

Okazawa M, Ueda Y, Enomoto T, Yoshino K, Kono K, Mabuchi S, Kimura T, Nagamatsu M. A retrospective analysis of endometrial carcinoma cases surgically treated with or without para-aortic lymph nodedissection followed by adjuvant chemotherapy. Eur J Gynaecol Oncol, 2012;33(6): 620-624.

Siegel RL, Miller KD, Jemal A. Cancer statistics, 2017. CA Cancer J Clin. 2017, 67(1): 7-30.

Vargas R, Rauh-Hain JA, Clemmer J, et al. Tumor size, depth of invasion, and histologic grade as prognostic factors of lymph node involvement in endometrial cancer: a SEER analysis. Gynecol Oncol, 2014, 133(2): 216-220.

临床流行病学

子宫内膜癌的发病危险因素涉及范围很广，其主要因素终可归结为无孕激素拮抗的内、外源性雌激素的过度刺激。月经生育史、哺乳、避孕药、雌激素替代治疗及长期应用三苯氧氨（他莫昔芬）、饮食和生活习惯等都与子宫内膜癌的发病有关。大多数研究发现，初潮早、晚绝经与子宫内膜癌的危险性呈正相关，初潮年龄≥15岁的女性与初潮年龄≤11岁的女性相比，其发病风险降低34%。绝经年龄≥55岁者，患子宫内膜癌的风险较45~49岁间绝经者提高53%（Karageorgi et al，2010）。另外，绝经前月经周期缩短，患病的危险性增大，与雌激素刺激频率增加有关。未孕育者较生育一胎女性患子宫内膜癌的风险增加24%（Karageorgi et al，2010）。与不育相关的多囊卵巢综合征（PCOS）患者，其发生内膜癌的危险性约为同龄妇女的4倍，<40岁年轻内膜癌患者中，有19%~25%伴有PCOS。另外，雌激素替代治疗（estrogen-replacement therapy，ERT）与子宫内膜癌发生有关，应用ERT者发生内膜癌的危险性是未用ERT者的3~4倍，且与雌激素剂量及用药时间有关，用药时间≤1年者，危险性增加40%，使用时间≥10年者危险性上升达10倍以上。停药后患子宫内膜癌的危险性仍增加2倍左右，且持续时间≥5年。联合的口服避孕药（雌激素＋孕激素）减少子宫内膜癌的危险性。长期使用联合的口服避孕药减少子宫内膜癌的危险性，并且这种保护作用在停药后还能持续长达20年。另外，张竹、于秀章、郄明蓉等人（Yu et al，2015；Yu et al，2016）研究发现基因单核苷酸多态性也是子宫内膜癌重要的遗传易感因素，IL-32、IL1A 3'-UTR等免疫性细胞因子的基因单核苷酸多态性（Gene SNP: Gene single nucleotide polymorphisms）与子宫内膜癌发病相关。

第一节　发病率

子宫内膜癌为女性生殖系统常见三大恶性肿瘤之一，约占女性癌症的7%，占女性生殖系统恶性肿瘤的20%~30%。近年来在世界范围内子宫内膜癌的发病率均有上升趋势，近10~20年，子宫内膜癌的发病率约为20世纪70年代早期的2倍，并且呈年轻化趋势。其发病率高低有种族、地区等差异，北美、北欧地区发病率最高，亚洲日本、印度等地区发病率较低。

世界范围内子宫内膜癌的发病率位居女性恶性肿瘤发病率的第6位。在发达国家，子宫内膜癌是最常见的女性生殖道恶性肿瘤，其总发病率位居恶性肿瘤第4位，排在乳腺癌、结直肠癌和肺癌之后。在我国，子宫内膜癌发病率位居女性恶性肿瘤第9位。在妇科恶性肿瘤中，其发病率排在宫颈癌之后，位居第2。2012年世界范围内子宫内膜癌的发病率为8.3/100 000，发展中国家子宫内膜癌的发病率远低于发达国家，但其死亡率与发达国家相当，死亡人数显著高于发达国家（Ferlay et al，2015）。发达国家2012年子宫内膜癌发病率为14.7/100 000，死亡率为2.3/100 000，死亡人数34 700例，发展中国家发病率为5.5/100 000，死亡率为1.5/100 000，死亡人数41 400例。

根据2009—2011年从我国72个肿瘤登记中心收集的数据估算（Chen et al，2016），2015年子宫内膜癌新发病例数为63 400，死亡例数为21 800。2000—2011年期间，子宫内膜癌的发病率平均每年以3.7%的比例上升，2011年发病率约为8/10万。单个医疗机构的临床资料总结也显示子宫内膜癌的发病率呈递增趋势。杨丹（杨丹 等，2005）报道，子宫内膜癌在复旦大学中山医院1969—1979年、1980—1989年、1990—1999年、2000—2003年四阶段中，分别是同期妇科住院病例的0.39%（25/6422）、0.68%（41/5999）、0.84%（57/6791）、1.74%（86/4963）。曾俐琴（2007）总结四川大学华西第二医院的资料显示年均收治子宫内膜癌病例数呈逐年上升趋势，且子宫内膜癌与宫颈癌收治率之比明显升高，1955—1966年、1967—1978年、1989

—1991 年三阶段收治内膜癌与宫颈癌之比分别为 1:18、1:6.1、1:1.16，到 1998—2004 年达到 1:1.35。

第二节　发病年龄

子宫内膜癌可发生于任何年龄，但好发于老年妇女，发病年龄高峰为 50~65 岁。近年的研究发现子宫内膜癌的发病有年轻化倾向，国内外不同研究报道存在一定差异，考虑与人种、样本量等因素有关。

Creasman（2001）报道子宫内膜腺癌的平均发病年龄为 61 岁，50~60 岁为高发年龄段，90% 以上的病例在确诊时大于 50 岁，约 20% 在绝经前发病，约 5% 的病例发病时小于 40 岁。

国内报道的发病年龄较国外偏小。吴鸣（2002）总结北京协和医院子宫内膜癌病例，结果显示发病年龄为 25~89 岁，平均 56.9 岁。杨开选（2007）总结四川大学华西第二医院 2002—2006 年收治的 658 例子宫内膜癌病例，其中最小年龄为 18 岁，最大为 85 岁，平均年龄为（53.30±9.60）岁。51~60 岁组是子宫内膜癌发病的高峰，年龄组构成比为 47.0%，45 岁及以下患者年龄组构成比为 17.5%，60 岁以上患者年龄组构成比 19.1%。患者的年龄与年份的关系见表 2-2-1，由表可见子宫内膜癌的发病有升高的趋势，但未显示出明显的年轻化趋势，可能与病例时间跨度较短有关。

表2-2-1　子宫内膜癌患者例数及平均年龄

年份	病例数	平均年龄
2002	99	54.97
2003	121	52.4
2004	111	53.42
2005	167	52.18
2006	160	54.04
合计	658	53.30

而同属四川大学华西第二医院的彭芝兰（2008）等回顾性总结该院 1299 例子宫内膜癌的临床病理资料，分三阶段进行对比分析。第一阶段：1989—1995 年子宫内膜癌 290 例；第二阶段：1996—2003 年子宫内膜癌 499 例；第三阶段：2004—2007 年 6 月子宫内膜癌 510 例。三阶段患者平均年龄分别为 54.5±8.9、52.8±9.2、51.6±9.1 岁，<45 岁患者所占比例分别为 5.5%（16/290）、14.4%（72/499）及 18.6%（95/510）。结果显示子宫内膜癌患者有年轻化趋势。

第三节　发病地区分布特征

根据国外的研究资料，子宫内膜癌的发病与地域有很大的关系，2012 年子宫内膜癌发病率最高的地区为美国及加拿大（19.1/100 000）、北欧（12.9/100 000）和西欧（15.6/100 000）（Ferlay et al，2015）。而非洲、亚洲子宫内膜癌发病率较低，分别为 3.5/100 000 及 5.9/100 000（Ferlay et al，2015）。但同一地区不同的人种其发病率也不完全相同，生活在北美和欧洲的亚裔移民的子宫内膜癌的发病率比当地人要低。

目前我国没有系统的发病地区分布统计资料。我国幅员辽阔，疆域大，不同地区之间的气候、环境和生活习惯都有很大不同，子宫内膜癌的发病率是否有区别有待进一步的研究。

第四节　发病种族特征

根据国外的研究资料，子宫内膜癌的发病与种族有很大的关系。我国有 56 个民族，各民族之间的子宫内膜癌发病率是否有差异目前还没有报道。

Setiawan（2007）总结了美国白种人、黑种人、日裔、本土夏威夷人及拉丁裔等多个种族间子宫内膜癌发病风险之间的差异，为平均随访时间长达 7.5 年的前瞻性研究。结果显示，白种人发病率最高，调整到 2000 年，45~79 岁人群的发病率为 116.1/100 000，本土夏威夷人发病率 71.3/100 000，黑种人发病率为 87.8/100 000，拉丁裔发病率为 73.4/100 000，而日裔发病率最低，为 71.3/100 000。在对临床病理特征总结后发现，黑人、拉丁裔患者的肿瘤分期、分级及组织病理类型显著差于白人及日裔。有研究分析可能与黑人中肥胖比例高，获得医疗援助困难，并伴随较高比例的糖尿病等其他疾病有关（Allard et al，2009）。当然，可能也与各种族不同的遗传易感性密切相关。

Sherman（2003）报告了包括旧金山、奥克兰、康涅狄格、底特律、新墨西哥、亚特兰大和洛杉矶等地区，调查人口接近美国总人口的 14%。子宫内膜癌的总发病率在西班牙裔白种人为 14.44%，黑种人的发病率为 15.32%，在非西班牙裔白种人的发病率为 23.43%。单独计算 I 型子宫内膜癌，在非西班牙裔白种人、黑种人和西班牙裔白种人中的发病率分别为 11.39%、9.2% 和 20.14%。单独计算 II 型子宫内膜癌（仅包括浆液性乳突状腺癌和透明细胞癌），在非西班牙裔白种人、黑种人和西班牙裔白种人中的发病率分别为 0.85%、2.16% 和 1.17%。结论是非西班牙裔白种人的发病率明显高于西班牙裔白种人和黑种人，但黑种人的 II 型子宫内膜癌的发病率最高为 2.16%。发病率的差异主要与生育状况有关。2000 年，每 1000 名 15~44 岁生育年龄妇女的生育率在非西班牙裔白种人、黑种人和西班牙裔白种人中分别为 58.7、71.4 和 105.9。而黑种人的生育率在 1990—1996 年间下降了近 19%。妊娠和哺乳可明显降低子宫内膜癌的发生率，随着妊娠次数、分娩次数的增加，患子宫内膜癌的危险性降低，并且末次生育晚者明显减少子宫内膜癌的危险性。哺乳时间越长，患子宫内膜癌的危险性越低，哺乳是一个主要的保护性因素，这可能与哺乳期间泌乳素维持较高的水平有关，而垂体催乳素对雌激素有抑制作用，使雌激素在哺乳期维持在很低的水平。

亚洲和亚裔美国人的子宫内膜癌发病率低于美国白人，但两者的预后有很大差别。Kost（2003）报道 1811 例来自美军医疗系统的子宫内膜癌患者，回顾性分析了不同种族的子宫内膜癌的预后。其中 4.5% 的患者为黑种人，5.5% 的患者为亚太国家移民。亚太国家包括菲律宾、韩国、日本、越南、中国、夏威夷原住民、泰国和印度尼西亚，主要的组成部分是菲律宾、韩国、日本和越南。研究发现美国白种人患者的 5 年生存率为 91%、黑种人患者为 72%、亚太移民患者为 77%，后两者与白种人相比明显降低。因为所有的病人都在军队医院中就诊和治疗，所以不存在黑种人或亚太移民有收入低、文化水平低、就医不及时或治疗不正规等干扰因素，同为 I 期子宫内膜癌，白种人的 5 年无瘤生存率为

90%、黑种人为 76%，亚太移民为 72%。因此，种族可能是一个独立预后因素。

第五节 生活习惯与发病

研究发现，不良生活习惯与子宫内膜癌的发病密切相关。肥胖由不良生活习惯引起，是目前所认识到的内膜癌最主要的危险因素之一。吸烟、饮酒与子宫内膜癌的发生呈负相关。高脂以及低糖类、低纤维饮食等增加子宫内膜癌危险性，水果、蔬菜以及含胡萝卜素食物等减少子宫内膜癌的患病危险。运动可减少血清雌激素水平，据报道在调整了体重指数以及能量摄入后，较少运动者子宫内膜癌的发病危险性增加。

一、肥胖

肥胖（obesity）在我国是一个日益严重的健康问题，世界卫生组织根据体重指数（body mass index，BMI）来定义肥胖。所谓体重指数是体重（以千克计）除以身高（以米计）的平方，正常体重是指 BMI 为 18~24.9 kg/m^2，超重是指 BMI 在 25~29.9 kg/m^2 之间，肥胖指 BMI 在 30~40 kg/m^2 之间，病态的肥胖指 BMI 在 40 kg/m^2 以上。

肥胖引起的激素环境改变主要有四个方面（Anderson，1974；Siiteri，1978；Greenblatt et al，1982；Kaaks et al，2002）：①外周脂肪组织增多后，雄烯二酮可在脂肪组织内经芳香化酶作用转化为雌酮，雌酮是绝经后妇女身体内主要的雌激素，绝经后的子宫内膜长期受到无孕激素拮抗的雌酮影响，可导致子宫内膜的增生和癌变；②卵巢和肾上腺分泌的雄激素增加；③由于血中的性激素结合球蛋白（sex hormone binding globulin，SHBG）降低，血中的游离雌激素水平升高；④肥胖和围绝经期排卵减少后，孕激素的分泌减少。总的作用就是雌激素增加，孕激素减少，是导致子宫内膜癌发生的高危因素。

Gao 等研究发现（2016），在绝经前女性中超重人群子宫内膜癌发病风险是正常体重人群的 2.6 倍（OR=2.6，95%CI：1.9~3.5），肥胖人群发病风险为 3.5 倍（OR=3.5，95%CI：2.2~5.4）。而在绝经后女性后女性中，超重人群发病风险为正常体重

人群的 2.4 倍（OR=2.4，95%CI: 1.8~3.1），而肥胖人群较正常人群相比其发病风险并无明显增加（OR=0.9，95%CI: 0.67~1.17）。结果表明肥胖是中国女性，尤其是绝经前女性子宫内膜癌发病的高危因素。虽然有研究显示（Swanson et al，1993），人体脂肪的分布可能是肥胖与内膜癌关系间的一个独立因素，向心性肥胖发生子宫内膜癌的风险高于外周性肥胖。但 Liu 等进一步证实（2016），成年后肥胖会增加子宫内膜癌患病风险，但与高血压、糖尿病发病有关的向心性肥胖在调整了 BMI 后却与内膜癌发病并不相关。

一般将肥胖、高血压、糖尿病称为子宫内膜癌三联症。其实高血压、糖尿病与子宫内膜癌并无直接关系。肥胖、高血压和糖尿病可能都是因为下丘脑 - 垂体 - 肾上腺功能失调或代谢异常所造成的结果，肥胖与高血压和糖尿病之间没有直接因果关系。垂体功能紊乱是子宫内膜癌和代谢异常的共同原因。由于腺垂体分泌过多的致糖尿病生长激素，引起血糖增高和肥胖，而在这基础上产生高血压。与此同时垂体的促性腺功能也不正常，卵巢失去排卵功能，不能分泌黄体酮，子宫内膜长期处于增生状态。人体内的脂肪有储存雌激素的功能，从而加强其对子宫内膜的刺激作用。而且肥胖本身就易伴有相对的黄体期孕激素分泌不足，或同时伴有月经不调甚至闭经，最终导致子宫内膜癌的发生，因此有观点认为，子宫内膜癌是一种代谢性疾病。

二、吸烟和饮酒

大量的流行病学研究显示子宫内膜癌是一种激素依赖型肿瘤，没有孕激素拮抗的过量雌激素暴露是其主要的危险因素。吸烟和饮酒（tobacco and alcohol）对于子宫内膜癌发病的影响目前尚无确切结论。有研究认为吸烟、饮酒有弱的抗雌激素效应，可降低子宫内膜癌的发病危险，但也有相反的报道。

高静等（2006）报道了上海地区子宫内膜癌发病与吸烟和饮酒的病例对照研究结果。研究对象为 1997 年 1 月—2002 年 12 月确诊的、年龄为 30~69 岁、具有上海市区常住户口的子宫内膜癌新发病例 1174，其中完成访问 995 例，访问率 84.7%。结果发现：研究组吸烟率为 3.6%，对照组为 3.4%。调整年龄、初潮年龄、妊娠次数、是否绝经、口服避孕药、家族史、BMI、目前饮酒等可能的混杂因素后，未发现曾经吸烟、开始吸烟年龄、吸烟年限及吸烟量等因素对子宫内膜癌的危险性有影响。但目前吸烟可能降低子宫内膜癌的危险，粗 OR 值 0.36（95% CI: 0.17~0.78），调整后 OR 值 0.48（95% CI: 0.22~1.06）。家庭内被动吸烟可略微降低子宫内膜癌的发病危险，OR=0.92（95% CI: 0.76~1.10）。饮酒与子宫内膜癌呈明显的负相关，与从未饮酒者相比，目前饮酒者患子宫内膜癌的危险性降低，粗 OR=0.19（95% CI: 0.09~0.41）。调整年龄、初潮年龄、妊娠次数、是否绝经、口服避孕药、家族史、BMI、是否吸烟后的 OR= 0.19（95% CI: 0.09~0.41），$P<0.01$。有饮酒史者（包括目前饮酒者）患子宫内膜癌的危险性可降低 50% 左右，调整后 OR 为 0.53（95% CI: 0.33~0.85），且此联系随开始饮酒年龄和饮酒年限而变化。开始饮酒年龄越小，患子宫内膜癌的可能性越小。以从未饮酒者为参比组，开始饮酒年龄 ≥ 30 岁及 <30 岁组的比数比分别为 0.63 和 0.41，趋势检验 $P = 0.006$。将研究对象按对照组饮酒年限中位数分组，与从未饮酒者相比，饮酒年限 ≤ 13 年和 >13 年者的比数比分别为 0.42（95% CI: 0.21~1.85）、0.67（95% CI: 0.35~1.26）。Friberg（2010）与 Sun Q（2011）均对饮酒与子宫内膜癌发病间的关系进行了 Meta 分析，研究结果一致性表明饮酒并没有显著改变子宫内膜癌的患病风险（RR=1.17，95%CI=0.93~1.46；RR=1.04，95%CI=0.91~1.18）。后者（Sun et al，2011）经分层分析后发现，饮用白酒会增加子宫内膜癌患病风险（RR=1.22，95%CI=1.03~1.45），而饮用啤酒及红酒并未显著增加发病风险。

饮酒与子宫内膜癌的关系目前不能通过激素途径加以解释。Gill（2000）、Madigan（1998）发现乙醇可提高循环雌激素的水平，特别是绝经后、接受雌激素替代疗法的女性。饮酒还可以降低未绝经女性体内孕激素的浓度，提高雄烯二酮和睾酮的水平（Singletary et al，2001）。因而饮酒对子宫内膜癌作用的机制可能与乳腺癌不同，其真正的生物学机制尚不能确定。Zhou（2008）对有关吸烟与子宫内膜癌的文章进行了荟萃分析，在 MEDLINE 和

EMBASE 中共检出 10 篇前瞻性和 24 篇病例对照研究，采用随机效应模式（a random-effects model）进行风险评估。结果发现吸烟者或有吸烟史的妇女其发生子宫内膜癌的风险均有降低，在前瞻性研究中吸烟者发生子宫内膜癌的相对危险度（relative risk，RR）为 0.81，95% 可信区间（confidence interval，CI）为 0.74~0.88。在病例对照研究中吸烟者发生子宫内膜癌的风险也降低，OR 0.72；95% CI，0.66~0.79。有 6 篇前瞻性研究和 6 篇病例对照研究中进行了定量研究，结果发现每天吸烟超过 20 支者在前瞻性研究中发生子宫内膜癌的发病风险下降 16%，而在病例对照研究中发生子宫内膜癌的风险下降 27%。吸烟对子宫内膜癌发病的影响在绝经后妇女影响最为明显，其相对危险度为 0.71，95% 可信区间为 0.65~0.78。吸烟对子宫内膜癌发病的影响在绝经后大于绝经前、在有激素替代治疗史者大于无激素替代治疗史的妇女。但鉴于吸烟对于人体健康的其他危害，不建议女性通过吸烟来减少子宫内膜癌的发病风险。

Jensen（1985）、Schlemmer（1990）、Austin（1993）研究吸烟与血浆激素水平的关系发现吸烟者血液中雌酮及雌二酮的水平较低，而雄烯二酮水平较不吸烟者高。Cassidenti（1990）报道绝经后女性吸烟者体内性激素结合蛋白（SHBG）的结合能力升高，可降低血清中游离雌激素的浓度。Akhmedkhanov（2001）综述雌激素被认为可增强子宫内膜细胞核分裂的能力，升高 DNA 修复错误的频率，还能增加染色体的突变。而吸烟可降低循环雌激素的浓度，从而降低患子宫内膜癌的危险。

三、饮食习惯

（一）不同饮食类型的影响

长期雌激素刺激和肥胖是内膜癌发病的高危因素，饮食变化可引起月经周期、血浆催乳素、雌激素和尿雌二醇的改变。不良饮食习惯不仅可引起肥胖，还可能对内源性激素环境产生影响，进而影响子宫内膜癌的发生。

已有很多研究报道不同类型的食物对子宫内膜癌发病的影响，一般认为高脂以及低糖类、低纤维饮食增加子宫内膜癌危险性，水果、蔬菜以及含胡萝卜素食物降低子宫内膜癌的患病风险。运动可降低血清雌激素水平，据报道在调整了体重指数以及能量摄入后，少动者子宫内膜癌的发病危险性增加。但也有很多结论不同的研究和报道，可能与这些研究没有设对照以消除如肥胖和热量摄入等因素有关。McCann（2000）报道了纽约地区的一项病例对照研究，包括 232 例子宫内膜癌和 623 例健康妇女作为对照，调查内容包括饮食、生育史、肿瘤家族史、过去史、生活习惯和癖好、职业因素等，而年龄、糖尿病、高血压、初潮年龄、绝经年龄、吸烟、体重指数、口服避孕药应用和绝经后激素替代治疗等因素均为非饮食因素，在病例组和对照组中尽量达到平衡以消除它们对研究的影响，结果发现富含维生素 C、叶酸、β 胡萝卜素、叶黄素和玉米黄素的食品等可明显降低子宫内膜癌的发病风险。富含植物固醇、α 胡萝卜素和番茄红素的食品也可降低子宫内膜癌的发病风险。调整总热量后，蛋白、纤维素、植物固醇、α 胡萝卜素、番茄红素、维生素 C 和叶酸均可降低子宫内膜癌的发病风险，OR 和 95% CI 分别是：0.4（0.2±0.9）、0.5（0.3±1.0）、0.6（0.3±1.0）、0.6（0.4±1.0）、0.6（0.4±1.0）、0.5（0.3±0.8）和 0.4（0.2±0.7）。该研究不寻常的结果是发现食物中的总热量、脂肪和胆固醇含量不增加子宫内膜癌的发病风险。频繁食用罐头水果和冷冻水果可增加子宫内膜癌的发病风险（OR 2.0，95% CI: 1.1±3.4）。但近期一项 Meta 分析显示（Gong et al，2016），饮食中胆固醇的摄入与子宫内膜癌的发病呈正相关。每天饮食中胆固醇每增加 100mg，子宫内膜癌的风险增加 6%。而饱和脂肪酸、不饱和脂肪酸及多聚不饱和脂肪酸的摄入量与子宫内膜癌的发病风险并无显著相关性（Wu et al，2015）。意大利一项研究发现（Rossi et al，2016），食物的抗氧化能力与子宫内膜癌的发病风险呈负相关。其中超过一半的抗氧化能力来源于咖啡的饮用，其他食物包括水果、蔬菜、饮酒、油、谷类、豆类、土豆、茶及甜食等。

由于肥胖是子宫内膜癌的高危因素，脂肪摄入过量似乎与子宫内膜癌发病相关，但近期一项 Meta 分析显示（Jiang et al，2015），饮食中脂肪含量增加与子宫内膜癌的发生并无相关性（RR=0.98，95%CI=0.95~1.001）。研究进一步显示，无论是摄入动物脂肪抑或植物脂肪都未明显增加子宫内膜癌的患病风险（RR=1.17，95% CI=0.92~1.36；RR=1.05，95%=0.94~1.18）。

（二）碳水化合物及血糖负荷对子宫内膜癌发病的影响

有证据表明胰岛素抵抗、慢性高胰岛素血症和糖尿病在子宫内膜癌的发生中起重要作用。肥胖易导致高胰岛素血症，通过脂肪组织中雄激素芳香化合成内源性雌激素从而增加子宫内膜癌的风险。胰岛素也可作用子宫内膜起到促进有丝分裂和抗凋亡的作用。而餐后和平均的胰岛素水平与饮食中糖类的类型、量和消化率直接有关。因此，饮食中糖的数量和类型可能与子宫内膜癌的发生有关。

已有很多研究报道了碳水化合物摄入与子宫内膜癌发病的关系，这些研究主要是通过问卷调查了解进食食物的情况，结果发现碳水化合物摄入与子宫内膜癌发病之间没有关系或可中度增加发病风险。而绝经状态、肥胖、运动、糖尿病和激素替代治疗等可能会影响观察结果，因此各项研究结果出现不一致的情况。欧洲食品和肿瘤前瞻研究项目（The European Prospective Investigation into Cancer and Nutrition，EPIC）是目前为止最大的前瞻性队列研究。该研究分析了碳水化合物摄入、糖血指数和糖血负荷与子宫内膜癌发病之间的关系（Cust et al，2007）。应用血糖指数（glycemic index）和血糖负荷（glycemic load）可准确评估特定食物对血糖的影响，血糖指数反映特定碳水化合物对餐后血糖和胰岛素的影响，血糖负荷为血糖指数和碳水化合物之积，定量反映特定食物对血糖的影响。血糖指数是一个定性指标而血糖负荷是定量指标。该研究项目收集了 1992－2004 年间 10 个欧洲国家（丹麦、法国、德国、希腊、意大利、挪威、西班牙、瑞典、荷兰和英国）23 个医疗中心，288 428 名妇女的饮食和生活习惯有关的资料，研究期间发现710 例子宫内膜癌。研究认为血糖指数、食物中的淀粉和纤维与子宫内膜癌的发病无关，而总碳水化合物摄入、总糖血负荷和糖摄入可能与子宫内膜癌发病风险的增加有关，特别是从未用过激素替代治疗的妇女。

目前有 4 项前瞻性研究报道了血糖负荷与子宫内膜癌发病风险之间的关系（Cust et al，2007；Larsson et al，2007；George et al，2009；Cui et al，2011），均一致性发现女性血糖负荷最高组与最低组相比子宫内膜癌的发病风险显著增高。每日血糖负荷每增加 50 个单位，子宫内膜癌风险增加 15%（RR 1.15，95%CI=1.06~1.25）。研究发现长期摄入高血糖负荷的饮食会导致高胰岛素血症，转而增加胰岛素样生长因子 1 的生物活性并直接促进细胞增殖，减少细胞死亡，刺激子宫内膜癌细胞分裂（Mulholland et al，2008；Nagle et al，2013）。在体外，胰岛素及胰岛素样生长因子 1 对于性激素结合蛋白的合成起到强有力的负调节作用，因而可能刺激子宫内膜癌变；高血糖负荷饮食也可能通过增强氧化应激反应从而增加子宫内膜癌的患病风险（Nagle et al，2013）。

（张　竹　郗明蓉　彭芝兰）

参考文献

曾俐琴, 彭芝兰. 妇科恶性肿瘤2409例临床分析. 华西医学, 2007, 22(1): 28－29.

吴鸣, 沈铿, 郎景和. 子宫内膜癌206例临床分析. 中华妇产科杂志, 2002, 37: 620.

杨丹, 韩立敏. 1969-2003年子宫内膜癌发病年龄和发病因素分析. 复旦大学学报(医学版), 2005, 32(4): 479-483.

Akhmedkhanov A, Zeleniuch-Jacquotte A, Toniolo P. Role of exogenous and endogenous hormones in endometrial cancer: review of the evidence and research perspectives. Ann N Y Acad Sci, 2001, 943: 296-315.

Allard JE, Maxwell GL. Race disparities between black and white women in the incidence, treatment, and prognosis of endometrial cancer. Cancer Control, 2009, 16(1): 53-56.

Anderson DC. Sex-hormone-binding globulin. Clin Endocrinol (Oxf), 1974, 3(1): 69-96.

Austin H, Drews C, Partridge E E. A case-control study of endometrial cancer in relation to cigarette smoking, serum estrogen levels, and alcohol use. Am J Obstet Gynecol, 1993, 169(5): 1086-1091.

Bergstrom A, Pisani P, Tenet V, et al. Overweight as an avoidable cause of cancer in Europe. Int J Cancer, 2001, 91(3): 421-430.

Cassidenti DL, Vijod A G, Vijod M A, et al. Short-term effects of smoking on the pharmacokinetic profiles of micronized estradiol in postmenopausal women. Am J Obstet Gynecol, 1990, 163(6 Pt 1): 1953-1960.

Chen W, Zheng R, Baade PD, et al. Cancer statistics in China, 2015. CA Cancer J Clin, 2016, 66(2): 115-132.

Creasman WT, Odicino F, Maisonneuve P, et al. Carcinoma of the corpus uteri. J Epidemiol Biostat, 2001, 6(1): 47-86.

Cui X, Rosner B, Willett W C, Hankinson SE. Dietary fat, fiber, and carbohydrate intake in relation to risk of endometrial cancer. Cancer Epidemiol Biomarkers Prev, 2011, 20(5): 978-989.

Cust AE, Slimani N, Kaaks R, et al. Dietary carbohydrates, glycemic index, glycemic load, and endometrial cancer risk within the European Prospective Investigation into Cancer and Nutrition cohort. Am J Epidemiol, 2007, 166(8): 912-923.

Ferlay J, Soerjomataram I, Dikshit R, et al. Cancer incidence and mortality worldwide: sources, methods and major patterns in GLOBOCAN 2012. Int J Cancer, 2015, 136(5): E359-386.

Friberg E, Orsini N, Mantzoros CS, et al. Alcohol intake and endometrial cancer risk: a meta-analysis of prospective studies. Br J Cancer, 2010, 103(1): 127-131.

Gao Y, Dai X, Chen L, et al. Body Mass Index Is Positively Associated with Endometrial Cancer in Chinese Women, Especially Prior to Menopause. J Cancer, 2016, 7(9): 1169-1173.

George SM, Mayne ST, Leitzmann MF, et al. Dietary glycemic index, glycemic load, and risk of cancer: a prospective cohort study. Am J Epidemiol, 2009, 169(4): 462-472.

Gill J. The effects of moderate alcohol consumption on female hormone levels and reproductive function. Alcohol Alcohol, 2000, 35(5): 417-423.

Gong TT, Li D, Wu Q J, et al. Cholesterol consumption and risk of endometrial cancer: a systematic review and dose-response meta-analysis of observational studies. Oncotarget, 2016, 7(13): 16996-17008.

Greenblatt RB, Gambrell RD, Stoddard Jr. L D. The protective role of progesterone in the prevention of endometrial cancer. Pathol Res Pract, 1982, 174(3): 297-318.

Jensen J, Christiansen C, Rodbro P. Cigarette smoking, serum estrogens, and bone loss during hormone-replacement therapy early after menopause. N Engl J Med, 1985, 313(16): 973-975.

Jiang L, Hou R, Gong T T, et al. Dietary fat intake and endometrial cancer risk: dose-response meta-analysis of epidemiological studies. Sci Rep, 2015, 5: 16693.

Kaaks R, Lukanova A, Kurzer M S. Obesity, endogenous hormones, and endometrial cancer risk: a synthetic review. Cancer Epidemiol Biomarkers Prev, 2002, 11(12): 1531-1543.

Karageorgi S, Hankinson SE, Kraft P, et al. Reproductive factors and postmenopausal hormone use in relation to endometrial cancer risk in the Nurses' Health Study cohort 1976-2004. Int J Cancer, 2010, 126(1): 208-216.

Kost ER, Hall K L, Hines JF, et al. Asian-Pacific Islander race independently predicts poor outcome in patients with endometrial cancer. Gynecol Oncol, 2003, 89(2): 218-226.

Larsson SC, Friberg E, Wolk A. Carbohydrate intake, glycemic index and glycemic load in relation to risk of endometrial cancer: A prospective study of Swedish women. Int J Cancer, 2007, 120(5): 1103-1107.

Liu Y, Warren Andersen S, Wen W, et al. Prospective cohort study of general and central obesity, weight change trajectory and risk of major cancers among Chinese women. Int J Cancer, 2016, 139(7): 1461-1470.

Madigan MP, Troisi R, Potischman N, et al. Serum hormone levels in relation to reproductive and lifestyle factors in postmenopausal women (United States). Cancer Causes Control, 1998, 9(2): 199-207.

McCann SE, Freudenheim J L, Marshall JR, et al. Diet in the epidemiology of endometrial cancer in western New York (United States). Cancer Causes Control, 2000, 11(10): 965-974.

Mulholland HG, MurrayLJ, Cardwell CR, et al. Cantwell Dietary glycaemic index, glycaemic load and endometrial and ovarian cancer risk: a systematic review and meta-analysis. Br J Cancer, 2008, 99(3): 434-441.

Nagle CM, Olsen CM, Ibiebele T I, et al. National Endometrial Cancer Study and G. Astralian Ovarian Cancer Study. Glycemic index, glycemic load and endometrial cancer risk: results from the Australian National Endometrial Cancer study and an updated systematic review and meta-analysis. Eur J Nutr, 2013, 52(2): 705-715.

Rossi M, Tavani A, Ciociola V, et al. Dietary total antioxidant capacity in relation to endometrial cancer risk: a case-control study in Italy. Cancer Causes Control, 2016, 27(3): 425-431.

Schlemmer A, Jensen J, Riis BJ, et al. Smoking induces increased androgen levels in early post-menopausal women. Maturitas, 1990, 12(2): 99-104.

Setiawan VW, Pike MC, Kolonel LN, et al. Racial/ethnic differences in endometrial cancer risk: the multiethnic cohort study. Am J Epidemiol, 2007, 165(3): 262-270.

Sherman ME, Devesa SS. Analysis of racial differences in incidence, survival, and mortality for malignant tumors of the uterine corpus. Cancer, 2003, 98(1): 176-186.

Siiteri PK. Steroid hormones and endometrial cancer. Cancer Res, 1978, 38(11 Pt 2): 4360-4366.

Singletary KW, SM Gapstur. Alcohol and breast cancer: review of epidemiologic and experimental evidence and potential mechanisms. Jama, 2001, 286(17): 2143-2151.

Sun Q, Xu L, Zhou B, et al. Alcohol consumption and the risk of endometrial cancer: a meta-analysis. Asia Pac J Clin Nutr, 2011, 20(1): 125-133.

Swanson CA, Potischman N, Wilbanks GD, et al. Relation of endometrial cancer risk to past and contemporary body size and body fat distribution. Cancer Epidemiol Biomarkers Prev, 1993, 2(4): 321-327.

Wu Q J, Gong TT, Wang YZ. Dietary fatty acids intake and endometrial cancer risk: a dose-response meta-analysis of epidemiological studies. Oncotarget, 2015, 6(34): 36081-36097.

Yu X, Zhou B, Zhang Z, et al. Significant association between IL-32 gene polymorphisms and susceptibility to endometrial cancer in Chinese Han women. Tumour Biol, 2015, 36(7): 5265-5272.

Yu X, Zhou B, Zhang Z, et al. Xi Insertion/deletion polymorphism in IL1A 3'-UTR is associated with susceptibility to endometrial cancer in Chinese Han women. J Obstet Gynaecol Res, 2016, 42(8): 983-989.

Zhou B, Yang L, Sun Q, et al. Cigarette smoking and the risk of endometrial cancer: a meta-analysis. Am J Med, 2008, 121(6): 501-508 e503.

3

病因学与发病机制

第一节 病因学

子宫内膜癌发病率呈逐年上升趋势，但确切病因不清。根据子宫内膜癌发生与雌激素的相关性，将其分为雌激素依赖型（estrogen-dependent）（Ⅰ型）及非雌激素依赖型（estrogen-independent）（Ⅱ型）。Ⅰ型子宫内膜癌的发生主要是内源性或外源性雌激素长期刺激而无孕激素拮抗，持续刺激子宫内膜使之出现增生、不典型增生甚至癌变。本章重点讨论Ⅰ型子宫内膜癌的病因学，有关Ⅱ型子宫内膜癌的病因学详见第十八章。Ⅰ型子宫内膜癌的高危因素包括：子宫内膜增生尤其是不典型增生、肥胖、糖尿病、高血压、无排卵、多囊卵巢综合征、晚绝经、分泌雌激素的卵巢肿瘤、外源性雌激素应用、他莫昔芬等。

一、子宫内膜增生

（一）子宫内膜增生的诊断标准

子宫内膜增生（endometrial hyperplasia）是指发生在子宫内膜的一组增生性病变，主要发生在育龄妇女中。该病是由于患者的子宫内膜持续受到雌激素的刺激而无孕激素的拮抗，使子宫内膜增生过长的一种疾病。1987 年，国际妇科病理学会（International Society of Gynecological Pathologist，ISGP）结合组织学诊断标准的可重复性及其与临床预后的关系，根据增生性病变中有无腺上皮细胞异型性，提出子宫内膜增生的分类：①单纯性增生（simple hyperplasia）；②复杂性增生（complex hyperplasia）；③不典型增生（atypical hyperplasia）。前两者无细胞异型性；后者具有细胞异型性，根据增生腺体是否出现背靠背群集，分为单纯性不典型增生和复杂性不典型增生，根据其腺上皮增生程度不同分为轻度、中度和重度不典型增生，我国采用此分类方法。2014 年，第 4

版 WHO 女性生殖系统肿瘤分类中，将子宫内膜增生性病变简化为两大类：不伴有不典型性的增生（hyperplasia without atypia）与不典型性增生（atypical hyperplasia，AH），同时将 AH 与子宫内膜样上皮内瘤变（endemetrioid intraepithelial neoplasia，EIN）并列命名为 AH/EIN。取消单纯性增生与复杂性增生之分，主要因为单纯性增生与复杂性增生在临床预后及处理上差别不大，细胞及结构的不典型性是临床预后的关键，该改变使分类简化，能够提高病理诊断的一致性（沈丹华，2015）。AH/EIN 子宫内膜细胞具有异型性，具备了恶性潜能，被认为是子宫内膜癌的癌前病变，据报道 25% ~60% 的 AH/EIN 病例在诊刮术后或诊断 1 年内发现子宫内膜样腺癌。

（二）子宫内膜增生的转归

子宫内膜增生的转归（prognosis）有三个方向：①病变消退或好转：在诊刮后单纯性增生及复杂性增生均有 34%~42.8% 的病变消退后好转；经药物治疗后，80%~90% 的单纯性增生及复杂性增生逆转或减轻；37%~66% 的不典型增生逆转或减轻，但停药后容易复发（Lacey et al，2008）。②病变持续或加重：单纯性增生、复杂性增生及不典型增生病变持续或加重比例分别为 19%、17% 及 14%~31.2%。③癌变：单纯性增生的癌变率仅为 1%、复杂性增生的癌变率为 3%~8%，而不典型增生的癌变率多数文献报道为 8%~45%，少数文献高达 50%，甚至有报道高达 81.8%，这可能与诊刮时的取材，年龄等因素有关（McCampbell et al，2006）。

一般说来，从增生到癌变是一个漫长的过程，1~15 年不等，平均 4 年。美国 NIH 的一项研究表明：由子宫内膜增生发展为子宫内膜癌至少为 1 年，中位时间 6.5 年；不典型增生增加了发展为癌的危险，在不典型增生诊断后 1~5 年危险性最高（Lacey et al，2008）。不典型增生是否发展为癌与有无高危因素存在有关，这些因素包括：①年龄：年龄是不典型增生癌变的一个重要因素，随着年龄的增加，不典型增生的癌变率逐步增加。绝经前不典型增生癌变率为3%，而绝经后升至25%；②病理分级：轻、中、重度不典型增生的癌变率分别为15%、24%、45%；③对孕激素治疗的反应：如果增生的子宫内膜对孕激素反应不良，应警惕发展为癌的可能，甚至病变已经进展为癌；④DNA含量：核型为异倍体者癌变的概率高于二倍体者；⑤组织细胞的核形态：应用计量学测定细胞核的形态（包括细胞核面积、核长径、核短径、核周长的测量）。以上因素对预测子宫内膜不典型增生的最后结局有参考意义。

（三）子宫内膜增生进展为子宫内膜癌的可能机制

根据国内研究结果，可以分为以下四个方面：

1. 子宫内膜增生的产生与雌激素持续作用而无孕激素拮抗密切相关：体内内源性或外源性雌激素的持续增多，造成子宫内膜腺体和间质的增生，此时若没有孕激素的拮抗，子宫内膜不能发生分泌期改变，而发生过度增生。肥胖、糖尿病、高血压、不排卵、晚绝经、多囊卵巢综合征等是子宫内膜增生及Ⅰ型子宫内膜癌的共同危险因素，直接或间接引起雌激素水平升高。雌激素作用复杂，它既可以通过与雌激素受体结合，进入细胞核，募集相关的共激活或共抑制因子，促进细胞周期蛋白相关蛋白转录，从而促进子宫内膜癌的发生；也可以与胰岛素、胰岛素生长因子受体等直接结合，进而激活下游磷脂酰肌醇3激酶（PI3K）/蛋白激酶B（Akt）或Ras/有丝分裂原活化蛋白激酶（MAPK）信号通路，促进子宫内膜癌发生。

2. 胰岛素（insulin）/胰岛素样生长因子（insulin-like growth factor，IGF）促子宫内膜癌形成：胰岛素作为体内重要的生长调节因子，通过激活PI3K/Akt或Ras/ MAPK通路，激活细胞外信号调节激酶（ERK），发挥促进细胞有丝分裂、细胞周期进展及抑制凋亡的作用（Wang et al，2012；Wang et al，2012）。研究表明胰岛素受体、胰岛素样生长因子受体、Akt、ERK等蛋白活化水平在正常子宫内膜、子宫内膜增生及子宫内膜癌组织中逐渐升高，提示上述蛋白的活化与内膜增生、癌变密切相

关。高水平胰岛素也可直接刺激卵巢颗粒细胞及卵泡膜细胞产生雄激素，并刺激子宫内膜间质产生的芳香化酶活性上调，促进雄激素转化为雌激素，使子宫内膜组织局部雌激素水平升高；且高水平胰岛素可抑制肝脏性激素结合球蛋白合成，导致子宫内膜局部游离雌二醇水平增高及雌激素活性增强，从而促进子宫内膜异常增生、癌变。

3. 相关基因突变癌基因*K-ras*、*Her-2/neu*、抑癌基因*PTEN*的突变被认为是子宫内膜癌发生的早期事件。*K-ras*基因突变可能导致其蛋白表达水平增加，子宫内膜癌中*K-ras*基因突变率为10%~30%，*K-ras*在子宫内膜癌组织中的阳性表达率明显高于子宫内膜不典型增生。*PTEN*基因突变/缺失/甲基化可导致其蛋白表达水平降低、抑癌功能丧失。子宫内膜癌中*PTEN*基因突变率为25%~83%，在正常子宫内膜、不典型增生内膜和子宫内膜癌中*PTEN*的表达逐渐降低；此外，*CyclinD*、*CylinA*、*P21*在子宫内膜癌中表达明显高于子宫内膜增生和正常子宫内膜（Choudhury，2007；Watanabe et al，2007）。

4. 单核苷酸多态性（SNP），雌激素生物合成途径中多种酶的单核苷酸多态性是子宫内膜癌的危险因子：如细胞色素P450（Cytochrome P450 protein，CYP）1A1、硫酸基转移酶（sulfotransferase，SULT）1A1、SULT1E1。CYP1A1的单核苷酸多态性在子宫内膜癌DNA样本中低于子宫内膜增生和正常子宫内膜，而SULT1A1和SULT1E1的单核苷酸多态性在子宫内膜癌DNA样本中明显高于子宫内膜增生和正常子宫内膜（Hirata et al，2008；Gao et al，2014）。

虽然子宫内膜增生与子宫内膜癌中存在着上述差异性改变，M.D. Anderson的研究者仍认为：目前尚无有效、可靠的标记物能够预测子宫内膜不典型增生进展为子宫内膜癌，因此临床医生应给予重度不典型增生患者更多的重视（Boruban et al，2008）。

二、肥胖

肥胖已成为日益严重的健康问题，作为子宫内膜癌的独立危险因子，使患者的发病风险增加2~3倍，近年来子宫内膜癌发病率增加与饮食结构西化、肥胖人数增加密切相关，其中Ⅰ型子宫内膜癌患者

大约 50% 合并肥胖。肥胖尤其是中心型肥胖与子宫内膜癌的不良预后相关。目前衡量肥胖的指标有体重指数（BMI）及腰臀比（waist hip ratio，WHR）。不同年龄阶段的肥胖对子宫内膜癌发生危险的相关性有所不同：儿童期（6~14 岁）BMI 增加与子宫内膜癌发病风险增加相关（Aarestrup et al，2016）；而青少年时期的身高和体重与子宫内膜癌未见显著性关联。成年时期的肥胖程度和体脂分布均是子宫内膜癌的独立危险因素；年龄在 40~50 岁患者体重超过正常 15% 时患子宫内膜癌的危险性增加 3 倍，而年龄在 20~30 岁的患者减轻体重对患子宫内膜癌有保护作用。体重周期性的增加也能增加患子宫内膜癌的风险，体重减轻能减少患子宫内膜癌的风险性，因此体重增加和体重不稳定可能均为子宫内膜癌危险因素。Liu 等通过队列研究 68 253 名妇女，发现 BMI ≥ 30 kg/m² 的女性发生子宫内膜癌的风险比 BMI 为 18.5~22.9 kg/m² 女性增加 5.34 倍（95% CI: 3.48~8.18），成年后体重每增加 5kg 子宫内膜癌的发病风险增加 1.37 倍（95%CI: 1.27~1.48）（Liu et al，2016）。调整了年龄、绝经状态、肿瘤分期及其他暴露因素后，BMI ≥ 30 kg/m² 者子宫内膜癌发病率和死亡率明显高于 BMI < 25 kg/m² 者。在子宫内膜癌患者中，无论是肿瘤本身造成的死亡，还是其他合并症引起的死亡，肥胖者均较非肥胖者危险性高；子宫内膜癌确诊后，肥胖患者若能降低体重可改善生存状况（Chia et al，2007）。

肥胖导致子宫内膜癌的发生机制可能与以下因素有关。绝经前女性，肥胖所导致的无排卵（如多囊卵巢综合征）引起的持续性雄激素水平升高，黄体酮水平降低，拮抗雌激素作用下降。绝经后女性，外周转化来的雄激素成为雌激素的主要来源，催化雄激素转化为雌激素的芳香化酶存在于脂肪组织中，肥胖者脂肪组织增多，雄烯二酮向雌酮转化增多；肥胖患者的性激素结合球蛋白浓度降低、雌激素向低效能儿茶酚雌激素转化的代谢速度减慢，以上因素均导致血清中具有生物活性的雌激素水平增加，子宫内膜在长期持续的雌激素作用下发生癌变。

肥胖患者皮下脂肪堆积，脂肪细胞肥大且数量增多，可引起脂肪细胞因子分泌紊乱，导致全身低度炎症反应、胰岛素抵抗等。研究认为脂肪细胞因子，如瘦素、脂联素、内脂素、抵抗素、血纤维蛋白溶酶原激活抑制物、肿瘤坏死因子-α、白细胞介素等，可能是联系肥胖与子宫内膜癌的分子生物学基础，目前研究较多的是瘦素、脂联素、内脂素。瘦素是第一个被发现的脂肪细胞分泌的因子，通过与其受体结合后发挥作用，子宫内膜癌患者血清瘦素水平显著增高，提示瘦素可能是子宫内膜癌的一个危险因素，且瘦素受体在子宫内膜癌组织中高表达。瘦素可促进子宫内膜癌细胞的增殖、细胞周期 G1/S 期进展，并增强其侵袭性；也可通过上调子宫内膜间质成纤维细胞芳香化酶的表达，增加子宫内膜癌细胞局部雌激素的合成，促进子宫内膜癌细胞增殖（Liu et al，2013）。脂联素是唯一一个随着脂肪组织体积变大，血清浓度降低的细胞因子。血清脂联素水平与子宫内膜癌呈负相关，提示脂联素可能是子宫内膜癌的保护因子。脂联素与其受体结合后，可通过 AMPK/LKB1/ERK、JAK2/STAT3 等通路抑制子宫内膜癌细胞生长并促其凋亡，也可间接通过胰岛素增敏、改变炎症因子水平、抑制肿瘤新生血管形成抑制子宫内膜癌的发生发展。内脂素是脂肪细胞因子家族的新成员，因发现其具有类胰岛素样作用而广泛被重视。研究发现子宫内膜癌患者血清内脂素水平高于对照组（Tian et al，2013），为子宫内膜癌独立危险因素，血清内脂素水平与年龄、体重指数、胰岛素水平、呈正相关，并与子宫内膜癌深肌层浸润、淋巴结转移有关。内脂素通过影响 Nampt 活性参与肿瘤细胞凋亡，内脂素可通过 PI3K 及 MAPK 信号通路促进子宫内膜癌细胞增殖、抑制其凋亡（Wang et al，2016）。

总之，肥胖为子宫内膜癌的独立危险因素，肥胖患者皮下脂肪增多，不仅促进雄激素向雌激素的转化，还可以作为内分泌器官分泌多种脂肪因子，并与胰岛素抵抗相互影响，共同促进子宫内膜癌的发生发展。

三、糖尿病

糖尿病是子宫内膜癌的高危因素之一。一项 Meta 分析（包含 1956 年到 2005 年的 13 项病例对照研究及 3 项队列研究）研究显示 2 型糖尿病增加子宫内膜癌发病风险及死亡风险（OR 值 2.10，95% CI: 1.75~2.53）；调整年龄后，风险值增加 2.74 倍（95% CI: 1.87~4.00）（Friberg et al，2007）。挪威的研究者对 36 761 名妇女长达 15 年多的观察，发现糖尿病患者患子宫内膜癌的危险性是非糖尿病患者的 3.13 倍（95% CI：1.92～5.11）（Lindemann，Vatten et al，2008）。最近，Liu 等通过队列研究随访 180，307 位糖尿病女性患者，发现发生子宫内膜癌的风险是非糖尿病患者的 1.82 倍（Liu et al，2015）。

肥胖、糖尿病、高血压为子宫内膜癌"三联症"，均为代谢综合征（metabolic syndrome，MS）相关性疾病。代谢综合征是多种代谢异常的集合，胰岛素抵抗是其病理生理学基础，是子宫内膜癌和代谢综合征之间的桥梁。研究显示以胰岛素抵抗为共同特征的上述疾病均为子宫内膜癌的危险因素（Mu et al，2012）。胰岛素抵抗状态下，靶组织对胰岛素敏感性下降，从而导致血胰岛素和血糖水平的升高。研究发现空腹血清胰岛素水平与子宫内膜癌的发病风险呈正相关，而这种正相关关系独立于雌激素而存在。在子宫内膜癌患者中胰岛素抵抗的存在较为普遍，甚至还包括了非肥胖的患者；胰岛素抵抗与疾病分期以及肿瘤的局部和区域扩散程度呈正相关（Hernandez et al，2015）。

胰岛素除了在糖、脂肪、蛋白质的代谢中起主要作用外，还具有促肿瘤形成的作用。胰岛素通过两方面的机制促进子宫内膜形成：直接作用：胰岛素与其受体结合后，通过一系列蛋白激酶、磷酸酶级联反应，激活下游 PI3K/Akt 及 Ras/MAPK 两条信号通路促进子宫内膜癌细胞增殖、抑制细胞凋亡，并促进肿瘤血管生成，影响肿瘤侵袭和转移过程，从而促进子宫内膜癌的发生、发展（Wang et al，2012）。间接作用：胰岛素通过影响性激素水平发挥作用。胰岛素促进卵巢和肾上腺产生雄激素增加，刺激子宫内膜间质产生芳香化酶的活性上调，促进雄激素转化为雌激素；胰岛素还可抑制肝脏合成性激素结合蛋白，使血浆中游离雌激素水平升高，雌激素与雌激素受体结合后促进子宫内膜癌的发生。此外，二甲双胍是一种常用的 2 型糖尿病治疗药物。体内外实验发现二甲双胍可以抑制子宫内膜癌细胞增殖；亦有临床研究发现二甲双胍可缓解子宫内膜癌前病变及早期子宫内膜癌患者进展。二甲双胍可能成为很有应用前景的通过改善胰岛素抵抗，预防子宫内膜癌发生、发展的药物（Mu et al，2012）。

四、高血压

早在 1989 年，意大利的一项研究探讨了高血压与子宫内膜癌的关系，发现约 10% 子宫内膜癌患者与高血压有关。高血压患者患子宫内膜癌的危险性是血压正常者的 1.6～3.47 倍（Weiderpass et al，2000）。高血压患者存在垂体功能紊乱，垂体的促性腺激素分泌异常，卵巢功能失调而不排卵，从而子宫内膜缺乏孕激素的拮抗而长期处于增生状态。另外有研究表明，高血压患者存在血管紧张素 I 转换酶基因插入 / 缺失的多态性，促进肾素—血管紧张素—醛固酮系统的激活而使患者的血压升高，同时血管紧张素 I 转换酶基因插入 / 缺失的多态性与子宫内膜癌的发生有关。绝大多数年龄小于 45 岁的子宫内膜癌患者多有肥胖，而且临床分期较早、病理分化较好、预后好，但是这部分患者如果伴有高血压病史往往预后不好。在没有高血压史的女性中，肥胖没有增加子宫内膜癌的危险，而有高血压的患者，相关的优势比达到 2.1（Chia et al，2007）。

（王颖梅　薛凤霞）

五、无排卵、未孕和不孕

无排卵是一种多病因导致的卵巢功能异常，世界范围内 5%～10% 的育龄妇女长期受无排卵影响。主要表现为月经稀发或闭经，阴道不规则出血及不孕等。卵巢不排卵可以导致孕激素缺乏，子宫内膜仅受单一雌激素刺激而无孕激素对抗，子宫内膜可以出现不同程度的增生性改变，近期影响表现为无排卵型异常子宫出血，远期影响表现为子宫内膜增殖症或子宫内膜癌。

同生育妇女相比，未孕使妇女经历了更多的排卵周期，从而增加了子宫内膜细胞暴露于雌激素的累积时间，增加子宫内膜癌发病率。Ali AT 研究发现未孕妇女子宫内膜癌患病率增加 2～3 倍（Ali，2014）。通常认为妊娠生育是子宫内膜癌的保护性因素。妊娠期间母体产生大量孕激素，对子宫内膜起到保护作用。产后哺乳泌乳素的分泌对 FSH 及 LH 均起到抑制作用，从而抑制卵巢功能，推迟月经复潮，对子宫内膜起到保护作用。研究发现与生育有关的子宫内膜癌保护性因素包括：多次妊娠，晚育或末次生产时年龄大，距末次妊娠的时间短等。生育过的妇女患子宫内膜风险低于未生育妇女，相对风险为 0.65（95% 可信区间：0.42～0.79），在已生育的妇女中随着足月妊娠次数的增加这种保护作用越强，末次足月妊娠的年龄大以及距末次足月妊娠时间短也似乎能降低子宫内膜癌发病风险，绝经后妇女中也发现类似趋势（Dossus et al，2010）。有研究也显示延长哺乳时间也会降低子宫内膜癌发病风险（Salazar-Martinez et al，1999），人工流产或自然流产与罹患子宫内膜癌风险间并无相关性（Dossus et al，2010）。

造成不孕的原因很多，与子宫内膜癌有关的不孕是稀发排卵或持续性不排卵使子宫内膜受到持续性雌激素刺激，而缺乏孕激素对抗使子宫内膜细胞处于持续性增殖、分裂、不能向成熟转化，引起子宫内膜增生、不典型增生甚至癌变。国内石赟壑（石赟壑等，2015）等通过 meta 分析显示不孕是子宫内膜癌的高危因素，其 OR 值为 2.40，95% 可信区间为 1.78～3.24。

六、多囊卵巢综合征

多囊卵巢综合征（poly cystic ovarian syndrome，PCOS）常常伴有肥胖、高血压、血脂异常、胰岛素抵抗（insulin resistant）或 2 型糖尿病（Haoula et al，2012）。PCOS 妇女中临床、代谢及分子变化增加了子宫内膜癌患病风险，如：无排卵及无拮抗状态下雌激素对子宫内膜的持续性刺激、肥胖、胰岛素抵抗、胰岛素样生长因子、糖尿病、不孕、细胞周期素 D1、谷胱甘肽 -S 转移酶及黄体酮抵抗（Atiomo et al，2009）。

早在 1949 年 Speert 首次发现 PCOS 与子宫内膜癌相关。此后的流行病学调查发现 PCOS 与子宫内膜癌间存在联系。研究发现 PCOS 患者中子宫内膜癌发病率为 9%，而普通人群中子宫内膜癌发病率为 3%，即 PCOS 患者子宫内膜癌发病率比普通妇女高 3 倍（Haoula et al，2012）。另外一项 meta-分析发现患 PCOS 妇女患子宫内膜癌的概率为非 PCOS 妇女的 2.8 倍，二者基本相符（Barry et al，2014）。但是 54 岁以下绝经前 PCOS 妇女患子宫内膜癌风险为相同年龄非 PCOS 妇女的 4.1 倍（Barry et al，2014）。

在一项大宗队列研究中纳入 3566 例 PCOS 患者与 14264 例非 PCOS 病例，中位年龄 27 岁，中位随访时间 7.15 年，PCOS 患者中子宫内膜癌患病率明显高于非 PCOS 组（P=0.005）。经过年龄、伴随疾病、月收入及城乡差异调整后，在随访期内，PCOS 患者患子宫内膜癌风险较非 PCOS 病例高 8.42 倍。再以蒙特卡洛法计算 PCOS 患者患子宫内膜癌风险比非 PCOS 患者高 4.71 倍（95% 可信区间：1.57～14.11）（Shen et al，2015）。

PCOS 妇女中大部分均存在肥胖、2 型糖尿病、炎症、代谢综合征。肥胖是子宫内膜癌的危险因素，PCOS 妇女外周血中存在高雄激素，雄激素在脂肪组织中可转换为雌酮，抑制 FSH 的产生，抑制卵泡发育及雌二醇的合成，造成闭经及不排卵，使子宫内膜癌患病风险提高（Barry et al，2014）。2 型糖尿病继发的高胰岛素血症、高血糖及炎症可能造成 PCOS 患者子宫内膜癌患病率升高（Giovannucci，2007）。

PCOS 患者的治疗药物可能会降低子宫内膜增生或癌变风险。例如：促排卵及促进妊娠的药物可以使卵巢产生孕激素，对抗雌激素的作用（Bates et al. 2013）；二甲双胍 - 胰岛素增敏剂对有些肿瘤具有化学预防作用及抗增殖作用，在子宫内膜癌可能具有抗肿瘤作用（Dowling et al，2011）。但是目前还没有研究支持二甲双胍应用于预防 PCOS 妇女患子宫内膜癌的临床实践中（Shafiee et al，2014）。

七、早初潮、晚绝经

初潮早及绝经晚与子宫内膜癌患病风险增加有关，反之亦然。初潮年龄早意味着排卵开始早，暴露于雌激素的时间早，当伴有绝经晚时，其月经跨度时间长，月经周期数增多，子宫内膜累积暴露于雌激素时间延长（Ali，2014）。研究发现初潮年龄小于 13 岁的经产妇患子宫内膜癌风险较初潮年龄超过 13 岁者高 11%。未产妇中子宫内膜癌患病风险与初潮年龄无关，初潮晚者子宫内膜风险低，初潮晚于 15 岁的妇女患子宫内膜癌风险低于初潮早于 12 的岁妇女，相对危险性比为 0.72（Schonfield et al，2013）。而早绝经，相对风险降低 7%～8%（Dossus et al，2010）。晚绝经妇女累积暴露于雌激素的时间延长，导致子宫内膜患病率上升（Colombo et al，2016）。研究发现，超过 55 岁绝经的妇女患子宫内膜癌的风险高于 50 岁前绝经妇女，相对风险比为 1.8（Colombo et al，2016）。已生育妇女中，50～54 岁绝经者患子宫内膜癌风险较 45

岁前绝经妇女高 22% ；未生育妇女中 50~54 岁绝经者患子宫内膜癌风险较 45 岁前绝经妇女高 34%（Schonfield et al，2013）。另外，在绝经前一段时间里，妇女往往处于无排卵状态，延长了无对抗雌激素的作用时间，引起子宫内膜异常增生及癌变。

八、卵巢肿瘤

有些具有合成分泌性激素功能的卵巢肿瘤（ovarian tumor）常合并子宫内膜癌，包括：①性索间质肿瘤，如：颗粒细胞瘤、卵泡膜细胞瘤、睾丸支持细胞瘤—间质细胞瘤、两性母细胞瘤、硬化性间质瘤及环管状性索瘤等；②类固醇细胞瘤，如卵巢间质黄素瘤、卵巢莱狄细胞瘤和非特异性类固醇细胞瘤等；③具有分泌雌激素成分的其他卵巢肿瘤，如无性细胞瘤，卵巢原发绒癌等。卵巢性索间质肿瘤占分泌激素肿瘤的极大部分，另有一些具有功能性间质成分的卵巢上皮性肿瘤、癌肉瘤，转移性肿瘤也可以产生性激素（Kato et al，2013）。

卵巢肿瘤性激素产生过多的主要原因：①卵巢肿瘤细胞直接分泌性激素；②肿瘤间质分泌性激素；③肿瘤组织将血中其他激素变成雌激素或雄激素。过多的无周期性变化的性激素，特别是雌激素对子宫内膜的持续性刺激，引起子宫内膜增生甚至癌变。据报道 25.6%~65.5% 卵巢颗粒细胞瘤合并有子宫内膜增殖性变化或者子宫内膜癌（Van Meurs et al，2013）。

九、外源性雌激素

顾名思义，外源性雌激素就是非机体自身生物合成的雌激素，由外界环境中摄取，能够与体内雌激素受体结合发挥类似雌激素效应。包括：人工合成雌激素、干扰内分泌物质（endocrine disrupting chemicals，EDC）和植物雌激素。

（一）人工合成雌激素

人工合成雌激素最早在 20 世纪 70 年代作为缓解绝经症状及预防骨质疏松及心脏病广泛应用于临床，80 年代流行病学研究发现，使用人工合成雌激素者子宫内膜癌发病率升高。随后的研究发现单一雌激素替代治疗子宫内膜癌发病率会上升 2~10 倍（Stefanick et al，2005）。雌激素替代治疗停止两年后，子宫内膜癌发病率才开始下降，停止使

用 5 年甚至 10 年后仍有较高的患子宫内膜癌的风险。联合使用孕激素对抗雌激素的激素替代治疗后子宫内膜癌发病率较单一使用雌激素下降（Beral et al，2005）。但雌孕激素的联合替代治疗方案中孕激素的使用方法对子宫内膜癌发病率的影响尚需进一步研究（Karageorgi et al，2010）。有研究认为方案中使用不同种类的黄体酮发生子宫内膜癌风险有所不同（Agnès Fournier et al，2014），而长时间连续使用雌孕激素的联合替代治疗可以降低子宫内膜癌的风险（Amanda et al，2011）。对于阴道局部应用雌激素缓解绝经后泌尿生殖系统不适症状的研究发现，超低剂量使用无孕激素对抗 17β 雌二醇 52 周，并未引起子宫内膜癌患病率升高（Simon J et al，2010）。

（二）内分泌干扰化合物

内分泌干扰化合物是一系列具有雌激素活性的物质，包括工业产物或污染物，塑料制品，清洁剂，杀虫剂，家庭清洁用品，个人化妆品，如防晒霜、化妆品、染发剂等（De Coster et al，2012）。有些 EDC 的雌激素活性已经进行了全面研究，比如己烯雌酚和双酚 A。另外还有一些 EDC 具有雌激素活性并能导致生殖道肿瘤，如：多溴联苯醚、烷基酚，防晒用品均能改变雌激素靶基因的表达或通过激活雌激素受体 α 介导的转录，提高子宫内膜癌发病率（Karageorgi et al，2010）。

（三）植物雌激素

植物雌激素是植物中具有弱雌激素作用的化合物。其通过与甾体雌激素受体以低亲和度结合而发挥弱的雌激素样效应。植物雌激素的分子结构与哺乳动物雌激素结构相似，含植物雌激素的植物主要有：大豆（大豆异黄酮）、葛根、阿麻籽等。对于植物性雌激素对子宫内膜癌发病率的影响，日本的一项大规模前瞻性流行病学研究发现，大豆及大豆异黄酮类食品不影响子宫内膜癌发病率（Budhathoki et al，2015）。

十、他莫昔芬

他莫昔芬（Tamoxifen）是一种选择性雌激素受体调节剂（SERM），起初研发用于避孕目的，但是现在主要用于雌激素受体阳性的乳腺癌的治

疗和预防。目前已知它通过与细胞核内的雌激素受体结合，发挥组织特异性的激动或拮抗作用。一方面，在乳腺癌细胞中通过拮抗雌激素，抑制细胞增殖导致细胞死亡。另一方面，在绝经后子宫内膜中，他莫昔芬作为雌激素受体激动剂，导致子宫内膜病变，如子宫内膜增殖、息肉、癌或肉瘤（Jones et al，2012）。前瞻性随机双盲对照研究显示出预防性使用他莫昔芬 5 年的乳腺癌患者对子宫内膜的影响，绝经后妇女子宫内膜厚度明显超过安慰剂组（中位厚度 4.3 mm vs. 2.0 mm，P=0.011）（Palva et al，2013）。最近研究表明服用他莫昔芬一年后 ERα 阳性的无症状绝经后乳腺癌患者宫腔镜评价 31.3% 有子宫内膜病变，对于服用他莫西芬前有子宫内膜增殖但无非典型子宫内膜增生的妇女 50% 发展为子宫内膜疾病（Hu et al，2015）。服用他莫昔芬的患者发生子宫内膜癌、子宫肉瘤的风险增加。据估计平均每年每 1000 名服用他莫昔芬的乳腺癌患者中有 1 人会罹患子宫恶性肿瘤（Cuzick et al，2007）。

他莫昔芬经一系列细胞色素 P450（包括细胞色素 P2B6、P2C9、P2C19、P2D6、P3A5）代谢为具有更高活性的去甲基他莫昔芬（endoxifen）发挥作用（Kiyotani et al，2012）。药物基因学研究表明他莫昔芬可存在弱代谢型 CYP2D6，主要由一个 rs1800716 突变基因型导致，研究发现 rs1800716 变异体的 CYP2D6 与子宫内膜厚度有关，具有这一等位基因突变的妇女服用他莫昔芬后子宫内膜厚度超过 5 毫米的机会明显提高（$P = 0.0022$，假阳性率 0.0179）（Dieudonné et al，2014）。

体外实验证实他莫昔芬可以诱导子宫内膜癌细胞生长，通过以下信号通路促进子宫内膜癌细胞增殖，丝裂原激活蛋白通路（MAPK）、c-MYC 和胰岛素样生长因子 1 通路（Shang et al，2002）。体内试验中他莫昔芬促进子宫内膜细胞增殖，鼠类实验中使用他莫昔芬 16 小时后，pRb，cyclin D，cyclin E，cyclin A 和细胞周期蛋白激酶 2（CDK2）及与增殖有关的基因开始表达。48 小时后这些基因的表达恢复到基线水平（Zhang et al，2005）。药物 ABT-737 可以部分阻断他莫昔芬诱导的子宫内膜增殖（Vaillant et al，2013）。

过去人们普遍认为虽然应用他莫昔芬使女性患子宫内膜癌的风险增加，但是即使患癌一般也多为早期，预后较好。最近的研究发现他莫昔芬诱导的子宫内膜癌预后相对不佳。使用他莫昔芬妇女发生的子宫内膜癌在形态学上往往属于少见的类型，从而有可能增加死亡率（Davies et al，2013）。使用他莫昔芬五年患子宫内膜癌的妇女与未使用者 3 年生存率从 94% 降低至 76%（Bergman et al，2000）。在一项大型观察使用他莫昔芬治疗的乳腺癌病例预后的对照研究中发现长期使用他莫昔芬的妇女患 Ⅲ～Ⅳ 期子宫内膜癌患者明显高于未使用者。另外，长期使用者患子宫恶性中胚叶混合瘤及子宫肉瘤者比未服用者高（15.4% vs. 2.9%；$P<0.02$）。患高危组织学亚型子宫内膜癌的乳腺癌妇女服用他莫昔芬时间较患低危组织学亚型者短（Bland et al，2009）。提示他莫昔芬可能通过不同的机制导致不同类型子宫内膜癌的发生。

十一、其他因素

（一）年龄

子宫内膜癌常见于绝经后女性，发病风险与年龄呈正相关关系（Viola et al. 2008）。美国子宫内膜癌患者确诊时平均年龄 63 岁，超过 90% 的患者确诊时的年龄大于 50 岁（Sorosky et al，2012）。50～60 岁女性子宫内膜癌发病率较绝经前女性增加约 3 倍（Duong et al，2011）。

（二）种族与地域

子宫内膜癌是欧洲与北美洲最常见的妇科恶性肿瘤。研究发现 2005—2009 年美国南卡罗莱纳州黑人妇女中子宫内膜癌发病率高于白人妇女，并且分化更差，病死率较高（Babatunde et al，2016）。同样，美国非西班牙裔黑人妇女比非西班牙裔白人妇女具有更高的侵袭性的子宫内膜癌发病率，例如：透明细胞癌、浆液癌、高级别子宫内膜样癌、恶性混合性苗勒（Müller）肿瘤。同非西班牙裔白人妇女相比，西班牙裔和亚裔妇女子宫内膜癌发病率相同或稍低（Cote et al，2015）。这种差异可能与基因表达有关。特异性 PTEN/10q 单基因型表达差异造成美国非洲裔妇女子宫内膜癌发病率较欧洲裔妇女低，但是死亡率却明显升高（Sutton et al，2015）。目前，无论白人妇女还是还是黑人妇女，子宫内膜癌的发病率均呈上升趋势，两个人群中肥胖、糖尿病及未经产者均在增加，但黑人女性上升趋势更明显，因而，黑人妇女子宫内膜癌发病率上升更快（Cote et al，2015）。

（三）饮食因素

子宫内膜癌与摄入过量动物来源的高脂肪及高热量饮食正相关。一方面，高脂食物可导致或加重肥胖，这正是子宫内膜癌的危险因素之一，以摄入肉类为主的超重或肥胖妇女子宫内膜癌风险为中度增加（Biel et al，2011）；另一方面，对于超重或肥胖的妇女脂肪组织能将长链多不饱和脂肪酸转化成雌激素，也增加了子宫内膜癌的风险。与之相反，由于长链多不饱和脂肪酸 ω3 具有抑制肿瘤坏死因子 α 和调节前列腺素合成的作用，能够影响细胞膜的通透性，细胞运动和信号转导，提高在体内性激素的代谢水平，调节子宫内膜增殖，摄入不饱和脂肪酸对 BMI 正常妇女起保护作用（Brasky et al，2016），鱼类通常含有较多的长链多不饱和脂肪酸，多进食鱼类可能对子宫内膜癌有保护作用。

体外实验证实，蔬菜、水果中含有抗癌植物化学物质，对肿瘤产生抑制作用。流行病学研究发现，以摄入植物为主的健康妇女子宫内膜癌风险降低，特别是当 BMI≥25 时，这种作用更为显著。但是也有不同的观点，在一项前瞻性大规模队列研究中发现进食水果或者蔬菜的种类、颜色不能降低子宫内膜癌风险（Kabat et al，2010）。

以往曾认为聚丙烯酰胺能够增加子宫内膜癌发病风险，但是最近研究显示饮食中聚丙烯酰胺不增加子宫内膜癌患病风险，相对危险比为 1.06（Pelucchi et al，2015）。

（四）体育运动

流行病学研究表明体育活动是子宫内膜癌的保护因素，高运动量妇女患子宫内膜癌风险较低运动量妇女低 20%~30%（Cust，2011）。然而，一项关于运动方式，运动强度，运动次数和运动与体重指数潜在关系综合的调查发现，体力活动的方式及目的对子宫内膜癌发病率的降低无影响。但是体力活动的持续时间越长，强度越大这种保护作用就更明显。对绝经后妇女及肥胖妇女的保护作用优于未绝经妇女及体重正常妇女（Schmid et al，2015）。

（五）家族遗传因素

具有肿瘤家族史的妇女，特别是遗传性非息肉性结肠癌（hereditary non-polyposis colorectal cancer，HNPCC）家族史者，患子宫内膜癌风险增加，占子宫内膜癌患者的 2%。HNPCC 属于常染色体显性遗传性疾病，由于四种错配修复基因其中之一突变失活所致，这四个基因包括：*MLH1*、*MSH2*、*MSH6* 和 *PMS2*。子宫内膜癌是这些基因突变者第二常见肿瘤，研究发现 40%~60% 的 HNPCC 基因携带者妇女以子宫内膜癌为第一首发癌。子宫内膜癌中这四种基因的突变频率：*MSH2* 占 50%~66%，*MLH1* 占 24%~40%，*MSH6* 占 10%~13%，*PMS2* 低于 5%（Tafe et al，2014）。因此需要对有 HNPCC 家族史妇女定期进行子宫内膜筛查，有助于做到早期诊断及治疗。

（六）口服避孕药

口服避孕药（oral contraceptive）的目的是抑制排卵，是含有雌激素雌二醇和孕激素的复方制剂。绝经后妇女持续口服雌激素联合孕激素能够降低子宫内膜癌发病率。口服避孕药妇女患子宫内膜癌风险低于未使用妇女，口服避孕药妇女患子宫内膜癌风险为 0.65，并且随着口服避孕药时间的延长患子宫内膜癌危险性下降，服用口服避孕药 10 年以上的妇女患子宫内膜癌风险低于使用口服避孕药少于 1 年的妇女，其相对风险为 0.58（Chlebowski et al，2015）。

（七）吸烟

吸烟可以降低绝经后妇女患子宫内膜癌的风险，随每日吸烟支数及吸烟年限增加，吸烟的保护作用增加。这种作用的原因可能是吸烟降低了雌激素分泌水平；其次，吸烟者绝经年龄早（Ali，2014）。停止吸烟 1~4 年内，这种保护作用依然存在；停止吸烟 10 年以上，这种保护作用就消失了（Felix et al，2014）。

（八）放射治疗

绝大多数与放射治疗相关的子宫内膜癌属于次生癌，因直肠癌、宫颈癌及泌尿系统肿瘤放疗，导致子宫受到照射发生子宫内膜癌。盆腔常规放射治疗会导致子宫内膜组织 DNA 的损伤，增加了发生第二种肿瘤的机会（Ali，2014）。

总之，上述子宫内膜癌相关的危险因素是以流行病学研究为基础的，存在这些相关危险因素只提示具有患病的可能性。具有一项或多项与子宫内膜癌发生相关危险因素并不意味着一定会发病，而只是增加了发生子宫内膜癌的风险；反之，即使没有危险因素存在，仍有可能罹患子宫内膜癌。另外，还有一些研究发现了其他一些因素与子宫内膜癌的发病风险相关，如子宫内膜异位症可能同时是卵巢癌和子宫内膜癌的风险因素（Burghaus et al，2015）；与普通人群对比 IVF 超促排卵患者子宫内膜癌患病风险为 2.04（Siristatidis et al，2013）。通过深入研究，会寻求到更广泛确切的流行病学的证据，以便发现新的发病因素或对已知的危险因素进一步深入细致分层，促进子宫内膜癌发病机制研究的进展。

（赵建国 曲芃芃）

第二节 发病机制

子宫内膜癌通常分为两种亚型：雌激素依赖型（Ⅰ型）和非雌激素依赖型（Ⅱ型），后者临床比较少见，但更具侵袭性（Emons et al，2000）。这一依据组织形态学的分型模式仍存在一些问题，一是不同的病理医生做诊断时对高级别子宫内膜癌的分型并不一致，且重复性差；二是以组织分型、分期和分级为基础来评估预后的结果并不能令人满意。故以子宫内膜癌的分子特征为基础发现重复性好的分子分型成为近期的研究热点（McAlpine et al，2016）。近来有研究对 373 例子宫内膜癌患者基因组、转录组以及蛋白组数据进行分析，依据微阵列（microarray）及测序技术（sequencing technique），形成一套新的子宫内膜癌分子分型（Cancer Genome Atlas Research Network et al，2013）：①DNA 多聚酶 ε 突变的超突变型（ultra-mutated）（7%）；②DNA 错配修复及微卫星不稳定性的高度突变型（ligh-mutated）（28%）；③具有低突变率和低频率 DNA 拷贝数（Low DNA copy number）改变型（39%）；④具有低突变率和高频率 DNA 拷贝数（Hign DNA copy number）改

变型（26%）。前三种几乎均属于Ⅰ型子宫内膜癌，第四种包括子宫浆液性癌、浆液样或与浆液相关性癌，与雌激素暴露（estrogen exposure）或肥胖无关（Setiawan et al，2013）。通常认为Ⅱ型子宫内膜癌为非雌激素依赖型，但是最新的证据表明，Ⅰ型和Ⅱ型子宫内膜癌可能具有相同的危险因素，包括：初潮年龄、产次、避孕药的使用，表明甾体类化合物的暴露可能影响Ⅰ型或Ⅱ型子宫内膜癌的发生发展（Setiawan et al，2013）。

一、雌激素的作用机制

（一）雌激素的来源及生理功能

在正常女性，雌激素由卵巢产生；妊娠期间由胎盘产生。促卵泡素刺激卵泡颗粒细胞产生雌激素，其他器官也产生少量雌激素，如肝、肾上腺和乳腺。绝经后妇女的脂肪细胞也产生雌激素（Nelson et al，2001）。子宫内膜癌患者体内雌激素主要有三个来源：①卵巢合成雌激素通过循环系统作用于子宫内膜癌组织；②脂肪、皮肤中的芳香化酶将雄激素转化为雌激素，通过循环系统作用于子宫内膜癌组织；③子宫内膜癌组织自身合成的雌激素（Zhao et al，2016）。

雌激素的生理学功能主要有：促进子宫、输卵管、阴道、外阴等生殖器官的发育和成熟，并使其维持在正常状态；促进女性第二性征发育；与孕激素共同作用于子宫内膜，使子宫内膜发生周期性变化，产生月经；促使阴道上皮增生、角化及糖原含量增加，使阴道内保持酸性环境，提高阴道抵抗力，有利于防止细菌感染；使子宫颈口松弛，宫颈黏液分泌增多、变稀，有利于精子通过，有助于受孕；对水及钠盐有潴留作用，有些人发生不明原因的水肿，可能与雌激素有关。雌激素的一个重要生理作用，就是令子宫内膜的上皮细胞增生，长期无对抗性雌激素作用被认为是子宫内膜癌比较典型的致病因素。

（二）雌激素受体（estrogen receptor）

雌激素及其受体作为一种细胞外始动信号，作用于癌变初始阶段、并在肿瘤发展过程各个阶段发挥生物学效应。正常绝经前妇女体内最多的内源性雌激素为雌酮和雌二醇，通过激活靶组织内的同源受体调节细胞功能。雌激素生物学功能的发挥有赖

于靶组织细胞内的特异性受体。在女性有两种由不同基因编码的雌激素受体，即 ERα 和 ERβ。两者都是核受体超家族的成员，均具有模块结构和不连续区域，且在 DNA 结合区域具有高度的同源性，在配体结合区域具有 53％ 的序列一致性。两者主要的功能区别取决于 N- 端的激素非依赖性转录激活功能区。这一区别可能促成雌激素和选择性雌激素受体调节剂（SERMs）对组织和配体的特异性反应。雌激素与其受体结合导致蛋白质结构构型的改变，从而形成二聚体并且与辅激活因子相互作用。基因转录活性的激活是 ER 直接与基因启动子上的雌激素反应元件结合或者通过与其他转录因子如 AP1、SP1 或核因子 β（NFβ）结合实现的。活化受体的有效性受多种机制的调节，而且这些机制的相互平衡能够决定受体的组织特异性活性（Gibson et al，2012）。

ERα 和 ERβ 的表达具有组织特异性。ERα 主要在乳腺、子宫和阴道内表达，而 ERβ 主要在中枢神经系统、心血管系统、免疫系统、胃肠道、肾、肺和骨骼内表达。在成人子宫内膜中这两种受体的表达受时间及空间的调节。ERα 表达于子宫内膜功能层并随月经周期而变化，分泌期时 ERα 的表达在上皮及基质细胞中下调，而在基底层的同种细胞中表达无变化（Critchley et al，2001）。ERβ 的表达在月经周期中变化不大。还有一种缩短了 ERβ 的变异体也有表达，这种变异体可以与全长 ERs 形成不包含配体结构域的异二聚体，这种受体被认为可以参与一种孤儿受体调节的雌激素反应。ERβ 在绝经后萎缩的子宫内膜中持续表达，可能在子宫内膜病变中扮演重要的角色。研究发现在子宫内膜良性和恶性子宫内膜疾病中都伴有 ERβ 的表达及表达失衡（Greaves et al，2013）。

雌激素对子宫内膜的作用是通过以上两种受体实现的，最近研究表明 G 蛋白偶联雌激素受体也介导雌激素反应（Holm et al，2013）。另外国内研究发现 ERα 基因多态性 rs2046210 及细胞色素 CYP1b1L1432V 基因多态性可以增加绝经后子宫内膜癌发病率，具体机制尚未阐明（Li G et al，2011）。

1. 经典的配体依赖性作用（classic ligand-dependert pathway）

雌激素作为一种强有力的有丝分裂原，雌激素受体阳性的细胞如果受到雌激素的持续刺激有可能

导致 DNA 的不稳定、细胞增生甚至上皮细胞转变为癌。正常月经周期中，雌激素的这种促进子宫内膜增殖作用被排卵后产生的黄体合成的孕激素逆转，分泌期孕激素可以下调 ERα 的表达（Critchley et al，2001）。子宫内膜癌的危险因素，如高 BMI 异常高值，未育，初潮早及绝经过渡期长，可能与延长了雌激素的暴露时间有关（Arem et al，2013）。

雌激素的作用是通过雌激素受体介导的，通过与 DNA 反应元件（DNA response element）结合调控基因表达。在经典的雌激素反应模型中雌激素通过细胞质和核膜，与细胞核的雌激素受体结合，导致受体的构象变化，将其活化，通过雌激素反应元件和转录因子与染色质相互作用。雌激素受体优先与染色质开放区（chromatin open area）结合（Biddie et al，2010）。研究证实 FoxA1 作为先驱因子，为募集 ERα 的染色体提供结合区。配体 - 雌激素反应元件 - 受体复合物与共激活因子共同调节反应基因的表达（Zaret et al，2011）。这个经典的类固醇受体机制依赖于 AF-1（activation function-1）和 AF-2（activation function-2）的受体结构域的功能，并通过共激活蛋白起协同作用，特别是 p160 家族成员（Johnson et al，2012），与类固醇受体最初结合的共激活因子是 p160/ SRC（steroid receptor coactivator）1、2、3，SRCs 能与雌激素受体特定区域结合，且 SRCs 包含募集下游分子（如 p300）的激活区，然后与其他转录因子相互作用。根据细胞及靶基因启动子（target gene promoter）的功能，DNA 受体复合物可以正性或负性调节下游基因（down-stream gene）的表达。目前通过微阵列技术及 RNA- 测序，不同组织及细胞系中已经发现了数千个雌激素受体靶基因（Hewitt et al，2016）。

2. 间接作用雌激素介导的基因损伤效应（indirect effect of estrogen-mediated genetic damage）

目前证明雌激素的代谢过程也参与子宫内膜癌的发生机制。4- 羟基雌二醇（4-hydroxyestradiol，4-OHE2）是形成 DNA 化合物的雌激素代谢物，可以在乳腺细胞中诱导突变和细胞转化（Furuyama et al，2014）。4-OHE2 的致癌效应在雌激素诱发癌变作用中占主导地位。以 4-OHE2 为主要代谢产物的组织，易有肿瘤发生；而以 2-OHE2 为主要代谢产物的组织则少有肿瘤发生（Gao et al，2004）。目前公认的 4-OHE2 致癌机理是它通过参与氧化还原

反应，产生醌类毒性代谢物和氧自由基，导致细胞内大分子（脂类、蛋白质、DNA）的损伤。He Ke 等（Ke et al，2015）人通过应用毛细管测序仪来修饰末端转移酶依赖性 PCR，在单个碱基水平检测 DNA 损伤。使用这种方法证明 4-OHE2 直接诱导在 *PTEN* 的外显子 5 的密码子 130/131 上的 DNA 损伤，*PTEN* 是肿瘤抑制基因，在癌前病变（非典型增生）中经常报道 *PTEN* 突变，该突变是子宫内膜癌发展中的早期事件。作为子宫内膜癌中的常见的基因突变热点。4-OHE2 可能通过在诱导 *PTEN* 突变来促进子宫内膜癌发生。因此雌激素可以充当肿瘤致癌的起始因素，诱导肿瘤抑制基因和致癌基因中的 DNA 突变。

体外实验发现，在无雌激素反应元件时，配体活化的雌激素受体仍可以调节基因表达。这一不依赖于雌激素反应元件的类固醇激素活化，被认为可能是活化的受体直接与 DNA 发生作用的结果。

3. 非基因作用细胞活化

雌二醇导致的细胞快速反应，包括内皮细胞中一氧化碳合成酶快速活化和神经传导增强（Hewitt et al，2016）。由于这些雌激素反应发生于数分钟之内，因此认为他们不包含于雌激素直接激活的基因转录中，常被称为雌激素活化的非基因途径。目前对于膜相关受体介导这一反应是由于相同或变异的膜受体还是不同受体一起介导的还不十分清楚。位于细胞膜上的快速激素反应 G 蛋白偶联雌激素受体可以由雌二醇激活（Prossnitz et al，2011）。

4. 配体介导的反应（膜受体间交互作用）

在缺乏雌二醇情况下，肽类生长因子也可以通过丝裂原激活蛋白激酶活化 ERα 介导的基因表达。同样生长因子可以通过雌二醇依赖的 ERα 活化，模拟雌二醇作用（Allison et al，2012）。某些情况下 MAP 激酶蛋白 ERK 与 ERα 共同集中作用于染色质，配体导致的雌激素受体的活化，大部分是通过改变细胞激酶通路中受体或其相关蛋白（如共激活因子，热休克蛋白等）的磷酸化状态实现的。

5. 雌激素与 PAX2 在子宫内膜癌的中的作用

雌激素和选择性雌激素受体调节剂（SERMs）尤其是三苯氧胺引起的子宫内膜增生及其癌变引起人们的关注（Shang，2015）。雌激素或选择性雌激素调节剂通过对基因转录调控的影响，最终作用于下游因子（如 PAX2）从而影响控制细胞生长增殖

的信号传导通路，参与子宫内膜癌的发生、发展的。

PAX 基因为配对盒基因（paired box gene），属于发育调控基因家族，*PAX* 基因家族编码的蛋白是一组极为重要的转录调控因子，在胚胎发育的器官形成中起重要作用，其功能主要包括调控细胞增殖、促进细胞自我更新、诱导前体细胞定向转移以及改变特异细胞系的分化方向。它在胚胎发育过程中，通过编码核转录因子，达到促进组织增生，抑制细胞凋亡及协调细胞的特殊分化的作用（Whitfield et al，2002）。如果 *PAX* 发生基因位点突变，或 *PAX* 持续高表达，就会导致组织肿瘤的发生。另外有研究证实（Kozmik，2005），*PAX2* 是一种致癌基因，与上皮细胞增殖存活有关，通过增加体内、体外的血管生成活性，还可通过抑制其他肿瘤抑制因子和细胞凋亡途径而导致肿瘤细胞的增殖。*PAX2* 在多种激素依赖性肿瘤中均有明显的高表达。

多个研究证实，*PAX2* 在正常子宫内膜及单纯性增生的子宫内膜组织中表达呈阴性，而在子宫内膜复杂性增生、复杂非典型增生及子宫内膜癌组织中 *PAX2* 的阳性表达增加，而且复杂性增生的表达较低，子宫内膜癌组织中呈高表达（Allison et al，2012；Kahraman et al，2012）。Charles 等（2012）研究发现，*PAX2* 在子宫内膜癌中的表达率较正常组织有明显差异。Monte 等（Monte et al，2010）证实 *PAX2* 基因与子宫内膜癌的发生、发展密切相关。有实验数据显示：77.5% 的子宫内膜样腺癌中 *PAX2* 可呈高表达，并且，随着肌层浸润深度的加深及发生淋巴结转移，*PAX2* 的阳性率呈升高趋势（刘淑玉 等，2011）。其发生机制可能是：与子宫内膜样腺癌发生有密切的关联的雌激素，通过激活 *PAX2* 基因而促进了子宫内膜样腺癌的发生（刘淑玉 等，2011；Liu et al，2011）；国内的学者（Wu et al，2005）研究发现 *PAX2* 为 ERα 的下游靶点，促进子宫内膜癌的形成。在正常成人子宫内膜细胞中，PAX2 启动子呈现甲基化状态而表现为沉默；而在子宫内膜癌细胞中，75% 的 PAX2 启动子非甲基化，PAX2 呈高表达。PAX2 启动子的低甲基化可以使 *PAX2* 基因被雌激素和他莫西芬激活，继而促进肿瘤细胞的生长和增殖，从而导致子宫内膜癌的发生。可见 PAX2 作为 ERα 的下游靶点，可被甲基化而激活，使其成为促进子宫内膜样腺癌细胞生长的关键因子。

由于雌激素致癌效应的复杂性，人们提出了雌激素的致癌效应是一个组织特异的、多步骤、连续渐进的过程，每一步的效应都是各个因素的协同作用的结果 首先在高水平雌激素刺激持续存在的情况下，雌激素通过 ER 介导的促增生作用起始癌变过程。发展至一定阶段后，代谢物的细胞毒效应（DNA 发生氧化性损伤和 4-OH 雌激素生成有细胞毒性的代谢物）占据主要地位。雌激素代谢产物的生理作用虽不及雌激素，但活性代谢产物可损伤细胞大分子，并可在特殊敏感的组织诱发癌变。

雌激素下游因子的活化在内膜癌中也起到重要作用，但目前的研究结果还不能完全透彻地解释雌激素致癌效应的全貌，尚待有关学者进一步研究。

二、黄体酮及其受体的作用

黄体酮在子宫内膜癌发展过程中与雌激素所起作用相反。雌激素与黄体酮活性的平衡在月经周期中要精确的维持，不论是雌激素的增加或是黄体酮拮抗活性降低都会刺激肿瘤的发生。黄体酮通过与黄体酮受体（progesterone receptor，PR）结合调节多种依赖 PR 转录活性的信号通路。除了配体介导的调节作用，PR 同样受到多种包括 microRNA 及外源性因素的调节。黄体酮早已被用于子宫内膜癌的治疗，并且延长了一部分病人的生命，尤其是那些仍然能够维持表达 PR 的患者。当缺乏 PR 的表达时，黄体酮的治疗无效。如此看来，逐渐减少 PR 的表达会引起基于黄体酮治疗的抵抗现象。

1. PR 的结构：

PR 是与黄体酮高度特异性结合的核类固醇受体。在人类中，其基因位于 11q22-q23 转录产生的 mRNA 编码两种主要的亚型：PRA 和 PRB。这两种亚型来源于同一条基因的不同起始位点。PRA 是一个 90kD 的蛋白，而 PRB 的大小为 120kD；这两种蛋白可以形成同源（A/A，B/B）和易异源（A/B）二聚体。这两种亚型除了 PRB 有一个较长的包含了 164 个氨基酸的 N 端外完全一致。这个区域具有第三种活性功能（activation function，AF3）。这两种亚型的同源区具有抑制的 DNA 接合区，含有核定位序列的铰链区（Hinge）、共调节因子接合区、包含第二种活性功能（activation function，AF2）的配体（黄体酮）结合区（Arem et al，2013）。

2. PR 的生理功能：黄体酮通过细胞膜扩散结合其受体。当黄体酮在细胞质中，PR 根据核定位出现与 DNA 的结合，触发其转录活性。黄体酮还可以通过核膜扩散直接与细胞核中的 PR 结合。PRA 和（或）PRB 的配体依赖的二聚化作用需要形成功能性的转录因子。PRB 的 N 端含有 AF3，可转化不同亚型的功能特征：PRB 相较于 PRA 来说对许多基因具有强转录活性（Kumar et al，1998；Leslie et al，1997；Jacobsen et al，2002），但是 PRA 有显著的拮抗雌激素活性的功能，该功能是通过抑制 ER 的功能实现的（Vegeto et al，1993）。然而这两种亚型都在腺体和基质中表达，并且 PRB 主要在腺上皮中表达（Mote et al，1999）。这两种亚型在内膜分化以及内稳态中都发挥着重要作用。在子宫内膜癌的细胞系中，他们通过不同的机制促进细胞分化：PRA 诱导细胞衰老，而 PRB 诱导其向分泌型转变。但是，这两种亚型都令子宫内膜癌细胞易于凋亡并抑制细胞周期从 G1 向 S 期的过渡（Dai et al，2002）。在生长抑制方面，PRB 可能是抑制人类子宫内膜癌细胞系生长的主要作用者（Smid-Koopman et al，2003）。在低分化的子宫内膜癌细胞系如 Hec50 和 KLE 中 PRB 蛋白的表达缺失，说明该亚型在维持子宫内膜分化方面非常重要（Kumar et al，1998；Leslie et al，1997）。

目前已经建立了一些啮齿类动物的子宫内膜癌模型，但是在对这些模型动物的研究中并不能够完全复制 PR 在人体中的生理和病理学作用。PRA 和 PRB 双敲的雌鼠及 PRA 敲除小鼠都出现显著的子宫内膜增生现象（Lydo et al，1995；Mulac-Jericevic et al，2003）。在 PRA 敲除的模式小鼠中，黄体酮的处理可以通过 PRB 的作用导致子宫内膜增生（Mulac-Jericevic et al，2000）。然而这些研究仍需要进一步的核实，因为需考虑到人与啮齿类动物之间的差异性因素。不过，PRA 的功能仍然需要进一步探索，并且 PRB 在人类以及啮齿类动物子宫内膜上皮中的增殖信号作用也并不能被排除，例如 PRB 出现在细胞质中并且在配体存在的情况下与促进增殖的信号分子相互作用。

3. 黄体酮调节作用机制

黄体酮在子宫内膜癌中的重要性刺激了大量的研究去探索黄体酮怎样通过转录调节控制一系列的信号通路来阻止肿瘤的发展。许多的黄体酮靶基因都在其启动子区域含有黄体酮应答原件

（progesteron response elements，PRE）：包括编码胃蛋白酶 C，c-myc，胰岛素样生长因子结合蛋白 -1（insulin-like growth factor binding protein 1，IGFBP-1），黏蛋白（mucin），cyclin D1，Ets-1，FOXO1，胎盘蛋白，MMP-1、-2、-9。然而，黄体酮介导的基因表达并不受 PRE 的限制，在这种情况下 Sp1 则是这些基因的基础启动子区域的关键原件。黄体酮调控这些基因的具体机制仍然不甚明确。并且这些发现都是基于癌变前的观察，具体情况还应该在对子宫内膜癌患者的未来临床研究中证实。Leslie 等人（Yang S et al，2011）针对黄体酮通过转录调节以发挥肿瘤抑制作用的研究中发现：配体依赖的 PR 转录抑制活化蛋白（activating protein，AP-1）家族成员，包括 c-jun，以此降低子宫内膜癌细胞的增殖（Dai et al，2003）。此外，黄体酮可以使低分化的子宫内膜癌细胞系失去 NFκB 活性。NFκB 的调节抑制肿瘤发展相关的促炎基因的转录（Davies et al，2004；Davies et al，2004）。一些细胞黏附因子也同样被黄体酮下调，包括纤连蛋白，整合素 a3、b1 和 b3 以及对肿瘤转移非常重要的钙黏蛋白（Dai et al，2002）。

黄体酮调节各种各样的促进细胞周期 G1/S 停滞的蛋白并上调周期蛋白依赖性激酶抑制剂，包括 p21、p27 和 p53。p21 和 p27 的表达在 PRB 的作用下通过黄体酮处理后上调；从机制上讲，这种上调作用来源于黄体酮增强了 AP-1 对 p21 启动子的结合（Dai et al，2003）。

相关的共调节因子对 PR 功能的贡献很重要，例如类固醇受体共激活因子通过 PR 以多种机制增强基因的转录。

三、胰岛素作用机制

（一）胰岛素抵抗（insulin resistent）与子宫内膜癌形成

流行病学的研究表明胰岛素抵抗是子宫内膜癌一个非常重要高危因素。Burzawa 等的研究证实在子宫内膜癌患者（包括非肥胖患者）中普遍存在胰岛素抵抗（Burzawa et al，2011）。胰岛素水平的提高诱导胰岛素抵抗，并能引发许多生理效应诱导子宫内膜癌的发生。胰岛素通过与同源的或非同源受体之间的相互作用在许多细胞型别中发挥它

的作用。Ishikawa 3-H-12 EC 细胞表达胰岛素受体（insulin receptor，IR），用一定剂量的胰岛素治疗这些细胞一定的时间能诱导其增殖并抑制其凋亡。促有丝分裂和抗凋亡作用可能与胰岛素与其受体及同源性受体相互作用有关（Zhao et al，2007）。胰岛素抵抗的危险因子比如炎症介质、脂肪因子以及过多的雄激素也同样是 EC 的危险因子。它们信号通路的激活不仅解释胰岛素抵抗也解释 EC。胰岛素抵抗导致高水平的胰岛素导致直接或间接的效应，从而导致子宫内膜癌的发展（Mu et al，2012）。胰岛素可通过 P13K/AKT 和 Ras/MAPK 途径直接促进细胞的增殖与生存。IR 激活，促发 IRS-1 的激活，随后 P13K 和促分裂原活化蛋白激（mitogen-activated protein kinase，MAPK）途径激活。P13K/AKt 途径以数个主要的蛋白为靶标。这些蛋白不但调节脂质和碳水化合物的代谢，也调节细胞的增殖与凋亡（Funaki et al，2000）。激活的 MAPK 途径调节细胞的增殖与生存（Davis，1993）。胰岛素还可以六种激素水平的改变，包括雌激素及雄激素的提高，间接导致子宫内膜癌的发展（图 3-2-1）。最近的流行病学的资料证据显示在糖尿病患者中，使用二甲双胍可能降低癌症的危险性，减少癌症的死亡率（Bowker et al，2006）。二甲双胍为胰岛素增敏剂。二甲双胍为一个潜在的抑制子宫内膜癌细胞增殖的一个试剂。胰岛素抵抗在子宫内膜癌的发展中发挥非常重要的作用（Mu et al，2012）。

（二）高胰岛素

流行病学的资料显示，2 型糖尿病及肥胖癌症的风险提高，在某种程度上与高胰岛素相关。高胰岛素状态导致胰岛素样生长因子（insulin-like growth factor，IGF）表达的提高。事实上，胰岛素、IGF-I 和 IGF-II 的水平与机体内肿瘤的生长相关（Gallagher et al，2010）。对胰岛素抵抗的个体长期大剂量胰岛素的调控可能通过 IR 及 IGF-I 受体（IGF-I receptor，IGF-I R）刺激细胞的增殖（Alimova et al，2009）。体外研究表明，二甲双胍可通过激活 AMP 激酶（AMPK）并降低胰岛素的水平来减弱肿瘤的生长（Alimova et al，2009；Zakikhani et al，2006）。在结肠的模型中发现，IGF-I 不仅增加肿瘤的生长，而且增加血管内皮生长因子（vascular endothelial growth factor，VEGF）的表达，导致新

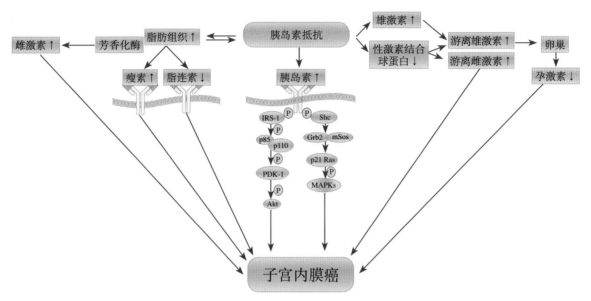

图3-2-1 胰岛素抵抗在子宫内膜癌发展中的主要作用
修改自Mu N，Zhu Y，Wang Y，et al. Gynecol Oncol. 2012（Mu et al，2012）

生血管的生长及肿瘤的转移（Dunn et al，1997；Wu et al，2002）。IGF-I通过抑制P53来抑制细胞凋亡并通过诱导缺氧诱导因子1α（hypoxia-inducible factor 1α，HIF1α）导致血管生成（Fukuda et al，2002）。另外，通过IGF-I诱导的肿瘤转移可能与整合素在迁移细胞的边缘的重新安置有关（Meyer et al，2001；Canonici et al，2008）。因此，高胰岛素血症（hyperinsulinmia）可增加循环中IGF-I的水平，IGF-I的增加可能导致肿瘤的生长与转移。

（三）胰岛素相关受体

雌激素的产物能直接增加IGF-I的合成（Klotz et al，2002；Hewitt et al，2010）。IGF-1R为膜受体，IGF-1R表达与肿瘤分化程度呈负相关，差异有显著性，但与临床分期无明显相关性。由于IGF-1R在内膜癌、内膜非典型增生及正常子宫内膜中均有较高的表达率，结果提示IGF-1R在子宫内膜病变中起一定作用。胰岛素样因子-1受体（IGF-1R）在子宫内膜癌、子宫内膜非典型增生及正常子宫内膜中均有表达。胰岛素样因子-1对子宫内膜癌细胞的作用：方法采用流式细胞观察IGF-1对子宫内膜癌细胞系HEC-1A的作用。结果显示IGF-1能够明显增加子宫内膜癌细胞系HEC-1A细胞S期比例，并呈剂量依赖性；当IGF-1和E2联合作用于HEC-1A时，IGF-1的浓度在细胞增殖中起主导作用，而此作用

可被IGF-1R拮抗剂（aIR3）所抑制。提示：IGF-1在子宫内膜癌细胞增殖中的作用可能起重要作用。

持续高胰岛素状态导致胰岛素样生长因子结合蛋白-1（insulin like growth factor binding protein-1，IGFBP-1）和2的合成增加（Calle et al，2004）。IGFBP1在子宫内膜癌中高表达（Rutanen，1998；Rutanen，2000）。然而有些研究发现在子宫内膜基质细胞中一定剂量的胰岛素胰岛素能抑制IGFBP-1 mRNA和蛋白的表达（Lathi et al，2005）。IGFBP-1的减少导致游离IGF-1水平提高，IGF-1是一个有效的促细胞分裂剂及生存因子，从而促进EC的发展。循环中IGF-1与EC的关系仍有争议。因此需要进一步的研究。

一项调查显示，在六种细胞系中，PI3K/Akt或Ras/MAPK信号通路的上调对大部分子宫内膜癌的发展是重要的（Ogawa et al，2005）。选择不同雌激素受体表达状态内膜癌细胞系Ishikawa和HEC-1A，观察17-b-雌二醇对激素依赖和非激素受体依赖的PI3K/AKT活化。结果17-b-雌二醇可激活Ishikawa和HEC-1A的PI3K/AKT通路，并呈剂量依赖效应，但采用PI3K抑制剂后，可抑制ER高表达细胞系IshikawaPI3K/AKT活化，而不能抑制ER低表达的HEC1A细胞，提示存在不同分子机制和靶点（Guo et al，2006）。另外，同步其他研究显示17-b-雌二醇可以通过结合雌激素受体

a 来激活 ERK 刺激子宫内膜细胞，抑癌基因 *PTEN* 编码产物能抑制雌激素受体诱导子宫内膜癌细胞 ERK 的活化（Guo et al，2006）。IR 与 IGF-1R 在一定程度上是类似的。因此，胰岛素也可以通过与 IGF-1R 结合激活 PI3K/Akt 或 Ras/MAPK 信号通路（Bailyes et al，1997；Pollak et al，2004）。一旦激活，PI3K 或 MAPK 信号通路可激活雌激素受体的转录激活函数 -1（transcriptional activation function-1，TAF-1），从而调节细胞的生长与分化（Kato et al，2000）。

胰岛素与 IGFs 具有相同的分子机制 [Pollak M，2008]。如图 3-2-2，基于配体的结合，受体调节胰岛素受体底物 1（Insulin Receptor Substrate 1，IRS-1）支架蛋白的磷酸化作用，导致 PI3K/AKT/mTOR 和丝裂原活化蛋白激酶（mitogen-activated protein kinase，

MAPK）信号通路的激活，促进细胞的存活及增殖（Pollak，2008）。在子宫内膜癌中常可看到极度活跃的 PI3K/AKT/mTOR 通路。磷酸酶和张力蛋白同系物基因（gene of phosphate and tension homology，PTEN）脂质 / 蛋白磷酸酶使 PI3K 基质去磷酸化，并作为 PI3K 的拮抗剂和肿瘤抑制基因。在超过 40% 1 型子宫内膜癌中观察到 PTEN 的失活或丢失。因此，加上循环中 IGF-1 的增加，PTEN 的丢失促进了 PI3K/AKT/ mTOR 通路的活化，在肥胖的病人中，促进了子宫内膜癌的生长（Schmandt et al，2011）。此外，胰岛素和 IGF 受体刺激 MAPK 信号通路的活化，MAPK 信号通路的活化是促进 mTOR 信号的另一个机制（Pollak，2008）。MAPK 信号通路通过调节雌二醇的活动诱导在 Ishikawa EC 细胞的增殖（Bailyes et al，1997）。此外激活的 MAPK 信号

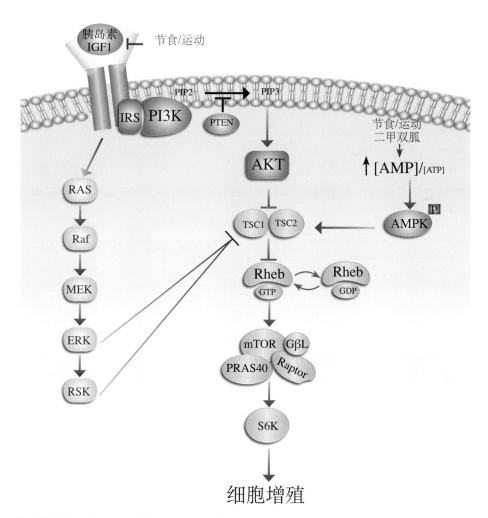

图3-2-2 IGT-1与其受体结合导致IGF-1R自身磷酸化及下游多重信号通路的激活。细胞增殖主要是PK13K和MAPK信号通路驱使的。通过行为及药物的干预可减少IGF-1的水平。IGF-1提高激活MAPK，因此，这是当前治疗子宫内膜癌的合理的策略
改编自Voss MA，Ganesan R，Ludeman L，et al. Gynecol Oncol. 2012（Schmandt et al，2011）

通路诱导生存素的上调，从而促进 Ishikawa EC 细胞的增殖（Pollak et al，2004）。5′ 腺苷磷酸激活蛋白激酶（5′ ademonophosphate-activated protein kinase，AMPK）抑制信号通过 PI3K/AKT/mTOR 通路平衡 AKT 和 ERK 活动。AMPK 失活经常与肥胖以及胰岛素抵抗相关。AKt 能抑制 AMPK 的活化作用，可通过结节硬化复合物 -2（tuberous sclerosis complex-2，TSC-2）的磷酸化作用（Inoki et al，2003）及辅信号分子与 mTOR 连接（Gwinn et al，2008）抑制哺乳类西罗莫司的靶标（mammalian target of rapamycin，mTOR）途径。通过 AMPK 磷酸化，结节硬化复合物（the tuberous sclerosis complex，TSC1/2）阻止了 mTOR 调节子宫内膜的增殖。因此 AMPK 的失活可作为极度活跃的 mTOR 及子宫内膜肿瘤发生的一个额外的机制（Schmandt et al，2003）。

四、其他分子机制

基质细胞衍生因子 1 及其受体（SDF-1/CXCR4）在子宫内膜癌细胞作用的是近年来一个新兴的研究课题。北京大学人民医院赵丹等（Zhao et al，2006）采用免疫组织化学和 RT-PCR 技术，检测子宫内膜癌组织、子宫内膜不典型增生、单纯增生和正常子宫内膜组织中 SDF-1 和 CXCR4 mRNA 和蛋白表达水平，结果表明：各种子宫内膜组织中间质细胞 CXCR4 和 SDF-1 的表达均显著弱于腺体细胞；子宫内膜癌腺体细胞和间质细胞中 CXCR4 和 SDF-1 的表达均显著弱于正常及良性病变者；低分化者子宫内膜癌腺体细胞 CXCR4 和 SDF-1 的表达弱于高分化者。

对 Ishikawa 子宫内膜癌细胞的生长和信号传导通路影响的进一步研究表明：SDF-1α 对 Ishikawa-PTEN 细胞的促生长作用显著低于 Ishikawa-neo 和 Ishikawa 细胞。而在无 SDF-1α 刺激（基础状态）下，pAKT 水平明显低于 Ishikawa 细胞，Ishikawa-PTEN、Ishikawa- 细胞生长存在差异。结果提示：SDF-1α 对子宫内膜癌促生长作用，其作用是通过活化 PI-13 激酶和 MAPK 级联反应，对子宫内膜癌细胞发挥促生长作用（图 3-2-3）。PTEN 蛋白可能通过抑制 PI-3K/AKT 信号传导通路，抑制 SDF-1α 对子宫内膜癌促生长作用。因此，子宫内膜细胞癌细胞与细胞微环境间的相互作用对细胞的恶性变有重要的作用，细胞微环境传递的信号经过细胞的胞内信号通路而对子宫内膜细胞的生长

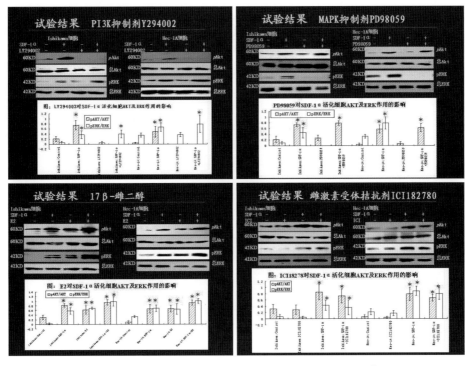

图3-2-3　子宫内膜癌与细胞因子SDF-1和CXR4间的相互作用

进行行调控（Zhao et al，2006；Li et al，2006）。

（赵建国 曲芄芄 陈丽丽
黄梅梅 孙蓬明）

第三节 家族遗传性

子宫内膜癌有一定家族遗传倾向，据报道，我国上海地区 1997 — 2003 年间的 1199 例子宫内膜癌患者中，1.77% 有包括子宫内膜癌，乳腺癌或结直肠癌在内的家族肿瘤史（Gao et al. 2016）。一般认为，遗传性子宫内膜癌与遗传性非息肉病性结直肠癌（hereditary nonpolyposis cancer，HNPCC，又称 Lynch 综合征）有关，2009 年，Stoffel 等（Stoffel et al, 2009）的研究证实，携带 *HNPCC* 致病基因的女性在 70 岁以前患子宫内膜癌的概率为 39.39%［另有报道称携带 HNPCC 致病基因的女性终生患子宫内膜癌的概率约为 60%（KohImann et al, 2014）］。这种与 HNPCC 相关的遗传性子宫内膜癌被称为 Lynch 综合征相关的子宫内膜癌。此外，越来越多的证据表明，不携带 HNPCC 致病基因的非 Lynch 综合征子宫内膜癌患者的基因组中也存在一定的遗传易感性，但这些遗传易感性在子宫内膜癌的发生中是否起主要作用还尚不清楚。在这一节中，我们将从两方面分别介绍子宫内膜癌的家族遗传性，一方面是 Lynch 综合征相关的子宫内膜癌，一方面是非 Lynch 综合征相关子宫内膜癌的遗传易感因素。

一、Lynch综合征相关的子宫内膜癌（Lynch syndronle-related endometrial carcinoma）

（一）概述

Lynch 综合征是一种常染色体显性癌症易感综合征，具有家族遗传性，先证者常为家族中早发结直肠癌患者，其遗传学特征是 DNA 错配修复（DNA mismatch repair，MMR）基因功能障碍导致的高度微卫星不稳定性（microsatellite instability，MSI）（Lynch et al，1996）。该病的临床特征为：发病年龄较早（平均发病年龄 46 岁），近侧结直肠癌多见（约占 70%），同时或异时多源发结直肠癌发生率高（发生率 35%），家族成员肠内外恶性肿瘤，包括结

直肠癌、子宫内膜癌、肺癌、胃癌、泌尿生殖系统和小肠癌等。其中，子宫内膜癌在 Lynch 综合征中的发病率仅次于结直肠癌，被称为 Lynch 综合征相关的子宫内膜癌。

Lynch 综合征相关的子宫内膜癌相比散发的子宫内膜癌病例发病年龄早，预后好。Stoffel 等对 155 例患者的研究表明，Lynch 综合征相关子宫内膜癌患者平均确诊年龄为 47.5 岁，其中 56% 的患者确诊年龄小于 50 岁（Stoffel et al，2009）。基于我国临床数据的研究也有类似的报道，一项来自天津的报道指出，Lynch 综合征相关的子宫内膜癌患者平均确诊年龄为 49.7 岁，5 年生存率为 96.2%，而散发的子宫内膜癌患者平均确诊年龄为 56.3 岁，5 年生存率为 79.6%（Yingmei et al，2009）；虽然在上述研究中，Lynch 综合征相关的子宫内膜癌组和散发的子宫内膜癌组病理类型和组织分型没有统计学差异，但也有说法称 Lynch 综合征相关的子宫内膜癌几乎都是子宫内膜样腺癌，而散发的子宫内膜癌还包括浆乳癌，透明细胞癌等特殊类型的子宫内膜癌（Aarnio et al，1995），这可能是 Lynch 综合征相关的子宫内膜癌预后好的原因之一。

Lynch 综合征的临床诊断标准有 Amsterdam 标准（1991 年），Amsterdam Ⅱ 标准（1999 年），Bethesda 指南（1997 年），改良 Bethesda 指南（2004 年），Jerusalem 建议（2010 年）等（NCCN Clinical Practice Guidelines in Oncology，2016）。2016 年，美国国家综合癌症网（National Comprehensive Cancer Network，NCCN）提出了应用新的流程来筛选 Lynch 综合征患者，即对 70 岁之前确诊结直肠癌的所有患者，以及年级更大的符合 Bethesda 指南的患者检测 MMR 基因（NCCN Clinical Practice Guidelines in Oncology，2016）。

以下是目前筛查中最常用的两种诊断标准的具体内容。Amsterdam 标准：①家族成员中至少有 3 人病理确诊为结直肠癌，且其中 1 人为其他 2 人的直系亲属；②必须累及到连续 2 代人；③至少有 1 人大肠癌发病早于 50 岁；④除外家族腺瘤性息肉病（Familial adenomatous polyposis）。Bethesda 指南（满足下面条件之一）：①符合 Amsterdam 标准者；②患两个 HNPCC 相关肿瘤者，包括同时或异时结直肠癌，或相关的结肠外恶性肿瘤（子宫内膜癌、卵巢癌、胃癌、肝胆癌或小肠癌，肾盂或输尿

管移行细胞癌）；③结直肠癌患者，其一级亲属患有结直肠癌和（或）HNPCC 相关恶性肿瘤和（或）结直肠腺瘤，并且其中一种癌患者诊断年龄＜45 岁，腺瘤患者诊断年龄＜40 岁；④结直肠癌患者或子宫内膜癌患者，诊断年龄＜45 岁；⑤右半结肠癌患者，组织病理为未分化癌（由不规则、实性片状排列的大嗜酸性细胞及小腺样区域组成的低分化或未分化癌，呈实体 / 筛孔状结构），诊断年龄＜45 岁；⑥印戒细胞癌（signet-ring cell carcinoma）（印戒细胞成分多于 50%）患者，诊断年龄＜45 岁。

目前，Lynch 综合征的筛查指南主要针对结直肠癌患者，对子宫内膜癌及其他 Lynch 综合征相关肿瘤的患者还没有涉猎，但在一些发达国家和地区，子宫内膜癌和结直肠癌患者术后都常规进行肿瘤组织的 Lynch 综合征相关致病基因筛查（Usha et al，2016）。虽然 Lynch 综合征有很多临床诊断标准，但其遗传学基础是诊断 Lynch 综合征的唯一确切指标。

（二）遗传学基础

Lynch 综合征发生的分子遗传学基础是 MMR 基因的生殖系突变［生殖系突变（germline mutation），即通过生殖细胞传递给子代的遗传性突变］。MMR 的基因缺陷或突变，将导致 MMR 系统功能的丧失或减弱，进而增加细胞在 DNA 复制中的自发突变频率，使细胞出现突变子表型；同时，基因组中的一些简单重复序列即微卫星序列会发生延长，缩短等变异，称为 MSI。

目前的研究发现，在 MMR 基因家族中与 Lynch 综合征发生有关的基因主要包括 *MSH2*、*MLH1*、*MSH6*、*PMS2*。在这 4 个基因中，*MSH2* 和 *MLH1* 基因突变占所检测到的突变的 90% 以上，在 Lynch 综合征发生中起主导作用。*MSH2* 定位于 2p21-23，这种基因与啤酒酵母和大肠埃希菌中已明确功能的错配修复基因 MutS 是同源基因。*MLH1* 基因定位于 3p21-23，该基因突变导致基因产物的破坏，从而导致 Lynch 综合征的发生。

错配修复基因（mismatch repair gene，MMR gene）的表观遗传学研究表明，*MLH1* 基因启动子 CpG 岛的甲基化可以导致 MLH1 基因的失活，从而导致肿瘤的发生，但是 *MSH2* 基因启动子的甲基化研究却没有发现类似的结果。*MMR* 基因突变女性的子宫内膜癌罹患风险与月经初潮年龄较迟、生

育年龄推后、激素类避孕药使用频率之间成反比。

目前，临床上通过测序检查 *MMR* 基因突变确诊 Lynch 综合征花费较高（1500~2500 美元）（Usha et al，2016）。一般对疑似 Lynch 综合征的患者先进行广泛筛查，即通过免疫组化和（或）PCR 技术进行肿瘤组织 *MMR* 基因表达和（或）微卫星不稳定性的检测，这两种检测手段可作为常规病理评估的一部分。用免疫组化的方法筛查 4 种错配修复蛋白的表达情况价格相对便宜，这种方法的敏感性和特异性分别为 83% 和 89%（Usha et al，2016）。如果患者 4 种 MMR 蛋白免疫组化结果全阳性，说明 Lynch 综合征可能性不大，不需要进一步检测；如果其中 1 种以上 MMR 蛋白免疫组化结果阴性，则提示该患者可能患有 Lynch 综合征。另外，MSI 的检测能够确诊 *MMR* 基因表达的缺失，进一步证实 Lynch 综合征，敏感性为 77%~89%，特异性为 90%（Usha et al，2016）。MSI 检测结果阴性提示 MMR 蛋白表达正常，Lynch 综合征可能性不大；MSI 检测结果阳性提示 MMR 蛋白表达缺失或突变，提示该患者可能患有 Lynch 综合征。如果肿瘤免疫组化和（或）MSI 检测提示 Lynch 综合征，可推荐患者进行遗传咨询和体细胞 *MMR* 基因测序。

体细胞 *MMR* 基因测序是目前明确 *MMR* 基因突变位点，确诊 Lynch 综合征的唯一检测方法，推荐肿瘤免疫组化检测有 MMR 蛋白缺失的患者做相应蛋白的体细胞基因测序，即从血液或漱口液中提取患者的基因组 DNA 后，对相应的缺失 MMR 蛋白编码基因进行测序，明确该基因的突变或甲基化位点。

（三）筛查及随访

1. 筛查

建议子宫内膜癌的家族遗传性筛查目前还没有明确的指南，相关筛查多是针对结直肠癌患者 Lynch 综合征的筛查。不过，如前文所述，一些发达国家已经开展了针对子宫内膜癌患者肿瘤组织 MMR 蛋白表达和 MSI 的常规筛查，对 MMR 表达阴性和（或）MSI 检测阳性的子宫内膜癌患者进行进一步的体细胞 MMR 基因测序从而作出诊断（图 3-3-1）。

早发子宫内膜癌患者（＜50 岁）患 Lynch 综合征相关子宫内膜癌的可能性更大。美国 M.D.

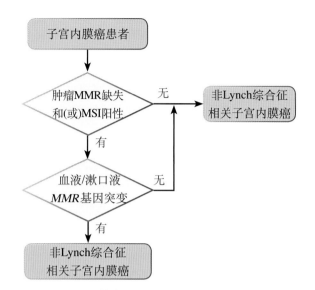

图3-3-1　Lynch综合征相关子宫内膜癌患者的筛查流程

Anderson 癌症中心进行的一项前瞻性研究表明，小于 50 岁的年轻子宫内膜癌患者有 9% 被发现携带有体细胞 *MMR* 基因突变（Lu et al，2007）。我国一项来自天津的研究报告表明，67.5% 小于 50 岁的子宫内膜癌患者的 *MMR* 基因有不同程度的表达缺失（Wu et al，2012）。因此，对子宫内膜癌患者特别是年轻患者需筛查是否患有 Lynch 综合征（NCCN Clinical Practice Guidelines in Oncology，2016）。家族史符合 Lynch 综合征临床诊断标准的患者也应进行筛查。

如果患者被检测出体细胞携带 *MMR* 基因突变，则推荐患者所有 18 岁以上的一级血亲做特定位点的体细胞 *MMR* 基因测序，达到预防和早发现 Lynch 综合征的目的（Pasche et al，2016）；携带 *MMR* 基因突变的人群在怀孕前需做遗传学产前咨询。

2. 随访

MMR 基因突变携带者一生发生结直肠癌的概率为 80%，部分学者认为这组人群可进行预防性结肠次全切除。对家系中检测到突变的携带者，建议在 20~25 岁时行彻底的全结肠镜检查，若该家系中最年轻的结直肠癌患者发病早于 30 岁，那么结肠镜检查应在比年轻的患者发病年龄早 5 年开始，并坚持每 2~3 年复查一次。若检查发现有息肉，应及早治疗，结肠镜检查应增加至每年一次。

对女性而言，为预防 Lynch 综合征相关子宫内膜癌的发生，在开始结肠镜检查的同时或者 30~35 岁应开始每 1~2 年 1 次的盆腔检查、B 超检查、子宫内膜吸取活检和血 CA125 检测，警惕阴道不规则出血。有学者认为，对女性 Lynch 综合征患者尤其是已育或已绝经者，应考虑行预防性子宫及附件切除术（Zikán，2011）。另外，还要注意检测肠外其他恶性肿瘤的发生。

二、非Lynch综合征相关子宫内膜癌的遗传易感因素

95% 的子宫内膜癌属于非 Lynch 综合征相关子宫内膜癌，没有家族遗传性，属散发病例，虽然子宫内膜癌的发病与肥胖，长期应用雌激素等外在因素有关，越来越多的研究表明，这种散发的子宫内膜癌可能也具有一定的遗传因素。比如，一些基因的单核苷酸多态性（single nucleotide polymorphism，SNP）被证实与子宫内膜癌的发生相关。

研究表明，与子宫内膜癌发生相关的 SNP 主要集中定位于雌激素、炎症、代谢或细胞凋亡信号通路的相关基因。例如，凋亡相关基因 BCL-2 的九个 SNP 组成的四个单倍型与子宫内膜癌的发生相关；编码雌激素受体的 ESR1 基因上游的 rs2046210 位点与绝经后女性发生子宫内膜癌的风险相关；与体质指数相关的基因 *SEC16B/RASAL*，*TMEM18*，*MSRA*，*SOX6*，*MTCH2*，*FTO* 和 *MC4R* 的 SNP 与子宫内膜癌发生相关（Zhou JY et al，2016）。

内在或外在环境因素的改变也会引起体细胞 DNA 突变或表观遗传修饰的改变，从而导致疾病的发生，例如，饮食结构的改变会导致组蛋白乙酰化和去乙酰化酶的翻译后修饰，从而引起肿瘤的发生。据报道，赖氨酸特异去甲基化酶 LSD1 的高表达促进子宫内膜癌的发展，与不良预后相关（Liu et al，2015）。因此，从遗传学的角度，锻炼、体重控制、低脂饮食可预防非 Lynch 综合征相关子宫内膜癌。

这一节中，我们主要介绍了 Lynch 综合征相关的子宫内膜癌和非 Lynch 综合征相关子宫内膜癌的遗传易感因素，目前，我国 Lynch 综合征相关的子宫内膜癌筛查仍处于初期阶段，相关的报道也比较

少见，筛查和随访建议多基于国外的临床数据，家族遗传性在子宫内膜癌中的作用仍需广泛关注。

（周静怡　魏丽惠）

参考文献

刘淑玉, 李群, 梁利梅, 等. PAX2 在子宫内膜癌中的表达及其与ERa的相关性. 实用医学杂志, 2011, 27(2): 186-188.

沈丹华. 子宫内膜癌及癌前病变第4版WHO的分类解读. 实用妇产科杂志, 2015, 31(7): 495-497.

石赟堃, 李楠, 张明月, 等, 子宫内膜癌高危因素的meta分析. 中国妇幼保健, 2015, 30(1): 38-41.

Aarnio M, Mecklin JP, Aaltonen LA, et al. Life-time risk of different cancers in hereditary non-polyposis colorectal cancer (hnpcc) syndrome[J]. International Journal of Cancer Journal International Du Cancer, 1995, 64(6): 430-433.

Agnès Fournier, Laure Dossus, Sylvie Mesrine, Risks of Endometrial Cancer Associated With Different Hormone Replacement Therapies in the E3N Cohort, 1992-2008[J]. Am J Epidemiol, 2014, 180(5): 508-517.

Ali AT. Reproductive factors and the risk of endometrial cancer. Int J Gynecol Cancer, 2014, 24(3): 384-393.

Ali AT. Risk factors for endometrial cancer. Ceska Gynekol, 2013 , 78(5): 448-459.

Alimova IN, Liu B, Fan Z, Edgerton SM, et al. Metformin inhibits breast cancer cell growth, colony formation and induces cell cycle arrest in vitro[J]. Cell Cycle, 2009: 909-915.

Allison KH, UpsonK, Reed SD, et al. PAX2 loss by immunohistochemistry occurs early and often in endometrial hyperplasia. Int J GynecolPathol, 2012, 31(2): 151-159.

Amanda I, Phipps, Jennifer A. et al, Long-term Use of Continuous-Combined Estrogen-Progestin Hormone Therapy and Risk of Endometrial Cancer. Cancer Causes Control, 2011, 22(12): 1639-1646.

Arem H, Chlebowski R, Stefanick ML, et al. Body mass index, physical activity, and survival after endometrial cancer diagnosis: results from the Women's Health Initiative. Gynecol Oncol, 2013 , 128(2): 181-186.

Atiomo W, Khalid S, Parameshweran S, Houda M, Layfield R. Proteomic biomarkers for the diagnosis and risk stratification of polycystic ovary syndrome: a systematic review. BJOG, 2009, 116: 137-143.

Babatunde OA, Adams SA, Eberth JM, et al. Racial disparities in endometrial cancer mortality-to-incidence ratios among Blacks and Whites in South Carolina.Cancer Causes Control, 2016, 27(4): 503-511.

Bailyes EM, Nave BT, Soos MA, et al. Insulin receptor/-IGF-I receptor hybrids are widely distributed in mammalian tissues: quantification of individual receptor species by selective immunoprecipitation and immunoblotting. Biochem J, 1997, 327(Pt 1): 209-215.

Barry JA, Azizia MM, Hardiman PJ. Risk of endometrial, ovarian and breast cancer in women with polycystic ovary syndrome: a systematic review and meta-analysis (link is external). Hum Reprod Update, 2014, 20(5): 748-758.

Bates GW, Legro RS. Long-term management of Polycystic Ovarian Syndrome (PCOS). Mol Cel Endocrinol, 2013, 373(1-2): 91-97.

Beral V, Bull D, Reeves G, et al, Endometrial cancer and hormone-replacement therapy in the Million Women Study. Lancet, 2005 , 365(9470): 1543-1551.

Bergman L, Beelen ML, Gallee MP, et al, Risk and prognosis of endometrial cancer after tamoxifen for breast cancer. Comprehensive Cancer Centres' ALERT Group. Assessment of Liver and Endometrial cancer Risk following Tamoxifen. Lancet, 2000, 356(9233): 881-887.

Biddie SC, John S, Hager GL. Genome-wide mechanisms of nuclear receptor action. Trends Endocrinol Metab, 2010, 21(1): 3-9.

Biel RK, Friedenreich CM, Csizmadi I, et al. Case-control study of dietary patterns and endometrial cancer risk. Nutr Cancer, 2011, 63(5): 673-686.

Bland AE, Calingaert B, Secord AA, et al, Relationship between tamoxifen use and high risk endometrial cancer histologic types. Gynecol Oncol, 2009, 112(1): 150-154.

Bokhman JV. Twopathogenetic types of endometrial carcinoma. Gynecol Oncol, 1983, 15(1): 10-17.

Bowker SL, Majumdar SR, Veugelers P, et al. Increased cancer-related mortality for patients with type 2 diabetes who use sulfonylureas or insulin. Diabetes Care, 2006, 29(2): 254-258.

Brasky TM, Sponholtz TR, Palmer JR, et al. Associations of Dietary Long-Chain ω-3 Polyunsaturated Fatty Acids and Fish Consumption With Endometrial Cancer Risk in the Black Women's Health Study.Am J Epidemiol, 2016, 183(3): 199-209.

Budhathoki S, Iwasaki M, Sawada N, et al, Soy food and isoflavone intake and endometrial cancer risk: the Japan Public Health Center-based prospective study. BJOG, 2015, 122(3): 304-311.

Burghaus S, Häberle L, Schrauder MG, et al. Endometriosis as a risk factor for ovarian or endometrial cancer - results of a hospital-based case-control study. BMC Cancer, 2015, 15: 751.

Burzawa JK, Schmeler KM, Soliman PT, et al. Prospective evaluation of insulin resistance among endometrial cancer patients. Am J Obstet Gynecol, 2011, 204(4): 355.

Calle EE, Kaaks R. Overweight, obesity and cancer: epidemiological evidence and proposed mechanisms[J]. Nat Rev Cancer, 2004, 4(8): 579-591.

Cancer Genome Atlas Research Network, Kandoth C, Schultz N, et al, Integrated genomic characterization of endometrial carcinoma. Nature, 2013, 497(7447): 67-73.

Canonici A1, Steelant W, Rigot V, et al. Insulin-like growth factor-I receptor, E-cadherin and alpha v integrin form a dynamic complex under the control of alpha-catenin. Int J Cancer, 2008, 122(3): 572-582.

Charles M, Anna R, Nicolas M, etalUtility of . PAX2 as a Marker for Diagnosis of Endometrial Intraepithelial Neoplasia[J]. Am J Clin Pathol, 2012, 138 (5): 678-684.

Chlebowski RT, Anderson GL, Sarto GE, et al, Continuous Combined Estrogen Plus Progestin and Endometrial Cancer: The Women's Health Initiative Randomized Trial [J]. J Natl Cancer Inst, 2015, 108(3): 350-359.

Colombo N, Creutzberg C, Amant F, et al. ESMO-ESGO-ESTRO Consensus Conference on Endometrial Cancer: diagnosis, treatment and follow-up. Ann Oncol, 2016, 27(1): 16-41.

Cote ML, Alhajj T, Ruterbusch JJ, et al. Risk factors for endometrial cancer in black and white women: a pooled analysis from the epidemiology of endometrial cancer consortium (E2C2). Cancer Causes Control, 2015, 26: 287-296.

Cote ML, Ruterbusch JJ, Olson SH, et al. The Growing Burden of Endometrial Cancer: A Major Racial Disparity Affecting Black Women. Cancer Epidemiol Biomarkers Prev, 2015, 24(9): 1407-1415.

Critchley HO, Brenner RM, Henderson TA, et al. Estrogen receptor beta, but not estrogen receptor alpha, is present in the vascular endothelium of the human and nonhuman primate endometrium]. J Clin Endocrinol Metab, 2001, 86(3): 1370-8

Cust AE. Physical activity and gynecologic cancer prevention. Recent Results Cancer Res, 2011, 186: 159-185.

Cuzick J, Forbes JF, Sestak I, et al, Long-term results of tamoxifen prophylaxis for breast cancer--96-month follow-up of the randomized IBIS-I trial. J Natl Cancer Inst, 2007, 99(4): 272-282.

Dai D, et al. Progesterone inhibits human endometrial cancer cell growth and invasiveness: down-regulation of cellular adhesion molecules through progesterone B receptors. Cancer Res, 2002, 62(3): 881-886.

Dai D, et al. Progesterone regulation of activating protein-1 transcriptional activity: a possible mechanism of progesterone inhibition of endometrial cancer cell growth. J. Steroid Biochem. Mol. Biol, 2003, 87(2-3): 123-131.

Davies C, Pan H, Godwin J, et al, Long-term effects of continuing adjuvant tamoxifen to 10 years versus stopping at 5 years after diagnosis of oestrogen receptor-positive breast cancer: ATLAS, a randomised trial. Lancet, 2013, 381(9869): 805-816.

Davies S, et al. Identification of a novel mechanism of NFkappaB inactivation by progesterone through progesterone receptors in Hec50co poorly differentiated endometrial cancer cells: induction of A20 and ABIN-2. Gynecol. Oncol, 2004, 94(2): 463-470.

Davies S, et al. Immunomodulatory and transcriptional effects of progesterone through progesterone A and B receptors in Hec50co poorly differentiated endometrial cancer cells. J. Soc. Gynecol. Investig, 2004, 11(7): 494-499.

Davis RJ. The mitogen-activated protein kinase signal transduction pathway. J Biol Chem, 1993, 268(20):14553-14556.

De Coster S, van Larebeke N. Endocrine-disrupting chemicals: associated disorders and mechanisms of action. Journal of Environmental and Public Health, 2012, 713696.

Dieudonné AS, Lambrechts D, Smeets D, et al, The rs1800716 variant in CYP2D6 is associated with an increased double endometrial thickness in postmenopausal women on tamoxifen. Ann Oncol, 2014, 25(1): 90-95.

Dossus L, Allen N, Kaaks R, et al, Reproductive risk factors and endometrial cancer: the European Prospective Investigation into Cancer and Nutrition. Int J Cancer, 2010, 127(2): 442-451.

Dowling RJ, Goodwin PJ, Stambolic V. Understanding the benefit of metformin use in cancer treatment. MBC Med, 2011, 9: 33.

Dunn SE, Kari FW, French J, et al. Dietary restriction reduces insulin-like growth factor I levels, which modulates apoptosis, cell proliferation, andtumor progression in p53-deficient mice. Cancer Res, 1997: 4667-4672.

Duong lM, Wilson RJ, Ajani UA, et al. Trends in endometrial cancer incidence rates in the United States, 1999-2006. J Women's Health, 2011, 20, 8: 1-7.

Emons G, Fleckenstein G, Hinney B, et al. Hormonal interactions in endometrial cancer. Endocr Relat Cancer, 2000, 7(4): 227-242.

Evans JM, Donnelly LA, Emslie-Smith AM, et al. Metformin and reduced risk of cancer in diabetic patients. BMJ, 2005, 330(7503): 1304-1305.

Felix AS, Yang HP, Gierach GL, et al. Cigarette smoking and endometrial carcinoma risk: the role of effect modification and tumor heterogeneity. Cancer Causes Control, 2014, 25(4): 479-489.

Fernandez SV, RussoIH, RussoJ.Estradiol and its metabolites 4-hydroxyestradiol and 2-hydroxyestradiol induce mutations in human breast epithelial cells. Int J Cancer, 2006, 118(8): 1862-1868.

FilardoEJ, QuinnJA, FrackeltonAJ, et al. Estrogen action via the G protein—coupled receptor, GPR30: stimuIationof adenylyl cyclase and cAMP-mediated attenuation of the epidemaI growth factor receptor-to-MAPK signaling axis. Mol Endocrinol, 2002, 16(1): 70-84.

Fox EM, Andrade J, Shupnik MA. Novel actions of estrogen to promote proliferation: integration of cytoplasmic and nuclear pathways. Steroids, 2009, 74 (7): 622-627.

Fukuda R, Hirota K, Fan F, et al. Insulin-like growth factor 1 induces hypoxia-inducible factor 1-mediated vascular endothelial growth factorexpression, which is dependent on MAP kinase and phosphatidylinositol 3-kinase signaling in colon cancercells. J Biol Chem, 2002, 277(41): 38205-38211.

Funaki M, Katagiri H, Inukai K, et al. Structure and function of phosphatidylinositol-3, 4 kinase. Cell Signal, 2000, 12(3): 135-142.

FuruyamaW, EnomotoM, MossaadE, et al. An interplay between 2 signaling pathways: meIatonin-cAMP and IP3-Ca2+ signaling pathways control intraerythrocytic development of the malaria parasite plasmodium falciparum. BiochemBiophys Res Commun, 2014, 446(1): 125-131.

Gallagher EJ, LeRoith D. The proliferating role of insulin and insulin-like growth factors in cancer. Trends Endocrinol Metab, 2010, 21(10): 610-618.

Gao J, Yang G, Wen W, et al. Impact of known risk factors on endometrial cancer burden in Chinese women. European Journal of Cancer Prevention the Official Journal of the European Cancer Prevention Organisation, 2016, 25(4): 329-334.

Gao N, NesterRA, Sarkar MA. 4-Hydroxy estradiol but not 2-hydroxy estradiol induces expression of hypoxia-inducible factor 1alpha and vascular endothelial growth factor A through phosphatidylinositol 3-kinase/Akt/FRAP pathway in OVCAR-3 and A2780-CP70 human ovarian carcinoma cells. Toxicol Appl Pharmacol, 2004, 196(1): 124-135.

GeusensP.Strategies for treatment to prevent fragility fracturesin postmenopausal women.Best Pract Res ClinRheumatol, 2009, 23(6): 727-740.

Gibson DA, Saunders PT. Estrogen dependent signaling in reproductive tissues - a role for estrogen receptors and estrogen related receptors. Mol Cell Endocrinol, 2012, 348(2): 361-372.

Giovannucci E. Metabolic syndrome, hyperinsulinemia, and colon cancer: a review. Am J Clin Nutr, 2007;86(3): s836-s842.

Grady D, Gebretsadik T, Kerlikowske K, et al. Hormone replacement therapy and endometrial cancer risk: a meta-analysis. Obstet Gynecol, 1995, 85(2): 304-313.

Greaves E, Collins F, Critchley HO, et al. ER β -dependent effects on uterine endothelial cells are cell specific and mediated via Sp1. Hum Reprod, 2013, 28(9): 2490-2501.

Guo RX, Wei LH, Qiao YH, etal.Blockage of PI3K/PKB/P27kip1 signaling pathway can antagonize 17 beta-estradiol-induced Ishikawaproliferation and cell cycle progression . Chin Med J (Engl), 2006, 119(3): 242-245.

Guo RX, Wei LH, Tu Z, et al. 17 beta-estradiol activates PI3K/Akt signaling pathway by estrogen receptor (ER)-dependent and ER-independent mechanisms in endometrial cancer cells. J Steroid Biochem Mol Biol, 2006, 99(1): 9-18.

Gwinn DM, Shackelford DB, Egan DF, et al. AMPK phosphorylation of raptor mediates a metabolic checkpoint. Mol Cell, 2008, 30(2): 214-226.

Haoula Z, Salman M, Atiomo W. Evaluating the association between endometrial cancer and polycystic ovary syndrome. Hum Reprod, 2012, 27(5): 1327-1331.

Héron-Milhavet L, LeRoith D. et al. Insulin-like growth factor I induces MDM2-dependent degradation of p53 via the p38 MAPK pathway inresponse to DNA damage. J Biol Chem, 2002, 277(18): 15600-15606.

Hewitt SC, Li Y, Li L, et al. Estrogen-mediated regulation of Igf1 transcription and uterine growth involves direct binding of estrogen receptor alpha to estrogen-responsive elements. J Biol Chem, 2010, 285(4): 2676-2685.

Hewitt SC, Winuthayanon W, Korach KS. What's new in estrogen receptor action in the female reproductive tract. J Mol Endocrinol, 2016, 56(2): R55-71.

Holm A, Nilsson BO. Identification and characterization of new mechanisms in vascular estrogen signaling. Basic Clin Pharmacol Toxicol, 2013, 113: 287-293.

Hu R, Hilakivi-Clarke L, Clarke R. Molecular mechanisms of tamoxifen-associated endometrial cancer (Review). Oncol Lett, 2015, 9(4): 1495-1501.

Inoki K, Zhu T, Guan KL. TSC2 mediates cellular energy response to control cell growth and survival. Cell, 2003, 115(5): 577-590.

Jacobsen, B.M. et al. New human breast cancer cells to study progesterone receptor isoform ratio effects and ligand-independent gene regulation. J. Biol. Chem, 2002, 277(31): 27793-27800.

Johnson AB, O'Malley BW. Steroid receptor coactivators 1, 2, and 3: critical regulators of nuclear receptor activity and steroid receptor modulator (SRM)-based cancer therapy. Mol Cell Endocrinol, 2012, 348(2): 430-439.

Jones ME, van Leeuwen FE, Hoogendoorn WE, et al, Endometrial cancer survival after breast cancer in relation to tamoxifen treatment: pooled results from three countries. Swerdlow AJBreast Cancer Res, 2012, 14(3): R91.

Kabat GC, Park Y, Hollenbeck AR, et al. Intake of fruits and vegetables, and risk of endometrial cancer in the NIH-AARP Diet and Health Study.Cancer Epidemiol, 2010, 34(5): 568-573.

Kahraman K, Kiremitci S, Taskin S, et al.Expression pattern of PAX2 in hyperplastic and malignant endometrium. Arch Gynecol Obstet, 2012, 286(1): 173-178.

Karageorgi S1, Hankinson SE, Kraft P, et al, Reproductive factors and postmenopausal hormone use in relation to endometrial cancer risk in the Nurses' Health Study cohort 1976-2004.Int J Cancer, 2010, 126(1): 208-216.

Kato N, Hayasaka T, Takeda J, et al, Ovarian tumors with functioning stroma: a clinicopathologic study with special reference to serum estrogen level, stromal morphology, and aromatase expression. Int J Gynecol Pathol, 2013, 32(6): 556-561.

Kato S, Masuhiro Y, WatanabeM, et al. Molecularmechanismof a cross-talk between oestrogen and growth factor signalling pathways. Genes Cells, 2000, 5(8): 593-601.

Ke H, Suzuki A, Miyamoto T, et al. 4-hydroxy estrogen induces DNA damage on codon 130/131 of PTEN in endometrial carcinoma cells. Mol Cell Endocrinol, 2015, 15(400): 71-77.

Kissling GE, Fieselman KE, Jayes FL, et al. Biological and biochemical consequences of global deletion of exon3 from the ER α gene. FASEB J, 2010, 24(12): 4660-4667.

Kiyotani K, Mushiroda T, Nakamura Y, et al. Pharmacogenomics of tamoxifen: roles of drug metabolizing enzymes and transporters. Drug Metab Pharmacokinet, 2012, 27(1): 122-131.

Klotz DM, Hewitt SC, Ciana P, et al. Requirement of estrogen receptor-alpha in insulin-like growth factor-1 (IGF-1)-induced uterine responses and in vivo evidence for IGF-1/estrogen receptor cross-talk. J Biol Chem, 2002, 277(10): 8531-8537.

KohImann W, Gruber S. Lynch Syndrome. GeneReviews at GeneTests: Medical Genetics Information Resource. University of Washington, Seattle, 2014.

KoliosL, Hoerster A K, SehmischS, et al. Do estrogenand alendronate improve metaphyseal fracture healing whenapplied as osteoporosis prophylaxis?. Calcif Tissue Int, 2010, 86(1): 23 32.

KozmikZ. Pax genes in eye development and evolution. CurrOpin Genet Dev, 2005, 15(4): 430-438.

Kumar, N.S. et al. Selective down-regulation of progesterone receptor isoform B in poorly differentiated human endometrial cancer cells: implications for unopposed estrogen action. Cancer Res, 1998, 58(9), 1860-1865.

Lathi RB, Hess AP, Tulac S, et al. Dose-dependent insulin regulation of insulin-like growth factor binding protein-1 in human endometrial stromal cells is mediated by distinct signaling pathways. J Clin Endocrinol Metab, 2005, 90(3): 1599-1606.

Leslie K K, et al. Differential expression of the A and B isoforms of progesterone receptor in human endometrial cancer cells only progesterone receptor B is induced by estrogen and associated with strong transcriptional activation. Ann. N. Y. Acad. Sci, 1997, 828: 17-26.

Li G, Xiang YB, Courtney R, et al. Association of a single nucleotide polymorphism at 6q25.1, rs2046210, with endometrial cancer risk among Chinese women. Chin J Cancer, 2011, 30(2): 138-143.

Li XP, Zhao D, Gao M, Wang JL, Wei LH. Expressions of stromal cell-derived factor-1 and CXCR4 in endometrial carcinoma tissues and cell lines. Beijing Da Xue Xue Bao, 2006, 38(5): 458-462.

Liu S Y, Li Q , Liang LM, et al. Expression of PAX2 and relevance with ERa in endometrial carcinoma. Journal of Practical Medicine, 2011, 27(2): 186-188.

Liu Y, YangK, sunX, et aJ. MiR-138 suppresses airway smooth muscle cell proliferation through the P13K/AKT signaling pathway by targeting PDKl. Exp Lung Res, 2015, Doi: 10.3109.

Liu YD, Dai M, Yang SS, et al. Overexpression of lysine-specific demethylase 1 is associated with tumor progression and unfavorable prognosis in Chinese patients with endometrioid endometrial adenocarcinoma. Int J Gynecol Cancer, 2015, 25: 1453-1460.

Liu Z, Gou Y, zhang H, et a1. Estradi01 improves cardiovascular function through up. regulatiDn of SOD2 on vascular wall. Redox Biol, 2014, 3: 88-99.

Lu KH, Schorge JO, Rodabaugh KJ, et al. Prospective determination of prevalence of lynch syndrome in young women with endometrial cancer. Journal of Clinical Oncology Official Journal of the American Society of Clinical Oncology, 2007, 25(33): 5158-5164.

Lydon JP, et al. Mice lacking progesterone receptor exhibit pleiotropic reproductive abnormalities. Genes Dev, 1995, 9(18): 2266-2278.

Lynch H T, Shaw M W, Magnuson C W, et al. Hereditary factors in cancer. Study of two large midwestern kindreds. Archives of Internal Medicine, 1966, 117(2): 206-212.

ManavathiB, DeyO. GajuIapaIIiVN, et a1. Derailed estrogen signaling and breast cancer: an authentic couple. Endocr Rev, 2013, 34(1): 1-32.

McAlpine JN, Temkin SM, Mackay HJ. Endometrial cancer: Not your grandmother' s cancer. Cancer, 2016, 122(18): 2787-2798.

Meyer GE, Shelden E, Kim B, et al. Insulin-like growth factor I stimulates motility in human neuroblastoma cells. Oncogene, 2001, 20(51): 7542-7550.

Monte NM, WebsterKA, NeubergD, et al. Joint loss of PAX2 and PTEN expression in endometrial precancers and cancer. Cancer R es, 2010, 70: 6225 -6232.

Mote, P.A. et al. Colocalization of progesterone receptors A and B by dual immunofluorescent histochemistry in human endometrium during the menstrual cycle. J. Clin. Endocrinol. Metab, 1999 , 84(8), 2963-2971.

Mu N, Zhu Y, Wang Y, et al. Insulin resistance: a significant risk factor of endometrial cancer. Gynecol Oncol, 2012, 125(3): 751-757.

Mulac-Jericevic, B. et al. Defective mammary gland morphogenesis in mice lacking the progesterone receptor B isoform. Proc. Natl. Acad. Sci. U.S.A, 2003, 100(17): 9744-9749.

Mulac-Jericevic, B. et al. Subgroup of reproductive functions of progesterone mediated by progesterone receptor-B isoform. Science, 2000, 289(5485): 1751-1754.

NCCN Clinical Practice Guidelines in Oncology. (NCCN Guidelines) for Genetic/Familial High Risk Assessment: Colorectal V. 2. 2016. http: //www.nccn.org. Accessed September 26, 2016.

Nelson LR, Bulun SE. Estrogen production and action. J Am Acad Dermatol, 2001, 45(3 Suppl): S116-24.

Ogawa K, Sun C, Horii A. Exploration of genetic alterations in human endometrial cancer and melanoma: distinct tumorigenic pathways that share a frequent abnormal PI3K/AKT cascade. Oncol Rep, 2005, 14(6): 1481-1485.

OhshiroK, SehwaazAM, LevinePH, et a1. Alternate estrogen receptot' s promote invasion of inflammatory breast cancer cells via non genomic signaling. PLoS ONE, 2012, 7(1): 1-8.

Palva T, Ranta H, Koivisto AM, et al, A double-blind placebo-controlled study to evaluate endometrial safety and gynaecological symptoms in women treated for up to 5 years with tamoxifen or placebo - a substudy for IBIS I BreastCancer Prevention Tria. Eur J Cancer, 2013, 49(1): 45-51.

Pasche B, Pennison M J, Deyoung B. Lynch Syndrome Testing: A Missed Opportunity in the Era of Precision Medicine. Jama the Journal of the American Medical Association, 2016, 316(1): 38-39.

Pelucchi C, Bosetti C, Galeone C, et al. Dietary acrylamide and cancer risk: an updated meta-analysis. Int J Cancer, 2015, 136(12): 2912-2922.

Pollak M. Insulin and insulin-like growth factor signalling in neoplasia. Nat Rev Cancer, 2008, 8(12): 915-928.

Pollak MN, Schernhammer ES, Hankinson SE. Insulin-like growth factors and neoplasia. Nat Rev Cancer, 2004, 4(7): 505-518.

Prossnitz ER, Barton M. The G-protein-coupled estrogen receptor GPER in health and disease. Nat Rev Endocrinol, 2011, 7(12): 715-726.

Rutanen EM. Insulin-like growth factors and insulin-like growth factor binding proteins in the endometrium. Effect ofintrauterine levonorgestrel delivery. Hum Reprod . 2000, 15 Suppl 3: 173-181.

Rutanen EM. Insulin-like growth factors in endometrial function. Gynecol Endocrinol, 1998, 12(6): 399-406.

Safe S, Kim K. Non-classical genomic estrogen receptor (ER)/ specificity protein and ER/activating protein-1 signaling pathways. J Mol Endocrinol, 2008, 41 (5): 263-275.

Salazar-Martinez E, Lazcano-Ponce EC, Gonzalez Lira-Lira G, et al. Reproductive factors of ovarian and endometrial cancer risk in a high fertility population in Mexico[J]. Cancer Res, 1999, 59: 3658-3662.

SaltikiK, DoukasC, KanakakisJ, et al. Severity of cardiovascular disease in women: relation with exposure to endogenous estrogen. Maturitas, 2006, 55(1): 51-57.

Schmandt RE, Iglesias DA, Co NN, et al. Understanding obesity and endometrial cancer risk: opportunities for prevention. Am J Obstet Gynecol, 2011, 205(6): 518-525.

Schmid D1, Behrens G, Keimling M, et al. A systematic review and meta-analysis of physical activity and endometrial cancer risk. Eur J Epidemiol, 2015, 30(5): 397-412.

Schonfield SJ, Hartge P, Pfeiffer RM, et al. An aggregated analysis of hormonal factors and endometrial cancer risk by parity (link is external). Cancer, 2013, 119(7): 1393-1401.

Schuhz Norton JR, ZieglerYS, NardulliAM. ERa associated protein networks. Trends in Endocrinology and Metabolism, 2011, 22(4): 124-129.

Setiawan VW, Yang HP, Pike MC, et al, Type Ⅰ and Ⅱ endometrial cancers: have they different risk factors. J Clin Oncol, 2013, 31(20): 2607-2618.

Shafiee MN, Khan G, Ariffin R, et al. Preventing endometrial cancer risk in polycystic ovarian syndrome (PCOS) women: could metformin help? Gynecol Oncol, 2014, 132(1): 248-253.

Shang Y, Brown M. Molecular determinants for the tissue specificity of SERMs[J]. Science, 2002, 295(5564): 2465-2468.

Shang YF. MoIecuIar mechanisms of oestrogen and SERMS in endometriaI carcinoma. Nature Reviews Cancer, 2006, 6: 360-368.

Shen CC, Yang AC, Hung JH, et al. A Nationwide Population-Based Retrospective Cohort Study of the Risk of Uterine, Ovarian and Breast Cancer in Women With Polycystic Ovary Syndrome. Oncologist, 2015 Jan; 20(1): 45-49.

Sherman ME. Theories of endometrial carcinogenesis: a multidisciplinary approach. Mod Pathol, 2000, 13(3): 295-308.

Simon J, Nachtigall L, Ulrich LG, et al, Endometrial safety of ultra-low-dose estradiol vaginal tablets. Obstet Gynecol, 2010, 116(4): 876-883.

Siristatidis C, Sergentanis TN, Kanavidis P, et al, Controlled ovarian hyperstimulation for IVF: impact on ovarian, endometrial and cervical cancer--a systematic review and meta-analysis. Hum Reprod Update, 2013, 19(2): 105-123.

Smid-Koopman, E. et al. Distinct functional differences of human progesterone receptors A and B on gene expression and growth regulation in two endometrial carcinoma cell lines. J. Soc. Gynecol. Investig, 2003, 10(1): 49-57.

Sorosky JI. Endometrial cancer. Obstet Gynecol, 2012, 120 (2 pt 1): 383-397.

Stefanick ML, Estrogens and progestins: background and history, trends in use, and guidelines and regimens approved by the US Food and Drug Administration. Am J Med, 2005, 118 Suppl 12B: 64-73.

Stoffel E, Mukherjee B, Raymond V M, et al. Calculation of Risk of Colorectal and Endometrial Cancer Among Patients with Lynch Syndrome. Gastroenterology, 2009, 137(5): 1621-1627.

Sutton J, Orloff MS, Michener C2, et al. Association of specific PTEN/10q haplotypes with endometrial cancer phenotypes in African-American and European American women. Gynecol Oncol, 2015, 138(2): 434-440.

Tafe LJ, Riggs ER, Tsongalis GJ. Lynch syndrome presenting as endometrial cancer. Clin Chem, 2014, 60(1): 111-121.

Usha L, Dewdney S B, Buckingham L E. Tumor Screening and DNA Testing in the Diagnosis of Lynch Syndrome. Jama the Journal of the American Medical Association, 2016, 316(1): 93-94.

Vaillant F, Merino D, Lee L, et al, Targeting BCL-2 with the BH3 mimetic ABT-199 in estrogen receptor-positive breast cancer. Cancer Cell, 2013, 24(1): 120-129.

Van Meurs HS, Bleeker MC, van der Velden J, et al, The incidence of endometrial hyperplasia and cancer in 1031 patients with a granulosa cell tumor of the ovary: long-term follow-up in a population-based cohort study. Int J Gynecol Cancer, 2013, 23(8): 1417-1422.

Vegeto, E. et al. Human progesterone receptor A form is a celland promoter-specific repressor of human progesterone receptor B function. Mol. Endocrinol, 1993, 7(10): 1244-1255.

Viola As, gouveia D, Andrade l, et al. Prevalence of endometrial cancer and hyperplasia in non-symptomatic overweight and obese women. Aust Nz J Obstet Gynaecol, 2008, 48: 207-213.

Whitfield ML, Sherlock G, Saldanha AJ, et al. Identification of genes periodicallyexpressed in th human cell cycle and their expression in tumors[J]. MolBiol Cell, 2002, 13(6): 1977-2000.

Wu H X, Song J C, Shi Y Q, et al. Expression of MMR in endometrial adenocarcinoma in women under 50 years old. Zhonghua Bing LI Xue Za Zhi Chinese Journal of Pathology, 2012, 41(11): 733-736.

Wu HJ, ChenYP, LiangJ, et al. Hypomethylation-linked activation of PAX2 mediates tamoxifen-stimulated endometrial carcinogenesis. Nature, 2005, 438(15) : 981-987.

Wu Y, Yakar S, Zhao L, et al. Circulating insulin-like growth factor-I levels regulate colon cancer growth and metastasis. Cancer Res, 2002, 62(4): 1030-1035.

Yang S, Thiel KW, Leslie KK. Progesterone: the ultimate endometrial tumor suppressor. Trends Endocrinol Metab, 2011, 22(4): 145-152.

Yingmei, WANG, Fengxia, et al. Clinicopathological Features of Endometrial Carcinoma Associated with Lynch Syndrome in China. International Journal of Gynecological Cancer Official Journal of the International Gynecological Cancer Society, 2009, 19(4): 651-656.

Zakikhani M, Dowling R, Fantus IG, et al. Metformin is an AMP kinase-dependent growth inhibitor for breast cancer cells. Cancer Res, 2006: 10269-10273.

Zaret KS, Carroll JS. Pioneer transcription factors: establishing competence for gene expression. Genes Dev, 2011, 25(21): 2227-2241.

Zhang H, McElrath T, Tong W, et al, The molecular basis of tamoxifen induction of mouse uterine epithelial cell proliferation. J Endocrinol, 2005, 184(1): 129-140.

Zhao D, Li XP, Gao M, Zhao C, Wang JL, Wei LH. Stromal cell-derived factor 1alpha stimulates human endometrial carcinoma cell growth through the activation of both extracellular signal-regulated kinase 1/2 and Akt.Gynecol Oncol, 2006, 103(3): 932-937.

Zhao H, Zhou L, Shangguan AJ, et al. Aromatase expression and regulation in breast and endometrial cancer[J]. J Mol Endocrinol, 2016, 57(1): R19-33.

Zhao J, Xue FX, Hua SF, et al. Effects of insulin on proliferation and apoptosis of endometrial carcinoma cel l. Zhonghua Fu Chan Ke Za Zhi, 2007, 42(10): 696-700.

Zhou JY, Zhang L, Wei LH, et al. Endometrial carcinoma-related genetic factors: application to research and clinical practice in China[J]. BJOG, 2016, ; 123 (S3): 90-96.

Zikán M. Risk-reducing surgery in women at hereditary risk of gynaecological cancer. Ceská Gynekologie, 2011, 76(3): 216-221.

4

子宫内膜癌基础研究进展

从器官组织的细胞研究到亚细胞结构分析，再深入到分子水平的单基因表达和调控，进而演化到今天的基因组学（genomics）、蛋白组学（proteomics）、后蛋白组学（post-proteomics）研究，越来越多的医学基础研究手段为我们认识子宫内膜癌的疾病发展提供了更为广阔的平台。多数学者已经认可根据子宫内膜癌致病机制中对雌激素的依赖与否分为 I 型——雌激素依赖型（或相关型）和 II 型——雌激素非依赖型（或非相关型）两种子宫内膜癌。子宫内膜癌细胞的生物学行为在一定程度上受到甾体激素的调控，这种调控涉及癌细胞转移侵袭的多个步骤：肿瘤细胞的脱落，肿瘤细胞对基膜的侵袭，基质活化因子的封闭，激活多种血管生长因子如基质成纤维因子、血管内皮细胞生成因子、血小板驱动内皮细胞生长因子等。众多文献描述了子宫内膜癌中某些基因的遗传或表观遗传异常现象（表 4-1）（Shang，2006）。限于篇幅，本文仅对 3 型核受体家族、核受体的变异转录本、细胞内受体与信号传导通路的作用、子宫内膜癌细胞的微环境等研究领域作一初步描述。

表4-1　子宫内膜癌中遗传和表观遗传异常的相关基因

基因	功能	相关异常
MLH1	DNA 修复	变异、过度甲基化、表达缺失
MSH2	DNA 修复	变异、过度甲基化、表达缺失
MSH6	DNA 修复	变异、表达缺失
KRAS	原癌基因	变异
ERBB2	原癌基因	扩增
PAX2	原癌基因	甲基化、过表达
MYC	原癌基因	扩增、过表达
β-Catenin	原癌基因	变异、过表达
Survivin	抗凋亡因子	过表达
TERT	维持端粒长度和稳定	过表达
RUNX1	转录因子	过表达
PTEN	抑癌基因	变异、缺失、过度甲基化、表达缺失
TP53	抑癌基因	变异、缺失、过表达
PER1	生物周期控制蛋白	过度甲基化、表达缺失
TIG1	抑癌基因	过度甲基化、表达缺失
C/EBPα	转录因子	过度甲基化、表达缺失
CASC2α	未知因素	变异、过度甲基化、表达缺失

（Shang，2006）

第一节　子宫内膜癌与雌激素及其受体

一、子宫内膜癌中雌激素、雌激素受体及其亚型的研究进展

雌激素是女性最重要的性激素，参与调节细胞生长、复制、发育、分化等多种生理过程。除了能对正常的组织和细胞起作用外，还参与子宫内膜癌、乳腺癌、卵巢癌、前列腺癌、结肠癌等多种肿瘤的发生和发展。雌激素或其儿茶酚胺类代谢产物对肾、肝、子宫、乳腺在内的多种组织的致癌作用很大程度上依赖于两种经典的雌激素受体（estrogen receptors，ERs）α 亚型和 β 亚型（ERα，ERβ）介导的信号通路。这两种受体均从属于核受体超家族（nuclear receptor superfamily，NRs）中的甾体激素受体家族。根据核受体命名委员会（nuclear receptors nomenclature committee，NRNC）1999 年会议的统一命名，这两种受体又称为 NR3A1 和 NR3A2（核受体 3 型家族 A 亚类 1 型和 2 型）。1971 年，Jensen（1971）在 Nature 上报道了雌激素受体 α 亚型的检测方法并指出乳腺癌患者实施肾上腺切除术治疗的疗效与 ERα 有密切的关系，由此确定了 ER 作为一种生物标记物判定恶性肿瘤预后的概念。雌激素受体 β 亚型（ERβ）则于 1996 年被进一步鉴定。此后 ERα 和 ERβ 的多种变异转录本被相继发现，然而，这些不同转录表达形态的 ER 在子宫内膜癌发病机制中的功能尚不明确。

（一）雌激素的生理

雌激素作为一种重要的脂溶性类固醇激素，主要由卵巢、睾丸及肾上腺皮质分泌产生。雌激素是由带有芳香 A 环的 18 个碳原子组成的甾体激素。目前发现的雌激素主要包括雌二醇（17β-estradiol，E_2）、雌酮（estrone，E_1）和雌三醇（estriol，E_3），其中生理活性最强且含量最高的是 E_2。只有游离雌激素才具有生物学效应，循环中 98% 的 E_2 都与性激素结合球蛋白（sex hormone binding globulin，SHBG）形成妊马雌酮。雌激素分泌入血后在血液中可与性激素结合球蛋白、清蛋白可逆性结合，游离的雌激素可随血液循环通过被动扩散方式进入靶器官或由位于浆膜内的特异性转运主动转运到细胞内从而调节机体各系统生理功能（Nelson，2001）。

（二）雌激素受体的结构与功能

经典的 ER 包括 ERα，ERβ。其中，ERα 是 Green（1986）和 Greene（1986）等在 1986 年克隆得到的第 1 个雌激素受体。随后 Kuiper 等（1996）在 1996 年又从大鼠卵巢和前列腺 cDNA 文库中克隆出雌激素受体第 2 种亚型—ERβ。1998 年 O'Dowd 等（1998）发现并证明了 ERα、ERβ 之外存在第 3 种雌激素受体——膜 G 蛋白偶联受体 30（G-protein coupled receptor 30，GPR30）。随后，多个实验室相继在多项研究中发现并确认该受体（O'Dowd，1998；Takada，1997），因该受体对雌激素及雌激素样物质的特异性结合，及其对雌激素效应基因表达的调节功能，GPR30 之后又被赋予了一个名称：G 蛋白偶联雌激素受体（G protein-coupled estrogen receptor，GPER）（Ariazi，2010）。传统研究认为雌激素与 ERα、ERβ 结合后，直接结合靶基因启动子区域中的雌激素反应元件，诱导转录，调节基因表达，即雌激素的基因组效应，而该过程通常需要数小时到数天完成。近年来研究发现，雌激素还可以引起快速非基因组效应，仅需要数秒到数分钟。而 G 蛋白偶联雌激素受体介导了雌激素的大部分非基因组效应，从而参与多种肿瘤的发展过程。

1. ERα 和 ERβ 的编码基因、蛋白结构特点和功能分区

人 ERα 和 ERβ 由不同的基因编码，具有不同的 cDNA 和蛋白质分子结构（Sun，2006）。野生型人 $ER\alpha$（wild type human ERα，whERα）编码基因位于 6 号染色体的 6q25.1 区，由 140Kb 碱基构成，编码由 595 个氨基酸组成的蛋白质，蛋白质大小为 66 kDa（图 4-1-1）。ERα 编码基因的外显子变异体有多种转录本：ERα 第 2~7 外显子单一的剪切变异体 ERα-E2SV（Δ2-Δ7）；以及 ERα 第 4、7 外显子双剪切变异体 ERα-E4，7SV（Δ4，7）均有文献报道。野生型 $ER\beta$ 基因位于 14 号染色体的 14q22.24 区，其全长基因由 40Kb 碱基构成编码 530 个氨基酸组成的蛋白质（图 4-1-1）。在对 ERβ 受体的研究中也发现了 ERβ 外显子 2~7 缺失的变异体（Δ2-Δ7）。与 ERα 常见到外显子 7 缺失的 ERα-E7SV（Δ7）不同，在 ERβ 最常见到的是外显子 6 的缺失形态 ERβ-E6SV（Δ6），而外显子 6、7 区在编码 AF-2 功能区中有极为重要的作用。

NR3 型核受体的典型结构从氨基 N 端到羧基 C 端通常可以分为 A~F 六个功能结构区域（图 4-1-2）。氨基 N 端的 A/B 区为转录调节区，其氨基酸组成及长度高度可变，该区有一个转录激活功能区（activation function-1，AF1），是受体—抗体的结合部位。研究表明不同受体亚型（isoforms）的区别主要就是在 N 端尤其是 AF-1 序列的差异，这种差异序列具有启动子专一性和细胞专一性，并能选择性激活不同的靶基因。因此同种配体可以通过不同受体亚型的 AF-1 区而具有多种生理效应。

C 区为 DNA 结合域（DNA binding domain，DBD），通常含有一段 66~68 个氨基酸残基组成的高度保守序列。该序列富含碱性氨基酸和半胱氨酸（Cys），其中八个 Cys 形成两个锌指结构（zinc finger）。两个锌指结构彼此协同，通过 DBD 区内被称为 P-box 的模序特异性识别靶基因 DNA 序列上的激素反应元件，继而诱导核受体构象改变，并在共结合蛋白的帮助下使核受体能与反应元件（response element）DNA 序列主沟上的碱基对稳定结合产生应答，调控多种基因的转录活性，从而参与了细胞增殖、分化发育、凋亡、癌变、胞内信号传导、核内信号途径对话（crosstalking）等过程。这些靶基因包括表 4-1 中所列的部分基因。

D 区为一多变铰链区，在与雌激素结合前，该区结合一个热休克蛋白（hot-shock protein，Hsp）二聚体，帮助 ER 进行适当的折叠以保护疏水的配

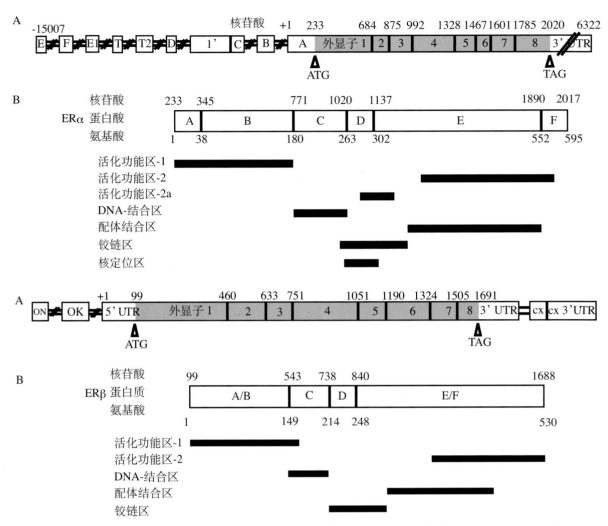

图4-1-1 ERα和ERβ受体全长cDNA的外显子和蛋白结构域（Domain）分布模式图（Herynk，2004）

体结合域（Ligand binding domain，LBD），使之处于非活性状态。在羧基C端的E、F区中，E区含有疏水性的配体结合域LBD。LBD也就是激素（配体）/受体结合区，由220~250个氨基酸残基组成，是一段在进化上相对保守的序列。能够决定ER与特异性配体的结合并与许多共激活分子相互作用，具有与相应的配体结合、同源或异源二聚体化、结合热休克蛋白Hsp、转录激活等多种功能。LBD含有一个配体依赖性转录激活功能域AF-2（activation function-2，AF-2），对ER的转录激活起调节作用。

2. GPER的编码基因、结构特点和定位

GPER是G蛋白偶联受体家族的一员，是一种非经典雌激素受体。GPER与经典雌激素受体ERα、ERβ无同源性。其编码基因定位于7P22.3区域，共含有7008个碱基对，由3个外显子构成，

但仅由第3个外显子编码含有7个跨膜片段顺序的全长375个氨基酸的蛋白，蛋白相对分子质量约42 248kD。GPER由一束七跨膜α螺旋蛋白构成，即连接三个细胞外循环和三个胞内循环。细胞外部分，还包括一个N端，负责配体结合，可结合17β雌二醇，但其不与皮质醇、黄体酮和睾酮结合。细胞内部分，通常还包括螺旋Ⅷ和C端序列，与G蛋白、抑制类蛋白和其他下游感受器相互作用（Carmeci，1997）。关于GPER的亚细胞定位目前尚不明确，已发现其在细胞膜上表达，也存在于内质网和高尔基体（Wang，2010）。

（三）ER在子宫内膜癌中的表达和意义

正常子宫内膜中存在大量ER并随月经周期改变而发生周期性变化。70%~80%的子宫内膜

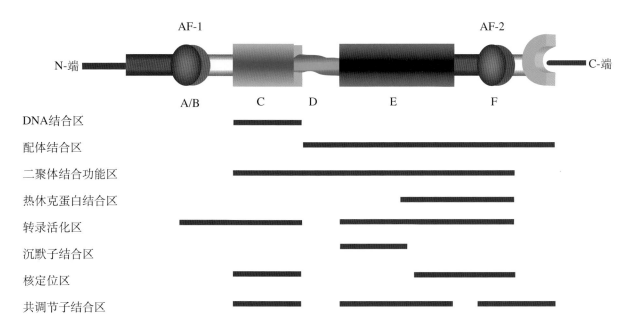

图4-1-2　NR3型核受体的结构模式和功能分区（Sun，2006）

癌属于Ⅰ型，这类患者癌细胞通常能检测到雌激素受体（ER）和孕激素受体（PR）的高表达；而10%~20%的子宫内膜癌属于Ⅱ型，这类子宫内膜癌的发生似乎与雌激素—雌激素受体介导的信号通路并无确定的关系。比较正常子宫内膜组织、子宫内膜不典型增生组织、子宫内膜癌组织中的ER表达发现：子宫内膜癌组织中ERα、ERβ的mRNA表达量上升，但在子宫内膜癌组织中随着病理分期的升高ERα和ERβ的mRNA表达量显著下降。深入的机制研究提示随着肿瘤分化程度和肌层浸润深度的增加，ER表达的阳性率下降，可能与恶性程度的肿瘤细胞的增加，肿瘤细胞的细胞核DNA含量升高及正常酶活性的变化影响ER的合成有关（Yu，2015）。晚期内膜癌及转移病灶内膜癌组织相比原发部位肿瘤显示了一个ERα表达显著降低的表型变化。预示激素治疗在晚期癌症及癌症转移中存在局限性。且晚期内膜癌及转移ERα低表达的往往和疾病复发、预后不良相关（Bartosch，2015）。

雌激素和孕激素受体在子宫内膜癌中的亚型分布显示ERα和PRα在子宫内膜癌基质细胞中的表达相比上皮细胞显著减少。ERα和PRα在腺上皮和基质中的表达比例可作为子宫内膜癌组织学评价的附加参数。上皮细胞中ERα的高表达，

是上皮细胞对雌激素的促有丝分裂的响应，而间质中的ER表达可能与肿瘤细胞的侵袭特性相关（Kreizman-Shefer，2014）。

Tomica等对比子宫内膜癌细胞和子宫肌层的雌孕激素受体水平发现子宫内膜癌细胞的核ER缺失往往和较大的肿瘤体积、癌分化差、侵袭性强的组织学型、淋巴血管浸润以及更高的临床分期相关。ER缺失是预后不良的指标（Tomica，2014）。Trovik等前瞻性的研究发现子宫内膜癌组织中ER和PR双阴性状态可独立预测淋巴结转移的结局，证明激素受体状态的评估对子宫内膜癌的风险分层具有重要意义（Trovik，2013）。

有学者认为多数原发性子宫内膜癌的ERβ/ERα mRNA比率与正常子宫内膜细胞的比例相似呈相对稳定，但在伴有远处转移的子宫内膜病例中，转移病灶的ERβ/ERα mRNA比率显著高于原发病灶，而且ERβ/ERα mRNA比率增高的子宫内膜癌患者其预后极差。随着对雌激素受体亚型的深入研究，有学者提出：除了野生型ERs，各种亚型和剪接变异体的存在，尤其是ERβ，也通过介导靶组织的作用参与子宫内膜细胞增殖、非典型增生以及肿瘤的发展。ERβ1代表能够结合配体的功能齐全的亚型，而ERβ2-5亚型是由于外显子8选择性表达而产生的，与ERβ1或ERα不会形成同型二聚体，

但可以调节雌激素的作用。随着对激素受体活性的机制的不断增长的理解，深入研究证实ERα/ERβ1和ERα/ERβ2的比值降低和无病生存期及总体生存期缩短相关。ERα实际上是和子宫内膜癌预后较好的特征相关联，这两个ERβ1和ERβ2可能通过形成ERβ1-ERβ1同二聚体或ERα-ERβ1和ERα-ERβ2异二聚体抑制或衰减ERα介导的基因表达。此外，ERβ2还被报道通过激活蛋白酶体的降解减少可用的ERα蛋白，从而导致的ERα调节基因的全局抑制（Zannoni，2013）。这些研究的结果表明在子宫内膜癌的发生中，ERα和ERβ之间的相互作用；同二聚体和异二聚体不同的形成比例；ERβ与ERα比例的失衡在子宫内膜癌中具有极为重要的作用。

ER在不同类型、不同临床阶段的子宫内膜癌中的表达存在明显差异，而影响ER表达的因素尚不明确，Zhang等研究了过氧化物酶体增殖激活受体γ（PPARγ）的活化与子宫内膜癌细胞的雌激素受体表达及转录活性的相关性发现激活PPARγ可抑制ERα阳性的子宫内膜癌细胞的表达ERα，但对ERβ的表达未见明显的调节作用。PPARγ还参与调控ERα的转录活性，通过抑制ERα的启动子活化及影响ER与ERE的相互作用抑制了EC细胞的生长、迁移和侵袭能力（Zhang，2015）。综上所述，ER在子宫内膜癌中的表达不仅与肿瘤的生长、增殖、分化有密切的关系，还可作为一种生物标记物判定子宫内膜癌的预后。

（四）ER家族的配体结合性及其介导的子宫内膜细胞癌变机制

经典的观点认为子宫内膜癌的发展是由于无孕激素拮抗的雌激素长期作用下发生子宫内膜增生症最终导致癌变。雌激素与靶细胞核内的特异性受体结合，包括雌激素受体ERα和ERβ。ERα和ERβ也可以形成异二聚体，并表现出与DNA结合的特异序列，即雌激素反应元件不同的亲和力。通过多个信号通路活化介导肿瘤细胞活力和增殖能力等生物学特性。ER通路对肿瘤进程的影响是一个多阶段、多步骤的复杂生物学事件。

1. 子宫内膜癌中ER介导的信号传导

雌激素受体（estrogen receptor，ER）主要分为两大类：一类是经典的雌激素核受体（nuclear estrogen receptor，nER），另一类是雌激素膜性受体（membranous estrogen receptor，mER），主要包括GPER。在激素依赖性肿瘤中：ER介导的肿瘤细胞过度增殖机制按雌激素受体的分类可大致归为两种途径：①依赖雌激素核受体的基因组效应（转录效应）：雌激素对于细胞核DNA直接作用的经典机制就是激素与细胞核ER结合，然后以二聚体的形式与雌激素效应基因中的调控区作用而启动下游基因的转录，促进细胞过度增殖。②与雌激素膜性受体相关的非基因组效应（非转录效应或快速转录效应）：雌激素主要与细胞膜或胞浆中的ER结合后迅速激活细胞内的信号传导通路，通过信号通路中的效应分子参与细胞增殖的效应（Yager，2006）。表4-1-2列举了ER介导的部分信号传导通路（Yager，2006）。

（1）子宫内膜癌中ER介导基因组效应的信号传导：雌激素核受体介导的基因组效应信号传导是通过调控靶基因或蛋白质表达水平来实现的。ER介导的基因组信号传导根据转录调控途径的不同可归纳为3种：①经典转录调控途径：通过扩散进入细胞的雌激素或通过细胞内原位合成的雌激素与ER在细胞核结合形成同源或异源二聚体，活化的ER结合目标基因启动子的雌激素反应元件（estrogen response element，ERE），ER-ERE促使形成转录起始复合物诱导靶基因的转录和翻译（Liu，2014）。②非经典转录调控途径：ER作为调节雌激素复合物功能的转录因子，即使没有直接结合到靶基因的DNA上也可以通过其他类蛋白质相互作用，从而调控基因表达（Manavathi，2013）。雌激素与ER在细胞核结合形成二聚体后通过结合活化蛋白1（activating protein 1，AP-1）、特异蛋白1（specific protein 1，SP-1）等增强子元件间接调控基因转录。③中间途径：即无典型的ERE，如孕激素受体启动子只有半个ERE，位于AP-1和SP-1位点附近。这些区域在乳腺癌细胞雌激素调节的孕激素受体表达中起作用，可能是ER增强AP-1和SP-1在半ERE的募集（Grasseni，2008）。

ER是一种糖蛋白，具有特异性、高亲和力、低结合容量性的特点，生物特性极不稳定，受热后易被破坏，但与配体结合后形成的复合物能比较稳定的存在。体内ERα和ERβ的天然配体都是雌二醇，两者能以相似的亲和力与雌二醇结合。在雌激

表4-1-1　雌激素受体介导的细胞信号转导事件

细胞核基因组DNA编码基因
受雌激素反应元件序列与其他转录因子的调控的基因发生配体依赖性、雌激素受体介导的激活
配体依赖性、雌激素受体相互反应
AP-1
c-jun
由通过其他通路介导的雌激素受体磷酸化而产生的配体依赖性激活
EGF(表皮生长因子)
IGF-1(胰岛素生长因子-1)
MAPK(丝裂酶原激活蛋白激酶)
PI3K-AKT(磷脂酰肌醇3激酶)
线粒体基因组DNA编码基因
受雌激素反应元件样序列控制的线粒体DNA编码基因发生配体依赖性、雌激素受体介导的激活
细胞色素氧化酶亚单位 I 和 II
线粒体前转录因子
第二信使和蛋白激酶信号通路的膜雌激素受体介导的激活
cAMP和cAMP反应基因的水平
MAPK家族
ERK1(细胞外蛋白激酶1)和ERK2(细胞外蛋白激酶2)
G-蛋白激活
抑制JNK(c-jun N末端激酶)和与抑制JNK相关的刺激ERK活化

(Paech et al, 1997)

素缺乏的状态下,ER 与胞浆中的热休克蛋白（Hsp）结合，处于非活性状态。当配体结合到 ER 的激素结合区后，ER 构象改变并与另一 ER 单体发生二聚化，Hsp 解离，丝氨酸与苏氨酸磷酸化，E-ER 复合物则转移到细胞核内以高亲和力与定位于靶基因启动子区域的雌激素反应元件（estrogen response element，ERE）结合，从而诱发或抑制基本转录机器的装配，调控靶基因的转录（Yager，2006；Paech，1997；Jordan，2004）。二聚化作用不仅发生在同种 ER 分子之间，还可形成异二聚体。异型二聚体与 DNA 的亲和力与 ERα 二聚体相近，但大于 ERβ 二聚体。ERα 和 ERβ 在 DNA 结合域高度同源；而 A/B 区、链接区和 F 区不完全对应，只有部分同源，后者是两种受体形态对各种配体不同结合状态和不同反应性的分子基础。ERα 和 ERβ 的变异体都能对两种野生型 ER 起抑制作用，提示在 ERα 与 ERβ 共存的细胞中，两者之间存在交叉对话（cross talking），两者可以共同调控雌激素应答基因的表达。Paech 等（1997）研究证实同一配体可以通过 ERα 和 ERβ 介导不同的生物学活性。两种受体的激活域不同，提示它们可能向转录复合体募集不同的蛋白质，从而改变基因组转录效果的特异性。另外，雌激素受体与共激活物蛋白（或称为共调节因子）相互作用而刺激其他转录因子如 AP-1 的活性（详见表 4-1-1、图 4-1-3）（Jordan，2004）。ERα 和 ERβ 的这种交叉信号作用使雌激素可以在更多的层次上调控雌激素应答基因。除 ERE 机制外，ER 还能结合到 fos-jun 转录因子，然后结合到靶基因启动区的 AP1 位点，调节靶基因转录活性（图 4-1-3）。

　　配体依赖性和配体非依赖性的 ER 活化都是通过受体磷酸化调控的，且受体磷酸化是通过配体结合增强。ER 的主要磷酸化位点位于在丝氨酸（Ser）104、105、118 和 167 中的 N- 末端结构域，Ser167 的磷酸化被证明是在受体结合 DNA 的重要调控过程。通过 mTOR/S6K1 and MAPK/RSK 信号通路协同调节 ERα-Ser167 的磷酸化，可明显刺激子宫内膜癌细胞的增殖。该信号通路的活化增强与临床病理特征、分期、预后不良呈明显正向关联（Kato，2014）。HOU 等人发现上调雌激素受体的表达可通过活化 PI3K / AKT / mTOR 信号通路，上调 PI3K 的磷酸化水平，活化 AKT 和 mTOR 的磷酸化促进子

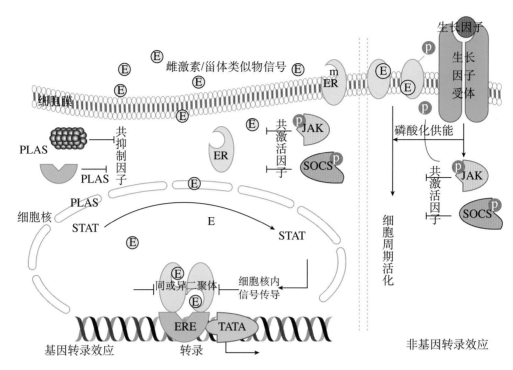

图4-1-3 ER家族的激活机制

细胞核信号途径：穿过核膜的甾体类配体激活核内ER，在共调节蛋白的作用下导致ER变构，变构的ER受体以共二聚体识别ERE元件通过TATA boxes启动靶基因转录或是以异二聚体的形式识别AP-1/SP-1元件进而在TATA boxes的作用下启动靶基因转录。细胞膜信号机制：膜结合型的ER与生长因子受体的相互用下通过磷酸激酶的活化下形成磷酸化共激活因子和磷酸化ER从而参与细胞周期的调节（Jordan，2004）

宫内膜癌的细胞增殖、侵袭和迁移。证实ER的表达增强与细胞侵袭和增殖的一种机制（Hou，2014）。

E-ER复合物通过和ERE结合调控下游靶基因的转录。NISHI等人发现响应多种细胞类型的炎症反应和肿瘤浸润功能的基质金属蛋白酶-26（MMP-26）的启动子区域存在ER潜在结合位点，进一步考察子宫内膜组织中雌激素-雌激素受体复合物和MMP-26的表达之间的相关性，发现雌激素受体反向激活MMP-26启动子增强内源性MMP-26的表达。*MMP-26*基因可能发挥作为肿瘤抑制基因发挥核心作用，与正常子宫内膜相比，子宫内膜癌这种酶的限制性表达提示雌激素介导MMP-26启动子活性调控参与子宫内膜癌的发展机制（Nishi，2013）。Zhou等人在对雌激素和雌激素受体信号途径研究中发现核磷蛋白1（NPM1）以雌激素剂量依赖性的作用在子宫内膜癌细胞中增加表达，NPM1的过表达导致细胞的生长和增殖，分化的增加和凋亡的抑制。该研究进一步阐明了NPM1表达通过E-ER信号途径介导在子宫内膜癌具体发病机制（Zhou，

2014）。

（2）子宫内膜癌中ER介导非基因组效应的信号传导：近年的研究还表明除了核内雌激素受体外还存在一种膜结合型受体（Jordan，2004）。主要包括GPER、Gaq-ER、ER-X以及核受体的膜性成分。多项研究表明定位于内质网和细胞膜的GPER参与非核雌激素的非基因组效应，通过激活启动级联信号，导致细胞内钙动员和MAPK信号通路的活化以及表皮生长因子及其他第二信使如cAMP和一氧化氮的释放。子宫内膜癌GPER表达相比核雌激素受体明显减少，但仍然存在。而GPER mRNA的低水平足以介导其雌激素拮抗剂在子宫内膜癌中的抗增殖作用（Skrzypczak，2013）。Wang等人（Wang，2010）总结了GPER在肿瘤发展中的作用机制（图4-1-4）。GPER配体例如雌激素、他莫昔芬和G-1可跨越质膜，并结合至内质网的膜中表达的GPER，激活异源三聚体G蛋白，其然后激活酪氨酸激酶Src和腺苷酸环化酶（AC）产生胞内cAMP产物。Src涉及基质金属蛋白酶（MMP）

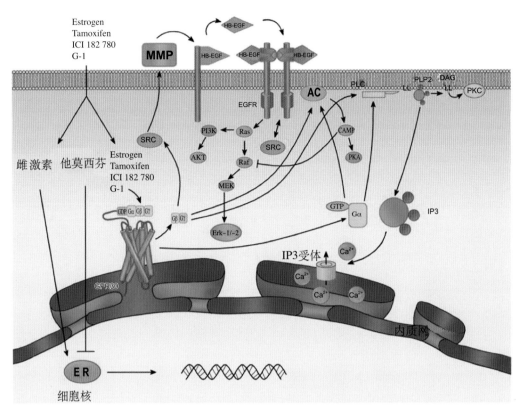

图4-1-4　GPER非基因组效应的激活机制

雌激素、G-1等配体可以结合GPER，由表皮生长因子受体（EGFR）的反式激活介导活化多种细胞效应子，例如有丝分裂原活化蛋白激酶（MAPK），磷酸肌醇3-激酶（PI3K）和磷脂酶C（PLC）的细胞信号通路。由此参与肿瘤细胞的生长（Wang，2010）

的活性，其裂解结合乙酰肝素 - 结合表皮生长因子（pro-heparin-bound epidermal growth factor，pro-HB-EGF）并释放游离的 HB-EGF。后者激活表皮生长因子受体（epidermal growth factor receptor，EGFR），导致多个下游事件；例如，磷脂酶 C（PLC）、PI3K 和 MAPK 的活化。激活 PLC 产生三磷酸肌醇（IP3），这进一步结合到三磷酸肌醇受体，导致细胞内钙动员。PI3K 的下游信号是 AKT 途径。AKT 活化的主要生物学结果是和癌细胞的生长密切相关；MAPK 和 PI3K 的激活导致胞质和核蛋白途径的活化，这进一步调节转录因子的活化。总之，GPR30 信号通路的活化往往导致肿瘤发展。

Hao 等人深入的机制研究发现 Ca^{2+} 通道亚基 α1-D（Cav1.3）与 GPER 和雌激素诱导的非基因组作用密切相关的，GPER 途径的活化导致 Cav1.3 在非典型增生和子宫内膜癌组织过度表达，以及下游分子 ERK1 / 2 和 CREB 的雌激素诱导的磷酸化，敲除 *Cav1.3* 基因可显著抑制雌激素诱导的子宫内膜癌细胞的 Ca^{2+} 内流及 Ca^{2+} 内流相关的 SRC / ERK/CREB/Bcl-2 的信号通路而影响细胞增殖和迁移（Hao，2015）。

膜结合型受体与表皮生长因子受体和胰岛素样生长因子 I 受体信号传导通路的相互作用涉及了雌激素的非基因组快速转录水平的信号调控（图4-1-3）。雌激素也可通过膜雌激素受体激活多种蛋白酶如丝裂原活化蛋白激酶，并在几分钟内增加第二信使如环 AMP（cAMP）的水平，从而促进雌激素信号传导过程中与其他信号传导通路间的相互对话、相互作用。基因组通路和第二信使通路的交互作用可能在雌激素控制细胞增生、抑制细胞凋亡中有重要的作用。在包括胞浆膜和线粒体在内的非细胞核亚细胞成分中存在特异性、高亲和力雌激素结合位点及潜在的雌激素反应元件序列，提示这些部位可能有雌激素受体特别是膜雌激素受体的存在。还有研究表明儿茶酚胺雌激素代谢产物，4- 羟基儿茶酚胺雌激素和 2- 羟基儿茶酚胺雌激素可通过结合人膜雌激素受体参与基因表达或（和）信号传导通路的调节；多种酪氨酸激酶生长因子受体可在无雌激素配体时通过磷酸化作用而激活雌激素受体。

2. 野生型 ER 和变异型 ER 的相互作用与子宫内膜癌 在子宫内膜癌的晚期阶段，癌细胞的生物学行为有明显改变，多数获得癌灶转移的能力而失去对甾体激素的依赖。ER 变异体 mRNA 在生殖系统肿瘤，尤其是子宫内膜癌中的表达可以归纳为下述特点：① ER 和 ΔER 可共同表达于子宫内膜癌组织；② ΔERα mRNA 在组织中的表达具有多样性，主要以单一外显子的缺失多见；③在正常组织中野生型 ER mRNA 占主要优势，恶性肿瘤组织中可以见到 ΔERα mRNA 的表达增加；④ ΔERα mRNA 在组织中表达有一定的组织特异性（Tu Z，2006；桂黎明，2004）。Jazaeri 等（2001）研究了绝经前、绝经后及癌性子宫内膜的 ERα mRNA 与蛋白变异体，结果所有患者表达外显子 4、5、7 三种 mRNA 变异体 Δ4ERα，Δ5ERα，Δ7ERα，但用 western-blot 的方法只能检测到 Δ5ERα 蛋白的表达。Western-Blot 分析提示变异蛋白仅存在子宫内膜癌中，认为子宫内膜癌的发展可能与特异性的外显子缺失导致 ERα 功能有关。相对过度的 ERαE5SV 变异体表达，提示子宫内膜癌的转移趋势以及雌激素非依赖性生物学行为。体外研究表明 Δ5ERα 蛋白能够在配体缺乏的情况下激活受体依赖性基因转录；而 Δ7ERα 因为缺乏外显子 7 的编码基因，不具备有配体结合和 AF-2 活化的功能，不但干扰了 wtERα 与 DNA 的结合，还启到抑制转录活性的作用（dominant negative）。与 Hirschfeld 等的研究结果一致，其发现 Δ7ERα 对 wtERα 的激素敏感性有竞争作用。进一步的研究还发现 Δ7ERα 的表达是外显子 7 剪接的特异调节剂 HNRNP-G 和 HTRA2-BETA1 的选择性剪接调控所致，选择性的调控下 Δ7ERα 的表达增高或 Δ7ERα/wtERα 比值升高均与与肿瘤的分期、分级、淋巴转移呈负相关。Δ7ERα 扰乱 ERα 的配体结合域造成的抗雌激素作用抑制雌激素受体依赖的转录和相关的肿瘤进展的信号通路（Hirschfeld，2015）。国内桂黎明等（2004）研究表明：ΔER 与 wtER 可能通过下列机制影响细胞的功能：①以更高的亲和力与 wtERα 和 wtERβ 竞争配体；②干扰 wtERα 和 wtERβ 的同源和（或）异源二聚体与雌激素结合的稳定性；③改变 wtER 对 E_2 反应基因启动子的转录激活和通过正 / 负反馈调节 wtER 的功能。现已证明甾体激素受体突变和（或）变异与甾体激素的耐药有关；突变的 VitD 受体与 VitD 耐药有关，因此推测 ER 结构的改变也与内分泌治疗的耐药相关。虽然 ERα 是激素相关肿瘤常用的抑制治疗靶点，但是抗雌激素疗法在多数子宫内膜癌治疗中效果显示不一致且较局限。近期 Frederik 等探索子宫内膜癌患者的人类基因组和癌症基因组图谱发现编码 ERα 激素结合域剪切的 ERα 变异体在子宫内膜癌组织反复扩增，扰乱 ERα 激素结合域的编码序列。进一步证实由于 ERα 的突变和选择性剪接改变激素结合域可能参与形成子宫内膜癌抗雌激素治疗耐药的机制。而 ERα 激素结合域的缺失也说明了子宫内膜癌的非激素依赖性的发展机制存在（Holst，2016）。但这一领域的研究还有待进一步深入。

（五）雌激素受体在子宫内膜癌中的研究进展

子宫内膜癌的发展中存在某些基因的遗传或表观遗传异常的现象，肿瘤中微卫星不稳定性（MSI）是突变的目标基因积累所致，Ferreira 等首次对子宫内膜癌的全基因组进行靶基因的错配修复缺陷的搜索研究，确定了 44 个基因中 NRIP1、SRPR、MBD6、JAK1、KIAA1009、JMJD1C 和 ADD3 是 7 个高度突变的靶基因，NRIP1 基因编码核受体相互作用蛋白 1 被发现是子宫内膜癌中最常见的突变基因，该基因是 ER 途径的重要的辅抑制剂，对激素依赖性的子宫内膜组织的增殖起重要调节作用。该研究发现 NRIP1 基因沉默或表达均与雌激素受体网络中的若干基因的表达差异有关。此外，还观察到与细胞周期调节和复制的相关基因富集。提示 NRIP1 靶基因可能对雌激素依赖性组织存在组织特异性，而其他靶基因则发挥 MSI 肿瘤更广泛的作用。为子宫内膜癌发展机制中发现新的激素相关的靶基因途径（Ferreira，2014）。

雌激素受体介导的子宫内膜细胞癌变过程（始动、促进和发展）其机制是复杂的。证据显示，子宫内膜细胞的过度增生和凋亡抑制的基因组和（或）非基因组信号途径参与了这些过程。这些研究的深入，有益于我们制定新的预防性和治疗性策略：如阻断受体功能或通过抑制激素合成而大幅度降低内源性雌激素水平的治疗性策略；以抑制雌激素代谢、灭活反应性醌和特异性抑制膜受体活化第二信使通路的治疗性策略。

二、雌激素受体相关受体在子宫内膜癌中的研究进展

雌激素在生物体的生长、发育、代谢过程中均发挥重要作用，其水平的异常也可能是某些肿瘤发生的诱因。雌激素通过与靶细胞内的特异性核受体 - 雌激素受体（ER）α 和 β 结合来调节生理效应。有研究发现（Siegel，2015），一类无需与配体结合即可产生生物学功能的孤儿受体（orphan receptor），与经典的配体依赖性（ligand dependent）激活方式不同，这类受体能够以非配体依赖的组成性激活方式调节效应基因转录。利用 ERα 受体的 DBD 区作为探针采用低严谨杂交技术从肾 cDNA 文库中筛选得到与雌激素受体高度相关的孤儿受体——雌激素受体相关受体（estrogen receptor-related receptor，ERR）ERRα、ERRβ，而 ERR γ 则于 1999 年利用 GRIP1 蛋白为诱饵通过酵母菌双杂交技术筛选得到（Giguère，2002）。ERR 家族现有 α、β、γ 三种亚型，相应的核受体命名委员会编号为 NR3B 1、NR3B2、NR3B3（核受体 3 型

家族 B 亚类），与 ER 家族（NR3A）、糖皮质激素受体（glucocorticoid receptor，GR，NR3C1）、盐皮质激素受体（mineralocorticoid receptor，MR，NR3C2）、孕激素受体（progesterone receptor，PR，NR3C3）、雄激素受体（androgen receptor，AR，NR3C4）等一样均从属于 3 型核受体家族（NR3）（Lu，2001）。

（一）ERRs 家族的基因定位和蛋白结构

ERRα 编码基因定位于染色体 11q12-q13 的着丝粒区，全长约 20kb，有 7 个外显子，6 个内含子，高保守的 DBD 位于 2、3 外显子内。ERRα 主要包含 3 个功能域：N 端结构域（NTD）、DBD、配体结合域（LBD）。NTD 中包含了活化功能区 1（AF1），LBD 中包含了 AF2（Giguère，2002）。保守度较低的 NTD 主要参与转录后的共价修饰，如磷酸化及小泛素相关修饰。DBD 中含有 2 个锌指结构，用于识别和结合靶基因 DNA 中调控区域的特殊序列。高度保守的 LBD 包含 1 个配体结合口袋，用于受体二聚化，而 AF2 主要通过与一些辅活化子或辅阻遏子等发生功能性相互作用，来调节核受体的转录活性。ERRα（图 4-1-5）主要蛋白产物为 519 个氨

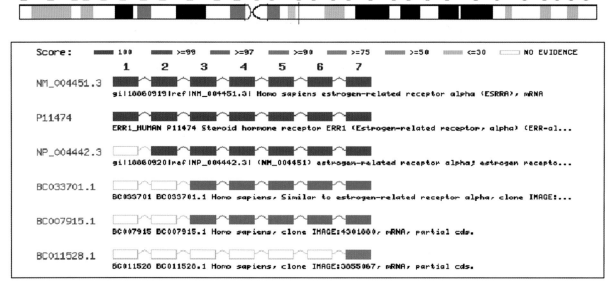

图4-1-5　ERRα 基因定位和转录模式

基酸残基片段和 422 个氨基酸残基片段（ERRα-1），ERRα 在组织中的表达较广。ERRβ 的编码基因定位于染色 14q24.3，全长 130 454 bp，常见有 5.5 kb 的转录物，另有见到 2.4 kb（骨骼肌），3.0 kb（肝），10 kb（胃）的转录表达，主要的蛋白产物为 500 个氨基酸残基片段，55 kDa（图 4-1-6）。编码 ERR γ 的基因则定位于染色体 1q41，基因全长 586 352 bp，cDNA 全长 3kb，主要蛋白产物为 459 个氨基酸残基片段，51k Da（图 4-1-7）。

（二）ERRs 的功能活化及其与 ERs 家族在细胞内信号传导中的相互关系

基因序列比较分析显示 ERs、ERRs 来自 3 型核受体的共同的分支，识别的是以 5′-AGGTCA-3′序列为核心的激素反应元件（hormone responsive element，HRE）；而同为 3 型核受体的 GR、MR、PR 和 AR 则识别以 5′-AGAACA-3′ 序列为核心的激素反应元件，并构成了 3 型核受体的另一分支（Giguère，2002；Lu D，2001；Vanacker，1999）。ERRs 各亚型之间以及 ERR 与 ER 之间都显示出高度保守的序列同源性：ERRα 与 ERRβ 在 DBD 区序列同源性高达 91%，在假定的 LBD（因为 ERR

的配体暂未明确，故根据其相应的结构区假定为 LBD 区）序列同源性达 63%，ERRβ 与 ERR γ 在 DBD 和 LBD 的同源性则相应为 98% 和 77%（图 4-1-8）（Huss，2015），而 ERRα 与 ERα 在 DBD 区和 LBD 区序列同源性则分别为 68% 和 33%；ERRα 与 ERβ 的同源性则相应为 70% 和 34%（图 4-1-9）。尽管 ERRs 家族与 ERs 家族在基因序列和组成结构上有高度的同源性，但与 ERs 家族不同的是 ERRs 各成员并不结合天然的雌激素（Lu D，2001）。

越来越多的证据表明 ERR 与 ER 两个亚家族，尤其是 ERα 和 ERRα 在核内信号通路上的相互作用（cross talking）比最初想象的要紧密的多。ERE 元件以 AGGTCA 序列为核心，反向回文配对形成 5`-TGACCTnnnAGGTCA-3` 序列（其中的 n 为任一核苷酸）。而 ERR 单体识别的是以半个 ERE 元件为核心向 5′ 端延伸 3 个核苷酸的序列 5′-TnA-AGGTCA-3′，这一元件被称为 ERRE 效应元件（ERR response element，ERRE）。因该序列同时也是甾体生成因子 -1（SF-1）的识别位点，故又称为 SFRE 元件（steroid factor-1 responsive element，SFRE）。研究表明各种 ERRs 亚型都可以以单体或二聚体

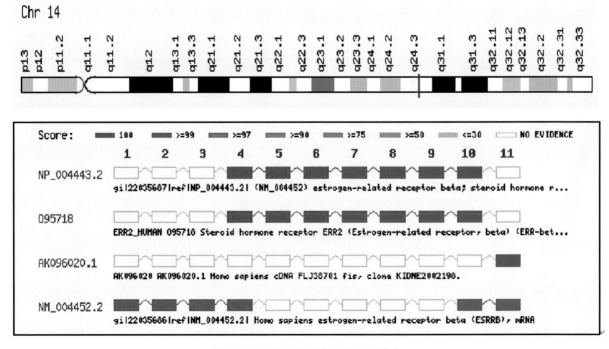

图4-1-6　ERRβ 基因定位和转录模式

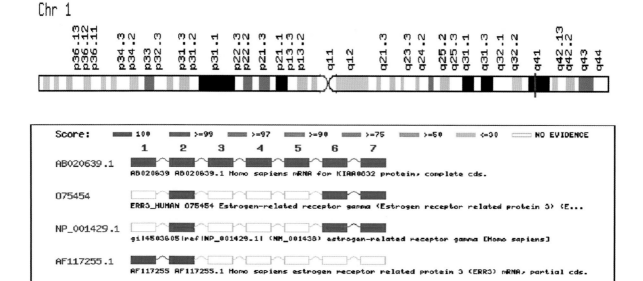

图4-1-7　ERRγ 基因定位和转录模式

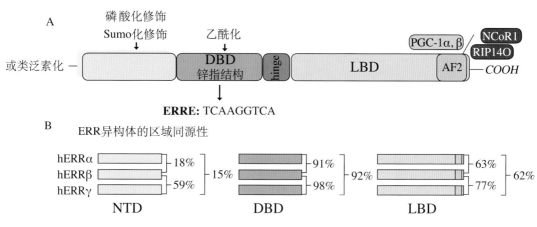

图4-1-8　ERRS的结构以及之间的同源性（Huss et al.2015）

的形式结合靶基因序列上的多种 ERE 元件的变异体：包括完整或不完整的 ERE 元件，ERRE 元件，以及回文性的甲状腺素反应元件（thyroid response element，TRE），由此可见 ERRs 参与了多种细胞核内信号传导通路。另有研究表明 ERRs 可以通过ERRs 可以通过两个锌指结构组成的 DNA 结合域，和其他转录因子之间相互作用或结合 DNA 序列上的反应元件，从而调控多种基因的转录，参与了细胞增殖、分化、凋亡、胞内信号传导、核内信号信息的 "cross talking" 等过程（Lanvin，2008；Sun P，2006）。ERRs 的具体作用机制尚不清楚，但已经明确 ERRs 需要募集共调节蛋白如甾体受体共调节蛋白（steroid receptor co-regulator，SRC）家族的辅助而产生活化效应，特别是在组成性活化介导 ERRE 元件效应基因的转录过程中（Giguère，2002；Lu D，2001；Vanacker，1999）。

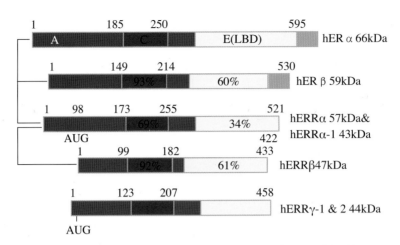

图4-1-9　NR3型核受体家族的ER和ERR亚家族的同源性比较

ERR 的家族成员可以调节雌激素诱导的 *TFF1* 基因（又称为 *pS2* 基因），对该基因启动子位点进行序列分析和变异研究表明除了要有 TFF1 的 ERE 元件外，还要在启动子区域有功能性的 ERRE 元件，TFF1 才能对 ER 和 ERR 通路均有完全效应作用，证实了 ER 和 ERR 的信号对话机制确实在某些共享的节点上发生。*ERRα* 基因可以通过与 ER 形成异二聚体或与 ER 竞争性结合 ERE 元件的方式对雌激素效应基因产生调节作用。对多个基因的启动子鉴定显示，在多个基因的启动子区域均能见到 ERR 的结合元件，但在不同的基因中这种 ERR 与反应元件的结合所调节的转录效应不同。进一步研究发现是活化功能主要由 ERR 的 AF-2 区执行，而抑制功能主要由 N 端区和 DNA 连接域有关。ERRα 作用于 SF-1/FTZ-F1 反应元件时显示出转录活化的效应并与 SF-1 功能重叠，但二者是互为独立地作用于 SFRE 元件。在细胞培养株和非细胞转录系统中 ERRα 显示出 SV40 病毒晚期启动子的抑制子功能，并且可以通过蛋白质 - 蛋白质的形式与 ER 和（或）转录因子 TF2B 相互作用。ERRs 这种作用形式受到转录共活化因子 PGC-1 家族的调节，有研究表明 PGC-1β 和 PERC 是 ERRα、ERRγ 的共激活蛋白。ERR 在体内的信号传导以及对 E-ER 信号通路 cross talking 的主要作用机制可能包括：①以非配体依赖的组成性活化的方式识别 ERRE 元件，调控 ERR 特异的效应基因表达；②可以通过直接与雌激素效应基因启动子的 ERE 元件结合，干扰 E-ER 信号通路作用；③或与 ER 形成异二聚体干扰而阻止由 ER 介导的基因调控；④ ERR 与 ER 竞争性结合共调节蛋白而对彼此作用产生调控（Sun，2006）。总之在 ERRs 与 ER 之间存在多个联系通路从而导致肿瘤的发生与进展（图 4-1-10）（Xu，2016）。

（三）ERRs 在子宫内膜癌中的表达和意义

1. ERRs 在子宫内膜癌中的表达

子宫内膜癌发生于子宫内膜层，其中雌激素依赖性子宫内膜癌占大多数。ERα 作为子宫内膜癌预后良好的指标（高敏，2006）。ERR 的三种亚型中，ERRα 和 ERRγ 在多种不同类型的妇科恶性肿瘤细胞株中均有表达，ERRβ 的表达水平相对较低。Aldo Cavallini 等（Cavallini，2011）的研究表明子宫内膜病变主要与 ERRα、ERRγ 密切相关。有研究表明（Fujimoto，2009），ERRα 在子宫内膜细胞向癌细胞进展的过程中发挥重要的调节作用，ERRα 表达上调与子宫内膜癌的增殖显著相关。孙蓬明等人（2012）通过转染外源性的 ERRα 编码质粒增加了 ERRa 的表达水平，提示了在转染细胞株外源性 ERRα 编码产物可能参与了子宫内膜癌的细胞生物学行为的调控。于宛琳等（2012）利用 ERRγ-shRNA（2，3）表达质粒对 ERRγ 的基因表达有沉默后，证实了 ERRγ 基因表达沉默后能抑制子宫内膜癌 Ishikawa 细胞的增殖，促进其凋亡，初步证实了 ERRγ 在子宫内膜癌细胞的发生和发展中发挥重要作用。

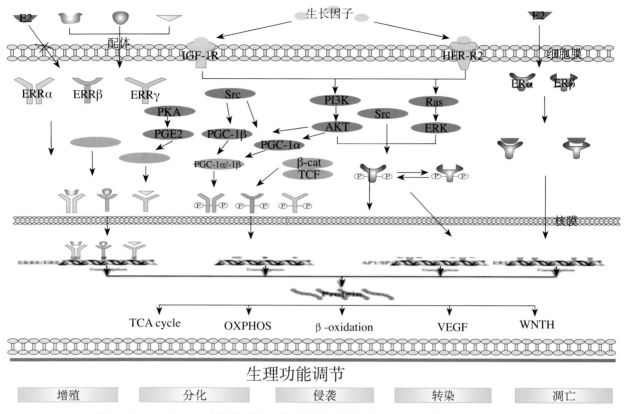

图4-1-10　ER与ERRs在肿瘤形成和进展过程之间的"cross talking"（Xu Z et al. 2016）

ERR 的表达与子宫内膜癌的 ER 表达有关。ERR α 和（或）ERR γ 过度表达，则在不同的内膜癌细胞中效果是相反的。ERRα 的过度表达促进 ERα（-）子宫内膜腺癌细胞系 Hec1A 的增殖，但抑制 ERα（+）子宫内膜腺癌细胞系 Ishikawa 增殖（Sun，2006）。孙蓬明等（2007）通过表达 HEC-1A、HEC-1B 及 Ishikawa 细胞的 ERRα 基因，发现 ERRα 过度表达是 ER 阴性的子宫内膜癌细胞的一种增殖机制。在 ERa 阳性的子宫内膜腺癌中，ERR a mRNA 的表达比率以及相对水平都低于正常子宫内膜（P= 0.049，P= 0.023），但 ERR γ mRNA 相对表达水平高于正常子宫内膜（P= 0.014）（高敏，2010）。Takuro 等（Yamamoto，2012）发现在 ERα 阳性的子宫内膜癌中 ERR γ 过度表达可抑制雌激素诱导的 ERE（雌激素受体反应元件）的转录活性从而抑制肿瘤细胞增殖，但在 ERα 阴性细胞中可刺激转录活动，促进 ERα 阴性的癌细胞生长。另外 ERRα 可促进 ER 阴性的子宫内膜癌细胞增殖，说明 ERRα 能通过雌激素 -ERα 介导和非雌激素 -ERα 介导的信号通路促进子宫内膜癌细胞的增殖（孙蓬明，2007）。ERα/ERRα 的表达失衡可能是子宫内膜细胞癌变的重要原因。研究表明，ERR γ 刺激 ERα 阴性细胞中 ERE 的转录活性，在 ERα（+）细胞中则抑制（Yamamoto，2012）。当然也有人提出 ERRs 的表达也进一步影响了雌激素诱导的反应通路，Yamamoto 等人（2012）发现在 ERα 阳性的内膜癌细胞中，雌激素的反应通路是被抑制的，而在 ERα 阴性中则是促进作用。进一步说明了 ERRs 与 ERs 通路之间的交叉作用。

2. ERRs 与子宫内膜癌的治疗

有关子宫内膜癌治疗方面的研究显示，不同的药物对 ERRα 具有不同的调控作用，产生的抗癌疗效也各有差异。Sun 等（2006）研究发现，17beta- 雌二醇可通过 ER 介导下调 ERα 阳性子宫内膜细胞系 Ishikawa 中 ERRα 的表达，此下调作用可被 ICI182780 阻断；而在 ERα 阴性子宫内膜细胞系 HEC-1A 中 17beta- 雌二醇则上调 ERRα 的表达，且此下调不受 ICI182780 阻断。ERRα 的过表达在 HEC-1A 细胞系中将促进子宫内膜癌细胞的增殖，而在 Ishikawa 细胞系中则抑制癌细胞增殖，故 ICI182780 可能不适用于 HEC-1A 细胞系的抗肿瘤治疗。高敏等（2010）在黄体酮及 TAM 两药与 Ishikawa 细胞中 ERRα 表达的相关研究中发现，黄体酮能通过上调 ERRα 的表达抑制癌细胞增殖，但不同浓度的 TAM 对 ERRα 的调控作用不同：高浓度 TAM（1×10^{-5}mol/TAM）可通过上调 ERRα 而竞争性拮抗 ERα 的表达，间接抑制 ERα 介导的下游基因转录，从而抑制癌细胞生长；而低浓度 TAM 则会促进癌细胞增殖。孙蓬明等（2012）对激素依赖性子宫内膜癌 Ishikawa 细胞株的内分泌治疗研究发现，ERRα 具有一定的抗 ER 作用，其过表达将导致 Ishikawa 细胞耐受 ER 拮抗剂 ICI182780 的诱导凋亡作用。因此为 Ishikawa 提供了一种耐受内分泌治疗的机制。毛晓丹等人（2016）用 RL952、AN3-CA（ERα+，ERRα+）和 HEC-1A，HEC-1B（ERα-，ERRα+）4 株子宫内膜癌细胞作为Ⅰ、Ⅱ型子宫内膜癌的代表，在 XCT790（ERRα 特异性拮抗剂）处理前后分别检测其 ERRα mRNA 水平，结果显示 XCT790 能明显抑制Ⅰ、Ⅱ型子宫内膜癌中 ERRα mRNA 蛋白的表达，并可以有效抑制癌细胞的增殖和凋亡。此外，发现 DY131- 一种选择性地 ERRγ 激动剂，可以抑制 ERα（+）的内膜癌细胞的生长，但能促进 ERα（-）癌细胞（Yamamoto，2012）。同时，从基础研究中可以观察到双向反应，高浓度的孕激素和他莫昔芬能通过上调 ERRα 抑制增殖，但低浓度能刺激增殖（高敏，2010）。同时，高剂量的 ICI 182780 处理，过度表达的 ERRα 能对细胞凋亡耐受（Gao，2008）。然而，在过去的几年里，植物雌激素和药物雌激素被用于癌症治疗但得不到满意的治疗效果。低浓度染料木素和大豆苷元可能会通过上调 ERRα 从而阻止 Ishkawa 细胞的增殖，而这两高浓度的植物雌激素对 ERRα mRNA 上调表达不是很明显；高浓度染料木素刺激 Ishkawa 细胞增殖，而低浓度大豆苷元是抑制作用（Zhao，2009）。ERRs 的调整障碍可能与肿瘤的生长和发展有关，增加了子宫内膜癌的内分泌治疗耐药的风险（Fujimoto，2009；Gao，2006）。因此，不足为奇的是，探索同时对抗 ER 和 ERR 的药物迫在眉睫。

3．ERR 与子宫内膜癌的预后

在有关 ERRs 与预后方面的研究，Ariazi E（2002）首先采用实时定量 PCR 技术分析了 *ERRs* 家族、*ERs* 家族、*BRCA* 家族在乳腺癌中的表达和相互关系，并评价了 ERRs 作为乳腺癌肿瘤标记物及其在癌症患者预后评估中的作用。结果表明 ERRα 与 ERα 呈现出明显相反的效应；ERRα 表达与预后差相关，ERRγ 的表达则提示预后好。Suzuki 证实了这一研究结果（Suzuki，2004）。国内魏丽惠领导的研究小组（孙蓬明，2007；孙蓬明，2006；高敏，2005；高敏，2005）首先在国际及国内报道了子宫内膜癌中 ERRα mRNA 阳性患者手术病理分期Ⅰ期的比例明显低于阴性患者，而Ⅱ~Ⅳ期的比例及深肌层浸润发生率明显高于阴性患者。ERRβ mRNA 的表达与手术病理分期、病理分级、肌层浸润及淋巴结转移均无关。ERRγ mRNA 阳性患者中，淋巴结转移的发生明显低于阴性患者，但与手术病理分期、病理分级及有无肌层浸润无关。另有研究表明，ERRα mRNA 的表达随着临床分期和入侵子宫肌层的增加而增加（Fujimoto，2009）。高敏等（Gao，2006）得出相同的结果即 ERRα 可能是子宫内膜癌预后不良的指标，而 ERRγ 高表达可能提示预后良好。Hiroshi（Matsushima，2016）等用免疫组织化学分析 50 例子宫内膜癌患者的标本，结果显示 ERRα 在所有检查组织的表达水平升高，ERRα 增加的水平与晚期临床分期以及浆液性组织学类型有关（$P<0.01$），发现 ERRα 敲除后能把细胞有丝分裂周期阻滞。研究（高敏，2006）检测了 ERα、ERRα 在子宫内膜癌组织中的表达，结果显示 ERα（+），ERRα（-）子宫内膜癌中Ⅰ期患者比例及 G1~2 者比例明显高于 ERα（-），ERRα（+）组；深肌层浸润比例明显低于 ERα（-），ERRα（+）组。张茹（2011）采用 Real-time PCR 方法检测 40 例子宫内膜癌组织 ERRγ mRNA 的表达水平，分析其与临床病理特征的关系，发现 ERRγ 子宫内膜癌中呈现高表达，且表达水平与肌层浸润程度有关，提示 ERRγ 对子宫内膜癌的发生发展起促进作用。ERRα 在雌激素依赖性子宫内膜癌中能调整雌激素诱导的活动，从而随着临床分期、子宫肌层的入侵以及分化程度，减少了 ERαand ERβmRNAs 的水平，增加了 ERRαmRNA 水平（Fujimoto，2009）。

ERRs 家族与 ER 家族尽管在基因序列和蛋白结构上具有高度的同源性，其成员并不结合天然雌激素。ER 家族和 ERR 家族在调控基因表达的核内信号传导过程竞争性识别并结合相同的某些反应元件、共调节蛋白（Sun，2006；Tremblay，2001；Tremblay，2001；Sun，2005），这些现象为我们揭示了另一层面的雌激素信号途径的调节，同时为我们更指出崭新的研究方向。ERR γ 表达是否提示恶性肿瘤对 SERM 的敏感性，而过度表达 ERRα 是否是造成激素相关性肿瘤耐受拮抗激素治疗的一种机制？在子宫内膜癌的激素治疗中，是否应同时拮抗 ERRα 才能达到治疗目的（Sun，2006，Sun，2005；Tremblay，2001）？然而限于对孤儿受体 ERRs 家族的研究才刚刚开始，这一家族成员在激素相关性肿瘤的体内信号传导通路和活化机制远未明了，上述假设还必须通过更多的研究来进一步论证。尤其是对某些非 ERα 依赖的恶性激素相关性肿瘤，这些探索就显得更为迫切。

（陈丽丽　刘贵芬　孙蓬明）

第二节　子宫内膜癌与孕激素及其受体

子宫内膜癌根据临床或内分泌的特点可分为两型，分别为型别 1 和型别 2。其中型别 1 的子宫内膜癌为雌激素和孕激素受体（progesterone receptor，PR）阳性，多与子宫内膜增生相关，且与临床上雌激素暴露及孕激素抵抗不足相关，病理多高度分化，预后较好（Bokhman，1983）。型别 2 为非雌激素相关，且与子宫内膜萎缩有关，病理多分化不良，预后较差（Bokhman，1983）。

子宫内膜癌多缺乏孕激素的保护。去除孕激素受体的配体，使 PR 失活，从而增强孕激素代谢，减少其保护作用。而且孕激素代谢物 5a- 孕烷可刺激细胞增殖，从而致癌，下调的 PR 可导致致癌作用。反而言之，提高 PR 的活性，可抑制孕激素的代谢，增强其保护作用，从而抑制肿瘤的发生。

一、孕激素的临床应用

孕激素是女性生殖系统的一种必要的激素。孕激素调节子宫内膜的生长及功能。孕激素主要作用于子宫的标靶为子宫内膜的基质及上皮细胞、子宫肌层的平滑肌细胞及宫颈的基质成纤维细胞及腺上皮细胞。孕激素在子宫内膜癌中为一种抑制剂，以孕激素为基础的激素治疗用于子宫内膜增殖及子宫内膜癌的治疗已经有超过 60 年的历史了（Yang，2011），且其分子作用机制尚不能完整地诠释。孕激素（比如醋酸甲地孕酮及醋酸甲羟孕酮）是一种保守的、非手术的治疗方法，运用于想保留生育能力的早期子宫内膜癌患者。尽管孕激素的反应率较低，孕激素同样运用于进展期癌症及复发子宫内膜癌患者的姑息性治疗。然而，雌激素依赖的分化良好的腺癌对孕激素耐药。孕激素通过孕激素受体诱导细胞分化，促进细胞凋亡，抑制肿瘤的进展来抵抗雌激素促进细胞增殖的作用（Creasman，1980；Yang，2011）。

二、孕激素应用受孕激素受体的影响

PR 是孕激素作用于子宫内膜组织的重要介质，对正常子宫的功能为必不可少的，异常的 PR 信号是子宫病理生理包括子宫内膜异位、平滑肌瘤、子宫内膜癌、宫颈癌及反复的流产的病因的主要原因（Patel，2015）。孕激素通过 PR-A 与 PR-B 发挥作用。细胞核的 PR 起到配体激活的转录因子的作用，并调节基因组的作用（Hazel，1988）；细胞表面的 PR 家族与 G- 偶联蛋白受体、单纯的跨膜受体有关，间接调节孕激素的非基因组活动（non-genomic actions）（Lee，2010）。PR-A 与 PR-B 的相对水平与转录活性可定性、定量地检测孕激素作用于子宫内膜的作用，孕激素抗肿瘤的效果取决于甾体类激素核受体的总量。PR 亚型的转录活性受到特异的转录因子及 PR 转录后修饰的影响，PR 转录后修饰可影响基因启动子的靶标。适当的时间、细胞特异性表达及 PR-A 与 PR-B 的功能对正常子宫内膜的功能有重要的影响。子宫内膜癌患者对孕激素的反应率各不相同，孕激素耐药的机制尚不清楚，下调的 PR 是治疗失败的主要原因，可通过孕激素受体来解释孕激素活动的分子机制。配体激活的 PR 在子宫内膜癌细胞中通过抑制主要的细胞信号通路，起到肿瘤抑制的作用。在 EC 进展时，PR 表达降低，导致孕激素不能对生长抑制进行调节。PR 丰富的肿瘤及 PR 缺乏的肿瘤总体的反应率分别为 72% 及 12%（Arnett-Mansfield，2001），PR 水平较高的子

宫内膜癌预后较好（Zhang，2015）。由于缺乏生物标记物来预测激素敏感性，孕激素的临床运用被限制。需要进一步对 PR 亚型作用于子宫的机制进行探索，从而进一步增加孕酮的量及以 PR 为基础的各种各样的子宫的病理的治疗的机会。

分化良好或分化不良的子宫内膜癌中，均可观察到孕激素受体（PR）表达的缺失，且与 PR-A 相关。文献已证实 PR 表达是子宫内膜癌预后评估的独立危险因素。与正常子宫内膜细胞或过度增生的子宫内膜细胞相比，子宫内膜癌细胞中 PR 的两种表型的表达丰度显著下降。

三、孕激素受体

（一）PR 的结构

孕激素受体（PR）为核类固醇受体，能高度特异结合孕激素。人类细胞核 PR 是由位于 11q22-q23 单基因（Progesterone receptor genes，PGR）编码的。PGR 的表达受到两种激活子的控制，转录形成 mRNA 编码两种主要的亚型，PRA 和 PRB。PRA（90 kD）是由近端 PR-A 启动子区域控制的，启动于第二个 AUG 转录起始密码子；然而由末梢 PR-B 启动子区域控制 PRB 为 120kD，启动于第一个 AUG 转录起始密码子（Arnett-Mansfield，2001）；其他的 PR 亚型（如 PR-C）起始于更下游的 AUG 起始位点的翻译的开始、外显子的剪接及插入（Leonhardt，2003）（图 4-2-2）；两种蛋白质构成相同的 -（A/A，B/B）和不同的 -（A/B）二聚体。PR-A 和 PR-B 属于配体激活转录因子家族，有相同的结构和功能元件（Leonhardt，2003）（图 4-2-1 和 4-2-2）。除了 PRB 有一个长的 N 端包含 164 氨基酸，其他的两种亚型是相同的（图 4-2-1）。这个区域包含 1/3 的激活函数（activation

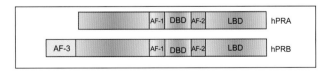

图4-2-1　孕激素受体结构要素
图中为PR瘦腿两种主要的PR亚型，PRA和PRB。PRB在N端包含额外的164个氨基酸，其中有AF-3领域。AF-3是PRB所特有的。AF，激活函数；BDB，DNA结合域；LBD，配体结合域（Yang，2011）

function，AF-3）。序列的下游形成 PRB 的 N- 端。这个序列在 A 和 B 亚型中是完全相同的，包含一个 DNA 结合域（DNA-binding domain，DBD），一段铰链区包含核定位序列（nuclear localization sequence，NLS）和一个共同调节束（co-modulators bind，Co-R）区域，和包含激活函数 2（AF-2）的配合基 -（孕激素）结合域（ligand-（progesterone）binding domain，LBD）（图 4-2-1）（Yang，2011）。PRB 独特的 N- 端部分能区分 PR-A 和 PR-B 的活动。

（二）PR 的生理及病理学功能

受体间的生理功能是不确定的，对一些变异体，尤其是对推定出来的 PR-C，由于自然的 AUG 位点缺乏上游的 Kosak 序列，其在体内的产生是不确定的。翻译起始需要 Kosak 序列（Samalecos，2008）。因此，我们主要描述 PR-A 与 PR-B。

孕激素通过细胞膜扩散结合到同源性的受体上。刺激细胞质，PR 转移到细胞核、DNA 捆绑及转录活性。孕激素同样可以通过核膜直接结合到 PRs 定位到细胞核上。要求配合基依赖的个别 PRA 和（或）PRB 分子之间的二聚作用在 DNA 上形成功能性转录因子单元。独特的 PRB 的 N- 端给 PRB 亚型授予独特的功能性特征。与 PRA 相比，PRB 对许多基因来说是一个更强的转录催化剂，但是 PRA 显然能通过抑制 ER 的功能直接抑制雌激素的活动。两种亚型都存在于基质和腺体中，认为 PRA 是存在于基质的原始形态，而 PRB 支配腺上皮。两种亚型都是子宫内膜分化及平衡所必要的。在子宫内膜癌细胞系，它们通过独特的机制促进分化：PRA 诱导细胞衰老，然而 PRB 诱导一个分泌的表现型。然而，PRA 和 PRB 都能使子宫内膜癌细胞凋亡敏感化及在 G1 到 S 期过渡中抑制细胞周期。在子宫内膜癌细胞在体外生长时，PEB 是细胞周期的效器。PRB 蛋白在分化不良的子宫内膜癌细胞系比如 Hec50 和 KLE 中不表达，说明这种亚型对维持子宫内膜分化是非常重要的。有研究表明，子宫内膜癌中，要么 PRA 和 PRB 均下调（Arnett-Mansfield，2001），要么仅有 PRA 下调（Fujimoto，1995）。

PRA 与 PRB 主要作为配体激活的转录因子。PRA 的功能与 PRB 相比，PRA 仍处于研究的状态。PRB 可能是子宫内膜上皮增殖的信号。PRB 存在于细胞质中且在不存在促进增殖的配合基的情况下

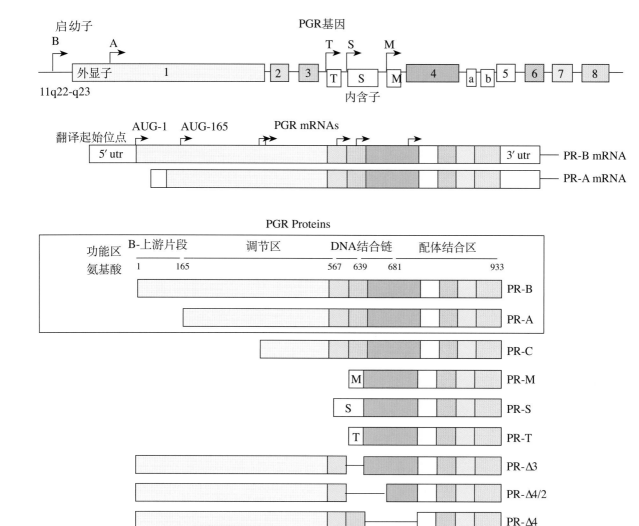

图4-2-2　PR亚型的基因结构

主要的mRNA转录是来源于翻译起始位点，由PR-B（远端）和PR-A（近端）激活子控制的。主要的蛋白产物是全长的PRB制造的从PR-BmRNA产生及从第一个AUG开始的产物，而PR-A主要是PR-A mRNA产生的及开始于第二个AUG。受体包含功能域。受体为典型的核受体家族。其他公认的剪接变体展示在图下方（Patel，2015）

与信号分子相互作用。有一些研究表明 PR-A 是复发疾病的一个独立的预后因素，PR-B 是子宫内膜癌远处转移的主要的受体。研究表明，子宫内膜细胞中 PRA/PRB 比率的下降或是 PRA 表达的显著缺失与子宫内膜癌细胞的恶性生物学行为密切相关。低 PRA/PRB 比率或 PRA 表达缺失的子宫内膜癌具有更侵袭的肿瘤生物性。

（三）PR 的相关机制

通过配体的结合，PR-A 与 PR-B 通过改变两种基因的表达模式来影响细胞的功能：①直接基因模式，通过 PRs 起到配体激活转录因子的作用直接与特异 DNA 启动子 / 增强子和转录共同调控因子来调节下游基因的表达；②直接的细胞核外的模式通过 PRs 与 Src 酪氨酸激酶在细胞质中相互作用来激活促分裂原激活蛋白激酶（mitogen-activated protein kinases，MAPKs），然后由 MAPKs 影响基因的表达（Boonyaratanakornkit，2007）（图 4-2-3）。

在一些研究中，PR-B 是作为应答孕激素的强反式激活因子，然而，PR-A 的活性较低，且在大部分的情况下抑制了 PR-B 的转录活性，尤其是 PR-A 水平高于 PR-B 的时候（PR-A : PR-B > 1）（Merlino，2007）。推测，PR-A 和 PR-B 具有相反的转录活性，而且孕激素的反应性与 PR-A : PR-B 比值相反。这种机制证实了孕激素的反应性的控制是通过靶标细胞来调节亚型的水平。然而，对全部细胞基因的分析显示 PR-A 的抑制活动在内源性基因激活子中是最小的（Khan，2012）。现在普遍认同的是，对孕激素的反应是通过 PR-A 和 PR-B 的结合，在特异的基因启动子位点，配体结合形成有特异转录活性的二聚体或异二聚体（图 4-2-4）。

PR 亚型把特异启动子作为靶标并影响多种下游基因的表达的能力定性地及定量地受到细胞及特定环境的影响，通过：①转录的辅助调控因子与 PRs 借助于基本的转录机形成功能桥（Khan，2012）；② PRs 与其他的转录因子比如 NFkB（Kalkhoven E，1996）、激活蛋白 1（activating protein 1，AP-1）（Bamberger AM，1996）和特异性蛋白 1（specificity protein 1，SP1）（Faivre，2008）功能性相互作用；③翻译后修饰作用（post-translational modifications，PTMs）包括丝氨酸磷酸化作用、PR 的泛素化及类泛素化，影响他们的稳定性、转运、转录活性及靶标基因的选择性（Abdel-Hafiz，2014；Knutson，2012）（图 4-2-5）。

许多活化转录因子（共激活剂或抑制剂）的调节是调整 PR 调节基因转录的关键，引起特异靶标基因的激活或抑制。比如，p160 类固醇受体共激活剂（steroid receptor coactivator-1，SRC-1）为

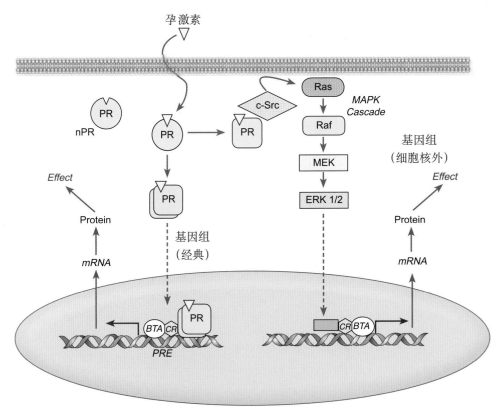

图4-2-3　PR活动的基因信号通路

与配体反应，PRs产生构型的改变及二聚化。受体在细胞核位点的改变，这个位点可作为配体激活的转录因子。受体同样活化细胞质信号级联放大比如ERK/MAPK途径与细胞核外信号分子直接相互作用。BTA，基础转录装置；CR，辅调控因子（Patel，2015）

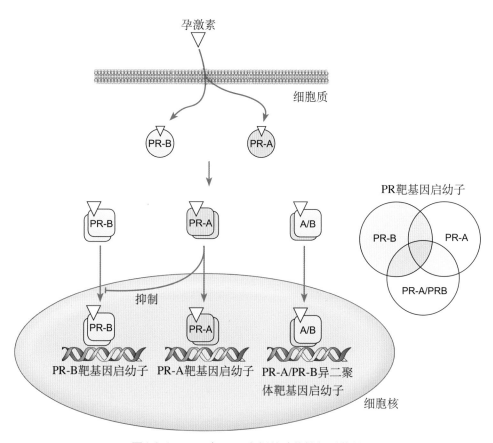

图4-2-4　PR-A 与 PR-B 之间的功能性相互作用

基于配体结合的情况，受体形成转录活跃的相同或不同的二聚体，影响到特异的或普通的基因组的表达。在一些激活子中，PR-A同样作为 PR-B的反式抑制剂（Patel，2015）

PR 的转录辅激活蛋白，与 PR 配体相互作用，能招募组蛋白乙酰转移酶及甲基转移酶特异基因启动子区域，通过改变染色质的雌激素通过雌激素受体 α（estrogen receptor-α，ERa）刺激子宫细胞表达 PGR 基因，因此在雌激素的存在下孕激素具有反应性。孕激素通过配体诱导 PR 的磷酸化稳定减少 PR 的水平，这增加转录活动，但同样通过蛋白酶体降解靶标蛋白诱导 PR 泛素化（Abdel-Hafiz，2014）。通过泛素化蛋白酶体的途径，配体的存在同样有助于 PR 特异辅调节因子的下调（Amazit，2011）。因此，配体的存在，PR 的水平（尤其是 PR-B）与转录活性成逆相关。

PR 的活动可以在四个不同的层面被抑制：① PR 活动可以在转录水平通过外源的调节抑制，比如 PR 启动子及内部的外显子的甲基化（Ren，2007），启动子的甲基化作用可减少基因的表达，

为肿瘤抑制缺失的一个机制；② miRNAs 在转录后水平抑制 PR 的活动（Tessel，2010），尽管这点还没在子宫内膜癌中验证过；③小泛素类改性剂（small ubiquitin-like modifier，SUMO）蛋白在翻译后水平调节 PR 活动（Abdel-Hafiz H，2009）；④ PR 稳定的在负反馈环中调节涉及配体抑制的降级（Qiu，2003；Yang，2014）。

这些数据说明外源性调节和孕激素相结合作为子宫内膜癌治疗策略的基本原理。

孕激素可直接作用于内膜样腺癌细胞的血管内皮生长因子（vascular endothelial growth factor，VEGF）的基因转录，从而抑制内膜癌细胞的血管生成，还可减少子宫内膜癌细胞表面的硫酸酯，从而减少细胞与层粘连蛋白结合，降低肿瘤的侵犯和转移能力。Oehler 等（2002）认为，孕激素抵抗雌激素导致内膜癌危险性的机制可能与其上调子宫内

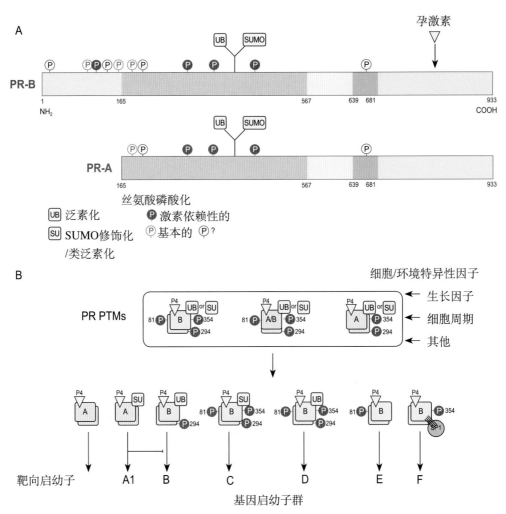

图4-2-5　A.已知的丝氨酸磷酸化位点及PR-A和PR-B的泛素化、类泛素化也就是配体结合反应和（或）对其他生长因子及其他激酶的反应。B.解释PRs调节孕激素在不同细胞类型及不同生理情况的多效性活动的机制（Patel，2015）

膜上皮细胞中的 Wnt27 信号通路有关。

　　孕激素治疗明显能影响子宫内膜癌的组织病理学特点（Wheeler，2007）。孕激素治疗减少了腺体与基质的比率，腺细胞性、核分裂活动、细胞学的非典型性。此外，孕激素抗促性腺激素的活动，抑制了卵巢产生的内源性雌激素（Banno，2012）。孕激素可减少子宫内膜细胞 ER 的表达并激活子宫内膜细胞 2 型 17 羟类固醇脱氢酶和磺基转移酶将雌二醇转换为雌酮使雌二醇失去活性。子宫内膜癌与孕激素突变、PR 应答基因的突变有关，PR 应答基因的表达被认为可调节抗增殖和孕激素的免疫抑制活动（Wheeler，2007）。PR 应答基因比如叉头蛋白 O1（forkhead box protein O1，FOXO1）为子宫内膜癌中细胞衰老的调节器（Kyo，2011）。转

录因子 FOXO1 是下游磷酸酰肌醇酶 -3、AKt 信号途径的靶标，同样，FOXO1 是细胞周期的调节器，在细胞凋亡中起到作用。FOXO1 在子宫内膜中为减少的，孕激素治疗可增加其表达，这主要是 PR-B 受体调节的（Ward，2008）。在子宫内膜癌细胞中孕激素通过 PR-B 诱导抗分裂素、胰岛素样生长因子（insulin-like growth factor binding protein 1，IGFBP-1）结合蛋白 -1 的表达（Nakamura，2012）。IGFBP-1 要求上游 FOXO1 基因结合到其启动子，发挥孕激素诱导的抗增殖效果。因此，*FOXO1* 是子宫内膜癌肿瘤抑制的关键基因。

　　孕激素和 PR 同样通过细胞周期依赖蛋白激酶（cell-cycle dependent kinases，CDKs）调节抗增殖效应（Banno，2012）。CDKs 通过与其他转录因

子包括 PR 之间的相互作用推动细胞周期（Hagan，2011）。这被认为是孕激素 /PR 诱导诱导乳腺癌上皮细胞增殖的机制及乳腺癌的病因（Hagan，2011）。P27 为细胞周期素 E/CDK2 的抑制剂，孕激素诱导 P27 的表达，从而抑制细胞周期（Banno，2012）。

另有研究认为大剂量孕激素可激活单核巨噬细胞系统。Fas 抗原（又称 CD95 或 Apo21）及其天然配体 FasL 是介导细胞凋亡的细胞膜分子，孕激素通过调节 Fas/FasL 的表达促进内膜癌细胞凋亡；孕激素可诱导周期依赖性酶抑制剂 p21 和 p27 的产生，减少内膜增殖细胞的数量，通过 PRB 下调细胞黏连分子来抑制人体内膜癌细胞的生长。

Yang 等通过外源性组蛋白脱乙酰酶抑制剂处理细胞的调整检测了再子宫内膜癌中恢复 PR 表达的可能性。他们发现，脱乙酰化酶抑制剂提高 PR 的表达且使孕激素在多种子宫内膜癌生理相关的靶基因上反应。这些靶基因包括 *FOXO1*、*p21* 和 *p27*（Yang，2014）。这种治疗方法可以应用于使子宫内膜对孕激素治疗敏感。

（四）孕激素受体表达的影响因素

孕激素受体表达多重受体剪接变异体，这些受体剪接变异体在肿瘤细胞中发挥不同的功能，对个体预后及治疗反应的影响不同。Maciej Skrzypczak 等的研究表明 PR 及 5 种 PR 转录亚型在子宫内膜癌中明显减少，25% 的 G3 样本 PR 转录不表达。与绝经后妇女相比，癌中 PR 的转录水平明显较低。在 PR 的剪切体 PR-D5、PR-D7、PR-D2/3、PR 外显子 a、PR-D5/6、PR-D3/4/5 和 PR-D4/5/6 中可以观察到相同的结果。在正常对照组与癌症病人相比，其他的 PR 剪切体的转录水平无显著性差异。PR-A 在子宫内膜癌中表达水平显著高于正常对照组，而其他的表达则比较低。剪接变异体优先在 G1 及 G2 期肿瘤中表达，总 PR 及 PR 剪接变异体单独表达的表达与 PTEN 显著相关（Skrzypczak，2015）。

分子的改变比如说致癌基因的激活及抑癌基因的失活是子宫内膜癌发生的关键的步骤。*K-ras*、*CTNNBI* 和 *PTEN* 的丢失与突变常见于型别 1，而 PT53 和 HER2 受体氨基酸激酶的改变常见于型别 2（Cirisano，1996）。在子宫内膜癌中另外一个分子的改变就是促进生长的基因比如细胞周期素蛋白的超表达，其与子宫内膜的型别无关，且预后较差

（Tsuda，2003）。

子宫内膜是由上皮和基质组成，两种不同的细胞类型有着独特的功能及对甾体激素的反应能力（Cunha，2004）。*PTEN* 是在子宫内膜癌中最常见的突变基因，*PTEN* 是染色体 10q23 上的一个抑制基因，编码了脂质及蛋白磷酸酶，有助于调节增殖、分化和凋亡过程。*PTEN* 肿瘤抑制基因是通过致癌磷脂酰肌醇 3 激酶（oncogenic phosphatidylinositol 3-kinase，PI3K）信号通道调节的，PI3K 涉及致癌作用。子宫内膜癌中，PR 在基质大量表达，然而子宫内膜上皮 PTEN（PTENKO）丢失。*K-ras* 活化的肿瘤中，基质中 PR 的丢失可诱导孕激素的耐药，说明通过基质的旁分泌对孕激素的治疗效果是必要的。缺乏 *PTEN* 的子宫内膜癌对孕激素治疗敏感，然而，当 *K-ras* 激活且缺乏 *PTEN*（PTENKO/*K-ras*）的子宫内膜癌为完全激素耐药。内源性孕激素的耐药性起源于肿瘤微环境中 PR 的甲基化作用。在使用孕激素治疗启动子持续活化的肿瘤中，添加缺失的基质 PR，结果表明基质 PR 的信号能引起激素的反应。最近的研究表明，可以通过外源性调节器，能将 PR 阴性的肿瘤转换成 PR 阳性的肿瘤（Yang，2014）。PR 的表达可以通过 HDACi 修复。长期丢失激素受体的表达的肿瘤中，高浓度的 LBH589 是恢复 PR 水平所必需的。LBH589 提高 PR 的表达，抑制了 Myc 及其下游转录靶标 CDK4 和 CAD 的表达（Kavlashvili，2016）。在肿瘤的基质中，外源性 PR 的过度表达，能使 *PTENKO*/*K-ras* 肿瘤对激素治疗敏感化。外源的基质 PR 可能是一个潜在的激素抵抗子宫内膜肿瘤的治疗靶标，基质中 PR 的表达可能成为一个预测激素治疗的可靠的生物标记物（Janzen，2013）。基质孕激素受体的缺失可使激素敏感性的肿瘤转换为激素抵抗的肿瘤。调整肿瘤的微环境可以改变子宫内膜癌激素抵抗的情况。

PR 调节基因被认为是子宫内膜癌的一个重要的抑制基因（Yang，2011），能调节细胞的黏附、侵袭、凋亡、增殖、细胞周期。有研究发现，子宫内膜癌中，Akt 过于活跃。AKT 为丝氨酸 - 苏氨酸激酶，受 PI3K 的调节，影响细胞的增殖及凋亡。最近，对癌症基因组图谱分析发现，大于 90% 的子宫内膜癌在 PTEN/PI3K 途径中有遗传异常，提高了 Akt 的活性（Kandoth，2013）。在 *PTEN* 突变的子宫内

膜癌中，极度活跃的 Akt 信号能下调 PRB 的转录活动，导致孕激素总体反应率下降。在 Ishikawa 细胞中利用 Akt 抑制剂（MK-2206，MK）抑制 Akt，联合孕激素治疗（R5020），能上调 PRB 的靶标基因。Ishikawa 细胞稳定表达 PRB。通过对 Akt 调节的靶标基因的分析，血管生成可能是 Akt-PRB 调节的过程。抑制 Akt 从而上调 PRB 靶标基因的表达，14-3-3σ 是必要的。14-3-3σ 蛋白是一种高度守恒的蛋白家族，是信号转导、细胞周期调节及转录调节的关键的介质。最近的研究发现，通过抑制非基因组的孕激素调节去重新激活 PI3K/Ak 通路，能改变对孕激素的耐药性（Janzen，2013）。在 PTEN 突变的子宫内膜癌的老鼠模型中可观察到，联合 MK-2206 和孕激素治疗能减少血管生成及增殖，但并不能明显减少子宫的重量（Lee，2016）。PR 具有调节血管的渗透性的功能，并能导致子宫内膜生理的水肿（Goddard，2014）。

在子宫内膜癌中，雌激素诱导 PR 表达的扩增及 Myc 的减少。孕激素增加 PR 的活动，并抑制 Myc mDNA 及蛋白质的表达。超表达的 PR 通过腺病毒的转导在 ER 缺乏的子宫内膜癌细胞显著抑制 Myc 和 Myc- 调节基因的表达。分析子宫内膜癌的肿瘤基因组图谱发现 PR 的表达与 Myc 下游的转录靶标 SRD5A1、CDK2 和 CCNB1 成负相关（Kavlashvili，2016）。

KAI1 是一个非常重要的肿瘤转移抑制基因，KAI1 的失活在肿瘤转移过程中起到非常重要的作用（Tang，2014）。同样，KAI1 的表达在子宫内膜癌中处于抑制状态（Liu，2003）。MMP 和 KAI1 在子宫内膜癌的侵袭中起到非常重要的作用（Weigel，2012）。在子宫内膜癌中，PR 与 KAI1 蛋白及基质金属蛋白酶 9（matrix metalloproteinases9，MMP-9）之间成正相关的关系（Grybos，2014）。PR 的表达能提高 KAI1 的表达，抑制肿瘤细胞的移动及转移（Zhang，2013）。现在的研究表明，MMP-9 在 PR 高表达的子宫内膜癌中有较高的表达。

孕激素受体膜成分 1（progesterone receptor membrane component 1，PGRMC1）影响子宫内膜癌对药物的反应性。PGRMC1 是一种单纯的跨膜生长的蛋白，能起到非典型孕激素受体的作用（Peluso，2014）。孕激素治疗抑制 PGRMC1 完整

的细胞的有丝分裂，而不抑制缺乏 PGRMC1 细胞的有丝分裂。PGRMC1 调节孕激素受体抗有丝分裂的活动，用多柔比星处理 PGRMC1 完整的细胞导致细胞死亡的显著增加，然而，在 PGRMC1 缺乏的细胞中，对孕激素治疗并不反应。在化疗中，PGRMC1 能促进肿瘤细胞的活性。PGRMC1 在子宫内膜癌的细胞增殖及药物抵抗力中发挥重要的作用（Friel，2015）。

（五）PR 与子宫内膜癌

PR 在管理子宫内膜的功能中起到一个重要的作用。PR 表达模式的改变可能在子宫内膜癌的发病机理及在肿瘤发生中类固醇受体的丢失上发挥重要的作用，常与侵袭性临床过程及子宫内膜癌的不良预后相关。

孕激素治疗的反应与激素受体的表达相关，尤其是孕激素受体。然而，许多进展期的肿瘤并不表达 PR。与良性的组织相比，子宫内膜癌中 PR-A 的表达较低，基质的表达显著高于上皮细胞中 PR-A 的表达。PR-B 在子宫内膜癌上皮及深部腺体中的表达是低的，在肿瘤外区域的表达是高的。同样，在子宫内膜癌基质中可以观察到 PR-B 的表达是升高的（Kreizman-Shefer，2014）。

高级别的子宫内膜癌包含子宫内膜 3 级（EC3）、浆液性子宫内膜（endometrial serous carcinoma，ESC）、透明细胞、未分化癌、癌肉瘤。高级别的子宫内膜癌占 30%，然而其死亡率占 75%（Hamilton，2006）。PR 和 ER 在 EC3 中的表达明显高于 ESC，尽管只有 ER 的结果是差异的。两者 ER 联合 PR 的表达均较高。ER 和 PR 的表达与总生存率之间有明显的关系，PR 可以明显延长总生存率。PR 的表达联合其他因素比如年龄、分期、淋巴管侵袭、淋巴结及大网膜迁移等进行评估，发现骗人的表达与这些可变因素的关系在 ECS 中并不显著。分期及淋巴管侵袭与 PR 的表达之间的联系在 ESC 中有统计学意义。PR 的表达与 EC3 的生存显著相关，且能延长生存时间。在 ESC 中，PR 的表达能明显增加 1/2 期的生存，而不能增加 3/4 期的生存。在 ES 中，可增加 3/4 期的生存。因此在 PR 表达且淋巴结无侵袭的情况下可明显改善 EC 和 ESC 的生存。在子宫内膜癌中，PR 表达的患者比 PR 不表达的存活更长（Köbel，2016）。在

G3 期子宫内膜癌中，PR-B 下调与患者不良预后相关（Sakaguchi，2004）。

G3 阶段的子宫内膜癌常见于型别 2，它们有相似的临床数据、不良生存、ERa- 和 PR- 阴性（Skrzypczak，2015）。Voss MA 等用免疫组织化学（immunohistochemistry，IHC）方法研究报道了 PR 受体在子宫内膜癌 G3 期中不表达（Voss，2012）。一部分的 G3 患者可以从激素治疗中获益，比如说促孕激素。超过 3/4 的 G3 期肿瘤 ERa- 和 PR- 亚型的表达引出一个问题即这些肿瘤对激素及内分泌治疗反应的程度是怎么样的尚未可知。

（黄梅梅　孙蓬明）

第三节　子宫内膜癌与雄激素及其受体

一、雄激素

（一）雄激素的来源和代谢及其与子宫内膜癌的关系

血循环中水平最高的雄激素包括睾酮（睾酮主要由卵巢产生）、雄烯二酮（A4）（在肾上腺和卵巢的产生量基本相等）及硫酸脱氢表雄酮（DHEAS），可以在局部由 5α 还原酶活化（即睾酮至 DHT）及 17β 羟基类固醇脱氢酶（17βHSD）活化（即 A4 至睾酮）。流行病学调查显示，雄激素可能在 Ec 的病因中发挥重要的作用。李琳等（2015）选择了 30 例正常子宫内膜患者（对照组）及 40 例子宫内膜癌患者（观察组），采集两组外周静脉血和卵巢静脉血，用化学发光法检测血清睾酮水平。检测到观察组外周静脉血睾酮水平高于对照组（$P < 0.05$）；卵巢静脉血睾酮水平亦高于对照组，但差异无统计学意义，提示睾酮可能参与了子宫内膜癌的发生发展。同时观察组睾酮随肿瘤 FIGO 分期升高、肌层浸润深度增加而降低（P 均 < 0.05），与肿瘤分化程度、淋巴结转移、腹腔积液或腹腔冲洗液细胞学结果无明显相关性（P 均 > 0.05）。两组卵巢静脉血睾酮水平均较外周静脉血增高（P 均 < 0.05）。提示监测血清睾酮水平有助于预测子宫内膜癌病情及指导其治疗。Rizner 等（2006）的研究显示，将 A4 转化为睾酮的 17βHSD5 表达失调，与 Ec 组织中 17βHSD5 mRNA 表达增加有关。Sinreih 等（Sinreih，2013）研究了 47 例 I 型 EC 患者孕激素合成和代谢过程中的基因表达，结果发现，EC 组织中 CYPIIAl 及 STAR 基因（孕激素合成限速酶）表达减少，而 EC 患者外周血中孕激素水平并没有明显变化，因此认为，相对于外周血中激素水平来说，局部甾体激素的代谢及转化在决定肿瘤组织内激素的生物活性时更为重要。另外，该研究还发现，与邻近的子宫内膜组织对比，肿瘤组织中 5α 还原酶表达减少了 3.7 倍，17βHSD2 表达增加了 3.0 倍，同样说明肿瘤内部雄激素代谢改变的可能。这种表达的改变与 EC 组织中睾酮转化为双氢睾酮（DHT）减少（5α 还原酶活性降低）及睾酮转化为 A4 增加（17βHSD2 活性增高）所导致的雄激素活性降低相一致；而 A4 是芳香酶的优先底物，说明，子宫内膜癌组织中雄激素代谢可能更倾向于转化为雌激素来发挥效应。研究发现在良性子宫内膜和内膜癌组织中均发现雄激素和芳香化酶活性，提出内膜癌中芳香化酶活性通过将雄激素转变为雌激素在子宫内膜恶变过程中发挥重要作用（Hackenberg，1996；Lovely，2000；Miller，2002；Ferro，2002）。而且芳香化酶抑制剂可能可以用于抑制内膜癌的发生（Miller，2002）。有研究显示雄激素可能具有抗细胞增殖的效应（Matvsiak，2015）。因此有学者提出，雄激素效应（指雄激素作用后所产生的一系列病理生理反应）可作为疾病治疗的潜在靶点。

（二）雄激素、雌激素与子宫内膜癌

绝经后雌激素由肾上腺和卵巢来源的雄激素转化而来，雌激素可以促进内膜细胞癌变，细胞色素 P450 参与催化雄激素转变为雌激素，导致内膜癌发生，局部雄激素及局部芳香化酶活性与这一过程相雄激素促进还是抑制子宫内膜癌的发生，相关文献报道尚有争议。有研究发现 17α- 甲基 -17β- 羟基雌 -4，9，11- 三烯 -3- 酮对内膜癌细胞具有明显的剂量依赖性抑癌作用，提示传统激素治疗无反应的内膜癌应用雄激素可能有一定疗效（Rao，1991）；然而也许多研究显示子宫内膜癌高危妇女中血浆雄烯二酮和睾酮水平升高，升高的循环雄激素有促进 I 型子宫内膜癌发生的作用。欧洲癌症与营前瞻性研究委员会（EPIC）最新研究分析了 223 例内膜癌患者和 446 例正常妇女，结果显示，游离睾酮

水平升高与 EC 发病风险显著相关，而雄烯二酮及硫酸脱氢表雄酮水平与 EC 发病风险无关（Allen，2008）。多中心前瞻性临床研究提示，雌激素、雄激素与内膜癌发生存在正相关，雄烯二酮和睾酮水平升高使 EC 发生危险增高的效果似乎是通过转变为雌激素发生的（Lovely，2000）。子宫内膜组织有雄激素受体，但是雄激素对内膜细胞增生无任何直接刺激作用，内膜癌体内模型证实，加入雌激素明显促进内膜癌生长，加入雄激素对高分化内膜癌无生长促进作用（Rao，1991；Miller，2002）。也有研究提示雄激素使细胞增生率下降，因此，血浆雄激素与内膜癌危险的关系主要考虑为在绝经后妇女血浆雄激素水平，特别是雄烯二酮升高在外周转化为雌激素而增加发病风险，而在绝经前妇女卵巢内雄激素过剩对卵泡萎缩有作用，并且可导致慢性无排卵和降低孕激素水平。

（三）雄激素、雄激素受体

雄激素通过与其同源受体雄激素受体（androgen receptor，AR）结合后调控基因的表达。甾体激素代谢酶的表达水平与活性决定局部雄激素的生物活性，从而影响正常组织与癌组织中 AR 依赖的信号传导。AR 的转录活性由内源性雄激素（如睾酮和 DHT）调控。DHT 是最有效的内源性 AR 激动剂，而 A4 和 DHEAS 与 AR 的结合力非常低（Navarro，2015）。有研究显示，子宫内膜间质细胞和上皮细胞均表达 5α 还原酶蛋白（Labrie，2015）。另有研究显示，A4 可上调子宫内膜间质细胞芳香酶 mRNA 的表达（Zhao，2014）。提示，局部雄激素的代谢及生物活性对于调节子宫内膜的甾体激素微环境有重要意义。

二、雄激素受体

（一）结构特点

AR 是类固醇激素受体家族成员，属于受配体激活的细胞内转录因子，其编码基因位于 X 染色体的 q11~q12 区，其编码一条相对分子质量约为 110 000 的蛋白，由 910 个氨基酸组成。整个分子包含 4 个不同功能区：①位于 N 端的转录激活区（NTD），该区域包含两种多聚体（多聚谷氨酸及多聚脯氨酸），多聚氨基酸结构被认为在转录激活方面起重要作用；②位于 C 端的配体结合区；③具有胞核定位信号的铰链区；④ DNA 结合区。而 DNA 结合区又分为 2 个亚区，每个亚区含有 4 个高度保守的半胱氨酸残基与 1 个锌指结构，该区与孕激素受体及糖皮质激素受体的同源性达 8％以上（Matsumoto，2013）。

1. AR 基因的改变与子宫内膜癌　各区域之间分子的相互作用对于调控受体活化是非常重要的（Shohat-Tal，2015）。研究最多的 AR NTD 多肽现象是 CAG 重复序列编码的多聚谷氨酰胺重复。CAG 重复区域长度与 AR 转录活性呈负相关。有研究发现，NTD 的 CAG 数量及 GGN 重复与 EC 的进展状态相关，在良性肿瘤以短重复更常见，而其在 EC 中的表现如何尚无明确的报道（McGrath，2006）。多名研究者已发现与正常子宫内膜相比，在子宫内膜癌患者中功能性 AR（CAG）n 重复数增多（Yaron，2001；Ju，2007）。但 Yang 等人检测，发现子宫内膜癌患者 AR（CAG）n 的重复长度与对照组之间差异无统计学意义（Yang，2009）。单核苷酸多态性（single nucleotide polymorphism，SNP）是指基因组 DNA 中某一特定核苷酸位置上发生了转换、颠换、缺失或插入等变化。McGrah（McGrath，2006）等在 2005 年发现 AR SNP 与子宫内膜癌之间没有明显关系。但是随着病例数的增加及研究技术的提高，Yang 等（2009）在 2009 年发现 AR SNP rs6125、rs1204038 及 rs1337082 与子宫内膜癌患病风险相关，而其中 AR SNP rs 6152 与子宫内膜癌相关性最显著（$P=0.02$）（Yang，2010）。AR 是一些前体蛋白翻译后修饰的目标，包括乙酰化、磷酸化、甲基化、蛋白化及蛋白修饰（Coffey，2012）。在细胞应激状态下，AR 蛋白修饰可以在核基质中富集 AR，使得 AR 转录活性降低，最终导致在恶性肿瘤发生过程中雄激素信号的缺陷（Rytinki，2012）。由于配基的活化以及生长因子或其他信号级联通路，可出现 AR NTD 的丝氨酸残基磷酸化，从而进一步影响该区域的二级结构（Kumar，2012）。

2. AR 的其他变化与子宫内膜癌　除了 AR 基因变化，其他关于 AR 在子宫内膜癌中的研究进展包括 Chen 等（2014）发现 AR 可以增加 CD133 的表达水平，从而介导了子宫内膜癌细胞对顺铂类化疗药物的耐药性。在信号通路调控方面，Sahlin 等（1994）通过在兔子子宫模型中检测胰岛素样生长因子 1 信使 RNA 水平的方法，发现睾酮和双氢睾酮能提高兔子子宫中胰岛素样生长因子 1 信使 RNA 水平，从而提示在子宫中 AR 在与雄激素结合后可能促进胰岛素样生长因子 1 通路的表达水平。AR 还可以在细胞质内直接与细胞通路（如 Src、Akt）相关蛋白反应，通过细胞通路调节细胞增殖、侵袭、血管新生等细胞功能（Shah，2013）。

（二）AR 在子宫内膜癌中的表达与作用

1. AR 在子宫内膜癌中的表达　关于 AR 在 EC 组织中表达情况的研究很有限。有研究显示，在 Ec 细胞及组织中有雄激素受体（AR）的表达（Matvsiak，2015）。Ito 等（2002）在 44 例（100%）子宫内膜样癌的间质细胞及其中 39 例（89%）的癌细胞中检测到 AR 呈阳性表达，在 80% 的癌细胞中检测到 5d 还原酶 1 型及 2 型的表达。对子宫内膜癌组织分析后也证实了其表达 AR mRNA。相反，Sasaki 等（2000）研究显示，89 例 EC 患者中，仅 19 例 AR 表达阳性，但这 89 例患者的病理类型并未严格统一。一项关于子宫肉瘤的研究显示，在子宫癌肉瘤、平滑肌肉瘤或内膜间质肉瘤组织中均未检测到 AR 的表达（Koivisto-Korander，2011）。Kamal（2016）的研究显示与增生期子宫内膜相比，绝经后内膜上皮 AR（$P<0.001$）表达更高，这也持续在增生的上皮和低级别的内膜癌（LGEC）中。

2. AR 在 EC 组织中表达意义①在不同级别和分期的子宫内膜癌中，研究显示随着 EC 从高分化向低分化进展，AR 蛋白表达水平下降。Matysiak 等（2015）检测了 Ⅰ 型 EC（包括高分化及中分化）组织的上皮细胞及间质细胞核中 AR 的表达，结果发现，上皮细胞中 AR 的染色并非始终平衡分布，在低分化上皮细胞呈散在分布，在所有期别的间质细胞核均检测到有 AR 的表达，但血管组织的免疫组化染色为阴性。Kamal（2016）的研究证实了与 LGEC 相比，高级别的内膜癌 AR（$P<0.0001$）显著降低。不像 PR，AR 在转移病灶中的表达显著（$P<0.039$）高于原发性肿瘤。Meiting Qiu 等人（2014）证实 AR 的高表达与内膜癌的病理分

期有确切相关。AR 在 G3、G2 期的表达明显高于 G1（$P=0.040$）。以上研究证实雄激素受体的表达与临床病理的有关。②同时有较多学者对 AR 与 EC 的预后进行研究，AM Kamal（2016）调查显示 AR 的缺失，伴有或不伴有 PR 的缺失皆与低无病生存期（分别 $P<0.0001$，$P<0.0001$）有关，提出雄激素受体可能为子宫内膜癌临床相关的预后指标以及潜在的治疗靶点。这与他人的报告是一致（Kamal，2016；Matysiak，2015；Qiu，2014；Tanaka，2015；Tangen，2014），AR 和 PR 同时发生缺失则有高复发的风险。此外 AR 和 PR 的缺失已经明确与不利的临床病理参数（如高级别、深肌层侵袭、宫颈基质细胞累及、FIGO 分期晚期等）相关。③对子宫内膜癌转移的研究中，Ingvild 等（Tangen，2016）检测 AR 在子宫内膜癌前病变、原发灶和转移的表达水平，发现与雌激素和孕激素受体相比，AR 的表达在转移性病灶中更为常见。在大部分病例中，原发灶和转移灶的 AR 状态是不一致的。AR 蛋白水平明显与生存相关（$P<0.001$），AR/ERα 可以识别一部分结局比较差的患者。相对于 ERα，对于高表达 AR 的患者来说有针对于 AR 的治疗可能获得的利益更大。另有一项纳入 35 例的研究报道了 AR 的缺失与去分化之间显著关联（Kato，1985）。研究提示 AR 与 EC 的转移和分化相关。

近年来 AR 与肿瘤的研究取得了重大的进展，尤其是在引入 Chip-sep 技术和 ARTP（adaptive rank-truncated product）研究技术之后，此领域的发展更快。目前仍有许多亟待解决的问题，如进一步发掘 AR 作用的信号转导通路；完善 AR 在肿瘤中的突变位点谱，用于未来的基因水平诊断；探索 AR 与其他激素受体之间的关系，用于未来可能的雄激素与多种激素的联合治疗等。但是目前 EC 肿瘤组织局部雄激素的代谢可能更倾向于转化为雌激素而发挥作用，但雄激素是否直接影响肿瘤的发生，或雄激素是否可作为雌激素前体而单独发挥作用，目前仍不清楚。因此，还需要进一步的深入研究以更好地了解雄激素及其受体在 EC 发生、发展过程中的作用。

（刘贵芬　孙蓬明　魏丽惠）

第四节　慢性炎症微环境与子宫内膜癌

炎症与肿瘤的关系一直备受关注，体内、外研究发现，炎症对肿瘤的影响是复杂，且是双向的，急性炎症反应可能通过杀伤致肿瘤的高危致病菌，及分泌某些炎症因子抑制肿瘤发生，而慢性炎症反应则可能通过某些机制促进肿瘤发生（Shivappa et al，2016）。研究显示，25% 的肿瘤发生与感染或物理化学因素造成的慢性炎症有关（Balkwill, et al，2012），多种致癌因素，如化学物质、创伤处的释放底物、微生物抗原等，通过募集炎症细胞、促进活性氧释放等途径导致 DNA 损伤；在持续的炎症状态下，DNA 损伤无法修复，导致突变累积，至细胞恶性变，最终发生恶性肿瘤。另一方面，肿瘤微环境中的炎症细胞和炎症因子以促进肿瘤细胞增殖并抑制突变细胞的凋亡，同时还促进肿瘤部位血管生成，促进肿瘤发展（Liang et al，2016）。

肥胖、胰岛素抵抗、氧化应激、缺氧等都可形成慢性炎症肿瘤微环境，促进肿瘤发展（Egners et al，2016；Poloz et al，2015）。在肿瘤炎症微环境中发挥作用的炎症细胞包括白细胞、巨噬细胞及自然杀伤细胞（NK）等，其作用主要通过分泌相应炎症因子实现（Massague，2008）。肿瘤局部的巨噬细胞作用复杂，主要与巨噬细胞的亚型有关，M1 型巨噬细胞抑制肿瘤发生，而 M2 型巨噬细胞，即肿瘤相关巨噬细胞（tumor-associated macrophages，TAMs），可通过分泌 IL-6、IL-8 等促进肿瘤发生，加速肿瘤发展，并影响抗肿瘤治疗的效果（Belgiovine et al，2016）。

综上，炎症微环境与子宫内膜癌的发生发展密切相关，慢性炎症、胰岛素抵抗和雌激素暴露是子宫内膜癌发生的三大主要因素（Dossus et al，2013；Mu et al，2012）。本节就慢性炎症微环境在子宫内膜癌发生发展中的作用相关研究进展概述如下。

一、炎症细胞在子宫内膜癌发生发展中的作用

巨噬细胞、淋巴细胞和白细胞等炎症细胞均在子宫内膜癌发生发展中发挥重要作用。

肿瘤相关巨噬细胞（TAMs）的研究发现，TAMs 的浸润数量与子宫内膜癌的病理分期呈正相关，内膜癌及癌前病变的巨噬细胞数量较子宫内膜增生过长及正常子宫内膜组织显著增加，且随着内膜病变由增生过长向癌转变，TAMs 的浸润部位由间质向腺上皮区域转移（Dun et al，2013）。TAMs 在内膜癌灶中的浸润数量与内膜癌的病变进展程度及微血管密度正相关，并与孕激素受体表达及孕激素治疗效果呈负相关（Belgiovine C et al，2016）。TAMs 可在 IL-33 刺激下产生 IL-31，参与 Ⅱ 型 T 辅助细胞（Th2）反应，促进肿瘤发展；内膜癌患者血清 IL-33 和 IL-31 水平较正常患者显著增高，其水平与内膜癌分期、肌层浸润深度及淋巴结转移等有关（Zeng et al，2016）。临床及实验研究提示，在肿瘤发生的初始阶段，巨噬细胞形成的炎症微环境可诱导细胞基因突变及肿瘤发生；随着肿瘤进展及恶性程度增加，巨噬细胞可刺激血管生成、促进肿瘤细胞的浸润转移，并抑制抗肿瘤免疫反应；巨噬细胞和肿瘤细胞通过 EGF-CSF1（epidermal growth factor-colony stimulating factor 1，表皮生长因子 - 细胞集落刺激因子 1）旁分泌作用促进肿瘤细胞转移；CD4+ T 细胞或肿瘤细胞通过分泌 IL-4 诱导巨噬细胞极化为促进肿瘤转移的亚型，即 M2 型；在转移灶局部，巨噬细胞通过分泌 VEGF 等因子为迁移来的肿瘤细胞定植做好微环境准备，并通过 CSF-1 等因子促进肿瘤细胞在转移部位种植和生长形成转移灶（Qian et al，2010）。

子宫内膜癌组织中，肿瘤浸润性淋巴细胞（TILs）中的调节性 T 细胞（Treg）具有负向调节肿瘤免疫抑制作用。Treg 细胞的比例上调可通过颗粒酶 B 和穿孔蛋白依赖途径，导致相关 Th1 细胞的细胞因子及细胞毒性酶类下调，削弱甚至抵消 CD8+T 细胞的细胞杀伤作用，拮抗抗肿瘤免疫，促进肿瘤发展（Chang et al，2010）。

中性粒细胞是微生物感染或组织损伤后必不可少的炎症反应成分，最新研究发现，肿瘤微环境中有中性粒细胞浸润，其可能在肿瘤发生的早期阶段，且可能改变肿瘤表型及极化状态，进而改变肿瘤行为（Coffelt et al，2016）。中性粒细胞浸润数量增加与内膜癌不良预后有关。内膜癌患者血循环中白细胞数较癌前病变患者的明显升高（Coffelt et al，2014）。研究显示在内膜癌组织中，中性粒细胞 / 淋巴细胞比例（NLR）及血小板 / 淋巴细胞比例（PLR）影响内膜癌预后：低 NLR 和低 PLR 提示低危，高 NLR 或高 PLR 提示中危，而高 NLR

和高 PLR 则提示高危,且与内膜癌的恶性呈正相关(Cummings et al,2015)。

二、炎症因子在子宫内膜癌发生发展中的作用

肿瘤相关炎症细胞与内膜癌细胞的相互作用主要通过炎症因子实现,包括 IL-6、TNF-α 和 CRP 等(Friedenreich et al,2013)。炎症因子可能通过调控内膜癌细胞对雌激素的敏感性、直接促进肿瘤细胞增殖和转移等途径影响内膜癌的发生发展。

炎症因子在调控内膜癌细胞对雌激素敏感性,促进肿瘤发生发展中起重要作用。浸润于内膜癌组织中的的 CD68$^+$/CD163$^+$TAMs 分泌白细胞介素 IL-17A,后者通过羟甲基化调控子宫内膜癌细胞雌激素核受体 ERα 基因,上调 ERα 表达,增加子宫内膜癌细胞对雌激素的敏感性,促进雌激素对癌细胞的促增殖作用,促进内膜癌的发生发展(Ning et al,2016)。雌二醇可诱导内膜癌细胞 IL-6 分泌,后者通过 ER-NF-κB 通路促进子宫内膜间质细胞芳香化酶活性继而促进雌二醇合成,促进内膜癌发展(Che et al,2014)。

许多炎症因子可直接促进内膜癌细胞增殖。Qi Che 等研究发现,IL-6 可通过 ERK–NF-kB 及自分泌循环作用,促进子宫内膜癌的生长(Che et al,2014)。肿瘤相关成纤维细胞(CAFs)可以通过激活 IL-6/STAT-3/c-Myc 通路,促进子宫内膜癌发展(Subramaniam et al,2016)。另外,IL-6 还与子宫浆液性乳头癌的进展及化疗抵抗性相关(Bellone et al,2005)。

炎症因子可募集巨噬细胞在肿瘤局部浸润、促进肿瘤血管形成和促进内膜癌转移。内膜癌细胞和癌周间质细胞通过分泌多种趋化因子、细胞因子及生长因子[如巨噬细胞移动抑制因子(MIF)及血管内皮生长因子(VEGF)]趋化 TAMs 向内膜癌灶募集。相比正常内膜细胞,子宫内膜癌细胞的 MIF mRNA 和 VEGF mRNA 及其他血管新生趋化因子,如 CXCL12、CXCL11、CXCL8 和 CXCR4 的 mRNA 明显上调,促进了肿瘤的浸润转移及血管生成。MIF 的过表达常发生于低级别Ⅰ型子宫内膜癌(G1、G2 级),而抑制 MIF 可导致肿瘤细胞的细胞周期停滞和细胞凋亡(Giannice et al,2013)。IL-11 可促进 STAT3 磷酸化,并通过相关通路调节,抑制内膜癌细胞系 AN3CA 细胞的黏附及促进其转移(Lay

et al,2012)。内膜癌细胞 CSF-1、TNF-a 表达增加与肿瘤深肌层浸润正相关,CSF-1、TNF-a 和 IL-6 表达增加与不良预后呈正相关(Smith et al,2013)。

炎症因子还可通过调控跨膜黏蛋白起到促肿瘤作用。TNF-a 和干扰素 -r 通过 NF-κB 通路,刺激内膜癌细胞的 MUC16(CA125)表达,MUC16(CA125)是一种高分子的跨膜黏蛋白,表达于上皮细胞的表面,起到运载 CA125 的作用。正常上皮组织的跨膜黏蛋白可以起到保护上皮免受进一步感染或病理损伤,但内膜癌细胞表面的跨膜黏蛋白却可起到抵制免疫系统及其杀伤效力的作用。内膜癌组织局部的炎症因子可通过上调跨膜黏蛋白发挥促癌效果。敲除这种炎症因子刺激下过表达的跨膜黏蛋白,可以起到保护上皮细胞及抗癌作用(Morgado et al,2016)。

三、其他炎症因素与内膜癌发病风险

Delahanty 等通过对上海子宫内膜癌基因研究病例的单核细胞多态性分析发现,炎症信号通路相关基因的多态性与子宫内膜发生风险密切相关,*FABP1*、*CXCL3*、*IL6*、*MSR1* 和 *MMP9* 基因多态性与内膜癌发生风险显著相关,其中 MMP-9 的基因多态性与亚裔及欧裔内膜癌患者均显著相关(Delahanty et al,2013)。中国汉族内膜癌患者组织中 IL-32 的基因多态性和不稳定性可造成内膜癌组织和细胞的不稳定性,导致病变进展(Yu X,Zhou B et al,2015)。

Maxwell 等通过对子宫内膜癌组织及正常子宫内膜的蛋白组学比较发现子宫内膜癌组织中表达增加的蛋白绝大部分与炎症及氧化应激有关(Maxwell et al,2011)。另外,生活压力、糟糕的心情可使内膜癌组织产生"压力蛋白"——热休克蛋白 70(HSP70)促进肿瘤发生,其调节作用正是通过单核细胞实现的(Pereira et al,2010)。

非甾体类抗炎药物中阿司匹林的应用可降低子宫内膜癌的发病风险,尤其是雌激素相关子宫内膜癌,但除阿司匹林之外的非甾体类抗炎药物并未表现出此影响,具体机制尚有待研究(Brasky et al,2013)。

四、子宫内膜癌的免疫治疗

目前多种针对子宫内膜癌的免疫疗法已被提

出。具体包括：

1. 治疗性疫苗（therapeutic vaccination） 为主动免疫治疗方法。主动免疫治疗（active immunotherapies）是通过刺激宿主自身的免疫系统来增加抗肿瘤免疫反应，作用机制包括延迟反应、诱发免疫记忆和降低免疫抑制效力等。Wilms 肿瘤基因 1（WT1）产物存在于 0~79% 的子宫内膜癌患者中，被证实为有治疗潜力的子宫内膜癌肿瘤抗原，目前已有针对 WT1 的多肽疫苗（HLA-A2402-restricted, modified 9-mer WT1 肽）应用于临床 II 期试验，结果证明此治疗性疫苗是安全的，且对常规治疗无效的复发或进展的子宫恶性肿瘤患者产生了一定的临床效果（Ohno et al, 2009）。另外，还有针对肿瘤睾丸抗原（Cancer testis antigens, CT 抗原）的重组疫苗 NY-ESO-1 和针对 HER2 的重组人单克隆抗体等适用于子宫内膜癌患者的疫苗（Chang et al, 2010）。

2. 过继细胞治疗（adoptive cellular therapy） 为被动性免疫治疗。被动性免疫治疗（passive immunotherapies）是指给机体输注外源的免疫效应物质，由这些外源的效应物质在机体发挥治疗肿瘤的作用，目前主要有以下两大类：①抗体的靶向治疗，其主要是利用高度特异性的抗体作为载体，将细胞毒性物质靶向性地携至肿瘤病灶局部，特异性杀伤肿瘤。②过继细胞治疗，将具有抗肿瘤活性的细胞输给患者，或取患者自身的免疫细胞在体外活化、增殖后再转输入患者体内，使其在患者体内发挥抗肿瘤作用。已开展的针对子宫内膜癌的过继细胞治疗有：IL-2 激活的淋巴因子活化的杀伤细胞（lymphokine-activated killer cells, LAK）回输和自体树突状细胞溶解产物刺激的外周血 T 淋巴细胞回输等（Shimizu et al, 1989；Santin et al, 2000）。

3. 免疫系统检查点抑制剂（immune checkpoint inhibitors） 免疫细胞会产生抑制自身的蛋白小分子，肿瘤细胞利用这种机制抑制免疫细胞，从人体免疫系统中逃脱存活下来。免疫检查点抑制剂类药物，如 CTLA-4 单抗和 PD-1/PD-L1 单抗，可解除这种抑制作用，让免疫细胞重新激活工作，消灭癌细胞（Longoria et al, 2015）。

综上所述，慢性炎症是子宫内膜癌肿瘤发生发展微环境的重要组成部分，通过炎症细胞、炎症因子等调控子宫内膜的增殖、侵袭和转移。对慢性炎症调控内膜癌发生发展机制的深入理解对预防、预测和治疗内膜癌有重要临床意义。

（宁程程 陈晓军 李小平）

第五节　循环肿瘤细胞

一、循环肿瘤细胞概述

早在一个多世纪前，病理学家 Ashworth 首次在 1 例因癌症死亡的患者外周血中发现了类似肿瘤的细胞，并提出了循环肿瘤细胞（circulating tumor cells, CTCs）的概念，此后人们对 CTCs 的研究逐步深入，随着精准医学的发展，近年来已成为研究热点之一。循环肿瘤细胞是指从原发以及复发或转移癌灶脱落进入外周血循环的肿瘤细胞，与原发肿瘤具有相似的抗原和（或）遗传特性。目前认为，CTC 是肿瘤进展的早期事件，与肿瘤的转移、复发相关，对恶性肿瘤的诊断、治疗及预后监测具有一定价值。

在肿瘤的诊治及后续监测中，血清学检查提供肿瘤标志物变化情况，间接反映肿瘤状态，但因其特异性不足而受限；影像学检查提供机体解剖甚至代谢变化，但仅能发现 >0.2 cm 的肿瘤病灶，对于疾病的评估存在滞后性，且因其辐射等原因不能作为肿瘤实时监测手段；病理活检是肿瘤诊断的金标准，但在治疗后疾病监测中，因其为有创性检查，临床上不作为常用肿瘤监测手段。与传统辅助检查相比，包括 ctDNA、cfDNA、CTC 的液态活检因其便捷、无创的优势，作为肿瘤实时监测有效手段之一，在肿瘤早期筛查、预后判断及监测疗效（Alix-Panabieres et al, 2016）发挥重要作用。

二、循环肿瘤细胞的生物学特性

（一）CTCs 表型

CTCs 具有上皮细胞属性，表达上皮源性表面标志物如上皮细胞黏附分子（epithelial cell adhesion molecule, EpCAM）和细胞角蛋白（cytokerins, CKs，如 CK8、CK18、CK19），此外 CTCs 不表达白细胞标志蛋白 CD45，因此，EpCAM$^+$、CKs$^+$、CD45- 是普遍公认的 CTC 表型模式，也是主流分离 CTCs 方法理论基础。此外，CTCs 还表达肿瘤来源组织特异蛋白标志物，如前列腺癌 PSA、结直肠癌 CEA、乳腺癌乳腺球蛋白、原发性肝细胞肿瘤唾液酸糖蛋白等。

（二）CTCs 与 EMT、MET 上皮间质转化和间质上皮转化

循环肿瘤细胞的形成与上皮间质转化（epithelial-mesenchymal transition，EMT）、间质上皮转化（mesenchymal-epithelial transition，MET）有着重要关系。肿瘤细胞发生 EMT 后，细胞间黏附改变，迁移和侵袭能力增强，脱离原发灶后进入血液形成循环肿瘤细胞（Hanahan et al，2011），肿瘤细胞发生 EMT，除可促进 CTCs 产生外，还可促进 CTCs 存活。CTCs 进一步通过 MET 促进形成肿瘤转移灶（Aktas et al，2009）。研究发现，间质上皮转化不仅使肿瘤细胞获得迁移、侵袭、转移能力，同时还与肿瘤细胞抑制衰老和凋亡、抵抗放化疗和形成肿瘤干细胞密切相关，因此抑制 EMT 也成为抑制肿瘤转移的新策略。EMT 能够使 CTCs 表面标志物的表型发生改变，因此一些基于标准化上皮标志物的筛选系统无法检测出所有 CTCs，导致检测出现假阴性结果。

（三）肿瘤干细胞特性

肿瘤干细胞（cancer stem cells，CSCs）在肿瘤发生过程中发挥重要作用，有潜在的致瘤功能和原始肿瘤的异质性并可再生，因此对肿瘤治疗产生抵抗并导致转移。CTCs 通过上皮间质转化、间质上皮转化最终能增殖形成转移灶，既往研究表明，上皮间质转化与肿瘤干细胞的特性有一定的关联（Bonnomet et al. 2010；Barriere et al，2012），提示外周血中部分 CTCs 中存在具备肿瘤干细胞潜能的亚群。此外，研究发现，包括卵巢癌、乳腺癌等恶性肿瘤，外周血 CTCs 存在干细胞标志物的表达或过表达者可出现化疗耐药（Aktas et al，2009），这也提示了 CTCs 的肿瘤干细胞特性。

（四）CTM

CTCs 不仅可以单独存在，而且具有聚集成团的特性，这种由若干循环肿瘤细胞聚集形成的细胞团块即循环肿瘤微栓（circulating tumor microemboli，CTM）。CTM 中的细胞成分（Hong et al，2013）可以仅由肿瘤细胞组成，也可由其他细胞如成纤维细胞、白细胞、内皮细胞、壁细胞和血小板与肿瘤细胞一起参与组成，这些细胞成分在促进肿瘤转移（Labelle et al，2014）过程中发挥一定作用。除实质、间质细胞外，细胞外基质及多肽类生长因子等也共同构成 CTM，并且发挥类似微环境的作用。

CTM 有其独特生物学特性：CTM 具有较高的转移潜能，研究表明，尽管 CTM 仅占 CTCs 的 2%～5%，但是 CTM 引起肿瘤转移的风险却是 CTCs 的 23～50 倍（Aceto et al，2014；Bottos et al，2014）；CTM 可抵抗凋亡并处于非增殖的"静息"状态，从而抵抗、耐受化疗（Krebs et al，2012）；此外，CTM 是乳腺癌、肝癌等肿瘤的独立预后因子，CTM 升高提示预后不良（Bottos et al，2014；Vona et al，2004）。

（五）基因突变与耐药

CTCs 中，基因突变与肿瘤细胞的异质性相关，对 CTCs 基因突变的研究可指导个体化治疗。研究表明，在卵巢癌 CTCs 中，存在 *MAGE-A* 基因，提示预后不良（Sang et al，2014），而 *ERCC-1* 基因的患者则对铂类耐药（Kuhlmann et al，2014）。在乳腺癌患者 CTCs 中，*Her-2* 基因的检测可指导分子靶向治疗（Gradilone et al，2011）。

三、循环肿瘤细胞的富集与检测

（一）分离和富集系统

1. 免疫磁性分离法（immunomagnetic separation，IMS）

免疫磁性分离法是利用抗原抗体方法对 CTCs 进行分离和富集，分阳性富集法和阴性富集法。目前应用免疫磁性分离法的有 Cell Search 系统、CTCs-Chip、免疫磁性细胞分选仪（MACS）、RARE、AdnaTest 癌细胞检测系统等（Mostert et al，2009）。目前唯一被 FDA 批准的 Cellsearch 系统利用标记 Ep-CAM 的磁珠对上皮细胞进行富集，将 DAPI⁺，CD45⁻，CK⁺，EP⁻CAM⁺ 的细胞定义为 CTCs，该法不但能通过荧光染色富集到 CTCs，还能观察肿瘤细胞的形态，但发生 EMT 的肿瘤细胞

不具上皮特性，因此将出现较高的假阴性。

2. 形态学富集法（isolation by size of epithelial tumor cells，ISET）

形态学富集法包括密度梯度离心法（density gradient centrifugation）和膜滤过分离法（membrane filtration separation），前者根据 CTCs 密度低于其他血细胞，后者则利用 CTCs 直径大于其他血细胞。物理分离法可将细胞形态保持完整，不破坏表面的抗原及分子标记物，且对设备技术要求不高，但其灵敏性也受到质疑（Kolostova et al，2015）。

3. 黏附分离法（adhesion separation）

黏附分离法依赖于 CTCs 与生化性能或者形貌性能修饰的捕获表面的亲和作用。该法与免疫磁颗粒分离法的不同是在分离富集 CTCs 之前没有标记的步骤，可在静态（间歇式）或连续流微流控芯片模式下进行分离富集（Wang et al，2009）。

其他方法还包括双向电泳分选法（two-dimensional electrophoresis seperation）利用不同细胞的电学性能差异进行分选等。

（二）CTCs 的检测

1. 分细胞计数法

免疫细胞化学法则是在 CTCs 富集的基础上，以肿瘤细胞特异的蛋白或基因实施对富集细胞的原位检测，该法可进行细胞大小和形态学的分析，但敏感性低，单纯应用难以满足临床诊断需要。

流式细胞术（flow cytomotry，FCM）结合激光、电子物理、光电测量、计算机、细胞荧光化学及单克隆抗体技术，可定量计数肿瘤细胞数量，对 CTCs 进行较精确的监测并进行多参数分析。但该法检测靶细胞的敏感度仅为 1/1~10 万，而外周血中肿瘤细胞的数量常少于 1/100 万，极大地限制了该技术的广泛应用（Goodale et al，2009）。

2. 核酸检测法

聚合酶链式反应（polymerase chain reaction，PCR）通过检测癌基因、抑癌基因的突变或染色体产生的异常 DNA 来监测 CTCs，该法敏感性高 [1/（10^6~10^7）]，但由于绝大多数实体肿瘤的 DNA 变化无明显特异性，加之外周血中 CTCs 和核酸的半衰期不稳定、取样时上皮细胞污染、假基因感染等因素，易出现假阳性且特异性不高（Gotoh et al，2005；Takao et al，2011）。

反转录聚合酶链反应（reverse transcription polymerase chain reaction，RT-PCR）在 PCR 的基础上扩增由肿瘤特异性 mRNA 序列反转录的 DNA 片段，从而间接监测 CTCs（Gotoh et al，2005），RT-PCR 的灵敏度很高（1/10^7~10^8），与其衍生出的新方法目前应用最为广泛。

近年来，为提高 CTCs 检测的敏感性和特异性，多采用富集和检测结合的自动化检测系统。CanPatrol CTC 二代富集技术先使用纳米过滤的方法分离 CTCs，然后基于分支 DNA 信号扩增技术进行 RNA 原位杂交（RNA-ISH），根据 EMT 标志物区分不同类型的 CTCs，有机结合了纳米技术和多重 RNA 原位分析技术的优势，相比一代 CTC 检测技术技术，首次同步实现了各类 CTCs 的分类、分型和分析，具有灵敏特异、全面精准的特点。

四、循环肿瘤细胞在实体肿瘤的应用研究

（一）早期诊断，指导分期，评估预后

在早期胃癌患者的外周血中即可检测出 CTCs（曹中正 等，2014），这有助于胃癌的早期诊断；此外，CTC 可指导分期，研究表明，肝细胞癌患者 CTCs 计数与 BCLC 分期、血管侵犯、AFP、生存期率及复发率呈正相关（Schulze K et al，2013）；多项研究报道显示，CTCs 的检测可用于晚期乳腺癌预后的评估。对于复发转移性乳腺癌患者，治疗前或治疗后 CTCs 计数 ≥5/7.5 ml 的患者的无进展生存率（progression free survival，PFS）和总生存率（overall survival，OS）均较 CTCs 计数 <5/7.5 ml 的患者有明显下降（Schulze et al，2013）。2004 年，Cell Search CTCs 检测系统被 FDA 批准用于评价复发转移性乳腺癌的临床预后。

（二）监测病情进展，预测复发和转移

CTCs 是肿瘤转移的必经途径，尽管传统的辅助检查显示肿瘤清除，但微转移可能已经发生，因此 CTCs 检测可动态监测肿瘤患者的疾病进展。此外，CTCs 可预测肿瘤的复发、转移，为临床决策提供依据，研究表明，胃癌或肠癌患者外周血 CTCs >2/7.5 ml 与腹膜转移显著相关（Hiraiwa et al，2008），外周血循环肿瘤细胞团 CTM 的存在，

除总生存期明显短于检测到单一 CTCs 的患者外，存在循环肿瘤细胞团 CTM 的患者中，肿瘤发生转移的能力更强（Aceto et al，2014）。

（三）评估治疗效果，指导辅助治疗

CTCs 可评估恶性肿瘤治疗效果，其中，对于乳腺癌患者，研究发现，CTCs 计数减少与瘤体减小呈正相关（Pachmann et al，2005），因此，CTCs 计数可用于监测辅助治疗的疗效；此外，CTCs 对于胃癌术后化疗效果的评价及复发与预后的评估（Matsusaka et al，2010），也有较大意义。CTCs 可指导个体化精准治疗，CTCs 上 Her-2 基因的检测及耐药相关蛋白的表达可应用于乳腺癌分子靶向等治疗的指导（Gradilone et al，2011）；从前列腺癌患者 CTCs 的 DNA 和 mRNA 测序能够发现同实体瘤相关的基因突变，从而指导肿瘤的个体化治疗（Attard et al，2015）。

五、循环肿瘤细胞在子宫内膜癌中的应用

子宫内膜癌是女性常见生殖系统肿瘤，随着经济的发展、代谢性疾病的增加，子宫内膜癌的发病率、死亡率逐年升高，尽管目前已有标准化的手术及放化疗治疗措施，但其局部复发、远处转移率仍较高，其中高达 20% 内膜癌患者复发（Van Gorp et al，2010），这明显降低患者的生存率，据此推测可能存在无法被传统检测方法及时发现的肿瘤细胞。因此，对于子宫内膜癌患者的管理，除了早期筛查、早期诊断外，治疗后微小残留癌灶的监测、复发的早期判断，在临床决策中也将发挥重要作用。近年新兴的液态活检技术，包括 cfDNA（circulating-free DNA，细胞游离 DNA）、ctDNA（circulating tumor DNA，循环肿瘤 DNA）及 CTC 等，以其精准、便捷的特性受到关注，除肿瘤的实时监测外，在肿瘤的个体化治疗中也发挥作用。

1. 扩散肿瘤细胞（disseminated tumor cell，DTC）

对于子宫内膜癌肿瘤细胞的研究，早期主要是对骨髓中的 DTC 的探索。Banys（2014）、Walter（2009）等研究表明，在妇科恶性肿瘤患者骨髓中普遍存在扩散肿瘤细胞，子宫内膜癌患者的检出率达 16%，在宫颈癌患者中，DTC 与疾病分期、癌灶大小、淋巴结转移相关，在卵巢癌患者中，检测

到 DTC 的患者无病生存期明显缩短，然而，并未发现子宫内膜癌的临床病理特征、预后等与 DTC 有相关性。由于 DTC 检查是有创性操作，因此，其临床普遍应用也有一定限制。

2. 子宫内膜癌 CTCs 检测技术

目前，已有多种检测循环肿瘤细胞的方法，其中 CellSearch 系统已获得 FDA 的认证，并广泛应用于包括乳腺癌等多种实体肿瘤中。在子宫内膜癌患者中，CTC 的检测技术仍在进一步探讨，其中，对比传统检测技术，实时荧光 PCR 技术（real-time quantitative polymerase chain reaction，RQ-PCR）能够通过选择合适的标志基因，使得存在上皮间质转化的循环肿瘤细胞也能够被检测到，从而减少 CTC 的漏诊（Andergassen et al，2016）。Kolostova K（Kolostova et al，2015）研究表明，在妇科恶性肿瘤患者中，将荧光染色的细胞进行形态学评估、联合肿瘤相关基因表达分析，可提高 CTC 检测的敏感性。

3. 子宫内膜癌 CTC 生物学特性

Obermayr 等（2010）发现，应用包括上皮细胞、间质肿瘤细胞表型的六种基因标志物对妇科恶性肿瘤患者进行 CTCs 的 PCR 检测，在子宫内膜癌患者中，检出率高达 64%，优于单用 EpCAM、hMAM 标志物检测传统的检测方法。Alonso-Alconada 等（2014）研究发现子宫内膜癌 CTCs 中存在包括 ETV5、NOTCH1、SNAI1、TGFB1、ZEB1、ZEB2 的 EMT 标志物。这表明在子宫内膜癌患者中，由于 CTCs 也存在 EMT 特性，所以加强对上皮间质转化肿瘤细胞的识别，可提高 CTCs 的检出率。

此外，Alonso-Alconada（2014）研究发现，在子宫内膜癌患者 CTCs 中，存在 ALDH，CD44 的表达，提示其 CTCs 的干细胞特性；而 CTNNB1、STS、GDF15、RELA、RUNX1、BRAF 及 PIK3CA 的发现，有可能成为子宫内膜癌患者潜在的治疗靶点。

4. CTC 在子宫内膜癌的临床应用

（1）子宫内膜癌中 CTCs 与临床病理的相关性

Kolbl 等（2016）选用 CK19、Mig7 基因对子宫内膜循环肿瘤细胞进行研究，发现在子宫内膜样腺癌患者 CTCs 中，CK19、Mig7 基因表达水平可能与肿瘤分期相关。Bogani 等（2015）对 28 例高危子宫内膜癌患者 CTCs 研究发现，CTC 阳性与肿瘤肌层浸润（深肌层浸润 33%、浅肌层浸润 0%，$P=0.04$）、淋巴结转移（淋巴结转移 40%、无淋巴

结转移 0,P=0.03）相关,差异有统计学意义。目前,仍需要大样本多中心研究证明 CTCs 与肿瘤临床病理的相关性。

（2）子宫内膜癌中 CTCs 判断转移,预测复发

Alonso-Alconada（2014）研究表明,CTCs 存在 ETV5 上皮间质转化标志物,且 ETV5 上调的子宫内膜癌细胞株在小鼠动物模型上有转移的能力。此外,通过对 CTCs 标志物的检测也发现其转移能力:Phillips（2005）通过 CK20 检测子宫内膜癌患者外周血 CTCs 发现,初诊子宫内膜癌患者 CK20阳性率 35%,子宫内膜癌复发患者 CK20 阳性率100%,而健康对照组阳性率为 0,因此,CTCs 中CK20 的检测可用于判断子宫内膜癌转移情况。

子宫内膜癌 CTCs 除判断转移外,对疾病复发有预测价值,Alonso-Alconada（2015）研究发现,ANXA2 沉默子宫内膜癌小鼠模型中,CTCs 相对减少,且转移也减少;而在对 93 例低危子宫内膜样腺癌患者回顾性研究发现,ANXA2 可有效预测子宫内膜癌的复发。

六、问题与展望

循环肿瘤细胞在子宫内膜癌中有较大的应用前景,提高子宫内膜癌患者外周血中 CTCs 检测敏感度的检测方法有重大价值。此外,对 CTCs 的深入研究,有望精准预测子宫内膜癌疾病的复发、转移,并提供预后相关信息,CTCs 基因表达等信息可满足靶向治疗等个体化治疗,这些可为临床医生对子宫内膜癌患者更好地作出临床决策提供依据,因此仍需要子宫内膜癌患者 CTCs 相关的大样本多中心临床研究。

（李小毛）

第六节　子宫内膜癌分子分型

目前精准医学的概念就是充分考虑每个病人环境、基因、生活方式的前提下量体裁衣的进行精准的治疗与预防,包括全基因组 DNA 分析、全外显子组 DNA 序列表达谱研究及小 RNA 表观遗传修饰、蛋白质组、代谢组检测等。因此,对子宫内膜癌进行精准的分子分型则是实现个体化诊疗的重要基础。

一、子宫内膜癌两元模式分型

现有的子宫内膜癌两元模式分型,是依据发病机制、流行病学因素、预后因素等进行的临床病理分型,将子宫内膜癌分为 I 型和 II 型: I 型为雌激素依赖性,约占子宫内膜癌的 80% 左右,发病高峰年龄 50~60 岁,伴肥胖和代谢综合征,癌前病变为上皮内瘤变,组织类型为内膜样腺癌,分化程度低级别,染色体为二倍体,有很高的 $PTEN$ 突变率,很少有 $p53$ 基因突变,疾病进展相对缓慢,愈后相对较好。 II 型子宫内膜癌主要是浆液性腺癌、透明细胞癌、未分化癌及鳞状细胞癌等,约占15%,平均发病年龄比 I 型子宫内膜癌推后 10 年左右,不伴肥胖和代谢综合征,组织类型为高级别,染色体为多倍体,有很高的 $p53$ 突变率(90% 以上),很少有 $PTEN$ 基因突变（不超过 3%）,疾病进展迅速,预后差。

这种分型模式基本上能反映子宫内膜癌的预后,但是也不完全一致,临床应用后,存在一些问题。如 I 型子宫内膜癌中,并不一定都与雌激素的刺激有关,临床实践中我们可以见到少部分 I 型子宫内膜癌患者中没有任何的代谢紊乱表现、肿瘤分化较差,周围内膜呈萎缩性表现,类似于 II 型内膜癌的表现。又如同样是 I 型子宫内膜癌,同样期别的高分化腺癌,但预后差别很大。而有 14.5% 的高危子宫内膜癌或子宫内膜浆液性腺癌同样有很好的5 年生存率。还譬如,高分化子宫内膜腺癌年轻患者,应用孕激素行保留生育功能治疗,只有 70% 能够缓解,30% 对孕激素治疗不敏感。目前,子宫内膜癌分期标准有国际妇产科联盟（FIGO）1971 年制定的临床分期和 1988 年制定并于 2009 年修订的手术 - 病理分期,该分期系统一直沿用至今。经过数十年的临床应用,发现也存在一些问题,如分期是早期的子宫内膜癌患者,短期内出现肿瘤复发和转移。而有些分期为晚期的患者,预后很好。说明,肿瘤分期实际上只能表明发现肿瘤的时间早晚,并不能完全反应肿瘤的生物学行为。临床上组织学分型、分期相同的子宫内膜癌患者,采取相同治疗方案,患者对治疗反应和预后存在差异。这种分型模式也造成了有些患者过度治疗,而有些患者治疗不足。

以上均提示目前子宫内膜癌的分型（ I/II 型,

仅依靠病理、手术分期、基因分型等），并不能科学准确地将子宫内膜癌分类，缺乏具体客观的分子指标，传统病理形态学诊断已不能适应现代医学肿瘤诊治的需要，特别不能进行针对患者的个体化治疗。

究其原因，是肿瘤在分子水平上存在个体差异，即肿瘤的异质性。肿瘤实际上是基因组改变的一种疾病。肿瘤的发生发展是个复杂的过程，造成肿瘤的原因可以非常不同，同样的肿瘤可能是由于不同的基因突变造成的。分子表型（molecular phenotype）包括基因、蛋白、RNA 和其他生物分子以及它们之间的相互作用，是决定临床表型（clinical phenotype）和病理生理过程转归的分子基础。

随着基因芯片的技术的产生和发展，基于基因特征的子宫内膜癌分类应运而生。子宫内膜癌二元论分型（基因突变特征）：Ⅰ型 *PTEN*、*FGFR2*、*ARID1A*、*CINNB1*、*PIK3CA*、*PIK3RI* 和 *KRAS* 等；Ⅱ型 *TP53*、*PIK3CA*、*PPP2R1A* 等。

二、子宫内膜癌TCGA分子分型

鉴于传统分型模式在临床应用中的缺陷，随着下一代测序技术的产生和发展，2013 年，癌症基因组图谱的研究网络（The Cancer Genome Atlas Research Network，TCGA）在 Nature 杂志发布了基于全基因组分析的子宫内膜癌分子分型，根据预后不同，可将子宫内膜癌大致分为四型，*POLE* 基因突变和超突变表型、微卫星不稳定型（MSI）、低拷贝型（CN-low）和高拷贝型（CN-high）。

该研究收集来自多个地区的 373 例子宫内膜癌患者的肿瘤组织样品和相应的种系 DNA，包括 307 例子宫内膜样腺癌和 66 例浆液性癌（53 例）或混合性癌（13 例）。队列的中位随访时间为 32 个月（1~195 个月）；21% 的患者复发，11% 死亡。

各中心独立使用六种基因组或蛋白质组平台进行深度的分子分析。所有样品均使用 7 个循环座位进行微卫星不稳定性（MSI）检测。

1. 体细胞拷贝数改变（SCNAs）结果聚类

用无监督层次聚类方法对 363 例行体细胞拷贝数改变（SCNAs）的子宫内膜癌进行分析，发现可以将内膜癌分为 4 组（图 4-6-1）。

发现 40% 的子宫内膜样腺癌存在 MSI，而在浆液性腺癌中只有 2%。进一步对浆液性癌、子宫内膜样腺癌，特别是低分化腺癌分析发现，94%

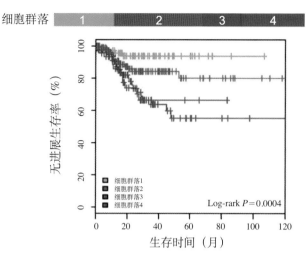

图4-6-1　子宫内膜癌体细胞拷贝数变化数据聚类后与生存的关系（TCGA，2013，Nature）

（50/53）的浆液性癌、62% 的（8/13）混合型癌，12% 的子宫内膜样腺癌被划分到第 4 组高拷贝型，包括 24%G3、5%G1/2 内膜样腺癌。第 4 组的内膜癌有频繁的 *TP53* 突变（90%），很少的 MSI（6%），和较少的 *PTEN* 突变（11%），其他组子宫内膜癌 *PTEN* 突变率为 84%。高拷贝型组里 *ERBB2*、*FGFR1*、*FGFR3* 和 *LRP1B* 的拷贝数明显增加。提示子宫内膜样腺癌存在与传统组织学分类和细胞分级完全不同的亚群。

2. 外显子测序结果聚类

用无监督层次聚类方法对 248 例行外显子测序的内膜癌进行分析，同样可以把内膜癌分为 4 组：①具有不寻常的高突变率（超突变组 232×10^{-6} 的突变 /Mb）和独特的核苷酸变化谱；②超突变组（18×10^{-6} 突变 / MB）MSI 肿瘤，大部分 MLH1 启动子甲基化；③较低的突变频率的一组（2.9×10^{-6} 突变 / MB）和大多数微卫星稳定（MSS）子宫内膜癌；④主要包括浆液性癌的一组，广泛 SCNA（拷贝数第 4 组）和低突变率（2.3×10^{-6} 突变 / MB）（图 4-6-2）。超突变组内膜癌均有 *POLE* 的核酸外切酶域的突变，有很长的无进展生存期。（*POLE* 是 DNA 聚合酶 ε 的催化亚基，参与细胞核 DNA 的复制和修复。我们确定 76%（13/17）的 POLE 热点突变位点是 P286R 和 V411L。低错误发现率（FDR，Q）的显著突变基因包括 *PTEN*（94%，Q=0），*PIK3R1*（65%，$Q = 8.3 \times 10^{-7}$），*PIK3CA*（71%，$Q = 9.1 \times 10^{-5}$），*FBXW7*（82%，$Q = 1.4 \times 10^{-4}$），

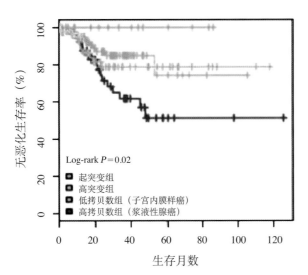

图4-6-2　子宫内膜癌外显子突变数据聚类后与生存之间的关系（TCGA, 2013, Nature）

KRAS（53%，Q = 9.2×10^{-4}）和 *POLE*（100%，Q = 4.2×10^{-3}）。子宫内膜癌和先前报道的大肠癌的 *POLE* 突变率超过任何其他谱系肿瘤，包括肺癌和黑素瘤。在正常子宫内膜中没有发现之前报道的 *POLE*（L424V）和 *POLD1*（S478N）的突变。

MSI 组内膜癌的突变频率约是 MSS 组内膜癌的 10 倍，很少发生基因拷贝数变化，*RPL22* 框移缺失，频繁的非同义 *K-ras* 基因突变，少量 *FBXW7*、*CTNNB1*、*PPP2R1A* 和 *TP53* 突变。MSS 组拷贝数低，*CTNNB1* 突变有异常高的频率（52%）；是唯一比 MSI 组突变频率更高的基因。拷贝数高组包含剩下的浆液性腺和四分之一的 3 级子宫内膜样腺癌。大多数这些患者具有 *TP53* 突变和的高频 *FBXW7*（22%，Q = 0）和 *PPP2R1A*（22%，Q = 1.7×10^{-16}）的突变，这些基因突变都是先前报道为子宫浆液性癌常见，而子宫内膜样腺癌不常见的。因此，高级别子宫内膜样腺癌中有一个子集与子宫浆液性腺癌有类似的体细胞拷贝数变化和突变频谱，提示这些内膜样腺癌患者如果接受与浆液性腺癌患者同样的治疗，将会获得更大的受益。

四个组之间突变频率差异有显著性的基因有 48 个。*ARID5B* 在 MSI（23.1%）组更经常发生突变，比 MSS 组子宫内膜样腺癌（5.6%）或 *SCNA* 高的浆液性癌（0%）都高，这是子宫内膜癌中的新发现。*TP53* 在浆液性癌突变频率（>90%）高于子宫内膜样腺癌（11.4%）。然而 50%（10/20）子宫内膜样腺癌 *TP53* 非沉默突变与 *PTEN* 非沉默突变并存，相比仅 2.6%（1/39）的浆液性癌 *TP53* 非沉默突变与 *PTEN* 非沉默突变并存。虽然 *TP53* 突变并不局限于浆液性癌，但子宫内膜样腺癌同时存在 *PTEN* 非沉默突变，说明两者有不同的肿瘤发生机制。综合分析可能有助于确定组织学错误分类的病例。例如，一例浆液性癌，被发现无 *TP53* 突变，无广泛 *SCNA*，有 *K-ras* 突变，且有较高的突变频率。在复习组织学切片后，发现该病例与高级别子宫内膜样腺癌更一致，表明分子分析科可肿瘤组织学重新分类，潜在影响治疗决定。

3. 多平台亚型分类

所有子宫内膜癌肿瘤进行 mRNA 表达检测（*n* = 333），蛋白表达检测 *n* = 293），miRNA 表达检测（*n* = 367）和 DNA 甲基化检测（*n* = 373）。无监督 *k* 均值聚类法将来源于 RNA 测序的 mRNA 表达数据聚类成三组，分别为"有丝分裂""激素"和"免疫反应性"，与四型分法显著相关：POLE，MSI，CN-L 和 CN-H（*P* < 0.0001）。监督聚类发现 POLE 组（*n* = 17）大多参与细胞代谢。MSI 组中的 *MLH1* 基因 mRNA 表达降低可能与其启动甲基化有关。CN-L 组孕激素受体（PGR）高表达，提示对激素治疗有反应。CN-H 组包括大部分浆液性腺癌和类浆液性腺癌的子宫内膜样腺癌，表现为放松细胞周期管制的基因（如 *CCNE1*、*PIK3CA*、*MYC* 和 *CDKN2A* 转录活性大大增加和 *TP53* 突变。这与升高的 CDKN2A 可以区分浆液性癌和子宫内膜样腺癌的报道一致。CN-H 组约 85% 的病例被聚类到"有丝分裂"组。

RPPA 表达数据的监督聚类与许多突变基因的功能丧失一致。CN-H 组 *TP53* 突变频繁（*P* = 2.5×10^{-27}），它的蛋白表达也升高，表明这些突变与表达增加有关。相反，其他组 *PTEN*（*P* = 2.8×10^{-19}）和 *ARID1A*（*P* = 1.2×10^{-6}）有较高的突变率，但它们的蛋白表达下降，提示这两个基因失活突变。CN-H 组 pAKT 水平降低，与 AKT 通路下调一致。CN-L 组 RAD50 表达升高，RAD50 与 DNA 修复相关，这解释了 CN-H 组和 CN-L 组之间的一些差异。POLE 组 ASNS 和 CCNB1 高表达，而 MSI 组 pAKT 高表达，PTEN 低表达。

从 Illumina Infinium DNA 甲基化芯片产生的 DNA 甲基化数据的无监督聚类也同样将子宫内膜

癌分成四个亚型，支持四分组学说。一个是严重的甲基化组（MC1）让人想起结肠癌和胶质母细胞瘤描述的 CpG 岛甲基化表型（CIMP）与 MSI 关联，归因于 *MLH1* 启动子甲基化。类浆液性腺癌组（MC3）以 DNA 甲基化的变化最小，包含大部分的浆液性腺癌和一些子宫内膜样腺癌和大部分 CN-H 组病例。

TCGA 开发了一种新的聚类算法，称为 SuperCluster，对所有数据类型的样品集群成员进行整体分组。SuperCluster 确定了 4 个分组，这些分组也确认了各个平台对整个集成分组的贡献。任何平台确认无较大的批次影响。

4. TCGA 分类对病理诊断的影响

2 名病理学家对 TCGA 研究中所涉及的 75 例 FIGO G3 子宫内膜样腺癌进行形态学再评价，55 例一致，6 例不一致，14 例不确定。其中，符合浆液性腺癌形态学特征 6 例中仅有 1 例符合浆液性癌基因学特征，另 4 例为典型的子宫内膜样腺癌基因学特征。CN-H 组 15 例中，2 例形态学及基因学均符合浆液性腺癌特征，另外 13 例至少有 1 例病理学家判定为子宫内膜样腺癌，CN-L 组一致性最好（90%；κ =0.9），（POLE:62%，κ =0.55；MSI:78%，κ =0.74；CN-H:53%，κ =0.48）。

通过 RNA 序列分析及其他的基础研究也发现，这四型之间存在着明显的差别。对信号通路研究发现，几乎所有的子宫内膜癌最常改变的通路是 RTK/RSA。

5. 其他对 TCGA 分子分型的验证

TCGA 确定子宫内膜癌分子亚型，是基于全基因组测序技术，过程复杂且花费过高，目前不能得到更广泛的应用。来自英属哥伦比亚大学的研究团队弥补了这一遗憾。2015 年，英属哥伦比亚大学妇科学系的 Jessica McAlpine 等在 *Br J Cancer* 杂志上报道了识别子宫内膜癌四种分子亚型的新方法，他们以福尔马林固定石蜡包埋的标本为样本，以一种简单低成本的分子分型方法确定子宫内膜癌分子亚型，弥补了 TCGA 分型方法的不足。

研究人员对四种分子亚型进行重建，据此为 TCGA 队列绘制生存曲线。发现 *POLE* 基因突变、*MMR IHC abn*、*p35* 基因野生型和 *p53 abn* 在重复 TCGA 对子宫内膜癌四种分子亚型的分型结果中具有重要意义。

根据现有的几种不同组合的分子特征模型，研究者自组织库中获得了温哥华总医院 152 例子宫内膜癌患者数据，并进行亚型分类，用同样严谨的方法为该队列绘制了生存曲线。结果显示，目前尽管可根据病理特征对临床风险分级来统计患者的总生存率和无复发生存率，但结合病理特征与分子分型来预测子宫内膜癌患者的预后更有说服力。四种子宫内膜癌亚型的临床转归不同，因此，明确亚型可以为医生和患者提供预后及预测的信息。

MS I 型的测定被四个错配修复（MMR）蛋白（MLH1、MSH2、MSH6 和 PMS2）的免疫组化（IHC）所替代，挖掘 TCGA 微阵列数据可确定 CN-H 亚型标志物的替代基因。检测 *FGFR*（4p16.3）、*SOX17*（8q11.23）和 *MYC*（8q24.12）三个基因可确定 CN 水平。这些位点能够识别所有的 CN-H 亚型。此外，基因检测或 IHC 确定 *p53* 基因异常（abn）、缺失或过表达（2+）后，能够将 CN-H 亚型（*p53* abn）与 CN-L 亚型（正常 *p53*）区分开。目前仍未发现能替代 *POLE* 基因突变的标志物。

目前最佳的模式是先进行 MMR IHC 检测。如果肿瘤样本显示没有 MMR IHC abn，则该肿瘤亚型属于 *POLE* 基因突变型。*POLE* 野生型样品被用来进一步检测 *p53*：*p53* 野生型在 *p53 IHC*（1+）的基础上计分，*p53 abn* 在 *p53 IHC*（0 或 2+）的基础上计分（图 4-6-3）。

此次研究提供的分析数据表明，临床病理风险分组并不等同于分子亚型的分组结果。根据分级、分期和（或）病理类型，约有 50% 的 POLE 亚型被确定为高风险组，这些患者将接受额外的治疗，但由于这些患者的预后很好，实际上并不需要这些治疗，会造成一定的过度治疗。

依据分子特征对子宫内膜癌分型比传统方法更可靠。TCGA 分型方法之所以无法在临床被广范围应用，是由于它价格昂贵及程序复杂。该替代方法可以检测出同样的分子亚型，该方法的可靠性目前正在三个不同的中心接受验证。至于能否将这项技术应用于临床实践中，研究者乐观地认为，在未来 5 年内，先进的分子检测亚型所带来的益处将在临床实践中有所体现。他们的目标是完善目前基于分期、分级和组织学类型的临床病理学风险分级系统，而不是预测系统。这些分子亚型与临床预后相关，并可预测哪些患者可能有较高的复发风险，这与传

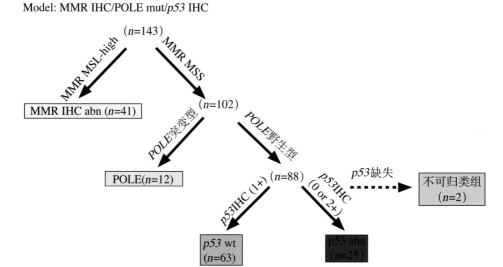

图4-6-3 子宫内膜癌分子分型分离模型（*Talhouk，McAlpine .BJC，2015*）

统的临床风险评估方法不同。

MMR IHC 检测与既往方法相比更经济实用。MMR IHC 检测方法也适用于林奇综合征（遗传性疾病）女性患者的诊断。

三、中国人子宫内膜癌分子分型特点

国内亦有一些学者对子宫内膜癌基因表达谱进行了研究，补充了子宫内膜二元分型模式的基因信息。如 2010 年至今，北京大学人民医院子宫内膜癌研究组开始了一系列子宫内膜癌分子分型的研究。

研究组从 NCBI（National Center for Biotechnology Information）数据库选择 492 个内膜癌相关的基因制成低密度芯片，对 32 例子宫内膜样癌及 5 例子宫内膜浆液性癌标本进行检测，利用分层聚类算法分析检测结果。结果显示，37 例内膜癌聚类为 4 类：5 例浆液性癌聚为一类（Cluster Ⅳ），32 例子宫内膜样癌聚为 3 类（Cluster Ⅰ～Ⅲ）。结合组织学分级来看，Cluster Ⅲ 与 Cluster Ⅰ 以及 Cluster Ⅱ 之间在组织学分级上均存在明显差异，而 Cluster Ⅰ 以及 Cluster Ⅱ 之间无明显差别。Cluster Ⅰ 与 Cluster Ⅱ 主要包括 G1、G2 级内膜样癌，Cluster Ⅲ 主要为 G3 内膜样癌，因此研究组将 Cluster Ⅰ 与 Cluster Ⅱ 向上聚类分为一组，主要为低级别病变内膜癌；Cluster Ⅲ 与包含浆液性癌的 Cluster Ⅳ 向上聚类为一组，主要为高级别病变内膜癌（图 4-6-4）。

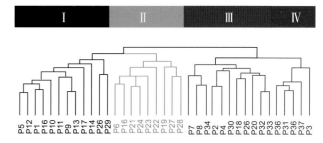

图4-6-4 37例子宫内膜癌层次聚类的树状分支结构图（陈勇华，王建六 等，2011）

研究组进一步分析在此分子分型基础上不同类别子宫内膜癌的基因差异，试图找出与内膜癌预后相关的分子，建立起内膜癌预后模型。首先他们使用微阵列显著性分析（SAM）比较 Cluster Ⅳ 与 Cluster Ⅰ～Ⅲ 基因表达，筛选出 46 个在浆液性癌与内膜样癌表达存在明显差异的基因，并且标本免疫组化实验证实了这些分子在浆液性癌和内膜样癌之间的表达差异。接着他们研究子宫内膜样癌的 3 个聚类 Cluster Ⅰ～Ⅲ。结合临床病理特征发现，存在预后高危因素（如高级别组织学类型、深肌层浸润，孕激素受体 PR 阴性等）的病例大多数落于 Cluster Ⅲ。微阵列显著性分析（SAM）比较 Cluster Ⅲ 与 Cluster Ⅰ～Ⅱ 的基因表达，发现了 47 个差异基因可能与内膜癌的预后有关。该团队在前期的回顾性临床研究中发现 PR 阴性是内膜癌预后的独立危险因素，因此他们将这 37 例内膜癌

根据 PR 受体情况分为 2 类，微阵列显著性分析发现 21 个差异表达基因，认为这 21 个基因亦与内膜癌预后相关。与上述 46 个在浆液性癌差异表达的基因比较后发现其中有 21 个基因重叠，于是他们将这重叠的 21 个基因视为内膜癌预后相关基因进行预后模型研究。

研究组对 33 例子宫内膜癌标本（包括 28 例内膜样癌和 5 例浆液性癌）基于基于上述 21 个分子进行聚类，结果将其聚为两类（Cluster Ⅴ 和 Cluster Ⅵ）（图 4-6-5），两类之间明显区分 PR 受体、肌层浸润、组织学分级等预后高危因素和复发、死亡等预后结果。在此基础上，研究组进行对预后相关基因更深入的分子机制研究。如 dual-specificity phosphatase 1（DUSP1）在早期病例表达增加而在复发病例微弱表达，细胞生物学实验证明 DUSP1 在内膜癌细胞过表达可增加癌细胞增殖、侵袭能力，接着分子生物学实验探索了其机制可能是通过 MAPK/ERK 通路。

这些研究说明，子宫内膜癌分子分型不仅能很好地反映预后特点，还能从基因表达层级解释预后特点。在此基础上建立预后模型并进行验证是我国学者对内膜癌分子分型研究的贡献，亦为一项复杂且精细的工作。希望其能早日用于临床指导内膜癌管理。

四、分子分型的意义

不同子宫内膜癌所具有的分子特征将如何指导临床实践呢？在对子宫内膜癌患者的治疗中，人们通常从临床风险的角度考虑，例如分级和组织学特点，而这些往往要在子宫切除术后才能进行，这对做最后决策而言有点儿晚了。

分子亚型的检测可通过子宫内膜活检标本进行，这种检查通常是诊断的第一步。如果是一位年轻的 *POLE* 基因突变型患者，可能不需要立即进行手术，而是采用激素治疗的方法控制病情。如果一位患者 DNA 中被检测出含有异常错配修复且林奇综合征阳性，则应该鼓励接受手术治疗。在决定手术分期前，需考虑手术时限、范围、是否辅助治疗以及随访计划。分子亚型信息对年轻患者的指导作用尤为重要，因为约有 14% 的子宫内膜癌患者年

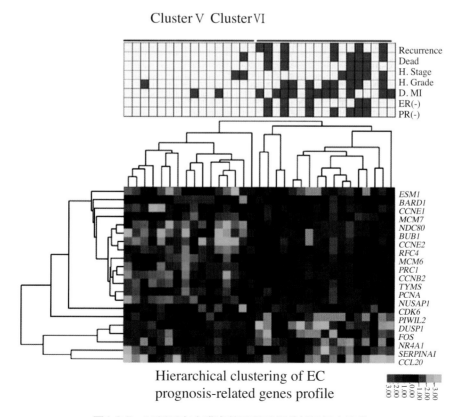

图4-6-5　33例子宫内膜癌基于预后相关基因层次聚类

龄＜50 岁，5% 的患者＜40 岁。当然，还应进行子宫内膜活检标本和子宫切除术标本一致性的队列研究。如果子宫内膜活检所反映出的疾病情况与子宫切除术后一致，患者和医生就能在治疗早期做出更正确的判断，分子亚型检测的重要意义才能更好地体现出来。

分子分型更客观地反映肿瘤分子生物学行为，在规范化治疗的同时，对子宫内膜癌进行精准的分子分型则是实现个体化诊疗的重要基础，是未来的治疗方向。总的来讲，目前，分子分型对于指导子宫内膜癌个体化治疗还远远不够，但我们已经前进了一步。

（赵丽君　林燕莺　王建六）

第七节　循环肿瘤 DNA

近年来，随着对基因组学研究的逐渐深入，人们对癌症基因组的认识逐渐加深；此外，随着第二代测序技术飞速发展，全基因组测序得以实现。因此，各种新技术层出不穷。循环肿瘤 DNA 检测就是其中重要的一员。该技术旨在通过检测存在于患者血清中的肿瘤 DNA，达到"无创活检"的目的，在肿瘤早期疾病筛查、评估疾病进展、术后监测随访等方面具有巨大的临床应用潜能。作为一个血清学标志物，它具有无创、精准的特性，目前在恶性肿瘤、良性疾病和产前检查领域中均有研究（Traver et al，2014）。

一、循环肿瘤DNA

早在 1948 年，Mandel 和 Métais 就在人类的血液中发现了独立于细胞之外的游离 DNA（Cell-free DNA，cfDNA）（Mandel et al，1948）。1977 年，Leon 等通过放射免疫分析的方法，发现了血清 cfDNA 水平与肿瘤的相关性。他们以 125I 标记 DNA，检测血清中的 cfDNA，分别观察 173 例不同肿瘤患者和 55 例健康对照后发现，肿瘤患者体内 cfDNA 水平显著升高；而接受放射治疗后，部分患者体内 cfDNA 水平显著降低，其水平与肿瘤大小、患者疼痛指数有相关性（Leon et al，1977）。该研究为此后 ctDNA（circulatingtumor DNA）与肿瘤之间相关研究奠定了基石。

循环肿瘤 DNA（circulatingtumor DNA，ctDNA）定义为循环血液中所存在的肿瘤 DNA 片段。与 cfDNA 不同，ctDNA 强调与肿瘤的相关性，即它来自肿瘤，且片段中含有肿瘤特异性的突变。健康人血液中存在 cfDNA，但是一定没有 ctDNA；恶性肿瘤患者 cfDNA 载量明显上升，其中大部分均为来自肿瘤释放的 ctDNA。二者检测手段不同，cfDNA 可以以一段稳定的体细胞序列为探针，但 ctDNA 检测必须运用肿瘤特异性突变做探针。限于目前对肿瘤基因组的认识不足，因此许多研究中使用 cfDNA 的水平替代 ctDNA 来检测恶性肿瘤。

肿瘤患者血液中的循环 DNA 带有肿瘤相关的基因和表观基因型突变，这些突变与肿瘤的发生、进展和耐药性相关。突变类型包括杂合性缺失（loss of heterozygosity，LOH）、抑癌基因突变（如 tp53 基因）及原癌基因突变（如 K-ras 和 braf 基因）。其中 K-ras 基因突变见于 10%~30% 的子宫内膜癌患者（Lax et al，2004）。p53 基因突变也常见于子宫内膜癌中，甚至与患者的预后有一定相关性（Salvesen et al，2002）。此外，子宫内膜癌中常伴有表观遗传学的改变，如甲基化异常。这些突变位点作为检测靶点，是 ctDNA 检测的基础。cfDNA 由基因组 DNA（genomic DNA）和线粒体 DNA（mitochondrial DNA）构成。同样包含编码 DNA 和非编码 DNA，其中非编码 DNA 可以用来检测微卫星不稳定、杂合性缺失（LOH）、基因多态性、完整性等异常改变（Schwarzenbach et al，2011）。

循环 DNA 的产生机制不甚明确，目前有许多假说与猜测。研究者推测血液中游离的核酸来自坏死和凋亡的肿瘤细胞。此外，ctDNA 也可能来自于癌细胞的主动分泌。正常机体中坏死和凋亡的肿瘤细胞通常会被巨噬细胞和其他细胞吞噬清除，巨噬细胞吞噬坏死和凋亡的癌细胞后，将断裂的 DNA 释放入附近的组织环境，进入血液形成 ctDNA（Choi et al，2005）。这一释放过程可能是主动转运。据估计若肿瘤组织超过 100g（约 3×10^{10} 个细胞），则每天将会有约 3.3% 的肿瘤 DNA 释放入血（Diehl et al，2005）。DNA 碎片的大小介于 70~200 个碱基对不等，大者可达 21kb。循环中肿瘤细胞（circulatingtumorcells，CTCs）或已转移至远处的转移细胞也可能是 ctDNA 的来源之一。

肿瘤具有异质性，一块肿瘤组织所含细胞的基因组不尽相同，且其内包括部分正常的间质细胞。肿瘤进展过程中，肿瘤相关性的 ctDNA 和野生型（正常）cfDNA 同时会被释放入血，因此尽管来源于同一块肿瘤组织的 cfDNA 其成分也千差万别。cfDNA 的血清水平同样受到清除率、降解率和其他血液系统、淋巴系统的滤过影响。核酸通过肝脏和肾脏代谢，其半衰期在 15 分钟至 7 小时之间（Fleischhacker et al，2007）。值得注意的是，血清中 ctDNA 载量上升可见于多种状况，除恶性肿瘤外，良性肿瘤、炎症、卒中、创伤、脓毒血症等应激状况下也会上升，在进行检测时应注意鉴别。

二、ctDNA检测与液体活检

"液体活检"（liquid biopsy）指通过采集患者体液，包括血液及唾液、汗液等分泌物，进行无创的肿瘤检测的方法。目前常见的检测项目包括循环肿瘤细胞（circulating tumor cell，CTCs）、循环肿瘤 DNA、循环肿瘤 mRNA 及肿瘤细胞来源的外泌体（tumor cell-drived exosomes，TEXs）等（张师前 等，2016）。它们共同的特点是需要经过采集体液、富集、通过特异性探针捕获细胞 /DNA/mRNA/外泌体、定量检测的过程。

ctDNA 的检测目前缺乏一个标准的手段，目前最常见的检测方法为聚合酶链式反应（polymerase chain reaction，PCR），具体又分为实时定量 PCR、数字 PCR 等方法。但是整个检测流程，包括采血、处理、标本储存、制定正常值等问题都亟待规范。因为血中 ctDNA 的片段极小，DNA 的富集是目前最复杂的问题。另一个需要规范的是检测平台与计量单位。目前 ctDNA 检测尚处试验探索阶段，不同研究应用不同的平台和方法，为试验结果的解读和比较带来了困难。

三、ctDNA与子宫内膜癌

理论上 ctDNA 检测是一项精准技术，具有良好的发展前景，但囿于目前肿瘤基因组的认识不足以及检测手段的局限性，同样关于子宫内膜癌的研究结果亦不尽如人意。

Tanaka 等（2012）比较了子宫内膜癌患者与良性疾病及健康对照的血清 cfDNA 水平差异。共纳入 53 例子宫内膜癌患者，9 例良性妇科疾病患者和 15 例健康对照进行试验。检测技术使用实时 PCR 的方法，检测位点为 Alu 序列。术前一天采集外周血，4℃下 3000 转离心 20 分钟并储存 -80℃ 环境中。结果表明子宫内膜癌患者 cfDNA 定量略高于良性病变患者，但是无统计学意义（$P=0.095$）；患者术前和术后相比较，cfDNA 水平差别也不具有统计学意义。该研究表明 ctDNA 定量在子宫内膜癌筛查中的应用具有局限性，作者推测同一患者不同时间点 cfDNA 水平的变化可能具有意义。

Dobrzycka 等（2010）进行了一项研究，旨在评估 cfDNA 作为血清标志物的敏感性与特异性。他们共纳入了 109 例初诊子宫内膜癌患者，应用限制性片段长度多态性 PCR（polymerase chain reaction-restriction fragment length polymorphism，PCR-RFLP）检测 K-ras 基因的 12 个突变位点。结果 20 例（18%）患者血中检出 cfDNA，其中 II 型内膜癌患者检出率较高，可达 36.4%（8/22）；而 I 型内膜癌中检出率仅为 13.8%（12/87）。作者因此认为 cfDNA 有作为 II 型子宫内膜癌独立血清预后因子的潜力，其联合 p53-Ab 诊断子宫内膜癌甚至指导治疗。该研究中 cfDNA 的检出率并不高，可能仅以 K-ras 基因突变作为检测位点有关，若增加其他位点可能会提高一定的检出率。

Pereira 等（2015）对子宫内膜癌和卵巢癌患者血清中的 ctDNA 进行了较为全面的研究。研究小组共纳入卵巢癌 22 例，子宫内膜癌 17 例，选择微精式数字 PCR（Dropletdigital PCR，ddPCR）系统和全基因组测序的技术分离 ctDNA。对部分患者肿瘤标本进行全基因组测序，筛选出目标基因，再运用 PCR 的方法分离血清 ctDNA。另一部分患者则针对 50 种常见的癌基因 / 抑癌基因突变进行检测，共覆盖 21 820 个突变位点。结果提示，ctDNA 对于子宫内膜癌和卵巢癌诊断的敏感性与 CA125 相似，但是特异性非常高，因此在特异性方面优于 CA125。对比手术前后 ctDNA 的水平，研究者观察到术后 ctDNA 的消失与患者预后（OS 与 PFS）显著相关。10 例有随访数据的患者中，4 例患者术后平均 ctDNA 水平 > 10 拷贝 / 毫升，最后均因疾病而死亡；5 例患者术后 ctDNA 测不到，截至试验结束均生存，且其中 2 例已生存 5 年以上。但作者同时提出，术前 ctDNA 水平与患者生存无关。这项研究最大的优势是使用了全基因组测序的方法，个体化筛选患者的突变基因，因此 ctDNA 的检出率非常高。研究结果提示，该类精准 ctDNA 检测能够预测患者预后，可作为术后随访监测指标，指导早期发现复发与转移。

综合以上文献，目前认为循环肿瘤 DNA 的检测并不适用于子宫内膜癌的早期筛查。值得一提的是，Dobrzycka 等的研究提示我们 ctDNA 可能对Ⅱ型子宫内膜癌敏感性更强。这类特殊类型的子宫内膜癌，如浆液性癌，其侵袭转移能力强，早期即可发生盆腹腔转移，若能通过 ctDNA 筛查，则临床意义更大。子宫内膜癌患者血清中同样存在有异常甲基化 DNA 片段，可以作为检测靶点，甲基化的异常在其他妇科肿瘤中均有研究，但是子宫内膜癌相关研究甚少。究其原因，一方面由于子宫内膜癌早期症状明确，健康人群无需进行常规筛查；另一方面通过宫腔灌洗液或子宫内膜活检的方法可以简单、方便地获得细胞学标本，对组织学标本 DNA 检测较血清或血浆更为精确（Wittenberger et al，2014）。

四、展望

ctDNA 检测仅通过采集患者外周血，即可获得体内肿瘤细胞的基因组信息，是一种突破性的革新技术。相较于传统的内膜活检具有以下独到的优势：①无创，避免了传统方法为患者带来的不适；②取样全面，一次性采集体内肿瘤细胞的全部信息，避免肿瘤异质性带来的取样不全；③精准，直接获得肿瘤基因组信息，同时用于指导后续靶向治疗；④早期即可在血中检出，甚至早于影像学发现；⑤肿瘤分子分型是一种趋势，最新的分型方法基于突变类型和微卫星不稳定性，将传统的二分类法扩充为四类，而传统的 CA125、影像学检查结果对新的分型没有意义。未来我们可能必须要获得肿瘤基因组信息才能开启一系列精准治疗方案，此时 ctDNA 检测可能会成为诊疗过程中不可缺少的一部分。

尽管前景光明，但是循环肿瘤 DNA 检测作为一种新兴技术，仍存有许多问题。首先，这项技术只停留在实验阶段，缺乏统一的标准。如对于血样采集、DNA 分离、检测手段等，不同试验研究中异质性非常大。其次，肿瘤的异质性决定了其基因突变位点多而复杂，如何确定最优的候选基因需要研究者们的大量工作。最后，目前对于循环肿瘤 DNA 的检测手段仍不完善，组织学与血液学结果存在差异。因此短期内想要在临床中应用十分困难。

总之，循环肿瘤 DNA 液体活检技术在子宫内膜癌中具有独到的优势和很好的应用前景。尽管目前的应用较为局限，但是相信随着技术的不断发展，会有更多新的检测项目和手段被提出，其独特的临床价值会逐渐显现。

（张师前　黄文倩）

参考文献

曹中正, 丁连安, 牛冬光. 胃癌外周血循环肿瘤细胞水平及其临床意. 临床肿瘤学杂志, 2014, (06): 539-542.

高敏, 曹远奎, 魏丽惠, 等. 孕酮、他莫西芬对子宫内膜癌细胞增殖及雌激素受体相关受体表达的影响. 北京医学, 2010, 32: 873-876.

高敏, 魏丽惠, 孙蓬明, 等. 雌、孕激素对子宫内膜癌细胞孤儿受体ERRα的调控作用. 北京大学学报(医学版), 2005, 37(3): 281-283.

高敏, 魏丽惠, 孙蓬明, 等. 雌激素受体相关受体α和雌激素受体α在子宫内膜癌中的表达及临床意义. 北京大学学报: 医学学报. 2006, 38(5): 463-465.

高敏, 魏丽惠, 孙蓬明, 等. 子宫内膜癌组织中雌激素受体相关受体亚型的表达及其意义. 中华妇产科杂志, 2005, 11(40): 756-760.

桂黎明, 魏丽惠, 徐明旭, 等. 子宫内膜癌细胞突变型 [12Asp] K-ras 4B基因对雌激素受体亚型转录活性的影响. 中华妇产科杂志, 2004, 第1期: 30-34.

李琳, 冯文. 子宫内膜癌患者血清睾酮水平变化及意义. 山东医药, 2015, 55(18): 68-69.

毛晓丹, 孙蓬明, 林东红, 等. 下调雌激素受体相关受体a对不同类型子宫内膜癌细胞增殖凋亡的影响. 福建医药杂志, 2016, 38(3): 9-12.

孙蓬明, 宋一一, 高敏, 等. ERRa过度表达对子宫内膜癌Ishikawa细胞内分泌治疗的影响. 中国妇产科临床杂志, 2012, 13(2): 126-129.

孙蓬明, 魏丽惠, 高敏, 等. 雌激素受体相关受体a过度表达对雌激素受体阴性的子宫内膜癌细胞增殖的影响. 中华妇产科杂志, 2007, 42(6): 408-412.

孙蓬明, 魏丽惠, 高敏, 等. 雌激素受体相关受体在妇科恶性肿瘤细胞株中的表达. 中国妇产科临床, 2006, 5(7): 351-354.

于宛琳. ERRγ介导雌激素对子宫内膜癌细胞的增殖作用. 中国医科大学, 2012.

张茹, 马晓欣, 于志娟. ERRγ在子宫内膜癌组织中的表达及临床意义. 现代肿瘤医学, 2011, 19(9): 1830-1833.

张师前, 黄文倩. 循环肿瘤DNA液体活检对妇科肿瘤早期筛查意义, 中国实用妇科与产科杂志, 2016(5).

Abdel-Hafiz H, Dudevoir ML, Horwitz KB. Mechanisms underlying the control of progesterone receptor transcriptional activity by SUMOylation. J Biol Chem, 2009, 284(14): 9099-9108.

Abdel-Hafiz HA, Horwitz KB. Post-translational modifications of the progesterone receptors. J Steroid Biochem Mol Biol,

2014, 140: 80-89.

Aceto N, Bardia A, Miyamoto D T, et al. Circulating tumor cell clusters are oligoclonal precursors of breast cancer metastasis. Cell, 2014, 158(5): 1110-1122.

ACmaz G, Aksoy H, Unal D, et al. Are neutrophil/lymphocyte and platelet/lymphocyte ratios associated with endometrial precancerous and cancerous lesions in patients with abnormal uterine bleeding?. Asian Pacific journal of cancer prevention : APJCP, 2014, 15(4): 1689-1692.

akada Y, Kato C, Kondo S, et al. Cloning of cDNAs encoding G protein-coupled receptor expressed in human endothelial cells exposed to fluid shear stress. Biochem Biophys Res Commun, 1997, 240(3): 737 -741.

Aktas B, Tewes M, Fehm T, et al. Stem cell and epithelial-mesenchymal transition markers are frequently overexpressed in circulating tumor cells of metastatic breast cancer patients. Breast Cancer Res, 2009 , 11(4): R46.

Alix-Panabieres C, Pantel K. et al. Clinical Applications of Circulating Tumor Cells and Circulating Tumor DNA as Liquid Biopsy. 2016, 6: 479-491.

Allen NE, Key TJ, Dossus L, et a. Endogenous sex and endometrial cancer hormones risk in women in the European Prospective Investigation into Cancer and Nutrition (EPIC). Endocr Relat Cancer, 2008, 15(2): 485-497.

Alonso-Alconada L, Muinelo-Romay L, Madissoo K, et al. Molecular profiling of circulating tumor cells links plasticity to the metastatic process in endometrial cancer. Mol Cancer, 2014, 13: 223.

Alonso-Alconada L, Santacana M, Garcia-Sanz P, et al. Annexin-A2 as predictor biomarker of recurrent disease in endometrial cancer. Int J Cancer, . 2015, 136(8): 1863-1873.

Amazit L, Roseau A, Khan JA, et al. Ligand-dependent degradation of SRC-1 is pivotal for progesterone receptor transcriptional activity. Mol Endocrinol, 2011, 25(3): 394-408.

Andergassen U, Kolbl A C, Mahner S, et al. Real-time RT-PCR systems for CTC detection from blood samples of breast cancer and gynaecological tumour patients (Review). Oncol Rep, . 2016, 35(4): 1905-1915.

Ariazi EA, Brailoiu E, Yerrum S, et al. The G Protein-coupled receptor GPR30 inhibits proliferation of estrogen receptor-positive breast cancer cells. Cancer Res, 2010, 70(3): 1184 -1194.

Ariazi EA, Clark GM, Mertz JE. Estrogen-related receptor α and Estrogen-relate receptor γ associated with unfavorable and favorable biomarkers, respectively in human breast cancer. Cancer Res, 2002, 62(22): 6510-6518.

Arnett-Mansfield RL, deFazio A, Wain GV, et al. Relative expression of progesterone receptors A and B in endometrioid cancers of the endometrium. Cancer Res, 2001, 61(11): 4576-4582.

Attard G, Beltran H. Prioritizing precision medicine for prostate cancer. Ann Oncol, 2015, 26(6): 1041-1042.

Balkwill FR, Mantovani A. Cancer-related inflammation: common themes and therapeutic opportunities. Seminars in cancer biology, 2012, 22(1): 33-40.

Bamberger AM, Bamberger CM, Gellersen B, Schulte HM. Modulation of AP-1 activity by the human progesterone receptor in endometrial adenocarcinoma cells. Proc Natl Acad Sci U S A, 1996, 93(12): 6169-6174.

Banno K, Kisu I, Yanokura M, et al. Progestin therapy for endometrial cancer: the potential of fourth-generation progestin (review). Int J Oncol, 2012, 40(6): 1755.

Banys M, Solomayer E, Becker S, et al. Disseminated Tumor Cells in Bone Marrow May Affect Prognosis of Patients With Gynecologic Malignancies. International Journal of Gynecological Cancer, 2009, 19(5): 948-952.

Barriere G, Tartary M, Rigaud M. Epithelial mesenchymal transition: a new insight into the detection of circulating tumor cells. ISRN Oncol, 2012: 382010.

Bartosch C, Monteiro-Reis S, Vieira R, et al. Endometrial Endometrioid Carcinoma Metastases Show Decreased ER-Alpha and PR-A Expression Comparedto Matched Primary Tumors. PLoS One, 2015, 10(8): e0134969.

Belgiovine C, D' Incalci M, ALLAVENA P, et al. Tumor-associated macrophages and anti-tumor therapies: complex links. Cellular and molecular life sciences : CMLS, 2016, 73(13): 2411-2424.

Bellone S, Watts K, Cane S, et al. High serum levels of interleukin-6 in endometrial carcinoma are associated with uterine serous papillary histology, a highly aggressive and chemotherapy-resistant variant of endometrial cancer [J]. Gynecologic oncology, 2005, 98(1): 92-98.

Bogani G, Liu MC, Dowdy SC, et al. Detection of circulating tumor cells in high-risk endometrial cancer. Anticancer Res, . 2015, 35(2): 683-687.

Bokhman JV. Two pathogenetic types of endometrial carcinoma. Gynecol Oncol, 1983, 15(1): 10-17.

Bonnomet A, Brysse A, Tachsidis A, et al. Epithelial-to-mesenchymal transitions and circulating tumor cells. J Mammary Gland Biol Neoplasia, 2010 , 15(2): 261-273.

Boonyaratanakornkit V, Edwards DP. Receptor mechanisms mediating non-genomic actions of sex steroids. Semin Reprod Med, 2007, 25(3): 139-153.

Bottos A, Hynes N E. Cancer: Staying together on the road to metastasis. Nature., 2014, 514(7522): 309-310.

Brasky TM, Moysich KB, Cohn DE, et al. Non-steroidal anti-inflammatory drugs and endometrial cancer risk in the VITamins And Lifestyle (VITAL) cohort. Gynecologic oncology, 2013, 128(1): 113-119.

Byron SA, et al. FGFR2 point mutations in 466 endometrioid endometrial tumors: relationship with MSI, KRAS, PIK3CA, CTNNB1 mutations and clinicopathological features. PLoS One, 2012, 7: e30801.

Carmeci C, Thompson DA, Ring HZ, et al. Identification of a gene (GPR30) with homology to the G-protein-coupled receptor superfamily associated with estrogen receptor expression in breast cancer. Genomics, 1997, 45(3): 607 -617.

Cavallini A, Resta L, Caringella AM, et al. Involvement of estrogen receptor-related receptors in human ovarian endometriosis. Fertil Steril, 2011, 96(1): 102-106.

Chang WC, Li CH, Huang SC, et al. Clinical significance of

regulatory T cells and CD8[+] effector populations in patients with human endometrial carcinoma. Cancer, 2010, 116(24): 5777-88.

Che Q, Liu B Y, Liao Y, et al. Activation of a positive feedback loop involving IL-6 and aromatase promotes intratumoral 17beta-estradiol biosynthesis in endometrial carcinoma microenvironment. International journal of cancer, 2014, 135(2): 282-294.

Che Q, Liu BY, Wang FY, et al. Interleukin 6 promotes endometrial cancer growth through an autocrine feedback loop involving ERK-NF-kappaB signaling pathway. Biochemical and biophysical research communications, 2014, 446(1): 167-172.

Chen L, Chang WC, Hung YC, et al. Androgen receptor increases CD133 expression and progenitor-like population that associate with cisplatin resistance in endometrial cancer cell line. Reprod Sci, 2014, 21(3): 386-394.

Chen Y, Yao Y, Zhang L. cDNA microarray analysis and immunohistochemistry reveal a distinct molecular phenotype in serous endometrial cancer compared to endometrioid endometrial cancer.Exp Mol Pathol, 2011, 91(1): 373-384.

Choi JJ, Reich CF 3rd, Pisetsky DS. The role of macrophages in the in vitro generation of extracellular DNA from apoptotic and necrotic cells. Immunology, . 2005, 115(1): 55-62.

Cirisano FD, Karlan BY. The role of the HER-2/neu oncogene in gynecologic cancers. J Soc Gynecol Investig, 1996, 3(3): 99-105.

COFFELT S B, WELLENSTEIN M D, DE VISSER K E. Neutrophils in cancer: neutral no more. Nature reviews Cancer, 2016, 16(7): 431-446.

Coffey K, Robson CN. Regulation of the androgen receptor by post—translational modifications. J Endocrinol, 2012, 215(2): 221-237.

Creasman WT, McCarty KS Sr, Barton TK, et al. Clinical correlates of estrogen-and progesterone-binding proteins in human endometrial adenocarcinoma. Obstet Gynecol, 1980, 55(3): 363-370.

Cummings M, Merone L, Keeble C, et al. Preoperative neutrophil: lymphocyte and platelet: lymphocyte ratios predict endometrial cancer survival. British journal of cancer, 2015, 113(2): 311-320.

Cunha GR, Cooke PS, Kurita T. Role of stromal-epithelial interactions in hormonal responses[J]. Arch Histol Cytol, 2004, 67(5): 417-434.

Delahanty RJ, Xiang YB, Spurdle A, et al. Polymorphisms in inflammation pathway genes and endometrial cancer risk. Cancer epidemiology, biomarkers & prevention : a publication of the American Association for Cancer Research, cosponsored by the American Society of Preventive Oncology, 2013, 22(2): 216-223.

Diehl F, Li M, Dressman D, et al. Detection and quantification of mutations in the plasma of patients with colorectal tumors. Proc Natl Acad Sci USA, . 2005, 8;102(45): 16368-16373.

Dobrzycka B, Terlikowski SJ, Mazurek A, et al. Circulating free DNA, p53 antibody and mutations of KRAS gene in endometrial cancer. Int J Cancer, . 2010, 1;127(3): 612-621.

Dossus L, Lukanova A, Rinaldi S, et al. Hormonal, metabolic, and inflammatory profiles and endometrial cancer risk within the EPIC cohort--a factor analysis. American journal of epidemiology, 2013, 177(8): 787-799.

Dun EC, Hanley K, Wieser F, et al. Infiltration of tumor-associated macrophages is increased in the epithelial and stromal compartments of endometrial carcinomas. International journal of gynecological pathology : official journal of the International Society of Gynecological Pathologists, 2013, 32(6): 576-584.

Egners A, Erdem M, Cramer T. The Response of Macrophages and Neutrophils to Hypoxia in the Context of Cancer and Other Inflammatory Diseases. Mediators of inflammation, 2016, 2016(2053646.

Faivre EJ, Daniel AR, Hillard CJ, et al. Progesterone receptor rapid signaling mediates serine 345 phosphorylation and tethering to specificity protein 1 transcription factors. Mol Endocrinol, 2008, 22(4): 823-837.

Ferreira AM, Tuominen I, Sousa S, et al. New target genes in endometrial tumors show a role for the estrogen-receptor pathway in microsatellite-unstable cancers. Hum Mutat, 2014, 35(12): 1514-1523.

Ferro P, Catalano MG, Dell' Eva R, et al. The androgen receptor CAG repeat: a modifier of carcinogenesis? Mol Cell Endocrinol, 2002, 193(1-2): 109-120.

Fleischhacker M, Schmidt B. Circulating nucleic acids (CNAs) and cancer—a survey. Biochim Biophys Acta, . 2007, 1775(1): 181-232.

Friedenreich CM, Langley AR, SPEIDEL T P, et al. Case-control study of inflammatory markers and the risk of endometrial cancer. European journal of cancer prevention : the official journal of the European Cancer Prevention Organisation, 2013, 22(4): 374-379.

Friel AM, Zhang L, Pru CA, et al. Progesterone receptor membrane component 1 deficiency attenuates growth while promoting chemosensitivity of human endometrial xenograft tumors. Cancer Lett, 2015, 356(2): 434-442.

Fujimoto J, Ichigo S, Hori M, et al. Expression of progesterone receptor form A and B mRNAs in gynecologic malignant tumors. Tumor Biol, 1995, 16(4): 254-260.

Fujimoto J, Sato E. Clinical implication of estrogen-related receptor (ERR) expression in uterine endometrial cancers. J Steroid Biochem Mol Biol, 2009, 116(1-2): 71-75.

Gallo ML. Exome sequencing of serous endometrial tumors identifies recurrent somatic mutations in chromatin-remodeling and ubiquitin ligase complex genes. Nature Genetics, 2012, 44(12): 1310-1315.

Gao BR, Yao Y Y, Chen YH, L Relationship between the expression of dual specificity phosphatase-1 and the prognosis of endometrioid adenocarcinoma.Zhonghua Yi Xue Za Zhi, 2013, 93(31): 2493-2495.

Gao M, Sun P, Wang J, et al. Expression of estrogen receptor-related receptor isoforms and clinical significance in endometrial adenocarcinoma. Int J Gynecol Cancer, 2006,

16(2): 827-833.

Gao M, Sun PM, Wang JL, et al. Different biological effect of estrogen receptor-related receptor a in estrogen receptor-positive and-negative endometrial carcinoma. Mol Med Rep, 2008, 1(6): 917-924.

Giannice R, Erreni M, Allavena P, et al. Chemokines mRNA expression in relation to the Macrophage Migration Inhibitory Factor (MIF) mRNA and Vascular Endothelial Growth Factor (VEGF) mRNA expression in the microenvironment of endometrial cancer tissue and normal endometrium: a pilot study. Cytokine, 2013, 64(2): 509-515.

Giguère V. To ERR in the estrogen pathway. Trends Endocrinol Metab.2002, 13(5): 220-225.

Goddard LM, Murphy TJ, Org T, et al. Progesterone receptor in the vascular endothelium triggers physiological uterine permeability preimplantation. Cell, 2014, 156(3): 549-562.

Goodale D, Phay C, Postenka C O, et al. Characterization of tumor cell dissemination patterns in preclinical models of cancer metastasis using flow cytometry and laser scanning cytometry. Cytometry A, . 2009, 75(4): 344-355.

Gotoh T, Hosoi H, Iehara T, et al. Prediction of MYCN amplification in neuroblastoma using serum DNA and real-time quantitative polymerase chain reaction. J Clin Oncol, 2005, 23(22): 5205-5210.

Gradilone A, Naso G, Raimondi C, et al. Circulating tumor cells (CTCs) in metastatic breast cancer (MBC): prognosis, drug resistance and phenotypic characterization. Ann Oncol, 2011, 22(1): 86-92.

Grasseni A, Nanni S, Colussi C, et al. Estrogen receptor_ alpha and endothelial nitric oxide synthase nuclear complex regulates transcription of human telomerase. Circ Res, 2008, 103(1): 34-42.

Green S, Walter P, Kumar V, et al. Human oestrogen receptor cDNA: sequence, expression and homology to v-erb-A. Nature, 1986, 320(6058): 134 -139.

Greene GL, Gilna P, Waterfield M, et al. Sequence and expression of human estrogen receptor complementary DNA. Science, 1986, 231(4742): 1150 -1154.

Grybos A, Bar J. The relationships between the immunoexpression of KAI1, MMP-2, MMP-9 and steroid receptors expression in endometrial cancer. Folia Histochem Cytobiol, 2014, 52(3): 187-194.

Hackenberg R, Schulz KD. Androgen receptor mediated growth control of breast cancer and endometrial cancer modulated by antiandrogen- and androgen-like steroids. J Steroid Biochem Mol Biol, 1996, 56(1-6): 113-117.

Hagan CR, Regan TM, Dressing GE, et al. ck2-dependent phosphorylation of progesterone receptors (PR) on Ser81 regulates PR-B isoform-specific target gene expression in breast cancer cells. Mol Cell Biol, 2011, 31(12): 2439-2452.

Hamilton CA, Cheung MK, Osann K, et al. Uterine papillary serous and clear cell carcinomas predict for poorer survival compared to grade 3 endometrioid corpus cancers[J]. Br J Cancer, 2006, 94(5): 642-646.

Hanahan D, Weinberg RA. et al. Hallmarks of cancer: the next generation. Cell, 144(5): 646-674.

Hao J, Bao X, Jin B, et al. Ca2+ channel subunit α 1D promotes proliferation and migration of endometrial cancer cells mediated by 17 β -estradiol via the G protein-coupled estrogen receptor. FASEB J, 2015, 29(7): 2883-2893.

Hazel TG, Nathans D, Lau LF. A gene inducible by serum growth factors encodes a member of the steroid and thyroid hormone receptor superfamily. P Natl A Sci, 1988, 85(22): 8444-8448.

Herynk MH, Fuqua SA. Estrogen receptor mutations in human disease. Endocr Rev, 2004, 25(6): 869-898.

Hiraiwa K, Takeuchi H, Hasegawa H, et al Clinical significance of circulating tumor cells in blood from patients with gastrointestinal cancers. Ann Surg Oncol, . 2008, 15(11): 3092-3100.

Hirschfeld M, Ouyang YQ, Jaeger M, et a1. Stickeler E.HNRNP G and HTRA2-BETA1 regulate estrogen receptor alpha expression with potential impact on endometrial cancer. BMC Cancer, 2015, 27, 15: 86.

Holst F, Hoivik EA, Gibson WJ, et al.Recurrent hormone-binding domain truncated ESR1 amplifications in primary endometrial cancers suggesttheir implication in hormone independent growth. Sci Rep, 2016, 6: 25521.

Hong B, Zu Y. Detecting circulating tumor cells: current challenges and new trends. Theranostics, . 2013, 3(6): 377-394.

Hou X, Zhao M, Wang T, et a1.Upregulation of estrogen receptor mediates migration, invasion and proliferation of endometrial carcinoma cellsby regulating the PI3K/AKT/mTOR pathway. Oncol Rep, 2014, 31(3): 1175-1182.

Huss JM, Garbacz WG, Xie W, et al. Constitutive activities of estrogen-related receptors: Transcriptional regulation of metabolism by the ERR pathways in health and disease. Biochim Biophys Acta, 2015, 1852(9): 1912-1927.

Hussein YR1, Broaddus R, Weigelt B, et al. The Genomic Heterogeneity of FIGO Grade 3 Endometrioid Carcinoma Impacts Diagnostic Accuracy and Reproducibility.Int J Gynecol Pathol, 2016, 35(1): 16-24.

Ito K, Suzuki T, Akahira J, et al. Expression of androgen receptor and 5alpha—reductases in the human normal endometrium and its disorders. Int J Cancer, 2002, 99(5): 652-657.

Jager E, Karbach J, Gnjatic S, et al. Recombinant vaccinia/fowlpox NY-ESO-1 vaccines induce both humoral and cellular NY-ESO-1-specific immune responses in cancer patients. Proceedings of the National Academy of Sciences of the United States of America, 2006, 103(39): 14453-14458.

Janzen DM, Rosales MA, Paik DY, et al. Progesterone receptor signaling in the microenvironment of endometrial cancer influences its response to hormonal therapy. Cancer Res, 2013, 73(15): 4697-4710.

Jazaeri AA, Nunes KJ, Dalton MS, et a1. Well-differentiated endometrial adenocarcinomas and poorly differentiated mixed mullerian tumors have altered ER and PR isoform expression. Oncogene, 2001, 20: 6965-6969.

Jensen V. Early precambrian impact structure and associated hyalomylonites near Agto, West Greenland. Nature, 1971, 233: 188-190.

Jordan VC. Selective estrogen receptor modulation: concept and consequences in cancer. Cancer Cell, 2004, 5: 207-213.

Ju W, Kim SC. Polymorphisms in CAG active allele length of the androgen receptor gene are not associated with increased risk of endometrial cancer. Cancer Genet Cytogenet, 2007, 15, 172(2): 178-179.

Kalkhoven E, Wissink S, van der Saag PT, et al. Negative interaction between the RelA (p65) subunit of NF-B and the progesterone receptor. J Biol Chem, 1996, 271(11): 6217-6224.

Kamal AM, Bulmer JN, DeCruze SB, et al. Androgen receptors are acquired by healthy postmenopausal endometrial epithelium and their subsequent loss in endometrial cancer is associated with poor survival. Br J Cancer, 2016, 114(6): 688-696.

Kandoth C, Schultz N, et al. Integrated genomic characterization of endometrial carcinoma. Nature, 2013, 497(7447): 67-73.

Kato E, Orisaka M, Kurokawa T, et al.Relation between outcomes and expression of estrogen receptor- α phosphorylated at Ser(167) in endometrioidendometrial cancer. Cancer Sci, 2014, 105(10): 1307-1312.

Kato J, Seto T. Correlation of androgen receptors with histological differentiation in human endometrial carcinomas. Acta Obstet Gynecol Scand, 1985, 64(3): 209-212.

Kavlashvili T, Jia Y, Dai D, et al. Inverse Relationship between Progesterone Receptor and Myc in Endometrial Cancer. PloS one, 2016, 11(2): e0148912.

Khan JA, Bellance C, Guiochon-Mantel A, et al. Differential regulation of breast cancer-associated genes by progesterone receptor isoforms PRA and PRB in a new bi-inducible breast cancer cell line. PLoS One, 2012, 7(9): e45993.

Knutson TP, Daniel AR, Fan D, et al. Phosphorylated and sumoylation-deficient progesterone receptors drive proliferative gene signatures during breast cancer progression. Breast Cancer Res, 2012, 14(3): 1.

Köbel M, Atenafu EG, Rambau PF, et al. Progesterone receptor expression is associated with longer overall survival within high-grade histotypes of endometrial carcinoma: A Canadian high risk endometrial cancer consortium (CHREC) study. Gynecol Oncol, 2016, 141(3): 559-563.

Koivisto-Korander R, Butzow R, Koivisto AM, et al. Immunohistochemical studies on uterine carcinosarcoma, leiomyosarcoma, and endometrial stromal sarcoma: expression and prognostic importance of ten different markers. Tumour Biol, 2011, 32(3): 451-459.

Kolbl AC, Wellens R, Koch J, et al. Endometrial Adenocarcinoma: Analysis of Circulating Tumour Cells by RT-qPCR. Anticancer Res., 2016, 36(6): 3205-3209.

Kolostova K, Spicka J, Matkowski R, et al. Isolation, primary culture, morphological and molecular characterization of circulating tumor cells in gynecological cancers. Am J Transl Res. 2015, 7(7): 1203-1213.

Krebs MG, Hou JM, Sloane R, et al. Analysis of circulating tumor cells in patients with non-small cell lung cancer using epithelial marker-dependent and -independent approaches. J Thorac Oncol, . 2012, 7(2): 306-315.

Kreizman-Shefer H, Pricop J, Goldman S, et al. Distribution of estrogen and progesterone receptors isoforms in endometrial cancer. Diagn Pathol. 2014, 9: 1-8.

Kuhlmann JD, Wimberger P, Bankfalvi A, et al. ERCC1-positive circulating tumor cells in the blood of ovarian cancer patients as a predictive biomarker for platinum resistance. Clin Chem, 2014, 60(10): 1282-1289.

Kuhn E, et al. Identification of Molecular Pathway Aberrations in Uterine Serous Carcinoma by Genome-wide Analyses. J Natl Cancer Inst, 2012, 104: 1503-1513.

Kuiper GG, Enmark E, Pelto-Huikko M, et al. Cloning of a novel receptor expressed in rat prostate and ovary. Proc Natl Acad Sci USA, 1996, 93(12): 5925 -5930.

Kumar R, McEwan IJ. Allosteric modulators of steroid hormone receptors: structural dynamics and gene regulation. Endocr Rev, 2012, 33(2): 271-299.

Kurman RJ, Carcangiu ML, Herrington CS, et al. WHO Classification of Tumours of Female Reproductive Organs. 2014.: Lyon: IARC Press, 2014.

Kyo S, Sakaguchi J, Kiyono T, et al. Forkhead transcription factor FOXO1 is a direct target of progestin to inhibit endometrial epithelial cell growth. Clin Cancer Res, 2011, 17(3): 525-537.

Labelle M, Begum S, Hynes RO. Platelets guide the formation of early metastatic niches. Proc Natl Acad Sci U S A. 2014, 111(30): E3053-E3061.

Labrie F. All sex steroids are made intracellularly in peripheral tissues by the mechanisms of intraerinology after menopause. J Steroid Bioehem Mol Biol, 2015, 145: 133-138.

Lanvin O, Bianco S, Vanacker JM. Estrogen-receptor-related receptors and hormone-dependent cancers. Adv Exp Med Biol, 2008, 617: 235-243.

Lax SF. Molecular genetic pathways in various types of endometrial carcinoma: from a phenotypical to a molecular-based classification. Virchows Arch, 2004, 444(3): 213-223.

Lay V, Yap J, Sonderegger S, et al. Interleukin 11 regulates endometrial cancer cell adhesion and migration via STAT3. International journal of oncology, 2012, 41(2): 759-764.

Lee II, Maniar K, Lydon JP, et al. Akt regulates progesterone receptor B-dependent transcription and angiogenesis in endometrial cancer cells. Oncogene, 2016, 35(39): 5191-5201.

Lee KL, Dai Q, Hansen EL, et al. Modulation of ATP-induced calcium signaling by progesterone in T47D-Y breast cancer cells. Mol Cell Endocrin, 2010, 319(1-2): 109-115.

Leon SA, Shapiro B, Sklaroff DM, et al. Free DNA in the serum of cancer patients and the effect of therapy. Cancer Res, 1977, 37: 646-650.

Leonhardt SA, Boonyaratanakornkit V, Edwards DP. Progesterone receptor transcription and non-transcription signaling mechanisms. Steroids, 2003, 68(10-13): 761-770.

Liang W, Ferrara N. The Complex Role of Neutrophils in Tumor Angiogenesis and Metastasis. Cancer immunology research,

2016, 4(2): 83-91.

Liu FS, Dong JT, Chen JT, et al. KAI1 metastasis suppressor protein is down-regulated during the progression of human endometrial cancer. Clin Cancer Res, 2003, 9(4): 1393-1398.

Liu Z, Gou Y, zhang H, et al. Estradiol improves cardiovascular function through up regulation of SOD2 on vascular wall. Redox Biol, 2014, 3: 88-99。

Longoria T C, Eskander R N. Immunotherapy in endometrial cancer - an evolving therapeutic paradigm. Gynecologic oncology research and practice, 2015, 2(11).

Lovely LP, Appa Rao KB, Gui Y, et al. Characterization of androgen receptors in a well-differentiated endometrial adenocarcinoma cell line (Ishikawa). J Steroid Biochem Mol Biol, 2000, 74(4): 235-241.

Lu D, Kiriyama Y, Lee KY, et al. Transcription regulation of the estrogen-inducible pS2 breast cancer marker gene by ERR family of orphan nuclear receptors. Cancer Res, 2001, 61(18): 6755-6761.

Manavathi B, Dey O, GajuIapaIli VN, et al. Derailed estrogen signaling and breast cancer: an authentic couple. Endocr Rev, 2013 , 34(1): 1-32.

Mandel, P. & Métais, P. Les acides nucléiques du plasma sanguin chez l 'homme. C. R. Acad. Sci. Paris 19481, 42, 241-243.

MatsumotoT, Sakari M, Okada M, et al. The androgen receptor in health and disease. Annu Rev Physiol, 2013, 75: 201-224.

Matsusaka S, Chin K, Ogura M, et al. Circulating tumor cells as a surrogate marker for determining response to chemotherapy in patients with advanced gastric cancer. Cancer Sci, . 2010, 101(4): 1067-1071.

Matsushima H, Mori T, Ito F, et al. Anti-tumor effect of estrogen-related receptor alpha knockdown on uterine endometrial cancer. Oncotarget, 2016 , 7(23): 34131-34148.

Matvsiak ZE, OehRdalski T, Piastowska-Ciesielska AW. The evaluation of involvement of angiotensin 1I, its receptors, and androgen receptor in endometrial cancer. Gyneeol Endocrinol, 2015, 31(1): 1-6.

Maxwell G L, Hood B L, Day R, et al. Proteomic analysis of stage I endometrial cancer tissue: identification of proteins associated with oxidative processes and inflammation. Gynecologic oncology, 2011, 121(3): 586-594.

McConechy MK, et al. Use of mutation profiles to refine the classification of endometrial carcinomas. J Pathol, 2012, 228: 20-30.

McEwan IJ. Nuclear receptors: one big family[J]. Methods Mol Biol, 2009, 505: 3-18.

McGrath M, Lee IM, Hankinson SE, Kraft P, Hunter DJ, Buring J, et al. Androgen receptor polymorphisms and endometrial cancer risk. Int J Cancer, 2006, 118(5) : 1261-1268.

McKenna NJ, Lanz RB, O'Malley BW. Nuclear receptor coregulators: cellular and molecular biology 1. Endocr Rev, 1999, 20(3): 321-344.

Merlino AA, Welsh TN, Tan H, et al. Nuclear progesterone receptors in the human pregnancy myometrium: evidence that parturition involves functional progesterone withdrawal mediated by increased expression of progesterone receptor-A. J Clin Endocrinol Metab. 2007, 92(5): 1927-1933.

Miller WL. Androgen biosynthesis from cholesterol to DHEA. Mol Cell Endocrinol, 2002, 198(1-2): 7-14.

Morgado M, Sutton MN, Simmons M, et al. Tumor necrosis factor-alpha and interferon-gamma stimulate MUC16 (CA125) expression in breast, endometrial and ovarian cancers through NFkappaB. Oncotarget, 2016, 7(12): 14871-14884.

Mostert B, Sleijfer S, Foekens J A, et al. Circulating tumor cells (CTCs): detection methods and their clinical relevance in breast cancer. Cancer Treat Rev, . 2009, 35(5): 463-474.

Mu N, Zhu Y, Wang Y, et al. Insulin resistance: a significant risk factor of endometrial cancer. Gynecologic oncology, 2012, 125(3): 751-757.

Nakamura M, Takakura M, Fujii R, et al. The PRB-dependent FOXO1/IGFBP-1 axis is essential for progestin to inhibit endometrial epithelial growth. Cancer Lett, 2013, 336(1): 68-75.

Navarro G, Allard C, Xu W, et al. The role of androgens in metabolism, obesity, and diabetes in males and females. Obesity (SilverSpring), 2015, 23(4): 713-9.

Nelson LR, Bulun SE. Estrogen production and action. J Am Acad Dermatol, 2001, 45: S116-124.

Network CGA, Kandoth C, Schultz N, et al. Integrated genomic characterization of endometrial carcinoma. Nature, 2013, 497(7447): 67-73.

Ning C, Xie B, Zhang L, et al. Infiltrating Macrophages Induce ERalpha Expression through an IL17A-mediated Epigenetic Mechanism to Sensitize Endometrial Cancer Cells to Estrogen. Cancer research, 2016, 76(6): 1354-1366.

Nishi H, Kuroda M, Isaka K. Estrogen and estrogen receptor induce matrix metalloproteinase-26 expression in endometrial carcinoma cells. Oncol Rep, 2013, 30(2): 751-756.

O'Dowd BF, Nguyen T, Marchese A, et al. Discovery of three novel G-protein-coupled receptor genes. Genomics, 1998, 47(2): 310-313.

Obermayr E, Sanchez-Cabo F, Tea MK, et al. Assessment of a six gene panel for the molecular detection of circulating tumor cells in the blood of female cancer patients. BMC Cancer, . 2010, 10: 666.

Oehler MK, MacKenzie IZ, Wallwiener D, et al. Wnt-7a is upregulated by norethisterone in human endometrial epithelial cells: a possible mechanism by which progestogens reduce the risk of estrogen-induced endometrial neoplasia. Cancer Lett, 2002, 186(1): 75-81.

Ohno S, Kyo S, Myojo S, et al. Wilms' tumor 1 (WT1) peptide immunotherapy for gynecological malignancy. Anticancer research, 2009, 29(11): 4779-4784.

Pachmann K, Camara O, Kavallaris A, et al. Quantification of the response of circulating epithelial cells to neodadjuvant treatment for breast cancer: a new tool for therapy monitoring. Breast Cancer Res., 2005, 7(6): R975-R979.

Paech K, Webb P, Kuiper GG, et al. Differential ligand activation of estrogen receptors ERalpha and ERbeta at AP1 sites. Science, 1997, 277: 1508-1510.

Patel B, Elguero S, Thakore S, et al. Role of nuclear progesterone receptor isoforms in uterine pathophysiology. Hum Reprod Update, 2015, 21(2): 155-173.

Peluso JJ, Pru JK. Non-canonical progesterone signaling in granulosa cell function. Reproduction, 2014, 147(5): 169-178.

Pereira DB, Sannes T, Dodd SM, et al. Life stress, negative mood states, and antibodies to heat shock protein 70 in endometrial cancer. Brain, behavior, and immunity, 2010, 24(2): 210-214.

Pereira E, Camacho-Vanegas O, Anand S, et al. Personalized Circulating Tumor DNA Biomarkers Dynamically Predict Treatment Response and Survival In Gynecologic Cancers. PLoS One, . 2015 , 30;10(12): e0145754.

Phillips T M, Lindsey J S. Carcinoma cell-specific Mig-7: a new potential marker for circulating and migrating cancer cells. Oncol Rep, . 2005, 13(1): 37-44.

Piulats JM, Guerra E, Gilmartín M, et al. Molecular approaches for classifying endometrial carcinoma. Gynecologic oncology, 2016.

Poloz Y, Stambolic V. Obesity and cancer, a case for insulin signaling. Cell death & disease, 2015, 6(e2037.

Qian BZ, Pollard JW. Macrophage diversity enhances tumor progression and metastasis. Cell, 2010, 141(1): 39-51.

Qiu M, Bao W, Wang J, Yang T, He X, Liao Y, et al. FOXA1 promotes tumor cell proliferation through AR involving the Notch pathway in endometrial cancer, BMC Cancer. 2014, 14: 78.

Qiu M, Olsen A, Faivre E, et al. Mitogen-activated protein kinase regulates nuclear association of human progesterone receptors. Mol Endocrinol, 2003, 17(4): 628-642.

Rao BR, Slotman BJ. Endocrine factors in common epithelial ovarian cancer. Endocr Rev, 1991, 12(1): 14-26.

Ren Y, Liu X, Ma D, et al. Down-regulation of the progesterone receptor by the methylation of progesterone receptor gene in endometrial cancer cells. Cancer Genet Cytogenet, 2007, 175(2): 107-116.

Rizner TL, Smuc T, Rupreht R, et al. AKRICl and AKRIC3 maydetermine progesterone and estrogen ratios in endometrial cancer. Mol Cell Endocrinol, 2006, 248(1-2): 126-135.

Rytinki M1, Kaikkonen S, Sutinen P, et al. Dynamic SUMOylation is linked to the activity cycles of androgen receptor in the cell nucleus. Mol Cell Biol, 2012, 32(20): 4195-4205.

Sahlin L, Norstedt G, Eriksson H. Androgen regulation of the insulin-like growth factor-I and the estrogen receptor in rat uterus and liver. J Steroid Biochem Mol Biol, 1994, 51(1-2): 57-66.

Sakaguchi H, Fujimoto J, Hong BL, et al. Drastic decrease of progesterone receptor form B but not A mRNA reflects poor patient prognosis in endometrial cancers. Gynecol Oncol, 2004, 93(2): 394-399.

Salvesen HB, Akslen LA. Molecular pathogenesis and prognostic factors in endometrial carcinoma. APMIS, 2002, 110: 673-689.

Samalecos A, Gellersen B. Systematic expression analysis and

antibody screening do not support the existence of naturally occurring progesterone receptor (PR)-C, PR-M, or other truncated PR isoforms. Endocrinology, 2008, 149(11): 5872-5887.

Sang M, Wu X, Fan X, et al. Multiple MAGE-A genes as surveillance marker for the detection of circulating tumor cells in patients with ovarian cancer. Biomarkers., 2014, 19(1): 34-42.

Santin AD, Hermonat PL, Ravaggi A, et al. Development and therapeutic effect of adoptively transferred T cells primed by tumor lysate-pulsed autologous dendritic cells in a patient with metastatic endometrial cancer. Gynecologic and obstetric investigation, 2000, 49(3): 194-203.

Sasaki M, Oh BR, Dharia A, et al. Inactivation of the human androgen receptor gene is Associated hyperrnethylation in uterine endometrial cancer. Mol Carcinog, 2000, 29(2): 59-66.

Schulze K, Gasch C, Staufer K, et al. Presence of EpCAM-positive circulating tumor cells as biomarker for systemic disease strongly correlates to survival in patients with hepatocellular carcinoma. Int J Cancer, . 2013, 133(9): 2165-2171.

Schwarzenbach H, Hoon DS, Pantel K, et al. Cell-free nucleic acids as biomarkers in cancer patients. Nat Rev Cancer. 2011 Jun;11(6): 426-37.

Shah PD, Gucalp A, Train TA. The role of the androgen receptor in triple-negative breast cancer.Womens Health (Lond Engl), 2013, 9(4): 351-360.

Shang Y. Molecular mechanisms of oestrogen and SERMs in endometrial carcinogenesis. Nat Rev Cancer, 2006, 6: 360-368.

Shimizu H, Inoue M, Tanizawa O. Adoptive cellular immunotherapy to the endometrial carcinoma cell line xenografts in nude mice. Gynecologic oncology, 1989, 34(2): 195-199.

Shivappa N, Hebert JR, Zucchetto A, et al. Dietary inflammatory index and endometrial cancer risk in an Italian case-control study. The British journal of nutrition, 2016, 115(1): 138-146.

Shohat-Tal A, Sen A, Barad DH, , et al, Genetics of androgen metabolism in women with infertility and hypoandrogenism. Nat Rev Endocrinol, 2015 , 11(7): 429-441.

Siegel RL, Miller KD, Jemal A. Cancer statistics, 2015. CA Cancer J Clin, 2015, 65(1): 5-29.

Sinreih M, Hevir N, Riiner TL. Altered expression of genes involved in progesterone biosynthesis, metabolism and action in endometrial cancer. Chem Biol Interact, 2013, 202(1-3): 210-217.

Skrzypczak M, Merx I, Schüler-Toprak S, et al. Molecular profiling of estrogen receptor α and progesterone receptor transcript variants in endometrial cancer. Steroids, 2015, 104: 122-128.

Skrzypczak M, Schüler S, Lattrich C, et al.G protein-coupled estrogen receptor (GPER) expression in endometrial adenocarcinoma and effect of agonistG-1 on growth of endometrial adenocarcinoma cell lines. Steroids, 2013,

78(11): 1087-1091.

Smith HO, Stephens ND, Qualls CR, et al. The clinical significance of inflammatory cytokines in primary cell culture in endometrial carcinoma. Molecular oncology, 2013, 7(1): 41-54.

Stelloo E, Bosse T, Nout RA, et al. Refining prognosis and identifying targetable pathways for high-risk endometrial cancer; a TransPORTEC initiative. Modern Pathology, 2015, 28(6): 836-844.

Subramaniam KS, Omar IS, Kwong SC, et al. Cancer-associated fibroblasts promote endometrial cancer growth via activation of interleukin-6/STAT-3/c-Myc pathway. American journal of cancer research, 2016, 6(2): 200-213.

Sun P, Sehouli J, Denkert C, et al. Expression of estrogen receptor-related receptors, a subfamily of orphan nuclear receptors, as new tumor biomarkers in ovarian cancer cells. J Mol Med (Berl), 2005, 83(6): 457-467.

Sun P, Wei L, Denkert C. The orphan nuclear receptors, estrogen receptor-related receptors: their role as new biomarkers in the gynecological cancer. Anticancer Research, 2006, 26: 1699-1706.

Sun PM, Gao M, Wei LH, et al. An estrogen receptor alpha-dependent regulation of estrogen receptor-related receptor alpha in the proliferation of endometrial carcinoma cells.Int J Gynecol Cancer, 2006, 16 Suppl 2: 564-568.

Suzuki T, Miki Y, Moriya T, et al. Estrogen-related receptor α in human breast carcinoma as a potent prognostic factor. Cancer Res, 2004, 64(13): 4670-4676.

Takao M, Takeda K. Enumeration. characterization, and collection of intact circulating tumor cells by cross contamination-free flow cytometry. Cytometry A, . 2011, 79(2): 107-117.

Talhouk A, Mcconechy MK, Leung S, et al. A clinically applicable molecular-based classification for endometrial cancers. British Journal of Cancer, 2015, 113(2): 299-310.

Tanaka H, Tsuda H, Nishimura S, et al. Role of circulating free alu DNA in endometrial cancer. Int J Gynecol Cancer, . 2012, 22(1): 82-86.

Tanaka S, Miki Y, Hashimoto C, et al. The role of 5a-reductase type 1 associated with intratumoral dihydrotestosterone concentrations in human endometrial carcinoma. Mol Cell Endocrinol, 2015, 401: 56-64.

Tang Y, Cheng Y, Martinka M, et al. Prognostic significance of KAI1/CD82 in human melanoma and its role in cell migration and invasion through the regulation of ING4. Carcinogenesis, 2014, 35(1): 86-95.

Tangen IL, Onyango TB, Kopperud R, et al. Androgen receptor as potential therapeutic target in metastatic endometrial cancer. Oncotarget, 2016, 7(31).

Tangen IL, Werner HMJ, Berg A, et al. Original research: loss of progesterone receptor links to high proliferation and increases from primary to metastatic endometrial cancer lesions. Eur J Cancer, 2014, 50(17): 3003-3010.

Tessel MA, Krett NL, Rosen ST. Steroid receptor and microRNA regulation in cancer. Curr Opin Oncol, 2010, 22(6): 592-597.

Tomica D, Ramić S, Danolić D, et al. A correlation between the expression of estrogen receptors and progesterone receptors in cancer cells and in the myometrium and prognostic factors in endometrial cancer. Coll Antropol, 2014, 38(1): 129-134.

Traver S, Assou S, Scalici E, et al.Cell-free nucleic acids as non-invasive biomarkers of gynecological cancers, ovarian, endometrial and obstetric disorders and fetal aneuploidy. Hum Reprod Update, 2014, 20(6): 905-923.

Tremblay GB, Bergeron D, Giguere V. 4-hydroxytamoxifen is an isform-specific inhibitor of orphan estrogen-receptor-related (ERR) nuclear receptors β and γ. Endocrinology, 2001, 142(10): 4572-4575.

Tremblay GB, Kunath T, Bergeron D, et al. Diethylstilbestrol regulates trophoblast stem cell differentiation as a ligand of orphan nuclear receptor ERR β. Genes Dev, 2001, 15(7): 833-838.

Trovik J, Wik E, Werner HM, et al. Hormone receptor loss in endometrial carcinoma curettage predicts lymph node metastasis and poor outcome in prospective multicentre trial. Eur J Cancer, 2013, 49(16): 3431-3441.

Tsuda H, Hashiguchi Y, Inoue T, et al. Alteration of G2 cell cycle regulators occurs during carcinogenesis of the endometrium. Oncology, 2003, 65(2): 159-166.

Tu Z, Gui L, Wang J, et al. Tumorigenesis of K-ras mutation in human endometrial carcinoma via upregulation of estrogen receptor[J]. Gynecol Oncol, 2006, 101: 274-279.

Urick ME, et al. PIK3R1 (p85alpha) is somatically mutated at high frequency in primary endometrial cancer. Cancer research, 2011, 71: 4061-4067.

Van Gorp T, Cadron I, Vergote I. "The utility of proteomics in gynecologic cancers." Curr Opin Obstet Gynecol, . 2011, 23(1): 3-7.

Vanacker JM, Pettersson K, Gustafsson JA, et al. Transcriptional targets shared by estrogen receptor-related receptors (ERRs) and estrogen receptor (ER) α but not by Er β [J]. EMBO J, 1999, 18(15): 4270-4279.

Vona G, Estepa L, Beroud C, et al. Impact of cytomorphological detection of circulating tumor cells in patients with liver cancer. Hepatology, 2004, 39(3): 792-797.

Voss MA, Ganesan R, Ludeman L, et al. Should grade 3 endometrioid endometrial carcinoma be considered a type 2 cancer—a clinical and pathological evaluation. Gynecol Oncol, 2012, 124(1): 15-20.

Walter CB, Taran FA, Wallwiener M, et al. Prevalence and prognostic value of disseminated tumor cells in primary endometrial, cervical and vulvar cancer patients. Future Oncol, . 2014, 10(1): 41-48.

Wang D, Hu L, Zhang G, et al. G protein coupled receptor 30 in tumor development. Endocrine, 2010, 38: 29-37.

Wang S, Wang H, Jiao J, et al. Three-dimensional nanostructured substrates toward efficient capture of circulating tumor cells. Angew Chem Int Ed Engl, 2009, 48(47): 8970-8973.

Ward EC, Hoekstra AV, Blok LJ, et al. The regulation and function of the forkhead transcription factor, Forkhead box O1, is dependent on the progesterone receptor in endometrial carcinoma. Endocrinology, 2008, 149(4): 1942-1950.

Weigel MT, Krämer J, Schem C, et al. Differential expression of MMP-2, MMP-9 and PCNA in endometriosis and endometrial carcinoma. Eur J Obstet Gynecol Reprod Biol, 2012, 160(1): 74-78.

Wheeler DT, Bristow RE, Kurman RJ. Histologic alterations in endometrial hyperplasia and well-differentiated carcinoma treated with progestins. Am J Surg Pathol, 2007, 31(7): 988-998.

Wittenberger T, Sleigh S, Reisel D, et al. DNA methylation markers for early detection of women's cancer: promise and challenges. Epigenomics, . 2014, 6(3): 311-327.

X Zhao, SJ Li, Y Ding, et al. Influence of genistein and Daidzein on estrogen-related receptor-a in an endometrial carcinoma cell line. J Tongji Univ, 2009, 30(4): 12-17.

Xiaoping Li, Jingyi Zhou, Yuanyang Yao, et al.Gene expression profiling-guided clinical precision treatment for patientswith endometrialcarcinoma. Precisionmedicine in China 2016: 33-36.

Xu Z, Liu J, Gu L, et al. Research progress on the reproductive and non-reproductive endocrine tumors by estrogen-related receptors. J Steroid Biochem Mol Biol, 2016, 158: 22-30.

Yager JD, Davidson NE. Estrogen carcinogenesis in breast cancer. N Engl J Med, 2006, 354: 270-282.

Yamamoto T, Mori T, Sawada M, et al. Estrogen-Related Receptor-γ Regulates Estrogen Receptor-a Responsiveness in Uterine Endometrial Cancer. In J of Gynecol Cancer, 2012, 22(9): 1509-1516.

Yang HP, Garcia-Closas M, Lacey JV Jr, et al. Genetic variation in the androgen receptor gene and endometrial cancer risk. Cancer Epidemiol Biomarkers Prev, 2009, 18(2): 585-589.

Yang HP, Gonzalez Bosquet J, Li Q, et al. Common genetic variation in the sex hormone metabolic pathway and endometrial cancer risk: pathway-based evaluation of candidate genes. Carcinogenesis, 2010, 31(5): 827-833.

Yang S, Jia Y, Liu X, et al. Systematic dissection of the mechanisms underlying progesterone receptor downregulation in endometrial cancer. Oncotarget, 2014, 5(20): 9783-9797.

Yang S, Thiel KW, De Geest K, et al. Endometrial cancer: reviving progesterone therapy in the molecular age. Discov Med, 2011, 12(64): 205-212.

Yang S, Thiel KW, Leslie KK. Progesterone: the ultimate endometrial tumor suppressor. Trends Endocri Me, 2011, 22(4): 145-152.

Yang S, Xiao X, Jia Y, et al. Epigenetic modification restores functional PR expression in endometrial cancer cells.Curr Pharm Des, 2014, 20(11): 1874-1880.

Yang Y. Dual-specificity Phosphatase 1 Deficiency Induces Endometrioid Adenocarcinoma Progression via Activation of Mitogen-activated Protein Kinase/Extracellular Signal-regulated Kinase Pathway. Chin Med J (Engl), 2016, 129(10): 1154-1160.

Yao Y, Chen Y, Wang Y.Molecular classification of human endometrial cancer based on gene expression profiles from specialized microarrays. Int J Gynaecol Obstet, 2010, 110(2): 125-129.

Yaron M, Levy T, Chetrit A, et al. the polymorphic CAG rpeat in the androgen receptor gene in Jewish Israeli women with endomerrial carcinoma. Cancer, 2001, 92(5): 1190-1194.

Yonghua Chen , Yuanyang Yao , Lili Zhang, et al. cDNA microarray analysis and immunohistochemistry reveal a distinctmolecular phenotype in serous endometrial cancer comparedto endometrioid endometrial cancer.Exp Mol Pathol, 2011, 91(1): 373-384.

Yu CG, Jiang XY, Li B, et al. Expression of ER, PR, C-erbB-2 and Ki-67 in Endometrial Carcinoma and their Relationships with the Clinicopathological Features. Asian Pac J Cancer Prev, 2015, 16(15): 6789-6794.

Yu X, Zhou B, Zhang Z, et al. Significant association between IL-32 gene polymorphisms and susceptibility to endometrial cancer in Chinese Han women. Tumour biology : the journal of the International Society for Oncodevelopmental Biology and Medicine, 2015, 36(7): 5265-5272.

Zannoni GF, Monterossi G, De Stefano I, et al. The expression ratios of estrogen receptor α (ERα) to estrogen receptor β1 (ERβ1) and ERα to ERβ2 identifypoor clinical outcome in endometrioid endometrial cancer. Hum Pathol, 2013, 44: 1047-1054.

Zeng X, Zhang Z, Gao QQ, et al. Clinical Significance of Serum Interleukin-31 and Interleukin-33 Levels in Patients of Endometrial Cancer: A Case Control Study. Disease markers, 2016, 2016(9262919.

Zhang BH, Liu W, Li L, et al. KAI1/CD82 and MRP1/CD9 serve as markers of infiltration, metastasis, and prognosis in laryngeal squamous cell carcinomas. Asian Pac J Cancer Prev, 2013, 14(6): 3521-3526.

Zhang G, Hou X, Gao S.Stimulation of peroxisome proliferator-activated receptor γ inhibits estrogen receptor α transcriptional activity inendometrial carcinoma cells. Oncol Rep, 2015, 33(3): 1227-1234.

Zhang Y, Zhao D, Gong C, et al. Prognostic role of hormone receptors in endometrial cancer: a systematic review and meta-analysis. World J of Surg Oncol, 2015, 13: 208.

Zhao PL, Zhang QF, Yan LY, et al. Functional investigation on aromatase in endometrial hyperplasia in polycystic ovary syndrome cases. Asian Pac J Cancer Prev, 2014, 15(20): 8975-8979.

Zhou Y, Shen J, Xia L, Wang Y.Estrogen mediated expression of nucleophosmin 1 in human endometrial carcinoma clinical stages throughestrogen receptor-α signaling. Cancer Cell Int, 2014, 14(1): 540.

Zighelboim I, et al. Microsatellite instability and epigenetic inactivation of MLH1 and outcome of patients with endometrial carcinomas of the endometrioid type. J Clin Oncol, 2007, 25: 2042-2048.

5

子宫内膜增生

第一节 组织类型及病理学特征

子宫内膜增生（endometrial hyperplasia），以前也称为子宫内膜增殖症、子宫内膜增生过长等。这是一类由于长期雌激素刺激所导致的子宫内膜增生性病变。临床上以月经周期紊乱（menstrual cycle disorder）、子宫不规则出血（metrorrhagia）为主要表现。从病变过程而言，子宫内膜增生是一个连续的过程。病理形态学上主要表现为子宫内膜腺体及间质不同程度的增生，造成组织结构的紊乱，同时可伴有或不伴有细胞学上的非典型性。由于部分子宫内膜增生性病变具有近一步发展成为子宫内膜癌的可能性，多年来，对于子宫内膜增生病变的病理学分型及命名不断变化与更新，其目的就是为了能寻找出那些具有恶变潜能的病变，以便给予及时的干预与治疗，降低子宫内膜癌的发病率，改善患者的预后。

一、分类与命名

早期对于子宫内膜增生的分类与命名非常混乱，没有公认统一的命名，一些命名会造成对疾病性质以及病理形态认识上的错误。例如20世纪70年代Vellios就将子宫内膜增生分为腺囊性增生、腺瘤性增生和非典型增生（Vellios et al，1972）。这样的命名并不准确，因为，子宫内膜增生并不只局限于腺体，也非总是形成囊性扩张的腺腔。到了1986年Kurman和Norris根据增生病变中的组织结构以及细胞学表现提出一种新的分类方法（Kurman et al，1986），这一分类方法在1987年被国际妇科病理协会（ISGP）所采纳，并且逐渐被妇产科病理学界所接受。1994年版以及2003年版的WHO女性生殖道肿瘤分类中，有关子宫内膜增生均采用的是Kurman和Norris提出的分类方法（Sliverberg et al，2003）。这一分类法首先根据增生子宫内膜的结构分为单纯性和复杂性，再根据腺上皮细胞的改变分为典型性和非典型性。

1994/2003年版WHO分类法的优点在于制定了较为明确的形态学诊断标准。将增生性病变中有无腺上皮细胞的异型性作为子宫内膜增生分类的主要依据，有助于判断病变是否具有进展为恶性的潜能。Kurman等（1985）在对170例没有实行进一步治疗的子宫内膜增生患者进行长期观察后，发现不伴有非典型增生的患者，发生癌的比例1.6%，而伴有非典型增生者（包括单纯性和复杂性增生），随后发展为癌的比例则达到23%。

尽管1994/2003年版WHO分类法被大家普遍接受，在国内的一些医院，甚至还将子宫内膜非典型增生再分成轻、中及重度。然而，实际应用过程中，发现在病理分型或分级中，越细致，其诊断重复性越差，即使是同一名病理医生在不同时段对同一病例的观察，其诊断的一致性都较低，一项研究显示：6名对妇产科病理感兴趣的病理医生分别两次检查128例子宫内膜刮宫标本，其Kappa值均低于<0.40（一致性低）（Skov et al，1997）。而另一项研究报告显示：在针对2601例子宫内膜增生病变，采用2003版WHO分类进行诊断，不同病理学家之间的诊断重复性也不高，单纯性增生的一致性为31.1%，复杂性增生的一致性为51.5%，而非典型增生的一致性仅为49.8%（Allison et al，2008）。可见，尽管采用WHO（1994/2003年版）分类诊断子宫内膜增生已经10余年，但其诊断的重复性并没有提高（Sanderson et al，2016）。此外，采用第三版WHO分类中的非典型增生诊断预测癌变的风险性有限，Kurman等的研究显示最初刮宫诊断为非典型增生的病例，在随后切除子宫的标本中发现癌的比例为20%（Kurman et al，1985）。造成两者的不一致性，有很多原因，其中最主要的因素是由于WHO分类法过于强调细胞的非典型性，而忽视了结构的变化。然而，很多原因都可能导致子宫内膜上皮细胞的变化，例如受激素环境影响、修复性变化以及化生等都可导致细胞核增大，异型，甚至出现核分裂象。相反，有时高分化子宫内膜样腺

癌细胞的异型还没有子宫内膜非典型增生明显，所以仅根据细胞的异型来界定子宫内膜增生病变的性质，可能会造成过诊断或漏诊断，从而使其预测进展为癌的准确性较低（Berends, et al, 2001）。除此之外，根据1994/2003年版WHO分类法诊断子宫内膜增生，并不能区分出何种类型为良性增生，何种类型为癌前病变。

2000年由Mutter及其国际子宫内膜合作组提出了一种分类方法，当时所给予的名称是子宫内膜上皮内瘤变（endometrial intraepithelial neoplasia, EIN），简称为EIN分类法（Mutter et al, 2000），这一分类方法结合了组织形态学、计算机形态测量、分子遗传学、细胞生物学以及临床随访资料，并采用D-score计分：计算包括间质体积百分比（VPS）、最短核轴标准差、腺体外表面密度等在内的数据。该诊断分类将子宫内膜增生性病变分为两大类：第一类为良性子宫内膜增生，是由于雌激素长期作用所致，激素治疗有效，发展成癌的危险性可忽略不计；第二类为EIN，属于子宫内膜样癌的癌前期病变，强调病变的单克隆性，病变腺体经常发生在增殖性子宫内膜的背景上，显示出两类细胞形态的差异性。一项研究显示诊断为EIN的妇女，在随后1年内发生子宫内膜样癌的比例高达41%（Mutter et al, 2007）。研究显示诊断EIN的重复性评分（Kappa评分）在不同病理医师之间和病理医师自身的差异性缩小。

2014年第4版WHO女性生殖道肿瘤分类出版，对于子宫内膜增生性病变的分类进行了简化，取消了单纯性及复杂性之分，将子宫内膜增生性病变原来的四型简化为两大类：不伴有非典型性的增生（hyperplasia without atypia）与非典型性增生（atypical hyperplasia, AH），之所以取消了单纯性增生与复杂性增生之分，是因为在临床预后及处理上，单纯性增生与复杂性增生间的差别不大，而是否具有细胞及结构的非典型性是临床预后的关键。值得注意的是，第4版WHO接受了EIN的分类理念，正式将子宫内膜样上皮内瘤变（endometrioid intraepithelial neoplasia, EIN）与子宫内膜非典型增生并列，采用非典型增生（AH）/子宫内膜样上皮内瘤变（EIN）列入子宫内膜上皮性肿瘤前驱病变中（Zaino, 2014）。WHO分类对于AH/EIN给出的定义是：在子宫内膜增生基础上出现细胞学的非典型性。应注意的是，Mutter最初使用的是"子宫内膜上皮内肿瘤（endometrial intraepithelial neoplasia）"，而第4版WHO分类使用的是"子宫内膜样上皮内肿瘤（endometrioid intraepithelial neoplasia）"，强调了其为子宫内膜样癌的前驱病变，而不是子宫内膜的浆液性癌的前驱病变。

尽管AH与EIN的诊断标准有所不同，前者强调细胞学有无非典型性，而后者更侧重腺体结构的改变以及其与背景腺体不同的细胞学改变。美国妇产科学院（ACOG）更倾向于使用EIN分类及命名方案，认为这一分类更能表明其为肿瘤性病变以及具有恶性潜能，而英国皇家妇产科学院（RCOG），则更愿意使用AH作为子宫内膜癌前病变的诊断名称（Sanderson et al, 2016）。但是在实际病理诊断过程中两者病变大部分是重叠的，这也是第四版WHO将两者视为同义词，并列出现的原因，也整合了近年来子宫内膜样癌前驱病变两大分类系统的分歧。研究还显示如果在刮宫活检中无论是发现AH，还是EIN，在随后立即或是一年内切除的子宫标本中，1/4~1/3的病例可以发现子宫内膜样癌，即使没有发现癌，且长期发生癌变的风险明显高于正常人群（AH为14倍，EIN为45倍）（Zaino et al, 2014）。分子遗传学研究显示AH/EIN具有与子宫内膜样癌相类似的细胞遗传学改变，例如微卫星的不稳定性，PAX2的不活跃，*PTEN*、*K-ras*以及*b-catenin*的突变等，进一步证实AH/EIN为子宫内膜样腺癌的前期病变（表5-1-1）。

表5-1-1 子宫内膜增生性病变分类的演变

1994/2003年版	2014年版
单纯性增生不伴非典型增生	子宫内膜增生不伴非典型增生
复杂性增生不伴非典型增生	
单纯性增生伴非典型增生	子宫内膜非典型增生/EIN
复杂性增生伴非典型增生	

二、病理学特征

（一）大体表现

当子宫内膜增生时，子宫可以增大，内膜明显增厚，厚度从3~12 mm不等，有时可以达到20 mm。多数情况下，子宫内膜是光滑的。有时，呈不规则增厚，并可见到息肉状突起，这种息肉状突起与真正的子宫内膜息肉不同，它是无蒂的。内膜常常可以见到出血及水肿。

（二）显微镜下表现

这里分别介绍 2014 年第 4 版 WHO 分类以及 EIN 分类法所涉及的子宫内膜增生的病理学表现。

2014 年第 4 版 WHO 分类

- 不伴非典型性的增生（hyperplasia without atypia）

新版 WHO 子宫内膜癌癌前病变两分法中的良性子宫内膜增生并不是一种单一的组织学表现，而是在持续雌激素刺激下子宫内膜出现的一系列改变。它包括以往分类中单纯性增生不伴非典型增生和复杂性增生不伴非典型增生。

腺体大小及形状变化多样，腺体可以表现为分散分布，也可以为背靠背的拥挤排列，通常腺体分布不规则，腺体间质比增加程度不等（图 5-1-1）。一些腺体表现为正常的圆形结构，而一些则表现为分支状或囊性扩张。上皮呈复层柱状，常常伴有核分裂象。局灶出血和间质崩解也很常见。

- 子宫内膜非典型增生 / 子宫内膜样上皮内瘤变

子宫内膜非典型增生 / 子宫内膜样上皮内瘤变（atypia hyperplasia/ endometrioid intraepithelial neoplasia，EIN）在新版 WHO 中，组织学与不伴

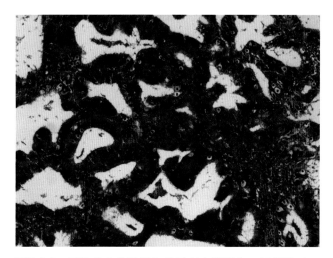

图5-1-1　不伴有非典型增生的子宫内膜增生。显微镜下，可见子宫内膜腺体增生，腺体与间质比例超过2∶1，腺体排列紧密，有些区域出现腺体的背靠背。HE染色，100×

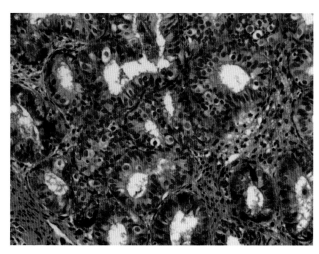

图5-1-2　子宫内膜非典型增生，增生腺体的腺上皮细胞增大、细胞核变圆、失去极向，可见核仁。HE染色，200×

有非典型增生的鉴别点主要基于细胞的非典型性，即细胞增大、多形性、核变圆、失去极向，可见核仁（图 5-1-2）。而腺体结构的描述为排列拥挤的管状、分支状腺体，腺体面积大于间质面积，并没有强调 EIN 的诊断标准。笔者推测可能因为在实践工作中两者殊途同归，对于病例最终诊断基本没有差别，所以仍然沿用前者的组织学诊断标准，但是笔者认为 EIN 的诊断标准是科学而严谨的，我们将详细阐述。

EIN 分类

EIN 是单克隆性子宫内膜侵袭前的腺体增生，属于子宫内膜样腺癌的癌前病变。虽然有 20% 左右的 EIN 病变见于整个子宫内膜成分，但大多数 EIN 病变常常只是局灶地出现在子宫内膜活检或刮宫标本中组织，因此，在诊断 EIN 时，首先要使用低倍镜观察整个切片，注意同一背景中腺体的密集程度，寻找出结构拥挤的区域，然后再在高倍镜

表5-1-2　EIN诊断标准

结构	通常局部间质内腺体过度生长（腺体 / 间质 >1）
细胞学改变	灶状密集腺体和背景腺体的细胞学表现不同
体积	最大直径应该 >1 mm。更小的病变还不清楚其性质
除外相似的良性病变和癌	良性：包括增生紊乱、基底层腺体，分泌期表现，息肉以及修复性病变 恶性：迷路样腺体，实性区，明显的筛状

下检查腺体密集区域可能存在的细胞学改变。对于EIN 的具体诊断，有 5 项诊断标准（表 5-1-2）（Mutter et al，2000；Mutter et al，2006），必须是同一病例全部满足这 5 项标准才能诊断为 EIN。

通过上述表格可以将 EIN 组织学诊断要点归纳为以下 5 点：

1. 组织结构（tissue structure）

腺体密集是诊断 EIN 的一个重要特征：增生的腺体拥挤，腺体成分超过间质成分（腺体/间质>1），或者说间质体积百分比（volume percentage stromaVPS）小于 50%。在 EIN 病变中用低倍镜可见密集的成簇的腺体，其病变中心腺体较密集而在周围腺体较稀疏，两者之间具有比较明显的界限（图 5-1-3）。

2. 细胞学改变（cytologic changes）

不是所有的 EIN 病变都有一成不变的细胞学改变，诊断 EIN 的细胞学改变没有绝对标准，它通过观察比较同一标本内病变区域与非病变区域的细胞学变化，只要病变的细胞与背景中残留腺体或黏膜上皮细胞有明显区别即可（图 5-1-4）。所涉及的细胞学变化包括细胞质及核的各种变化。其中细胞质的改变可能全部或部分呈黏液样的、鳞状的、腺管样的、嗜酸性的、乳头状的分化等，或这些改变均不出现；而细胞核改变可能是核呈圆形或拉长的，或呈假复层的，核呈多形性并有核仁，与 WHO 分类中描述的非典型性相似，但是与 WHO 分类所不同的是 EIN 的诊断并不强调细胞学的非典型性。

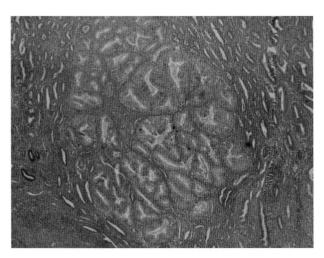

图5-1-3　EIN，低倍镜显示病变区域腺体排列紧密，腺体/间质比〉1∶1，并且5病灶范围超过1 mm（5~10个腺体）。HE染色，100×

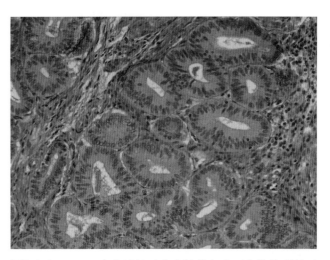

图5-1-4　EIN，中背景显示病变腺体与左下方腺体明显不同，腺体变大，排列密集，上皮细胞胞质丰富，细胞核增大、变圆

3. 大小的标准

诊断 EIN 必须符合最小尺寸的要求，以减少过诊断的风险。诊断标准要求诊断 EIN 的病灶应大于 1 mm（至少包括 5~10 个腺体），目前对于小于 1 mm 的病灶尚不清楚其临床意义。1 mm 是指其病灶的最大径，并且是指单一病灶，不能将分散的病灶累加起来计算。多数情况下，刮宫活检的组织碎片一般都超过 1.5~2 mm，应该能满足诊断的要求。

4. 除外类似的良性病变

在做出 EIN 的诊断之前，还要排除一些良性病变。首先，EIN 的诊断标准只适用于子宫内膜功能层，故要排除那些来自子宫下段或子宫基底层的内膜，它们会显示出腺体的不规则；其次，由感染、物理破坏、新近受孕或新近使用器具等引起的反应性病变，可导致上皮堆积和细胞核极性消失；取材时对标本的外在挤压以及制片过程中出现的人工假象，都可能导致子宫内膜腺体显得很拥挤，但高倍镜检查拥挤腺体的腺上皮细胞与周围腺体的细胞学无差异性；另外，分泌晚期时，子宫内膜腺体密度较高；正常月经期由于子宫内膜崩解或由于雌激素撤退，腺体崩解，间质破碎，可见一些不规则的腺体；子宫内膜息肉中的腺体也可以不规则，并可有不同程度的细胞学改变；绝经后萎缩的子宫内膜以及老年妇女发生的息肉中都可能出现子宫内膜腺体的囊性扩张。上述这些情况都需要一一排除。因此，病理医生应正确地判断所取材的子宫内膜成分，熟悉不同时期子宫内膜的组织学形态以及一些常见病变的病理改变。同时，临床医生应在病理申请单上详细说明病史，使病理医生在诊断时能有的放矢。

　　5. 除外癌

　　EIN 和癌的鉴别诊断在临床上是非常重要的。常常可以看到从 EIN 发展而来的腺癌病灶。EIN 是由成簇的单个可识别的腺体组成，腺上皮细胞为单层或假复层，而腺癌则是由实性、筛状或复杂的腺体组成，有时可相互交错形成迷路样的结构，这些在 EIN 中是看不见的。在不具有子宫内膜样分化的 EIN 病变中，上皮可能出现复层，但它们缺乏恶性表现。例如，腺体周围的桑葚状分化，可呈现筛状的结构，此时不应与腺癌混淆。

　　另外还要考虑的一点是与激素相关的病变，EIN 病变经孕激素治疗后，可导致形态的变化，此时可以看到间质的假蜕膜改变，肥胖肿胀间质细胞将 EIN 腺体推挤到一边，从而使病理诊断出现困难。此时应注意了解临床病史，并注意增生腺体的结构及细胞的改变。如果局灶的细胞学及组织结构不能满足诊断 EIN 最小尺寸和腺体密度的标准，应该给予描述，提醒临床注意。如果可能高度怀疑 EIN，应在停用激素 2~4 周后再次活检，观察病变的形态学改变。

（三）子宫内膜增生中的分子遗传改变及免疫组化标记物（immunohistochemical markers）

　　对于子宫内膜增生的诊断及分类，实际上关注的重点是哪种类型更易进展为子宫内膜癌，然而上述的两种分类方法仍各有优缺点。随着对于子宫内膜癌前病变以及子宫内膜样癌的发病机制以及分子遗传特征深入研究，一些分子遗传学改变被发现，并且很多具有特征的分子改变，可以通过免疫组织化学染色技术检测到，这些标记物将有益于预测病变的进展情况，并且可以帮助判断激素治疗的反应情况。

　　1. PTEN

　　这是一种具有激素调节作用的肿瘤抑制蛋白。研究发现在子宫内膜癌中，PTEN 常发生突变。Mutter 等（2000）发现在正常子宫内膜中 PTEN 的突变率为 0，EIN 时突变率为 55%，而子宫内膜癌时期突变率可以到达 83%。应用免疫组织化学染色可以检测 PTEN 蛋白的情况：在正常增生期子宫内膜腺体及间质中，PTEN 蛋白的表达增加，

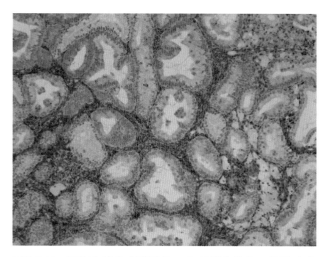

图5-1-5　子宫内膜非典型增生，免疫组化染色，显示病变腺体PTEN表达缺失，而腺体之间的间质细胞表达PTEN蛋白（胞质及胞核呈现棕色）。EnVison一步法。100 ×

但在 EIN 和子宫内膜癌时，腺体表达 PTEN 减少（图 5-1-5）。随后的研究发现，对于免疫组化染色 PTEN 表达缺失的腺体进行 DNA 序列分析后，除少数病例（6.7%）外，均可以检测到 PTEN 的体系突变（Mutter et al，2014），因此，将 PTEN 表达情况与 EIN 诊断的 D-score 计分相结合，对子宫内膜增生病变具有较好的预测价值。在应用 PTEN 免疫染色时还应注意在有些情况下，比如受孕激素影响时，甚至有时表现正常的子宫内膜也可能为阴性表达。由此可见，在诠释免疫组织化学染色 PTEN 表达意义时，一定要结合组织形态改变，还可联合其他标记物综合分析。

　　2. DNA 错配修复和微卫星不稳定性（MSI）

　　DNA 错配修复（mismatch repair，MMR）基因的突变导致微卫星的不稳定（MSI），从而导致患结肠癌及子宫内膜癌的风险增加，与胚系突变有关，称为 Lynch 综合征（Hendriks et al，2006）。除遗传性子宫内膜癌外，研究发现大约 20% 散发性子宫内膜癌也具有 MMR 缺陷（Hecht et al，2006），这一缺陷常常是由于 MLH1 启动子甲基化所致，并且可以通过免疫组化染色检测到 MLH1 蛋白表达的缺失（Woo et al，2014）。研究还发现与 Lynch 综合征相关的子宫内膜非典型增生也可以检查到 MLH1 以及 MSH2 的表达缺失以及 MLH 1 基因的甲基化（Hecht et al，2006；Berends et al，2001；Hamid et al，2002）。

3. Bcl-2 和 Bax

这是两个涉及细胞凋亡的蛋白。Bax 蛋白具有促凋亡功能，而 Bcl-2 蛋白则具有抗凋亡作用。Bcl-2/Bax 的比例可以确定凋亡细胞死亡。在整个月经周期 Bax 蛋白都表达，而 Bcl-2 则在增生期呈高峰期表达。研究发现：在早期的不伴有非典型性的子宫内膜增生 Bcl-2 有更多的阳性表达，可能与雌激素刺激有关，而在非典型增生以及子宫内膜癌时 Bcl-2 阳性表达减少，可能与有更多的促凋亡环境有关（Kokawa et al，2001）。

4. PAX-2

配对盒子 2 基因（PAX-2）属于转录因子家族，在胚胎发育过程中起重要作用，尤其是在肾、甲状腺和男性的睾丸和附睾及女性的子宫和输卵管发育过程中扮演了重要角色。近年来，国内外有很多学者研究 PAX-2 蛋白在子宫内膜样癌及其癌前病变中的作用，其结果仍有争议。多数研究显示，在 EIN 中 PAX-2 蛋白的表达缺失（图 5-1-6），可以与 PTEN 协同应用，有助于 EIN 的诊断（Joiner et al，2015；Quick et al，2012），我们的研究结果与之相一致（张彤，2014）；但也有少数研究显示，PAX-2 在良性子宫内膜增生、EIN 以及子宫内膜样癌中表达逐渐升高，而且 PAX2 在非典型增生子宫内膜的表达明显高于正常子宫内膜以及过度增生子宫内膜，提示 PAX2 阳性表达的非典型增生子宫内膜的预后不良，有可能继续发展成子宫内膜样癌（Allison et al，2012）。

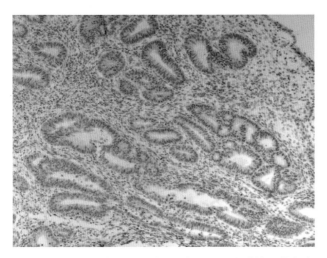

图5-1-6 子宫内膜非典型增生，与图片上方腺体比较免疫组化染色显示具有非典型增生的腺体（下方腺体）PAX2减弱。EnVison一步法。100 ×

5. HAND2

HAND2 是心脏和神经嵴衍生表达转录因子 2 的缩写，在胚胎心脏形成中起重要作用，近年研究发现 HAND2 的甲基化与子宫内膜癌的发生具有相关性（Jones et al，2013），并且子宫内膜的癌前驱病变中也可 HAND2 出现高甲基化，从而使其蛋白表达减少。Buell-Gutbrod 等的研究通过免疫组化染色显示在良性子宫内膜、非典型增生以及子宫内膜癌之间，间质中 HAND2 的表达逐渐减少，且具有统计学差异性（Buell-Gutbrod et al，2015）。

此外，还有一些子宫内膜样癌的分子遗传学改变，在子宫内膜非典型增生中也有一些报道，但很多尚不明确其临床及病理学意义。

（鲍冬梅　沈丹华）

第二节　发病相关因素

一、发病率

大约 80% 的子宫内膜癌（endometrial cancer）为子宫内膜增生逐步进展而来，即 I 型子宫内膜癌，因此子宫内膜增生的发病率升高与子宫内膜癌的增加相一致。而不同种类的子宫内膜增生进展为子宫内膜癌的发生率不同，大部分子宫内膜增生会经过治疗或期待疗法逐步退化，关于子宫内膜增生的发病率文献报道较少，其确切发病率不详，据 1980—2002 年研究数据，其在围绝经期妇女中发病率大约为 12%（Brun et al，2002）。子宫内膜增生发生率达 133~208/10 万人·年；包括非不典型增生 121/10 万人·年，不典型增生 16.8/10 万人·年。但当时绝经后只用雌激素替代疗法比较常见，内膜增生及内膜癌发生率较高，2002 年开始认识到没有孕激素保护的雌激素替代的危险性后，其后激素替代的临床应用逐渐下降，子宫内膜增生及子宫内膜癌的发生率也有所下降（Reed et al，2009；Lacey et al，2012）。

此外，子宫内膜增生的发生与种族相关，在美国，白人妇女终生发生子宫内膜增生的风险是 2.4%，而黑人妇女仅为 1.3%。在亚洲，韩国医疗人口覆盖 98%，约达 4.9 千万，其人口数据调查准确，由于 2009—2012 年韩国人口调查发现子宫内膜增生和子宫内膜癌的发生率，在接近 248 万妇女中，共 1 868 例子宫内膜增生和 868 例子宫内膜癌患者，发生率分别是 37/10 万人·年和 7/10 万人·年（Yuk J-S，2016）。由于肥胖是子宫内膜增生及内膜癌高危因素，而韩国肥胖患者明显低于西方国家，因此韩国的文献报道，其子宫内膜增生及内膜癌发生率略低于西方国家报道（Armstrong et al，2012）。

子宫内膜增生的高发年龄早于子宫内膜癌大约 20 年，子宫内膜癌的高发年龄为 60 岁和 70 岁，而子宫内膜增生发多见于中年妇女，虽也可发生于更年期或青春期，但大部分患者年龄超过 35 岁，只有 2%~5% 病例发生于 40 岁以前。韩国文献报道子宫内膜增生的平均发病年龄是 44.1±0.4 岁，而子宫内膜癌发病年龄是 52.7±0.6 岁（Yuk J-S，2016）。

二、病因

子宫内膜增生病生理主要表现为过度和持续性的雌激素作用，子宫内膜增生的发生与雌激素过多而孕酮缺乏有关。动物试验显示应用雌激素可导致子宫内膜增生和子宫内膜癌。在糖尿病、高血压、多囊卵巢综合征（polycystic ovary syndrome，PCOS）以及肥胖的常见的内源性高雌激素水平状态的妇女中，子宫内膜增生及子宫内膜癌均高发。妇女接受外源性雌激素替代治疗如：特纳综合征（Turner's syndrome）或性腺发育不全，内源性雌激素水平高的如有分泌功能的卵巢颗粒细胞瘤患者中子宫内膜增生及子宫内膜癌均高发（Siiteri，1978）。

最近研究发现，用于乳腺癌治疗的他莫西芬（Tamoxifen，TAM）在子宫内膜中有弱的雌激素效应，可导致子宫内膜增生和子宫内膜癌的发生。

三、发病相关因素

子宫内膜增生与子宫内膜癌的高危因素一致。可能导致体内雌、孕激素代谢改变的各种内源及外源性因素，因打破体内雌激素和孕激素的平衡，均为发生子宫内膜增生的高危因素。例如：分泌雌激素的卵巢颗粒细胞瘤导致高雌激素血症（hyperestrogenism）以及 PCOS 等导致的不排卵等女性激素代谢紊乱，为子宫内膜增生的高危因素。同时，近年研究发现一些基因易感性也是子宫内膜增生的高危因素。

关于子宫内膜增生与子宫内膜癌的关系，Torres（2012）在 370 例原发内膜癌的研究中发现，101 例（27%）患者曾诊刮提示子宫内膜良性改变，101 例中 11 例有单纯或复杂非典型增生，90 例（24.5%）良性病变。90 例患者中诊断子宫内膜癌距诊刮时间平均 6.7 年（0~23.3 年），最终确定的独立高危因素包括：内膜息肉（OR=4.12），有 HNPCC 相关肿瘤史（结肠癌）（OR=4.44）和 BMI ≥ 35（OR=3.40）。而保护因素为应用口服避孕药（OR= 0.18）。

（一）年龄因素

虽然年轻患者也可发生子宫内膜增生，但大多数患者均发生在 40 岁之后，而绝经后出血更是子宫内膜增生的一个主要症状。研究发现在肥胖妇女中，妇女绝经后患子宫内膜增生的风险增加至 1.19，而绝经后合并肥胖者对比正常人群患子宫内膜增生的相对危险性为 1.58，绝经后合并极度肥胖则增加至 2.72。而在生育年龄则危险性并不增加（Viola et al，2008）。说明年龄是子宫内膜增生的一项重要的危险因素。

（二）未生育

在 1985 到 2003 年间美国华盛顿州所有诊断复杂性增生和复杂性增生伴非典型增生的 446 例患者中，未生育是子宫内膜增生的高危因素，但研究发现子宫内膜增生的发生与糖尿病和高血压无关（Epplein et al，2008）。

（三）肥胖

肥胖是子宫内膜增生和子宫内膜癌的高危因素。上文提到的在 1985－2003 年间美国华盛顿州所有诊断复杂性增生和复杂性增生伴非典型增生的 446 例患者中，体重指数（body mass index，BMI）的增加是子宫内膜增生的高危因素（Epplein et al，2008）。Viola 等的研究显示子宫内膜癌和子宫内膜增生在过度肥胖的妇女中，在生育年龄妇女的发生率分别是 1.0% 和 5.8%，在绝经后妇女则是 3.0% 和 12.1%（Viola et al，2008），均高于非肥胖妇女。而与 BMI 紧密相关的白色脂肪组织分泌的来普汀（leptin）在子宫内膜增生和子宫内膜癌患者中的表达均高于正常内膜组，提示其可能参与子宫内膜的增生过程（Cymbaluk et al，2008）。

（四）多囊卵巢综合征

PCOS 是一类女性内分泌功能失调性综合征，其临床主要表现有闭经、月经稀发、多毛、肥胖、不孕等。其确切病因不详，实验室检查发现患者有不排卵、高雄激素血症以及胰岛素抵抗。因不排卵，缺乏孕激素保护，子宫内膜长期受雌激素影响，导致此类患者容易发生子宫内膜增生及子宫内膜癌。早在 1949 年，研究者就注意到不孕、月经稀发与子宫内膜癌高发相关，其后的许多研究证实 PCOS 作为子宫内膜增生和子宫内膜癌的高危因素（Navaratnarajah et al，2008），PCOS 患者患子宫内膜癌的风险对比正常妇女其相对危险性为 3.1（95% 可信区间 CI 1.1~7.3）。在一项 97 例子宫内膜增生的患者的研究中发现，25% 的患者都有典型的 PCOS（Balen，2001）。

（五）应用外源性雌激素

应用口服避孕药，绝经后激素替代（hormone replacement therapy，HRT）等外源性雌激素可导致体内雌激素过度刺激子宫内膜，可诱发子宫内膜增生。美国 70 年代子宫内膜癌的发生率增高了一倍，其主要原因是由于 20 世纪 60 年代开始 10 年来的无孕激素保护的雌激素替代治疗和避孕药的应用。其后 HRT 中加用孕激素和低剂量雌激素加孕激素避孕药的应用后，至 20 世纪 80 年代子宫内膜癌的发病率开始下降。有一例报导 93 岁的妇女因长期应用含低浓度的炔雌醇的化妆品而发展为乳腺癌和子宫内膜增生（Komori et al，2008），提示长期小剂量外源性雌激素对子宫内膜的刺激。

（六）他莫西芬

他莫西芬（tamoxifen，TAM）是第一代的选择性雌激素受体调节剂（selective estrogen receptor modulators，SERMs）。SERMs 是一类分子结构与甾体不同的化合物，可选择性结合雌激素受体（estrogen receptor，ER），并根据靶细胞不同产生类似雌激素或拮抗雌激素的效果。TAM 自 1973 年进入临床以来，已经成为应用最广泛的乳腺癌内分泌治疗药物，使用超过了 1200 万人 / 年。但

作为雌激素受体部分激动剂，TAM 还有一定的雌激素样作用。TAM 在子宫内膜是起部分激动剂作用，对子宫内膜有促进增生作用，同时 TAM 也上调 ER 表达，增加 Ki67 及 IGF-I 在子宫内膜表达。研究发现 TAM 可在内膜组织促使孕激素受体 B 亚型（progesterone receptor isoform B，PRB）下降，刺激孕激素受体 A 亚型（progesterone receptor isoform A，PRA）增加，但对 ER 的表达无作用（Leslie et al，2007）。因此，TAM 的主要副作用是增加子宫内膜增生和子宫内膜癌的危险性。

研究发现，尽管 TAM 可显著改善乳腺癌患者的预后，但子宫内膜癌的发生率在应用 TAM 1~2 年的患者增加一倍，如用药超过 5 年，则子宫内膜癌发生率增加达 4 倍（1998）。Dijkhuizen 等研究发现经阴道超声（transvaginal ultrasound，TVU）通常提示应用 TAM 治疗的女性内膜增厚，当绝经后妇女应用 TAM 治疗后，子宫内膜增厚（≥5mm）其组织学改变可能有子宫内膜息肉、子宫内膜增生或子宫内膜癌（Dijkhuizen et al，1996；Holbert，1997）。Cohen 等的研究提示当内膜厚度超过 5mm 时，有 2.15% 患者有子宫内膜增生存在（Cohen et al，1994）。随机对照试验也显示，应用 TAM 治疗的患者 39% 有子宫内膜异常，16% 有子宫内膜非典型增生，当子宫内膜厚度 ≥8mm 时，100% 患者有子宫内膜非典型增生或内膜息肉（Kedar et al，1994）。此外，如患者在应用 TAM 之前已存在子宫内膜增生，应用 TAM 可导致绝经后妇女子宫内膜增生发展为非典型增生（Garuti et al，2006）。因此，ACOG 的认为绝经后妇女应用 TAM 与子宫内膜增生及子宫内膜癌明确相关，而绝经前妇女应用 TAM 是否增加内膜癌风险尚不详，对于出现子宫内膜增生的患者，应采用相应治疗，并停用 TAM。

（七）米非司酮

米非司酮（mifepristone，RU486）是抗孕激素药，通常用于药物流产，有病例报导长期应用米非司酮治疗子宫肌瘤及子宫内膜异位症，有报道可导致单纯性增生的发生（Newfield et al，2001）。

（八）遗传因素

研究发现 DNA 错配修复系统（mismatch repair，MMR）的缺陷导致的 DNA 的微卫星不稳

定性（microsatellite instability，MSI）和肿瘤相关基因的突变是 I 型子宫内膜癌重要的分子遗传学改变，MSI 最初是在遗传性非息肉结肠癌（hereditary nonpolyposis colorectal cancer，HNPCC）患者中发现的。HNPCC 是最常见的人类癌症综合征。子宫内膜癌是其中最常见的结肠外肿瘤，并是女性 HNPCC 患者第二常见的肿瘤，HNPCC 女性其终身患 EC 的概率高达 60%。超过 90% 的 HNPCC 肿瘤表现 MSI（Jacob et al，2002），并有 70%~80% 的 HNPCC 家族成员在 MMR 核心基因，包括 *hMLH1*、*hMSH2* 和 hMSH6，发现了一个或多个先天性（germline）突变（Peltomaki，2001）。而且，*hMSH6* 的先天性突变更常见于表现为结肠外癌的不典型 HNPCC 患者，尤其是子宫内膜癌患者（Wijnen et al，1999；Wagner et al，2001；Goodfellow et al，2003）。因此，临床常见有卵巢、结肠或乳腺癌病史及子宫内膜癌家族史为子宫内膜癌和子宫内膜增生的高危患者。此外，*PTEN*、*β-catenin*、*APC* 和 *K-ras* 基因等异常，以及最近一些研究中发现的杂合性丢失（loss of heterozygosity，LOH）和表基因遗传学（epigenetic）改变也与 I 型子宫内膜癌的发生有关，如基因启动子过度甲基化（promoter hypermethylation）（Lax，2004）。因此，遗传因素也成为子宫内膜增生的重要高危因素。此外，口服避孕药由于抑制体内雌激素分泌，同时包含孕激素成分保护子宫内膜，因此，口服避孕药为子宫内膜增生及子宫内膜癌保护因素，估计应用口服避孕药 1 年可降低内膜癌风险 20%，应用避孕药 10 年降低风险 80%。但研究发现，口服避孕药似乎对 HNPCC 家族的内膜癌无预防效果。

（王　悦　王建六）

第三节　临床表现

子宫内膜增生较少见于月经周期正常的患者，虽临床上有些子宫内膜增生不伴有非典型增生的患者临床表现多无症状，偶在子宫全切的标本中发现，但大部分子宫内膜增生患者会表现为月经不规律和异常子宫出血（abnormal uterine bleeding，AUB），如月经过多、经期延长、经间期出血以及绝经后出

血等。据统计，在 AUB 患者中，有 2%~10% 的患者是由于子宫内膜增生所致（Edris et al，2007）。而绝经后出血的患者中有 3%~10% 的患者由子宫内膜增生引起（Fortier，1986）。

研究发现，子宫内膜增生的子宫不规则出血大多是由于卵巢滤泡不排卵所致。由于卵巢持续分泌雌激素，一方面引起子宫内膜的过度生长，另一方面抑制腺垂体卵泡刺激素的分泌，导致卵泡因失去卵泡刺激素的支持而发生退化，雌激素分泌因而急骤下降，增生的子宫内膜由于雌激素突然不足而发生坏死脱落，引起子宫不规则的出血。因此，也称作功能性子宫出血。

（王　悦　王建六）

第四节　诊断

因子宫内膜增生多伴有月经改变及不规则出血等临床症状，因此，结合病史、影像学检查、细胞学及组织学诊断，子宫内膜增生的诊断并不困难。

一、诊断方法

子宫内膜增生诊断方法主要有影像学检查、激素水平测定、脱落细胞学检查、组织病理学检查及肿瘤标志物检测，下面分别介绍。

（一）影像学检查

1. 经阴道 B 超　经阴道 B 超可判断子宫内膜的厚度，对子宫内膜增生有提示作用。子宫内膜厚度随月经周期改变，其厚度大约从卵泡早期的 4 mm 到黄体期最后可达 1.4~1.5 cm。而绝经后妇女，如没有进行 HRT，内膜厚度应小于 4mm。当内膜出现增生时，往往内膜层会增厚，因此对有不规则阴道流血的患者及绝经后出血患者应进行阴道 B 超检查，测量子宫内膜厚度，对子宫内膜明显增厚及没有 HRT 的绝经后出血的患者，当子宫内膜厚度超过 4 mm，均应进行组织病理学评估以明确诊断。

2. 磁共振显像　磁共振显像（magnetic resonance imaging，MRI）对软组织分辨率高，成像质量清晰。可清楚辨别内膜层的厚度，因此，在

子宫内膜增生的诊断中有一定价值，但因费用较高，而阴道B超往往能达到同样效果，因此很少用于子宫内膜增生的最初步诊断手段。但MRI可明确判断子宫内膜层与肌层之间的结合带的完整性，因此在评价子宫内膜癌肌层是否受侵有重要诊断意义，而且用于子宫内膜癌的诊断，可以观察到肿瘤大小、侵犯深度、是否累盆腹腔淋巴结。对于评价子宫内膜癌分期极为重要。因此，MRI的主要作用在于判断肿瘤分期以提示临床选择手术方案上（Nalaboff et al，2001；Takeuchi et al，2005；Park et al，2006）。

3. 三维多普勒（3-dimensional power Doppler analysis，3D-PDA） 研究发现，三维多普勒对围绝经期和绝经后有阴道流血的患者行子宫内膜癌和子宫内膜增生的筛查，其三维子宫内膜体积测量及3D-PDA分析是很好的预测子宫内膜癌和子宫内膜增生的诊断工具（Odeh et al，2007）。

（二）激素水平测定

激素水平的测定可了解有无PCOS、高雌激素血症及高泌乳素血症等导致不排卵等雌激素失衡的高危因素。临床激素测定多采用放射免疫法测定体内血清激素水平，包括：雌二醇（E2）、雌酮（E1）、孕激素（P）、卵泡刺激素（FSH）、黄体生成素（LH）、游离睾酮（free testosterone）、硫酸脱氢表雄酮（DHEA-S）、雄烯二酮（androstenedione）、催乳素（PRL）等激素。卵泡早期测定雌激素、FSH和LH可以了解卵巢的储备功能。FSH及LH的比值和雄激素水平测定可提示有无PCOS。黄体期测定孕激素的可提示有无排卵。PRL测定可了解有无高催乳素血症。

多项研究显示，激素水平测定对于子宫内膜增生的发生及其高危因素有提示作用，但对于绝经后妇女，外周血循环雌、雄激素水平增高并不是子宫内膜癌形成的必要条件。而激素水平测量则对子宫内膜增生诊断指导意义有限（Karlsson et al，1995；Phillip et al，2004；Labrie et al，2005）。

（三）细胞学检查

1. 宫颈细胞学检查（cervical cytology） 宫颈细胞学检查因取材限于宫颈、阴道的脱落细胞，对于宫颈癌早期筛查意义明确，但只有少数取材能取到脱落的子宫内膜细胞，因此异常的宫颈细胞学检查虽有时能发现子宫内膜癌，但其假阴性率高，在诊断由于内膜病变导致的子宫异常出血时，细胞学发现往往与疾病不符，不能作为早期诊断。Flaiser等的研究显示，在围绝经期的218例子宫内膜增生的筛查诊断中，宫颈巴氏涂片并没有显著性，而大部分患者超声检查有所提示，87%患者采用宫腔镜诊断（Flaiser et al，2007）。

2. 内膜细胞学检查（endometrial cytology） 近年来，各种各样的内膜细胞学样本采集器用于临床进行子宫内膜增生及子宫内膜癌的早期筛查。如：内膜刷、Vabra吸引器、Novak刮匙取样器、Pipelle薄塑料管装置等。这类内膜细胞学样本采集器的优势在于不必扩宫，操作过程快并疼痛轻，可用于门诊患者及大样本的筛查。由于直接取材子宫内膜，因此，内膜细胞学诊断的精确性优于阴道细胞学检查。文献报导采用宫颈细胞学相似的液基细胞学样本制备方法，对采用内膜刷收集内膜样本，其诊断子宫内膜癌的敏感性为95%，特异性为66%（Kipp et al，2008）。而经典的Novak刮匙取样器对子宫内膜癌的诊断准确率达80%～90%；但当有出血时，阴性取样不能用于排除诊断。

同时，限于内膜取材的较少组织量，而子宫内膜病变范围可能在整体宫腔内并不一致，因此，子宫内膜的细胞学检查不能替代子宫内膜活检的组织学诊断。

（四）组织病理学诊断

1. 子宫内膜诊刮术（dilatation and curettage，D&C） 因能取得组织标本进行组织病理学诊断，分段诊刮术（fractionated curettage）在没有宫腔镜之前是作为诊断子宫内膜增生和子宫内膜癌的"金标准"。目前我国采用内膜细胞学检查的并不多，大多数临床仍采用分段诊刮作为阴道不规则流血的患者进行子宫内膜增生及子宫内膜癌筛查的主要手段。文献报道诊刮病理准确性文献报道为82.2%～89.6%，其准确性与子宫内膜增生的严重程度相关（Dordevic et al，2007）。但分段诊刮属有创属创伤性检查，操作是盲刮宫腔，容易漏诊，尤其双侧宫角部位的病变容易漏诊，且对于宫颈内口紧的患者需要扩宫器扩张宫颈，患者有一定痛苦，尤其对于绝经后出血而又子宫萎缩的患者，手术操作有一定难度，必要时需要在麻醉下进行，因此，近年来，有被宫腔镜取代之势。

2. 宫腔镜检查　宫腔镜指导下子宫内膜活检（hysteroscopy and guided biopsy，H+B）应用越来越广泛，其优点是宫腔镜可直视下观察宫腔内膜，可看到宫腔内全貌，尤其双侧输卵管开口处，因此，理论上 H+B 优于 D&C。其对子宫内膜增生的诊断精确度较高，Flaiser 的报导在 218 例子宫内膜增生的诊断中，87% 患者采用宫腔镜诊断（Flaiser et al，2007）。Bedner 和 Rzepka-Gorska 在异常围绝经期出血或超声发现异常 734 例患者中，采用 D&C 后对比 H+B，H+B 漏诊 4 例，而 D&C 漏诊 21 例，但仍有取样不足的问题，有 4 例宫腔镜和 23 例诊刮取样不足，病理组织样本不能作出诊断。同时，宫腔镜下可进行病灶清除，兼具子宫内膜增生的治疗作用，在 734 例患者中，292 例患者宫腔镜完全切除了病灶。因此，一般认为 H+B 优于 D&C（Bedner et al，2007）。

（五）肿瘤标记物

相比子宫内膜癌的肿瘤标记物的研究，较少针对子宫内膜增生的生物标记物的报导。而研究潜在的标记物可监测子宫内膜增生对孕激素治疗效果追踪和早期发现其进展为子宫内膜癌，以决定哪些病变应采用药物治疗，哪些可采用手术治疗，对临床指导意义重大。因此，近年来不少临床、病理以及科研工作者开始关注子宫内膜增生，努力寻找肿瘤标记物以预测非典型增生的患者进展为子宫内膜癌。荟萃分析中，从 2000 年 1 月至 2006 年 10 月间发表的关于子宫内膜增生的文章中，采用免疫组化分析了共 61 个标记物，与 I 型子宫内膜癌相关的许多生物标记物都在子宫内膜增生中异常表达，如：雌激素受体（ER）、孕激素受体（PR），胰岛素样生长因子 I（insulin-like growth factor-I，IGF-I），PTEN，血管内皮生长因子（vascular endothelial growth factor，VEGF）等。

PTEN 基因编码一个脂质磷酸酶，是一个重要的抑癌基因。它通过下调 Akt/PKB 信号传导途径实施其功能，从而进一步调节细胞生存、生长及凋亡。同时，PTEN 蛋白也可通过 integrin 通路调节细胞迁徙和侵蚀。目前发现子宫内膜癌患者中 83% 的患者有 *PTEN* 基因的突变，而一些 *PTEN* 基因突变可在子宫内膜增生病灶中发现，揭示这些基因的改变可能是子宫内膜癌生长早期发生的改变（Sun et al，2002）。对孕激素治疗反应差的难治性子宫内膜增生其 *PTEN* 表达往往缺失并可缺乏 mTOR（mammalian target of rapamycin，mTOR）的磷酸化，提示 PTEN 及 mTOR 通路异常与子宫内膜增生进展为子宫内膜癌相关（Milam et al，2008），使得 *PTEN* 成为子宫内膜增生进展为 I 型子宫内膜癌最有价值的标记物。并且结合 *Bcl-2* 和 *Bax* 可提高其诊断价值（Allison et al，2008）。

研究发现在 143 例妇女中，ER 浓度在正常内膜和单纯性增生以及复杂性增生之中无差异，而在非典型增生和子宫内膜癌中明显下降（Sanchez Anguiano et al，2007）。而 IGF-I 信号通路的异常激活与子宫内膜增生的发生密切相关（McCampbell et al，2008）。在 12 例增生内膜、23 例非典型增生、31 例子宫内膜癌中的对比研究中发现，血管生成的标记物 VEGF 和 endoglin，VEGF 在子宫内膜癌和非典型增生中表达显著升高，但在子宫内膜癌和非典型增生间无差异，而 endoglin 在子宫内膜癌中显著高于增生内膜和非典型增生。环氧化酶 2（cyclooxygenase-2，COX-2）是子宫内膜增生中肿瘤形成的重要因素，COX-2 的表达下调细胞凋亡，增加血管形成，并与浸润相关。COX-2 在高分化子宫内膜癌中的表达显著增高（Boruban et al，2008）。Choudhury 和 Bansal 发现 33%（2/6）的 CH 和 50%（7/14）的子宫内膜癌中有 Cyclin D1 表达，且其表达在复杂性增生和子宫内膜癌中没有差别，而单纯性增生中则无表达，提示 Cyclin D1 可能与子宫内膜增生进展为子宫内膜癌有关（Choudhury et al，2007）。细胞内氧化应激（过氧化酶和丙二醛）是肿瘤形成的重要原因，丙二醛在非典型增生中显著增高，提示非典型增生导致脂质过氧化作用下降，并不为内膜过氧化酶活性增加而调节（Gomez-Zubeldia et al，2008）。BAG-1（Bcl-2-associated athanogene 1）是 Bcl-2 结合抗凋亡蛋白，研究发现子宫内膜癌癌细胞的胞质中 BAG-1 的表达显著高于正常内膜及子宫内膜增生内膜，而对比子宫内膜癌，核 BAG-1 表达更常见于正常内膜和子宫内膜增生内膜，但与子宫内膜癌生存无关（Song et al，2008）。类肝素酶（heparanase）从正常内膜和单纯性增生、复杂性增生和高分化子宫内膜癌到中、低分化子宫内膜癌组，其表达呈逐渐增加趋势。提示其可能与子宫内膜癌的形成有关（Canaani et al，2008）。

同时，研究发现 20% 的子宫内膜癌和 90% 的浆液性子宫内膜癌中有 *p53* 基因的突变，而在子宫内膜增生中没有发现 *p53* 基因的突变。对比子宫内膜增生中，子宫内膜癌中 *p53* 呈高表达伴 *MDM2* 和 *p14 ARF* 低表达，高 *p53* 和低 *MDM2* 在子宫内膜癌中的表达是由于 *p53* 结合 ER 的转录抑制，展现了 II 型子宫内膜癌与子宫内膜增生的区别（Buchynska et al，2007）。

综上所述，虽有许多潜在有价值的肿瘤标记物有望用于子宫内膜增生的发生发展及治疗效果的监测，但由于大多数表达率低，特异性差，目前尚处于在实验室研究阶段，尚不能用于临床诊断。迄今为止，没有有效的标记物来有效预测非典型增生进展到子宫内膜癌。

二、鉴别诊断

（一）子宫内膜息肉

子宫内膜息肉（endometrial polyp）属良性病变，多发生于生育年龄妇女，具体病因不详，但与雌激素刺激子宫内膜生长相关。临床可表现为不规则出血或排卵期出血，阴道 B 超下多表现为子宫内膜增厚或形成回声团，因此，应与子宫内膜增生相鉴别。临床鉴别并不难，采用分段诊刮或宫腔镜下活检获得子宫内膜组织后行组织病理学检查可明确诊断。但应警惕二者并存的可能。有研究发现，有子宫内膜息肉合并非典型增生或子宫内膜癌的 29 例患者中，在进一步切除子宫的标本中发现大约 2/3 的子宫内膜增生位于息肉部位，而 90% 的子宫内膜癌发生在息肉部位。因此应重视子宫内膜息肉与子宫内膜增生及子宫内膜癌并存的可能（Mittal et al，2008）。

（二）子宫内膜癌

子宫内膜增生作为子宫内膜癌（endometrial cancer）的癌前病变，其高危因素和临床表现均相似，因此，对于有不规则出血的患者怀疑有子宫内膜增生的可能时，一定要首先除外有子宫内膜癌的可能。而除外诊断亦以组织病理学为准。同时，子宫内膜增生尤其是非典型增生往往与子宫内膜癌并存，Dordevic 报道的在 135 例最初诊断为子宫内膜增生的患者中，其中单纯性增生 49 例，复杂性增生 14 例，单纯性增生伴非典型增生 24 例，复杂性增生伴非典型增生 48 例，有非典型增生的患者 27.8% 并存子宫内膜癌，其并存子宫内膜癌的可能性显著高于无非典型增生的子宫内膜增生患者。而单纯性增生并存子宫内膜癌可能性也显著低于复杂性增生者。因此，临床确诊非典型增生时更应该警惕并存子宫内膜癌的可能（Dordevic et al，2007）。也有文献报道 40%～50% 的不典型增生患者中共同存在有子宫内膜癌。Dolanbay 等（2015）在因子宫内膜增生切除子宫的患者中，子宫内膜癌的发生率，82 例诊刮证实为内膜增生的患者行子宫切除术，术后 39 例诊断为内膜癌（47.5%）。

三、子宫内膜增生诊断相关问题

目前子宫内膜增生的诊断是病理医师根据病理标本中子宫内膜腺体的拥挤程度、结构复杂性和细胞异形性来判定，其问题是诊断的重复性差，虽有学者认为目前采用的分类方法比起以前的分类已有助于病理判断一致性及可重复性（Sherman et al，2008）。但在研究中，仍存在不同病理医师、手术前后的诊断不一致性的问题。美国的一项双盲研究中发现，在 2601 例内膜样本中，包括了正常子宫内膜、子宫内膜增生和子宫内膜癌，不同病理医师对非子宫内膜增生的诊断一致性为 90.3%，子宫内膜单纯性增生的一致性仅为 31.1%，子宫内膜复杂性增生为 51.1%，子宫内膜非典型增生为 49.8%，子宫内膜癌为 57.5%。其原因主要是取样的准确性及对存在组织学表现的理解。获得足够的组织标本可增加诊断的可重复性。而对细胞不典型性的理解是最重要影响增生诊断的一致性的主要原因（Allison et al，2008）。

此外，手术前后子宫内膜增生病理诊断的符合性亦是困扰临床医师及病理医师的主要问题。依据内膜活检诊断的非典型增生，与最终子宫全切手术后病理比较，经常导致诊断过度或诊断不足（Kimura et al，2003）。一项研究中发现，在 79 例术前诊断为子宫内膜增生的患者中，只有 32 例术后为子宫内膜增生，其中病理升级 5 例（6.3%）（Kleebkaow et al，2008）。另一项 55 例术前刮宫诊断子宫内膜增生的子宫全切的患者中，术后病理符合一致率是 45%（25/55）。在 26 例单纯性增生中无一例存在子宫内膜癌，而 24 例复杂性增生中仅一例同时存在子宫内膜癌，5 例单纯性增生伴非典型增生中有 3 例并发子宫内膜癌（Obeidat et al，2008）。复杂性增生伴非典型增生内膜活检对比子宫全切的标本，其中内膜活检提示复杂性增生伴非典型增生的患者中子宫全切标本为子宫内膜癌的占 37.5%（18/48），而提示复杂性增生伴非典型增生并可疑癌的患者中，子宫内膜癌为 60%（18/30）（Miller et al，2008）。因此，诊刮对于单纯性增生较准确，而对复杂性增生伴非典型增生诊刮的准确性不高。

（王 悦 王建六）

第五节 治疗与预后

一、治疗方法与疗效

（一）期待疗法（expectant therapy）

子宫内膜增生患者如不伴有非典型增生，在长期的随访中，仅有不到 2% 的患者进展为癌，而大多数患者可自行转归。因此，有部分学者主张对于不伴有非典型增生的患者可采用期待疗法。但限于我国国内现状，许多患者不能做到严密随访，而且诊刮和宫腔镜检查仍存在取材不完全的可能，对于单纯性增生和复杂性增生患者，国内临床医生多主张药物治疗。

（二）药物治疗（drug therapy）

根据子宫内膜增生的程度、患者年龄和对生育要求的不同，应制订个体化治疗方案。

对于不伴非典型增生的患者，年轻患者（年龄＜40 岁）可选用孕激素周期性治疗，疗程 3~6 个月，从月经来潮第 5 天开始用药，每个月经周期用药 22 天，可再行分段诊刮或宫腔镜检查取内膜组织，评价治疗效果，如子宫内膜已经发生逆转后转为分泌相（secretion phase），对有生育要求者可进行促排卵治疗，对无生育要求者可继续严密观察。如治疗后仍未逆转，子宫内膜仍有增生，则再继续

用药 3 个月，直到内膜完全逆转为分泌相。对于年龄较大患者（年龄＞40 岁或围绝经妇女），可采用炔诺酮（妇康片，norgestrel）治疗，持续用药 3~6 个月，围绝经期患者也可加用雄激素，能促使其内膜加速萎缩。

对伴有非典型增生的患者，无生育要求患者及年龄较大的非典型增生患者，应考虑手术治疗。年轻有生育要求的患者，可选用大剂量孕激素治疗，疗程 3~6 个月，可选择持续用药，并再行分段诊刮或宫腔镜检查取内膜组织，评价治疗效果，如子宫内膜已经发生逆转，对有生育要求者可促排卵助孕治疗。

但有研究显示孕激素治疗子宫内膜增生如达到稳固疗效，应持续用药不能少于 6 个月（Wheeler et al，2007）。

目前治疗子宫内膜增生可选择的药物有孕激素、芳香化酶抑制剂、LH-RH 类似物、SERMs 以及含复方 18- 炔诺孕酮类宫内节育器等。

1. 孕激素类 孕激素适用于治疗各类子宫内膜增生及高分化子宫内膜癌患者，疗效明显，研究发现孕激素治疗后的内膜腺体和间质比率降低，结构异常如背靠背和腺体融合也减轻，细胞异型性可消失，胞质改变出现黏液分泌（Wheeler et al，2007）。并且孕激素治疗的患者耐受性良好，因此临床上较常用，副作用包括体重增加、肝功能异常及血栓类疾病。目前国内常用的有醋酸甲羟孕酮（medroxy progesterone acetate，MPA）、地屈孕酮（dydrogesterone）、醋酸甲地孕酮（megestrol acetate）及炔诺酮（anorethisterone）等。

（1）醋酸甲羟孕酮：又名安宫黄体酮。为口服用药，小剂量为 2 mg 一片，可用于内膜单纯增生患者，用量 10~12 mg/d，连用 21 天，停药后，待撤退出血第 5 天又开始服第二疗程，连用 3~6 个疗程。大剂量的 MPA 为 250 mg 一片，日剂量可采用 250~500 mg，多用于治疗高分化子宫内膜癌和内膜非典型增生。日本多中心研究表明，年轻妇女（＜40 岁）采用 MPA 治疗的 28 例 ⅠA 期子宫内膜癌和 17 例非典型增生的患者中，给予 MPA 600 mg 并加用低剂量阿司匹林，治疗持续 26 周，在 8 周和 16 周进行评估，55% 的子宫内膜癌和 82% 的非典型增生获得病理完全缓解，在 3 年的随访中，12 例妊娠获得 7 例正常分娩，30 例随访的

患者中 14 例复发，复发率 47%，复发时间为 7~36 个月（Ushijima et al，2007）。

（2）甲地孕酮：商品名妇宁片，小剂量的为每片 1 mg，口服，日剂量可用 5~8 mg，用法同 MPA。

（3）地屈孕酮：商品名达芙通，每片 10 mg，口服用药，日剂量可用 10~20 mg，用法同 MPA。

（4）避孕药：妈富隆（短效口服避孕药，每片含 30 μg 炔雌醇和 150 μg 去氧孕烯），1 片 / 日，连服 21 天。停药后，待撤退出血第 5 天又开始第二疗程，优点是可长期用药。

2. 促性腺激素释放激素类似物　促性腺激素释放激素类似物（gonadotropin-releasing hormone analogs，GnRHa）能够刺激垂体产生促性腺激素［卵泡刺激素（FSH）和黄体生成素（LH）］。这些促性腺激素的主要靶器官是性腺，在女性中 LH 刺激卵巢分泌雌激素。能够通过结合垂体细胞膜上的 LHRH 受体，而模拟天然 LH-RH 的功能。在与受体结合后，LH 水平初期升高，然后结合的激动剂受体复合物进入垂体细胞内，从而长期抑制 LH，进而抑制卵巢雌激素到绝经后水平，最终达到可逆转的药物去势，因此可用来治疗子宫内膜增生患者（Lai et al，2006）。但此类药物费用昂贵，且长期应用有雌激素撤退症状，如闭经、潮热、阴道干燥等，因此不适用于年轻患者。国内临床上常用的有：戈舍瑞林（3.6 mg，皮下注射，每个月一次）、曲普瑞林（3.75 mg，肌注，每个月一次）以及亮丙瑞林（3.75 mg，肌注，每个月一次）等，短期应用耐受性良好，副作用较少。一般主张连用 3 针，评估治疗效果。

3. 芳香化酶抑制剂　芳香化酶负责将雄激素转化成雌激素。在绝经前妇女中，卵巢是雌激素合成的主要器官，该过程受下丘脑 - 垂体轴的控制。在绝经后妇女中，卵巢不再有功能，雌激素的主要合成途径是通过对脂肪组织、肌肉、肝和皮肤的内源性雄激素进行芳香化转化而来。此酶是一种细胞色素 P450 同工酶。芳香化酶抑制剂（aromatase inhibitors，AIs）与这种酶结合，抑制其活性，因此阻断了雌激素合成，血循环中的雌激素水平大幅度下降。AIs 最早是用于乳腺癌中替代 TAM 治疗，文献报导采用芳香化酶抑制剂替代 TAM 治疗可逆转 TAM 导致的子宫内膜增厚（Boruban et al，2008）。

氨鲁米特（aminoglutethimide）是在 20 世纪 80 年代获得批准的第一代 AI。但由于其选择性差、副作用大而使用受限。新一代强力高选择性的 AI 分为两类。一类是非甾体类三唑类化合物，通过可逆性结合芳香化酶而产生竞争性抑制作用（如阿那曲唑和来曲唑），现已广泛用于治疗绝经后妇女晚期乳腺癌；另一类是甾体类雄激素底物类似物，能与酶产生不可逆作用（如依西美坦）。

阿那曲唑（anastrozole），为绝经后乳腺癌一线辅助治疗化疗药，可能对内膜有保护作用。有报导对一例患有非典型增生的乳腺癌患者采用阿那曲唑治疗，其子宫内膜增生亦获得缓解（Stilwill et al，2007）。

来曲唑（letrozole）主要用于治疗乳腺癌，应用前应评估子宫内膜，经历了 12 个月治疗后，行宫腔镜检查，发现其不增加内膜厚度，并对 TAM 引起的内膜增厚可逆转（Garuti et al，2006）。也有研究采用来曲唑每天 2.5 mg，连续 3 个月治疗子宫内膜增生，但远期疗效尚在进一步观察中（Li et al，2008）。

4. 选择性雌激素受体调节剂　前文中已提到第一代的 SERMs、TAM 和其他三苯乙烯为基础的抗雌激素药物如托瑞米芬还有部分雌激素激动作用，因此成为子宫内膜增生的高危因素。但随着新一代的 SERMs 的开发，研究发现新一代的 SERMs 不仅没有子宫内膜的刺激作用，相反可封闭雌激素和 TAM 对子宫内膜的刺激作用。如雷洛昔芬（raloxifene），作为新一代的 SERMs，最初是主要用于乳腺癌和骨质疏松的治疗和预防，但研究显示雷洛昔芬对子宫内膜无任何刺激作用，并因竞争受体，封闭了雌激素和 TAM 对子宫内膜的刺激作用（Bryant et al，1998）。因此，有望用于子宫内膜增生的治疗。

此外，第三代的 SERMs 的开发和临床应用也在不断的研究进展中。阿佐昔芬（arzoxifene，20 mg/d，口服）的临床前研究显示其在子宫内膜是抗雌激素作用，可用于治疗复发性子宫内膜癌，临床反应率为 31%（Burke et al，2003）。拉索昔芬（lasofoxifene）最初用于防治骨质疏松，动物试验显示其对内膜亦无刺激作用（Maeda et al，2004）。Bazedoxifene 可竞争 17β 雌二醇结合 ERα 和 ERβ，在 0.1 mg/kg 水平可治疗骨质疏松和降血脂，但并未发现能刺激子宫内膜细胞增长（Miller et al，

2002）。但 Ospemifene 的 I 期试验显示其在内膜组织有弱的雌激素样作用（Voipio et al, 2002）。因此，进一步开发新一代的 SERMs，可能会是有前途的抗子宫内膜增生药物。

5.含左旋 18- 炔诺孕酮宫内节育器 含有左旋 18- 炔诺孕酮宫内节育器（levonorgestrel-releasing intrauterine system，LNG-IUS）每天释放 20μg 的 LNG，可用于子宫内膜增生的治疗。因应用方便，患者依从性较好。对比 MPA 治疗，在 258 例子宫内膜增生患者，应用 56 个月到 108 个月的治疗随访中，LNG-IUS 优于口服 MPA 治疗和期待疗法（Orbo et al, 2008）。对于不伴非典型增生的患者，在围绝经期和绝经后应用的 LNG-IUS 子宫内膜增生患者，随访 2 年发现，所有妇女都达到子宫内膜萎缩（Haimovich et al, 2008）。而用于非典型增生患者也有长期随访（14~90 个月）的报道，8 例非典型增生患者中大部分获得缓解，只有 1 例在 3 年的随访中残存局灶非典型增生（Wildemeersch et al, 2007）。采用 2 例 LNG-IUS 也可用于有生育要求的患者，有报道一例非典型增生患者采用 LNG-IUS 治疗 6 个月后，病理提示为分泌期内膜，在其后的辅助生育技术支持下成功妊娠并分娩健康婴儿（Qi et al, 2008）。但也有报道 LNG-IUS 治疗后疾病进展，在 105 例子宫内膜增生在长期的随访中，每 3~6 个月随访一次，2 年后 90%（94/105）的患者达到内膜退化，其中 96%（90/94）患者 1 年内内膜退化。不伴非典型增生的 92% 内膜退化，有非典型增生的患者 67%（6/9）内膜退化，1 例发展为子宫内膜癌（Varma et al, 2008）。一例非典型增生的不孕妇女采用 LNG-IUS 治疗 6 个月，随访中 B 超发现子宫内膜增厚，内膜活检揭示进展为癌。因此有学者不推荐其用于治疗子宫内膜非典型增生（Kresowik et al, 2008）。

此外，最近一些研究证实 LNG-IUS 对子宫内膜增生具有预防作用。Morelli 等（2013）在乳腺癌需应用三苯氧胺的患者中，应用每天释放 20μg/d 的曼月乐环的患者，如果长期随访（24~60 个月），对比不用曼月乐患者，内膜增生相对危险性 OR= 0.13。Cochrane 数据库总结证实，LNG-IUS 对 TMX 治疗的乳腺癌患者的子宫内膜具有保护作用（Dominick，2015）。

6.降糖药 胰岛素耐受可能在 PCOS 患者中发生内膜非典型增生起一定作用，二甲双胍（metformin）是最常用的 2 型糖尿病的口服降糖药，对于孕激素耐受的患者可考虑应用二甲双胍治疗。有报道显示 2 例非典型增生患者伴发 PCOS 对大剂量孕激素治疗无反应，患者均为肥胖、胰岛素耐受患者，采用二甲双胍和口服避孕药治疗 3 个月后，内膜诊刮提示为增生期子宫内膜（Shen et al，2008）。一项系统回顾研究证实二甲双胍有助于降低子宫内膜增生及子宫内膜癌的发生率（Clement，2016）。

（三）手术治疗

鉴于非典型增生的癌变倾向，临床医师多主张对有非典型增生的患者行子宫切除术，对不伴非典型增生的患者可行孕激素等药物治疗，但研究发现药物治疗后，仍有 30% 的复发率，而且有 12%~53% 的患者对孕激素无效（Brun et al，2002）。对于这些患者，如无生育要求，则可行手术治疗。手术治疗包括子宫内膜去除术和子宫切除术。

1. 子宫内膜去除术（endometrial ablation EA） 适用于无生育要求的妇女，当药物治疗无效时，切除或物理治疗方法去除子宫内膜功能层和基底层，可达到治疗子宫内膜病变的目的。子宫内膜去除术适用于不伴有非典型增生、无生育要求且药物治疗无效或不能耐受药物治疗的子宫内膜增生患者，手术之前应排除子宫内膜癌的可能。

文献记载，早在 18 世纪 30 年代德国就有医师实施过子宫内膜去除术，用于治疗月经过多。但直到 20 世纪后期宫腔镜技术发展后，子宫内膜去除术才引起关注（Munro，2006）。20 世纪 80 年代第一代子宫内膜去除技术开始应用于临床，包括经宫颈切除内膜（transcervical resection of the endometrium，TCRE），Nd:YAG 激光和滚球电凝术。而这些技术往往需要较高的宫腔镜操作技巧。进入 20 世纪 90 年代后，冷冻、微波、射频等物理技术逐渐成熟（Sharp，2006），第二代子宫内膜去除术开始应用于临床，包括热球、内膜激光宫腔内热治疗仪（endometrial laser intrauterine thermal therapy，ELITT）、3-D 双极内膜去除术、内膜汽化、光动力内膜去除、微波内膜去除、冷冻内膜去除以及射频内膜去除术（radiofrequency endometrial ablation，RFEA）（Kochli，2000）。第二代内膜去除技术的优势在于易于操作，不需全麻，不用膨宫，因此，手术并发症少。此类技术得到长足的发展，其中比较先进且目前在国外广泛应用的是双极 NovaSure 内膜治疗系统。

Novasure 是三维三角形的内膜去除器，功能 500kHz，虽应用临床时间不长，长期疗效不详，但研究显示，其短期及中期疗效均较好，治疗后 1 年闭经率在 44%~56%，5 年在 58%~75%，子宫全切率低于 5%（Baskett et al，2005；Bongers，2007）。是目前最有效的第二代子宫内膜去除技术。

Vilos 等对于不伴非典型增生的子宫内膜增生患者行宫腔镜下子宫内膜切除术的患者随访 1~8 年，所有患者全部闭经且无复发及进展为癌的征象，对伴有非典型增生的患者进行宫腔镜下子宫内膜切除术，其中 2 名患者因合并卵巢肿物术后同意行全子宫切除术，在这两例子宫标本中未发现残余内膜。术后 1~9 年 7 名患者未发生阴道流血。

热球子宫膜去除术（thermal balloon endometrial ablation，TBEA），是第二代的内膜去除术，最早见于 1994 年的报道（Neuwirth et al，1994）。TBEA 是微创非宫腔镜技术，其治疗原理是通过加热的介质膨胀放入宫腔的球囊，使之与子宫内膜接触，结合热及压力的作用使子宫内膜组织凝固、坏死、剥脱、纤维化，从而破坏子宫内膜和部分肌层，达到内膜去除的效果，适用于无生育要求的妇女。早期的热球主要用于治疗月经过多，有效率达 83%（Singer et al，1994）。目前热球用于临床也仅有 10 多年的经验，适合非器质性病变导致的月经量过多的治疗，并发症发生率仅 4%，多为轻微的腹部绞痛和麻醉相关的恶性、呕吐等胃肠道反应（Iavazzo et al，2008）。目前我国尚未开发自主品牌的热球治疗仪，常采用国外进口产品。国外的热球品牌常见的有水球（Therma Choice，87℃；Cavaterm，78℃；Menotreat，85℃）和采用甘油为介质的油球（Thermablate，173℃）（Vilos et al，2007）。热球治疗前应通过病理组织学检查除外子宫内膜的恶性病变、生殖道畸形、瘢痕子宫、感染及黏膜下子宫肌瘤或息其肉者，其均为手术禁忌证。

热球用于治疗子宫内膜增生的报道较少，多主张治疗对于孕激素治疗无效或治疗后复发的不伴非典型增生的子宫内膜增生患者。Jarvela 对 34 例患者进行治疗，17 例采用热球治疗，17 例应用孕激素治疗，4 例经热球治疗后的患者在术后 6~12 个月仍有子宫内膜增生存在，而采用孕激素治疗则有 6 例患者仍有子宫内膜增生存在，说明热球治疗效果等同于传统孕激素治疗（Jarvela et al，2005）。然而，有个案报道一例妇女因不能耐受子宫全切术而采用热球治疗复杂增生伴非典增生，其后一般情况纠正后行全子宫切除术，病理未见增生及癌（Minassian et al，2001）。

2. 全子宫切除术（hysterectomy） 目前除有生育要求的患者，对于合并非典型增生的子宫内膜增生患者，国内学者多主张积极手术治疗。即使对于有生育要求的患者，在采用药物治疗之前也应慎重评估。有文献报道一例 36 岁非典型增生未生育妇女，采用醋酸甲地孕酮每天 160 mg，连续治疗 6 个月，治疗失败并疾病进展，经历了 18 个月的辅助生育治疗后，腹腔镜发现中分化子宫内膜癌，并宫腔外转移，因此，对于复杂性增生伴非典型增生的患者，应慎重选择药物治疗，并应严密随访（Corrado et al，2008）。

同时，以上所述的药物治疗，尤其是甾体类药物，可导致明显体重增加和液体潴留，很多病人难以接受。并且如体内高雌激素状态无缓解的情况下，子宫内膜增生存在一定的复发率，且伴有非典型增生的患者，对比不合并非典型增生的患者其复发率要高，因此，在无生育要求的患者中，有非典型增生或孕激素治疗后复发的患者，围绝经期和绝经后妇女，或不能耐受激素治疗的副作用的患者可采用子宫全切术。

虽然最佳的治疗子宫内膜增生的方法目前仍有争议，子宫全切是公认的治疗年龄大的子宫内膜增生妇女最为有效的方法，而年轻妇女在严密监测下采用保守治疗是可接受的（Marsden et al，2001）。

（四）其他治疗

肥胖、缺乏运动是明确的子宫内膜增生的高危因素，其他如饮食习惯、锻炼与否及应用激素治疗亦为影响因素。因此主张子宫内膜增生的治疗应包括饮食调整、锻炼及减肥计划（Linkov et al，2008）。

二、预后

子宫内膜增生虽具有一定的癌变倾向，属于癌前病变，但是可治愈的。研究发现 80% 的 Ⅰ 型子宫内膜癌与子宫内膜增生明确相关，存在非典型细胞决定其肿瘤源性。因此，是否有非典型增生决定其治疗的积极性。

子宫内膜增生患者如不予治疗，究竟有多少进展为子宫内膜癌，各家报道不一。单纯性增生是最常见的子宫内膜增生类型，文献报道进展为子宫内膜癌的危险性很低，大约为 1%（Ho et al，1997；Horn et al，1997）。复杂性增生则通常为灶状，如不伴有非典型增生，进展为子宫内膜癌的危险性仅为 3%（Ho et al，1997）。鉴于以上所述的子宫内膜增生病理诊断一致性的问题，也有部分学者主张将子宫内膜增生简单地分为良性的子宫内膜增生（即包括无非典型增生的子宫内膜增生）和子宫内膜上皮内肿瘤（endometrial intraepithelial neoplasia，EIN）（包括有非典型增生的子宫内膜增生），而研究发现诊断为 EIN，其子宫内膜癌的危险性为良性子宫内膜增生的 45 倍（Mutter et al，2007）。进一步提示非典型增生为最重要的影响预后的因素。这一结论也在众多的研究中得到证实。

Kurman 的研究为现在采用的分类方法奠定了基础，其对子宫内膜增生并未予治疗的患者的长期观察中发现，如不予治疗，子宫内膜增生不伴有非典型增生的患者随访超过 15 年发现 1%~2% 的患者进展为癌，大约 80% 自行退化，在不伴有非典型增生的患者中，即使为复杂性增生，如不予治疗随访 13 年，83% 逆转，只有 3% 进展为癌。但伴有子宫细胞异型性的子宫内膜增生患者 23% 会进展为癌。在单纯性增生合并非典型增生患者，8% 进展为癌，复杂性增生伴有非典型增生则 29% 进展为癌。因此，有学者主张子宫内膜增生不伴有非典型增生的病变不列为癌前病变，而仅将伴有非典型增生的增生列为癌前病变（Kurman et al，1994）。

在 1970 — 2003 年间 138 例子宫内膜增生的随访中，随访时间中位数为 6.5 年，非典型增生显著增加子宫内膜癌危险性，RR 14，在诊断非典型增生后 1~5 年的危险性最高，RR 48，在其后的 5 年中仍高，RR 3.5。而单纯性增生进展为癌的危险性 RR 2.0，复杂性增生的 RR 2.8（Lacey et al，2008）。

Edris 的研究中，在 3401 名 AUB 妇女中，非典型增生发生率为 0.35%，22 名妇女有非典型增生（17 例复杂性增生，5 例单纯性增生），12 例采用宫腔镜治疗，6 例行子宫全切，剩下的 16 例中，随访 1.5~12 年，中位数是 5 年，1 例失访，1 例妊娠，2 例死于其他癌，1 例在随访 10.5 年后因绝经后出血发现进展为子宫内膜癌，11 例闭经（Edris et al，2007）。

（王　悦　王建六）

参考文献

回允中. 子宫内膜上皮内肿瘤形成的病理学诊断. 中华病理学杂志，2008, 37(4): 228-230.

张彤，沈丹华，陈云新，等.PTEN、PAX-2和β-catenin在Ⅰ型子宫内膜癌及其癌前病变中的表达及意义.现代妇产科进展，2014, 23(2): 85-88.

Allison KH, Tenpenny E, Reed SD, et al. Immunohistochemical markers in endometrial hyperplasia: is there a panel with promise? A review. Applied Immunohistochemistry & Molecular Morphology Aimm, 2008, 16(4): 329-343.

Allison KH, Reed SD, Voigt LF, et al .Diagnosis endometrial Hyperplasia. Why is it so difficult to agree? Am J Surg Pathol, 2008, 32: 691-698.

Allison KH, UpsonK, ReedSD, et al. PAX2 loss by immunohistochemistry occurs early and often in endometrial hyperplasia.Int J Gynecol Pathol, 2012, 31: 159-167.

Armstrong AJ, Hurd WW, Elguero S, et al. Diagnosis and management of endometrial hyperplasia. Journal of Minimally Invasive Gynecology, 2012, 19(5): 562-571.

Atia AH, Masaki Mandai Ikuo K, et al. Cyclical change of hMSH2 protein expression in normal endometrium during the menstrual cycle and its overexpression in endometrial hyperplasia and sporadic endometrial carcinoma. Cancer, 2002, 94(4): 997 94(4).

Baak J P, Van DB, Steinbakk A, et al. Lack of PTEN expression in endometrial intraepithelial neoplasia is correlated with cancer progression. Human pathology, 2005, 36(5): 555-561.

Baskett TF, Clough H, Scott TA. NovaSure bipolar radiofrequency endometrial ablation: report of 200 cases.[J]. Journal of Obstetrics and Gynaecology Canada, 2005, 27(5): 473-476.

Bedner R, Rzepka-Gtetrics and Gynaecology Canada, 2005, 27(5): 473-476.metrial ablation: report of 200 cases.[J]. Journal of Obstetrics and Gynaecology Canada, 2005, 27(hyp. 2007,28(5): 400-402.

Berends MJW, Hollema H, Wu Y, et al. MLH1 and MSH2 protein expression as a pre-screening marker in hereditary and non-hereditary endometrial hyperplasia and cancer. Int J Cancer, 2001, 92: 398-403.

Bongers MY. Second-generation endometrial ablation treatment: Novasure. Bailli & Egrave Re S Best Practice & Research in Clinical Obstetrics & Gynaecology, 2007, 21(6): 989-994.

Boruban MC, Altundag K, Kilic GS, et al. From endometrial hyperplasia to endometrial cancer: insight into the biology and possible medical preventive measures. European Journal of Cancer Prevention the Official Journal of the European Cancer Prevention Organisation, 2008, 17(17): 133-138.

Brun JL, Belaisch J, Rivel J, et al. Endometrial hyperplasias resistant to progestins: Alternatives to traditional treatments]. Gynecol obstet Fertil, 2002,30(3):244-251.

Bryant HU, Dere WH. Selective estrogen receptor modulators: an alternative to hormone replacement therapy. Experimental Biology and Medicine, 1998, 217(1): 45.

Buchynska LG, Nesina IP, Kashuba EV. Different trends of p53, MDM2 and p14 ARF expression patterns in endometrial adenocarcinomas versus hyperplasia. Experimental Oncology, 2007, 29(4): 287-294.

Buell-Gutbrod R, Cavallo A, Lee N, et al. Heart and neural crest derivatives expressed transcript 2 (HAND2): a novel biomarker for the identification of atypical hyperplasia and type I endometrial carcinoma. Int J Gynecol Pathol, 2015, 34: 65-73.

Burke TW, Walker CL. Arzoxifene as therapy for endometrial cancer. Gynecologic Oncology, 2003, 90(2): 40-46.

Canaani J, Ilan N, Back S, et al. Heparanase expression increases throughout the endometrial hyperplasia-cancer sequence. International Journal of Gynaecology & Obstetrics the Official Organ of the International Federation of Gynaecology & Obstetrics, 2008, 101(2): 166-171.

Choudhury M, Bansal S. Expression of cyclin D1 in endometrial hyperplasia and endometrial carcinoma. Indian Journal of Pathology & Microbiology, 2007, 50(50): 708-710.

Clement N S, Oliver T R W, Shiwani H, et al. Metformin for endometrial hyperplasia: a Cochrane protocol. Bmj Open, 2016, 6(8): e013385.

Cohen I, Rosen DJ, Shapira J, et al. Endometrial changes with tamoxifen: comparison between tamoxifen-treated and nontreated asymptomatic, postmenopausal breast cancer patients. Gynecologic Oncology, 1994, 52(2): 185.

Corrado G, Baiocco E, Carosi M, et al. Progression of conservatively treated endometrial complex atypical hyperplasia in a young woman: a case report. Fertility & Sterility, 2008, 90(5): 2006.e5.

Cymbaluk A, Chudecka-Głaz A, Rzepka-Górska I. Leptin levels in serum depending on Body Mass Index in patients with endometrial hyperplasia and cancer. European Journal of Obstetrics & Gynecology & Reproductive Biology, 2008, 136(1): 74-77.

Dijkhuizen FP, Brölmann HA, Potters AE, et al. The accuracy of transvaginal ultrasonography in the diagnosis of endometrial abnormalities. Obstetrics & Gynecology, 1996, 87(3): 345-349.

Dolanbay M, Kutuk MS, Uludag S, et al. Concurrent endometrial carcinoma in hysterectomy specimens in patients with histopathological diagnosis of endometrial hyperplasia in curettage specimens. Ginekologia Polska, 2015, 86(10): 753-758.

Dominick S, Hickey M, Chin J, et al. Levonorgestrel intrauterine system for endometrial protection in women with breast cancer on adjuvant tamoxifen. Cochrane Database of Systematic Reviews, 2015(4):1-45.

Dordević B, Stanojević Z, Zivković V, et al. [Preoperative and postoperative histopathological findings in patients with endometrial hyperplasia]. Medicinski pregled, 2007, 60(7-8): 372.

Edris F, Vilos GMA, Ettler H, et al. Resectoscopic surgery may be an alternative to hysterectomy in high-risk women with atypical endometrial hyperplasia. Journal of Minimally Invasive Gynecology, 2007, 14(1): 68-73.

Epplein M, Reed SD, Voigt LF, et al. Risk of Complex and Atypical Endometrial Hyperplasia in Relation to Anthropometric Measures and Reproductive History. American Journal of Epidemiology, 2008, 168(6): 563-570.

Flaişer C, Buţureanu S, Abushab S. The evaluation of different methods of paraclinical diagnosis in endometrial hyperplasia and endometrial cancer of women in perimenopause. Rev Med Chir Soc Med Nat Iasi, 1900, 111(2): 435-438.

Fortier KJ. Postmenopausal bleeding and the endometrium. Clinical Obstetrics & Gynecology, 1986, 29(2): 440.

G30]ti G, Cellani F, Centinaio G, et al. Hil. Oxidative stress in endometrial hyperplasia. Menopause-the Journal of the North American Menopause Society, 2008, 15(2): 363.

Garuti G, Cellani F, Centinaio G, et al. Histopathologic behavior of endometrial hyperplasia during tamoxifen therapy for breast cancer. Gynecologic Oncology, 2006, 101(2): 269-273.

Garuti G, Cellani F, Centinaio G, et al. Prospective endometrial assessment of breast cancer patients treated with third generation aromatase inhibitors. Gynecologic Oncology, 2006, 103(2): 599-603.

Goodfellow PJ, Buttin BM, Herzog TJ, et al. Prevalence of defective DNA mismatch repair and MSH6 mutation in an unselected series of endometrial cancers. Proceedings of the National Academy of Sciences of the United States of America, 2003, 100(10): 5908-5913.

Haimovich S, Checa MA, Mancebo G, et al. Treatment of endometrial hyperplasia without atypia in peri- and postmenopausal women with a levonorgestrel intrauterine device. Menopause-the Journal of the North American Menopause Society, 2008, 15(5): 1002.

Hamid AA, MandaiM, Konishi I, et al. Cyclical change of hMSH2 protein expression in normal endometrium during the menstral cycle and its overexpression in endometrial hyperplasia and sporadic endometrial carcinoma. Cancer, 2002, 94: 997-1005.

Hecht JL, Mutter GL. Molecular and pathologic aspects of endometrial carcinogenesis. J Clin Oncol, 2006, 24: 4783-4791.

Hendriks YMC, de Jong AE, Morreau H et al. Diagnostic approach and management of Lynch syndrome (hereditary nonpolyposis colorectal carcinoma): a guide for clinicians. CA Cancer J Clin, 2006, 56: 213-225.

Ho SP, Tan KT, Pang MW, et al. Endometrial hyperplasia

and the risk of endometrial carcinoma. Singapore Medical Journal, 1997, 38(38): 11-15.

Holbert T R. Transvaginal ultrasonographic measurement of endometrial thickness in postmenopausal women receiving estrogen replacement therapy. American Journal of Obstetrics & Gynecology, 1997, 176(6): 1338-1339.

Horn L C, Bilek K, Schnurrbusch U. Endometrial hyperplasias: histology, classification, prognostic significance and therapy. Zentralbl Gynakol, 1997, 119(6): 251-259.

Iavazzo C, Salakos N, Bakalianou K, et al. Thermal balloon endometrial ablation: a systematic review. Archives of Gynecology & Obstetrics, 2008, 277(2): 99-108.

Jacob S, Praz F. DNA mismatch repair defects: role in colorectal carcinogenesis. Biochimie, 2002, 84(1): 27-47.

Järvelä I Y, Santala M. Treatment of non-atypic endometrial hyperplasia using thermal balloon endometrial ablation therapy. Gynecologic & Obstetric Investigation, 2005, 59(4): 202.

Joiner AK, Quick Cm, SK Jeffus. Pax2 Expression in Simultaneously Diagnosed WHO and EIN Classification Systems. Int J GynecolPathol, 2015, 34: 40-46.

Jones A, Teschendorff AE, LiQ, et al. Role of DNA methylation and epigenetic silencing of HAND2 in endometrial cancer development. PLoS Med, 2013, 10: e1001551.

Jr LJ, Chia VM, Rush BB, et al. Incidence rates of endometrial hyperplasia, endometrial cancer and hysterectomy from 1980 to 2003 within a large prepaid health plan. 2012, 131(8): 1921-1929.

Jr LJ, Ioffe OB, Ronnett BM, et al. Endometrial carcinoma risk among women diagnosed with endometrial hyperplasia: the 34-year experience in a large health plan. British Journal of Cancer, 2008, 98(1): 45-53.

Karlsson B, Granberg S, Wikland M, et al. Transvaginal ultrasonography of the endometrium in women with postmenopausal bleeding--a Nordic multicenter study. American Journal of Obstetrics & Gynecology, 1995, 172(5): 1488-1494.

Kedar RP, Bourne TH, Powles TJ, et al. Effects of tamoxifen on uterus and ovaries of postmenopausal women in a randomised breast cancer prevention trial. Lancet, 1994, 343(8909): 1318-1321.

Kimura T, Kamiura S, Komoto T, et al. Clinical over- and under-estimation in patients who underwent hysterectomy for atypical endometrial hyperplasia diagnosed by endometrial biopsy: the predictive value of clinical parameters and diagnostic imaging. European Journal of Obstetrics Gynecology & Reproductive Biology, 2003, 108(2): 213-216.

Kipp BR, Medeiros F, Campion M B, et al. Direct uterine sampling with the Tao brush sampler using a liquid-based preparation method for the detection of endometrial cancer and atypical hyperplasia: a feasibility study. Cancer, 2008, 114(4): 228-235.

Kleebkaow P, Maneetab S, Somboonporn W, et al. P1045 Preoperative and postoperative agreement of histopathological findings in cases of endometrial hyperplasia. Asian Pacific Journal of Cancer Prevention Apjcp, 2008, 9(1): 89.

Köchli OR. Endometrial Ablation in the Year 2000 - Do We Have More Methods than Indications?. Contributions to Gynecology & Obstetrics, 2000, 20: 91-120.

Kokawa K, Shikone T, Otani T, et al. Apoptosis and the expression of Bax and Bcl-2 in hyperplasia and adenocarcinoma of the uterine endometrium. Hum Reprod, 2001, 16: 2211-2218.

Kokawa K, Shikone T, Otani T, et al. Apoptosis and the expression of Bax and Bcl-2 in hyperplasia and adenocarcinoma of the uterine endometrium. Human Reproduction, 2001, 16(10): 2211-2218.

Komori S, Ito Y, Nakamura Y, et al. A long-term user of cosmetic cream containing estrogen developed breast cancer and endometrial hyperplasia. Menopause-the Journal of the North American Menopause Society, 2008, 15(6): 1191-1192.

Kresowik J, Ryan GL, Van Voorhis BJ. Progression of atypical endometrial hyperplasia to adenocarcinoma despite intrauterine progesterone treatment with the levonorgestrel-releasing intrauterine system. Obstetrics & Gynecology, 2008, 111(2 Pt 2): 547.

Kurman RJ, Kaminski PF, Norris HJ. The behavior of endometrial hyperplasia. A long-term study of 'untreated' hyperplasia in 170 patients. Cancer, 1985, 56: 403-412.

Kurman RJ, Kaminski PF, Norris HJ. The behavior of endometrial hyperplasia. A long-term study of "untreated" hyperplasia in 170 patients. Cancer, 1985, 56(2): 403-412.

Kurman RJ, Norris HJ. Endometrial Hyperplasia and Related Cellular Changes// Blaustein's pathology of the Female Genital Tract, 1994:411–437.

Kurman RJ, Norris HJ. Endometrium// Henson DE, Albores-Saavedra J.The pathology of incipient neoplasia: Philadelphia: W.B.Saunders, 1986: 265-277.

KurmanRJ, NorrisHJ. Endometrium//Stansfeld A. The pathology of incipient neoplasia. I. H. DE: Philadelphia: W.B.Saunders, 1986: 265-277.

Labrie F, Luuthe V, BnEndometrial Hyperplasia and Related Cellular Cancer, ?[J] Journal of Endocrinology, 2005, 187(2): 169-196.

Lai CH, Huang H J. The role of hormones for the treatment of endometrial hyperplasia and endometrial cancer. Current Opinion in Obstetrics & Gynecology, 2006, 18(1): 29-34.

Lax SF. Molecular genetic pathways in various types of endometrial carcinoma: from a phenotypical to a molecular-based classification[J]. Archiv Fon. Archiv Fathways in various types of endometrial carcinoma: from 04, 444(3): 213-223.

Leslie KK, Walter SA, Torkko K, et al. Effect of tamoxifen on endometrial histology, hormone receptors, and cervical cytology: a prospective study with follow-up. Applied Immunohistochemistry & Molecular Morphology Aimm, 2007, 15(3): 284.

Li H, Chen X, Qiao J. Letrozole as primary therapy for endometrial hyperplasia in young women. International

Journal of Gynaecology & Obstetrics the Official Organ of the International Federation of Gynaecology & Obstetrics, 2008, 100(1): 10.

Linkov F, Edwards R, Balk J, et al. Endometrial hyperplasia, endometrial cancer and prevention: gaps in existing research of modifiable risk factors. European Journal of Cancer, 2008, 44(12): 1632-1644.

Maeda T, Ke HZ, Simmons H, et al. Lasofoxifene, a next generation estrogen receptor modulator: preclinical studies. Clinical Calcium, 2004, 14(10): 85-93.

Marsden DE, Hacker NF. Optimal management of endometrial hyperplasia. Bailli & Egrave Re S Best Practice & Research in Clinical Obstetrics & Gynaecology, 2001, 15(3): 393-405.

Mccampbell AS, Walker CL, Broaddus RR, et al. Developmental reprogramming of IGF signaling and susceptibility to endometrial hyperplasia in the rat. Laboratory Investigation, 2008, 88(6): 615-626.

Milam MR, Soliman PT, Chung LH, et al. Loss of phosphatase and tensin homologue deleted on chromosome 10 and phosphorylation of mammalian target of rapamycin are associated with progesterone refractory endometrial hyperplasia. 2008, 18(1): 146-151.

Miller C, Bidus MA, Pulcini JP, et al. The ability of endometrial biopsies with atypical complex hyperplasia to guide surgical management. American Journal of Obstetrics & Gynecology, 2008, 199(1): 69.e1.

Miller, C. P., H. A. Harris, B. S. Konmin. Bezedoxifene Acetate. Drugs Future 27(2): 117- 121.

Minassian VA, Mira JL. Balloon thermoablation in a woman with complex endometrial hyperplasia with atypia. A case report. Journal of Reproductive Medicine, 2001, 46(10): 933-936.

Mittal K, Da CD. Endometrial hyperplasia and carcinoma in endometrial polyps: clinicopathologic and follow-up findings. International Journal of Gynecological Pathology, 2008, 27(1): 45-48.

Morelli M, Di CA, Venturella R, et al. Efficacy of the levonorgestrel intrauterine system (LNG-IUS) in the prevention of the atypical endometrial hyperplasia and endometrial cancer: retrospective data from selected obese menopausal symptomatic women. Gynecological Endocrinology, 2012, 29(2): 156-159.

Munro MG. Endometrial ablation: where have we been? Where are we going? Clinical Obstetrics & Gynecology, 2006, 49(4): 736-766.

Mutter GL, Baak JP, Crum CP, et al. Endometrial precancer diagnosis by histopathology, clonal analysis, and computerized morphometry. Journal of Pathology, 2000, 190(4): 462-469.

Mutter GL, Baak JPA. Endometrial precancer diagnosis by histopathology, clonal analysis, and computerized morphometry. J Pathol, 2000, 190: 462-469.

Mutter GL, Dusck LR, Crum CP: Endometrial intraepithelial neoplasia// Crum CP and Lee KR. Diagnostic Gynecologic and Obstetric Pathology: Singapore: Elsevier Inc, 2006: 493-

519.

Mutter GL, Dusck LR, Crum CP: Endometrial intraepithelial neoplasia// Crum CP and Lee KR. Diagnostic Gynecologic and Obstetric Pathology: Singapore: Elsevier Inc, 2006: 493-519.Mutter GL. Altered PTEN Expression as a Diagnostic Marker for the Earliest Endometrial Precancers. Jnci Journal of the National Cancer Institute, 2000, 92(11): 924-930.

Mutter GL, Lin MC, Fitzgerald JT, et al. Altered PTEN expression as a diagnostic marker for the earliest endometrial precancers. J Natl Cancer Inst. 2000: 924-930.

Mutter GL, Monte NM, Neuberg D. et al: Emergence, involution, and progression to carcinoma of mutant clones in normal endometrial tissues. Cancer Res, 2014, 74: 2796-2802.

Mutter GL, Zaino RJ, Baak JP, et al. Benign endometrial hyperplasia sequence and endometrial intraepithelial neoplasia. International Journal of Gynecological Pathology Official Journal of the International Society of Gynecological Pathologists, 2007, 26(2): 103-114.

Mutter GL, Zaino RJ, Baak JPA, et al. Benign endometrial hyperplasia sequence and endometrial intraepithelial neoplasia. Int J Gyn Pathol, 2007, 26: 103-114.

Nalaboff K M, Pellerito J S, Benlevi E. Imaging the endometrium: disease and normal variants. Radiographics, 2001, 21(6): 1409-1424.

Navaratnarajah R, Pillay OC, Hardiman P. Polycystic ovary syndrome and endometrial cancer.// Seminars in reproductive medicine. Semin Reprod Med, 2008: 62-71.

Neuwirth RS, Duran AA, Singer A, et al. The endometrial ablator: a new instrument. Obstetrics & Gynecology, 1994, 83(1): 792-796.

Newfield RS, Spitz IM, Isacson C, et al. Long-term mifepristone (RU486) therapy resulting in massive benign endometrial hyperplasia. Clinical Endocrinology, 2001, 54(3): 399-404.

Obeidat B, Mohtaseb A, Matalka I. The diagnosis of endometrial hyperplasia on curettage: how reliable is it?. Archives of Gynecology & Obstetrics, 2009, 279(4): 489.

Odeh M, Vainerovsky I, Grinin V, et al. Three-dimensional endometrial volume and 3-dimensional power Doppler analysis in predicting endometrial carcinoma and hyperplasia. Gynecologic Oncology, 2007, 106(2): 348-353.

Ørbo A, Arnes M, Hancke C, et al. Treatment results of endometrial hyperplasia after prospective D-score classification: a follow-up study comparing effect of LNG-IUD and oral progestins versus observation only. Gynecologic Oncology, 2008, 111(1): 68.

Park BK, Kim B, Park JM, et al. Differentiation of the various lesions causing an abnormality of the endometrial cavity using MR imaging: emphasis on enhancement patterns on dynamic studies and late contrast-enhanced T1-weighted images. European Radiology, 2006, 16(7): 1591-1598.

Peltomäki P. Deficient DNA mismatch repair: a common etiologic factor for colon cancer. Human Molecular Genetics, 2001, 10(7): 735-740.

Phillip H, Dacosta V, Fletcher H, et al. Correlation between transvaginal ultrasound measured endometrial thickness and histopathological findings in Afro-Caribbean Jamaican women with postmenopausal bleeding. Journal of Obstetrics & Gynaecology, 2004, 24(5): 568.

Qi X, Zhao W, Duan Y, et al. Successful pregnancy following insertion of a levonorgestrel-releasing intrauterine system in two infertile patients with complex atypical endometrial hyperplasia. Gynecologic & Obstetric Investigation, 2008, 65(4): 266-268.

Quick CM, Laury AR, Monte NM, et al. Utility of PAX2 as a marker for diagnosis of endometrial intraepithelial neoplasia. Am J Clin Pathol, 2012, 138: 678-684.

Reed SD, Newton KM, Clinton WL, et al. INCIDENCE OF ENDOMETRIAL HYPERPLASIA. American Journal of Obstetrics & Gynecology, 2009, 200(6): 678.e1-6.

S84]American Journal of Obstetrics & Gynecology, 2009, 200(6): 678.e1-6.ASIA. American Journal of Obstetrics & Gystem in two infertile patients with complex atypical endo. Ginecologogurnabstetricia De México, 2007, 75(9): 501.

Sanderson PA, Critchley HOD, Williams ARW, et al. New concepts for an old problem. the diagnosis of endometrial hyperplasia, 2016: 1-23.

Sharp HT. Assessment of new technology in the treatment of idiopathic menorrhagia and uterine leiomyomata. Obstetrics & Gynecology, 2006, 108(4): 990-1003.

Shen ZQ, Zhu HT, Lin JF. Reverse of progestin-resistant atypical endometrial hyperplasia by metformin and oral contraceptives. Obstetrics & Gynecology, 2008, 112(2 Pt 2): 465-467.

Sherman ME, Ronnett BM, Ioffe OB, et al. Reproducibility of biopsy diagnoses of endometrial hyperplasia: evidence supporting a simplified classification. International Journal of Gynecological Pathology Official Journal of the International Society of Gynecological Pathologists, 2008, 27(3): 318-325.

Siiteri PK. Steroid hormones and endometrial cancer. Cancer Research, 1978, 38(11 Pt 2): 4360.

Singer A, Almanza R, Gutierrez A, et al. Preliminary clinical experience with a thermal balloon endometrial ablation method to treat menorrhagia. Obstetrics & Gynecology, 1994, 83(1): 732-734.

Skov BG, Broholm H, Engel U, et al. Comparison of the reproducibility of the WHO classifications of 1975 and 1994 of endometrial hyperplasia. International Journal of Gynecological Pathology, 1997, 16(1): 33-37.

Skov BG, Broholm H, Engel U, et al. Comparison of the reproducibility of the WHO classifications of 1975 and 1994 of endometrial hyperplasia. Int J Gynecol Pathol, 1997, 16: 33-37.

Sliverberg SG, Kurman RJ, Nogales F, et al. Tumours of the Uterine Corpus. Epithelial tumours and related lesions// Tavassoli FA, Devilee P. World Health Organization Classification of Tumours. Pathology and Genetics. Tumours of the breast and female genital organs: Lyon: IARC press, 2003: 117-145.

Sliverberg SG, Kurman RJ, Nogales F, et al. Tumours of the Uterine Corpus. Epithelial tumours and related lesions// Tavassoli FA, Devilee P. World Health Organization Classification of Tumours. Pathology and Genetics. Tumours of the breast and female genital organs: Lyon: IARC press, 2003: 117-145.

Song JY, Ji WK, Lee JK, et al. BAG-1 expression in normal endometrium, endometrial hyperplasia and endometrial cancer. Acta Obstetricia Et Gynecologica Scandinavica, 2008, 87(8): 862-867.

Stilwill SE, Cooper BC. Resolution of endometrial hyperplasia with adjuvant anastrozole treatment in postmenopausal breast cancer: a case report. Journal of Reproductive Medicine, 2007, 52(10): 979-980.

Sun H, Enomoto T, Shroyer KR, et al. Clonal analysis and mutations in the PTEN and the K-ras genes in endometrial hyperplasia. Diagnostic Molecular Pathology, 2003, 11(4): 204-211.

Takeuchi M, Matsuzaki K, Uehara H, et al. Pathologies of the uterine endometrial cavity: usual and unusual manifestations and pitfalls on magnetic resonance imaging. European Radiology, 2005, 15(11): 2244-2255.

Torres M L, Weaver A L, Kumar S, et al. Risk Factors for Developing Endometrial Cancer After Benign Endometrial Sampling. Obstetrics & Gynecology, 2012, 120(5): 998.

Tripathy D. Tamoxifen for early breast cancer: An overview of the randomised trials: Clarke M, for the Early Breast Cancer Trialists' Collaborative Group (Radcliffe Infirmary, Oxford, England) Lancet 351: 1451-1467, 1998. Breast Diseases A Year Book Quarterly, 1999(4): 411-414.

Ushijima K, Yahata H, Yoshikawa H, et al. Multicenter phase II study of fertility-sparing treatment with medroxyprogesterone acetate for endometrial carcinoma and atypical hyperplasia in young women. Journal of Clinical Oncology, 2007, 25(19): 2798-2803.

Varma R, Soneja H, Bhatia K, et al. The effectiveness of a levonorgestrel-releasing intrauterine system (LNG-IUS) in the treatment of endometrial hyperplasia--a long-term follow-up study. European Journal of Obstetrics Gynecology & Reproductive Biology, 2008, 139(2): 169-175.

Vellios F. Endometrial hyperplasias, precursors of endometrial carcinoma. Pathol Annu, 1972, 7: 201-229.

Vellios F. Endometrial hyperplasias, precursors of endometrial carcinoma. Pathology Annual, 1972, 7: 201-229.

Vilos GA, Edris F. Second-generation endometrial ablation technologies: the hot liquid balloons. Bailli & Egrave Re S Best Practice & Research in Clinical Obstetrics & Gynaecology, 2007, 21(6): 947-967.

Viola AS, Gouveia D, Andrade L, et al. Prevalence of endometrial cancer and hyperplasia in non-symptomatic overweight and obese women. Australian & New Zealand Journal of Obstetrics & Gynaecology, 2008, 48(2): 207-213.

Voipio SK, Komi J, Kangas L, et al. Effects of ospemifene (FC-1271a) on uterine endometrium, vaginal maturation index, and hormonal status in healthy postmenopausal women. Maturitas, 2002, 43(3): 207-214.

Wagner A, Hendriks Y, Meijers-Heijboer EJ, et al. Atypical HNPCC owing to MSH6 germline mutations: analysis of a large Dutch pedigree. Journal of Medical Genetics, 2001, 38(5): 318-322.

Wheeler DT, Bristow RE, Kurman R J. Histologic alterations in endometrial hyperplasia and well-differentiated carcinoma treated with progestins. American Journal of Surgical Pathology, 2007, 31(7): 988-998.

Wijnen J, De LW, Vasen H, et al. Familial endometrial cancer in female carriers of MSH6 germline mutations.[J]. Nature Genetics, 1999, 23(23): 142-144.

Wildemeersch D, Janssens D, Pylyser K, et al. Management of patients with non-atypical and atypical endometrial hyperplasia with a levonorgestrel-releasing intrauterine system: long-term follow-up. Maturitas, 2007, 57(57): 210-213.

Woo YL, Cheah PL, Shahruddin SI, et al. The immunohistochemistry signature of mismatch repair (MMR) proteins in a multiethnic Asian cohort with endometrial carcinoma.Int J Gynecol Pathol, 2014, 33: 554-559.

Yuk J S. The incidence rates of endometrial hyperplasia and endometrial cancer: a four-year population-based study. Peerj, 2016, 4(Suppl): e2374.

Zaino R, Matias-Guiu X, Carinelli SG, et al. Tumours of the Uterine Corpus. Epithelial tumours and precursors// Kurman RJ, Carcangiu ML, Herrington CS, et al. WHO classification of tumor of female reproductive organs. 4th edition: Lyon: IARC press, 2014: 125-135.

6

子宫内膜癌的组织学类型及病理特征

第一节 组织学类型

子宫内膜癌不是一种单一的肿瘤，它是具有生物学和组织学异质性的一组肿瘤，包括不同亚型，每一种亚型都具有独特的病理学表现和不同的生物学行为。因此，准确的分型对于子宫内膜癌的诊断是至关重要的，临床医生将依据病理组织学类型（histological type）来判断病人的预后，并且制订恰当的治疗方案。然而，不同教科书所给出的子宫内膜癌的分类并不相同，目前比较公认的是 2014 年 WHO 女性生殖道肿瘤分类所给出的子宫内膜癌的分类方案（表 6-1-1）（Zaino，2014）：这一分类方案在 2003 年第 3 版 WHO 分类基础上进行了修订（Sliverberg，2003），每个分类名称后面给出了 ICD-O 编码，斜杠（/）后面的数字表明这一肿瘤的生物学行为，"/3"表明为恶性，"/2"表明为原位癌或Ⅲ级上皮内瘤变，"/1"为交界性或是不能确定其生物学行为，"/0"为良性。

表6-1-1　2014年WHO版子宫内膜癌分类

类型	ICD-O 编码
子宫内膜样癌	8380/3
鳞状分化型	8570/3
绒毛腺型	8262/3
分泌型	8382/3
黏液腺癌	8480/3
浆液性子宫内膜上皮内癌	8441/2
浆液性癌	8441/3
透明细胞癌	8310/3
神经内分泌肿瘤	
低级别神经内分泌肿瘤	
类癌	8240/3
高级别神经内分泌癌	
小细胞神经内分泌癌	8041/3
大细胞神经内分泌癌	8013/3
混合性腺癌	8323/3
未分化癌	8020/3
去分化癌	

根据这一分类法子宫内膜样癌为一大类型，除了典型的子宫内膜样腺癌外，还根据结构及细胞的特征分出 3 种不同的亚型；其他组织学类型则是根据肿瘤中多数细胞的分化形态来区分及命名的。

此外，还可以依据子宫内膜癌发病机制的不同将其分为两大类：即Ⅰ型和Ⅱ型子宫内膜癌（表 6-1-2）（贾琳，2013）。Ⅰ型子宫内膜癌（endometrial carcinoma type Ⅰ）是由于雌激素长期刺激所引发，属雌激素依赖性肿瘤，常伴发子宫内膜增生，特别是非典型增生或 EIN。这一型的典型组织学类型是子宫内膜样癌。Ⅱ型子宫内膜癌（endometrial carcinoma type Ⅱ）的发生与雌激素的关系较少，多见于绝经后妇女，常常伴有 p53 肿瘤抑制基因的突变，具有代表性的组织学类型是浆液性癌。

表6-1-2　子宫内膜癌的发病机制类型

类型	Ⅰ 型	Ⅱ 型
无拮抗的雌激素刺激	出现	不出现
月经状况	绝经前或绝经期	绝经后
前期病变	非典型增生或 EIN	子宫内膜腺体异型增生（EmGD）
肿瘤分级	低级别	高级别
肌层侵犯	不同程度，但经常较浅	不同程度，但经常较深
组织学类型	子宫内膜样癌	浆液性癌和透明细胞癌
生物学行为	较为惰性	进展性
遗传学改变	*PTEN* 突变 微卫星不稳定性 *K-ras* 突变 *B-catenin* 突变	*p53* 突变 *BRCA* *p16* *IMP3*

随着分子遗传学技术的进步以及推广应用，有关子宫内膜癌的分子分型也越来越受到关注，有研究提出Ⅰ型子宫内膜样癌可以进一步分出低级别及高级别两个亚型，其中低级别者常常发生 *PTEN*、*PIK3CA*、*B-catenin*、*K-ras* 突变，表达 ER、PR 以及出现微卫星不稳定（MSI），而高级别者除了发

生 *PIK3CA* 突变外, 还可发生 *p53* 突变, 因此, 也有学者提出部分高级别的内膜样癌应该归入 Ⅱ 型浆液性癌 (Binder, 2015)。癌症基因组图谱 (The Cancer Genome Atlas, TCGA) 对于 373 例 EEC 进行分子分型后 25% 的高级别 EEC 重新归入浆液性癌中, TCGA 还发现在 10% 的子宫内膜样癌中可以出现 DNA 多聚酶 E (polymerase E, POLE) 超突变, 而非子宫内膜样型癌中几乎无 *POLE* 突变, 称其为 *POLE* 突变型子宫内膜样癌, 这一型癌多为年轻女性, 整体预后好, 极少复发 (Kandoth, 2013)。还特别提出了一型与家族遗传相关的子宫内膜癌, 这型子宫内膜癌常伴有遗传性非息肉病性结直肠癌 (HNPCC), 也就是常说的 Lynch 综合征, 这一型子宫内膜癌, 发病年龄早, 是一种常染色体显性遗传性疾病, 由 DNA 错配修复 (mismach repair, MMR) 系统缺陷及基因突变, 组织类型主要是子宫内膜样型, 除遗传性子宫内膜癌外, 研究发现大约 20% 散发性子宫内膜癌也具有 MMR 缺陷, 这一缺陷常常是由于 MLH1 启动子甲基化所致, 并且可以通过免疫组化染色检测到 MLH1 蛋白表达的缺失 (Kandoth, 2013 ; Soslow, 2016)。

(陈定宝　沈丹华)

第二节　子宫内膜样癌的病理学特征

子宫内膜样癌 (endometrioid carcinoma) 是最常见的子宫内膜癌, 约占子宫内膜癌的 3/4 以上。病因学分类属 Ⅰ 型子宫内膜癌, 与无拮抗的雌激素刺激有关。除此之外, 正如前述, 它具有复杂的分子遗传学改变, 20%~30% 的病例显示有微卫星的不稳定性, >50% 的病例出现 *PTEN* 基因的突变或失活, 30% 呈现 *PIK3CA* 突变, 但仅有极少数病例出现 *p53* 突变, 并且主要出现在 3 级内膜样癌中 (Zaino, 2014 ; Binder, 2015)。

子宫内膜样癌可呈现多种组织学表现, 普通型的子宫内膜样癌是由类似于增生期子宫内膜腺体的腺管组成, 但是其腺体结构更为复杂。然而, 肿瘤性的腺上皮也可以呈现不同的上皮分化及结构, 因而可以进一步将其命名为各种亚型的子宫内膜样癌。

一、大体特征

普通型和各亚型的子宫内膜样癌从大体上无法区别, 它们都可呈现以下表现: 子宫可以轻度或明显增大, 但也可以表现为正常大小, 甚至可能缩小。大部分肿瘤位于子宫体部, 子宫后壁多于前壁, 有时可以发生于子宫下段。肿瘤可形成单一的肿块或多个肿块。有时宫腔内并没有明确的肿块, 而仅仅表现为子宫内膜弥漫性增厚, 表面粗糙不平, 可形成不规则的隆起或者乳头 (图 6-2-1)。有时有溃疡或息肉形成。当肿瘤浸润肌层时, 切面可以观察到灰白色伸入肌层的病灶, 有时病灶是多发的。肿瘤还可侵犯子宫下段, 并且约有 20% 的病例可以侵及宫颈。

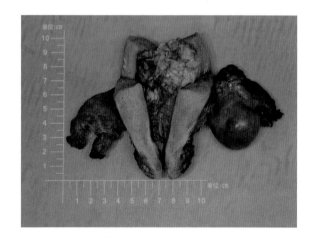

图6-2-1　子宫内膜样癌。大体照片显示子宫底及后壁可见巨大肿物, 表面凹凸不平, 呈息肉状, 灰黄色质地糟脆

二、组织病理学特征

(一) 普通型子宫内膜样癌 (usual endometrioid carcinoma)

这是子宫内膜样癌中最常见的类型: 组织学上具有腺管结构, 高分化时类似于增生期子宫内膜。腺体一般中等大小, 但也可以较小或增大, 甚至形成囊腔, 腺腔呈圆形或卵圆形, 但常可以见到成角或有分支形成, 使得腺体结构变得复杂, 有时相互吻合, 甚至形成筛孔 (图 6-2-2)。腺上皮被覆单层或假复层柱状细胞, 肿瘤细胞具有中等量轻度嗜酸性胞浆, 细胞核轻度增大变圆并具有某种极向, 其

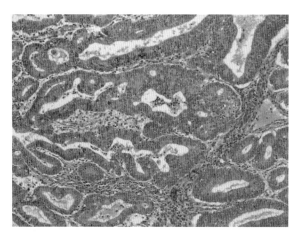

图6-2-2　子宫内膜样癌。肿瘤组织由大小不等、结构复杂的腺体组成，局灶可见筛孔形成。HE染色，100×

长轴与基底膜垂直，核仁多少不等。核分裂象一般比增生症时明显。有时可见腺腔内的坏死碎片和肿瘤中的灶片状坏死（图 6-2-3）。约有 15% 的肿瘤间质中可见泡沫状组织细胞。肿瘤可呈巢状、索条状及单个细胞浸润至子宫肌层中。近年来一特殊形式的肌层浸润受到关注，即"微囊状、拉长的及碎片状"（microcystic elongated and fragmented）浸润，采用英文单词首字母简称为 MELF 浸润（Pavlakis，2011），这一浸润形式的腺腔不完整，部分被覆上皮缺失，间质常常伴有纤维黏液样反应，周围有炎细胞浸润（图 6-2-4A，B），且常常出现在子宫肌壁较深的位置，容易被忽视，虽然这一浸润形式与预后的关系并不明确，但是有研究显示出现 MELF 浸润者，其盆腔淋巴结转移率增加（Dogan

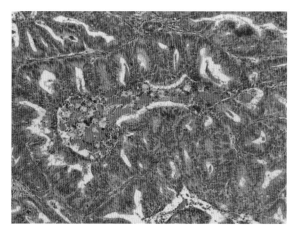

图6-2-3　子宫内膜样癌。肿瘤性腺腔内可见坏死组织。HE染色，100×

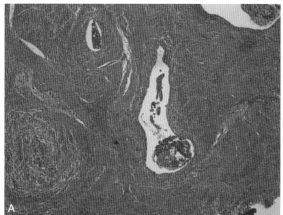

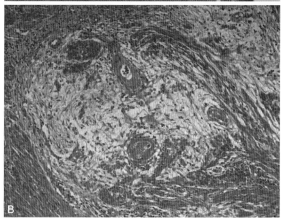

图6-2-4　子宫内膜癌MELF浸润。A.子宫肌层内可见微囊及拉长的腺腔浸润，腺腔上皮被覆不完整，HE染色，40×；B.子宫肌层内可见碎片状上皮浸润，周围间质伴有黏液变性以及炎细胞浸润

Altunpulluk，2015），因此，对于子宫内膜癌手术标本，病理医生应该注意观察是否有 MELF 浸润发生，一旦出现应该在病理报告中体现，并仔细寻找淋巴结中的转移灶，临床医生也应知晓其中的含义。

（二）伴有鳞状分化的亚型（variant with squamous differentiation）

　　10%~25% 的子宫内膜样癌可出现不同数量的鳞状上皮分化（Zaino，2014）。鳞状分化的类型并不相同：有时化生灶是由界限清楚的、孤立的、小巢状的非角化鳞状细胞团组成，与子宫内膜非典型增生（或 EIN）中见到的化生相似，也被称作不成熟鳞状分化或桑葚状化生，常见于低级别子宫内膜样癌（图 6-2-5）；另一种化生灶外形不规整，有明显的角化以及细胞核的非典型性，常见于高级别子宫内膜样癌（图 6-2-6）；此外，有些鳞状上皮分化

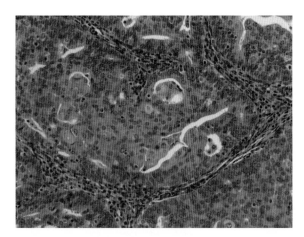

图6-2-5　子宫内膜样腺癌伴鳞状分化。显示子宫内膜样腺癌中出现的不成熟鳞状分化。HE染色，200×

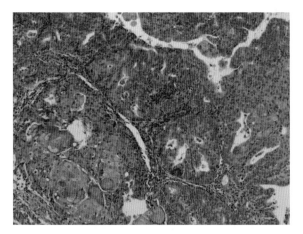

图6-2-6　子宫内膜样腺癌伴鳞状分化。显示子宫内膜样腺癌中出现的有明显角化的鳞状分化灶。HE染色，100×

常常无角化，细胞异型非常明显，有时与鳞状细胞癌难以区分，多见于高级别子宫内膜样癌。

关于子宫内膜样癌中出现鳞状分化是否具有临床意义，是具有争议的问题。过去，常将伴有较为良性鳞状分化成分的子宫内膜样癌称为腺棘癌，且认为其预后较好，而将伴有明显异型鳞状上皮分化（恶性鳞状上皮成分）的癌称为腺鳞癌，认为预后不佳。但多年的研究发现：子宫内膜样癌的预后主要与肿瘤中腺体成分的分化程度有关（Abeler，1992；Zaino，1991），而是否伴有鳞状上皮分化，且鳞状分化的好坏对于临床来说并不重要，刻意区分它们已经没有意义，因此，"腺棘癌"和"腺鳞癌"的命名已被"子宫内膜样癌伴有鳞状分化"所取代。之所以仍将有鳞状分化的肿瘤单独命名，主要是提

醒病理医生正确识别鳞状上皮分化，以免将鳞状分化或桑葚状化生误认为是肿瘤的实性成分，从而增加子宫内膜样腺癌诊断的级别。典型的成熟性鳞状分化表现为：实性上皮细胞团中细胞界限清楚，细胞间有间桥，HE染色常可观察到嗜酸性角化；而不成熟性鳞状分化（桑葚状化生）常表现由短梭形细胞构成的细胞巢，细胞较小，细胞形态较为一致，胞浆较丰富，略嗜酸性。

（三）绒毛腺管亚型（villoglandular variant）

它是另一种子宫内膜样癌的亚型，两项相关研究提示其在子宫内膜癌中的比例分别为13%和31%（Ambros，1994；Zaino，1998），但在实际工作中，完全或大部分由绒毛管状结构组成的子宫内膜样癌较为少见，多数情况下是在子宫内膜样癌中局灶出现绒毛管状结构。由于WHO分类中并未给出具体含有多少比例的绒毛腺管状结构者就可命名为绒毛腺管型子宫内膜样癌，从而造成了在文献报告中，其发生的比例差异较大。根据我们的经验认为，只有肿瘤组织中大部分成分含有绒毛腺管结构才称为绒毛腺管型子宫内膜样癌，而只有少部分成分含有这种结构者不应放在这一亚型中，应使用子宫内膜样癌伴有绒毛腺管状结构更为恰当。

绒毛腺管结构表现为具有树状分支的绒毛乳头结构，绒毛乳头细长，中心含有纤细的纤维血管轴心（图6-2-7），肿瘤组织中常常含有不同比例的低级别子宫内膜样癌的腺管结构。绒毛乳头及腺管被

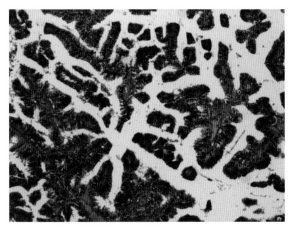

图6-2-7　子宫内膜样癌，绒毛腺管亚型。显示肿瘤由分枝状的乳头组成，乳头中心为纤细的血管轴心，细胞轻度异型。HE染色，100×

覆的细胞与典型的子宫内膜样癌相似，一般为 1~2级分化。肿瘤绝大多数是向宫腔表面生长，但有时可见绒毛乳头结构浸润到子宫肌壁内。

　　较为早期的研究显示绒毛腺管亚型的子宫内膜癌与临床预后的意义并不一致。Ambros 等（1994）认为这种亚型有较高的血管侵犯及淋巴结转移比例，因而更具侵袭性。而 Zaino 等（1998）的研究并没有发现其与典型的子宫内膜样癌在预后上有差异。这可能与两项研究所采用的诊断标准以及技术方法不同有关。新近的文献及专著更为倾向这一亚型的子宫内膜样癌与普通型的预后相似（Malpica，2016；张廷国，2013），提出此亚型更多的意义是使病理医生在组织学上识别其特殊的结构，不要将它与其他具有乳头状结构的子宫内膜癌相混淆，特别是不要与具有高度恶性行为的浆液性乳头状癌混淆。

（四）分泌亚型（secretory variant）

　　这一亚型属子宫内膜样癌中的少见类型，由类似于早期或中期分泌期子宫内膜的高分化腺体组成，表现为腺上皮核下或核上出现富含糖原的空泡（图 6-2-8）。肿瘤可能完全由分泌型腺体组成，但多数病例是局灶区域出现这种改变。临床上，这一亚型预后较好（Malpica，2016）。造成这种表现的原因，推测在绝经前期妇女可能与前期的激素治疗有关，而对于较年轻的妇女，可能与肿瘤细胞对体内环境激素的反应有关。这也就可以解释为什么有时在刮宫标本中表现为分泌型癌，而在随后切除的

子宫标本中，却表现为典型的子宫内膜样癌。

　　由于这种类型的肿瘤细胞核异型性小，有可能与分泌期子宫内膜相混淆，特别是在刮宫的破碎子宫内膜组织中。但分泌型癌的腺体大小不一致，常常出现背靠背，或腺体相互融合，可形成筛状或绒毛腺管状结构。

三、分级

　　子宫内膜样癌的分级（grade）对于判断预后具有一定价值。1988 年 FIGO/ISGP 制定了子宫内膜样癌的分级标准，1995 年 Zaino 等又进行了修订（Zaino，1995）。2014 年第 4 版 WHO 分类仍采用这一分级系统（Zaino，2014），该分级是依据肿瘤的结构及细胞核的特征来进行分级的，见表 6-2-1。

表6-2-1　子宫内膜样腺癌的结构分级

分级	描述
Ⅰ级	肿瘤组织中的实性区 <5%（图 6-2-9）
Ⅱ级	肿瘤组织中的实性区为 6% ~50%（图 6-2-10）
Ⅲ级	肿瘤组织中的实性区 >50%（图 6-2-11）

　　在这一分级系统中值得注意的是鳞状上皮分化以及桑葚状化生的实性细胞巢不计算在实性区内，因此它们的出现不会增加肿瘤的级别。此外，当在Ⅰ级或Ⅱ级子宫内膜样癌中，出现明显异型的细胞核（细胞核明显多形，染色质粗大，核仁明显）时，肿瘤的级别应该提高一级，即：由Ⅰ级升为Ⅱ级或

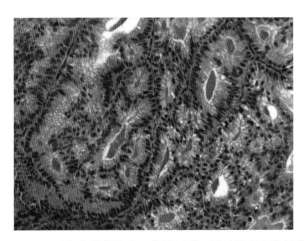

图6-2-8　子宫内膜样腺癌，分泌亚型。显示肿瘤由类似分泌期子宫内膜腺体组成，腺上皮核下及核上出现空泡。细胞分化较好，异型程度轻。HE染色，100×

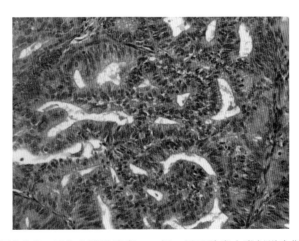

图6-2-9　子宫内膜样腺癌，Ⅰ级。显示肿瘤由类似增生期子宫内膜腺体组成，腺体排列密集，间质消失，细胞分化较好，异型程度轻，几乎无实性区出现。HE染色，100×

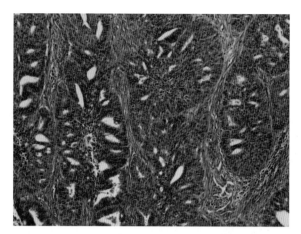

图6-2-10 子宫内膜样腺癌，Ⅱ级。显示肿瘤大部分区域可见腺体结构，部分区域可见实性区，细胞异型程度较I级子宫内膜腺癌明显。HE染色，40×

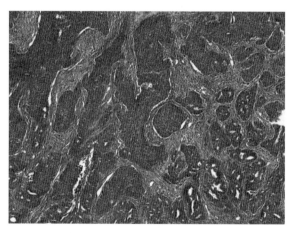

图6-2-11 子宫内膜样腺癌，Ⅲ级。显示肿瘤大部分区域由肿瘤细胞排列呈实性片状，可见腺体结构，部分区域可见实性区，细胞异型程度较I级子宫内膜腺癌明显。HE染色，20×

由Ⅱ级升为Ⅲ级。

也有作者采用两级分级系统（Taylor，1999）：低级别和高级别，前者肿瘤组织中含有20%或少于20%的非鳞状的实性区，后者非鳞状的实性区>20%。这样的分级系统较为简便，并且不同观察者之间的差异性较小。一些研究还发现二级分级系统与三级分级系统具有同样的预后判断价值，甚至比三级系统更好，且诊断者之间的重复性较高（Clarke，2010）。

Alkushi 等（2005）根据针对乳腺的Nottingham 系统，制订了新的子宫内膜的分级系统。这一系统采用组织结构、细胞核分级以及核分裂象对子宫内膜癌进行分级，并且与 FIGO 分级相比较。

结果显示这一分级系统比 FIGO 分级系统有更好的预后判断价值。

四、免疫组织化学染色

有关子宫内膜样癌的免疫组织化学染色（immunohistochemiy staining）的研究很多，这里重点介绍与鉴别诊断以及临床预后判断有关的标记物。

（一）有助于与宫颈腺癌鉴别的标记物

有时来自于宫颈的腺癌在组织学上可能很难与子宫内膜样癌区别，特别是在刮宫标本中。此时借助一些免疫标记可能帮助诊断。

通常子宫内膜样癌显示 Vimentin，ER 和 PR 的阳性（图 6-2-12A，B），而对 CEA 常呈阴性表达或只有弱阳性表达。而宫颈腺癌恰好与其相反，它们常常对 CEA 呈弥漫的阳性表达，对 Vimentin 呈阴性表达，对 ER 也常为阴性表达，或仅有局灶

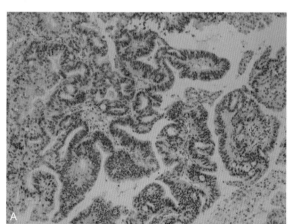

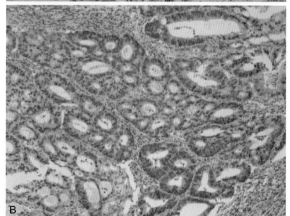

图6-2-12 子宫内膜样腺癌。免疫组织化学染色显示：A. 肿瘤性腺上皮细胞核呈ER强阳性表达；B. 肿瘤性腺上皮细胞核呈PR强阳性表达。EnVison 一步法，100×

的弱阳性表达。

此外，p16 也是非常有用的标记物，宫颈腺癌常常呈弥漫的中等到强的阳性表达，而子宫内膜样腺癌一般呈现斑片状阳性，但是这里也要特别注意一些特殊情况，对于分化差的子宫内膜样癌 p16 可以呈现弥漫的阳性，而一些与 HPV 感染不相关的宫颈腺癌，如胃型黏液腺癌，可以不表达 p16 （Ansari-Lari，2004；Wilbur，2014）。

总之，免疫组织化学染色对于鉴别诊断有帮助，但并不能仅仅依靠一两种抗体来确定诊断，而应综合一组抗体来判断。同时应结合组织形态及取材部位作出全面的诊断。

（二）判断预后的标记物

虽然多数子宫内膜样癌不表达 p53，但一旦表达，特别是表达阳性率 ≥ 50% 时，提示预后不良（Alkushi，2004）。此外，Ki-67(一种细胞核增殖指数)升高，在低级别的子宫内膜样癌中具有独立的预后意义，并且它与 p53 的表达具有相关性。其他一些研究还发现：*BCL-2*、*c-erb-2*（*HER2/neu*）、*Cyclin A*、*PTEN* 基因的突变，*PAX2* 以及 *β-catenin* 的表达等都具有一定的预后意义（张廷国，2013；Prat，2004；张彤，2014）。此外，正如前述，一些子宫内膜样癌可与 Lynch 综合征相关，常常出现微卫星不稳定性，并且可以通过免疫组化染色进行初步的筛选（Soslow，2016）。

五、鉴别诊断

（一）与子宫内膜非典型增生或 EIN 鉴别

在普通型子宫内膜样癌中，最主要的是将低级别（高分化）的癌与非典型增生或 EIN 区别开（图 6-2-13A，B），详见表 6-2-2。

表6-2-2　子宫内膜样癌与子宫内膜非典型增生/EIN鉴别

	非典型增生或EIN病变	子宫内膜样腺癌
腺体结构	腺体拥挤，可见单一腺体，基底完整	腺体融合、实性、筛状或乳头状及迷路样结构，腺腔内常可见坏死
间质	残留有子宫内膜间质细胞	间质细胞消失，代之以成纤维细胞增生
免疫组化	间质中 CD10⁺	间质中 CD34⁺

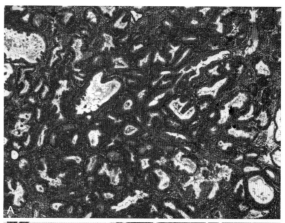
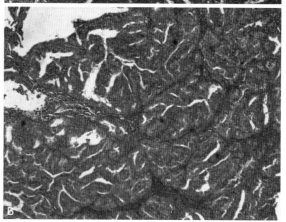

图6-2-13　子宫内膜非典型增生/EIN与子宫内膜样癌。A.子宫内膜非典型增生/EIN，腺体密集，但每个腺体完整，腺体间可见子宫内膜间质细胞；B.子宫内膜样癌，腺体融合呈巢片状，巢片中可见筛状及乳头状结构，巢片间为纤维性间质。HE染色，40×

（二）与子宫内膜浆液性癌鉴别

分化差的子宫内膜样癌和绒毛腺管型癌应该与子宫内膜浆液性癌相区别，后者预后差，易发生宫外转移，鉴别要点详见浆液性癌一节。

（三）与透明细胞癌鉴别

一些子宫内膜样腺癌，特别是分泌型腺癌可以出现透亮的胞浆，不要将其诊断为透明细胞癌。透明细胞癌也属于 Ⅱ 型子宫内膜癌，预后差，细胞常呈立方或矮柱状，细胞核异型明显，常突入腺腔中，详细鉴别点见透明细胞癌一节。

（四）与癌肉瘤鉴别

子宫癌肉瘤，也称恶性 Mullerian 混合瘤，它是一种由恶性上皮及间叶成分混合组成的子宫肿瘤。虽然已有越来越多的研究显示这一肿瘤是单克隆性的，其分子遗传学特征类似于高级别子宫内膜癌，并且常常伴有 p53 基因突变（Taylor，2006），故应该属于子宫内膜癌的一个亚型，但在 2014 年版 WHO 分类中，仍将其归入子宫上皮和间叶混合性肿瘤中，并且采用癌肉瘤命名，而将恶性 Mullerian 混合瘤作为其同义名（Zaino，2014）。肿瘤中除含有子宫内膜样腺癌等成分外，还具有恶性间叶成分，间叶成分可以是未分化肉瘤、平滑肌肉瘤或子宫内膜间质肉瘤，也可以含有软骨肉瘤或横纹肌肉瘤等成分（图 6-2-14）。

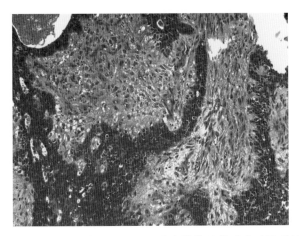

图6-2-14　子宫癌肉瘤。可见肿瘤性的腺体成分及梭形的肉瘤样成分，肉瘤成分胞浆嗜酸性，呈现肌源性分化。HE染色，100×

（陈定宝　沈丹华）

第三节　其他类型子宫内膜癌的病理学特征

一、黏液腺癌

　　原发于子宫内膜的黏液腺癌（mucinous adenocarcinoma）较为少见，约占子宫内膜癌的 1%~9%（Zaino，2013），其特征是肿瘤细胞含有明显的细胞内黏液。绝大多数黏液腺癌为临床 I 期。有报告使用合成孕激素治疗以及因乳腺癌接受他莫西酚治疗的患者，发生子宫内膜黏液癌的比例增加（Dallenbach-Hellweg，1995）。预后类似于其他低级别子宫内膜腺癌，因此一般预后较好。

（一）大体特征

　　子宫内膜黏液腺癌的大体表现类似于子宫内膜样癌，当黏液分泌明显时，肉眼可见黏液或胶冻样结构。

（二）组织病理学特征

　　按照 WHO 的标准，当肿瘤中 50% 以上的细胞为黏液细胞，可诊断为黏液腺癌（Zaino，2014），也有些作者将这一比例定在 50%~70%（Clement，2008）。组织学上，几乎所有的子宫内膜黏液腺癌都是由类似于宫颈内膜的黏液腺体组成，肿瘤细胞富含黏液（图 6-3-1），并且这种黏液可以被经淀粉酶消化后的 PAS 染色或黏液卡红染色所着色。肿瘤细胞可排列呈腺管状、筛状、绒毛腺管状以及绒毛乳头状，结构较为复杂，实性区域较为少见。核分裂象少见。黏液可充满腺腔，甚至形成小囊。

　　有些黏液腺癌具有微腺体结构，这时腺体变小，排列紧密，活检标本中很难与宫颈内膜的微腺体增生区分。有人认为可能与激素治疗有关，并将其命名为微腺体癌（Zaloudek，1997）。少数情况下，子宫内膜黏液腺癌可由肠型黏液腺体组成，这时腺上皮中可见杯状细胞、潘氏细胞以及神经内分泌细胞。

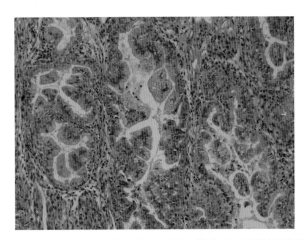

图6-3-1　子宫内膜黏液腺癌。肿瘤组织由不规则的腺腔组成，腺上皮富含黏液，呈高柱状，细胞核位于腺腔基底部，分化较好。HE染色，100×

（三）分级

子宫内膜黏液腺癌的分级与子宫内膜样癌相同，但绝大多数病例为Ⅰ级。

（四）免疫组织化学染色及分子遗传学改变

子宫内膜黏液腺癌的免疫组化表达与子宫颈黏液腺癌相似，以至于在鉴别诊断中帮助不大。有作者认为雌激素受体强阳性和 CEA 阴性表达更多见于子宫内膜黏液腺癌，而 p16 阳性更多见于宫颈来源的腺癌（Wilbur，2014）。分子遗传学上，子宫内膜黏液腺癌及其前驱病变乳头状黏液化生都有较高的 *K-ras* 基因突变（Zaino，2014；Yoo，2012）。

（五）鉴别诊断

1. 与子宫颈来源的黏液腺癌鉴别

子宫内膜黏液腺癌主要应与原发于子宫颈内膜的黏液腺癌进行鉴别。在活检或刮宫标本中这种鉴别可能十分困难，但区别两者，对于后期的治疗至关重要。实际上原发于子宫颈的腺癌，多数为非黏液型，因此，在宫颈处看到黏液腺癌应首先除外子宫体来源。组织学上，注意寻找肿瘤中是否有小灶的子宫内膜样癌成分，如果有，则倾向肿瘤来源于子宫体，而免疫组织化学染色对于两者的鉴别帮助不大。此外，分段诊刮，明确取材部位很重要，并可结合超声及影像学检查确定肿瘤主体的位置。

2. 与子宫内膜非肿瘤性黏液化生鉴别

由于黏液腺癌的细胞通常仅有轻度异型，因此与子宫内膜的非肿瘤性黏液化生鉴别较为困难，寻找肌层浸润灶成为鉴别两者的关键所在。此外，黏液化生周围常可见非肿瘤性子宫内膜腺体及间质成分。对于确诊困难的病例可采用"非典型黏液增生，不除外黏液癌"，提示临床注意，临床医生可根据病人的年龄及其他检查结果进行处理。

3. 与透明细胞癌鉴别

在子宫内膜样癌和透明细胞癌中，有时可以出现腺腔内的黏液，不要将其诊断为黏液癌，首先这两种癌出现的腺腔内黏液多为局灶性的，其次它们缺乏细胞内黏液。

4. 与转移性黏液腺癌鉴别

一些子宫外的黏液癌可以转移到子宫，应引起注意。转移的黏液癌常常侵犯子宫的深肌层，并可见肌层血管受累，肿瘤常形成明显的胶样外观，镜下可见印戒细胞。临床分期多为Ⅲ~Ⅳ期，这在原发性子宫内膜的黏液癌是很少见到的。

二、浆液性癌

浆液性癌（serous carcinoma）是一种具有高度侵袭性的原发于子宫内膜的腺癌。发病机制分型属Ⅱ型子宫内膜癌，它不同于Ⅰ型子宫内膜样癌，与雌激素刺激无关，也很少与子宫内膜增生有关联。多见于绝经后妇女。虽然发生于卵巢的浆液性癌早已被认识，但作为原发于子宫内膜的浆液性癌是在 20 世纪 80 年代初才将其作为独立的疾病进行描述的（张廷国，2014）。由于肿瘤在组织学上常形成乳头状结构，过去常有人将其命名为浆液性乳头状癌，但是，随着对这一肿瘤的认识的深入，发现肿瘤最主要的病理形态特征是细胞核的明显异型，有相当一部分肿瘤并不以乳头结构为特征，因而，WHO 分类以及很多妇科病理专业书籍都将其命名为浆液性癌（Zaino，2014；Sliverberg，2003；张廷国，2013）。

（一）大体特征

大体上，浆液性癌常常难以与子宫内膜样癌相区别。有时甚至在宫腔内难以观察到明确的肿物，有时可见息肉状病变，而肿瘤只位于子宫内膜的表层或息肉的局部（图 6-3-2）。即使是在萎缩变小的子宫中，仍可见广泛的肌层浸润。

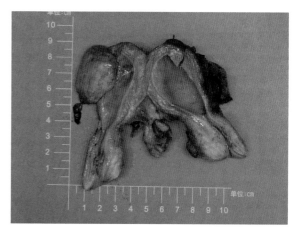

图6-3-2　子宫内膜浆液性癌。大体照片显示子宫体无明显增大，子宫肌壁萎缩变薄，宫腔内可见息肉状肿物

（二）组织病理学特征

　　浆液性癌形成的乳头一般具有粗大的纤维血管轴心，乳头可以形成复杂的分支结构，乳头表面被覆复层细胞，细胞常常形成簇或出芽，在腺腔及乳头间可见明显脱落的细胞团（图6-3-3A）。这些肿瘤细胞的核一般为圆形而不是柱状，缺乏极向，常位于腺腔或乳头的顶部而不是基底部。细胞核异型明显，可见多形和巨大的嗜酸性核仁（图6-3-3B），有时可见奇异型及多核的肿瘤细胞，核分裂多见。25%~30% 的病例可见砂粒体，数量可能较多。有些浆液性癌并不形成乳头结构，而是以腺管结构为主，腺管结构紊乱，此时特别需要注意腺上皮细胞的异型性及大的红核仁（图6-3-4A，B）。有时，浆液性癌仅位于子宫内膜息肉中。

　　有一部分病例浆液性癌的细胞仅仅位于子宫内膜表面或其下的腺体中，这种病变被命名为浆液性子宫内膜上皮内癌（serous endometrial intraepithelial carcinoma，SEIC）（Zaino，2014；张廷国，2013），其组织学特征是在萎缩的子宫内膜背景下，明显异型的肿瘤细胞替代子宫表面上皮或浅表的子宫内膜腺体，但不出现子宫肌层及间质侵犯（图 6-3-5A），并且这些异型肿瘤细胞对p53呈强阳性表达（图6-3-5B）。肿瘤细胞与浸润性子宫浆液性癌的细胞类似，可以排列成单层或复层，常常形成丛状、芽状、鞋钉状及矮的微乳头状。过去认为 SEIC 是浆液性腺癌的癌前期病变，但越来越多研究发现，它常与浸润性浆液性腺癌共同存在，有些病例还可以出现直径小于 1cm 的局灶间质侵犯，表现为腺体融合，周围间质出现促结缔组织增生性反应。临床上，即使子宫内膜缺少浸润性癌，也可出现子宫外的播散，例如盆腔及腹膜的播散性病变。因此，现在已经不再认为 EIC 是癌前期病

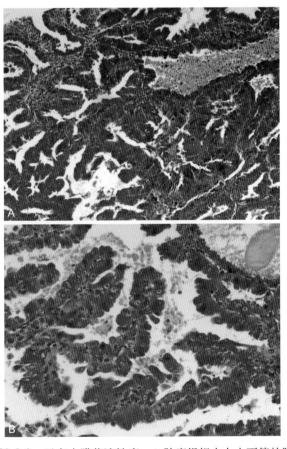

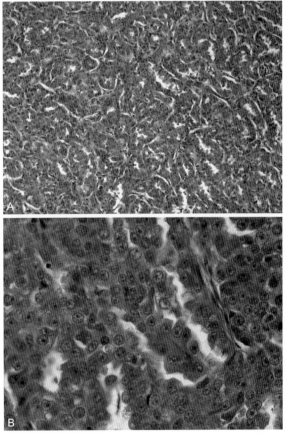

图6-3-3　子宫内膜浆液性癌。A.肿瘤组织由大小不等的腺腔组成，腺腔内可见乳头状突起，细胞异型明显，部分肿瘤细胞脱落到腺腔内。HE染色，100×。B.中倍放大显示腺腔内乳头结构，被覆细胞核圆形，异型明显，可见核仁。HE染色，200×

图6-3-4　子宫内膜浆液性癌。A.肿瘤组织由大小不等的腺腔组成，腺腔排列密集，形态不规整，细胞异型明显，部分肿瘤细胞脱落到腺腔内。HE染色，100×。B.高倍放大显示肿瘤细胞核异型明显，可见大而红染的核仁。HE染色，400×

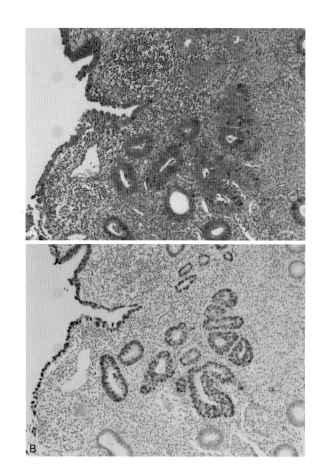

图6-3-5　浆液性子宫内膜上皮内癌 （SEIC）。A.在子宫内膜表层黏膜上皮及其下的腺上皮被明显异型的肿瘤细胞所替代。HE染色，100×。B.免疫组织化学染色显示肿瘤性的上皮细胞呈p53强阳性表达。EnVison 一步法，100×

变，同样具有高度侵袭性，所不同之处，在于病变表浅而微小，因此有人主张使用子宫表层癌（uterine surface carcinoma，USC），或微小子宫浆液性癌（minimal uterine serous carcinoma，MUSC）来命名这类病变（Zheng，1998；Hui，2005）。在 2014 版 WHO 分类中，SEIC 已被确定为一种子宫内膜癌独立的亚型（Zaino，2014）。无论采用何种命名，临床医生都应该清楚所谓的"子宫浆液性癌早期病变"不同于其他部位的上皮内癌 / 原位癌或早期浸润癌，患者的预后并不是依据子宫内病变是否表浅以及有无间质浸润来决定的，而是取决于手术后的临床分期。因此，如果在活检、刮宫以及息肉切除标本中明确含有这类病变时，应该实行全子宫切除，双侧附件切除，同时送检盆腹腔冲洗液，病理医生也应全面检查这些送检标本，以便于准确地进行临床分期。

而对于子宫内膜浆液性癌是否存在真正的癌前期病变，尚未达成一致意见，Zheng 等（Zheng，2004；郑文新，2013）提出了子宫内膜腺体的异型增生（endometrial glandular dysplasia，EmGD）是子宫内膜浆液性癌的前期病变。他们观察到在 EIC 病变周围经常可以看到单个腺体或子宫内膜表层的扁平上皮出现细胞的异型，但其异型程度不及 EIC 病变（图 6-3-6A）。并且在近期的研究中，他们还发现 EmGD 具有与子宫内膜浆液性癌相似的分子遗传学改变，即也常常发生 *p53* 突变（Jia，2008）（图 6-3-6B）。

子宫内膜的浆液性癌可以是单纯性浆液性癌，也可伴有其他类型的子宫内膜癌，例如：子宫内膜样癌或透明细胞癌等。第 4 版 WHO 分类将浆液性癌（Ⅱ型）中伴有子宫内膜样癌（Ⅰ型）者，命名为混合型癌（Zaino，2014）（详见后述混合型癌）。

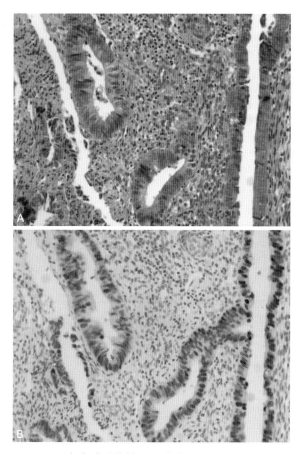

图6-3-6　子宫内膜腺体的异型增生 （EmGD）。A.显示子宫内膜异型上皮下方，有两个腺体，细胞有轻度-中度异型，可见小核仁，细胞异型度不及SEIC。HE染色，200×。B.免疫组织化学染色显示这些轻度异型上皮细胞呈p53强阳性表达。EnVison 一步法，200×

临床观察，这些混合型子宫内膜癌与单纯性浆液性癌一样，具有不良的预后。以往认为，无论哪一型子宫内膜癌，出现超过 10% 的浆液性癌的成分，临床处理及预后均应等同于子宫浆液性癌。也有研究显示即使仅有 5% 的浆液性癌成分，都可以影响预后（Quddus，2010），因此，病理医生在病理诊断中看到有浆液性癌成分，无论多少都应在病理报告中注明，以提醒临床医生的关注。

大部分浆液性癌的病例可见肿瘤侵犯血管及淋巴管，并且肿瘤常常侵及子宫壁深肌层。肿瘤累及子宫下段及宫颈也非常常见。除子宫内浸润外，很多子宫浆液性癌在诊断时，已有广泛的子宫外播散。因此，子宫浆液性癌具有高度侵袭性，属高级别癌，因此不再进行组织学分级。

（三）免疫组织化学染色以及分子遗传学改变

正如前述，80%～90% 的子宫内膜浆液性癌可以发生体系的 *p53* 基因突变（Zaino，2014；贾琳，2013；Binder，2015），这一突变可以通过免疫组织化学染色显示，*p53* 突变免疫组化染色表达有两种形式：大约 75% 以上为浆液性癌肿瘤细胞核呈现弥漫强表达 *p53*，另有少部分肿瘤呈现 *p53* 完全缺失（*p53* null），而正常子宫内膜及子宫内膜样癌一般在免疫组化染色时呈现 *p53* 小灶及斑片状的弱阳性，完全阴性的形式被认为是 *p53* 突变后所产生的蛋白不能被免疫组化染色所检测到（Karuna，2012；Yasuda，2014），值得予以关注（图 6-3-7）。此外，与卵巢癌相似，子宫内膜的浆液性癌也可伴有胚系 *BRCA1/2* 的突变，但是微卫星不稳定性的频率、*PTEN* 和 *K-ras* 突变都比子宫内膜样癌低，ER 和 PR 常常呈低表达（Zaino，2014；Binder，2015；Kandoth，2013；张廷国，2013）。研究还发现多数子宫内膜浆液性癌对 p16 呈强阳性表达，因此，不能用于与宫颈腺癌相区别（Yasuda，2014；Yemelyanova，2006）。此外 Zheng W 等（2008）的研究发现：一种胰岛素样生长因子 II mRNA 连接蛋白 3（IMP3）在子宫内膜浆液性癌及其前期病变 EmGD 中均有很强且弥漫的表达，但在子宫内膜样癌及 EIN 中，表达较少且阳性程度也较弱，因此，提示 IMP3 可以用于帮助诊断子宫内膜浆液性癌及其前期病变（Yemelyanova，2006）。

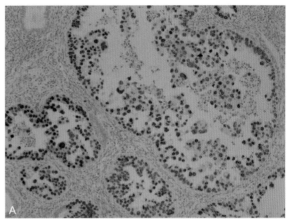
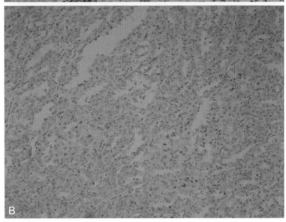

图6-3-7　子宫内膜浆液性癌，免疫组化p53染色。A图显示肿瘤性的腺上皮细胞核体呈弥漫强阳性表达；B图显示肿瘤性腺上皮细胞呈完全阴性表达。EnVison 一步法，100×

（四）鉴别诊断

1. 与子宫内膜样癌鉴别

分化差的子宫内膜样癌有时难以与浆液性癌区别。此外，绒毛腺管状子宫内膜样癌由于有乳头状结构更易与子宫浆液性癌相混淆，但两者预后完全不同，子宫浆液性癌是高度恶性肿瘤，易出现子宫外播散，而绒毛腺管状癌，绝大多数是低级别肿瘤，预后较好。鉴别要点主要有以下几点：浆液性癌所形成的乳头粗而短，细胞异型明显，一般为 III 级，细胞也较容易脱落到乳头间隙中，绒毛腺管状癌所形成的乳头一般细长，细胞的异型程度轻，一般为 I～II 级。此外，免疫组织化学染色对于子宫内膜样癌与浆液性癌鉴别有帮助：无论普通型还是绒毛腺管型的子宫内膜样癌，ER 和 PR 都呈阳性表达，而 p53 一般为阴性表达，而浆液性癌则显示 p53 呈强阳性表达，ER 或 PR 为阴性表达。此外，前述的 IMP3 的弥漫及强阳性的表达，则支持子宫内膜浆液性癌的诊断。

2. 与透明细胞癌鉴别

透明细胞癌可以出现乳头结构，因此要与之鉴别。透明细胞癌中总能找到管囊状结构，它所形成的乳头轴心富于玻璃样基底膜，瘤细胞胞浆透亮，并常常出现细胞核外突的鞋钉细胞。

3. 与子宫内膜癌肉瘤鉴别

这一肿瘤中可以出现浆液性癌成分，但除此之外，还可以见到恶性的间叶成分，如子宫内膜间质肉瘤、平滑肌肉瘤、横纹肌肉瘤以及骨肉瘤等成分。只要在子宫内膜癌成分中找到恶性间叶成分，即使成分很少，也应诊断为癌肉瘤（或称恶性 Mullerian 混合瘤）。

4. 与继发于输卵管、卵巢或腹膜的浆液性癌鉴别

一些来自于输卵管、卵巢或腹膜的浆液性癌可以累及子宫，原发性与继发性子宫浆液性癌，在组织学上难以区别。了解临床病史，仔细检查上述部位是否有肿瘤病变可能是区别两者的关键。

三、透明细胞癌

透明细胞癌（clear cell carcinoma）在发病学分类中属于 II 型子宫内膜癌，它比浆液性癌少见，约占所有子宫内膜癌的 1%～5%(Zaino，2014；张廷国，2013)。常见于绝经后老年女性。组织学上，肿瘤由透明细胞或鞋钉细胞组成，可排列呈实性、腺管状、乳头状等形态。临床预后与浆液性癌相似，多数透明细胞癌患者在诊断时已属临床晚期。

（一）大体特征

透明细胞癌大体上无明显特征，肿瘤可以在宫腔内形成明显的肿块（图 6-3-8），但也有些病例可能仅仅表现为息肉状病变，肿瘤仅局限于息肉内。

（二）组织病理学特征

肿瘤细胞胞浆透明、富于糖原，偶尔胞浆嗜酸性，细胞核偏位，形成单个突向腔内的鞋钉细胞，肿瘤细胞核常常增大，异型明显，常出现奇异形核和多核细胞（图 6-3-9A）。肿瘤可以有 4 种结构：乳头状、腺管状、实性及管囊状，最常见的是由两种或两种以上组织结构混合存在（图 6-3-9B）。腺腔内可见黏液，并且仅一半的病例可见胞浆内嗜酸

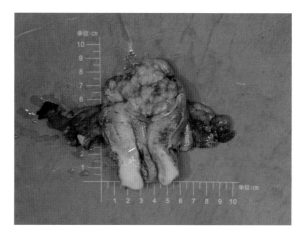

图6-3-8　子宫内膜透明细胞癌。大体照片显示子宫腔后壁巨大肿瘤团块，肿瘤呈灰白间灰黄色，质地糟脆

性黏液滴，被称作靶样细胞。间质常常可见到玻璃样变或基底膜样物质沉积，特别是在乳头型的透明细胞癌中更为明显。

有研究者发现在透明细胞癌邻近的子宫内膜腺体及表面上有时也可以局灶出现具有透明或嗜酸性胞浆的细胞，并且这些细胞具有不同程度的细胞核异型性，免疫组织化学染色，这些细胞在 p53、Ki-67、ER、PR 等表达上与透明细胞非常相似，但明显不同于正常的子宫内膜组织，因此，将其称为透明细胞 EIC，有作者认为是透明细胞癌的前驱病变，也有认为与 SEIC 相似，透明细胞 EIC 也是一种浅表型的透明细胞癌表现形式（郑文新，2013；Fadare，2006）。

大约 80% 的透明细胞癌在诊断时已经出现肌层浸润，25% 的病例出现血管淋巴管侵犯（Arai，2006）。

由于子宫内膜透明细胞癌与浆液性癌同属高度恶性的肿瘤，因此，不再对其分级。

（三）免疫组织化学染色以及分子遗传学改变

30%～40% 的透明细胞癌会出现体系的 *PTEN* 及 *p53* 基因的突变，另有 20% 的病例伴有 *PIK3CA* 和 *ARID1A* 的突变，10%～15% 的病例有 *K-ras* 突变及微卫星不稳定性（Zaino，2014；An，2004）。免疫组化染色标记与浆液性癌相似，它们不表达或低表达 ER 和 PR（图 6-3-10A），部分病例表达 p53，但其阳性表达强度不及浆液性癌，但高于子宫内膜样癌（Zaino，2014；张廷国，2013；

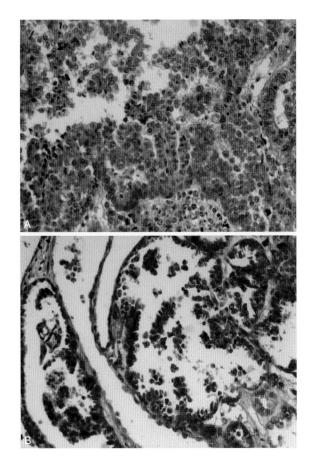

图6-3-9　子宫内膜透明细胞癌。A.肿瘤呈实性、腺样及乳头混合结构，细胞胞浆部分透亮、部分嗜酸性，细胞核突向腺腔；HE染色，200×。B.肿瘤以扩张小囊腔为主，部分囊腔内可见乳头结构，肿瘤细胞衬覆在囊壁上，胞浆略嗜酸性，细胞突入腺腔内。HE染色，100×HE染色，200×

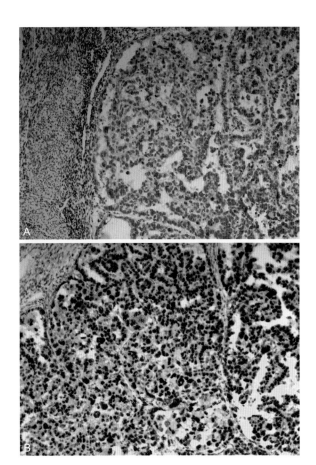

图6-3-10　子宫内膜透明细胞癌，免疫组化染色。A.肿瘤细胞对于ER呈阴性表达，周围间质细胞呈ER阳性表达。B.肿瘤细胞核对于HNF-1β呈阳性表达。EnVison 一步法，100×

Yasuda，2014）。近年提出一种新的标记物HNF-1β对于透明细胞癌的诊断及鉴别诊断具有帮助（Hoang，2014；Nemejcova，2016）（图6-3-10B）。

（四）鉴别诊断

1．与分泌型子宫内膜样癌鉴别

分泌型子宫内膜样癌由于含有透明胞浆，有时可能与透明细胞癌相混淆。但前者所形成的腺腔类似于子宫内膜样癌的腺体，很少有乳头或囊腔形成，几乎不出现实性区。

2．与子宫内膜浆液性癌鉴别

详见浆液性癌中的相关内容。

3．与伴有透明细胞的间叶性肿瘤［上皮样平滑肌肿瘤，血管周上皮样细胞肿瘤（PEComa）］鉴别。

上述肿瘤来源于子宫的间叶组织，肿瘤主体多位于子宫肌壁中，肿瘤细胞梭形或多角形，不形成腺腔及乳头结构。免疫组织化学染色：不表达上皮标记，而表达平滑肌标记：如 Desmin 等或HMB45。

4．一些具有透明细胞表现的良性病变

一些子宫内膜的良性病变可以出现透明细胞的表现，例如子宫内膜有时可见透明细胞化生。妊娠时，一些内膜腺体出现 Arias-Stella 反应，细胞胞浆可透明，并可呈鞋钉样突入腺腔。但上述均为良性病变，细胞无异型，正常的子宫内膜结构存在。

四、混合性癌

子宫内膜混合性癌（mixed carcinoma），也称为混合细胞腺癌，是指由 Ⅰ 型（子宫内膜样癌，包括它的各种亚型或黏液腺癌）和Ⅱ型癌（浆液性或透明细胞性）组成的子宫内膜癌（图 6-3-11A，B），其中以子宫内膜样癌与浆液性癌混合最为常见。两型子宫内膜癌的成分都应占有一定比例，肿瘤可以以某一型为主，第 3 版 WHO 分类中提出较少成分的肿瘤至少也要占到整个肿瘤的 10%（Sliverberg，2003），但是到第 4 版 WHO 分类中提出只要是有明确组织细胞形态可识辨成分占到 5% 即可以诊断为混合性癌（Zaino，2014）。诊断混合性癌时应在病理报告中详细说明各型肿瘤的组织类型以及所占的比例。有研究发现，即使极少量的浆液性肿瘤成分出现，也会影响预后。新近一篇文献报告通过对于混合型以及形态特征模糊的一组子宫内膜癌病例

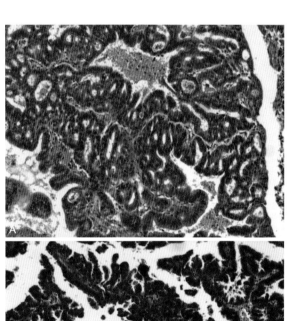
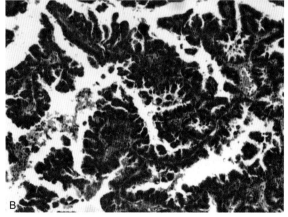

图6-3-11　子宫内膜混合性腺癌。 A.肿瘤组织部分区域呈子宫内膜样腺癌表现，可见不规则及筛状的腺体成分，细胞轻度异型。B.子宫内膜混合性腺癌。与A为同一病例，在肿瘤的另一部分区域呈现浆液性癌表现，可见乳头状及腺样结构，细胞异型明显，部分细胞脱落到腺腔内。HE染色，100×

进行免疫组化以及分子遗传学研究，并观察其临床预后及进展情况，发现除两例外，大部分肿瘤都表达 p53 及 p16，而缺乏 ER 表达，近一半病例为高临床分期，预后不佳，作者认为许多所谓的"混合性子宫内膜癌"，可能是形态特征不太典型的浆液性癌（Espinosa，2016）。因此，第 4 版 WHO 分类特别提出只要在子宫内膜癌中出现浆液性癌成分，无论多少都应在病理报告中特别标注出来，临床医生也应特别关注，治疗上应采用浆液性癌的治疗方案（Zaino，2014）。

五、神经内分泌肿瘤

神经内分泌肿瘤（neuroendocrine tumors）是一组在形态学和免疫表型上均具有神经内分泌特征的肿瘤。第 4 版 WHO 分类首先将其分为两大类型：低级别神经内分泌肿瘤及高级别神经内分泌癌，其中前者是指以前诊断的类癌，而后者又包括了两种类型：小细胞神经内分泌癌和大细胞神经内分泌癌（Zaino,2014），其中小细胞神经内分泌癌，也简称为小细胞癌。子宫原发神经内分泌肿瘤较为少见，发病率不足所有子宫内膜癌的 1%（Zaino，2014），肺等器官发生的神经内分泌癌有所不同，文献报告子宫内膜发生的神经内分泌癌以大细胞型更多见（Pocrnich，2016），虽然子宫神经内分泌癌更多见于绝经后患者，但是两型神经内分泌癌的发病年龄略有差异性，小细胞神经内分泌癌平均发病年龄为 60 岁，大细胞神经内分泌癌为 55 岁（Zaino，2014）。子宫内膜神经内分泌癌整体预后差，文献报告，五年生存率仅为 28%（Pocrnich，2016）。

（一）组织病理学特征

小细胞神经内分泌癌形态类似于肺的小细胞癌。肿瘤细胞小，短梭形或燕麦形，胞浆稀少，核深染,核分裂象多见,肿瘤呈弥漫、梁状或巢状分布，常可见菊形团结构及灶片状坏死，并常常侵犯子宫肌层及血管间隙（图 6-3-12A，B）。大细胞神经内分泌癌可呈界限清楚的巢状、梁状或索条状排列，伴有周围栅栏状结构。肿瘤细胞大，多角形，核染色质空泡状深染，核仁明显。核分裂象易见，可见广泛地图样坏死。

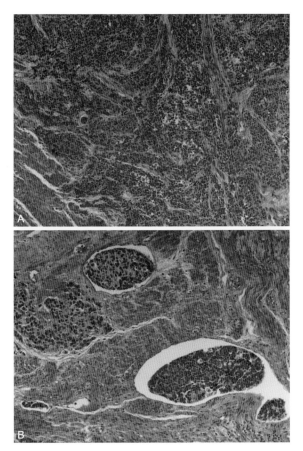

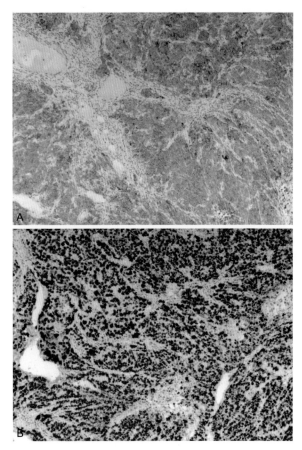

图6-3-12　子宫内膜小细胞神经内分泌癌。A.可见呈巢片浸润的肿瘤成分，肿瘤细胞小，短梭形，胞浆稀少，核深染，核分裂象多见。B.肿瘤浸润深肌层，肌层脉管中可见癌栓。HE染色，100×

图6-3-13　子宫内膜小细胞神经内分泌癌，免疫组化染色。A.肿瘤细胞呈现Syn阳性。B.肿瘤细胞Ki-67增生指数＞90%。EnVison一步法，100×

（二）免疫组织化学染色

小细胞神经内分泌癌 CK 阳性，神经内分泌标记物，如 CgA（嗜铬素 A）、Syn（突触素）可呈强阳性表达（图 6-3-13A），约一半的病例表达 Vimentin，Ki-67 增生指数常常很高（图 6-3-12A）。大细胞神经内分泌癌可见至少部分肿瘤呈神经内分泌癌的生长方式，表达一种或多种神经内分泌标记物。

（三）鉴别诊断

小细胞神经内分泌癌主要与其他器官来源的小细胞癌转移到子宫相鉴别，组织学与免疫组织化学染色无法区别，应结合临床病史并注意检查相关的器官及系统。大细胞神经内分泌癌应与低分化子宫内膜癌鉴别。

六、未分化癌和去分化癌

未分化癌（undifferentiated carcinoma）是指那些缺少任何特征性分化的子宫内膜恶性上皮性肿瘤。约占子宫内膜癌的 2%，见于绝经后妇女（Zaino，2014；张廷国，2013）。去分化癌（dedifferentiated carcinoma）由未分化癌和 FIGO 分级 1 级或 2 级子宫内膜样癌组成。

组织学上又将未分化癌分为小细胞型和大细胞型，两者在预后尚无明显差异，肿瘤细胞常常排列成实性巢片状，没有腺腔及乳头结构（图 6-3-14）。免疫组织化学染色，多数缺乏神经内分泌标记，少数可以有局灶的神经内分泌表达，但与神经内分泌癌不同的是，其表达经常是局灶的弱阳性表达。未分化癌预后差，大部分病例在诊断时为 FIGO Ⅲ期或Ⅳ期，研究还显示近半数的未分化癌可以出现错

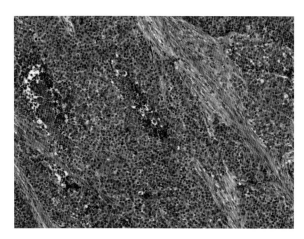

图6-3-14　子宫内膜未分化癌，肿瘤细胞排列成实性巢片状，没有腺腔及乳头结构，细胞圆形，中等偏大，细胞分化原始，核分裂象易见。HE染色，100×

配基因修复蛋白表达的异常（Tafe，2010）。

大约40%的单形性未分化癌含有FIGO分级1级或2级子宫内膜样癌成分，第4版WHO分类将其命名为去分化癌（Zaino，2014），这一肿瘤中分化较好的子宫内膜样成分通常位于子宫内膜腺腔面，而未分化成分常常出现在其下方（Zaino，2014）。免疫组化染色显示未分化成分与子宫内膜样癌有所不同，常常缺乏PAX8的表达（Li，2016），临床预后要较差，诊断时常为高临床分期，近一半病例出现淋巴结转移，约1/3的病例出现远处转移（Li，2016；Silva，2006）。

七、其他罕见类型的子宫内膜癌

文献报告中可以看到一些以个案形式报告的罕见类型的原发于子宫内膜的癌。这些肿瘤的组织学表现以及临床特征与常见于其他器官的相应肿瘤相似。它们包括腺样囊性癌、毛玻璃样细胞癌、中肾癌、淋巴上皮瘤样癌、巨细胞癌、肝样腺癌、嗜酸细胞癌、伴有滋养细胞分化的癌以及伴有卵黄囊瘤分化的嗜酸细胞癌等（Zaino，2014；张廷国，2013）。

（陈定宝　沈丹华）

参考文献

贾琳, 易晓芳, 郑文新. 子宫内膜癌的发生和发展// 郑文新, 沈丹华, 郭东辉. 妇产科病理学. 北京: 科学出版社, 2013: 293-315.

张廷国, 郝春燕, 庞淑洁, 等. 子宫内膜腺癌、癌肉瘤及其他

上皮性肿瘤// 郑文新, 沈丹华, 郭东辉. 妇产科病理学. 北京: 科学出版社, 2013: 317-354.

张彤, 沈丹华, 陈云新, 等. PTEN、PAX-2和β-catenin在Ⅰ型子宫内膜癌及其癌前病变中的表达及意义. 现代妇产科进展, 2014, 23(2): 85-88.

郑文新, 庞淑洁, 贾琳, 等; 子宫内膜癌前驱病变// 郑文新, 沈丹华, 郭东辉. 妇产科病理学. 北京: 科学出版社, 2013: 293-316.

Abeler VM, Kjorstad KE. Endometrial adenocarcinoma with squamous cell differetiation. Cancer, 1992, 69: 488-495.

Alkushi A, Abdul-Rahman ZH, Lim P, et al. Description of a novel system for grading of endometrial carcinoma carcinoma and comparison with existing grading systems. Am J Surg Pathol, 2005, 29: 295-304.

Alkushi A, Lim P, Coldman A, et al. Interpretation of p53 immunoreactivity in endometrial carcinoma: establishing a clinically relevant cut off level. Int J Gynecol Pathol, 2004, 23: 129-137.

Ambros RA, Ballouk F, Malfetano JH, et al. Significance of papillary (villoglandular) differentiation in endometrioid carcinoma of the uterus. Am J Surg Pathol, 1994, 18: 569-575.

An H, Logani S, Isacson, et al. Molecular characterization of uterine clear cell carcinoma. Mod Pathol, 2004, 17: 530-537.

Ansari-Lari MA, Staebler A, Zaino RJ, et al. Distinction of endocervical and endometrial adenocarcinomas. Immunohistochemical p16 expression correlated with human papillomavirus (HPV) DNA detection. Am J Surg Pathol. 2004, 28: 160-167.

Arai T, Watanabe J, Kawaquchi M, et al. Clear cell adenocarcinoma of the endometrium is a biologically distinct entity from endometrioid adenocarcinoma. Int J Gynecol Cancer, 2006, 16: 391-395.

Binder PS, Prat J, Mutch PDG. Molecular staging of gynaecological canser -what is the future? Best Pract Res Clin Obstet Gynaecol, 2015, 29(6): 776-789.

Clarke BA, Gilks CB. Endometrial carcinoma: controversies in histopathological assessment of grade and tumour cell type. J Clin Pathol, 2010, 63: 410-415

Clement PB, Young RH. Endometrial hyperplasial and carcinoma// Clement PB , Young RH. Atlas of gynecologic surgical pathology. 2nd ed. Elsevier In. Printed in China, 2008: 161-193.

Dallenbach-Hellweg G, Hahn U. Mucinous and clear cell adenocarcinomas of the endometrium in patients receiving antiestrogens(tamoxifen) and gestagens. Int J Gynecol Pathol, 1995, 14: 7-15.

Dogan Altunpulluk M, Kir G, Topal Cs, et al. The association of the microcystic, elongated and fragmented (MELF) invasion pattern in endometrial carcinomas with deep myometrial invasion, lymphovascular space invasion and lymph node metastasis. J Obstet Gynaecol, 2015, 35(4): 397-402

Espinosa I, Angelo ED, Palacios J, et al. Mixed and ambiguous endometrial carcinomas. A heterogenous group of tumors with different clincopathologic and molecular genetic features. Am J Surg Pathol, 2016, 40: 972-981.

Fadare O, Liang SX, Ulukus EC, et al. Precursors endometrial clear cell carcinoma. Am J Surg Pathol, 2006, 30: 1519-1530.

Hoang LN, Han G, McConechy M, et al. Immunohistochemical characterization of prototypical endometrial clear cell carcinoma-diagnostic utility of HNF-1β and oestrogen receptor. Histopathology, 2014, 64(4): 585-596.

Hui P, Kelly M, O'Malley, et al. Minimal uterine serous carcinoma: a clinicopathological study of 40 cases.Mod Pathol, 2005, 18: 75-82.

Jia L, Liu Y, Yi X, et al. Endometrial glandular dysplasia with frequent p53 gene mutation: a genetic evidence supporting its precancer nature for endometrial serous carcinoma. Clin Cancer Res, 2008, 15: 2263-2269.

Kandoth C, Schultz N, et al. Integrated geneomic characterization of endometrial carcinoma. Nature, 2013, 497: 67-73.

Karuna G, Robert AS. Strategies for Distinguishing low-grade endometrioid and serous carcinoma of endometrium. Anant Pathol, 2012, 19(1): 1-10.

Li Z, Zhao C. Clinicopathologic and Immunohistochemical characterization of dedifferentiated endometrioid adenocarcinoma. Appl Immunohistochem Mol Morphol, 2016, 24(8): 562-568.

Malpica A. How to approach the many faces of endometrioid carcinoma. Mod Pathol, 2016, 29: 29-44.

Nemejcova K, Ticha I, Kleiblova P, et al: Expression, epigenetic and genetic changes of HNF-1β in endometrial lesions. Pathol Oncol Res, 2016, 22: 523-530.

Pavlakis K, Messinin I, Vrekoussis T, et al. MELF invasion in endometrial cancer as a risk factor for lymph node metastasis. Histopathology, 2011, 58: 966-973.

Pocrnich CE, Ramalinggam P, Euscher ED, et al. Neuroendocrine carcinoma of the endometrium. A clinicopathologic study of 25 cases. Am J Surg Pathol, 2016, 40: 577-586.

Prat J. Prognostic parameters of endometrial carcinoma. Hum Pathol, 2004, 35: 649-662.

Quddus MR, Sung CJ, Zhang C, et al, Minor serous and clear cell components adversely affect prognosis in "mixed-type" endometrial carcinoma. Repord Sci, 2010, 17: 673-678.

Silva EC, Deavers MT, Bodurka DC, et al. Association of Low grade endometrioid carcinoma of the uterus and ovary with undifferentiated carcinoma: a new type of dedifferentiated carcinoma? Int J Gynecol Pathol, 2006, 25: 304.

Sliverberg SG, Kurman RJ, Nogales F, et al. Tumours of the Uterine Corpus. Epithelial tumours and related lesions// Tavassoli FA, Devilee P eds: World Health Organization Classification of Tumours. Pathology and Genetics. Tumours of the breast and female genital organs: Lyon: IARC press, 2003: 117-145.

Soslow RA, Practical issues related to uterine pathology: staging, frozen section, artifacts, and Lynch syndrome. Mod Pathol, 2016, 29: 59-77.

Tafe L, Garg K, Chew I, et al. Endometrial and ovarian carcinomas with undifferentiated components: clinically aggressive and frequently underrecognized neoplasms. Mod Pathol, 2010, 23(6): 781-789.

Taylor NP, Zighelboim I, Huettner PC, et al: DNA mismatch repair and TP53 defectcts are early events in uterine carcinosarcoma tumorigenesis. Mod Pathl, 2006, 19: 1333-1338.

Taylor RR, Zeller J, Lieberman RW, et al. An analysis of two versus three grades for endometrial carcinoma. Gyneciol Oncol, 1999, 74: 3-6.

Wilbur DC, Mikami Y, Colgan TJ, et al. Glandular tumors and precursors// Kurman RJ, Carcangiu ML, Herrington CS, et al. WHO classification of tumours of female reproductive organs. 4th ed. Lyon: IARC press, 2014: 183-194.

Yasuda M. Immunohistochemical characterization of endometrial carcinoma: endometrioid, serous and clear cell adenocarcinoma in association with genetic analysis. J Obstet Gynaecol Res, 2014, 40(12): 2167-2176.

Yemelyanova A, Ji H, Ronnett BM, et al. Diffuse p16 expression distinguishes uterine serous csrcinoma from uterine endometrioid carcinoma of endometrial origin but not HPV-related endocervical adenocarcinoma. Mod Pathol, 2006, 19: 202.

Yoo SH, Park BH, Choi J, et al. Papillary mucinous metaplasia of the endometrium as a possible precursor of endometrial mucinous adenocarcinoma. Mod Pathol, 2012, 25: 1496-1507.

Zaino R, Matias-Guiu X, Carinelli SG, et al. Tumours of the Uterine Corpus. Epithelial tumours and precursors// Kurman RJ, Carcangiu ML, Herrington CS, et al. WHO classification of tumor of female reproductive organs. 4th ed. Lyon: IARC press, 2014: 122-135.

Zaino RJ, Kurman R, Herbold D, et al. The significance of squamous differentiatin in endometrial carcinoma. Data from a Gynecologic Oncology Group Study. Cancer, 1991, 68: 2293-2302.

Zaino RJ, Kurman RJ, Brunetto VL, et al. Villoglandular adenocarcinoma of the endometrium: A clinicopathologic study of 61 cases. A Gynecologic Oncology Group Study. Am J Surg Pathol, 1998, 22: 1379-1385.

Zaino RJ, Kurman RJ, Diana KL, et al. The utility of the revised International Federation of Gynecology and Obstetrics histologic grading of endometrial adenocarcinoma using a defined nuclear grading system. A Gynecology Oncology Group study. Cancer, 1995, 75: 81-86.

Zaloudek C, Hayashi GM, Ryan IP, et al. Microglandular adenocarcinoma of the endometrium : a form of mucinous adenocarcinoma that may be confused with microglandular hyperplasia of the cervix. J Gynecol Pathol, 1997, 16: 52-59.

Zheng W, Khurana R, Farahmand S, et al. p53 immunostaining as a significant adjunct test for unterine surface carcinoma. Precursor of uterine papillary serous carcinoma. Am J Surg Pathol, 1998, 22: 1463-1473.

Zheng W, Liang SX, Yu H, et al. Endometrial glandular dysplasia: a newly defined precursor lesion of uterine papillary serous carcinoma. Part I: morphologic features. Int J Surg Pathol, 2004, 12: 207-223.

Zheng W, Yi X, Fadare O, et al. The oncofetal protein IMP3: a novel biomarker for endometrial serous carcinoma. Am J Sug Pathol, 2008, 32: 304-315.

诊断与鉴别诊断

第一节　临床表现

一、症状

子宫内膜癌最常发生于60~70岁的妇女，平均年龄为60岁，75%发生于50岁以上的妇女。90%内膜癌的妇女以不规则阴道流血或排液为首要症状。年轻患者常表现为月经不规则，尤其出现经期延长，经量明显增多，绝经后的女性出现阴道流血，许多人认识到此症状的重要性，一般会在3个月之内就诊。一些妇女有盆腔的紧迫感或不适，提示子宫增大或宫外播散。在一些年老的妇女由于宫颈狭窄，也可能并不出现出血，但可能有宫腔积血或积脓，导致阴道排脓。此征象常与预后差有关。仅有5%以下的女性无任何症状而诊断为子宫内膜癌。这些无症状的女性通常是为了了解异常刮片结果而行进一步的检查时发现，也可能是因为其他原因如子宫脱垂而行子宫切除时发现，或由于不相干的原因而行盆腔超声或CT检查时发现异常情况。如果在宫颈刮片检查时发现恶性细胞时，疾病可能已为晚期。

围绝经期和绝经后的异常出血患者和医生都必须认真对待。医生应详细询问出血时间和持续时间，不管出血量多少，也不管其持续时间的长短，都应仔细检查。引起出血的原因可能是非生殖道、子宫外生殖道或子宫。非生殖道部位常根据病史或检查以决定，包括血尿和大便隐血试验。生殖道子宫外如宫颈、阴道和外阴的浸润癌通常在检查时就可以发现，如发现肿块必须行活检病理。由于阴道萎缩而引起损伤性出血占所有绝经后出血的15%，此时常发现阴道壁很薄，质脆，但首先需排除由于子宫原因导致的出血。

导致围绝经期或绝经后子宫出血的可能原因包括子宫内膜萎缩、内膜息肉、雌激素替代治疗、增生过长、癌或肉瘤，子宫肌瘤并不是绝经后阴道流血的原因，在绝经后流血的患者中最常见的内膜变

化为内膜萎缩，占60%~80%。而内膜萎缩的妇女通常绝经10年以上，内膜活检常得不到足够的组织，或仅有血液和黏液，活检后通常也无出血。内膜息肉在绝经后出血中占10%左右，通过内膜活检或诊刮病理明确诊断。宫腔镜、经阴道超声检查或两者对鉴别内膜息肉是有帮助的。未发现和未治疗的息肉可能是持续或反复出血的原因，甚至可导致不必要的全子宫切除术。但需注意有时子宫内膜息肉也会癌变。

雌激素治疗是较为肯定的内膜增生过长和癌的危险因素，对绝经后的妇女接受未对抗的雌激素替代治疗，内膜癌的危险性增加6倍左右，而且随着应用时间延长和剂量增加，其危险性增加。对未服用孕激素而出现出血者，需行内膜活检；而未出现出血者则每年需行超声检查，如发现内膜增厚，则行内膜活检。在绝经后子宫出血者内膜增生过长的发生率为5%~10%。至于过量雌激素的来源一般认为是由于肥胖、外源性雌激素的应用或有分泌雌激素的卵巢肿瘤，仅10%的绝经后出血的病人患子宫内膜癌。

绝经前患子宫内膜癌的女性常表现为异常子宫出血，最常见的是月经过多或时间延长，或已经到通常绝经的年龄仍有周期性出血。对绝经前的妇女有肥胖或慢性无排卵而且有持续或反复的异常出血就要考虑到内膜癌的可能性，必要时应给予分段诊刮。年轻且伴有月经失调的患者，需及时就诊，行妇科检查和超声检查，以了解有无盆腔肿块，如发现子宫内膜增厚，也需要行分段诊刮，以便及时明确诊断，对因治疗。

一些妇女有下腹胀感或不适，常提示可能子宫增大或子宫外播散。

二、体征

虽然肥胖和高血压是常见的伴发因素，体格检查很少能显示子宫内膜癌的证据。应特别留意常见的转移部位，外周淋巴结和乳房应仔细检查，腹部

检查通常无特异性，除非在晚期肿瘤出现腹水或肝转移或大网膜转移。

妇科检查中，阴道口、尿道周围、整个阴道或宫颈均应仔细观察和扪诊，应行三合诊了解子宫大小、活动度、附件有无肿块、旁组织情况以及子宫后陷凹有无结节。

三、合并其他妇科疾病

（一）多囊卵巢综合征

多囊卵巢综合征（polycystic ovarian syndrome，PCOS）是常见的与女性生殖和代谢有关的内分泌障碍性疾病，是引起无排卵性不孕的主要原因。PCOS作为一种内分泌失调性疾病，表现为卵巢多囊性改变，高雄激素血症和黄体生成素/促卵泡激素（LH/FSH）比值增高，临床出现闭经或月经不规则、不育、多毛和男性化、肥胖以及高血压等。各种内分泌激素通过与其相应受体结合将信号转导入细胞发挥相应作用，而子宫作为靶器官之一，其内膜的生长受到各种因素的影响。与正常子宫内膜相比，PCOS患者由于慢性持续无排卵，卵巢分泌的激素失去正常周期性变化，受雌激素持续影响，子宫内膜长时间停留在增生期可导致内膜增长过长，分泌反应不良甚至不典型增生。临床观察研究发现许多子宫内膜癌患者的卵巢组织结构发生改变，表现为卵巢体积增大，呈多囊卵泡状，有时可见较大卵泡，镜下可见多发性卵泡囊肿，特别是灶性或弥漫性间质增生。由此推测，卵巢受异常垂体激素（LH/FSH＞3）刺激，相应产生过量雌激素或持续性雌激素导致了子宫内膜癌。PCOS患者体内高黄体生成素、胰岛素和雄激素共同影响卵泡发育，卵巢滤泡持续时间长，不能成熟而达到排卵。长期无排卵或卵泡发育不佳引起黄体功能缺陷，而使子宫内膜处于高水平的、持续的雌激素作用下，缺乏孕激素的调节，使子宫内膜不能发生正常的周期性脱落，导致子宫内膜发生增生性改变，甚至发展为子宫内膜癌。PCOS患者体内雄激素水平也比正常妇女增高3~4倍，而雄激素可转换为雌酮导致子宫内膜增生或增殖，进而发生非典型增生甚至子宫内膜癌。有学者指出，PCOS患者以后发生子宫内膜癌的可能性是正常月经同龄女性的4倍。在40岁以下妇女子宫内膜癌患者中，19%~25%患有

PCOS，说明年轻女性卵巢排卵发生障碍，持续性雌激素作用与子宫内膜癌的发生有关系。

子宫内膜的雌激素受体（ER）及孕激素受体（PR）主要位于腺体及间质细胞的细胞核内，也可见于腺体细胞的细胞质中，ER、PR在增生期的表达逐渐升高，到增生中晚期达高峰，分泌早期即明显减少，此现象提示ER、PR可能受雌激素正调节，受孕激素负调节。Niwa等（2000）对绝经前和绝经后的子宫内膜癌患者进行了一项大样本对照研究，结果显示在年轻女性中，子宫内膜癌的发生发展与未治疗的PCOS患者子宫内膜无孕激素拮抗作用有关。与正常对照组相比，研究组间质细胞细胞核内ER增加，并且ER的基因和蛋白的表达在PCOS组、子宫内膜增生的PCOS组和单纯子宫内膜增生组呈逐渐增高的趋势，被认为是甾体类激素影响了细胞周期相关基因的转录，从而导致子宫内膜增生。有研究认为子宫内膜上还存在甾体激素受体共活化物，发生PCOS时此类物质增多，可能导致子宫内膜对雌激素敏感，与PCOS患者低妊娠率和子宫内膜增生甚至癌变有关。对PCOS患者着床期子宫内膜瘦素及瘦素受体蛋白和mRNA的研究发现，瘦素受体蛋白和mRNA在PCOS患者子宫内膜着床期的表达较正常对照组减弱，且这些患者的子宫内膜大都发育不良，在对子宫内膜癌的研究中发现，在子宫内膜由单纯增生至非典型增生，最后发展为子宫内膜癌的过程中，瘦素及其受体呈递减趋势，此研究证明子宫内膜增生发展至子宫内膜癌的过程中，瘦素及其受体可能影响其演变过程。

近年许多代谢方面的研究表明，PCOS患者存在胰岛素抵抗（insulin resistance，IR）。由IR引起的代谢性高胰岛素血症在PCOS病理生理改变中发挥重要作用。胰岛素抵抗、高胰岛素血症与子宫内膜异常增生的病变关系已被重视。流行病调查发现胰岛素抵抗、高胰岛素血症与子宫内膜癌发病有显著相关性。目前认为IR在PCOS的内分泌代谢中发挥着重要作用。有资料显示，PCOS患者中50%~70%伴有IR。胰岛素作为一种多功能的蛋白质激素，除有调节糖代谢的作用外，其促生长作用也已为越来越多的实验证明。胰岛素在体外能够刺激众多细胞增殖分化，近年来一些研究表明胰岛素在体内也是一种重要的生长调节因子。有学者认

为 IR 是引起 PCOS 患者子宫内膜增生的高危因素，IR 还能加速子宫内膜癌的恶化与发展。研究发现，PCOS 伴子宫内膜增生病变的患者胰岛素曲线下面积比增殖期高，子宫内膜为单纯增生的 PCOS 患者糖负荷后 60min、120min 的胰岛素与胰岛素曲线下面积比增殖期患者高，提示 IR 与 PCOS 患者子宫内膜增生存在很高的一致性。有文献报道 IR 可造成子宫内膜增厚。

Iatrakis 等（2006）通过阴道超声连续 3 次测量月经周期中卵泡期的子宫内膜厚度，发现有 IR 的 PCOS 妇女子宫内膜平均厚度为 9.6 cm，正常对照组为 6.4 cm。体外实验也观察到胰岛素促进 PCOS 子宫内膜上皮和间质细胞的生长，提示 PCOS 患者伴有高胰岛素血症时，升高的胰岛素可能通过刺激子宫内膜细胞生长致使子宫内膜异常增生甚至癌变。Bershtein 等（2000）研究发现，子宫内膜癌患者空腹血胰岛素水平显著高于健康对照组，表明胰岛素水平增高在子宫内膜异常增生病变的发展中起重要作用。Randolph 等（陈玉芬 等，2014）经过体外细胞培养发现，当胰岛素浓度达到一定程度时，随着胰岛素作用时间的延长，子宫内膜的芳香化酶（P_{450} arom）的活性显著增加，胰岛素可促进子宫内膜局部 P_{450} arom 的表达，P_{450} arom 的高表达，将有利于子宫内膜局部雌激素的合成。在 PCOS 患者中发现增生病变的子宫内膜 P_{450} arom 的 mRNA 表达呈强阳性，而且这部分患者胰岛素曲线下面积显著高于对照组，也提示胰岛素与 P_{450} arom 对子宫内膜异常增生的协同作用。Nagamani 等（1998）研究发现胰岛素受体在 HEC-1A、HEC-1B、RL95-2、AN3CA、KLE 5 种子宫内膜癌细胞系中表达增强，胰岛素可以刺激子宫内膜癌细胞系增长，在体外培养的细胞系中胰岛素对子宫内膜腺细胞及间质细胞的促生长作用是呈剂量依赖性的，可能促进癌细胞的有丝分裂。胰岛素通过调控子宫内膜癌细胞中血管内皮生长因子（VEGF），促进子宫内膜癌血管的生成，而使高胰岛素血症构成子宫内膜异常增生的危险因素。有研究显示 PCOS 伴子宫内膜增殖组腺上皮细胞表达的胰岛素受体水平显著高于 PCOS 及正常组增殖期内膜腺上皮细胞的表达，提示在病变的子宫内膜中，超生理剂量的胰岛素可能通过增加的胰岛素受体导致子宫内膜局部雌激素合成，使子宫内膜暴露于持续的雌激素作用下，导致异常增生形成的可能性。高水平的胰岛素及其高表达的受体结合可能通过促进有丝分裂作用和调控 VEGF 促进子宫内膜癌病变的形成。PCOS 患者体内高 LH、高胰岛素、高雄激素协同影响卵泡发育，导致长期不排卵和卵泡发育不良，从而导致子宫内膜过度增生，甚至发展成为子宫内膜癌。因此对长期闭经并有高胰岛素血症的 PCOS 患者的子宫内膜诊刮应引起重视，对早期检出子宫内膜不典型增生和子宫内膜癌有重要意义。

（二）卵巢肿瘤

卵巢性索间质肿瘤（ovarian sex cord stroma tumor）如颗粒细胞瘤和卵泡膜细胞瘤，部分浆液性卵巢肿瘤具有分泌雌激素的功能，致月经不调，常表现为经期延长、淋漓不尽、绝经后阴道出血等。过量的雌激素使子宫内膜产生不典型增生，甚至癌变。卵巢肿瘤合并内膜癌的机会为 2.5%～27%。颗粒细胞瘤和卵泡膜细胞瘤并发子宫内膜癌的比率较高。一般认为有内分泌活性的颗粒细胞瘤和卵泡膜细胞瘤的患者中，45% 合并子宫内膜增生过长，20% 发生子宫内膜癌，纯卵泡膜细胞瘤合并子宫内膜癌的患者约为 25%。因为卵泡膜细胞瘤比颗粒细胞瘤有更强的雌激素刺激作用，所以前者合并内膜癌为后者的 4 倍，卵泡膜细胞越多，肿瘤的内分泌活性越大，子宫内膜恶变机会越大。在这些有雌激素活性的治疗中缺乏孕激素的拮抗，这也支持了雌激素可能引起子宫内膜癌的理论。

颗粒细胞瘤来自性索 - 间质，也可直接来自卵巢皮质内生长发育或闭锁滤泡壁的粒层细胞，是一种具有内分泌功能的卵巢肿瘤。发病年龄以绝经前后 10 年内较多。分为幼儿型和成人型，其中成人型多发于 40～50 岁女性。由于多数能产生雌激素，因而临床上常见的症状是月经紊乱或绝经后阴道出血，同时由于颗粒细胞瘤分泌的雌激素作用于子宫内膜，常伴有相应的一些疾病，如子宫内膜增生过长、子宫内膜不典型增生、子宫内膜癌等。免疫组织化学染色证实，颗粒细胞瘤可以产生雌二醇，而子宫内膜腺癌中雌激素受体表达阳性，提示两者之间的相关性。在临床工作中，若绝经后出现子宫出血，不应随便诊断为功血而行激素治疗或急于切除子宫。而应进行必要的辅助检查如超声、诊断性刮宫，排除可能导致出血的器质性病变。对于绝经期前后子宫肌瘤、子宫内膜增生、子宫内膜癌的患者，一定要仔细检查双侧附件。若有包块，应首先考虑颗粒细胞瘤。即使卵巢大小正常，如子宫内膜呈增生过长，仍应考虑颗粒细胞瘤的可能。反之对颗粒细胞瘤患者应尽早行诊刮术以早期发现子宫内膜腺癌。由于颗粒细胞瘤合并子宫内膜癌时，内膜癌病灶常很小且局限，不侵犯肌层，故对手术切除的子宫应仔细检查其内膜情况，以免漏诊。卵泡膜细胞瘤较少见，占所有卵巢肿瘤的 0.5%~1%，多为单侧，良性，恶性卵泡膜细胞瘤少见。肿瘤直径 3~30 cm，质硬或韧，切面实性，可有囊性区，临床多因雌激素分泌过多出现阴道出血，以及腹部包块，部分患者有腹水。卵泡膜细胞瘤具有较强的雌激素分泌能力，发生子宫内膜增生和子宫内膜癌患者比较多见。

（三）不孕症（infertility）

许多研究表明，未孕和未产是子宫内膜癌的高危因素，而妊娠和分娩具有保护效应，且这种效应随妊娠次数、分娩次数的增加而增加。子宫内膜癌患者中不孕占 15%~20%，不孕使子宫内膜癌风险增加 4.8 倍。未产妇比已产妇患子宫内膜癌的危险增加 2~3 倍。有不孕不育史的女性可能由于缺乏怀孕时升高的孕激素对雌激素的对抗和调节作用，其子宫内膜长期受雌激素作用而易发生癌变。在年轻女性子宫内膜癌患者中不孕不育占有相当高的比例，尤其是卵巢不排卵引起的不孕不育患子宫内膜癌的危险性明显升高。这些患者因不排卵或少排卵，导致孕激素缺乏或不足，使子宫内膜受雌激素持续性刺激，使内膜癌风险增加 10.3 倍。妊娠期间胎盘产生雌、孕激素，使子宫内膜发生相应的妊娠期改变。哺乳期由于下丘脑和垂体的作用，使卵巢功能暂时处于抑制状态，使子宫内膜免于受雌激素刺激。不孕不育者的子宫内膜得不到此特殊时期的特别保护。

（四）月经失调

子宫内膜癌患者中，月经紊乱、量多者是正常女性的 3 倍左右。50 岁以下的子宫内膜癌患者中 39% 有月经周期不规则。月经失调多由卵巢不能正常排卵引起，因此也不能正常产生孕激素。子宫内膜缺乏孕激素的调节，最终可能引起癌变。如伴有无排卵型或黄体功能不全的功能失调性子宫出血患者，长期月经紊乱，子宫内膜持续受雌激素刺激，无孕激素拮抗或孕激素不足，子宫内膜缺少周期性改变，而长期处于增生状态。

（五）初潮早及绝经延迟

初潮早及绝经延迟，接受雌激素刺激的机会增多，其通常与排卵异常有关。流行病学调查显示，子宫内膜癌患者月经初潮年龄相对早于一般妇女。初潮年龄较晚降低了子宫内膜癌的发病风险。绝经延迟增加子宫内膜癌的危险性，且绝经越晚，患子宫内膜癌的危险就越高。这是因为绝经越晚，雌激素对子宫内膜的作用时间就越长，患病的机会也就越大。美国的一项调查发现，52 岁和 53 岁绝经的妇女，子宫内膜癌发生的危险性是 45 岁以内绝经的 1.5 和 2.5 倍。Kinkel 等（1999）报道，绝经年龄 ≥52 岁者子宫内膜癌的危险性是 <49 岁绝经者的 2.4 倍，认为晚绝经者因绝经前期多无排卵而缺少孕激素的对抗，长期的雌激素作用可导致子宫内膜增生及癌变。

（六）子宫内膜增生症

子宫内膜增生过长系因无孕激素拮抗的雌激素持续刺激子宫内膜所致，是月经失调中最常见的一种，可发生于长期无排卵月经、产生雌激素的卵巢肿瘤、PCOS 及无孕激素拮抗的雌激素替代治疗等。子宫内膜增生分为简单型增生（simplex hyperplasia, SH），复杂性增生（complex hyperplasia, CH）和不典型增生（atypical hyperplasia, AH）三大类。细胞不典型可发生于单纯性或复杂性增生中，一旦腺上皮细胞有不典型增生则划入不典型增生范畴，分为单纯性不典型增生（simplex atypical hyperplasia, SAH），复杂性不典型增生（complex atypical hyperplasia, CAH）。临床资料表明 AH 发展为子宫内膜癌的危险性远远高于 SH 和 CH。因此，目前认为子宫内膜不典型增生为子宫内膜癌的癌前病变。异常的阴道流血是本病的主要症状，可有多种表现，PCOS 患者常表现为月经稀少或闭经一段时间后有较多的阴道流血；更年期患者表现为月经紊乱，周期短，经期长，经量多或呈完全不规则的阴道流血；绝经后患者可发生绝经后阴道流血，量可多可少。因 H-P-O 轴功能失调造成长期无排卵使此类患者生育力低或不孕。子宫内膜不典型增生癌变率为 10%~25%。年轻者癌变率约为 3%，而绝经前后癌变率高达 25% 左右。轻、中、重度不典型增生的癌变率分别为 15%、24%、45%。

四、合并其他内科疾病

（一）肥胖（Obesity）

　　人体内的脂肪有储存雌激素的功能，从而加强其对子宫内膜的刺激作用，并且过多的脂肪积聚将增加雄烯二酮向雌酮的转化量，增加子宫内膜癌发生高危倾向。肥胖本身就易伴有相对的黄体期孕激素分泌不足，或同时伴有月经不调甚至闭经，可导致子宫内膜癌的发生。肥胖患者血浆雌激素水平显著增加，而孕激素及性激素结合球蛋白（SHBG）水平下降，导致子宫内膜长期持续受单一雌激素刺激而增生甚至癌变。肥胖患者中尤其是五短身材，手足纤小的"中心"性肥胖者与子宫内膜癌关系最密切，体重过重的妇女的内膜癌发生率较常人高 1.9~3.5 倍。约有 80% 子宫内膜癌患者体重超过正常平均体重 10%，若体重超过正常的 15%，其危险性增加 3 倍。有文献报道，体重 >70kg 者发生子宫内膜癌的危险是 <58 kg 者的 2.3 倍。Sherman 等（1997）研究发现体重指数（BMI）超过 32 子宫内膜癌的发生风险显著增加。Furberg 等（2002）自 1974 — 1981 年间开始对 24 460 名女性进行平均 15.7 年的随访，结果有 130 人发生子宫内膜癌。此队列研究结果显示：肥胖（BMI≥30 kg/m^2）人群发生子宫内膜癌的风险是非肥胖人群的 2.6 倍。早年肥胖是一个危险因素，而绝经后肥胖，明显增加子宫内膜癌的危险性。绝经后卵巢功能衰退，而肾上腺分泌的雄烯二酮可在脂肪组织内经芳香化酶作用转化为雌酮。脂肪组织越多，转化能力越强，血浆中雌酮水平也越高。雌酮是绝经后妇女体内主要的雌激素，子宫内膜是雌激素的靶器官之一，长期受到无孕激素拮抗的雌酮影响，可导致子宫内膜由增生到癌变。肥胖者容易发生子宫内膜癌机制可能为：①饮食习惯：流行病学研究发现，子宫内膜癌与摄入高热量饮食有关，包括肉、蛋、脂肪的高摄入。美国一项关于绝经后素食者与非素食者的研究表明，素食者 SHBG 水平升高，血浆雌激素水平降低 15%~20%，而粪便中雌激素含量是同年龄非素食者的 3 倍之多。饮食可影响机体雌激素代谢进而影响子宫内膜癌的发生；②代谢因素：体内大量脂肪增加了雌激素的存储，逐渐释放入血而无孕激素抵抗，同时脂肪细胞产生大量芳香化酶，使肾上腺分泌的雄烯二酮经芳香化酶作用转化为雌酮，增加血中雌激素含量；③神经内分泌因素：肥胖患者的肝、肌肉以及脂肪细胞对胰岛素的作用呈一定的抵抗性，造成内源性胰岛素抵抗，胰岛素代偿性增加，产生高胰岛素血症，高胰岛素可使体内雄激素水平增高，脂肪组织又可加速雄激素向雌激素的转化，从而导致雌激素增加。

（二）糖尿病

　　糖尿病（diabetes mellitus）分为胰岛素依赖型（1 型）和非胰岛素依赖型（2 型）两型。糖尿病患者或糖耐量不正常者其患子宫内膜癌之危险性比正常人增加 2.8 倍，在脆性糖尿病患者尤为显著。肥胖人群中患糖尿病者患癌风险是非糖尿病患者的 3 倍；肥胖且患糖尿病人群的患癌风险是非肥胖且非糖尿病人群的 6 倍；肥胖、患糖尿病且缺乏运动者患癌风险是非肥胖未患糖尿病且积极锻炼人群的 10 倍；糖尿病患者中积极锻炼人群患癌风险并不增加。这个结果提示糖尿病是子宫内膜癌发病的独立因素。Folsom 等（2004）收集了 41 836 例子宫内膜癌患者，对其进行个人史及生活习惯等多因素分析，结果认为只有糖尿病与子宫内膜癌死亡有关，其死亡的相对危险性为无糖尿病患者的 2.79 倍。Lindemann 等（2008）对 36 761 名女性进行研究，平均随诊 15.7 年，共 222 名女性发生子宫内膜癌。糖尿病患者 1010 人中 19 人发生子宫内膜癌，发生率为 1.88%；非糖尿病患者 35 751 人中 203 人发生子宫内膜癌，发生率为 0.57%；糖尿病患者发生子宫内膜癌的风险是非糖尿病患者的 3 倍。Friberg 等（2007）对 36 773 名女性平均随诊 7 年，有 225 人发生子宫内膜癌。其中糖尿病人群 1628 人，22 人发生子宫内膜癌；非糖尿病有 35 145 人，203 人发生子宫内膜癌。大多数子宫内膜癌患者伴发 2 型糖尿病。2 型糖尿病因 β- 胰岛素细胞功能紊乱和胰岛素抵抗而发生高血糖，胰岛素抵抗分为受体前缺陷、受体缺陷及受体后缺陷。2 型糖尿病多为受体后缺陷，产生高血糖，胰岛素代偿增加导致高胰岛素血症，继而使血中雄激素水平增高，高胰岛素促使雄激素增高的机制可能为：①胰岛素可与卵巢上皮的胰岛素受体结合，促进卵巢雄激素合成酶 P_{450} c17α 的活性而使雄激素合成增加；②胰岛素增加垂体 LH 的释放，导致血中雄激素水平增高；③胰岛素可抑制 SHBG 的产生，使血中游离激素水平增高。高雄激素通过肝脏或脂肪组织的芳香化酶作用生成雌激素，通过外周转化，进而雌激素水平升高，直接或间接促进子宫内膜的增生，增加了子宫内膜的发生风险。

（三）高血压

国内外许多病例对照研究表明，高血压（hypertension）是与子宫内膜癌发生相关的危险因素，但仍需进一步的证据加以证实。单纯高血压并不增加子宫内膜癌的危险性，但高血压若与肥胖、糖尿病并发则与子宫内膜癌有关。研究发现，50%~60% 的 2 型糖尿病患者有高血压，同时 80%~85% 的 2 型糖尿病患者伴有肥胖。肥胖引起的胰岛素抵抗是糖尿病的危险因素，并且可引起交感神经兴奋及水、钠代谢紊乱导致高血压。糖尿病又可因胰岛素抵抗和高胰岛素血症加速脂质代谢紊乱，脂肪存储增加和动脉粥样硬化形成，加重肥胖、高血压，形成恶性循环，其中胰岛素抵抗和高胰岛素血症是疾病的中心环节，并且雌激素水平升高，增加子宫内膜癌发生风险。Furberg 等（2002）对 24 460 名女性进行平均 15.7 年的随访，结果有 130 人发生子宫内膜癌，在肥胖人群中，高血压女性（BP ≥ 140/90mmHg）患子宫内膜癌的风险是非高血压者（BP ≤ 140/90mmHg）的 3.5 倍。诸如肥胖、糖尿病易于合并子宫内膜癌，高血压也系垂体功能失调的一种表现，而常与上述三者合并存在，即所谓子宫内膜癌患者常有的肥胖 - 高血压 - 糖尿病"三联症"。垂体功能紊乱可能是子宫内膜癌和代谢异常的共同原因。由于腺垂体分泌功能紊乱，引起代谢异常和卵巢不排卵，造成糖尿病和肥胖，以及子宫内膜增生过长，增加了子宫内膜癌的发生（连利娟 等，2001）。

其他情况，如甲减也可能与内膜癌有关，但尚未明确与之相关的原因。

（张彭南　孙　红　徐丛剑）

第二节　子宫内膜癌筛查

子宫内膜癌是女性生殖系统中最常见的恶性肿瘤之一。近年来，由于生活方式、饮食结构的改变及雌激素的应用，我国子宫内膜癌的发病率逐年上升。子宫内膜增生是子宫内膜癌的前驱病变，多项研究表明，未治疗的子宫内膜不典型增生的患者，50% 会在 10 年内发生子宫内膜癌。如果不能及时发现不典型增生等癌前病变，并采取有效的干预措施，必然导致癌前病变更多进展为子宫内膜癌。子宫内膜癌与其他妇科恶性肿瘤相比，因解剖及肿瘤生物学特点，多局限于子宫体，生长缓慢，且早期易有明显症状，确诊后 5 年生存率约 70%，I 期子宫内膜癌生存率约 80%，因此，及早发现子宫内膜癌前病变及早期子宫内膜癌，有助于对疾病的早期诊断、早期治疗，并显著改善预后。宫颈癌与子宫内膜癌发病率之比，自 10：1 下降为 1：2。宫颈癌发病率下降的原因主要是宫颈癌筛查的普及，准确检出癌前病变并及时有效干预。而子宫内膜癌发病率日益上升的原因之一是缺乏有效的筛查方法，对癌前病变没有可靠的细胞学诊断方法。随着子宫内膜癌发病率增高，对其开展筛查日益受到关注（李小毛，2013）。

一、子宫内膜癌筛查现状

子宫内膜癌发生的高危因素包括肥胖、糖尿病、雌激素用药史、他莫昔芬用药史、多囊卵巢综合征、不孕症等。以往认为，子宫内膜癌预后良好，治愈率高。在过去 20 年间，尽管子宫内膜癌发病率仅有轻微升高，但是死亡率升高了 2 倍。死亡率的上升与新发肿瘤期别晚、分化差相关。发达国家子宫内膜癌已经成为危害公共健康的严重问题，亟待确立有效的筛查方法来实现子宫内膜癌的早期诊断与治疗。目前，子宫内膜癌仍未建立成熟的筛查方法，同时对于在人群中进行子宫内膜癌筛查的对象存在争议。美国有些学者反对对无症状人群进行子宫内膜癌筛查，因为尚无大样本研究证实子宫内膜癌筛查的经济学效益。

对人群筛查，也称普查（mass screening），是指针对某种发病率高和（或）病死率高的疾病，对各年龄段人群进行大规模排查。这类疾病应当有明显、且可治愈的可能；所采用的普查手段应当准确，痛苦小，费用低。目前宫颈癌已经建立了较完善的筛查体系，并得到了广泛的应用。宫颈癌的筛查主要通过对宫颈细胞学，人乳头瘤病毒的检查对人群进行分流，筛查阳性者通过阴道镜、宫颈活检病理确诊，从而颈癌能够在早期甚至在癌前病变期被发现，及时诊断并治疗，宫颈癌的发病率和死亡率都明显下降。与子宫颈癌相似，子宫内膜癌满足可筛查疾病的共同特征，即：①被筛查的疾病是危害人类健康的重大疾病；②疾病具有较长的癌前病变阶段；③已经很好地了解该疾病的自然史；④筛查实验能够被实验者所接受；⑤临床症状发生前进行诊疗结局优于症状出现后的诊疗结局；⑥发病率或死亡率的减少超过筛查假阳性结果所造成的损害。理论上通过筛查子宫内膜病变应当也可降低子宫内膜癌的发病率和死亡率。但迄今为止，子宫内膜癌筛查策略尚没有形成广泛的业内共识，对筛查的对象、筛查方法、筛查的间隔等很多方面仍存在争议。在筛查对象方面，当前对于子宫内膜癌的筛查，大多属于对高危人群进行的选择性筛查，不同于宫颈癌的筛查对象为一般人群。

子宫内膜癌的高危人群包括肥胖、糖尿病、不规则阴道流血、Lynch 综合征等。在 2015 年的美国癌症协会指南中推荐平均风险或者高风险者，如高龄、无抵抗雌激素治疗、他莫昔芬治疗、绝经晚、不孕不育、无排卵、肥胖、糖尿病、高血压进行筛查，建议有围绝经期出血患者，需要就诊。35 岁以上具有以下高危因素的患者：①遗传性非息肉性结肠直肠癌（HNPCC）相关基因突变；②明确突变携带者；③缺乏基因检测结果，有可疑常染色体遗传病（肠癌）需要每年进行筛查，可以考虑用子宫内膜活检的方式进行筛查。日本妇科肿瘤协会发布的指南中：针对年龄 50 岁以上或绝经后，最近 6 个月内有异常出血症状的女性要进行行子宫内膜癌的筛查。关于筛查的间隔无明确标准。以下人群：未婚、未孕、绝经晚、初婚或怀孕时年龄较高、孕育次数少、30 岁以后月经不规律、使用过雌激素、糖尿病史、高血压史、肥胖等为子宫内膜癌高风险人群，应在医生判断后进行筛查。推荐使用子宫内膜细胞学进行肿瘤筛查。

二、子宫内膜癌筛查的方法

（一）经阴道超声检查

经阴道超声检查（TVS）作为一种无创、快捷、经济、可重复的影像学检查，广泛应用于初步筛查子宫内膜癌。

经阴道超声检查子宫内膜厚度，评估子宫内膜有无恶性可能性。目前，临床多以绝经后妇女子宫内膜厚度 ≥ 5 mm 为高危因素。一项大样本多中心临床研究（Jacobs, 2011）纳入了 48 000 多名绝经后妇女，中位随访时间 5.11 年，最终有 157 例发生子宫内膜癌和子宫内膜不典型增生。使用经阴道彩色多普勒超声进行筛查，结果发现绝经后妇女超声下子宫内膜厚度 ＞5 mm 时，筛查子宫内膜癌及内膜非典型增生的灵敏度和特异性分别为 80.5% 和 85.7%。Logistic 回归模型确定在人群中 25% 的高危者和 39.5% 的子宫内膜癌或子宫内膜不典型增生可以被发现。对绝经后妇女使用阴道超声检查子宫内膜厚度筛查子宫内膜癌有良好的灵敏度。当这种筛查方案被限制到高风险人群中进行时，可以降低其诊断的假阳性结果。

另一项荟萃研究（Breijer, 2012）共纳入 32 个研究，共 11 100 例绝经后女性，平均内膜厚度为 2.9 mm（95% CI, 2.6~3.3 mm），其中子宫内膜癌和不典型增生的发生率分别为 0.62% 和 0.59%。结果显示 TVS 测量子宫内膜厚度 ＞5 mm 时，诊断子宫内膜癌的敏感性是 83%，特异性为 72%；子宫内膜厚度 ＞6 mm 时，诊断子宫内膜癌的敏感性是 33%，特异性为 94%。不推荐对无症状的绝经期妇女采用阴道超声检查子宫内膜厚度作为子宫内膜癌和不典型增生的筛查手段。TVS 虽敏感度高，但特异度低，有较低的阳性预测值和高假阳性率，可能导致不必要的诊断性刮宫。同时，当子宫内膜不均质、宫腔积液、内膜形态欠规则或存在局限的占位性病变时很难准确测量子宫内膜的厚度；绝经前子宫内膜厚度在月经周期内变化幅度大，难以确定诊断子宫内膜病变的内膜厚度界值；TVS 对绝经后出血患者子宫内膜病变的诊断界值是否适用于绝经激素治疗（MHT）的患者尚缺乏证据；TVS 也并不适用于对乳腺癌术后三苯氧胺治疗患者的随访和筛查（廖秦平，2015）。文献报道，绝经后出血妇女患子宫内膜癌的风险：年龄＜50岁时患病风险为1%，当年龄＞80岁时风险为23.8%；合并肥胖时患病风险为18%，伴有糖尿病时患病风险为21%，如果二者均无其患病风险降低至8%。因此，作为子宫内膜癌的筛查方法，TVS不适宜单独应用（吴成，2012）。

另外，对绝经后子宫内膜癌患者进行研究，结果发现高达37%的患者超声下子宫内膜厚度≤4 mm。提示单纯依靠TVS测定子宫内膜厚度在界值下也并不能完全排除子宫内膜癌的可能性（Chandavarkar，2013）。

为改善TVS单独测量子宫内膜厚度对筛查诊断的局限性，现临床上还有采用TVS联合彩色多普勒血流显像（color doppler flow imaging，CDFI），通过测定子宫内膜血流以区分子宫内膜癌和正常内膜及增生型内膜，减少TVS的假阳性率。有研究应用TVS、彩色多普勒血管成像及凝胶灌注超声造影对绝经后子宫内膜厚度≥5mm的妇女进行评分，评分体系包括体重指数、彩超多普勒血流、子宫内膜厚度、是否存在内膜-肌层中断、超声造影下内膜表面是否形态不规则，如有一项得一分，≥4分可疑子宫内膜癌，纳入研究的所有妇女均为后续手术病理证实诊断，结果发现其诊断的敏感性为91%，特异性为94%。采用TVS联合凝胶灌注超声造影可能成为筛查子宫内膜癌的有效手段[Dueholm，2014]。尽管如此，TVS对人群筛查子宫内膜癌的作用仍不确定，但对绝经后妇女可以观察到子宫内膜厚度比其他原因出血者增厚。

（二）子宫内膜脱落细胞检查（endometrial cytology test，ECT）

相对于其他子宫内膜癌检查方法，子宫内膜细胞学检查具有无痛苦、出血少、简单易行等优势，已成为一种被广泛关注，适于高危人群反复使用的筛查方法（Lhomme，2003）。虽然内膜癌筛查的必要性和目标人群尚存争议，但已有研究将ECT用于绝经后无症状人群和内膜癌高危人群的筛查，并初步证实了ECT作为内膜癌筛查工具的可行性。

日本流行病学数据显示，自从1950年开始应用子宫内膜细胞学筛查子宫内膜癌，至1999年，子宫内膜癌的死亡率已经从20%下降至8%，所以

在日本子宫内膜细胞学筛查已经被广泛接受。内膜癌的筛查在日本推广较为普及，1987年内膜癌的筛查正式纳入了日本老年人保健法（HealthandMedical Service Law for theAged in Japan）。2002年日本有一项针对21万人的研究表明（Nakagawa，2002），与因有临床症状来就诊的子宫内膜癌相比，筛查发现的人群其5年生存率有显著提高（84%、94%）。使用子宫内膜细胞学方法在高危人群中筛查，能够早期诊断子宫内膜癌，改善子宫内膜癌患者的预后，延长生存期。就准确率而言，目前的研究结果表明，子宫内膜细胞学检查与分段诊刮和子宫内膜活检相比没有统计学差异（张乃怿，2010）。Iavazzo等（2011）应用子宫内膜刷行细胞学检查，结果表明子宫内膜细胞学筛查子宫内膜癌的敏感度为88.9%，特异度为100%。Del等（2001）认为，对于绝经后子宫内膜组织少、宫颈萎缩难以操作的妇女，子宫内膜细胞学的诊断可行性和准确率甚至超过了诊断性刮宫。国内也相继出现了一些关于子宫内膜细胞学检查用于子宫内膜癌筛查的可行性和准确性研究报道，其结论与国外研究大致相同。宋芳等（2008）的研究结果提示，子宫内膜细胞学检查具有较好的敏感性(81.8%)和较高的特异性(97.2%)。这些结果都进一步证实子宫内膜细胞学检查能够较准确地筛查出有子宫内膜病变的患者，从而使子宫内膜癌的早期诊断和早期治疗成为可能。

国内外关于子宫内膜细胞学筛查子宫内膜癌准确性的研究已有20余年。目前，应用较多的方法有Pipelle取样器、Tao刷(Tao brush)、Novak取样器、Endo-pap取样器、Gynoscan取样器等。Dijkuizen等（2000）对这些宫腔取样器进行荟萃分析发现，对于绝经、未绝经妇女，Pipelle取样器对子宫内膜癌的发现率分别为99.6%和91.0%，认为其在检出子宫内膜癌和不典型增生方面优于其他装置。Pipelle是国外常用的一种子宫内膜活检装置，依靠鞘管抽吸，采集宫腔细胞或子宫内膜组织，分别进行细胞学检查或子宫内膜组织病理学检查。国内杨曦（2013）长期进行ECT筛查子宫内膜癌及其癌前病变的研究，其曾收集全国多中心1717例资料，采用液基细胞学技术制片。以分段诊刮的组织病理学诊断为"金标准"，分析子宫内膜细胞学筛查子宫内膜癌的符合度、敏感度、特异度、阳性预测值和阴性预测值。同期选取存在明确手术指征行宫腔

镜检查且完整填写高危因素调查表的患者 1717 例，采用二分类 Logistic 回归分析方法行子宫内膜癌及其癌前病变的高危因素分析。结果发现子宫内膜细胞学标本满意率 96.45%（1656 /1717），子宫内膜细胞学筛查子宫内膜癌的符合度为 88.2%，敏感度为 87.3%，特异度 88.3%，阳性预测值为 41.9%，阴性预测值为 98.6%。研究认为，子宫内膜细胞采集器结合液基细胞学制片技术进行子宫内膜细胞学检查，用于子宫内膜癌及其癌前病变的筛查，准确性较高，可以用于筛查子宫内膜病变。Tsuda 等对 541 例患者进行子宫内膜细胞学检查，发现诊断子宫内膜病变的敏感度、特异度、阳性预测值和阴性预测值分别为 78.9%、95.4%、56.6% 和 88.5%（Tsuda，1997）。McComiskey 等研究认为，细胞学检查方法对于绝经后子宫内膜组织少、宫颈萎缩难以操作的妇女，子宫内膜取材器能顺利进入宫腔取样，其诊断作用甚至超过了子宫内膜活检（McComiskey，2012）。有些国家已将子宫内膜细胞学检查列入对无症状高危人群的随访以及绝经后妇女子宫内膜癌的筛查方法。

Manini 等结合子宫内膜液基细胞学涂片形态学和剩余标本细胞块中的微组织结构进行评价，其结果与组织病理学相比诊断符合率为 93%，诊断不典型增生和子宫内膜癌符合率分别为 87% 和 96%（Manini，2010）。Kyroudi 等将液基细胞学剩余标本经反向滤过沉淀后制备成细胞块，将良性或萎缩性子宫内膜和子宫内膜癌的诊断准确性分别提高到 96.3% 和 100%，子宫内膜增生不伴不典型增生和伴随子宫内膜不典型增生的准确性分别提高到 96% 和 95.3%（Kyroudi，2006）。

子宫内膜细胞学除提供子宫形态学诊断外，剩余标本尚可进行分子生物学的检测，可以从发病机制上区分Ⅰ型癌与Ⅱ型癌。在子宫内膜癌前病变，检测基因突变表达，对于预测疾病发展有很大帮助。因此，在子宫内膜癌前病变的患者中进行分子生物学检测，可以甄别孕激素是否能够逆转疾病进程，可以预防不必要的子宫切除。研究表明，通过液基细胞学可以进行分子生物学检测技术。具有子宫内膜癌高危因素的患者，子宫内膜细胞学筛查是有广阔前景的检测方法，并为分子生物学检测提供了可能性。

目前累计数据显示，在超过 5000 例的患者中，单纯用子宫内膜细胞学筛查子宫内膜癌敏感度为 79% ～100%，特异度为 88% ～100%，阳性预测值为 41.9% ～100%，阴性预测值为 96% ～100%。研究表明，子宫内膜细胞学与 TVS 联合筛查 PMB 的女性，其敏感度和阴性预测值可以达到 80% ～100%，认为联合筛查可以作为子宫内膜癌的一线筛查方法。联合筛查之后，再进行进一步的诊断及治疗。

（三）子宫内膜微量组织病理学检查

由于子宫内膜脱落细胞用于筛查子宫内膜病变存在一定的局限性，有很多学者研究采用简便微创的子宫内膜采集器获取微量子宫内膜组织，进行子宫内膜癌的筛查和诊断。微量组织学结合细胞学制片具有能使细胞完好保存并使细胞和染色质形态良好显示的优点，以及结合细胞形态学和病理学组织结构的评估能更正确地认识病变的严重程度的优点。除此之外，其能长期保存组织，并可连续切片行免疫组织化学染色，提供可靠的内对照便于质控。子宫内膜采集器利用环装毛刺结构，在宫腔利用毛刺沟取子宫内膜碎片，并携带标本离体。国内外在应用的采集器有很多，最常用的有 Tao brush、Pipelle、SAP-1 等，这些子宫内膜采集器除用于细胞学检查外，也可同时留取微量子宫内膜组织，进行组织学检查，以对子宫内膜癌高危人群进行筛查。

子宫内膜取样器取材无需扩宫，操作简便，安全，损伤小，出血少，避免患者疼痛，在妇科诊室即可进行，有一定优势。同时，由于这类方法获得的标本量有限，可能影响到其诊断的敏感性和特异性。研究表明，这些方法获取标本的满意度 73%-100%，其中不典型增生和内膜癌的满意度最高，诊断的准确性 62% ～96%（Machado，2003；Maksem，1997；Gungorduk，2014；Jiang，2016）。

Pipelle 是国内外研究应用较多的子宫内膜取样器之一。Leitao 等（2009）报道对比 187 例诊断性刮宫和 298 例内膜活检,结果显示在高级别内膜样癌中,内膜活检检出率更高,术后诊断升级者在内膜活检中有 17.7%,诊断性刮宫中有 8.7%。刘慧等（刘慧，2013）将 Pipelle 取材与诊断刮宫病理结果进行对照，结果对子宫内膜不典型增生和子宫内膜癌的灵敏度分别为 88.9% 和 100%。冷旭等（2013）对 200 例 Pipelle 取材与诊断刮宫病理结果进行对照，85% 的患者病理结果一致；但在子宫内膜癌病例中，取样器病理结果与诊断刮宫一致者为54.5%，子宫内膜不典型增生的一致性为55.6%。

SAP-1（净优）是国内应用较多的子宫内膜取样器。刘从容等（2009）对157例患者应用净优取材与分段诊刮对照。结果应用净优取材，尽管组织量少于分段刮宫取材，但未影响病理学诊断，病理诊断符合率89.8%，其中，6例子宫内膜癌均无漏诊。周蓉等（2013）用同样的内膜取样器获取微量子宫内膜组织行病理检查，并与宫腔镜下取材病理检查结果对照，发现取样器随访子宫内膜癌及不典型增生的准确度、敏感度和特异度分别为80.5%、27.3%和100.0%，阳性预测值为100.0%。结果满意标本采集率83.21%。满意标本中，子宫内膜癌/不典型增生14例，检出13例，采集器筛查的敏感性和特异性分别为92.9%和100%。张彤等（2014）研究发现子宫内膜采集器获取的标本与常规方式的标本相比较，不典型增生及子宫内膜癌的标本满意率最高，为90%，其病理诊断符合率为67%；大致正常子宫内膜组织的病理诊断符合率最高，为82.9%，其标本满意率为74.3%；92.2%的患者可以通过子宫内膜采集器获取到子宫内膜腺体成分。对早期子宫内膜癌和子宫内膜不典型增生在保守治疗中应用子宫内膜取样器对子宫内膜进行取样病理学检查，结果提示应用子宫内膜取样器取材对保守治疗的早期子宫内膜癌及子宫内膜不典型增生患者进行随访，可以避免多次诊断刮宫或宫腔镜检查造成的子宫内膜损伤（周蓉，2013）。

对子宫内膜采集器获取标本的病理诊断应关注其标本的满意度，子宫内膜组织标本应获取至少5个及以上的腺体成分，才能基本满足组织病理学诊断要求，标本的取材熟练程度和病变的病理类型会影响标本的满意度，进而影响病理诊断符合率。张彤等（2014）研究发现观察到≥5个但<10个腺体时，病理诊断符合率为76.7%；>10个腺体时，病理诊断符合率为92.9%。此外，子宫内膜太薄时也会影响取材，其中取材组织量能满足病理学检查的条件是子宫内膜应≥5 mm。子宫内膜取样器取材可以作为初筛方法，但对阴性结果需要慎重对待，以防漏诊。此外，病理医师参与诊断是非常重要的。

综上所述，子宫内膜取样器可以采集到微量子宫内膜组织进行病理检查。宫腔内微量组织取材，组织病理学检查方法值得进一步研究，是否可以作为子宫内膜癌的筛查方法，尚需要通过大样本量的积累和多方探索，以提出更系统、更完整的子宫内膜癌筛查方法。

子宫内膜病理学检查作为子宫内膜癌及癌前病变诊断的金标准，至今仍然在临床上应用广泛。

（四）诊断性刮宫

诊断性刮宫术（Dilation & Curettage，D&C）是应用最早最广泛的早期诊断子宫内膜癌的经典方法。如可疑患者有子宫内膜病变，可以行诊断性刮宫术分别刮出宫颈管和子宫腔内膜送病理组织学检查，以便于明确诊断。因其为一种有创手术，需要具备相应的手术条件，术后可能会出现出血、感染、子宫穿孔、宫腔粘连等并发症的风险，患者接受有一定难度；另外，由于是盲刮，标本满意率24%~74%，取材局限4%~41%，易存在漏诊。目前主要应用于子宫内膜癌的诊断，难以作为一种筛查方法广泛应用。

（五）宫腔镜下子宫内膜活检病理学检查

在宫腔镜直视下操作，对可疑子宫内膜病变进行活检，减少了由于诊断性刮宫术盲刮可能造成的漏诊，提高了取材的准确度有益于病理检查的准确性，同时可减少出血、感染、子宫穿孔等并发症的风险。通过宫腔镜技术，医生可直接观察整个宫腔情况，可以对可疑部位进行子宫内膜定位活检，较诊断性刮宫有诸多优势，当前已成为诊断子宫内膜病变常用的方法。但和诊断性刮宫一样，其也是一种有创操作，且对于器械、操作条件有更高的要求，且价格不菲，而且，宫腔镜检查常常需要在麻醉辅助下操作，同时增加了额外的麻醉风险。因此，也不适合作为一种筛查方法来应用。

（六）血清学标记物 CA125 和 HE4（人附睾蛋白）的检测

1. CA125

CA125是一种由体腔上皮细胞分泌的糖蛋白，为膜抗原，广泛存在于体腔上皮起源的各种组织以及这些组织发生的肿瘤细胞表面，如胸膜、心包膜、腹膜、输卵管内膜、子宫内膜、宫颈内膜等。Duk等提出在人体内自然屏障遭到破坏时，肿瘤细胞的脱落使抗原进入血液循环，从而引起血清 CA125 的升高（Duk，1986）Niloff 等在 1984 年首次提出子宫内膜癌患者在复发或肿瘤转移时，血清 CA125 水平升高（Niloff，1984）。目前，CA125 已作为子宫内膜癌的肿瘤标志物在临床上广泛应用，是监测和诊断子宫内膜癌的手段之一。然而 CA125 特异性并不高，在子宫肌瘤、子宫内膜异位等许多妇科良性疾病和其他恶性肿瘤中，如上皮性卵巢癌、输卵管癌，也有不同程度的升高，不能单独用于子宫内膜癌的早期诊断和筛查，但对于复发的早期诊断和监测治疗效果有较高的价值，可作为评估子宫内膜癌复发及病情发展的一项重要指标（Ota，2000）。在 CA125 与组织学类型、组织学分级、子宫深肌层浸润、宫外转移和淋巴结转移的关系上，国内外各学者的观点不尽相同，还有待进一步研究探讨。

2. HE4

HE4 最先在附睾远端的上皮中被发现，并被认为是一种与精子成熟相关的蛋白酶抑制剂。随后研究表明，多种肿瘤细胞中，包括卵巢癌、肺癌、结肠癌、乳腺癌等，均有 HE4 的水平表达，且其在卵巢癌检测中均有很高的特异性，可用于卵巢癌的早期筛查与诊断。

近年来研究发现，HE4 对子宫内膜的诊断和预后判断也有重要价值。Moore 等发现，HE4 检测子宫内膜癌的敏感性明显优于 CA125，特异性无明显差异（Moore，2008），HE4 将成为子宫内膜癌的早期诊断和个体化治疗的一个可靠指标。多项研究发现，HE4 的表达水平是子评估宫内膜癌预后的一个独立因素，其高水平与患者高龄、绝经、FIGO 分期晚、分化低、深肌层浸润、淋巴结阳性、腹水阳性等密切相关，降低患者的总体生存率、肿瘤无进展生存及无瘤生存时间。对于子宫内膜病变患者，在行宫腔镜检查或诊断性刮宫前可检测血清 HE4，若结果异常升高，在术中要尤其注意有无子宫内膜恶变（蔡斌，2012）。研究还发现，HE4 与 CA125 联合使用能提高早期子宫内膜癌的诊断率，更好地评判病情的严重程度。

综上所述，子宫内膜癌是女性生殖系统的常见恶性肿瘤，且有年轻化的趋势，早期诊断和治疗可明显改善预后。在当前，有必要关注并探讨子宫内膜癌的筛查，目前虽然有一些筛查方法和方案，但仍处于试验摸索阶段，未形成公认的有效的筛查体系，需要继续积累临床资料，提出可行的筛查方法，以期降低子宫内膜癌的发病率和死亡率。

（李小毛　万　璟　丁　杰）

第三节　子宫内膜诊断性刮宫

子宫内膜癌是最常见的妇科恶性肿瘤之一，占妇科生殖器恶性肿瘤的 15%~20%，近年来，其发病率逐年上升而 5 年生存率却没有明显改善。因此术前的早期诊断、早期判断癌灶的浸润程度对于判断治疗的结果及预后至关重要。分段诊刮病理学检查仍是子宫内膜癌确诊的常用方法，是术前诊断子宫内膜癌的最主要方式。它既能明确肿瘤的性质和病理类型，又能对肿瘤的分级以及雌、孕激素受体情况进行检查，同时通过宫颈管刮出物的病理检查还可了解宫颈有无受侵，有利于术前进行临床分期，确定手术范围，对于判断预后具有很大的意义。

一、原则

一般不需麻醉，对敏感者或宫颈内口较紧者，可酌情应用镇静剂、局麻或静脉麻醉。在诊刮前 2~4 小时阴道后穹隆放置米索前列腺醇 200μg 有利于宫颈软化，使操作更加容易，减少宫颈受损的风险和机械性扩张宫颈导致的子宫穿孔。操作前应先不探宫腔深度，以免将宫颈管组织带入宫腔内混淆诊断。首先刮取宫颈管组织一周，标本单独留送；然后以刮匙刮取宫腔内组织，应特别注意双侧宫角与宫底部。对于高度怀疑子宫内膜癌者，肉眼观察刮出的宫内膜组织，如有干酪样组织或暗灰色糟脆组织肉眼观高度怀疑癌组织时，即应停止刮宫，防止子宫穿孔或癌变扩散；若肉眼未见明显癌组织，应全面刮宫，以防漏诊。

二、适应证

怀疑子宫内膜病变，需行子宫内膜诊断性刮宫的适应证如下：①子宫异常出血，须证实或排除子宫内膜癌、颈管恶性肿瘤或其他病变者，②月经失调如功能失调性子宫出血或闭经，须了解子宫内膜的变化及其对性激素的反应等，刮宫不仅有助于诊断，还可以止血；③PCOS患者伴月经异常，诊刮可了解内膜有无病变以及病变情况；④绝经后发现宫腔积液者；⑤乳腺癌患者，服用三苯氧胺，出现阴道流血或子宫内膜不均匀增厚者；⑥宫颈细胞学检测出非典型腺细胞或者绝经后涂片出现子宫内膜腺细胞者；⑦不孕的患者诊刮可了解内膜状态。

三、禁忌证

如有以下情况，则不宜行诊断性诊刮宫术：①急性生殖道及盆腔炎症、滴虫及真菌性阴道炎；②合并严重的内科疾病不能耐受手术；③体温＞37.5℃者。

四、诊刮时间

行诊断性刮宫，应根据临床不同情况，选择不同的时间进行诊刮：

①对阴道不规则流血怀疑宫腔病变者如无特殊禁忌应即刻诊刮；②对月经不调或月经过多，经药物治疗后已经血止者，一般要求月经来潮6小时内，最迟不要超过12小时诊刮；③对可疑子宫内膜结核则在月经来潮前2~3天或月经来潮12小时内诊刮；④为了解卵巢是否有排卵或黄体是否发育健全，应选择在月经来潮前1~2天或月经来潮后6小时内诊刮；⑤对于子宫内膜不规则剥脱者，可在月经来潮的第5~7天诊刮。子宫内膜是雌、孕激素作用的靶器官，诊断性刮宫刮取的子宫内膜可间接反映患者体内卵巢激素的功能状态。

五、术前准备

子宫内膜诊断性刮取术较为简单，但也要进行相应的术前准备：①询问病史：包括月经史，出血时间、量、诊治经过，孕产史，剖宫产及宫腔操作史，哺乳、是否合并心脏和肺部等严重疾病；②体格检查：测量体温、脉搏、血压及进行妇科检查。妇科检查的目的是确定子宫大小、位置，有无阴道、盆腔感染等；③化验检查：包括血尿常规，凝血功能，了解患者出血、贫血和感染情况，是否存在凝血机制障碍，必要时可做肝肾功能检查；④B超检查：确定子宫大小，宫腔有无异常回声团及其体积和位置、子宫内膜厚度、了解有无子宫肌瘤或附件区肿块等；⑤排空膀胱。

六、操作方法

诊断性刮宫术，应按以下操作顺次进行：①手术前再次行妇科双合诊检查以核实患者子宫位置、大小；②1%的苯扎氯铵或安尔碘等消毒液常规消毒外阴、阴道及宫颈外口；③以小刮匙刮颈管内组织，注意不要超过宫颈内口；④探针探查宫腔位置及大小；⑤如宫颈内口紧，可应用小号扩宫器逐号扩张宫颈，一般扩张到6号，小刮匙就能顺利通过宫颈内口；⑥以小刮匙刮宫腔，尤其注意两侧宫角部位。注意搔刮时刮出的组织及出血量，如刮出的组织糟脆或出血量较多，应小心内膜癌灶侵及肌层，应适当终止手术，以免搔刮过度导致穿孔；⑦刮宫完毕后再次以探针探查宫腔大小，了解有无子宫穿孔，通常诊刮后的子宫腔要小于诊刮前；⑧筛捡宫颈管、宫腔内刮出的组织分别以组织固定液固定后送病理组织学检查。

七、术后处理

子宫内膜诊刮术后，应注意以下问题：①卧床休息，注意观察阴道出血及腹痛情况。如有急性腹痛或不断阴道流血，要注意有无子宫穿孔可能，要及时明确诊断；②常规给予抗生素，尤其对阴道出血者应注意预防感染；③术后2周内禁止盆浴和性交。

八、并发症及其处理

子宫内膜诊刮术，常见并发症如下：

1. 出血　癌症病人本身可能在刮宫时出现大出血，此类患者切忌使用缩宫剂，而应考虑填塞，必要时可行双侧髂内动脉栓塞止血。

2. 子宫穿孔　发现子宫穿孔应立即停止操作，观察患者脉搏、血压、腹痛等情况。对于轻度穿孔，可行抗炎、止血等保守治疗；若穿孔较大，并发大出血和内脏损伤，则须立即手术。

3. 感染　重在预防，术中严格无菌操作，术后预防性使用抗生素。对于已经存在感染的患者，应加强抗感染治疗。

4. 宫腔粘连　如清理宫腔时搔刮过度，造成子宫内膜损伤可致宫腔粘连，造成不孕、流产、闭经、痛经等。可在宫腔镜下分离粘连，术后口服雌激素，促进子宫内膜生长。

5. 宫颈撕裂　轻度撕裂不需处理，经压迫可止血。对较严重的撕裂，应给予缝合。

6. 人流综合征　多在人工流产时出现，也可发生在分段诊刮术中。主要是由于牵拉、疼痛等刺激导致迷走神经张力升高引起的患者心率下降、大汗、虚脱等症状，可给予阿托品 0.5 mg 肌内注射，可缓解症状。

九、子宫内膜取样器

常用的宫腔诊刮器械是质地较硬较锐利、粗大的金属刮匙，属于有创性手术，术中患者疼痛感较强，60% 的患者可能增加麻醉、感染和穿孔的风险。这就需要一种新的子宫内膜取样器。目前，国内外陆续出现了不同种类的子宫内膜取样器应用于临床，包括国外的 Pipelle、Endocell、Explora、PipotCuret、Endorette 及国内的净优等。各种取样器外径均较小，由高分子医用材料聚丙烯制成，不需要配备任何器械，不需外接负压吸引器，通过手拉后管内自身产生的负压就可达 400 mmHg 以上，管侧壁有孔，通过回抽后管内产生的负压就可将宫内膜组织从相应的孔中吸入，操作简便，患者的可接受程度高，微创，在门诊就可进行。而且管身有刻度，可代替子宫探针。导管材质轻细，柔软，光滑，管径小，可免去探针探子宫，扩宫颈的步骤，也不需麻醉，术中出血少，能避免手术创伤和患者的疼痛。由于导管具有在宫腔内自由度大的特点，因此可触碰到输卵管两侧等难以用子宫刮匙取到的部位吸取组织，诊断刮宫时可靠性强。一次性使用更安全，无需清洗消毒，从而避免了交叉感染和医源性感染的发生。尤其是老年妇女患者宫颈萎缩，颈口极小，尤为适用。宫内膜取样器可获得足够的宫内膜组织学样本，特别是对于宫内膜厚度 >5 mm 的患者（Polena et al，2007；Elsandabesee et al，2005），取材满意度高。Abdelazim 等（2013）报道，Pippele 在诊断子宫内膜增生，增生期宫内膜及分泌期宫内膜的敏感性，特异性和准确性均为 100%；在诊断子宫内膜炎的敏感性为 88.9%，阴性预测值为 99.8%，准确性为 99.3%；在诊断子宫内膜息肉的敏感性为 60%，阴性预测值为 89.6%，准确性为 98.6%。Machado 等（2003）认为 Pippele 是诊断子宫内膜癌及其癌前病变的可靠方法。绝大多数的研究结果表明子宫内膜取样器在标本满意度，取材成功率方面与分段诊刮标本无明显差异，两者在诊断增生期、分泌期宫内膜，子宫内膜癌前病变及子宫内膜癌等的诊断准确率相似，可代替绝大多数常规诊刮。但对于宫腔局部占位性病病如子宫内膜息肉和子宫黏膜下肌瘤的病理诊断有较高的假阴性率，取材效果差，不推荐使用，对于这部分患者必要时需行宫腔镜检查。对子宫内膜癌高危患者如高血压、糖尿病、卵巢功能性肿瘤、长期服用激素类药物治疗等的患者，以及宫腔细胞学取材不满意或细胞学检查阴性但又不能很好地解释其临床症状高度怀疑为子宫内膜癌时应谨慎对待其阴性检查结果，可反复进行检查或行分段诊刮，以降低漏诊率。

十、子宫内膜诊刮相关问题

（一）取材过少

常见于宫颈狭窄，中号刮匙难以进入宫腔，而小号刮匙刮取组织较少；术者经验不足；子宫长期出血，内膜组织剥脱不全；绝经后子宫内膜萎缩；Asherman 综合征，子宫内膜基底层遭到严重破坏，内膜生长障碍；增生早期子宫内膜；长期服用避孕药，使子宫内膜萎缩变薄。

（二）取材过多

多见于增生晚期和分泌期子宫内膜；宫外孕、早孕等子宫内膜在激素作用下增生过长；雌激素等药物刺激子宫内膜增生过长；子宫内膜增生症；子宫内膜癌及其他恶性肿瘤。诊刮过程中如果刮出组织糟脆，可疑子宫内膜癌，则立即停止刮宫，避免肿瘤扩散及子宫穿孔。

（三）分段诊刮术的局限性

1. 癌肿生长于宫底、宫角等部位以及癌肿体积小等原因可能导致漏刮。

2. 当子宫内膜增生性疾病合并子宫内膜癌时，致使一些中 - 重度不典型增生与高分化腺癌难划分而导致漏诊。

3. 分段诊刮术获取组织量少，不足以进行组织学分类或影响正确的组织学分型。

4. 分段诊刮是一种盲视下的操作，完全凭术者的经验实施，施术者对子宫腔的形态、子宫内膜病变的范围和程度难以了解，更不能进行病变的定位取材，即使有经验的妇科专家在刮宫时也只能搔刮到宫腔面积的 75%~80%，有 20%~25% 宫腔疾病被漏诊，内膜癌的遗漏率为 5.6%~9.6%（徐立礼，1981）。诊断性刮宫对于诊断子宫内膜增生和子宫内膜癌的准确性较高，但对于诊断局限性病损的准确率较低。在不正常阴道出血的患者中，行宫腔镜检通常发现为子宫内膜息肉，但经常被诊刮所漏诊（Bettocchi et al，2001）。

5. 判断宫颈是否受累，分段诊刮术有局限性，不能完全反映真实的宫颈受累情况。2009 年新的FIGO 分期中对子宫内膜癌 Ⅱ 期进行了修正，将宫颈间质受侵作为 Ⅱ 期，仅宫颈黏膜受侵不再列入 Ⅱ 期。因此，术前判断宫颈间质是否受侵，对指导手术范围尤为重要。造成宫颈受侵假阳性的原因有：①不规范的诊刮程序，会混淆宫颈管和宫腔的组织导致操作污染；② 可能是来自宫腔内肿瘤组织的脱落或挤压至颈管，或由于宫腔内和颈管解剖上的隐蔽性，操作时两者界线难辨认，把子宫下段病灶认为是宫颈管来源；③ 颈管内膜受癌细胞污染。

造成宫颈受侵假阴性的原因有：①隐匿性宫颈受累或病灶小导致漏刮；②进行宫颈搔刮时，搔刮深度不够，往往没有做到完整地搔刮颈管。因此，在行分段诊刮术时应真正做到宫颈、宫腔的全面诊刮以减少漏诊，同时注意规范操作，必要时结合宫腔镜检查或 MRI 检测了解宫颈受累情况，提高宫颈间质是否受累的准确判断，从而避免假阴性导致手术范围不够；也避免假阳性导致治疗过度。

（四）诊刮组织病理诊断的局限性

由于诊刮组织的数量以及取材部位等的局限性，直接影响诊刮病理诊断的准确性。

1. 宫内膜重度不典型增生与高分化腺癌的鉴别主要是根据间质有无浸润，但有时很难明确间质是否有受侵。不同专家阅片诊断结果互不相同，甚至同一个专家在不同时间阅片，其结果也有出入。

2. 子宫内膜腺角化瘤或鳞腺癌、黏液性腺癌、浆液性腺癌、透明细胞癌等少见的子宫内膜癌组织学亚型，在子宫内膜中可能单独局限存在，也可能混合存在或与子宫内膜样腺癌同时存在，或仅仅出现在诊刮或手术切除子宫标本中，造成诊刮与手术切除子宫标本诊断的组织学亚型不一致。其中子宫内膜浆液性腺癌和透明细胞癌具有独立的、相对较

差的预后。这就需要我们诊断子宫内膜癌时必须同时结合诊刮与手术切除子宫标本。

3. 标本的大小，出血时间，手术的方式等都会影响病理结果的判断。肿瘤本身具有异质性，G3 分化的腺癌可以包含 G1、G2、G3 的肿瘤组织区域，而 G1 分化的腺癌只包含是 G1 区域，一些含有 G2、G3 分化腺癌的患者可能由于宫腔表面是分化好的类型，诊刮时只刮到宫腔表面组织，就可能导致降分级情况。Batista（2016）回顾性分析 79 名早期子宫内膜癌患者术前与术后组织病理分级的符合率，其总体符合率为 48/79（60.75%），G1、G2、G3 级的符合率分别为 39/58（67.24%）、7/16（43.75%）、2/5（40%）。术前诊断为 G1 级子宫内膜癌与术后病理分级符合的敏感性、特异性、阴性预测值、阳性预测值和准确性分别为 67.2%、66.7%、42.4%、84.8% 和 67.1%。因此，术前子宫内膜的标本活检对术后病理分级的预测仅有一定的价值，选择性的行分期手术还是要参考其他评估因素。

（五）如何降低分段诊刮的漏诊率及误诊率

1. 对子宫内膜癌高危人群，应先除外恶性病变：围绝经期月经紊乱或绝经后流血以及不能以一般生殖道炎症解释阴道排液的患者，医务人员应提高警惕，在排除恶性肿瘤后，再按良性疾病处理。Sayqili 等（2006）研究发现 42 名非正常子宫出血及子宫内膜增厚的绝经期妇女，子宫全切术前分段诊刮诊断为单纯性子宫内膜增生过长的患者，其中有 50% 术后诊断为不典型增生，术前诊断为子宫内膜不典型增生的患者术后 2/3 诊断为子宫内膜癌。黄子婴（2008）回顾分析了 52 名子宫内膜癌患者，比较分析患者术前的分段诊刮和术后子宫病理，判断肿瘤细胞分级的符合率。研究发现，分段诊刮和术后子宫病理在 G1 子宫内膜癌的符合率为 20%，G2 子宫内膜癌的符合率为 61.5%，G3 子宫内膜癌的符合率为 77.8%。G2 和 G3 肿瘤病理诊断符合率同 G1 肿瘤比较，差别均有统计学意义。14 例患者分段诊刮病理提示子宫内膜不典型增生而术后病理诊断为子宫内膜腺癌。分段诊刮诊断细胞分级的准确率仅有 50%，根据术后病理报告，48% 左右的患者肿瘤分级升级。当内膜癌浸润 ≥1/2 子宫肌层深度时，分段诊刮诊断肿瘤细胞分级的符合率为（75%），显著高于肿瘤局限于内膜层者（22.2%），

差异有统计学意义。因此对于分段诊刮术提示为子宫内膜复杂性增生包括或不包括不典型增生的患者再次诊刮值得推荐。

2. 当诊刮组织病理提示肿瘤细胞级别为G3时，应考虑肿瘤侵肌的可能因为高级别子宫内膜癌多有肌层浸润，也易发生淋巴转移，因此，诊刮组织病理报告为低分化肿瘤时，临床医师应考虑肿瘤细胞已经侵入深肌层，应行盆腔及腹主动脉旁淋巴切除术，以及术后辅助治疗。由于诊刮在判断肿瘤级别的局限性，对于术前诊刮提示分化好的内膜癌，术中常规剖检标本时，及时作快速冰冻切片不仅可增加子宫内膜癌的诊断准确性，还可以增加术中对子宫内膜癌组织类型、病理分级、宫颈受累情况的准确判断；有助于确定合理的手术范围，防止手术范围不足或手术范围过大而影响患者预后和术后生活质量。

3. 容易漏诊和误诊的几种情况　子宫内膜癌是一种老年妇科肿瘤，发病80%在50岁以上，医务人员对年龄较轻者常常忽视，尤其是对年龄在40岁以下者，常将子宫内膜癌所致的月经紊乱、经量增多、经期延长等临床表现归于常见病、多发病而导致误诊、漏诊。

（1）子宫肌瘤或腺肌病，其发病与雌激素密切相关，与子宫内膜癌共存的情况临床上较常见，因此对诊断为子宫肌瘤的年轻妇女，久治不愈的阴道不规则出血，伴有内膜癌高危因素者（如高血压、糖尿病、肥胖、长期无排卵、服用雌激素类药物等）或阴道不规则流液者术前应行分段诊刮术，必要时结合阴道超声（TVS）和宫腔镜联合检查进一步确诊，以减少漏诊。子宫肌瘤切除术后，切下的子宫应立即剖检，有怀疑时须做快速冰冻切片检查以确诊。

（2）年轻妇女月经不规则，经量增多经常规治疗效果不佳者，应尽早做子宫内膜组织学检查，对1次诊刮否定子宫内膜癌的患者如症状无改善，则需第2次甚至第3次诊刮。同时结合宫腔镜检查对可疑部位取材，以提高肿瘤检出率。同时需注意的是年轻妇女宫内膜腺癌很少见，不能单靠刮宫材料就轻易肯定腺癌的诊断。对病理诊断报告宁可保守一点，即多倾向于不典型增生的诊断。可进一步用药物治疗，观察其对药物的反应及治疗效果，在治疗中随时监测，最后做出正确的处理。

（3）对于不孕症患者常有卵巢无排卵、卵巢功能不全等子宫内膜癌高危因素存在，即使其月经规则、经量正常也应放宽诊刮的指征，定期对其作系统全面的检查，以了解卵巢功能情况及子宫内膜有无器质性病变等。

（4）子宫内膜癌还可以与其他器官同时发生原发癌。如卵巢功能性肿瘤合子宫内膜癌，乳腺癌合并子宫内膜癌，多囊卵巢综合征合并子宫内膜癌等。我们应仔细询问病史及必要的查体，遇到不典型的病例要考虑周全，不放过任何可疑之处，尤其有高危因素的患者。

（5）反复阴道不正常细胞学发现，而宫颈活检阴性者，应考虑做分段诊刮。

（6）对于宫颈脱落细胞学检查发现宫颈管不典型腺体细胞时，应进一步检查可能发现严重的宫腔病变如子宫内膜癌、宫颈腺癌等。因为宫颈管细胞学腺上皮细胞不仅可来源于自宫颈管细胞，也可来源于子宫内膜脱落细胞，对这部分患者应严密随访及监测，以提高诊断准确率。

（六）如何降低过度诊刮率

随着人们预期寿命的增加以及对健康意识的增强，子宫异常出血的诊断率正在逐年上升。长期以来，分段诊刮组织病理检查一直是了解绝经前阴道不规则出血内膜状况的重要诊断手段，并且也是判断绝经后出血原因的"金指标"。然而，文献报道绝经前因阴道不规则流血或月经不调行诊刮术的病例，生理性子宫内膜占66%~88.8%。故功能性子宫出血（功血），特别是无排卵性功血，是绝经前妇女阴道不规则流血的主要原因。多年来，一直认为女性生殖器官恶性肿瘤是引起绝经后出血（postmenopausal bleeding，PMB）的主要原因，近年来研究发现绝经后子宫出血多由非器质性疾病所致，其次为良性病变，恶性肿瘤居第3位，Feldman（1993）报道PMB中恶性病变不到10%。在非器质性疾病中以萎缩性内膜多见，其次为增生型、分泌型，良性疾病以子宫内膜增生过长最多见。部分妇女完全停止分泌激素，内膜经过一段较长时间的激素累积刺激后，可出现增生反应或偶有排卵则出现分泌反应，两者均可导致子宫出血。绝经后的激素水平低下，子宫内膜萎缩，抵抗力降低易受感染，浅表血管破裂，导致内膜炎症而引起出血。

老年妇女应用激素替代疗法，也可以引起子宫内膜的变化而导致子宫内膜出血。子宫黏膜下肌瘤、子宫内膜息肉、子宫内膜增生样病变亦是绝经后子宫出血的常见原因。宫内节育器（IUD）断裂或嵌顿引起的绝经后子宫出血亦占一定比例。功能性卵巢肿瘤如颗粒细胞瘤分泌雌激素作用于子宫内膜，激素波动时可引起子宫出血。

以下情况，可以尽量避免子宫内膜诊刮：

（1）诊刮对于绝经前的妇女子宫内膜良性病变的诊断价值相对较低，理想的评判方法应是非侵袭的，应多结合临床，考虑高危因素，同时与超声和宫腔镜联合诊断，提高良性病变的诊断率，减少过度治疗，可将绝经前妇女因阴道不规则流血而行诊刮术的比例降至 50%。

（2）在有宫内节育器合并月经不调或异常出血的患者，应按循序诊断法，先行取环术，并随诊，若仍有异常临床表现，再行诊刮术以进一步明确原因。并同时建议带环妇女在绝经后 1 年内将节育器取出。

（3）对于绝经后子宫出血的患者诊刮术依然是首选并且必行的检查，确定 PMB 的高危因素，选择性诊刮显得尤为重要。绝经后子宫内膜厚度超声检查 ≤4mm 的患者发现子宫内膜癌的概率为 1.4%~2.7%（Litta et al，2005；Tinelli et al，2008）。当患者年龄较轻（≤55 岁）、绝经年限短（<5 年）、阴道出血时间短（≤1 个月）以及子宫内膜 ≤4mm，可暂缓诊刮，先给予对症治疗，门诊随访，如果内膜持续增厚，或内膜回声不均匀，边界不规则、不光滑，则不论有无症状，诊刮还是必要的。同时也应注意子宫内膜癌中有约 10% 发生于萎缩性内膜，此种情况下内膜厚度常小于 4 mm，如随诊过程中出现再次出血则应进一步检查和处理。

（4）对 HRT 者，其内膜的厚度范围可在 1~15 mm，建议无症状者，内膜 5~15 mm，可暂时不进行诊断性刮宫，可停药，密切监测。在停药后，阴道数次出血、流液后，内膜厚度在 4 mm 以内，同样可以免除诊断性刮宫。

十一、诊刮术与其他检查诊断子宫内膜病变技术的价值比较

1. 宫腔细胞学检查

Lipscomb 等（1994）研究报告认为对累及整个子宫腔内膜表面、均匀性分布的病变，如激素水平变化、增生过长等，其准确性与诊刮术符合率较高。Garcia 等（2003）研究发现薄层子宫内膜细胞学检查对子宫内膜非正常病变诊断的敏感性 78%，特异性 96%，阳性预测值 78%，阴性预测植 96%，满意取材率为 15%，而子宫内膜活检取材符合率为 26%，但需注意的是炎症、息肉、激素、刮宫、宫内环等可使子宫内膜细胞表现为形态改变、核深染、核多且大，从而表现出癌细胞的特点，造成假阳性，而肿瘤体积小、浸润病灶小、期别早、标本量不足及高分化肿瘤则可造成假阴性。由于细胞学检查本身的局限性，要得到准确的诊断必须结合病史，但其作为一种筛查子宫内膜癌的方法是可行的，适用于妇科门诊检查和妇女防癌普查。其还可作为分段诊刮术取材不满意病例的补充检查手段。建议对于合并子宫内膜癌高危因素的患者，以及宫腔细胞学取材不满意或细胞学检查阴性而不能满意解释症状者，应随后进行分段诊刮组织病理学检查以避免漏诊，必要时辅以超声、宫腔镜等检查。

2. 经阴道超声检查

分段诊刮术虽为经典的诊断方法，但其无法了解肌层受累情况，而阴道彩超其为无创伤性检查，敏感性高，同时显示盆腔内外异常的情况，包括附件区肿块，子宫肌瘤等。还可清楚地显示正常子宫内膜、子宫内膜下层和子宫肌层，对术前判断子宫肌层浸润深度和宫颈受累情况有一定价值。对于 PMB 的妇女，子宫内膜厚度 ≤4 mm 者，发生子宫内膜癌的风险性为 0.1%~1.0%。Gull 等（2003）用 10 年的时间前瞻性研究了 339 名绝经后出血患者，TVS 测定当子宫内膜厚度 ≤4 mm 时，没有一例发生子宫内膜癌，子宫内膜厚度 >4 mm 者发生子宫内膜癌的相对风险对于 ≤4mm 者为 44.5。如果把子宫内膜厚度以 4 mm 为界限，<4 mm 者，子宫内膜癌的发生率仅为 0.15%（Gull et al，2000），其敏感性和特异性分别为 83% 和 77%（Gupta et al，1996），因此应用 TVS 作筛选，以 4mm 作为灵敏点，结合其他临床资料，可避免某些患者的创伤性诊断方法，它可使侵入性检查技术的使用率降低约 50%。Shalev（2000）指出，通过阴道超声，如果发现子宫内膜与子宫肌层交界处有完整的结构，子宫内膜的均质性，以及内膜形态与月经周期相符合，就可以排除宫腔镜检查的必要。经阴道超声检查可

作为宫腔造影和宫腔镜检查的初筛。由于 TVS 对检测子宫内膜团块性病变具有高度的敏感性，但无特异性，不能鉴别小的子宫内膜病灶或黏膜下团块，因此对于那些异常或不明确的超声波结果，应进一步行宫腔镜检及宫腔镜下的定位活检，进行组织学确诊。TVS 结合诊刮或宫腔镜下活检对提高内膜癌的诊断率有帮助。目前还有盐水灌注宫腔声学造影，可以帮助了解宫腔内占位病变情况。

3. 宫腔镜辅助下分段诊刮术

（1）宫腔镜的优势较多，如宫腔镜检查不开腹，损伤小，在直视下进行，准确率高，漏诊率低，同时还可做有关手术，如内膜息肉摘除术。宫腔镜在鉴别内膜息肉和黏膜下肌瘤方面优于超声和诊刮。诊刮有时能刮出典型的息肉而确诊，但更多的可能漏刮体积过小或过大的息肉，或有时将组织刮碎不能明确诊断。宫腔镜诊治子宫内膜息肉诊断明确，对息肉数量、体积、形态、部位等能作出准确的判断，诊断率高，漏诊率低并可定位取活检送病理检查，根据病理结果或病情决定手术方案。诊刮时病人常因疼痛不能很好配合，医生常以刮出组织量足以病理检查即结束操作，很难完成全面的有针对性的诊刮，降低了诊断性刮宫的诊断价值。研究表明分段诊刮诊断子宫内膜癌，Ⅰ期的符合率为 20%，Ⅱ期为 61.5%，Ⅲ期为 77.8%（Wang et al，2005）。对子宫内膜癌的诊断，宫腔镜下活检明显优于诊断性刮宫，尤其对早期微小的局限型子宫内膜癌病灶，宫腔镜下钳取宫内可疑组织送验，不仅早期局限型微小病变不会遗漏，并可选择性多点取材，避免了传统诊断性刮宫为获得足量宫内膜组织而盲目过度搜刮宫腔造成的疼痛、出血、子宫穿孔等，大大提高了临床取材的安全性和病理检查的可靠性。

（2）宫腔镜检查诊断子宫内膜癌，有以下不足：需注意宫腔镜下定位活检虽然阳性率较高，但活检只能反映部分内膜情况，阴性不能排除癌瘤的存在，至今临床上鉴别子宫内膜癌之方法仍广泛采用分段诊刮术。虽然宫腔镜在子宫内膜癌早期诊断中显示出独特的优势，但是宫腔镜检查中需要适当的灌流介质和膨宫压力膨胀宫腔，其可能造成子宫内膜癌细胞的腹膜腔播散以及可能对患者的生存预后产生一定的影响，这成为宫腔镜应用于早期子宫内膜癌诊断的主要障碍，也是我们临床关注的焦点。尽管有人曾对宫腔镜检查可能使少量肿瘤细胞经输卵管播散至盆腹腔有所顾虑，但大量研究表明宫腔镜检查对疾病预后无影响，它并不增加附件、腹腔、腹膜后淋巴结的转移（Takac et al，2007）。虽然宫腔镜检会使子宫内膜癌细胞扩散至腹腔，但没有证据显示腹腔细胞学阳性会影响早期子宫内膜癌的生存率。B 超联合宫腔镜检查判断宫颈浸润的阳性预测值 100%，阴性预测值 98.0%，均明显高于分段诊刮组（63.6%、88.2%），$P < 0.001$；B 超联合宫腔镜检查判断子宫肌层未受浸润、浅肌层浸润、深肌层浸润的符合率分别为 92.7%、81.8%、66.7%（杨淑玲 等，2005）。而诊断性刮宫则无法判断宫壁浸润情况。术前宫腔镜联合 B 超检查对肌层浸润及宫颈浸润判断的准确性高，为选择合理的手术范围提供了依据。Toki 等（1998）将宫腔镜、MRI 及宫颈管诊刮做对照研究，认为在诊断宫颈浸润方面，MRI 侧重于间质部，而宫腔镜则对宫颈黏膜面的浸润易见，两种方法可以互补。Lo 等（2000）对内膜癌患者通过宫腔镜评估宫颈内膜受侵与否并与切除的子宫标本进行对比，宫腔镜对子宫内膜癌患者宫颈受侵诊断的准确性 92.5%、敏感性 68.3%、特异性 98.7%，阳性预测值和阴性预测值分别为 93.3% 和 92.4%，认为宫腔镜对内膜癌患者宫颈受侵的评估能够达到与病理检查相同的准确性。宫腔镜相对于诊刮在发现宫内膜息肉、黏膜下肌瘤、子宫内膜癌来说具有更高的敏感性，宫腔镜辅助下分段诊刮是一种术前判断有无宫颈受累更可靠的方法，但宫腔镜在诊断萎缩性子宫内膜和子宫内膜增生上的敏感性没有诊刮强。

4. 其他检查技术

（1）MRI：MRI 作为崭新的影像检查方法，对本病的诊断，特别是在术前分期方面有其独特的优越性。MRI 软组织分辨率很高，对子宫内膜癌局限于内膜层、侵及结合带、肌层、宫体外以及侵犯周围组织器官，有无淋巴结转移或远处器官转移甚为敏感。

（2）血清 CA125 水平：是已被确定的上皮性卵巢癌的肿瘤标记物，用于子宫内膜癌的诊断也有一定价值。据统计，约 20% 的宫内膜癌临床 Ⅰ期患者 CA125 值升高。80% 的手术分期属晚期者 CA125 呈高值，术前对 CA125 值的测定有利于评估宫内膜癌有无子宫外转移（Todo et al，2003）。

综上，在以往有关子宫内膜病变的诊断方法中，大多数医生认为子宫内膜的分段诊刮术是诊断的金标准。随着医学的进步，人们逐渐发现了这种方法的缺点和局限性。现在，阴道超声和宫腔镜检查在发达国家已经取代了传统的诊刮术。B 超、宫腔镜和诊刮是互补的几种诊断方法，三者单独应用，各有其局限性，存在一定的误诊、漏诊率，将这几种方法联合起来检查绝经后子宫出血的原因，将有助于提高诊断的正确率。

（刘　红　张国楠）

第四节　宫腔镜下子宫内膜活检

宫腔镜（hysterscope）是在直视下观察子宫腔及子宫内膜的生理与病理改变，利用镜体前端对观察视野的放大作用，能够定位并聚焦子宫内膜的微小病变，对早期子宫内膜癌的诊断已经显示出特有的优势（Litta et al，2005）。近年来，宫腔镜以其直观、准确、漏诊率低、不仅能够观察癌变内膜的形态、范围和子宫颈管受侵情况，还能够定位取材，获取供组织病理学诊断的依据，成为子宫内膜癌不可或缺的诊断方法。

一、适应证

宫腔镜下子宫内膜活检的适应证，与子宫内膜分段诊刮术接近，其不同的是宫腔镜不适合正伴有阴道流血的患者。

二、操作方法与镜下所见

（一）宫腔镜操作方法

1. 术前准备

（1）检查前准备：询问病史，详细妇科检查，常规宫颈细胞学检查，阴道清洁度检查以及滴虫、真菌等；对年长或有心脑血管等内科疾病患者应进行心电图及其他相关检查，评估患者对该项诊断的耐受程度。

（2）检查时间：子宫内膜癌患者大多数以异常子宫出血就诊，检查时间无法人为确定。通常情况下在排除生殖道炎症和宫腔镜手术禁忌指征之后即可进行；对于有周期性月经者，一般以月经干净

3~7 日为宜，此时子宫内膜处于增殖早期，表面平坦菲薄、出血少、黏液少，视野清晰，易于观察内膜微小病变。

（3）宫颈预处理：诊断用宫腔镜外径纤细，经产妇女或长期异常子宫出血患者，宫口松弛，一般不需要宫颈预处理；绝经期妇女宫颈萎缩者，估计镜体进入宫腔困难时，要进行宫颈预处理，避免操作时宫颈裂伤或损坏镜体。临床常用宫颈预处理方法：①扩张宫颈：海藻棒是一种海生植物材料，有各种型号可适应宫颈管形态，插入子宫颈管后遇湿膨胀，起机械性扩张作用。作用时间 8~10 小时，一般于手术前一日晚插入子宫颈管内；②软化宫颈：人工合成的 PGE 类似物可使宫颈结缔组织释放多种蛋白酶，使胶原降解，促使宫颈纤维组织软化，临床常用卡孕栓、米索。于手术前阴道后穹窿放置，起到软化宫颈的目的。

（4）麻醉：无论纤维宫腔镜或硬管型宫腔镜，除外特殊情况如未经产妇或绝经后子宫萎缩者，绝大多数患者能够耐受操作过程，个别精神紧张或合并内科疾患的患者，为减少术中不适，可酌情给予止痛剂、镇静剂或解痉药物缓解术中反应，也可以考虑使用宫颈局部麻醉或静脉全身麻醉。

常用的镇痛与麻醉方法：①宫颈管黏膜表面麻醉：用棉签浸沾 2% 利多卡因溶液插入宫颈管内保留 1~2 分钟。②盐酸利多卡因凝胶：为含有盐酸利多卡因的黏稠液体，使用时将均匀涂于宫颈口内，凝胶物质能够附着于黏膜表面并能延缓药物释放、减慢黏膜对药物的吸收，延长药物的作用时间，同时具有润滑作用。③消炎痛栓：吲哚美辛能抑制前列腺素的合成与释放，消除痛觉的增敏作用，有良好的镇痛效果，于检查前 20 分钟将 50~100 mg 消炎痛栓塞入肛门深处。④宫颈旁神经阻滞麻醉：两侧宫颈旁各注入 1% 普鲁卡因 5~10 ml。⑤静脉麻醉：静脉注入异丙酚或氯氨酮等麻醉药物，止痛效果确切，需要在麻醉医师配合下应用。

2. 操作步骤

宫腔镜诊断时患者取膀胱截石位，常规冲洗消毒外阴、阴道，用阴道窥器暴露宫颈，并用子宫颈钳牵持之。将连接好光源和灌流装置的诊断用宫腔镜经宫颈缓慢置入子宫腔内，在膨宫压力扩张宫腔的同时，借助灌流介质的连续循环，顺序观察子宫底部、双侧子宫角及输卵管开口、宫腔前后及两侧

壁内膜以及子宫颈管黏膜的生理与病理改变。镜体进出子宫腔时应沿子宫腔轴线方向，在直视下缓慢移动镜体，尽量避免触及内膜引起出血或致破碎内膜漂浮，影响对病变部位的观察。在检查中发现宫腔或内膜病理的改变，应将镜体靠近病变定位，利用镜体的放大作用仔细观察病变内膜的色泽、形态、质地、血管分布及其走形、病变波及范围以及宫颈受累与否，同时，在直视下取病变内膜进行组织病理学检查。

检查后处理：检查后或术后常规卧床观察 30分钟至 1 小时，禁止性交、盆浴 2 周，适当休息，酌情给予抗生素预防感染。

（二）子宫内膜癌宫腔镜下形态表现特征

1. 正常宫腔与内膜

生理状态下，子宫底呈弧形，略向宫腔内凸出，两则角较深。宫腔镜检查时由于膨宫压力与灌流介质致宫腔被动扩张，子宫体部肌壁与子宫底部均趋于展平状态，宫腔视野开阔，双侧子宫角为漏斗状，其顶端可见输卵管开口，子宫内膜的色泽、厚度及黏膜皱襞随月经周期的变化而略有不同。增殖期：内膜表面平滑，黄红色，血管纹极少，可见散在的出血斑，腺管开口不明显（图7-4-1）；分泌期：内膜增厚呈波浪状起伏，可呈半球状或息肉状突起，增殖早期腺管开口凹陷明显，至增殖晚期腺管开口逐渐模糊不清，内膜间质水肿呈半透明的黄红色，毛细血管网可见（图7-4-2）。子宫颈管呈圆形或椭圆形管桶状，宫颈内口边缘平滑整齐；宫颈管黏膜色泽呈淡红、泛白或红色，可见较多纵形皱襞、小的乳头状突起及裂隙，宫颈扩张可致黏膜受损或宫颈裂伤，镜下可见出血及创面（图7-4-3）。

2. 子宫内膜增生与异常增生

子宫内膜增生：子宫内膜增生指无异型细胞的内膜腺体过度增生，包括单纯型增生与复合型增生。单纯增生宫腔镜下表现为局灶性或弥漫性内膜突起，形似宽蒂息肉（图7-4-4），有时也可呈多发性的小息肉样改变。增生内膜表面均匀分布的小圆形透亮囊泡，为内膜腺体开口，有时可见表面细小走形规则的血管分布。复合型增生有明显的腺体增生，镜下可见黄白色或红色不透明的息肉状或苔状突起，表面可见异形血管，腺管开

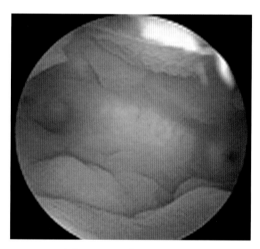

图7-4-2　正常分泌期内膜

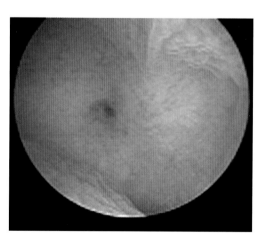

图7-4-1　正常增殖期内膜

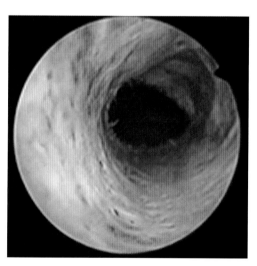

图7-4-3　宫颈扩张致黏膜受损或宫颈裂伤

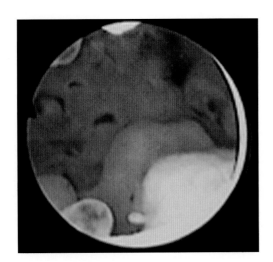

图7-4-4　子宫内膜增生

口大小不等分布不均。

　　子宫内膜异常增生：指包含异形细胞的子宫内膜腺体的过度增生。宫腔镜下可见息肉状或苔状的内膜隆起，表面不透明，常有走行紊乱的血管分布，应与子宫内膜癌进行鉴别（图7-4-5）。

　　3．子宫内膜癌

　　子宫内膜癌受癌变组织类型、病变波及范围与病灶形态差异的影响，在宫腔镜下表现各有不同。一般来讲，癌变内膜在宫腔镜下有几大特点：

　　（1）隆起样改变：病灶部位呈现出有异于正常内膜的局灶样隆起，隆起的病灶视范围大小可呈局灶样和弥漫样改变，局灶样隆起内膜突出于宫腔，

呈卵圆形或结节状，表面光滑时如息肉样改变，基底部粗细不等，隆起病灶大小不一（图7-4-6A，B）；若隆起的病灶表面不光滑时外观如结节状，粗糙且凹凸不平，局灶样病变与周围内膜边界比较清晰，以萎缩型内膜较为多见，有时病灶范围小隆起不明

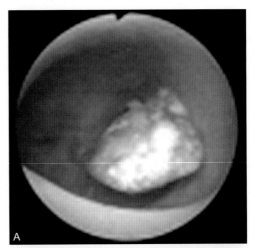

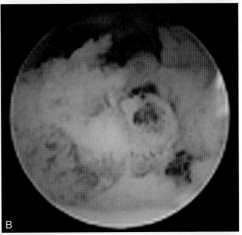

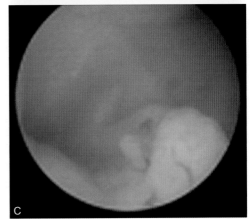

图7-4-6　子宫内膜癌隆起样改变
A，B，C示不同大小的隆起病灶

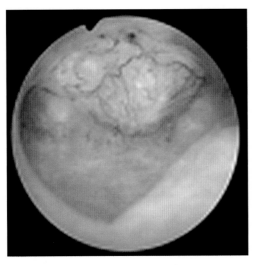

图7-4-5　子宫内膜异常增生

显，与周围内膜差异较小（图7-4-6C），常使宫腔镜检查漏诊；弥漫型的内膜癌灶多表现为杂乱、凹凸不平的突起，形态不甚规整，有时呈绒毛状长短不一的突起弥漫宫腔（图7-4-7）。

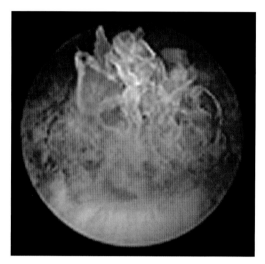

图7-4-7 弥漫型子宫内膜癌灶

（2）色泽灰暗：镜体放大癌变组织时，外观呈灰暗不透明状，失去正常内膜粉红色清亮色泽（图7-4-8A），合并病灶局部坏死或感染时，可呈灰白色或灰黄色糟脆状（图7-4-8B），有时，在循环的灌流介质冲击下，可有组织脱落；漂浮于宫腔。

（3）异型血管：癌变内膜由于血供丰富，在其表面通常可见走形不规则的血管分布，有时甚至可见粗大扩张的血管网络（图7-4-9A，B）。

（4）坏死及溃疡：小范围坏死组织呈灰白色点状或斑状（图7-4-10A），较大面积化脓及坏死时，组织糟脆松疏，不整洁、如溃疡状（图7-4-10B）。

宫腔镜诊断子宫内膜癌的最大优势是能够全面观察癌灶的部位、特征、侵犯范围，对子宫颈管内膜的全面观察及其对子宫颈管病变与否的明确，涉及对子宫内膜癌患者的临床分期及手术方式的选择。宫腔镜观察宫颈管内膜时，应仔细观察颈管内病灶与子宫内膜病灶的关系，宫颈管内是单发病灶还是由于子宫内膜病灶蔓延到子宫颈管内，宫颈管内病变的特征表现于子宫腔内病变的异同以及与周

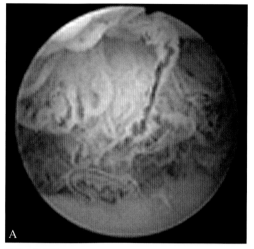

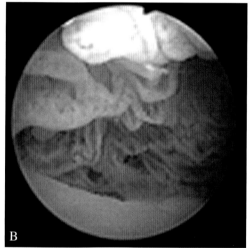

图7-4-8 子宫内膜癌变组织外观
A. 色泽灰暗，不透明；B. 合并病灶局部坏死或感染时，呈灰白色或灰黄色糟脆状

围颈管内膜的异同。弥漫状子宫内膜病变有时垂落至子宫颈管内，应与浸润子宫颈管的病变区别，以免影响分期的准确性。

特别强调，上述对子宫内内膜和子宫颈管病变部位的直视观察及病灶的特征改变，能够帮助施术者定位病灶，结合直视活检，减少对病变漏诊的概率，但宫腔镜是形态学观察，不能替代组织病理学诊断。

三、宫腔镜在诊断子宫内膜病变和早期内膜癌中的价值

宫腔镜借助长管状微型镜体的放大效应，实现了直视观察子宫腔的形态、子宫颈管以及子宫内

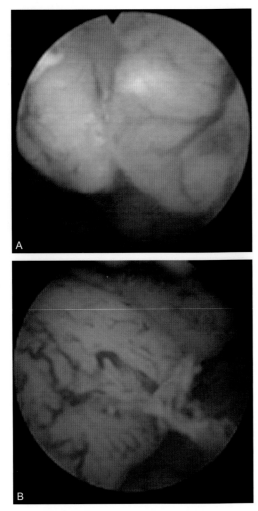

图7-4-9　子宫内膜癌异型血管
A.不规则血管分布；B.粗大扩张的血管网

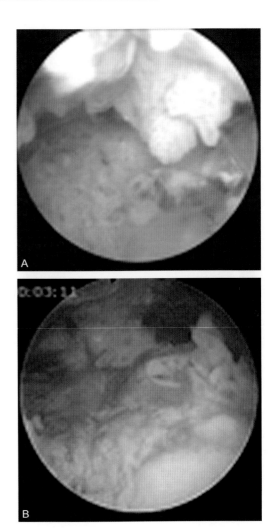

图7-4-10　子宫内膜癌坏死及溃疡
A.小范围坏死；B.较大面积化脓及坏死

膜的生理与病理改变，能够准确定位病变部位、范围，并且可以同期进行组织取材和相应的手术治疗，对子宫腔内病变尤其是对子宫内膜癌变的早期发现和诊断，显示出较大的优势（Wierzbowski et al，2003；Garuti et al，2006；Spicer et al，2006；Svirsky et al，2008，Touboul et al，2014）。De Marchi（2014）研究认为，即便是对于经验略为欠缺的住院医师，经过200次以上的宫腔镜镜下图像学习，其宫腔镜诊断子宫内膜癌的敏感性即可达到70.4%，特异性99.1%，而对于经验丰富的主治医师，宫腔镜诊断子宫内膜癌的敏感性高达96.3%，特异性100%。

1. 避免了D&C取材的盲目性

对子宫内膜病变进行组织病理学诊断的前提是获得足够的子宫内膜组织或宫腔内脱落细胞。长

久以来，对子宫内膜组织和宫颈管内膜的采集方法主要依靠诊断性刮宫（dilatation and curettage，D&C）。D&C操作简单，不需要特殊设备，是诊断子宫内膜病变的最基本手术方式，但是，由于受盲视和子宫颈解剖学结构的制约，D&C操作时常常影响对病变子宫内膜的直视观察和准确获取。有资料显示，通过D&C方法刮取子宫内膜失败的概率约为8%，随着患者绝经时间延长，取材失败的比例相应增加，在70岁以上的绝经期患者中，D&C手术失败率可达18%（Koss et al，1981），并且，D&C操作时由于不能直视定位子宫内膜及子宫腔病变，极易造成对宫腔内微小病灶的遗漏。Bedner等（2002）报道，经D&C取材检查后确认既无宫腔内占位、也未发现内膜病理改变的74例异常子宫出血患者中，经宫腔镜诊断并定位采集内膜

组织，结果发现 D&C 遗漏了子宫内膜息肉 39%（29/74），子宫内膜增生 3%（2/74）和子宫内膜癌 3%（2/74），提示 D&C 取材可能遗漏子宫内膜的局灶样病变。Spiewankiewicz 等（1995）在对经 D&C 检查未发现子宫内膜异常的 202 例 AUB 患者实施宫腔镜及定位活检诊断，发现 D&C 漏诊了 12.9%（26/202）内膜病变，其中包括子宫内膜过度增生 9.4%（19/202），子宫内膜癌 3.5%（7/202）。造成 D&C 漏诊的原因，主要是因为上述患者中超过 70% 的内膜病变为局灶样改变，而且病变部位大多位于子宫底部和子宫角部。由此可见，宫腔镜对早期或局灶样内膜病变的诊断优势和诊断准确率是 D&C 无法相比的（Bedner et al，2002；Spiewankiewicz et al，1995；Ceci et al，2002），其对子宫内膜增生性病变诊断的敏感性 89.36%、特异性 91.96%、阳性预测值（positive predictive value，PPV）66.7%～82.36%、阴性预测值（negative predictive value，NPV）95.37%～99.6%，被认为是子宫内膜病变的最佳诊断方法（Vasile et al，2003；Pal et al，1997）。

2. 弥补了超声影像学诊断的局限

超声检查是子宫内膜癌诊断不可缺少的手段之一，目前，经超声检查诊断子宫内膜癌的主要途径是经腹部超声和经阴道超声（transvaginal sonography，TVS）。尽管超声诊断对子宫肌壁、子宫内膜和子宫体内占位病变具有较高的诊断准确率，但是，对于子宫内膜增生性病变以及早期内膜癌变，超声声像回声不具特异性改变，容易遗漏 5 mm 以下的子宫内膜病变。而且，作为一种间接的诊断方法，US 对子宫内膜病变诊断的准确率还可能受到设备性能、图像分辨率以及操作者的技术水平等影响。一项前瞻性临床研究，评估了 TVS、D&C 和宫腔镜三种检查方法在子宫内膜病变诊断中的应用价值，在纳入研究的 54 例 AUB 患者中，以宫腔镜 + 定位取材并经组织学确认的子宫内膜增生病变作为诊断的标准，TVS 对子宫内膜增生性病变诊断的敏感性为 60%、特异性 88%，而 D&C 诊断的敏感性仅 4%、特异性 83%，认为不能仅以 TVS 和 D&C 作为子宫内膜增生或内膜局灶病变的预测方法（Pal et al，1997）。US/TVS 诊断子宫内膜病变时，内膜厚度是其重要的参照依据，在生育年龄妇女，子宫内膜厚度随月经周期而变化，绝经

后内膜萎缩，厚度不再有周期性改变。对绝经期妇女子宫内膜厚度 ≤4 mm 通常作为预测子宫内膜状态的指标。子宫内膜厚度的变化是 TVS 检查中较为敏感的指标，但是，正常范围的子宫内膜声像表现并不意味着能够排除子宫内膜病变和宫腔的占位病变（Timmermans et al，2008）。一项特别设计的临床研究对比了 TVS 和宫腔镜在绝经期妇女子宫腔内病变诊断中的准确性，对经阴道超声提示子宫内膜厚度 <4mm 的 212 例绝经期妇女（包括 13 例 AUB 和 199 例无任何症状受检者）实施宫腔镜诊断，其中 13 例有 AUB 症状的患者，宫腔镜发现子宫内膜息肉 3 例（占 23%），后经组织病理学检查全部得到证实；其余 199 例无症状的绝经期受检妇女，宫腔镜诊断黏膜下肌瘤 4 例（2.0%）、子宫内膜息肉 16 例（8.0%），其中 1 例内膜息肉术后经组织病理学证实为子宫内膜局灶样腺癌（Marello et al，2000）。事实上，超声作为影像学检查，在一定程度上受设备分辨率、显像效果及操作者对声像图识别程度的影响；相比之下，宫腔镜直视观察，比较容易识别正常与异常内膜改变，同时能够结合定位取材，显示出其较超声诊断更多的优越性，尤其是在诊断非恶性病变所致的子宫内膜肥厚性改变时尤为突出。Liedman 等（2000）通过 TVS 和宫腔镜检查，对乳腺癌术后长期服用他莫昔芬（tamoxifen，TMX）治疗的 54 例患者进行子宫内膜风险程度预测，在 35 例经超声提示内膜厚度 ≥8 mm 的患者中，54.3%（19/35）经宫腔镜 + 内膜活检组织病理学诊断为子宫内膜良性改变，包括 18 例子宫内膜息肉和 1 例子宫内膜增生；另有 45.7%（16/35）组织学诊断为萎缩子宫内膜。

TMX 是一种合成的非类固醇的抗雌激素制剂，广泛应用于乳腺癌的辅助治疗，在巩固手术疗效和减少复发中发挥重要作用。但是，由于其具有调节子宫内膜雌激素受体（estrogen-receptor，ER）和刺激卵巢雌激素合成的作用，长期服药可使子宫内膜癌的罹患风险成倍增加（Fisher et al，1994；Rutqvist et al，2007）。作为雌激素受体调节剂，TMX 能够引起子宫内膜腺囊扩张、间质水肿和邻近肌层组织增生水肿，形成特殊的子宫内膜肥厚样改变（Assikis et al，1996）。因此，对于长期服药的患者，应加强子宫内膜状态的监测，及早发现病变和及时处理，已经成为保证用药安全的措施

之一。值得注意的是，TMX 所引起的子宫内膜肥厚，在超声声像图上往往不易与子宫内膜癌区分。有研究分析了乳腺癌术后服用 TMX 的 304 例患者的超声影像所见并测量了子宫内膜厚度，即使将内膜厚度设定在 9 mm 作为诊断子宫内膜癌的标准，其对子宫内膜癌的阳性预测值仅为 1.4%（Fung et al，2003）。由于超声对 TMX 作用后子宫内膜水肿、腺囊扩张的识别呈现较低的特异性和阳性预测率，使其不能作为 TMX 治疗中子宫内膜的可靠监测手段。超声影像对肥厚子宫内膜识别的局限表明，包括 TVS 在内的声像学检查对子宫内膜回声的判断不具备特异性。尽管 TVS/US 检查创伤小、可重复性好，但因对子宫内膜病变不够特异的鉴别和对早期子宫内膜癌变较低的阳性预测价值，使其不能作为长期接受激素治疗患者子宫内膜监测的可靠方法（Mourits et al，1999；Symonds et al，2001）。

3. 宫腔镜结合定位活检诊断内膜癌的准确性

子宫在组织发生上起源于苗勒管，子宫内膜所具备的苗勒管组织多项分化的潜能，使子宫内膜癌具有复杂多样的组织病理学类型。无论组织病理学结构如何改变，从其形态特征上观察，子宫内膜癌的基本生长形态以局灶型和弥漫型常见，在多数情况下，局灶型病变常分布在子宫底部和子宫角附近，早期病变范围小而表浅，局限在内膜表面，无明显肿块形成，常给诊断带来困难。临床遇到的早期内膜腺癌，有时多次被 D&C 遗漏，有时在切除的子宫标本中多处取材，也有漏掉癌灶的可能（陈乐真，2002）。宫腔镜对早期内膜癌的诊断，不仅要借助宫腔镜的放大效应进行观察评价，同时还必须依靠直视下的内膜采集和组织学检查，因为仅凭肉眼观察不能替代病理诊断，即使随着施术者经验的增加或年长的医生操作，依然不能提高对早期内膜癌变诊断的准确性（Kovar et al，2000）。Epstein 等（Epstein et al，2001）的一项前瞻性临床研究对比了不同子宫内膜取材方法对诊断结果的影响，在对 105 例超声子宫内膜厚度 ≥8 mm 的绝经期 AUB 患者实施宫腔镜检查后，发现存在子宫内膜形态异常占 80%（84/105）。取出宫腔镜先行 D&C 采集内膜，然后再经宫腔镜定位取材。令人不能置信的是，D&C 操作后 87% 的内膜病变依然部分或全部存留在子宫腔内，包括内膜息肉 43 例，D&C 遗漏了 25 例，占 58%；子宫内膜增生 10 例，D&C 遗漏了 5

例，占 50%；子宫内膜不典型增生 5 例，D&C 遗漏了 3 例，占 60%，子宫内膜癌 19 例，D&C 漏诊了 2 例，占 11%。由此可见，不联合直视活检的宫腔镜诊断，不能确保诊断的准确率。仅凭宫腔镜直视观察对子宫内膜癌诊断的敏感性和阳性预测值分别只有 58.8% 和 20.8%，而宫腔镜 + 直视下内膜采集可使子宫内膜癌诊断的敏感性上升到 96.55%，特异性 100%（Marchetti et al，2002）。Ørtoft（2013）的研究亦证实，与 D&C 相比，宫腔镜直视下活检对于区分子宫内膜非典型性增生和子宫内膜癌具有更好的准确性（92% vs. 58%，P＜0.001），但对于癌组织分化差 G3，两者的诊断准确性无明显差异（93% vs. 92%，P＞0.05）。宫腔镜结合直视活检是提高早期子宫内膜癌诊断的关键（Lo et al，2000；Agostini et al，2001；Loiacono et al，2015）。

近年来，有研究认为宫腔镜检查 + 直视下活检仍可导致部分非典型内膜癌患者漏诊。其主张在必要的情况下，采用宫腔镜下刮宫术进行术前诊断，以确保取得足够全面的内膜组织，避免病灶遗漏。Bourdel（2016）进行了一项系统回顾，27 篇文献采用传统诊断性刮宫、宫腔镜直视下活检或宫腔镜下刮宫术作为术前评估和诊断方法，1106 例术前诊断为子宫内膜非典型增生的患者接受全子宫切除手术，以术后子宫内膜癌发现率判断这 3 种方法对子宫内膜癌的漏诊率；结果发现：在宫腔镜直视下内膜活检组，45.3% 患者最终病理证实为子宫内膜癌（95% CI: 32.8~58.5），而宫腔镜下刮宫术组，仅 5.8% 患者为子宫内膜癌（95% CI: 0.8~31.7）；术前漏诊子宫内膜癌直接导致了较高比例患者未能得到适宜的手术治疗，31.7% 患者未切除双侧输卵管，24.6% 患者未进行全面的腹腔探查。该研究认为宫腔镜下刮宫术可显著降低子宫内膜癌漏诊率。

4. 窄带成像宫腔镜检查系统进一步提高了内膜癌活检的准确性

近年来，随着光学成像技术的革新，一种新型成像技术 - 窄带光成像（narrow band imaging，NBI）以其能突显病变表面微血管的形态学改变，可进一步提高内镜对病变组织识别的敏感性等优势，应用于子宫内膜癌（内膜病变）的诊断。在 NBI 系统中通过滤光器将红、绿、蓝 3 色光谱中的宽带光波进行过滤，仅留下 415 nm 波长的蓝光和 540 nm 波长的绿光。由于血红蛋白吸收的波长在 415 nm 左右，蓝光可以很好地被血红蛋白吸收，从而使 NBI 内镜能够清晰显示出黏膜表层的微细血管结构和形态；而 540 nm 波长绿光经反射后可以显示黏膜深层的血管，经成像后显示为蓝绿色。因而 NBI 对病变识别的最大优势在于可以清晰地观察到病变表面及深层血管的细微形态学改变。在肿瘤发生发展过程中，血管异常增生及形态结构的改变是其最根本特征及必备条件，NBI 的应用使内镜对肿瘤性病变的诊断更为客观而准确。在国内外学术领域，NBI 内镜目前已广泛应用于膀胱、咽喉等肿瘤的早期诊治（Cauberg et al，2011）。由于血管的异常改变同样是子宫内膜癌发生及病变发展的必要条件，近年来，NBI 技术在子宫内膜癌宫腔镜诊断中的应用日益广泛。

异型血管相是宫腔镜下诊断阳性病灶的必要条件。异性血管相在镜下可表现为下列一个或多个特点：①血管分布不均，走形紊乱，或呈裸露状；②血管直径粗细不均，伴有狭窄、中断、扩张或怒张等；③特殊形状的血管团，如海葵状、蛙卵状、静脉瘤样等。白光下仅可显示病变表面裸露的血管以及较为表浅部位或粗大血管，NBI 模式下不仅使病变表面异型血管形态学改变的特征暴露得更为充分，还可以显示内膜下层增生的异型血管，更加全面显示病灶血管网。NBI 下，在血管异型性的特征被凸显的背景下，内膜性状如内膜粗糙、坏死、内膜腺体分布等情况可较清晰显示。部分病灶表现组织坏死脱落，和蓝色及棕色的血管相映衬形成内膜癌较为特征性的外观杂乱的图像改变。

张颖等（2012）通过 189 例 334 份病变的图像结合病理学诊断进行总结分析，发现 NBI 对子宫内膜癌及内膜非典型增生诊断的敏感性可由白光的 79.5% 提升至 95.3%。而 NBI 诊断的特异性与白光相比差异无显著性，即在提高诊断敏感性的同时，没有增加诊断的假阳性率。在 Tinelli（2011）的多中心研究中，801 例子宫内膜癌或子宫内膜增生患者同时接受白光及 NBI 宫腔镜检查。结果发现：在子宫内膜癌患者中，NBI 宫腔镜的诊断敏感性亦明显高于白光（93% vs. 81%，$P < 0.05$）；在低危子宫内膜增生患者中，NBI 宫腔镜的诊断敏感性（82% vs. 56%，$P < 0.005$）及阳性预测率（positive predictive value，PPV）（79% vs. 71%，$P < 0.05$）显著高于白光；在高危子宫内膜增生患者中，NBI 宫

腔镜的诊断敏感性及 PPV 亦显著高于白光，而在特异性、阴性预测率（negative predictive value，NPV）方面，两者差异无统计学意义。同样，在 Surico（2010）的回顾性研究中，NBI 宫腔镜诊断子宫内膜癌与病理的一致性可达 91.8%，而白光仅为 88.8%。也就是说，NBI 对宫腔内病变的诊断具有优越性。

5. 有助于术前评估制订合理的手术方案

大量临床资料显示，对早期子宫内膜癌的正确诊断和适宜的治疗能够获得良好的预后效果。尽管现有诊断方法不能完全代替手术分期，手术分期与临床分期不符的情况依然存在（Ben-Shachar et al，2005；Kirby et al，2006），但是，对于没有高危因素的早期病例强调分期手术，无疑加大了手术创伤，况且，子宫内膜癌的发病人群以高龄、体格肥胖为主，常伴有糖尿病等内科疾病，进行全面的盆腔和腹主动脉旁淋巴结切除（取样），手术难度大，并发症的风险增加（Ludwig et al，1995）。有研究对 246 例 I 期子宫内膜癌的资料回顾性分析发现，术中是否进行淋巴结清扫并不影响术后复发和生存概率（Bar-Am et al，1998）。国内相同研究也显示，手术方式对于早期子宫内膜癌的复发和预后没有明确的影响意义，但对有高危预后因素的患者进行淋巴结活检有助于了解淋巴转移情况。因此，术前对影响预后疗效的因素，如肿瘤的组织学类型、组织分化、肌层浸润深度、宫颈受侵与否等的充分了解，即能避免全面手术分期所带来的巨大手术创伤，又可保证手术疗效，提高患者的生存质量（Ludwig et al，1995）。

（1）了解病变范围及宫颈浸润情况

宫腔镜对于子宫内膜癌诊断的优势不仅体现在定位取材，避免对局灶样病变的遗漏，同时对子宫内膜的全面观察，能够明确病变的部位、形态特点、波及范围以及宫颈管浸润情况，必要时对内膜和宫颈的病变进行深部取材活检（Pace et al，1995）。宫腔镜对子宫内膜及宫颈状态的全面评估，结合影像学诊断方法，能够为术前分期和制定适宜的手术方案提供重要的参考依据。Cutillo 等（2007）实施的一项前瞻性研究，对已经确诊子宫内膜癌的病例术前通过宫腔电切镜切除病灶内膜活检，结合 MRI 进行全面分期，并与手术 - 病理分期对比。按国际妇产科联盟（International Federation of Obstetricians and Gynecologists，FIGO）分期标准，上述病例中子宫内膜癌 I 期 34 例，II ~ IV 期 5 例；

术中腹腔冲洗液均无阳性发现，宫腔镜子宫内膜病灶切除活检分期与手术 - 病理分期符合率 97.1%，术后随访 10 个月无复发。认为宫腔镜诊断及定位活检是子宫内膜癌术前准确的分期方法。Garuti 等（2001）选择子宫内膜腺癌拟行分期手术的患者，通过宫腔镜全面评估子宫内膜病范围及形态特征，并与肿瘤分期、组织分化和术后生存概率进行统计学分析。按 FIGO 分期标准，入选的 60 例子宫内膜腺癌中，Ⅰ期 50 例，Ⅱ期 4 例，Ⅲ期和Ⅳ期各 3 例；高分化腺癌 32 例，中分化 21 例，低分化 7 例；术后 48 个月累计生存概率为 86.6%。术前所见癌灶的形态与肿瘤分期、分化程度及生存时间无相关性；但病变范围、肿瘤分期和组织分化程度与生存概率显著相关；癌灶范围占宫腔面积的 50% 以下、FIGO Ⅰ期、高分化癌患者，术后生存概率分别是 100%、97.1% 和 96.6%；而当癌灶范围超过宫腔面积的 50%，其生存概率分别下降至 73.1%、65.3%（Fisher's exact test，$P = 0.001$）和 76.9%（Fisher's exact test，$P = 0.035$）。上述研究对宫颈浸润诊断的敏感性和特异性分别达 100% 和 87.3%。宫腔镜对宫颈浸润的评估，一方面结合内膜病变的形态及范围，另一方面借助其直视定位和宫颈内膜活检。Lo 等（2000）的研究，通过术前宫颈管内膜电切取材对宫颈受侵的评估，与切除的子宫标本相对比，得出宫腔镜诊断子宫内膜癌宫颈浸润的准确性 92.5%，敏感性 68.3%，特异性 98.7%，阳性预测率 93.3%，阴性预测率 92.4% 的结论。Ørtoft（2013）通过对宫腔镜直视下活检、MRI 及经阴道超声三种方法对子宫内膜癌宫颈受累情况进行术前评估，结果发现，宫腔镜直视下活检诊断准确性最高，达 94%，而 MRI 为 84%，经阴道超声最低，为 80%。宫腔镜对子宫内膜癌浸润宫颈的诊断是准确可靠的方法（Cicinelli et al，2008）。

（2）预测子宫肌层受侵程度：对子宫内膜癌的术前分期和全面评估是指导手术方案和保证手术疗效的重要依据。深肌层浸润的子宫内膜癌通常已有盆腔淋巴结甚或腹主动脉旁淋巴结转移，术前充分评估病变波及范围及肌层浸润情况等，对于制订有效的手术方案，保证手术疗效至关重要。Iha 等（2003）对Ⅰ期子宫内膜腺癌病例，通过宫腔镜观察并记录癌灶的形态学表现，参照术后组织病理学诊断，以寻求病变的形态类型与肌层浸润的关系，

该研究将宫腔镜所见癌灶分为带蒂型（局灶型）和无蒂型（弥漫型），表面可有或无溃疡形成，在切除的子宫标本中，无蒂型病灶肌层浸润的概率明显高于带蒂型病灶（$P < 0.0001$）；表面有溃疡的病灶肌层浸润概率高于非溃疡病灶（$P < 0.0001$）。宫腔镜下表面无溃疡的带蒂型病灶对预测肌层无浸润的敏感性达 92%，阳性预测值 72%，认为诊断宫腔镜诊断有助于了解Ⅰ期子宫内膜癌肌层浸润情况，为子宫内膜癌术前对肌层的了解提供了参考依据。

四、宫腔镜对内膜癌播散及患者生存预后的影响

尽管大量临床研究已经肯定宫腔镜在子宫内膜病变及子宫内膜癌诊断中的价值，但由于宫腔镜所需的特殊手术环境 - 膨宫压力与灌流介质（液体、气体），在膨胀子宫、冲出宫腔内膜碎片和血块、提供清晰手术视野的同时，是否将脱落的癌细胞及其宫腔内容物经输卵管带进盆腹腔？长期以来，宫腔镜灌流介质对子宫内膜癌细胞逆流腹膜腔播散以及对患者生存预后影响的问题，一直成为困扰宫腔镜应用于子宫内膜癌术前诊断和术前分期的主要因素。

（一）宫腔镜对腹腔冲洗液细胞学改变的影响

子宫独有的解剖学形态及其与盆腹腔的连接特点，使宫腔镜手术中灌流介质经输卵管逆流进入盆腹腔成为可能。对于子宫内膜癌而言，这是否也意味着增加癌细胞向子宫腔外转移的风险？一项多中心的临床研究（Kudela et al，2001），对拟行手术的子宫内膜癌病例分别实施宫腔镜诊断与 D&C 操作，分析两种诊断方法对腹腔液细胞学变化的影响。入选病例分为研究组实施宫腔镜内膜电切活检，对照组进行 D&C。分别收集两组腹腔冲洗液（peritoneal washing，PW）进行细胞学检查：研究组 132 例中 PW 癌细胞阳性 16 例，占 12.1%（16/132）；可疑阳性 24 例，占 18.2%（24/132）；无异常发现 92 例，占 69.7%（92/132）。对照组 59 例 PW 癌细胞阳性 8 例，占 13.6%（8/59）；可疑阳性 12 例，占 20.3%（12/59）；无异常发现 39 例，占 66.1%（39/59），两组 PW 癌细胞阳性无统计学差异，认为宫腔镜诊断不增加子宫内膜癌细胞向腹膜腔播散的风险。Tempfer（2011）在一项回

顾性多中心研究中对术前诊断宫腔镜操作时间与子宫内膜癌腹腔冲洗液阳性、肿瘤分期、淋巴结转移的关系进行研究，结果发现：腹腔冲洗液阳性的患者术前诊断宫腔镜平均操作时间为 17.9 ± 10.1 min，腹腔冲洗液阴性者，术前诊断性宫腔镜平均操作时间为 17.9 ± 10.2 min，两者差异无统计学意义；此外，长时间宫腔镜操作（>15min）亦不会对腹腔冲洗液的结果造成影响；宫腔镜操作时间亦与肿瘤分期、淋巴结转移无关。不仅如此，子宫内膜癌腹腔转移的概率也没有因为宫腔镜诊断而增高。Selvaggi 等（2003）研究分析了宫腔镜诊断对子宫内膜癌盆腔转移的风险，147 例内膜癌病例根据诊断方法分为三组：组 I：52 例（35%）术前仅做 D&C；组 II：56 例（39%），D&C 术后又行宫腔镜检查；组 III：39 例（26%）仅做宫腔镜检查。三组 PW 癌细胞阳性的比例分别为 4%、7%、7%，差异无统计学意义（$P = 0.692$）；上述病例术后组织学诊断卵巢微小转移比例，在 D&C 组为 17%，D&C+ 宫腔镜组 7%，仅做宫腔镜组未发现卵巢微小转移，三组相比差异无统计学意义（$P = 0.59$）；腹膜和大网膜微小转移的比例在上述三组分别是 4%、11% 和阴性，差异亦无统计学意义（$P = 0.63$），说明宫腔镜诊断不增加内膜癌细胞腹膜腔播散的风险。Juhasz-Böss（2010）的研究则进一步认为术前多次宫腔镜检查亦不会增加子宫内膜癌腹腔冲洗液细胞学阳性的风险，研究共纳入 196 例子宫内膜癌患者，其中 5.6%（11 例）患者腹腔冲洗液细胞学阳性；在术前未行宫腔镜检查的患者中，腹腔冲洗液细胞学阳性者 18.2%（4 例）；在接受 1 次宫腔镜检查者中，腹腔冲洗液细胞学阳性者 1.9%（2 例）；接受 2 次宫腔镜检查者中，7.1%（5 例）腹腔冲洗液细胞学阳性，差异均无统计学意义（$P = 0.008$）。

但是，上述结论一直面临着不同的看法和争议。由于研究病例的限制和研究方法的差异，关于宫腔镜对子宫内膜癌细胞腹腔播散影响问题的结论，一直没有完全统一。Zerbe 等（2000）报道，术前宫腔镜诊断能够增加 PW 癌细胞阳性的概率。该研究回顾性分析了 64 例经宫腔镜诊断的子宫内膜癌与 158 例未实施宫腔镜诊断病例的 PW 细胞学变化，发现宫腔镜诊断组 PW 癌细胞阳性率为 17.2%（11/64），而未进行宫腔镜诊断组为 6.3%（10/158），差异有显著性意义（$P < 0.001$）。Obermair 等（2000）

以同样方法比较了术前接受宫腔镜与未行宫腔镜诊断的子宫内膜癌腹腔冲洗液细胞学变化的特点，接受宫腔镜诊断病例 PW 癌细胞阳性率和可疑阳性的概率分别是 5.4%（4/74）和 6.8%（5/74），明显高于未接受宫腔镜诊断病例 0% 和 2.5%（1/39）。2011 年，Chang 等（2011）对术前宫腔镜检查对子宫内膜癌腹腔冲洗液细胞学结果的影响进行了一项 meta 分析研究，共纳入 19 篇文献，2944 例子宫内膜癌患者，其中术前接受宫腔镜检查者 1099 例。研究结果发现：与未接受宫腔镜检查者相比，术前宫腔镜检查可显著增加子宫内膜癌患者腹腔冲洗液细胞学阳性率（$P < 0.05$），尤其是对于使用液体灌流介质的患者。尽管对于早期子宫内膜癌患者，术前宫腔镜检查并不会增加腹腔冲洗液细胞学阳性结果。这些研究对宫腔镜诊断不影响子宫内膜癌 PW 细胞学阳性概率的论点提出了质疑。

为了证实宫腔镜诊断能够引起子宫内膜癌细胞向盆腹腔播散的假设，一项特别设计的离体试验研究（Arikan et al，2001），对 24 例行全子宫 + 双附件切除的子宫内膜癌标本（入选标准：癌灶侵犯内膜范围 >1cm、腹腔冲洗液细胞学阴性、无子宫浆膜面或子宫外转移证据），模拟宫腔镜检查时设置的膨宫压力与灌流条件实施离体宫腔镜检查，收集经双侧输卵管流出的灌流液体，并对收集的灌流液细胞进行体外培养，经由两位细胞学专家进行的观察判定。研究证实 24 例子宫标本中，有 20 例（约占 83%，20/24）可见灌流液自输卵管向腹腔外溢，其中有 17 例（约占 71%，17/24）在灌流液中发现癌细胞，有 10 例（约占 42%，10/24）外溢癌细胞能够在体外生长并传代。由此认为宫腔镜能够造成内膜癌细胞向腹腔播散，并且播散的癌细胞具有生存能力。

对于在体子宫而言，如果这一结论成立，宫腔镜诊断不仅仅是增加了子宫内膜癌 PW 细胞学阳性的概率和提高了内膜癌的手术分期，更重要的是，扩散进入腹膜腔的恶性细胞是否作为独立因素对患者的生存预后产生影响？ PW 细胞学结果是预测肿瘤细胞盆腹腔内微小转移的指标之一，多数情况下能够反映病变分期情况，一些特殊类型的子宫内膜癌如乳头状浆液性腺癌（pure uterine papilly serous carcinomas，UPSCs）、透明细胞癌（clear cell carcinomas），其 PW 阳性的概率明显增高（Silva et al，1990；DuBeshter et al，1991；Lee et al，1991）。但是，PW 细胞学阳性并不意味是肿瘤远处转移的唯一证据（Zuna et al，1996），对其作为预测预后生存的独立因素依然存有争议。Lurain 等（Lurain et al，1989）分析了子宫内膜癌 PW 细胞学结果对术后复发及生存预后的影响，157 例临床Ⅰ期病例中 PW 细胞学阳性 30 例（19%），其中 5 例（17%）复发，而 127 例 PW 阴性病例中，11 例（9%）复发；结合手术病理提供的相关指标，PW 阳性与肌层浸润深度（$P = 0.02$）和组织分化（$P < 0.025$）密切相关，与术后复发无关（$P = 0.33$）；除淋巴结转移外，盆腔转移是影响复发的唯一因素（$P = 0.009$），提出Ⅰ期内膜癌 PW 细胞学没有独立的预后影响意义。为说明经输卵管播散不是内膜癌细胞进入盆腹腔的唯一途径，一项特别设计的研究对术前实施宫腔镜（55 例）/未实施宫腔镜（44 例）的病例进行输卵管灌流液（tubal washing，TW）细胞学和生存预后的对比研究，其中 PW（+）/TW（+）20 例，PW（-）/TW（-）47 例，PW（-）/TW（+）28 例，PW（+）/TW（-）4 例者中，肿瘤复发或亡于原发病的比例分别为 11 例（55%）、4 例（8.5%）、3 例（10%）和无复发生存，有意义的是 4 例 PW（+）/TW（-）病例全部为无瘤生存（disease-free survival，DFS），如果输卵管是癌细胞进入盆腹腔的唯一通道，那么就不应出现 PW（+）和 TW（-）的结局，认为 TW、PW 细胞学阳性与宫腔镜操作无关，宫腔镜不应成为子宫内膜癌诊断的禁忌（Mulvany et al，2000）。

（二）宫腔镜与子宫内膜癌的生存预后

宫腔镜在临床应用的普及使其越来越多地介入到子宫内膜癌的诊断与术前分期中，以其独特的优势并结合影像学诊断大大提高了临床分期的准确性（Cutillo et al，2007）。到目前为止，还没有相关宫腔镜影响子宫内膜癌生存预后的报道。相反，大量临床研究显示，宫腔镜不影响子宫内膜癌的生存预后。Biewenga 等（2004）追踪研究了术前接受宫腔镜诊断的子宫内膜癌病例生存预后状态，43 例 FIGOⅠ期病例，术中腹腔冲洗液细胞学均为阴性（95% CI: 0~8.2%），术前宫腔镜诊断距手术时间平均 33.5 天；术后 5 年带瘤生存率（disease-specific survival rate）91.8%，无复发生存率（recurrence-free survival rate）为 85.4%，认为宫腔镜对子宫内膜癌的生存预后不产生负面影响。来自奥地利多中心大样本的研究（Obermair et al，2000），追踪分析宫腔镜与其他诊断方法对子宫内膜癌预后生存影响的关系，在临床Ⅰ期子宫内膜癌病例中，术前宫腔镜与未行宫腔镜诊断的两组 PW 细胞学阳性概率无统计学差异（$P = 0.47$）；术后 5 年无瘤生存率（DFS）在宫腔镜诊断组为 92.4%，非宫腔镜诊断组为 84.7%，二者无显著性差异（$P = 0.782$）。认为术前宫腔镜诊断不是影响子宫内膜癌生存预后的因素。Aumiphin（2016）对 29 例因"良性内膜病变"行宫腔镜检查、最终病理证实为子宫内膜癌的患者进行生存预后研究：经手术证实，16 例患者为 FIGO ⅠA 期，7 例ⅠB 期，4 例Ⅱ期，2 例Ⅲ期；仅 1 例Ⅲ期患者腹水细胞学阳性；随访 4.2 年，仅 2 例患者因子宫内膜癌死亡。Soucie（2012）对 1972 例子宫内膜癌患者进行随访研究，其中 672 例患者接受了宫腔镜检查，结果发现宫腔镜组与非宫腔镜组患者死亡率未见明显差异（13.2% vs. 15.2%，$P = 0.25$），同时，两组死亡患者中，因女性生殖器官肿瘤为主因的比例亦无明显差异（46.1% vs. 42.1%，$P = 0.53$）。Chang YN（2011）对 19 文献 2944 例患者的 meta 分析结果也显示：尽管诊断宫腔镜影响子宫内膜癌患者的腹腔冲洗液细胞学结果，但其与内膜癌患者的生存预后无关。也就是说宫腔镜检查不会对子宫内膜癌的生存预后造成影响。

Revel（2004）在 2004 年综述了 1980—2001 年 Medline 上有关宫腔镜检查对子宫内膜癌影响风险的研究文献，对于宫腔镜诊断是否增加癌细胞经输卵管播散进入腹腔、增加 PW 细胞学阳性的概率，播散的癌细胞对生殖预后有无影响和程度的研究，依然不能得出答案，从目前研究来看，还不能确定子宫内膜癌患者 PW 细胞学阳性是由于宫腔镜膨宫和灌流而致或是其他机制所为，腹腔内孤立存在的癌细胞对预后的影响意义虽不明了，但认为宫腔镜诊断会增加内膜癌播散的风险并对预后产生影响的观点，也没有确凿的理论和临床证据，至少截至目前尚没有研究显示宫腔镜诊断与其他诊断方法相比较具有更差的愈后结局。

（段 华 孙馥箐）

第五节 超声诊断

一、常用的超声方法

1. 经腹部超声（transabdominal scan，TAS）

需膀胱适度充盈，以能暴露出子宫底为宜。探头频率 2.5～4 MHz。在充分显示子宫图像同时，行纵、横、斜多切面探查，观察子宫及子宫内膜、双卵巢形态大小，尤其是子宫内膜厚度、回声均匀度、及有无肿瘤。腹部超声视野开阔，对盆腹腔内较大的肿物、肿物与其他脏器之间的关系探查清晰。尽管腹部超声可观察到内膜病变如不均匀增厚，因受肥胖、肠气、瘢痕、膀胱充盈程度等影响，对内膜病变如息肉、黏膜下肌瘤与内膜癌的鉴别诊断较阴道超声有一定困难（游钢军 等，2006）。

2. 经阴道超声（transvagianl sonography，TVS）检查方法

患者需排空膀胱，取膀胱截石位，阴道探头频率 4～7 MHz，探头顶端涂以耦合剂并套上安全套，轻轻直接放入阴道穹窿部。先做常规超声测量，重点观察子宫位置、大小、有无肿物、子宫内膜厚度、双附件状况。如有内膜病变时，应注意内膜厚度、回声是否均匀、有无团块、团块形态、数量，宫腔有无积液、内膜边缘、病变与子宫肌层关系等。阴道超声探头距内膜病变部位近，对内膜病变如息肉、黏膜下肌瘤与内膜癌的声像学特征更清晰。

3. 子宫腔内探头超声检查

专门的宫腔探头，频率 7.5 MHz，机械环形扫描，360°。检查前需做外阴、阴道、宫颈消毒，扩张宫颈，将子宫腔内探头置入探查，需注入少量生理盐水作为膨宫剂，可看清宫腔内病变、子宫肌层、浆膜的细微结构。由于探头较贵，无菌操作复杂，技术要求高，很少采用。

4. 三维阴道超声（three-dimensional transvaginal sonography，3DUS）

探头频率为 5～9 MHz。患者排尿后取膀胱截石位，用三维阴道超声探头在二维模式下探查子宫、双侧附件及盆腔情况。清晰显示子宫矢状面轮廓及内膜形态后，将容积框包绕子宫，进行自动扫描三维成像，同时设定扫描角度与扫描时间，成像后在 A、B、C 三个视图下调整 X、Y、Z 轴，重点调整 A 视图至清晰后，将容积边框靠近 A 视图子宫内膜部分，此时三维模式即可较容易显示子宫及内膜的三维图像，获得满意图像后，可在子宫冠状切面图，进行子宫内膜厚度和病变大小的测量。三维超声因能立体展示整个内膜情况，对内膜病变、子宫畸形较二维超声有其优越性。

三维超声多平面成像的图像对比增强，有利于显示肿瘤和正常肌层交界处（结合带）的特征，因此能获取比二维超声更清晰的图像，在浅肌层浸润的诊断中优于二维超声。应用 3DUS 测定容积的方法，可准确测量子宫内膜癌的容积大小。该指标对子宫内膜癌的诊断、分期及预后有重要意义（图7-5-1）。

5. 彩色多普勒血流显像（color doppler flow imaging，CDFI) 与能量多普勒血流显像（color doppler erengy，CDE）

是根据奥地利物理学家多普勒提出观察者与行星之间产生相对运动，声波或光波的频率发生改变的多普勒效应。彩色色彩显示朝向探头方向的血流为红色，背离探头的方向的血流显示为蓝色，血流紊乱时，红蓝混叠。频谱分析显示，频谱图横轴表示时间，纵轴表示血流的方向及流速的大小，根据频谱显示，了解动脉、静脉血流与流速。彩色实时显示血流方向，得到血流的运动速度信息，血流的

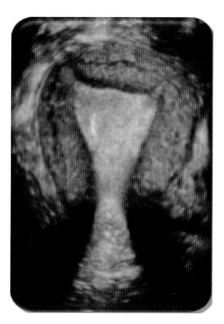

图7-5-1 三维超声准确测量子宫内膜癌的体积

种类（动、静脉），血流的性质（层流、射流、揣流）（图7-5-2）。通过检测子宫、卵巢动脉血流参数的变化及分析频谱形态的差异，可对多种妇科疾病提供诊断信息，可成为判断妇科肿瘤良、恶性的重要手段之一（林玉姣 等，2005）。

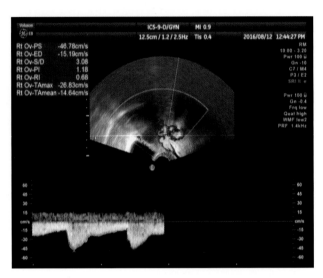

图7-5-2　子宫内膜癌的彩色多普勒血流测量

根据超声二维图像观察选定特定的肿物或内膜病变之后选用CDFI观察子宫动脉、内膜病灶内血流情况，用脉冲多普勒获取稳定频谱图像后，测量血流速度、搏动指数（PI）与阻力指数（RI）。常用血流指数如下：

A/B 比值：收缩期峰值流速（A）/舒张末期流速（B）

PI（搏动指数）：A-B/M，（M平均血流速度）

RI（阻力指数）：A-B/A

经阴道能量多普勒超声，是以红细胞运动能量与多普勒信号强度显示为基础的血流成像技术。它比多普勒超声对角度为非依赖性、对低速血流更敏感，适用于内膜癌组织的血流分布观察。三维多普勒能量血流图子宫、卵巢及内膜以血管树的立体空间形势显示其血流动力学变化，同时可以通过血流直方图对于子宫内膜进行定量分析（包括血流指数、血管指数、血管血流指数）。由于恶性病变中不规则的血管分支，新生的未成熟肿瘤原始血管出现，伴有动静脉短路等特征，通过能量多普勒有助于内膜良性病变与恶性病变的鉴别诊断。

6. 经阴道超声造影（saline infusion sonohysterography，SIS）

SIS是通过宫腔内灌注造影剂，膨胀宫腔和增强组织间声阻差，而在超声下显影的诊断方法。

操作方法及检查：检查最佳时间为月经干净后3~5天。患者取截石位，常规消毒外阴、阴道、宫颈后铺巾，置窥阴器，然后将子宫双腔通水管插入宫颈内口，将双腔管气囊内注入2~3 ml生理盐水，轻轻回拉双腔管确保堵住宫颈内口，去窥阴器，阴道探头套上装有耦合剂的避孕套置入阴道内，在显示宫腔清晰时，宫腔内缓慢注入生理盐水5~20 ml，最好用压力泵调控使宫腔充盈，边注水边探查宫腔内的各种病变、宫腔形态、两层内膜是否对称、表面是否光滑，并测单层内膜厚度。宫腔内如有异常回声团块，判断其位置、大小、形态、回声及其与肌层的关系，同时做彩色多普勒血流显像检测。所有造影图像均进行储存。宫腔内灌注造影剂，膨胀宫腔和增强组织间声阻差，而在超声下显影的诊断方法，使扩张的宫腔形成一个良好的透声窗，有效地鉴别黏膜下肌瘤、内膜息肉、内膜增生、宫腔粘连与内膜癌。操作结束后，抽空管内液体并去除造影管。

检查时要注意加压不能太大，液体缓缓输注，能看清病变即可，不要输注过多液体，否则病变组织随压力大流经输卵管到腹腔，易造成病变播散的可能。近年由于无创取内膜技术的发展，可取出送病理，发现病变直接做宫腔镜。所以此项检查一般不用于内膜癌的检查，而更多用于良性宫腔病变与输卵管病变检查。

7. 静脉超声造影

是另一种提高子宫、卵巢、输卵管、宫腔内疾病检出率的有效方法。根据微泡产生的非线性的声学效应，微泡可以在较低的机械指数下产生谐波信号，组织产生的谐波信号较弱，通过对造影剂的识别，可以获得实时造影剂的特异性成像技术。不同病变的血流灌注方式不同，其超声造影的增强形式也会有所不同，从而可以对组织血流灌注做定量分析的一种方法。

检查方法：常规进行经腹及经阴道二维和彩色多普勒超声，扫查子宫、卵巢、发现病变部位，再经腹或经阴道选择合适的切面作为造影时的观察切面。采用意大利Bracco公司生产的第二代声学造影剂 Sonovue（Bracco SPA，Milan，Italy），在50 mg 干粉剂中加入生理盐水 5 ml，配制成含有磷脂包裹的六氟化硫微泡的混悬液。造影时，经肘前静脉弹丸式注入 0.8 ml 造影剂，随后 5ml 盐水冲洗。造影开始后，以动、静态两幅图像形势观察、全过程均以动态图像的形式存贮在仪器的硬盘中，以备调出进行分析。由两位有经验的医师对动态图像进行分析判断，当疑内膜病变时，重点观察宫腔病变和子宫肌层造影剂的显影顺序及充盈方式。观察指标：增强时间、增强水平和增强形态。病灶增强时间与增强水平均以子宫肌层为参照，分为早增强、同步增强与延迟增强；增强水平分为高、中、低与无增强；增强形态分为均匀与不均匀增强。正常子宫显影顺序为子宫浆膜层到子宫肌层最后为子宫内膜。消退的顺序为先子宫内膜然后为子宫肌层，最后为浆膜层。内膜发生病变时，并不按此顺序显影，尤其是典型的内膜癌，显示为早增强、高增强、晚廓清的表现。

8.超声弹性成像（ultrasounic elastography，UE）

UE 依赖于正常与病理组织弹性系数不同，声辐射力脉冲弹性成像（acoustic radiation force impulse imaging，ARFI）。弹性成像会发送一个穿透组织的"推力脉冲波"，以便让组织产生移动，然后对组织位移进行监测，用实时彩色图像显示相对硬度。若弹性系数小，受压后位移变化大的组织显示为红色为软；弹性系数大，受压后位移变化小的组织显示为蓝色为硬；弹性系数中等的组织，显示为绿色。ARFI 推力脉冲波不依赖于使用者的操作习惯，可提供可重复性数据和相对组织硬度的可靠影像。子宫内膜癌有过度增生的内膜腺体、间质与血管，其硬度低于正常肌层组织。超声弹性成像时，一般显示为红色。对子宫肌层浸润也有一定诊断价值（图 7-5-3）。

9.宫腔镜联合 B 超检查

其优越性在于宫腔镜直视宫腔内病变，B 超监视宫腔外及宫壁，二者可同时进行，形成互补。B超可为宫腔镜检查提供导向。

利用膀胱、宫腔内膨宫液、直肠子宫陷凹液体形成的对比声窗可更全面地显示宫腔内及宫壁的形态，通过异常超声图像侵入肌层的深度来测定子宫内膜癌肌层浸润。

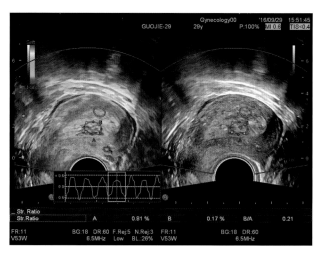

图7-5-3　子宫内膜癌弹性成像

宫腔镜检查定位取材、直观、准确，但为有创性，需麻醉。膨宫压力需保持在 100~150 mmHg。宫腔镜检查所需要的设备与技术要求较高，诊断的可靠性与术者的经验有关；膨宫液压力的变化存在癌细胞逆流入腹腔的危险。单独宫腔镜检查不能判断子宫肌壁受损情况，如内膜癌的浸润深度。宫腔镜与B 超同时探查对诊断子宫内膜病变各具特色。超声图像显示宫腔异常时，可联合宫腔镜检查同时行镜下活检送病理检查为金标准。

二、子宫内膜癌超声特征

1.正常子宫内膜的超声特征

正常子宫内膜在卵巢分泌的性激素作用下有周期性变化。月经周期第 5~14 天，由卵泡分泌的雌激素的作用下，剥脱的子宫内膜由基底层增生修补，并逐渐增厚，到增殖晚期内膜厚度可达6~8 mm，此时内膜呈"三线征"，功能层超声表现为低回声，基底层与肌层接壤处呈高回声，加上两层内膜合并宫腔线的高回声形成所致（图 7-5-4）。月经第 15~28 天，在黄体期卵巢分泌的雌、孕激素作用下，子宫内膜继续增生，内膜全层呈较均质中等回声，内膜增厚达 10~16 mm（图 7-5-5）。月经周期第 1~4 天，由于雌激素和孕激素骤然下降，子宫内膜失去激素支持，发生坏死、出血、剥落并排出形成月经，此时内膜较薄 1~4 mm，为稍不均匀低回声。绝经后妇女内膜萎缩，两层内膜中等回声，厚度一般在 2~4 mm。

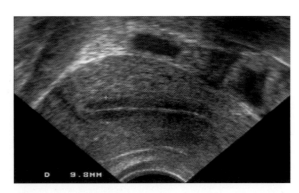

图7-5-4　子宫内膜增生期三线征，厚1.0 cm，回声均匀，边缘清晰

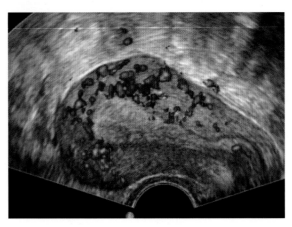

图7-5-5　子宫内膜分泌期中等回声

2.子宫内膜异常增生的超声特征

在育龄期妇女当雌激素在体内水平持续增高，又无孕激素抵抗，内膜开始增生。目前子宫内膜增生过长按组织学特征分为三型：①简单型增生（含原单纯型增生及腺瘤型增生）；②复杂型增生；③非典型增生，此型属癌前病变。经阴道超声对子宫内膜增生过长有其特有的声像表现，单纯型增生内膜增厚，回声多呈均匀中等回声；囊腺型增生除内膜增厚外，内膜内见散在小囊状无回声区，囊相对分散，内膜边缘界限清；腺瘤型增生内膜回声不均匀，可见斑点状增强回声和低回声相间，局部增厚似瘤样突向宫腔，内膜边缘整齐。三维超声各切面观察肥厚的子宫内膜皱褶以互相连接，基底较宽，宫腔内膜基底层三角形边线完整流畅。

内膜非典型增生时，子宫内膜在增厚的基础上，回声不均匀，中等回声中参杂散在强回声点线，子宫两个角部回声也可见断续强回声，内膜边缘尚清晰。

子宫内膜癌的高危因素为雌激素水平升高长期刺激所致，患者多为中老年妇女，常合并肥胖、高血压、糖尿病。若绝经后又有不规则阴道流血或排液臭则更要引起注意。好发年龄段约80%的病例发生在绝经后，现在40岁以下妇女的发病率亦升高，对育龄期妇女如经常月经周期延长几个月甚至半年不等、有多囊卵巢、不孕史应提高警惕。对年轻患者有停经后阴道持续出血、不规则阴道流血者，排除妊娠尤其经过对症治疗而无效者超声提示内膜增厚不均应做净优或诊刮。阴道排液及腹痛已是晚期子宫内膜癌的症状。临床妇科检查：早期妇科检查多无阳性发现，子宫体不大，宫颈光滑，附件也无异常。疾病的晚期则子宫增大；有的则在宫颈口已可见到突出的息肉状肿物；晚期有时合并双癌征。

当子宫内膜发生癌变时，超声观察指标：多数学者认为，绝经前妇女子宫内膜厚度＜14 mm，绝经后子宫内膜厚度＜5 mm为正常界限。≥5 mm可作为绝经后子宫内膜癌的筛查指标。

3.子宫内膜癌的超声特点

（1）无特殊改变型：内膜稍增厚，略不均，是早期内膜癌的表现。

（2）局限型：肿瘤仅累及部分子宫内膜，内膜局部增厚。此型病灶虽小，也可侵犯肌层（图7-5-6）。

（3）息肉型：癌组织向宫腔突出呈息肉状（图7-5-7）。

（4）弥漫型（适用于各年龄段）：子宫内膜不对称弥漫性增厚或明显局灶性增厚，也可乳头状突起，呈不均团块状，平均为18 mm，范围12～35 mm。增厚处呈强弱不均杂乱回声或弱回声，内膜边缘毛糙。

当癌组织阻塞宫颈管时，宫颈管内膜显示不均回声，当组织坏死，脱落而引起宫腔感染时，声像图显示内膜线欠清，宫腔内出现非纯囊液性分离，积液量少则几毫升，多则达上百毫升（图7-5-8）。

静脉超声造影将造影剂作为示踪剂通过血管的灌注差异来区分正常与异常组织。内膜癌组织富含大量杂乱的阻力低、流速快的新生血管，在静脉造影时，出现早增强、高增强的现象，与正常内膜与肌层形成明显时相差（刘真真 等，2012）。由于其对微循环的灌注好，可显示微小病变，使常规超声

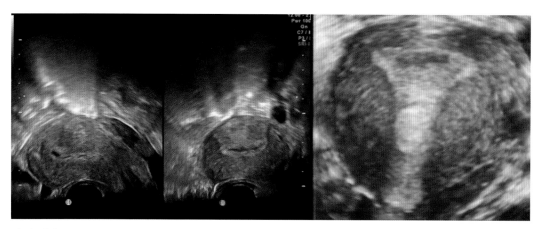

图7-5-6　子宫内膜癌ⅠA G2，二维超声显示内膜薄厚不均，三维立体可见内膜内回声不均，宫腔中下段有强回声，内膜边缘尚清晰

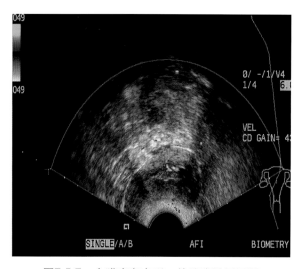

图7-5-7　内膜癌息肉型，前壁浅肌层浸润

难以显示的微小病变与肌层的界限显示清晰，对判定内膜癌的分期与减少局限性病灶的漏诊有很大的帮助。

子宫内膜癌有时与卵巢癌或者输卵管癌同时合并，即双癌征。超声检查时，不光需要检查子宫与内膜情况，也要仔细检查双附件情况，当出现卵巢增大，囊实不均，有低阻血流信号，有腹水时，要想到双癌。输卵管癌时，在子宫一侧可见不规则偏实性包块、回声不均，包块内有小囊区，但腹水可有可无。

4.子宫内膜癌侵犯肌层的超声特征

作为超声医师，除了应了解子宫内膜癌的临床表现、高危因素、好发年龄，还要了解内膜癌临床

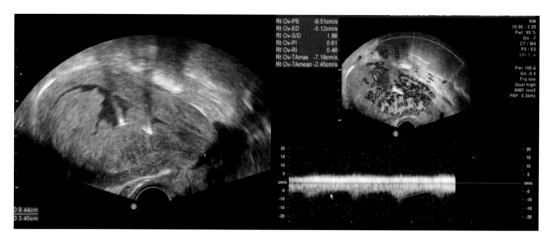

图7-5-8　宫腔内充满癌组织达宫颈外口，前壁与宫壁界限不清，有宫腔积液，宫内圆环下移，血流信号丰富，RI0.46呈低阻力频谱

分期。内膜癌术前临床分期对判定预后及选择治疗方式至关重要，尤其是 I 期病例，正确估计肌层的浸润深度是合理选择手术方式的重要依据。

判断有无肌层浸润和浸润深度主要依据内膜与肌层交界面是否清晰、肌层回声是否均匀、局部肌层厚度和血管分布及血管阻力的改变。无肌层浸润时内膜周围低回声晕清晰完整。当内膜癌浅肌层浸润时内膜周围低回声晕中断或内膜呈锯齿状侵入肌层，其浸润深度＜肌层厚度的 1/2；当内膜周围低回声晕模糊不清甚至消失，与肌层界限不清时，其病灶边缘距浆膜的厚度不到肌层最厚处的一半，即浸润深度≥肌层的 1/2，肌层病变区呈线片状或不规则形不均匀回声为内膜癌的深肌层浸润。CDFI 显示，内膜基底部彩色血流信号增多，受累肌层血流信号丰富呈网状，血管走向杂乱，并有肌层血管伸入内膜，可探及异常高速低阻力动脉频谱（刘彦红 等，2004）。

子宫内膜癌肌层浸润深度与血供丰富与否密切相关。子宫内膜癌的血液供应来自病灶周围的新生血管，癌组织生长过程中其血管内径明显变粗，并出现异常动、静脉短路，癌组织内这种特征必将使其血流动力学呈现明显的低阻力特征，结果提示，子宫内膜癌病灶局限于内膜层时，子宫内膜的超声改变，表现为不规则增厚且局部回声紊乱，呈稍强回声。彩色多普勒显示：在增厚的子宫内膜或癌组织周边及内部可见稍杂乱血流信号，呈红、蓝相间斑点状、迂曲状血流束。RI 值 0.36~0.64；病灶侵犯浅肌层时除子宫内膜表现为明显增厚，病灶局部回声不均外，内膜与肌层回声分界不清，似可见斑状或棒状彩色血流信号，RI 值 0.34~0.52。病灶侵犯深肌层时期表现为子宫增大，内膜增厚与肌层均呈现为不均匀回声，由于局部出血坏死可伴局灶性无回声区域。彩色超声显示病灶与肌层交界处血管扩张，可见血流信号从周边部向中心部呈下降趋势，多呈密集点状、网状或树枝状彩色血流信号 RI 值 0.30~0.44。

当内膜癌变时内膜明显增厚，内膜基底部与受累肌层血流信号增多，血管走向杂乱，血管腔不同程度地扩张，血流丰富，灌注增加，子宫动脉舒张期血流速度相对增高，表明宫腔内病灶对肌层浸润程度与血流灌注成正比，以适应内膜癌血供日益增加的需要，这与恶性肿瘤的血管增生学说相符合。

一些学者认为新生血管形成是肿瘤发生的主要表现，肿瘤组织的新生血管且有着不同于正常组织血管的特征，大量动静脉吻合的出现及血管壁缺乏肌组织成分，从而血流阻力指数（RI）的明显降低是恶性病变超声诊断的重要依据之一。子宫内膜癌的彩色血流呈条状、短棒状、网状，血流频谱表现为舒张期血流丰富呈低阻特征（图 7-5-9）。子宫内膜癌肌层浸润深度与血供丰富程度密切相关，浸润越深血供越丰富、流速越快、血流阻力指数越低（Lee et al，2000；刘彦红 等，2004）。超声造影可判断内膜癌 I 期、II 期及内膜癌肌层及宫颈浸润情况。实时超声弹性成像在诊断子宫内膜癌浸润子宫肌层方面，对浅肌层浸润的灵敏度为 61.25%，准确度为 93.33%；对深肌层浸润灵敏度为 38.75%，准确度为 91.18%（梁平 等，2015）。为子宫内膜癌术前判断肌层浸润程度提供了有效途径，有很大的临床应用价值。

北京大学人民医院对 58 例子宫内膜癌患者，术前进行 TVCDS 检查，患者年龄 38~75 岁，平均年龄 57.5 岁。绝经前患者 9 例，占 26.47%；绝经后患者 25 例，占 73.53%。32 例临床表现为阴道不规则出血。所有患者于术前行分段诊断性刮宫或宫腔镜检查，病理诊断为子宫内膜癌。且均接受手术治疗。TVCDS 判断肌层浸润的准确性为 82.4%，浅肌层浸润的敏感性为 80%，特异性 100%，阳性预测值 100%，阴性预测值 64.3%（耿志 等，2008）。

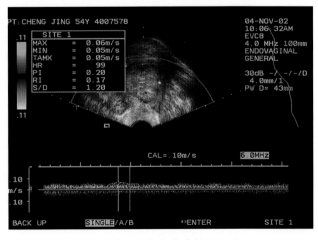

图 7-5-9　子宫内膜癌低阻血流

三维超声诊断子宫内膜癌浅肌层浸润优于二维超声,但不提高对深肌层浸润诊断的敏感性。三维超声下肿瘤体积测定可以作为辅助判断深肌层浸润的客观量化指标(图7-5-10)。三维超声对肌层浸润深度的判断准确性首先取决于仪器本身的分辨力,除此以外,据文献报道(崔英春 等,2005),还可能受到其他因素的影响,如宫腔变形、息肉状的肿瘤、同时合并肌瘤或腺肌症等的子宫内膜癌。三维经阴道超声观察宫腔内出现回声增强区或回声减弱区,尤其应注意双侧宫角部。对子宫冠状面三角形轮廓的观察可明确是否有肌层浸润及浸润的深度,可对子宫内膜癌的分期作出更准确的诊断。同时对病变周围肌壁血供情况及内膜血流参数的测定也有利于子宫内膜癌的鉴别诊断。三维经阴道超声可同时显示三个互相垂直的切面,通过在 X、Y、Z 轴上的移动多角度、多层次地全面观察子宫壁及内膜情况,尤其对于二维经阴道超声容易忽略的较小病灶能够及早发现,并可对病灶作出准确定位,为宫腔镜或刮宫提供可靠依据。所呈三维图像形象逼真,测得子宫内膜厚度较二维经阴道超声更准确,在子宫冠状切面,可以更好地观察宫角及宫颈部分的病变,有利于子宫内膜癌的早期诊断。

有学者报道(葛玲 等,2005)以子宫内膜癌病理诊断结果为状态变量,以内膜厚度和内膜容积为检验变量,建立ROC曲线,内膜厚度的ROC曲线下面积为0.833,内膜容积的ROC曲线下面积为0.920,两曲线下面积有显著性差 ROC曲线是广泛应用于临床诊疗和人群筛检研究的统计学方法。可对不同的诊断界值下的敏感性-特异性曲线进行全面比较,能客观地反映诊断系统的效能,它是以假阳性为横坐标、以敏感性为纵坐标建立的曲线。当ROC曲线下面积为 0.5~0.7,说明检验变量的准确性较低;当ROC曲线下面积为 0.7~0.9 之间,说明检验变量的准确性中等;当ROC曲线下面积为 0.9 以上时,说明检验变量的准确性较高。因此,以内膜容积来诊断子宫内膜癌是较内膜厚度更好的诊断体系。据国外学者(Gruboeck et al,1996)报道,以内膜容积大于等于 13.00 ml 作为诊断子宫内膜癌的标准,其敏感性和特异性分别为100% 和98.8%。

三、鉴别诊断

1. 子宫内膜过度增生 过度增生的内膜,内膜增厚、回声多呈均匀中等回声;囊腺型增生内膜内可见较分散小无回声囊区,内膜边缘清。子宫内膜增生过长可见星点状高阻血流信号。但内膜癌时声像图表现内膜不均匀增厚,回声中强不均,边界毛糙,内部可探及杂乱低阻血流信号。

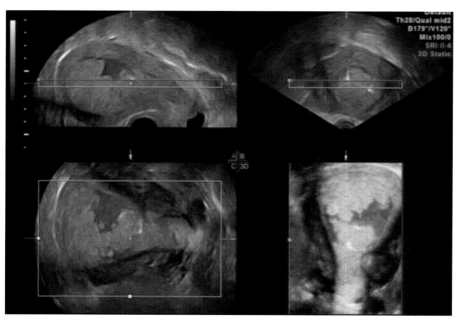

图7-5-10 三维图像A、B、C各平面,均可显示癌组织呈弥漫型表现,有深肌层浸润

2．息肉型内膜癌与子宫内膜息肉　子宫内膜息肉是炎症等因素的作用形成，由内膜腺体及间质组成的肿块（周永昌，2002；黄丽卿，2007）。子宫内膜息肉病灶呈团状，水滴状，可单发、也可多发。内膜形态不对称或宫腔线偏移，较大的息肉直径可达 5 cm，内有多个小囊区，充满整个宫腔。息肉本身的边缘与子宫肌层有双边征特点。息肉的组织结构与内膜所形成的声阻差小，所以边界多不如黏膜下肌瘤清晰，声像特征多不如黏膜下肌瘤典型。三维各切面观察内膜基底层三角形边线完整流畅，团块完全位于宫腔内，仅从内膜表层隆起或游离于宫腔内，基底显示欠清晰。

息肉型子宫内膜癌病变较小时，无法与内膜息肉鉴别，但病变较大时，多呈较强回声，基底有不规则浸润带伸入肌层。内膜癌时尽管是息肉状，但与肌层分界不清，有宫壁伸向癌组织的低阻力血流信号。彩色多普勒显示为异常低阻波（RI＜0.4）。

3．黏膜下子宫肌瘤　子宫黏膜下肌瘤：结节一部分突入宫腔，或宫腔内形成瘤体，基底部较宽，形态规则，回声偏低，周边有假包膜，界限清晰。宫腔内黏膜下肌瘤回声偏低表面光滑，与正常子宫内膜间有明确的边界，两者间存在不同的阻抗，因此产生界面反射。黏膜下肌瘤周边可探及"环状"或"半环状"血流信号及蒂部大多为条状血流。CDFI 有时可见低速高阻的血流信号（谢晴，2002）。内膜癌病变时内膜回声极不均匀，合并宫腔积液，可见宫腔内团块形态不规则，与肌层分界不清，有杂乱的低阻力频谱的血流信号。

4．宫腔残留物　宫腔残留患者较年轻、有近期的人工流产或药流病史，不规则出血，宫腔残留物组织机化，宫腔内有形态不规则回声增强团块状区域，边界尚清，有绒毛残留或合并感染时，CDFI 可测到动静脉瘘与低阻血流信号，血、尿 HCG 水平升高可助鉴别。内膜癌患者年龄较大，有不育、月经紊乱史，无近期流产史，内膜薄厚不均，宫腔内不规则团块与液性暗区，有杂乱低阻血流信号。

5．与内膜间质肉瘤　内膜间质肉瘤早期宫腔内呈似黏膜下肌瘤回声偏低，内膜欠清，基底层较宽，基底层与肌层边界不清，有杂乱血管延伸；但内膜癌内膜增厚，回声呈较弥漫性中强不均，无包膜，有侵肌时，病变边界毛糙，有血管伸向肌层。诊刮或宫腔镜病理可协助鉴别诊断。

6．宫腔积脓宫腔积脓或积血时，脓液黏稠度不同，出现宫腔内不规则中强回声闪烁的流动的非纯囊区与片状团块可漂浮不固定，内无血流信号。而内膜癌合并宫腔积液时，宫腔内有非纯囊液中掺杂组织团块回声实性偏中等不均匀相对固定，有低阻血流信号。

7．宫腔腺肉瘤和癌肉瘤　苗勒氏管腺肉瘤是一种低度恶性混合瘤，为良性腺上皮与低级别内膜间质肉瘤的混合体，超声见宫腔内似蜂窝状多囊样改变，有血流信号。癌肉瘤为去分化或化生的子宫内膜癌，比普通的子宫内膜癌更具侵袭性。超声宫腔与宫壁病变相连，无法分清，可见多囊状，低阻血流信号（图 7-5-11）。内膜癌可见内膜不均增高

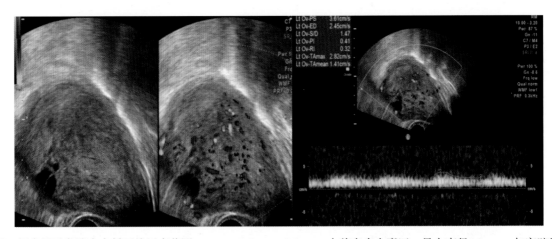

图7-5-11　超声显示宫腔内中低不均回声范围8.7 cm × 7.6 cm × 5.6 cm，内兼有多个囊区，最大直径1.2 cm，与宫壁界限不清，已近浆膜层，最薄处0.3 cm。宫腔内中低不均回声血流信号RI 0.44，PI 0.59，手术子宫癌肉瘤ⅠB期

回声，在病变浸润肌层处可见边界毛糙，有低阻血流信号。

有观点认为，术前利用超声显像、彩色多普勒探测癌灶内血流 RI 值并结合血清 CA125 值对预测子宫内膜癌的分期、癌组织的分化程度及有无盆腔淋巴结的转移有很大的价值，可以帮助临床拟订一个合理的手术范围和相应的辅助治疗措施，从而达到一个满意的治疗效果。

（唐　军）

第六节　影像学检查

子宫内膜癌的早期诊断是提高患者生存率的关键，影像医学的发展使子宫内膜癌的早期提示诊断及病情准确评估成为可能。影像学检查可以观察到肿瘤大小、侵犯子宫内膜的深度、是否累及宫颈、盆壁以及淋巴结、血行转移情况。因而术前影像学的准确评价能为临床提供适宜的治疗方法，并提示预后。

一、MRI检查

MRI 的软组织对比度和分辨力高，可以直接多角度断面扫描，无电离辐射。盆腔器官受呼吸及肠蠕动的影响相对较小，图像质量清晰。MRI 对盆腔内器官组织的解剖及病变均可提供详细的信息。

1. MRI 扫描前准备

为了尽量减少肠蠕动造成的扫描伪影，可在 MRI 检查前 3~6 小时禁食，也可以肌注 1 mg 胰高血糖素（glucagon）或 20mg 丁基 - 东莨菪碱（butyl）。

口服造影剂可以使肠道信号下降，有助于鉴别正常肠管及盆腔肿物。

是否在检查时放置阴道栓，目前尚无统一意见。

患者在检查前适当喝水充盈膀胱，可使子宫及宫旁组织结构显示清晰。但应避免因膀胱过度充盈而致子宫受压，位置发生变化，影响图像质量。

T2WI 图像扫描时应屏气以消除呼吸运动伪影，从而获得更好的子宫及邻近结构的图像。

2. MRI 扫描技术

MRI 检查选择仰卧位。可选用体线圈、包绕线圈、相阵列线圈或直肠腔内线圈，此四种线圈所获取的图像信噪比和空间分辨率依次增大，但所能包括的检查范围及成像范围内信号均匀性依次减小。可以根据患者病情的具体情况、各家医院拥有线圈的情况选择使用。

扫描序列应包括轴位 T1WI、轴位、矢状位、冠状位 T2WI 和 T1WI 增强扫描及 DWI 扩散加权成像，是否需要增加抑脂技术，各文献报道观点不一，可根据具体情况具体分析。

T1 加权像对出血或包含脂肪的组织显影效果好，可以用于显示子宫的轮廓及与其他器官间的脂肪间隙以及观察周围肿大的淋巴结。

T2 加权像软组织对比度高，图像质量好，成像速度快，是评价正常子宫、宫颈、阴道解剖和早期肿瘤侵犯深度的最重要的扫描序列。T2 加权像轴位和矢状位是显示子宫和宫颈的常规序列：矢状位上，子宫显示其长轴，膀胱和直肠显影也较为清晰，其间的脂肪间隙显示良好，这在评价子宫内膜癌分期中极为重要。轴位可以测量子宫的宽度，也可以清楚地显示各韧带、卵巢、阴道、骶前间隙、盆腔内淋巴结以及子宫、宫颈与邻近器官结构的关系，是显示宫旁组织的最佳断面。冠状位可以用来评价子宫、宫颈的侧壁和阴道穹窿；并且可以得到子宫内膜的短轴图像。此外由于子宫和宫颈与身体各断面有一定的倾斜角度，应根据各位患者具体情况调整成像断面的角度而获得子宫、宫颈真正的各断面图像，可使用与子宫、宫颈纵轴垂直的斜横断面，有助于观察宫旁组织。

使用抑脂的三维平面增强扫描可以提高子宫内膜癌的检出率，并提高肌层受侵的敏感性和阴性预测值。在静注造影剂后 50~120 秒后轻度强化的肿瘤和高度强化的正常肌层间可见有效对比。

3. 正常子宫 MRI 特征

正常子宫的大小、宫体各层的厚度、形态随雌激素和孕激素的周期性变化以及绝经前后而改变。育龄妇女在 T2WI 上子宫壁可见三层结构（图 7-6-1），最内层为内膜及宫腔，厚度为 1~7 mm，随月经周期的变化而变化，绝经期后随激素水平降低而发生萎缩性变化。T2WI 上表现为长带状均匀的高信号结构，周围被低信号的结合带所围绕。

最外层表现为肌层，呈相对中等信号，其信号强度也随月经周期而改变，分泌期信号略高于增殖期，子宫肌层厚度约为 14~21 mm。肌层再外层为

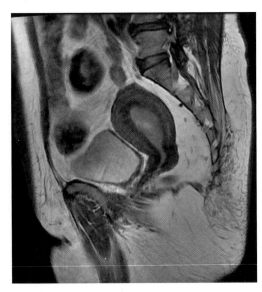

图7-6-1　正常子宫MR扫描T2WI图像。子宫壁可见三层结构，宫腔与宫壁对比良好

浆膜，T2加权像上呈一薄的低信号线样结构。

中层为结合带，位于肌层的里面，相对于内膜呈低信号。结合带是MR评价子宫内膜癌肌层受侵的重要指标。它保持完整，可以肯定地排除肌层受累，反之，它有所中断则是肌层受累的证据。结合带在T2WI显示为子宫肌层与内膜之间的低信号带，厚度为5~6 mm，在雌激素高峰期边界更清晰，对比度更好，所以对于绝经前患者结合带完整与否可以作为肌层有无受累的标志。而绝经后妇女，内膜

和肌层生理学变薄，在T2WI上肌层的信号较绝经前妇女子宫肌层的信号要低，因而，结合带显示可能不清晰。肌层浸润的标志可根据内膜下增强带是否完整而定。

在T1加权像上，因为其相似的T1弛豫时间，内膜、结合带、肌层均表现为中等信号强度，彼此不能分辨（图7-6-2）。

T1增强扫描时三层结构出现强化程度的差异：肌层因含有丰富血管，注射造影剂后呈明显强化（图7-6-3）。在动态扫描中，子宫可见多种不同的强化方式，有文献报道（Yamashita et al，1993）为：①内膜和肌层间首先出现窄带样轻度强化（内膜下增强带），随后出现肌层强化；②厚边状强化，与结合带一致；③肌层强化。

正常宫颈在横断面图像上呈圆形或扁椭圆形，分三层结构，在T2加权像上显示清晰：中央为含黏液的宫颈内腔及黏膜皱襞，呈高信号；其外为宫颈肌纤维间质层，又分两层，其内层为致密弹力纤维组织，呈低信号环；外层为平滑肌，呈中等信号。

4. MRI在子宫内膜癌病情评估中的应用价值

MRI不是子宫内膜癌检出的必要检查，许多检查方法对子宫内膜癌的术前评价都有帮助，如B超、CT、活检等。患者阴道出血怀疑子宫内膜癌，行经阴道超声检出诊断的敏感性为96%（Smith-Bindman et al，1998），行子宫内膜活检可以确诊。

而良好的软组织分辨能力、多平面成像方式、

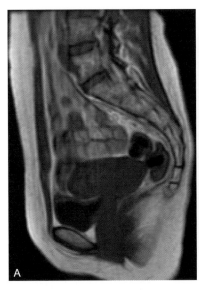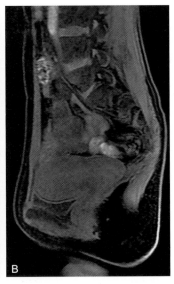

图7-6-2　正常子宫MRI扫描T1WI图像（非抑脂A/抑脂B），子宫三层结构不易分辨

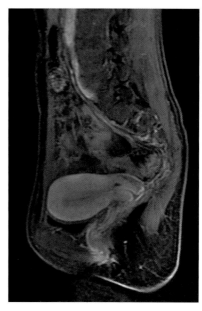

图7-6-3 正常子宫MRI增强扫描T1WI图像，可见肌层明显强化

注入对比剂后动态观察，使得 MRI 在评估肌层浸润深度上高度准确。因而 MRI 的作用主要在于判断肿瘤分期以提示临床选择手术方案上。MRI 对子

宫内膜癌的分期精确率据文献报道为 83%～92%（Hirano et al，1992），相对于超声、CT，MRI 可以精确评价肌层、宫颈和淋巴结受累情况。对于患者手术方式的选择，放疗野的大小，是否行淋巴结切除活检都能够提供有益的信息，MR 是临床怀疑子宫内膜癌的患者或经刮宫术后确定为子宫内膜癌需行术前分期分析的患者的首选检查。

5. 子宫内膜癌的分期与 MRI 的相关性

见表 7-6-1。

6. 不同期别子宫内膜癌的 MRI 特征

MRI 在诊断子宫内膜癌时观察的主要参数包括：子宫内膜厚度、子宫结合带的完整性及病灶的信号、形态、大小、范围等。子宫内膜癌在 MRI 上主要表现为绝经期前患者内膜厚度超过 10 mm，绝经后患者子宫内膜厚度超过 5 mm。

T1WI 平扫显示子宫内膜癌与正常的子宫内膜和肌层呈等信号。T2WI 平扫上则可见明显信号差异，绝大多数子宫内膜癌相对于邻近肌层表现为高信号，也有部分表现为等信号，极少数表现为低信号。病变区呈高信号时较易发现，当子宫内膜癌发生缺血、坏死时，病变区信号常不均匀，

表7-6-1 子宫内膜癌的TNM和FIGO（1988）及MRI分期对照

TNM 分期	FIGO 分期	特点	MRI 分期	T2 加权像或 T1 增强扫描特点
T0		原发肿瘤不能检出		
Tis	0	原位癌		MRI 无特殊表现
T1	I	肿瘤局限在宫体	I	肿瘤局限在宫体
T1a	I A	肿瘤局限在内膜	I A	子宫内膜增厚或正常，出现局灶性或弥漫性异常信号区，连接带完整且内膜与肌层交界平滑锐利
T1b	I B	肿瘤侵犯肌层厚度 1/2 以下	I B	肿瘤信号浸润肌层 ≤50%，连接带中断，内膜与肌层交界不规则。
	I C	肿瘤侵犯肌层厚度 1/2 以上		肿瘤信号浸润肌层 >50%，连接带完全消失
T2	II	肿瘤侵犯宫颈，但未超越子宫以外	II	肿瘤累及宫体和宫颈
	II A	仅累及宫内腺体	II A	宫颈管及宫颈内口增宽，低信号宫颈间质环保存完整
	II B	宫颈间质受侵	II B	低信号宫颈纤维间质内出现肿瘤信号
T3	III	宫外播散，但未超出真性骨盆	III	宫外播散
	III A	肿瘤侵犯浆膜和（或）附件，和（或）腹膜受累	III A	肌层外缘连续性中断，子宫外形轮廓不规则不完整
	III B	阴道受侵	III B	阴道壁低信号节段性消失
	III C	盆腔和（或）主动脉旁淋巴结转移	III C	区域淋巴结直径 >1 cm
T4	IV	肿瘤侵犯膀胱或肠道	IV	肿瘤侵犯膀胱或肠道黏膜
	IV A	膀胱或直肠黏膜受累	IV A	肿瘤组织侵犯膀胱壁或直肠，使正常的低信号带中断
M1	IV B	远处淋巴结转移（腹内/腹股沟淋巴结）	IV B	远处器官出现肿块或积液

可见高信号区混有结节状或不规则低信号区；如果病灶表现为与邻近肌层呈等信号时，可根据内膜增厚、不规则，或呈分叶状等间接征象加以判断。注射造影剂后，子宫内膜癌的强化程度弱于邻近肌层。在门静脉和平衡期，肿瘤和肌层的信噪比增加，可以使肿瘤的检出更为明确。具体各期的 MRI 表现如下：

0 期（原位癌）：肿瘤在 MRI 上不可见，内膜在信号强度和厚度上均为正常。有些病例可见宫腔的增大。

Ⅰ期子宫内膜癌：肿瘤局限于宫体。根据子宫肌层受累情况可以进一步分为ⅠA期、ⅠB期、ⅠC期，辨别点在肌层受累情况。

Ⅰ期子宫内膜癌由于肿瘤组织与子宫肌层的 T1 弛豫时间相同，故二者在 T1WI 上信号相同，很难辨别，但肿瘤与正常子宫肌层的血供不同，且增强扫描能够改善肿瘤和肌层的信噪比，表现为肿瘤强化不如肌层明显，肿瘤轮廓勾勒清楚，呈相对稍低信号，较易识别。此外注射 Gd-DTPA 后动态增强 MRI 扫描有利于辨别肌层是否受累。文献报道使用造影剂增强扫描可以提高肌层受侵评价的准确率至 85%（Seki et al，1997），MR 上表现为子宫内膜与肌层之间存在一完整光滑的强化带，该强化带有无破坏，或边缘是否光滑完整都是判断肌层是否受累的重要特点。Yamashita 等（1993）通过对正常子宫和Ⅰ期子宫内膜癌病人动态增强 MRI 研究，提出了肌层浸润深度的评估和分类标准；ⅠA期肿瘤局限于内膜，若出现内膜下增强带，则增强带完整；若未见内膜下增强带，则增强的肌层内表面平滑锐利（图 7-6-4）；ⅠB期病变表现为节段性或完全性内膜下增强带中断或增强的肌层内表面不规则，且肿瘤信号延伸到肌层内，并不足 1/2 肌层；ⅠC期深肌层浸润，除ⅠB期发现外，残存肌层变薄，但肌层外带保存完整。

T2WI 能准确对Ⅰ期子宫内膜癌进行分期，T2WI 上多数病灶表现为高信号，也可表现为稍低于内膜而高于肌层的稍高或等信号，极少数可为稍低信号。当病灶较大时，其内可有出血、坏死、脱落的内膜片等，致癌灶信号多不均匀，常呈混杂信号。在 T2WI 上结合带呈明显的低信号，位于子宫内膜和肌层之间。结合带是否完整、光滑是 MRI 区分ⅠA及ⅠB、ⅠC期的标准指标。ⅠA期 MRI

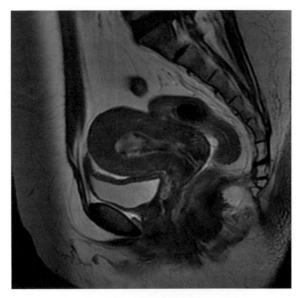

图7-6-4　ⅠA期子宫内膜癌T2WI图像，可见子宫内膜不规则增厚，局部形成菜花样肿块，肌层未见受累

可以表现为内膜边缘正常或增厚（绝经期妇女内膜厚度大于等于 5mm，也有文献以 3mm 为标准），并出现弥漫性或局灶性信号异常。当肿瘤局限于内膜时，结合带是完整的，肿瘤与肌层的边界是清晰的。文献报道 MRI 诊断子宫内膜癌为ⅠA期或ⅠA期以上的准确率是 69%~88%（Kinkel et al，1999）。ⅠB期子宫内膜癌，子宫肌层受累，且受累程度 ≤ 1/2。T2WI 上可见低信号的结合带被破坏，中断、消失，形态不规则，并可见中等强度信号的肿块影（图 7-6-5）。ⅠC期子宫内膜癌，子宫肌层受累，且受累程度 ＞ 1/2。T2WI 上见结合带破坏，残存肌层变薄，但浆膜层保存完整（图 7-6-6）。

早期子宫内膜癌的治疗取决于肌层浸润深度，因为深肌层浸润预示着肿瘤可能通过深肌层淋巴管蔓延，淋巴结转移的概率明显增加（王立侠 等，2004）。肿瘤局限于内膜者其盆腔和腹主动脉旁淋巴结转移的概率分别为 3.6% 和 1.8%，而有深肌层浸润者肿瘤侵入淋巴管的发生率为 70%，盆腔和腹主动脉旁淋巴结转移的概率增加至 43% 和 21%。而对肌层受累的评价对于生育期的年轻患者而言尤为重要，这决定了能否保留生育机会，如果只是局灶（ⅠA期）可以采取保守的治疗方式。但结合带显像不清晰会使诊断精确率下降，从而导致分期不准确。结合带显影不清晰的原因可见于：绝经后患

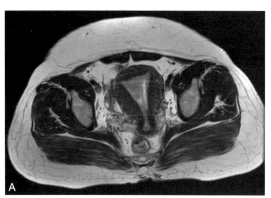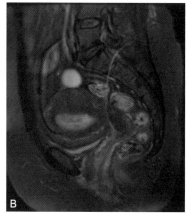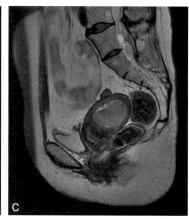

图7-6-5　ⅠB期子宫内膜癌轴位（A）及矢状位（BC）T2WI图像，可见子宫黏膜增厚，形成软组织肿块影，局部累及肌层

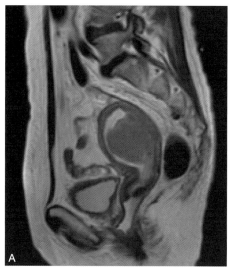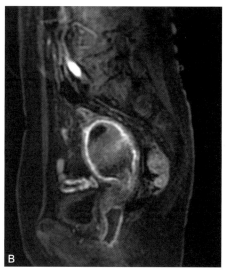

图7-6-6　ⅠC期子宫内膜癌矢状位T2WI（A）及增强扫描MR图像（B），可见子宫腔明显扩大，左后侧肿瘤侵犯子宫肌层，结合带显示不清，增强扫描肿瘤强化程度弱于肌层

者由于子宫退化、萎缩，体积变小，子宫体肌层变薄，致结合带多不明显或消失；宫腔内大的息肉状肿瘤造成肌层变薄，结合带缺失；子宫先天变异；子宫内膜异位症等。在实际诊断中，应注意观察子宫宫腔内高信号与肌层等信号间的界面是否光滑、完整，有文献（阳红艳 等，2006）认为子宫肌层内缘毛糙也为早期肌层受累表现，但也是易导致误诊的原因之一。

　　Ⅱ期子宫内膜癌：肿瘤侵及宫颈，在临床上一旦侵及宫颈，不仅要作广泛性子宫切除术，还要进行盆腔及腹主动脉旁淋巴结切除术。因此，Ⅱ期的正确诊断非常重要。ⅡA期为肿瘤侵及宫颈黏膜，表现在T2WI上为骨性结构和宫颈管的增大

（图7-6-7）。ⅡB期为肿瘤侵及宫颈基质，表现在T2WI上为宫颈基质的低信号被高信号的子宫内膜癌所破坏（图7-6-8）。正常宫颈上皮在动态增强图像上呈高信号并保持完整，在宫颈受累时，高信号部分或全部消失，肿瘤信号延伸入宫颈管或间质。有文献（Frei et al，2001）认为动态增强扫描可以用于鉴别息肉（存在息肉时宫颈管也可扩大），此外和T2WI及增强T1WI相比，动态增强扫描可以降低假阳性率。诊断宫颈受侵的敏感性和特异性分别为67%～100%和92%～100%，文献报道大约为92%。

　　对于宫颈受累的扫描方位，可以使用薄层倾斜轴位和旁矢状位，其观察结果的准确性更高。

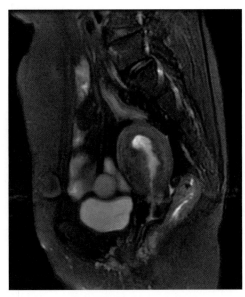

图7-6-7 ⅡA期子宫内膜癌矢状位T2WI图像，可见子宫内膜不规则增厚，以前壁增厚为著，部分侵犯肌层，大于1/2，向下累及宫颈黏膜

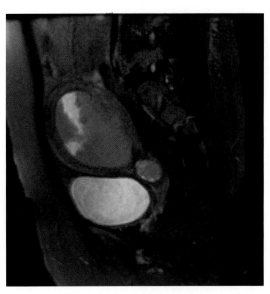

图7-6-9 ⅢA期子宫内膜癌矢状位T2WI抑脂像，可见子宫腔明显增大，肿瘤侵犯子宫后壁肌层并浆膜层，浆膜层局部毛糙

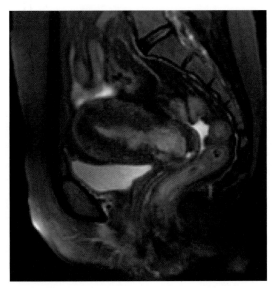

图7-6-8 ⅡB期子宫内膜癌矢状位T2WI抑脂图像，可见子宫内膜癌侵及宫颈黏膜及基质

ⅢC期，周围淋巴结增大。淋巴结的低/等信号和周围脂肪的高信号有良好的对比，因而在T1WI上可以清晰显示，T2WI上血管的流空现象也有助于区别淋巴结，因为血管存在流空现象，而淋巴结在T2WI上表现为中等信号。MRI检出转移淋巴结的精确性有待讨论。对转移淋巴结的MRI评价基于淋巴结的大小。淋巴结在短轴上大于1 cm被认为是病理性的。但仅仅基于大小，MRI不能分辨其为恶性或增生性。近来有研究认为中央坏死的出现对宫颈癌盆腔淋巴结转移有意义，然而，坏死在子宫内膜癌的转移淋巴结中不常出现。

Ⅳ期子宫内膜癌：肿瘤超出真性骨盆腔，侵犯膀胱和直肠。ⅣA期表现为T2WI上膀胱、直肠的正常低信号壁出现灶状缺失；ⅣB期表现为远处转移（如果肿瘤通过卵巢血管旁的淋巴系统转移，可没有盆腔淋巴结受累），可以出现腹水等间接征象。

二、CT检查

1. 子宫CT扫描注意事项

（1）适当充盈膀胱：正常子宫位于膀胱后方、直肠前方，多呈前倾前屈位。由于缺乏支撑，游离性较大，正常的CT横断面扫描多不能垂直于子宫长轴。扫描时患者膀胱充盈越好，子宫越接近直

Ⅲ期子宫内膜癌：肿瘤侵犯范围超出子宫，但仍局限在真性骨盆腔内。ⅢA期的特点是肿瘤侵犯超出肌层，浆膜层的低信号被破坏（图7-6-9），附件和宫旁组织受累，出现腹水。卵巢受累可为直接侵犯或转移而来。当出现宫旁组织的受累，宫旁脂肪信号的变化在T1WI上显示更为清晰。ⅢB期，肿瘤侵犯阴道上段，可见阴道壁的低信号被破坏。

立位，子宫内膜的低密度显示越清楚（张玉忠 等，2001），子宫内膜厚度测量越准确。为此，扫描前应鼓励患者多喝水，使膀胱尽可能地充盈后再扫描。

（2）适当充盈盆腔内肠管：可在扫描前2小时口服2%泛影葡胺500~600 ml，使肠管充盈，提高肠管和软组织器官的密度差异，增加CT图像的密度分辨率。

（3）同时行平扫及增强扫描：增强扫描对子宫内膜癌的诊断十分必要，因为增强扫描时，子宫肌层血供丰富，明显强化，与相对低密度的子宫内膜分界更为清晰。

2. 正常子宫内膜CT表现

子宫正常CT图像，可见内膜呈低密度，但子宫壁三层结构不易分辨（图7-6-10）。子宫内膜厚度测量是正确诊断的基础。正常成年女性的子宫长7~8 cm，宽4~5 cm，厚2~3 cm。正常子宫内膜随月经周期的变化而变化，在增生早期（即月经5~7天）内膜厚仅约1 mm；增生脱落期（约在月经周期11~14天）内膜增厚至2~3 mm，可达5 mm；绝经后的子宫内膜萎缩，恒定在2 mm左右。子宫内膜癌早期仅仅表现为子宫内膜的增厚，因此在CT上测量内膜的厚度是CT诊断子宫内膜癌的基础。由于CT测量的子宫内膜厚度是相对两层的厚度之和，有文献报道（张玉忠 等，2001）以10 mm作为育龄期妇女子宫内膜厚度的正常值上限，超过10 mm即判断为子宫内膜增厚。绝经后的妇女子宫内膜以＞5 mm作为子宫内膜增厚的判断标准。此外，子宫壁厚度的测量对子宫内膜癌

诊断也有提示作用，生育期正常子宫体壁最厚可达25 mm（成令忠，1993），有文献报道（张玉忠 等，2001）将子宫体前后径＞50 mm作为子宫体增大的标准。

3. 子宫内膜癌的CT特征

病理基础：子宫内膜癌大体病理表现可分为局限型和弥漫型两类。前者表现为局灶性息肉或结节；后者更为多见，可累及大部分或全部子宫内膜，不同程度地累及子宫肌层，可向下蔓延至宫颈、阴道，通过淋巴转移或直接蔓延至邻近器官组织，晚期可存在血行转移。子宫内膜癌CT影像学特征如下。

（1）内膜增厚：可将子宫腔内无强化低密度区作为增厚的子宫内膜加以测量；如果肿瘤位于一侧，则两侧的低密度内膜不对称；增强扫描显示肿瘤强化程度明显低于子宫肌层，肿瘤轮廓更为清楚。ⅠA期子宫内膜癌病灶位于子宫内膜内，CT表现可正常。

（2）子宫体积不同程度地增大。ⅠB期和ⅠC期子宫肌层受累，表现为局部厚薄不均。增强后肿瘤边缘可显示出对肌层的侵犯深度（图7-6-11）。

（3）累及宫颈时可表现为宫颈增粗、变形及坏

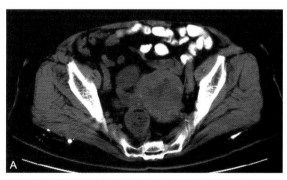
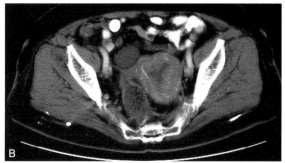

图7-6-11　ⅠB期子宫内膜癌CT平扫（A）和增强扫描图像（B），可见子宫腔增大，内膜不规则，增强扫描可见肌层受累，强化不均

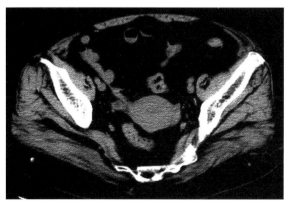

图7-6-10　子宫正常CT图像，可见内膜呈低密度，但子宫壁三层结构不易分辨

死。累及附件和子宫周围时，可表现为附件区及子宫颈周围囊状的低密度肿块。

（4）淋巴结转移：可转移至腹主动脉旁、子宫旁、髂内、髂外、髂总组、直肠淋巴结。CT可见淋巴结增大、融合，直径大于10mm（图7-6-12）。

（5）出现大网膜转移时表现为前腹壁扁平状（或饼状）密度不均匀肿块。

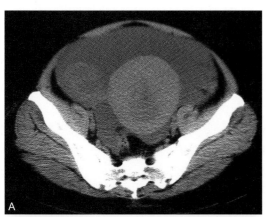
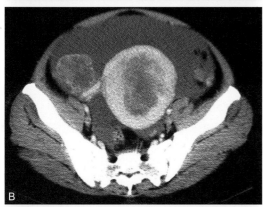
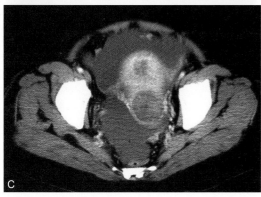

图7-6-12 Ⅳ期子宫内膜癌CT平扫（A）和增强扫描图像（B，C），可见子宫体及颈部宫腔内不规则低密度肿瘤，子宫肌层受累，增强扫描不均匀强化，强化程度较正常宫壁密度低，腹膜可见软组织结节影。盆腔大量积液

（6）局部复发病例多发生于阴道残端，CT可表现为盆腔中央低密度肿物影，可见中央坏死，也可累及膀胱及直肠。肿物与盆壁肌肉间的脂肪间距如小于3mm提示盆壁受侵。

4．CT对子宫内膜癌病情评估的价值和局限性

CT自身软组织分辨率低，对子宫内膜癌病情评估的价值取决于子宫内膜癌的分期。ⅠA期子宫内膜癌，病变局限于子宫内膜内，大体病理仅显示子宫内膜的增厚，CT表现可为正常。ⅠB期子宫内膜癌侵及肌层浅层，但CT图像上内膜和肌层无明确分界，判断肌层是否受侵困难。ⅠC期子宫内膜癌肌层受侵达一半以上，内膜增厚不对称，肌层厚度不一，CT可以作出判断。Ⅱ、Ⅲ、Ⅳ期子宫内膜癌病变浸润广泛，CT着重于诊断病变对周围结构的侵犯及观察盆腔、腹膜后转移淋巴结、盆壁受累情况。有文献报道（Hardesty et al, 2001），CT在鉴别有无深肌层受侵方面的敏感性（83%）和特异性（42%）均明显低于MRI（92%和90%），术前CT扫描不能准确预测肌层浸润深度。对宫颈受累的估计敏感性25%和特异性70%也明显低于MRI（分别为86%和97%）。CT对Ⅲ期子宫内膜癌敏感性也较低，Zerbe（2000）的结果为附件受累60%，腹膜转移57%；但CT对淋巴结的显示准确性较高，其准确性可达88%（Vorgias et al, 2002），比非增强MRI准确性略高。

三、PET-CT

正电子发射计算机断层显像（PET）技术是当前核医学较高水平的标志，是目前唯一用解剖形态学方式完成人体的功能、代谢和受体显像，它以出现 ^{18}F-FDG聚集病灶为阳性，可显示生物物质相应生物活动的空间分布，数量及其随时间的变化，被称之为生化显像或分子显像，应用于肿瘤学中可判断肿瘤的良恶性、临床分期、发现淋巴结转移、寻找原发灶、早期确定复发病灶等。PET现在广泛应用于宫颈癌、卵巢癌的评价，但是因为其特异性较低，对早期子宫内膜癌分期诊断的价值有一定限度，FDG-PET应用于早期子宫内膜癌的研究未见文献报道。PET可以应用于子宫内膜癌术后的监测，国外报道，PET监测子宫内膜癌术后的灵敏度、特异度、阳性预测值、阴性预测值分别为96%、78%、

89%、91%，认为全身 PET 检查对于监测治疗后的内膜癌有价值，不仅可以发现复发病灶的准确位置，还可以发现无症状的复发病灶。

（武　靖　洪　楠）

第七节　肿瘤标志物

子宫内膜癌多见于老年妇女，在妇科恶性肿瘤中的发病率居第 2 位。与其他恶性肿瘤不同的是，子宫内膜癌的早期症状出现早，如绝经后出血，有 70% 的 I 期子宫内膜癌患者可以早期诊断。因此，对于使用肿瘤标志物早期诊断子宫内膜癌不是主要的。但对于高危人群的监测肿瘤标志物则是非常重要的，如遗传性非息肉病性结直肠癌（Lynch 综合征）患者就是内膜癌高危人群。在内膜癌的诊断中肿瘤标志物并非特异，多种肿瘤标志物联合诊断能提高阳性率。

肿瘤标志物（tumor marker，TM）是肿瘤细胞分泌或脱落到机体的体液或组织中的物质，或是宿主对体内新生物反应而产生并进入到体液或组织中的物质，分为体液肿瘤标志物和细胞肿瘤标志物。随着杂交瘤技术制备单克隆技术的成熟，已经制备出大量的抗肿瘤单克隆抗体。通过血清学检测、免疫组织化学、流式细胞术等方法可以进行检测。由于蛋白质组学技术和其他生物学检测手段的不断发展，在血中寻找新的肿瘤标志物的技术不断完善，如表面增强激光解吸离子化飞行时间质谱（surface-enhanced laser desorption/ionization time-of-flight mass spectrometry，SELDI-TOF-MS）、循环肿瘤细胞（circulating tumor cell，CTC）、循环肿瘤 DNA（circulating tumor DNA，ctDNA）和循环 miRNA 等也在试图应用到临床中。

肿瘤标志物在肿瘤普查、高危人群观察、诊断、判断预后、评价治疗疗效和病程监测等方面都具有较大的实用价值，其已经成为肿瘤患者的一个重要检查指标，在临床工作中被广泛采用。目前，越来越多的肿瘤标志物检测项目不断地应用于临床，通过测定其存在或含量可辅助诊断肿瘤、分析病程、指导治疗、监测复发或转移、判断预后。随着分子生物学技术的发展，从分子水平发现基因结构或功能的改变以及具有一定生物学功能的基因产物的非正常表达均与肿瘤的发生、发展密切相关，所以测定癌基因、抑癌基因及其产物，如存在于细胞膜上或细胞内如激素受体、生长因子受体、白血病表型、分子基因等作为细胞肿瘤标志物也应用于临床。由于肿瘤发生发展的原因至今不明，因此，肿瘤标志物的定义还有待于进一步完善。

一、激素受体

雌激素受体（ER）和孕激素受体（PR）是妇女体内的两种主要甾体激素受体，两者同为配基依赖型转录因子。用免疫组化法进行检测，主要分布于癌细胞的胞质及胞核，间质和肌层也有不同程度着色。I 型子宫内膜癌为雌激素依赖性肿瘤，II 型为非雌激素依赖性肿瘤，故 ER 和 PR 在 I 型中表达高，为 32%～69%，在 II 型中表达低，仅 2.8%。大量研究表明（Porichi et al，2010；Trovik et al，2013；Huvila et al，2013；Carla et al，2015；Srijaip et al，2010），雌激素受体与孕激素受体表达与子宫内膜癌恶性程度、转移及预后有密切关系，ER 和 PR 表达水平愈低，肿瘤分化程度愈低，恶性程度愈高，易发生肌层浸润及淋巴结转移。ER 和 PR 水平的高低与临床选择内分泌治疗有关。与 ER 和（或）PR 阴性患者相比，ER 和（或）PR 阳性患者的生存率更高，即使已发生远处转移的患者，如果伴随激素受体阳性，其预后也较好。

北京大学人民医院（姚远洋 等，2011）对雌激素受体及孕激素受体阳性表达与组织学分级及肌层浸润的深度进行了研究，发现组织类型为非内膜样型内膜癌、组织学分级越高，ER、PR 阳性表达率越低；临床分期越高肌层浸润越深，ER 阳性表达率越低，从而说明 ER、PR 的缺失与细胞恶性程度上升、侵袭性增加及向非激素依赖型肿瘤转化有关，为内膜癌的内分泌治疗提供了进一步的理论依据。

1. 雌激素受体（ER）　ER 有 α 和 β 两种亚型，是独立的基因转录翻译表达的核受体蛋白，两者在结构上有高度同源性，在编码基因和组织分布中的表达明显不同。ERα 主要表达于乳腺、子宫、阴道内，有促进细胞增生的功能，而 ERβ 主要在中枢神经系统、心血管系统、胃肠道系统等表达，能调节 ERα 功能，具有抑制细胞增生的作用。ERα 和 β 表达的不平衡可能是导致雌激素依赖性肿瘤发生的重要因素之一。ERα 表达与肿瘤的恶性程度成反比，ERβ 表达与肿瘤的恶性程度不相关。ER 存在说明肿瘤细胞的激素调节功能尚未完全丧失，对激素刺激会有一定反应，因而是内分泌治疗奏效的基础。Zhang 等（2013）通过对 239 例子宫内膜癌患者临床病理因素的研究，发现 ER 的表达状况与患者的 5 年无瘤生存期和总生存期无关，与接受放疗和化疗的危险性无关，仅与是否接受内分泌治疗有关。

2. 孕激素受体（PR）　PR 亚型包括 PR-A 和 PR-B。PR-A 的主要作用是在子宫内膜中通过抑制 ERα 的转录活性下调雌激素活性，而 PR-B 则是促进雌激素在子宫内膜中发挥作用。PR-A 通过限制 PR-B 的效应，在抑制雌激素诱导的子宫内膜增殖作用中发挥重要作用。子宫内膜样腺癌 I 期的患者表达 PR，但在多数进展期子宫内膜样腺癌患者中无 PR 表达，这说明 PR 表达与肿瘤的分级有关，PR 表达愈低，肿瘤的恶性程度愈高，预后愈差。研究表明（Zhang et al，2013），PR 阴性增加肿瘤远处转移的风险，是患者的 5 年无瘤生存期和总生存期独立预后因素。也有研究表明（Huvila et al，2013）PR 阴性是早期子宫内膜腺癌发生的独立危险因素。

二、血清肿瘤标志物

CA125、CA199、CEA、CA153-3、CA72-4、SA 为血清肿瘤标志物已经广泛应在子宫内膜癌的临床辅助诊断和病情监测中。近年来，循环肿瘤细胞（CTC）、循环 miRNA、循环 DNA 等也在研究中，尤其循环 miRNA 在子宫内膜癌诊断和预后应用研究中取得了重要进展。HE4 是卵巢癌的肿瘤标志物，已获得 FDA 批准，与 CA125 联合应用可以提高卵巢癌诊断的敏感性和特异性。在内膜癌中研究表明优于 CA125。而多种合理的肿瘤标志物联合可以提高阳性率。

1. HE4（human epididymis secretory protein 4，人附睾分泌蛋白 4）　HE4 也称为 WFDC2，Kirchhoff 等（1991）从人的附睾中克隆出

cDNA，基因定位在染色体 20q12-q13.1，全长为 12kb 左右，由 5 个外显子和 4 个内含子组成，编码的蛋白质与细胞外蛋白酶抑制剂有很高的同源性，是一种酸性蛋白质。一些研究发现（Bingle et al，2002；Galgano et al，2006），HE4 不仅存在于男性生殖管道的上皮细胞内，还存在于人类多种恶性肿瘤细胞内，包括子宫内膜癌。研究还发现（Moore et al，2008；EBignotti et al，2011），子宫内膜癌患者术前血清中的 HE4 区别于健康的绝经期女性，这就表明 HE4 有作为诊断性的单一或联合检测的血清学标志物可能性。Roberto Angioli 等（2013）对 101 例子宫内膜癌患者进行 CA125 与 HE4 联合检测血清中的表达水平，并将二者对比研究，研究发现单评估检测子宫内膜癌的特异性和敏感性来讲，HE4 明显优于 CA125。Yachun Bie 等（2015）进行的 mate 分析表明，HE4 检测子宫内膜癌的敏感性和特异性分别为 59.4% 和 92.0%，正是其敏感性限制了它在诊断子宫内膜癌中的应用价值。

HE4 与 CA125 联合使用优于单独使用 CA125。HE4 与 CA125 联合使用能提高诊断率。但再联合多种肿瘤标志物并不能提高其敏感性（表 7-7-1、7-7-2、7-7-3）。156 例健康志愿者血清标本和 171 个内膜癌的患者标本（其中 I 期 122 例，II 期 17 例，III 期 26 例，IV 期 6 例）。

表7-7-1　肿瘤标志物组合在 I 期子宫内膜癌中的敏感性

标记物组合	特异度		
	90%	95%	98%
CA125	30.0%	20.8%	12.9%
HE4	48.4%	37.9%	29.3%
CA72.4	7.6%	5.8%	3.8%
SMRP	14.4%	8.7%	4.4%
CA125+HE4	51.6%	41.7%	34.4%
CA125+CA72.4	29.9%	20.6%	13.6%
CA125+SMRP	28.8%	20.5%	13.1%
HE4+CA72.4	48.4%	37.9%	29.8%
HE4+SMRP	48.3%	38.0%	29.2%
CA125+HE4+CA72.4	51.7%	40.7%	34.5%
CA125+HE4+SMRP	51.6%	41.7%	33.7%
CA125+CA72.4+SMRP	28.6%	20.1%	14.6%
HE4+CA72.4+SMRP	48.4%	37.9%	29.8%
CA125+HE4+CA72.4+SMRP	51.7%	39.1%	34.6%

（Gynecol Oncol，2008）

表7-7-2　肿瘤标志物组合在 Ⅱ ~Ⅳ 期子宫内膜癌中的敏感性

标记物组合	特异度		
	90%	95%	98%
CA125	46.7%	32.9%	22.4%
HE4	71.4%	64.9%	55.1%
CA72.4	17.6%	12.2%	7.0%
SMRP	16.6%	16.2%	12.5%
CA125+HE4	73.0%	69.7%	52.7%
CA125+CA72.4	38.8%	30.6%	24.5%
CA125+SMRP	47.0%	39.4%	20.4%
HE4+CA72.4	71.4%	65.3%	55.1%
HE4+SMRP	73.4%	59.5%	49.0%
CA125+HE4+CA72.4	72.5%	69.4%	53.5%
CA125+HE4+SMRP	73.3%	63.3%	57.3%
CA125+CA72.4+SMRP	49.0%	30.8%	27.3%
HE4+CA72.4+SMRP	73.5%	61.0%	49.1%
CA125+HE4+CA72.4+SMRP	73.4%	62.1%	57.3%

（Gynecol Oncol，2008）

表7-7-3　肿瘤标志物组合在所有期别子宫内膜癌中的敏感性

标记物组合	特异度		
	90%	95%	98%
CA125	34.6%	24.6%	15.6%
HE4	55.0%	45.5%	36.7%
CA72.4	10.2%	7.3%	4.4%
SMRP	11.3%	7.1%	3.1%
CA125+HE4	57.3%	50.1%	39.8%
CA125+CA72.4	34.5%	24.6%	16.7%
CA125+SMRP	34.1%	25.1%	15.6%
HE4+CA72.4	55.0%	45.0%	36.6%
HE4+SMRP	53.8%	44.8%	36.3%
CA125+HE4+CA72.4	57.2%	48.9%	40.6%
CA125+HE4+SMRP	56.6%	48.4%	38.2%
CA125+CA72.4+SMRP	34.8%	24.7%	16.8%
HE4+CA72.4+SMRP	54.3%	44.8%	36.3%
CA125+HE4+CA72.4+SMRP	57.3%	47.5%	40.0%

（Gynecol Oncol，2008）

HE4 在内膜癌和良、恶性卵巢肿瘤的鉴别方面具有一定的应用价值，与 CA125 联合应用有可能提高早期子宫内膜癌的诊断率，但最终的结论仍需进一步研究。

2．CA125（cancer antigen 125）

Bast 等人（1981）在 1981 年用卵巢癌细胞株 OVCA433 免疫小鼠，通过杂交瘤技术获得单克隆抗体（monoclonal antibody，McAb）OC125，该抗体可识别卵巢癌相关抗原，用这种单克隆抗体制备的试剂盒随后用于卵巢癌的临床监测。直到 2001 年 Lloyd（Yin et al，2001；Yin et al，2002）研究小组克隆了 CA125 抗原，证实 CA125 是含有 5797 个碱基对的跨膜糖蛋白 MUC16，定位于染色体 19p13.2 区。正常人血清 CA125（RIA）的阳性临界值为 35kU/L。

CA125 作为子宫内膜的肿瘤标志物，在临床上得到广泛应用。子宫内膜癌的监测通常是根据临床症状和影像学资料，肿瘤标志物在早期复发或评价疗效方面起辅助作用。经证实，血清 CA125 水平的改变不仅与肿瘤分期、恶性程度、组织学类型以及细胞分化有关，而且和疾病的进展或消退密切相关（Yildiz et al，2012；Ikolaou et al，2014）。研究认为，术前血清中 CA125 的水平是预测子宫内膜癌患者的肿瘤分期、淋巴结转移及预后的独立危险因素。多项研究（Chen et al，2011；Powell et al，2005；Nicklin et al，2012；Suh et al，2012；Yildiz et al，2013）显示，当 CA125＞40U/ml，子宫内膜癌患者的子宫肌层浸润和血管转移及淋巴结转移的风险就会增加。血清 CA125 的值与内膜癌的进展期别呈正相关，并于淋巴结和腹腔转移有关，术前 CA125 升高是子宫内膜癌淋巴结受累的独立危险因素，对术中是否需行淋巴清扫有指导意义。Karahanoglu 等发现（2012），大约只有 15% 左右的 Ⅰ 期子宫内膜癌与 25% 左右的无症状复发患者会存在 CA125 水平的升高。然而有研究者认为（Bmoore，et al，2008；Gignotti et al，2011）CA125 检测子宫内膜癌通常是有限的，仅有 24.6% 的患者血清中 CA125 升高，CA125 的升高仅与子宫内膜癌的高级别病变有相关性，并不能作为内膜癌早期筛查的方法。CA125 血清浓度上升可见于 1% 健康妇女，3%～6% 良性卵巢疾患或非肿瘤患者，其中包括孕早期 3 个月、月经经期、子宫内膜异位、急性输卵管炎等良性疾病和其他恶性肿瘤，如上皮性卵巢癌、透明细胞癌、输卵管癌等。总而言之，肿瘤标志物 CA125 特异性并不强，不能单独用于子宫内膜癌的早期诊断。

3．CA19-9（carbohydrate antigen19-9）

CA19-9 为唾液酸化的乳 -N- 岩藻戊糖Ⅱ，是一种类粘蛋白的糖蛋白成分，与 Lewis 血型成分有关。

是 Koprowski 等（1979）用人的结肠癌细胞株免疫 BALB/c 小鼠并与骨髓瘤细胞进行杂交所得的一株单克隆抗体。正常参考值：血清＜37 U/ml。它并非肿瘤细胞所特有，可存在于正常组织细胞上。在消化道肿瘤中常增高，如胰腺癌、胆囊癌、胆管壶腹癌时，血清 CA19-9 水平明显升高，尤其是胰腺癌晚期病人。胃癌阳性率约为 50%，结肠癌阳性率约为 60%，肝癌阳性率约为 64.6%。急性胰腺炎、胆囊炎、胆汁淤积性胆管炎、肝硬化、肝炎等疾病 CA19-9 也有不同程度升高。CA19-9 与成熟畸胎瘤和黏液性肿瘤密切相关。选择 CA125、CA19-9、CEA、CA15-3、CA72-4 检测子宫内膜癌，单一检测阳性率在 2.1%~43% 不等。CA19-9 阳性与子宫肌层浸润深度、组织学分化程度、淋巴脉管间隙受累、宫颈浸润、腹水细胞学阳性、附件转移、淋巴结转移、手术分期有关。李小毛等（2015）研究表明，术前血清 CA19-9 阳性率，随着手术病理分期增加而提高，血清 CA19-9 水平是预测子宫内膜癌手术病理分期的一个有价值的指标，CA19-9 的测定有助于子宫内膜癌病程的监测和复发的判断。魏丽惠等（2014）研究报道，高危组与低危组中 CA19-9 检测有显著差异，术前检测 CA19-9 有助于判断患者预后，制定相应的治疗措施。

4. CEA 癌胚抗原（CEA）

CEA 是一种酸性糖蛋白，胚胎期在小肠、肝、胰腺合成。CEA 于 1965 年被发现时，认为是结肠癌的标志物（60%~90% 患者升高）。正常参考值：血清＜5 μg/L。血清 CEA 升高主要见于结肠癌、直肠癌、胰腺癌、胃癌、肝癌、肺癌、乳腺癌等，其他恶性肿瘤也有不同程度的阳性率。CEA 作为子宫内膜癌组织分级及早期诊断复发的一项标志物，特别是 CEA 与 CA125、CA19-9 联合应用时对子宫内膜癌诊断、评价患者预后、病情监测等方面，有较大意义。然而研究认为（Baser et al，2014），CEA 单独预测患者预后及是否需要辅助治疗的能力有限。

5. CP2（cancer protein 2）

CP2 为一种类似 CA125 的肿瘤标志物，与 CA125 抗原决定簇不同，但其生物学及临床特性与 CA125 极为相似。检测试剂盒由美国 Maxgene 公司生产，在卵巢上皮癌诊断中灵敏度高于 CA125，特异性略低于 CA125。有研究表明（魏丽惠 等，

2014）对少数 CA125 不高的病人 CP2 具有重要的补充作用。血清 CP2 随子宫内膜癌临床期别增高而增高，Ⅲ、Ⅳ期者显著高于Ⅰ、Ⅱ期，其诊断Ⅲ、Ⅳ期敏感性与 CA125 及 SA 类似，特异性与 CA125 类似，而高于 SA。CP2 在不同分期和有无淋巴结转移之间有显著差异，Ⅲ~Ⅳ期显著高于Ⅰ~Ⅱ期，有淋巴结转移者显著高于无淋巴结转移者，并随着病理分级的增高 CP2 水平逐渐增高，但差异无显著性；高危组与低危组 CP2 检测差异有显著性，术前 CP2 检查对于协助判断患者分期及是否存在淋巴结转移。CA125、CP2 对诊断晚期子宫内膜癌有一定意义，联合应用可提高诊断的特异性。CA125、CP2、SA 在病情追踪方面应与其他辅助检查联合进行。

6. 癌抗原 CA15-3

CA15-3 是乳腺细胞上皮表面糖蛋白的变异体，近年推出作为乳腺癌标志物。正常参考值：血清＜28 U/ml。乳腺癌晚期 100%，其他期 75% 此值明显升高。该标志物也是广谱的。可见于 50% 肝细胞癌、53% 肺癌、34% 卵巢癌患者。CA153 与 CA125 肿瘤标志物联合检测，相互补充对鉴别子宫良、恶性疾病和判断预后及复发有一定的诊断意义。多项研究表明（张智 等，2016；黄生金 等，2013；于宝江 等，2014）以 CA125 与 CA153 联合检测，或以 CA125、CA153 与 CA19-9 联合检测用于子宫内膜癌的诊断中，结果显示联合检测的诊断准确率高于单项检测。

7. CA72-4

CA72-4 是一种高分子量糖蛋白，正常人血清中含量＜6 U/ml，异常升高在各种消化道肿瘤、卵巢癌均可产生。对于胃癌的检测特异性较高。单独用于子宫内膜癌的诊断和监测中诊断率较低。

8. 唾液酸

唾液酸（sialicacid，SA）是神经氨酸衍生物的总称，在血清中基本上是作为 N-乙酰神经氨酸中主要的糖蛋白而存在，为细胞膜糖蛋白和糖脂的重要组分，与生物体的许多生物学功能有关，参与许多重要的生理过程。SA 与细胞癌变以及癌的进展、转移和复发等密切相关，在部分恶性肿瘤患者中升高，但不能鉴别肿瘤来源。王建六等（2008）研究发现，SA 在子宫内膜癌患者中异常率为 36.8%，高于 CP2、CA125 及 CEA 的异常率，但是 SA 除

与附件受累和腹腔细胞学检查阳性相关外，与包括分期在内的其他临床病理特征无明显相关，对预后也没有提示作用。所以 SA 可用于术前协助诊断，但不适用于进行分期及预后判断等。王春燕等（王春燕 等，2009；王海燕，2014；蒲芬，2014）等研究认为，妇科恶性肿瘤患者的血清 SA 含量均显著高于妇科良性肿瘤组与健康对照组，而妇科良性肿瘤组与正常组间的血清 SA 含量比较则差异无显著性。子宫内膜癌与患者血清中 SA 表达情况与同龄健康妇女进行比较，比较结果显示，子宫内膜癌患者的血清及组织上述检测指标之间均存在明显的差异，其表达水平均明显升高，同时分期较高的患者其检测结果也明显更高。因此，血清 SA 含量的增高，表示有恶性病变可能的发生，需进一步检查，其高低有助于妇科肿瘤良、恶性性质的判断。

9. 循环肿瘤 DNA 和循环 miRNA

循环肿瘤 DNA（circulating tumor DNA，ctDNA）是一类源于肿瘤细胞的双链 DNA 片段，大小在 0.18~21 kb 之间，主要存在于血液、滑膜液和脑脊液等液体中，可经尿液和粪便排出，含量极微。Traver 等（2014）研究发现，健康人的体液内存在游离的双链 DNA 片段（cell free DNA），即cf DNA。这些片段长度小于正常的 DNA，含量很低，但是携带有正常的基因组信息，主要来源于坏死细胞和凋亡细胞。ctDNA 来源于肿瘤细胞，是 cf DNA 的一部分，仅见于肿瘤患者体内。ctDNA 能够了解循环中肿瘤特异性突变，在肿瘤的早期诊断、疗效评估、复发、治疗和预后判断等方面发挥着重要的作用。Tanaka（2012）等人研究发现，通过对子宫内膜癌患者及良性病变患者行 ctDNA 定量检测，子宫内膜癌患者 ctDNA 定量略高于良性病变患者，然而差异无统计学意义（$P=0.095$）；患者术前和术后相比，ctDNA 水平差异也无统计学意义。该研究表明 ctDNA 定量在子宫内膜癌筛查中的应用存在一定局限性，基于目前的研究水平，须考虑运用其他传统的检查方法。

miRNA 是一类内源性非编码的小分子 RNA，长度约为 22 个核苷酸，通过靶向作用于 mRNA 的 3' 端非翻译区，从而诱导靶 miRNA 的翻译抑制或剪切降解，降低相关靶基因蛋白质的表达，进而在转录后水平发挥基因调控作用。循环 MiRNA 广泛参与细胞分化、增殖、生长和凋亡等人体生理病理过程（Mostert et al，2011；Mitchell et al，2008）。研究表明，循环游离 miRNA 存在于多种原发性肿瘤患者体内血清或血浆中，而且随生理状况和疾病进程的发展而发生变化，包括非小细胞肺癌、肝细胞癌、乳腺癌、胰腺癌、胃癌、结直肠癌、头颈部癌、卵巢癌及前列腺癌等。目前，多项关于循环 miRNA 作为子宫内膜癌早期诊断和预后评估标志物的研究，发现了数种差异表达的循环 miRNA 分子，从而为循环 miRNA 在子宫内膜癌的应用提供了新的思路。陈玉芬（杨冰清 等，2016；陈玉芬 等，2014；Jia We et al，2013）等人研究发现，子宫内膜癌患者组和健康对照组的血清标本中筛选出差异性表达的 miRNA，且在两组人群中差异表达有统计学意义。Zhai H 等（2013）研究表明，病理组织中的 miR-194 可作为评估子宫内膜癌患者预后的重要指标。

三、肿瘤基因标志物

癌基因和抑癌基因作为肿瘤标志物在手术后被广泛应用。癌基因是指在细胞或病毒中存在的、能诱导正常细胞转化、并使其获得一个或更多的新生物特性的基因。与子宫内膜癌有关的癌基因主要有 K-ras、c-erbB-2 等。抑癌基因是指能抑制细胞生长并能潜在抑制肿瘤形成的一类基因。抑癌基因在正常细胞中对细胞增殖起负调控作用。抑癌基因通过基因缺失、突变而失去正常的抑癌功能。与妇科肿瘤有关的主要有 PTEN、p53、p16、nm23 等。

1. 癌基因

（1）ras 基因：ras 基因家族与人类肿瘤相关的基因有三种：H-ras、K-ras 和 N-ras，分别定位在 11、12 和 1 号染色体上。其中，K-ras 则对人类癌症影响最大，它好像分子开关：当正常时能控制调控细胞生长的路径；发生异常时，则导致细胞持续生长，并阻止细胞自我毁灭。K-ras 癌基因在子宫内膜非典型增生、子宫内膜癌中均有突变，邓开玉等认为（邓开玉 等，2011；Dobrzycka et al，2010；Velasco et al，2011）在子宫内膜癌发生的早期事件中，K-ras 基因在子宫内膜癌及子宫内膜非典型增生组中的表达明显高于正常子宫内膜组。

K-ras 基因在子宫内膜增生过长和子宫内膜癌中的突变率无明显差异，提示该基因突变可能是 I 型子宫内膜癌发生的早期事件，而且其突变在 I 型子宫内膜样腺癌中较常见，发生率为 26%，在 Ⅱ 型浆液性乳头状癌中仅占 2%，具有明显差异性。Gadducci 等（Gadducci et al，2011；Dobrzycka et al，2010）认为，子宫内膜腺癌中存在 K-ras 基因突变的比例约为 10%~30%，主要见于 Ⅰ 型子宫内膜癌，而且在与 Ⅰ 型子宫内膜癌相关几种主要基因中，K-ras 突变很少与其他种类的基因改变共存。

（2）HER2/neu 基因：即 C-cerB-2 癌基因，位于 17 号染色体 q21 区带上，是一种编码 185KD 的酪氨酸蛋白。与表皮生长因子受体具有同源性，属于跨膜受体酪氨酸激酶家族成员。在调节细胞生长、增殖、分化中起作用。

HER2/neu（c-erbB-2）是一种原癌基因，它可通过点突变、扩增及过量表达激活，在细胞的生长、增殖和分化过程中发挥作用，其过度表达与肿瘤的恶性程度呈正相关，与多种人类癌症的恶性生物学行为有关，且与预后不良、肿瘤复发、肿瘤抗药性等有一定关系，在肿瘤的发病机制上起到一定的作用。在正常的子宫内膜中 HER2/neu 无表达或低表达，而从子宫内膜不典型增生到子宫内膜癌，HER2/neu 的表达率则呈逐渐增高的趋势。研究认为（Kalogiannidis et al，2014），HER-2/neu 是子宫内膜癌生存结局的一种独立的预后因素。认为 HER-2/neu 的过表达对内膜癌的预后产生不良影响（Ryan et al，2005；Srijaipracharoen et al，2010）。也有认为 HER-2/neu 的过表达与内膜癌患者的生存期无明显相关性（Jongen et al，2009）。因此，HER-2/neu 对子宫内膜癌预后的影响仍未达到一致结论。

2. 抑癌基因

（1）PTEN 基因：是 1997 年发现的唯一——种具有磷脂酶活性的抑癌基因，定位于染色体 10q23.3，在子宫内膜癌、神经胶质瘤、前列腺癌、乳腺癌等多种人类原发性恶性肿瘤中存在突变。PTEN 基因表达变化与组织学类型、手术临床分期、病理分级、子宫肌层浸润程度、淋巴结转移及患者年龄等临床病理因素之间的相关性。研究认为（Gbelcova et al，2015），抑癌基因 PTEN 在 Ⅰ 型子宫内膜癌表达缺失是相对早期的分子事件；PTEN 在不同国家不同地区中子宫内膜癌中突变率是不同的。PTEN 基因是在子宫内膜癌发生过程中占重要地位的突变基因，PTEN 基因的缺失表达与子宫内膜癌，特别

是子宫内膜样腺癌的发生发展密切相关。然而有研究认为（Kalogiannidis et al，2014；Kafshdooz et al，2015），PTEN 基因的缺失与子宫内膜癌的发展预后无明显相关性。

（2）P53 基因：定位于 17 号染色体 P13.1 区。抑癌基因 P53 的激活，可参与调节细胞周期，诱导细胞 G1 期及 G2 期阻滞，并能促进细胞凋亡。与人类 50% 的肿瘤有关，目前发现的有肝癌、乳腺癌、膀胱癌、胃癌、结肠癌、前列腺癌、软组织肉瘤、卵巢癌、脑瘤、淋巴细胞肿瘤、食道癌、肺癌、成骨肉瘤等，人类肿瘤中 P53 突变主要在高度保守区内。突变型 p53 通常在 Ⅱ 型子宫内膜癌中存在过量表达，Ⅰ 型子宫内膜癌也可出现 P53 的表达。研究认为（Urabe et al，2014），Ⅰ 型子宫内膜癌中 P53 表达率为 20.7%，Ⅱ 型子宫内膜癌中 P53 表达率为 91.2%。突变型 p53 阳性表达与子宫内膜癌的临床分级、病理分型、肌层浸润呈正相关，伴有突变型 p53 表达的患者病程进展快，预后较差。因此 p53 可作为子宫内膜癌侵袭进展的标志，对判断子宫内膜癌的临床预后有重要意义。

（3）nm23 基因：是 1988 年发现的与肿瘤转移表型抑制相关的抑癌基因。人类 nm23 基因定位于 17 号染色体的 q22 区，现已鉴定出两种人类的 nm23 基因亚型，nm23-H1 及 nm23-H2。nm23 基因的突变、缺失或降低表达与多种肿瘤的转移潜能有关。nm23 基因蛋白在抑制子宫内膜癌发生转移中发挥了重要作用。

（4）p16 基因：定位于人染色体 9p21。定位于细胞核及细胞质中，而细胞核中的染色更有意义。是细胞周期中的一种基本基因，直接参与细胞周期的调控，负调节细胞增殖及分裂，50% 肿瘤细胞株纯发现有纯合子缺失，突变。是细胞周期中的刹车装置，它的突变导致恶性肿瘤发生。p16 基因在肺癌、乳腺癌、脑肿瘤、骨肿瘤、皮肤癌、膀胱癌、肾癌、卵巢癌和淋巴瘤、黑色素瘤等肿瘤中缺失突变。检测 p16 基因有无改变对判断患者肿瘤的易感性以及预测肿瘤的预后，具有十分重要的临床意义。p16 基因在子宫内膜癌的发生发展中有一定的作用，p16 蛋白的表达在正常子宫内膜组、子宫内膜增生过长组及子宫内膜癌组中的阳性表达率呈现逐步下降的趋势，p16 蛋白低表达或缺失时肿瘤发生浸润及转移、复发等的可能性越高，预后越差，证实了

p16 基因的表达缺失或突变与内膜癌的发病相关。研究认为（Zhuo-ying Hu et al，2014），*p16* 基因的超甲基化使 *P16* 基因失活，从而在子宫内膜癌的发生发展中起着重要作用。年龄是否对 *p16* 基因的甲基化起作用，目前仍不清楚。CA125 和 *p16* 蛋白在子宫内膜癌的发生发展中均起到一定的作用，两者协同增加子宫内膜癌的发病风险，将两者结合则可成为对子子宫内膜癌的早期诊断、预后判断的较为敏感的指标，同时也可以指导临床进行综合治疗，以增加子宫内膜癌患者的生存率及生存期。

3. 细胞增殖相关抗原

Ki-67 定位于 10 号染色体 10q25，是一种增殖细胞核相关抗原，主要表达于细胞核中。Ki-67 反应细胞的增殖情况，大量研究表明，Ki-67 的表达与细胞增殖有关。Ki-67 的表达与细胞周期密切相关，加上其半衰期较短，使其成为强有力的增殖细胞标记。多种肿瘤及癌前病变中均有异常表达，与肿瘤的种植、浸润、转移潜能密切相关，目前在子宫内膜癌、宫颈癌、卵巢癌妇科恶性肿瘤方面及肺癌、恶性淋巴瘤、软组织肉瘤、乳腺癌等其他恶性肿瘤中广泛研究。丁堪铄等（2015）研究认为，子宫内膜不典型增生患者如发现 Ki-67 高表达，则有发展为子宫内膜癌的高度危险性。应密切随访，如发现短期内急剧上升则应给予积极治疗及干预措施。Ki-67 阳性及过阳性表达率随子宫内膜癌的病理分期、分化程度、肌层浸润深度以及脉管癌栓或淋巴结转移率的增加而增加。

四、用蛋白质组技术研究的肿瘤标记物

近年来，蛋白质组学技术发展突飞猛进，应用蛋白质学技术检测疾病的血清标记物越来越多地应用到多种肿瘤的临床研究中。研究较为深入的有卵巢癌、乳腺癌、前列腺癌、结肠癌等。

1. 表面增强激光解吸离子化飞行时间质谱（surface-enhancedlaserdesorption/ionizationtime-of-flightmassspectrometry，SELDI-TOF-MS）

SELDI-TOF-MS 技术可以直接在固相的吸附了蛋白质的芯片表面，使用脉冲氮激光能量将被捕获的靶蛋白从芯片表面电离出来，根据靶蛋白在离子装置中的飞行时间，测量出其分子量，并绘出质谱图，通过分析最终获得的质谱图可查明样品中各种蛋白的含量、分子量，通过差异显示可找出疾病的

标志蛋白。SELDI 技术通过将蛋白质芯片与飞行时间质谱的结合，由此拥有了快速、简便易行、用量少和高通量等诸多优点，适合用于血清样本的检验。随着 SELDI 的广泛应用，它所存在的一些问题也逐渐暴露出来，最大的质疑在于其可重复性差，对于低丰度蛋白检出率低，以及无法进行进一步的蛋白鉴定等问题。尽管如此，质谱分析作为一种潜在的卵巢癌早期诊断方法，目前仍在不断改进之中。Liz 等（2008）将基于 2DE 和 MALDI-Q. TOFMS/MS 的蛋白组学方法用于鉴定子宫内膜癌的差异表达蛋白。鉴定了 99 个蛋白，cyclophilinA 是变化最显著的蛋白之一，其过度表达通过 RT-PCR 和 Westernblot 证实。

2. 液体蛋白芯片飞行时间质谱技术（CLINPROT）

CLINPROT 是一种新近用于生物标志物的发现和临床蛋白质组学的研究的方法。该技术是在 SELDI 技术的基础上，将本来在固体芯片上进行的样品纯化和富集的过程改用磁珠来完成，进一步提高了对样品检测的灵敏度和特异度，并且纯化和富集后的样品易于洗脱用于分析鉴定。它用磁性微球和质谱技术结合筛选血清肿瘤标志物的研究，从一定程度上解决了稳定性问题，另外 Clinprot 技术应用 MALDI-TOF-MS，为后期的蛋白鉴定提供了可能。

五、循环肿瘤细胞的应用

循环肿瘤细胞（circulating tumor cells，CTCs）是指从原发肿瘤或转移灶脱落、发生上皮 - 间质转化进入患者外周血血液循环的恶性肿瘤细胞。目前，唯一通过美国食品和药品监督管理局（FDA）认证的 CTCs 分离和计数系统是 Cell Search，它是一个依赖于免疫磁珠原理的半自动化工作系统。该系统通过连接了抗上皮细胞黏附分子抗体（epithelial cell adhesion molecule，Ep CAM）的磁珠和 CTCs 表面标志物 Ep CAM 特异性结合，达到捕获 CTCs 的目的。CTCs 检测在新的肿瘤生物标志物的发现、肿瘤预后判断及个体化治疗方面存在很大的应用潜力，外周血中 CTCs 存在与否以及数量多少不但可以用于肿瘤的早期诊断，还可以用于评估肿瘤预后、监测肿瘤的转移和复发。研究表明（Charlotte. Lemech et al，2016），通过利用 Cell Search 系统，发现 CTC 阳性的患者平均复发时间（20.3 个月）

要比 CTC 阴性患者的复发时间（30.8 个月）明显
缩短。在随访期内，CTC 阴性的患者存活时间明
显长于 CTC 阳性者。然而目前，该系统还存在一
些缺点，假阳性比率高、富集后的 CTCs 没有生物
活性，CTCs 的检测和计数难以确保重复等，以上
这些限制了 CTCs 在临床中的应用。

　　综上所述，子宫内膜癌的相关肿瘤标志物在辅
助诊断、判断预后和转归、检测病情发展、指导个
体化治疗、评价治疗疗效和高危人群随访观察等方
面都具有较大的实用价值。而且随着分子生物学和
蛋白质组学的不断进展，对肿瘤标志物的研究也会
更加深入，从而为肿瘤的诊断和靶向治疗开辟新的
途径。

（昌晓红　崔　恒）

参考文献

蔡斌, 席晓薇, 列雪莲, 等. HE4 在子宫内膜癌诊断中的应用价值探讨. 实用妇产科杂志, 2012, 28(5): 354-356.

陈乐真. 妇产科诊断病理学. 北京: 人民军医出版社, 2002.

陈其能, 谭金秀, 张卫社, 等. 应用阴道超声、彩色多普勒、血清 CA125 分别联合诊断早期卵巢恶性肿瘤的价值. 中国医师杂志, 2004, 6 (7): 986 - 987.

陈玉芬, 等. 子宫内膜癌患者血清中 miR- 155 的表达及其临床意义研究. 中国医药导刊, 2014.16(1): 160-161.

崔英春, 郭星, 赵素娟. 经阴道三维超声对宫腔病变的鉴别诊断. 中国超声诊断, 2005, 6(6): 438-440.

邓开玉, 徐大宝, 陈芸. K-ras 及 PTEN 在 45 岁以下妇女子宫内膜癌中的表达. 中国现代医学. 2011.21(14): 1647-1651.

丁堪铄, 卢丽娜, 余莉萍, 等. C-erbB. 2、p53、Ki67、ER、PR 在子宫内膜癌中的表达及临床相关性. 实用医学. 2015: 4069-4071.

丁燕, 郭钰珍, 管玲, 等. 超声造影对子宫内膜癌分期的应用价值. 重庆医学, 2013, 42(18): 2103-2106.

高新萍, 赵丽君, 魏丽惠, 等. 子宫内膜癌患者血清及病理分子标志物与其病理特征关系的研究. 中国妇产科临床杂志, 2014,15(6): 521-522.

葛玲, 傅庆诏, 刘韶平, 等. 经阴道三维超声子宫内膜容积测量在子宫内膜癌诊断中的价值. 中国超声医学杂志, 2005, 21(1): 48-51.

耿京, 冯静, 唐军, 等. 阴道彩色多普勒超声与磁共振显像技术对术前子宫内膜癌肌层浸润的诊断价值. 中华医学会北京分会超声医学学术年会. 2008.

黄丽卿. 经阴道超声诊断子宫内膜增生过长的价值研究. 中国妇幼保健 2007, 22: 5216-5217

黄生金. 血清 CA125 与 CA153 联合检测对子宫内膜癌的诊断价值. 国际检验医学杂志, 2013, 34(24): 3301-3302.

黄子婴, 汪希鹏, 狄文. 中国实用妇科与产科杂志, 2008, 24(6): 434-436

冷旭, 王敏, 张淑兰, 等. 不同方法获取子宫内膜进行组织学诊断的对照研究. 中华妇产科杂志, 2013, 48(12): 891-895.

李伟雄, 余文辉, 周小梅, 等. 评价术前 CA125 水平对晚期子宫内膜癌的预测作用. 中国全科医学, 2005, 8(7): 558-560.

李小毛, 叶辉霞, 刘继红, 等. 术前血清 CA199 在子宫内膜癌评估中的价值. 中山大学学报(医学科学版).2015. 36(2). 275-278.

李小毛. 子宫内膜细胞学检查的优势及其在子宫内膜癌筛查中的应用. 武警医学, 2013, 24(10): 829-832.

连利娟.林巧稚妇科肿瘤学. 3版. 北京: 人民卫生出版社, 2001: 359-360.

梁平. 实时超声弹性成像技术对中国内膜癌浸润子宫肌层诊断价值研究. 中国医学创新, 2015(8): 115-116.

廖秦平, 杨曦. 子宫内膜癌筛查及早期诊断的现状及展望. 实用妇产科杂志, 2015, 31(7): 481-484.

林玉姣, 姜皓, 杨晓丽, 经阴道彩色多普勒超声术前判断子宫内膜癌临床分期中的意义. 中国肿瘤临床, 2005, 32(2): 113-114.

刘从容, 林洁. 子宫内膜取样器与子宫内膜分段诊刮结果的对照研究. 中国妇产科临床杂志, 2009, 10(5): 353-355.

刘慧, 王辅林, 赵玉梅, 等. Pipelle de Cornier 子宫内膜取样器与常规诊刮进行组织学诊断的对照研究. 现代妇产科进展, 2013, 22(4): 310-313.

刘彦红, 金正平. 经阴道彩色多普勒超声在子宫内膜癌诊断中的应用.中国临床医学影像杂志, 2004, 335-336.

刘真真, 戴晴, 姜玉新. 子宫内膜癌超声造影增强时相和肿瘤显像的初步研究. 中华医学超声杂志(电子版), 2012, 09(03): 30-33

蒲芬. 子宫内膜癌患者血清及组织中 YKL-40、IGF 和 SA 表达及其临床意义. 实用癌症杂志, 2014, 29(10): 1210-1212.

宋芳, 吴玉梅. 宫腔细胞学检查筛查子宫内膜病变的可行性探讨.中国肿瘤临床, 2008, 35(12): 668-671.

王春燕, 刘健. 血清唾液酸检测在妇科恶性肿瘤诊断中的评价. 中国实验诊断学. 2009. 13(11): 1375-1377.

王海燕. 血清及组织 YKL-40、IGF、SA 与子宫内膜癌的关系. 海南医学报.2014.20(10): 1574-1576.

吴成. 子宫内膜癌的筛查策略. 中国计划生育学杂志, 2012, 20(10): 717-719.

谢晴, 雷小莹. 经阴道彩色多普勒对于子宫内膜良性病变的观察. 中国医学影像技术, 2002, 18 (8): 825.

杨冰清, 滕银成.循环微 RNA 作为子宫内膜癌新型生物标志物的研究进展. 上海交通大学学报(医学版). 2016.36(5): 767-771.

杨淑玲, 申爱荣, 娄华, 等. 宫腔镜联合 B 超判断子宫内膜癌子宫受累情况的临床价值. 中国妇幼保健, 2005, 20(14): 1737-1739.

杨曦, 廖秦平, 吴成, 等. 子宫内膜细胞学检查在子宫内膜癌筛查中的应用. 中华妇产科杂志, 2013, 48(12): 884-890.

姚远洋, 徐文展, 王悦, 等. 子宫内膜癌分子标志物与临床病理特征及预后的关系. 北京大学学报(医学版). 2011.05-0743-06.

游钢军, 邱广立. 腹部超声和经阴道超声对子宫内膜病变诊断的比较.中华现代影像学杂志, 2006, 3(11): 1032－1033

于宝江, 高胜海, 郭翀, 等. CA125、CA153 与 CA199 联合检

测对子宫内膜癌的诊断价值. 中国当代医药. 2014 .21(10): 105-109.

张乃怿, 吴成, 赵健, 等. 子宫内膜细胞学检查在筛查子宫内膜癌中的应用. 中华妇产科杂志, 2010, 45(10): 793-795.

张彤, 周蓉, 刘晨, 等. 子宫内膜采集器获取标本的满意度及相关因素对病理诊断符合率的影响. 中华妇产科杂志, 2014, 49(9): 655-658.

张颖, 段华, 孔亮, 等. 窄带成像宫腔镜在诊断子宫内膜癌及内膜非典型增生中的价值. 中国微创外科杂志, 2012, 12(6): 481-484.

张智, 陈红霞, 徐晓霞, 等. 血清人附睾蛋白E4、CA125、CA199 联合诊断子宫内膜癌的价值. 实用医学杂志. 2016. 32(7): 1108-1111.

周莲娥, 术前血清CA125在子宫内膜癌评估中的意义. 首都医科大学学报, 2003, 24(6): 199-200.

周蓉, 沈丹华, 唐志坚, 等. 子宫内膜采集器在子宫内膜癌及癌前病变筛查中的应用. 中国妇产科临床杂志, 2013, 14(3): 242-244.

周蓉, 沈丹华, 王朝华, 等. 子宫内膜采集器在子宫内膜癌及不典型增生患者保守治疗随访中的应用. 中华妇产科杂志, 2013, 48(12): 896-898.

周永昌, 郭万学. 超声医学. 4版. 北京: 科学技术出版社, 2002: 1 279 - 1 280.

朱熤, 王畅, 张国楠, 等. 绝经后妇女子宫内膜复合回声厚度对 II 型子宫内膜癌预测价值研究. 中国实用妇科与产科杂志, 2016, 32(9): 886-889.

Abdelazim IA, Aboelezz A, Abdulkareem AF. Pipelle endometrial sampling versus conventional dilatation & curettage in patients with abnormal uterine bleeding. J Turk Ger Gynecol Assoc, 2013, 14(1): 1-5.

Agostini A, Cravello L, Bretelle F, et al. Risk of discovering endometrial carcinoma or atypical hyperplasia during hysteroscopic surgery in postmenopausal women. J Am Assoc Gynecol Laparosc, 2001, 8(4): 533-535.

Arikan G, Reich O, Weiss U, et al. Are endometrial carcinoma cells disseminated at hysteroscopy functionally viable? Gynecol Oncol, 2001, 83(2): 221-226.

Assikis VJ, Neven MP, Jordan VC, et al. A realistic clinical perspective of tamoxifen and endometrial carcinogenesis. Eur J Cancer, 1996, 32A(9): 1464-1476.

Aumiphin J, Crochet P, Knight S, et al. Outcome and Follow-up of Patients with Endometrial Carcinoma Diagnosed on Operative Hysteroscopic Resection Specimens. Anticancer Res. 2016, 36(8): 4341-4345.

Bar-Am A, Ron IG, Kuperminc M, et al. The role of routine pelvic lymph node sampling in patients with stage I endometrial carcinoma: second thoughts. Acta Obstet Gynecol Scand, 1998, 77(3): 347-350.

Bartosch C, Monteiro-Reis S, Vieira R, et al. "Endometrial Endometrioid Carcinoma Metastases Show Decreased ER-Alpha and PR-A Expression Compared to Matched Primary tumor." PLoS One. 2015.10(8): e0134969.

Baser E, Gungor T, Togrul C, et al. Preoperative prediction of poor prognostic parameters and adjuvant treatment in women with pure endometrioid type endometrial cancer:

what is the significance of tumor markers? Eur J Gynaecol Oncol.2014.35(5): 513-8.

Bast RC, Feeney M, Lazarus H, et al. Reactivity of a monoclonal antibody with human ovarian carcinoma. J Clin Invest .1981.68(5): 1331-7.

Batista TP , Cavalcanti CLC, Tejo AAG, et al. Accuracy of preoperative endometrial sampling diagnosis for predicting the final pathology grading in uterine endometrioid carcinoma. Eur J Surg Oncol, http: //dx.doi.org/10.1016/j.ejso.2016.03.009.

Bedner R, Rzepka-Gorska I. Diagnostic hysteroscopy after D&C in women with perimenopausal bleeding. Ginekol Pol, 2002, 73(7): 577-582.

Ben-Shachar I, Pavelka J, Cohn DE, et al. Surgical staging for patients presenting with grade 1 endometrial carcinoma. Obstet Gynecol, 2005, 105(3): 487-493.

Bershtein LM, Gamaiunova VB, Kvachevskaia IO, et al. The nature of hyperinsulinemia (insulin resistance) in endometrial carcinoma: of plasma levels of insulin and c-peptide [J].Vopr Onkol, 2000, 46(2): 191-195.

Bettocchi S, Ceci O, Vicino M, et al. Diagnostic inadequacy of dilatation and curettag. Fertil Steril , 2001, 75: 803-5.

Bie Y, Zhang Z . Diagnostic value of serum HE4 in endometrial cancer: a meta-analysis. World J Surg Oncol. 2014.12: 169.

Biewenga P, de Blok S, Birnie E. Does diagnostic hysteroscopy in patients with stage I endometrial carcinoma cause positive peritoneal washings? Gynecol Oncol, 2004, 93(1): 194-198.

Bignotti E, Ragnoli M, Zanotti L, Calza S, Falchetti M, Lonardi S, et al. Diagnostic and prognostic impact of serum HE4 detection in endometrial carcinoma patiens. Br J Cancer. 2011.104(9): 1418-25.

Bingle L, Singleton V, Bingle CD. The putative ovarian tumour marker gene HE4 (WFDC2), is expressed in normal tissues and under goes complex alternative splicing to yield multiple protein isof orms. Oncogene .2002.21(17): 2768 - 2773.

Bourdel N, Chauvet P, Tognazza E, et al. Sampling in Atypical Endometrial Hyperplasia: Which Method Results in the Lowest Underestimation ofEndometrial Cancer? A Systematic Review and Meta-analysis. J Minim Invasive Gynecol. 2016, 23(5): 692-701.

Breijer MC, Peeters JA, Opmeer BC. Capacity of endometrial thickness measurement to diagnose endometrial carcinoma in asymptomatic postmenopausal women: a systematic review and meta-analysis. Ultrasound Obstet Gynecol, 2012 , 40(6): 621-629.

Cauberg EC, Mamoulakis D, de la Rosette JJ, et al. Narrow band imaging-assisted transurethral resection for non-muscle invasive bladder cancer significantly reduces residual tumour rate. World J Urol, 2011, 29(4): 503-509.

Ceci O, Bettocchi S, Pellegrino A, et al. Comparison of hysteroscopic and hysterectomy findings for assessing the diagnostic accuracy of office hysteroscopy. Fertil Steril, 2002, 78(3): 628-631.

Chandavarkar U, Kuperman JM, MuderspachLi, et al. Endometrial echo complex thickness inpostmenopausal endometrial cancer.Gynecol Oncol, 2013, 131: 109-130.

Chang YN, Zhang Y, Wang YJ, et al. Effect of hysteroscopy on the peritoneal dissemination of endometrial cancer cells: a meta-analysis. Fertil Steril, 2011, 96(4): 957-961.

Chen Y L, Huang C Y, Chien T Y, et al. Value of pre-operative serum CA125level for prediction of prognosis in patients with endometrial cancer. Aust N Z J Obstet. Gynaecol.2011.51 (5) 397-402.

Cicinelli E, MarinaccioM M, Barba B, et al. Reliability of diagnostic fluid hysteroscopy in the assessment of cervical invasion by endometrial carcinoma: A comparative study with transvaginal sonography and MRI. Gynecol Oncol, 2008.

Cutillo G, Cignini P, Visca P, et al. Endometrial biopsy by means of the hysteroscopic resectoscope for the evaluation of tumor differentiation in endometrial cancer: a pilot study. Eur J Surg Oncol, 2007, 33(7): 907-910.

De Marchi F, Fabris AM, Tommasi L, et al. Accuracy of hysteroscopy made by young residents in detecting endometrial pathologies in postmenopausal women. Eur J Gynaecol Oncol. 2014, 35(3): 219-223.

Del PG, Williams R, Harbatkin CB, et al. Endometrialbrush biopsy for the diagnosis of endometrial cancer. Reprod Med, 2001, 46(5): 439-443.

Dijkhuizen FP, Mol BW, Brolmann HA, et al.The accuracy of endometrial sampling in the diagnosis of patients with endometrialcarcinoma and hyperplasia: a meta- analysis. Cancer, 2000, 89: 1765-1772.

Dobrzycka B, Terlikowski SJ, Mazurek A, et al. "Circulating free DNA, p53 antibody and mutations of KRAS gene in endometrial cancer." Int J Cancer.2010.127(3) : 612－621.

Du J, Li Y, Lv S, et al. Endometrial sampling devices for early diagnosis of endometrial lesions. Journal of Cancer Research & Clinical Oncology, 2016, 142(12): 1-8.

DuBeshter B, Warshal DP, Angel C, et al. Endometrial carcinoma: the relevance of cervical cytology. Obstet Gynecol, 1991, 77(3): 458-462.

Dueholm M, Moller C, Rydbjerg S, et al.An ultrasound algorithm for identification of endometrial cancer. Ultrasound Obstet Gynecol, 2014, 43(5): 557-568.

Duk J, Aalders J, Fleuren G, et al. CA 125: A useful marker in endometrial carcinoma. International Journal of Gynecology & Obstetrics, 1986, 155(155): 1097-1102.

Elsandabesee D, Greenwood P. The performance of Pipelle endometrial sampling in a dedicated postmenopausal bleeding clinic.J Obstet Gynaecol, 2005, 25(1): 32-4.

Epstein E, Ramirez A, Skoog L, et al. Dilatation and curettage fails to detect most focal lesions in the uterine cavity in women with postmenopausal bleeding. Acta Obstet Gynecol Scand, 2001, 80(12): 1131-1136.

Feldman, S., R. S. Berkowitz, A. N. Tosteson. Cost-effectiveness of strategies to evaluate postmenopausal bleeding. Obstet Gynecol , 1993, 81(6): 968-75.

Fisher B, Costantino JP, Redmond CK, et al. Endometrial cancer in tamoxifen-treated breast cancer patients: findings from the National Surgical Adjuvant Breast and Bowel Project (NSABP) B-14. J Natl Cancer Inst, 1994, 86(7): 527-537.

Folsom AR, Anderson KE, Sweeney C, et al. Diabetes as a risk factor for death following endometrial cancer. Gynecol Oncol, 2004, 94(3): 740-745.

Friberg E, Mantzoros CS, Wolk A. Diabetes and risk of endometrial cancer: a population-based prospective cohort study. Cancer Epidemiol Biomarkers Prev, 2007, 16(2): 276-280.

Fung MF, Reid A, Faught W, et al. Prospective longitudinal study of ultrasound screening for endometrial abnormalities in women with breast cancer receiving tamoxifen. Gynecol Oncol, 2003, 91(1): 154-159.

Furberg AS, Thune I. Energy intake, energy expenditure and BMI influence the risk of endometrial cancer in a prospective study in Norway.IARC Sci Publ, , 156: 247-248.

Gadducci.A , Cosio.S, Genazzani.AR, et al. Tissue and serum biomarkers as prognostic variables in endometrioid-type endometrial cancer.Crit Rev Oncol Hematol.2011.80(2): 181-192.

Galgano MT, Hampton GM, Frierson Jr HF . Comprehensive analysis of HE4 expression in normal and malignant human tissues. Mod Pathol .2006.19(6): 847 - 853.

Garcia F, Barker B, Davis J, et al. Thin-layer cytology and histopathology in the evaluation of abnormal uterine bleeding. J Reprod Med, 2003, 48(11): 882-8.

Garuti G, De Giorgi O, Sambruni I, et al. Prognostic significance of hysteroscopic imaging in endometrioid endometrial adenocarcinoma. Gynecol Oncol, 2001, 81(3): 408-413.

Garuti G, Mirra M, Luerti M. Hysteroscopic view in atypical endometrial hyperplasias: A correlation with pathologic findings on hysterectomy specimens. J Minim Invasive Gynecol, 2006, 13(4): 325-330.

Gbelcová. H, Bakeš P, Priščáková P et al. PTEN sequence analysis in endometrial hyperplasia and endometrial carcinoma in Slovak women.Anal Cell Pathol (Amst).2015: 746856.

Gruboeck K, Jurkovic D, lanton F, et al.The diagnostic value of endometrial thickness and volume measurements by three-dimensional ultrasound in patients with postmenopausal bleeding.Ultrasound Obstel Gynecol 1996, 8(4): 272-276.

Gull B, Karlsson B, Milsom I, et al. Can ultrasound replace dilation and curettage? A longitudinal evaluation of postmenopausal bleeding and transvaginal sonographic measurement of the endometrium as predictors of endometrial cancer. Am J Obstet Gynecol, 2003, 188(2): 401-408.

Gull B, Carlsson S, Karlsson B, et al. Transvaginal ultrasonography of the endometrium in women with postmenopausal bleeding: is it always necessary to perform an endometrial biopsy? Am J Obstet Gynecol, 2000, 182(3): 509-515.

Gungorduk K, Asicioglu O, Ertas I E, et al. Comparison of the histopathological diagnoses of preoperative dilatation and curettage and Pipelle biopsy. European Journal of

Gynaecological Oncology, 2014, 35(5): 539-543.

Gupta JK, Wilson S, Desai P, et al. How should we investigate women with postmenopausal bleeding? Acta Obstet Gynecol Scand , 1996, 75(5): 475-479.

Hu ZY, Tang LD, Zhou Q, et al. Aberrant promoter hypermethylation of p16 gene in endometrial carcinoma. Tumour Biol. 2015. 36(3): 1487-1491.

Huvila J, Talve L, Carpen O, Edqvist PH, Ponten F, Grenman S, et al. Progesterone receptor negativityis an independent risk factor for relapse in patients with early stage endometrioid endometrial adenocarcinoma.Gynecol Oncol1.2013.30(3): 463-469.

Iatrakis G, Tsionis C, Adonakis G, et al. Polycystic ovarian syndrome, insulin resistance and thickness of the endometrium. Eur J Obstet Gynecol Reprod Biol, 2006, 127(2): 218-221.

Iavazzo C, Vorgias G, Mastorakos G, et al. Uterobrush method in the detection of endometrial pathology. Anticancer Research, 2011, 31(10): 3469.

Iha T, Shen H, Kanazawa K. Hysteroscopy to detect Stage IA well-differentiated endometrioid adenocarcinoma of the endometrium. Acta Obstet Gynecol Scand, 2003, 82(4): 378-384.

Jacobs I, Gentrymaharaj A, Burnell M, et al. Sensitivity of transvaginal ultrasound screening for endometrial cancer in postmenopausal women: a case-control study within the UKCTOCS cohort. Lancet Oncology, 2011, 12(12): 38-48.

Jia W, Wu Y, Zhang Q, et al. Identification of four serum microRNAsfrom a genome-wide serum microRNA expression profile as potentialnon-invasive biomarkers for endometrioid endometrial cancer. Oncol Lett.2013.6(1): 261-267.

Jongen VH, Briet JM, de Jong, et al. Nijman HW aromatase, cyclooxygenase 2, HER-2/neu, and p53 as prognostic factors in endometrioid endometrial cancer. Int JGynecol Cancer.2009.19: 670-676.

Juhasz-Böss I, Fehm T, Nauth A, et al. Number of hysteroscopies and the time interval between hysteroscopy and surgery: influence on peritoneal cytology in patients with endometrial cancer. Anticancer Res. 2010, 30(6): 2425-2430.

Kafshdooz L, Kafshdooz T, Tabrizi AD, et al. Role of exon 7 PTEN Gene in Endometrial Carcinoma. Asian Pac J Cancer Prev.2013.16(11): 4521-4524.

Kalogiannidis I, Petousis S, Bobos M, et al. HER-2/neu is an independent prognostic factor in type I endometrial adenocarcinoma. Arch Gynecol Obstet. 2014. 290(6): 1231-1237.

Karahanoglu E, Adanir I, Boyraz G, et al. Preoperative serum leptin levels in patients with endometrial cancer and its correlation with prognostic variables. Eur J Gynaecol Oncol. 2012.33(3): 278-280.

Kinkel K, Kaji Y, Yu KK, et al. Radiologic staging in patients with endometrial cancer: a meta-analysis. Radiology, 1999, 212(3): 711-718.

Kirby TO, Leath CA, 3rd, Kilgore LC. Surgical staging in endometrial cancer. Oncology (Williston Park), 2006: 20(1): 45-50; discussion 50, 53-54, 63.

Kirchhoff C, Habben I, Ivell R, et al. A major human epididymis-specific cDNA encodes a protein with sequence homology to extracellular proteinase inhibitors.Biol Reprod.1991.45(2): 350-357.

Koprowski H, Steplewski Z, Mitchell K, et al. Colorectal carcinoma antigens detected by hybridoma antibodies. Somatic Cell Genet.1979.5(6): 957-971.

Koss LG, Schreiber k, Oberlander SG, et al. Screening of asymptomatic women for endometrial cancer. CA Cancer J Clin, 1981, 31(5): 300-317.

Kovar P, Slonka J, Srubar V. Can hysteroscopy reliably detect malignancy? Analysis of 1200 hysteroscopy findings. Ceska Gynekol, 2000, 65(6): 447-451.

Kudela M, Pilka R. Is there a real risk in patients with endometrial carcinoma undergoing diagnostic hysteroscopy (HSC)? Eur J Gynaecol Oncol, 2001, 22(5): 342-344.

Kyroudi A, Paefthimiou M, Symiakaki H, et al. Increasing diagnostic accuracy with a cell block preparation from thin-layer endometrial cytology: a feasibility study. Acta Cytologica, 2006, 50(1): 63-69.

Lee CN, ChengWF, CHen CA, et a.l Angiogenesis of endometrial carcinomas assessed by measurement of intratumoral blood folw, microvessel density, and vascular endothelial growth factor levels. Obstet Gyneco, 2000, 96: 615-621.

Lee KR, Belinson JL. Recurrence in noninvasive endometrial carcinoma. Relationship to uterine papillary serous carcinoma. Am J Surg Pathol, 1991, 15(10): 965-973.

Leitao MMJR, Kehoe S, Barakat RR, et al.Comparison of D&Cand office endometrial biopsy accuracy in patients with FIGOgrade 1 endometrial adenocarcinoma.GynecolOncol, 2009, 113(1): 105-108.

Lemech CR, Lemech CR, Paterson JC et al.Enumeration and Molecular Characterisation of Circulating Tumour Cells in Endometrial Cancer.Oncology.2016.91(1): 48-54.

Lhomm C, Pautier P, Zagame L, et al. Endometrial surveillance of women on tamoxifen Gynecol Obstet Fertil, 2003, 31(7-8):647-656.

Li z, Zhao X, Bai S, et a1.Preteomics identification of cyclophilin as a potential prognostic factor and therapeutic target in endometrial carcinoma. Mol Cell 0Proteomics.2008.7(10): 1810-1823.

Liedman R, Lindahl B, Andolf E, et al. Disaccordance between estimation of endometrial thickness as measured by transvaginal ultrasound compared with hysteroscopy and directed biopsy in breast cancer patients treated with tamoxifen. Anticancer Res, 2000, 20(6C): 4889-4891.

Lindemann K, Vatten U, EUstrom EM, et al. Body mass, diabetes and smoking, and endometrial cancer risk: a follow-up study. Br J Cancer, 2008, 98(9): 1582-1585.

Lipscomb GH, Lopatine SM, Stovall TG, et al. A randomized comparison of the Pipelle, Accurette, and Explora endometrial sampling devices. Am J Obstet Gynecol, 1994,

170(2): 591-594.

Litta P, Merlin F, Saccardi C, et al. Role of hysteroscopy with endometrial biopsy to rule out endometrial cancer in postmenopausal women with abnormal uterine bleeding. Maturitas, 2005, 50: 117-123.

Lo K W, Yuen PM. The role of outpatient diagnostic hysteroscopy in identifying anatomic pathology and histopathology in the endometrial cavity. J Am Assoc Gynecol Laparosc, 2000 , 7(3): 381-385.

Loiacono RM, Trojano G, Del Gaudio N, et al. Hysteroscopy as a valid tool for endometrial pathology in patients with postmenopausal bleeding or asymptomatic patients with a thickened endometrium: hysteroscopic and histological results. Gynecol Obstet Invest. 2015, 79(3): 210-216.

Ludwig H. Prognostic factors in endometrial cancer. Int J Gynaecol Obstet, 1995, 49 Suppl: S1-7.

Lurain JR, Rumsey NK, Schink JC, et al. Prognostic significance of positive peritoneal cytology in clinical stage I adenocarcinoma of the endometrium. Obstet Gynecol, 1989, 74(2): 175-179.

Machado F, Moreno J, Carazo M, et al. Accuracy of endometrial biopsy with the Cornier pipelle for diagnosis of endometrial cancer and atypical hyperplasia. Eur J Gynaecol Oncol., 2003, 24(3-4): 279-281.

Maksem J, Sager F, Bender R. Endometrial collection and interpretation using the Tao brush and the CytoRich fixative system: a feasibility study. Diagnostic Cytopathology, 1997, 17(5): 339.

Manini C, Montironi PL, Magistris A, et al. Diagnostic value of microhistology in endometrial brushing. Pathologica, 2010, 102(2): 46-50.

Marchetti M, Litta P, Lanza P, et al. The role of hysteroscopy in early diagnosis of endometrial cancer. Eur J Gynaecol Oncol, 2002, 23(2): 151-153.

Marello F, Bettocchi S, Greco P, et al. Hysteroscopic evaluation of menopausal patients with sonographically atrophic endometrium. J Am Assoc Gynecol Laparosc, 2000, 7(2): 197-200.

McComiskey MH, McCluggage WG, Grey A, et al. Diagnostic accuracy of magnetic resonance imaging in endometrial cancer. Int J Gynecol Cancer, 2012, 22: 1020-1025.

Mitchell PS, Parkin RK, Kroh EM, et al. Circulating microRNAs as stable blood—based markers for cancer detection. Proc Natl Acad Sci USA. 2008.105(30) : 10513-10518.

Moore RG, Brown AK, Miller MC, Badgwell .D, et al. Utility of a novel serum tumor biomarker HE4 in patients with endometrioid adenocarcinoma of the uterus. Gynecol Oncol. 2008.110(2): 196-201.

Moore RG, Brown AK, Miller MC, Badgwell .D, Lu .Z, et al. Utility of a novel serum tumor biomarker HE4 in patients with endometrioid adenocarcinoma of the uterus. Gynecol Oncol. 2008.110(2): 196-201.

Mostert B, Sieuwerts AM, Martens JW, et al. Diagnostic applications of cell-free and circulating tumor cell-associated miRNAs in cancer patients. Expert Rev Mol Diagn. 2011.

11(3): 259—275.

Mourits MJ, Van der Zee AG, Willemse PH, et al. Discrepancy between ultrasonography and hysteroscopy and histology of endometrium in postmenopausal breast cancer patients using tamoxifen. Gynecol Oncol, 1999, 73(1): 21-26.

Mulvany NJ, Arnstein MB, Ryan VA. Prognostic significance of fallopian tube cytology: a study of 99 endometrial malignancies. Pathology, 2000, 32(1): 5-9.

Nagamani M, Stuart CA. Specific binding and growth-promoting activity of insulin in endometrial cancer cells in culture. Am J Obstet Gynecol, 1998, 179(1): 6-12.

Nakagawa-Okamura C, Sato S, Tsuji I, et al. Effectiveness of mass screening for endometrial cancer. Acta Cytologica, 2002, 46(2): 277-283.

Nicklin J, Janda M, Gebski V, et al. The utility of serum CA-125 in predicting extra-uterine disease in apparent early-stage endometrial cancer. Int J Cancer. 2012.131(4): 885-890.

Nikolaou M, Kourea HP, Tzelepi V, et al. The prognostic role of preoperative serum CA 125 levels in patients with endometrial carcinoma. J BUON. 2014. 19(1): 198-202.

Niloff JM, Klug TL, Schaetzl E, et al. Elevation of serum CA125 in carcinomas of the fallopian tube, endometrium, and endocervix. American Journal of Obstetrics & Gynecology, 1984, 148(8): 1057.

Niwa K, Imai A, Hashimoto M, et al. A case-control study of uterine endometrial cancer of pre- and post-menopausal women. Oncol Rep, 2000, 7(1): 89-93.

Obermair A, Geramou M, Gucer F, et al. Does hysteroscopy facilitate tumor cell dissemination? Incidence of peritoneal cytology from patients with early stage endometrial carcinoma following dilatation and curettage (D & C) versus hysteroscopy and D & C. Cancer, 2000, 88(1): 139-143.

Obermair A, Geramou M, Gucer F, et al. Impact of hysteroscopy on disease-free survival in clinically stage I endometrial cancer patients. Int J Gynecol Cancer, 2000, 10(4): 275-279.

Ortoft G, Dueholm M, Mathiesen O, et al. Preoperative staging of endometrial cancer using TVS, MRI, and hysteroscopy. Acta Obstet Gynecol Scand, 2013, 92(5): 536-545.

Ota S, Sugiyama T, Ushijima K, et al. Successful treatment of two patients with recurrent endometrial cancer by weekly paclitaxel. Cancer Letters, 2000, 160(1): 9-12.

Pace S, Grassi A, Ferrero S, et al. Diagnostic methods of early detection of endometrial hyperplasia and cancer. Eur J Gynaecol Oncol, 1995, 16(5): 373-381.

Pal L, Lapensee L, Toth TL, et al. Comparison of office hysteroscopy, transvaginal ultrasonography and endometrial biopsy in evaluation of abnormal uterine bleeding. Jsls, 1997, 1(2): 125-130.

Polena V, Mergui JL, Zerat L, et al. The role of Pipelle Mark II sampling in endometrial disease diagnosis. Eur J Obstet Gynecol Gynaecol Reprod Biol, 2007, 134(2): 233-7

Porichi.O, Nikolaidou ME, Apostolaki A, et al. Isomorph expression of BAG-1 gene, ER and PR in endometrial cancer. Anticancer Res. 2010.30(10) : 4103-4108.

Powell JL, Hill KA, Shiro BC, et al. Preoperative serum CA-125 levels in treatingendometrial cancer. J. Reprod. Med. 2005. 50: 585-590.

Randolph JF, Kipersztok S, Ayers JW, et al. The effect of insulin on aromatase activity in isolated human endometrial glands and stroma [J]. Am J Obstet Gynecol, 1987, 157(6): 1534-1539.

Revel A, Tsafrir A, Anteby SO, et al. Does hysteroscopy produce intraperitoneal spread of endometrial cancer cells? Obstet Gynecol Surv, 2004, 59(4): 280-284.

Rutqvist LE, Johansson H. Long-term follow-up of the randomized Stockholm trial on adjuvant tamoxifen among postmenopausal patients with early stage breast cancer. Acta Oncol, 2007, 46(2): 133-145.

Ryan AJ, Susil B, Jobling TW, et al. Endometrialcancer. Cell Tissue Res .2005.322: 53-61.

Saygili, H. Histopathologic correlation of dilatation and currettage and hysterectomy specimens in patients with postmenopausal bleeding. Eur J Gynaecol Oncol, 2006.27(2): 182-184.

Selvaggi L, Cormio G, Ceci O, et al. Hysteroscopy does not increase the risk of microscopic extrauterine spread in endometrial carcinoma. Int J Gynecol Cancer, 2003, 13(2): 223-227.

Shalev J., I. Meizner, I. Bar-Hava, et al. Predictive value of transvaginal sonography performed before routine diagnostic hysteroscopy for evaluation of infertility. Fertil Steril. 2000. 73(2): 412-417.

Sherman ME, Sturgeon S, Brinton LA, et al. Risk factors and hormone levels in patients with serous and endometrioid uterine carcinomas. Mod Pathol, 1997, 10(10): 963-968.

Silva EG, Jenkins R. Serous carcinoma in endometrial polyps. Mod Pathol, 1990, 3(2): 120-128.

Soucie JE, Chu PA, Ross S, et al. The risk of diagnostic hysteroscopy in women with endometrial cancer. Am J Obstet Gynecol, 2012, 207(1): 71.e1-5.

Speeckaert MM, Speeckaert R, Delanghe J R. Chapter One - Human Epididymis Protein 4 in Cancer Diagnostics: A Promising and Reliable Tumor Marker// Advances in Clinical Chemistry. Elsevier Science & Technology, 2013: 1-21.

Spicer JM, Siebert I, Kruger TF. Postmenopausal bleeding: a diagnostic approach for both private and public sectors. Gynecol Obstet Invest, 2006, 61(3): 174-178.

Spiewankiewicz B, Stelmachow J, Sawicki W, et al. Hysteroscopy with selective endometrial sampling after unsuccessful dilatation and curettage in diagnosis of symptomatic endometrial cancer and endometrial hyperplasias. Eur J Gynaecol Oncol, 1995, 16(1): 26-29.

Srijaipracharoen S, Tangjitgamol S, Tanvanich S, et al. Expression of ER, PR, and HER-2/neu in endometrial cancer: a clinic pathological study. Asian Pac J Cancer Prev. 2010.11: 215-220.

Suh .DH, Kim. HS, Chung HH, et al. Preoperative systemic intlammatory response markers in predicting lymph node metastasis in endometrioid endometrial adenocarcinoma.Eur J Obstet Gynecol Repmd Biol.2012.162(2): 206-210.

Sunila Pradeep, Seung W Kim, Sherry Y. Wu, et al. Hematogenous metastasis of ovarian cancer: Rethinking mode of spread.Cancer Cell.2014.26(1): 77-91.

Surico D, Vigone A, Bonvini D, et al. Narrow-band imaging in diagnosis of endometrial cancer and hyperplasia: a new option? J Minim Invasive Gynecol. 2010, 17(5): 620-625.

Svirsky R, Smorgick N, Rozowski U, et al. Can we rely on blind endometrial biopsy for detection of focal intrauterine pathology? Am J Obstet Gynecol, 2008, 199(2): 115 e1-e3.

Symonds I. Ultrasound, hysteroscopy and endometrial biopsy in the investigation of endometrial cancer. Best Pract Res Clin Obstet Gynaecol, 2001, 15(3): 381-391.

Takac I, Zegura B. Office hysteroscopy and the risk of microscopic extrauterine spread in endometrial cancer. Gynecol Oncol .2007.107(1): 94-98.

Tanaka H, Tsuda H, Nishimura S, et al. Role of circulating free alu DNA in endometrial cancer.Int J Gynecol Cancer. 2012.22(1): 82-86.

Tempfer C1, Froese G, Buerkle B, et al. Does duration of hysteroscopy increase the risk of disease recurrence in patients with endometrial cancer? A multi-centre trial. Exp Ther Med, 2011, 2(5): 991-995.

Timmermans A, Gerritse MB, Opmeer BC, et al. Diagnostic accuracy of endometrial thickness to exclude polyps in women with postmenopausal bleeding. J Clin Ultrasound, 2008, 36(5): 286-290.

Tinelli R, Surico D, Leo L, et al. Accuracy and efficacy of narrow-band imaging versus white light hysteroscopy for the diagnosis of endometrial cancer and hyperplasia: a multicenter controlled study. Menopause. 2011, 18(9): 1026-1029.

Tinelli R, Tinelli FG, Cicinelli E, et al. The role of hysteroscopy with eye-directed biopsy in postmenopausalwomen with uterine bleeding and endometrial atrophy. Menopause. 2008. 15: 737-742.

Todo Y, Sakuragi N, Nishida R, et al. Combined use of magnetic resonance imaging, CA 125 assay, histologic type, and histologic grade in the prediction of lymph node metastasis in endometrial carcinoma. Am J Obstet Gynecol.2003.188(5): 1265-1272.

Toki T, Oka K, Nakayama K, et al. A comparative study of pre-operative procedures to assess cervical invasion by endometrial carcinoma. Br J Obstet Gynaecol.1998.105(5): 512-516.

Touboul C, Piel B, Koskas M, et al. Factors predictive of endometrial carcinoma in patients with atypical endometrial hyperplasia on preoperative histology. Anticancer Res. 2014, 34(10): 5671-5676.

Traver S, Assou S, Scalici E, et al. Cell-free nucleic acids as non-invasive biomarkers of gynecological cancers, ovarian, endometrial and obstetric disorders and fetal aneuploidy. Hum Reprod Update.2014 .20: 905-923.

Trovik J, Wik E, Werner HM, et al. Hormone receptor loss in endometrial carcinoma curettage predicts lymph node metastasis and poor outcome in prospective multicentre trial.

Eur J Cancer.2013.49(16): 3431-3441.

Tsuda H, Kawabata M, Yamamoto K, et al. Prospective Study to Compare Endometrial Cytology and Transvaginal Ultrasonography for Identification of Endometrial Malignancies. Gynecologic Oncology, 1997, 68(3): 383-386.

Urabe R, Hachisuga T, Kurita T, et al.Prognostic significance of overexpression of p53 in uterine endometrioid adenocarcinomas with an analysis of nuclear grade. J Obstet Gynaecol Res.2014.40(3): 812-819.

Vasile C, Piazza M. Accuracy of office hysteroscopy in the diagnosis of endometrial hyperplasia. Clin Exp Obstet Gynecol, 2003, 30(4): 223-225.

Velasco A, Pallares J, Santacana M, et al.Promoter hyper ethylation and expression of sprouty 2 in endomerial carcinoma.Hum Pathol.2011 .42(2): 185-193.

Wang X, Huang Z, Di W, et al. Comparison of D&C and hysterectomy pathologic findings in endometrial cancer patients. Arch Gynecol Obstet.2005 .272(2): 136-141.

Wierzbowski T, Gottwald L, Bienkiewicz A, et al. Hysteroscopic evaluation of the uterine cavity in postmenopausal women with uterine bleeding. Ginekol Pol, 2003, 74(9): 892-896.

Yildiz A, Yetimalar H, Kasap B, et al. Preoperative serum CA125 level in the prediction of the stage of disease in endometrial carcinoma. Eur J Obstet Gynecol Reprod Biol 2013, 164(2): 191-195.

Yin, BW, Nistrian A D, Lloyd KO. Ovarian cancer antigen CA125 is encoded by the MUC16 mucin gene. Int J Cancer.2002.98(5): 737-740.

Yin, BW, Lloyd K O. Molecular cloning of the CA125 ovarian cancer antigen: identification as a new mucin, MUC16. J Biol Chem.2001. 276(29): 27371-27375.

Yu CG, Jiang XY, Li B, et al. Expression of ER, PR, C-erbB-2 and Ki-67 in Endometrial Carcinoma and their Relationships with the Clinicopathological Features. Asian Pac J Cancer Prev.2015.16(15): 6789-6794.

Zerbe MJ, Bristow R, Grumbine FC, et al. Inability of preoperative computed tomography scans to accurately predict the extent of myometrial invasion and extracorporal spread in endometrial cancer. Gynecol Oncol, 2000, 78(1): 67-70.

Zhai H, Karaayvaz M, Dong P, et al. Prognostic significance of miR-194 in endometrial cancer. Biomark Res 2013, 1: 1233.

Zhang GY, Wu LY, Li B, et al.Retrospective analysis of prognostic variables and clinical outcomes in surgically staged intermediate risk endometrial carcinoma. Eur J Obstet Gynecol Reprod Bio. 2013.

Zhuo-ying Hu, Liang-dan Tang, Qin Zhou et al. Aberrant promoter hypermethylation of p16 genein endometrial carcinoma. Tumour Biol 2015 36(3): 1487-1491.

Zuna RE, Behrens A. Peritoneal washing cytology in gynecologic cancers: long-term follow-up of 355 patients. J Natl Cancer Inst, 1996, 88(14): 980-987.

8 转移特征

子宫内膜癌病情发展缓慢，多数患者为早期，病灶主要局限于子宫内膜或宫腔内生长；晚期、部分特殊病理类型（浆液性乳头状腺癌、透明细胞癌）或低分化的子宫内膜癌生长快、侵袭性强、短期内便可出现转移。其转移途径主要有：①直接侵及邻近组织；②淋巴转移；③血行播散。其中直接侵及邻近组织和淋巴转移是其主要转移途径。

第一节　直接浸润蔓延

直接浸润蔓延是子宫内膜癌最常见的转移途径，可开始于病变早期。肿瘤细胞沿子宫黏膜表面向下侵犯子宫颈管、阴道，向上可达子宫角部、输卵管、卵巢及盆腔；亦可向肌层浸润，甚至穿透浆膜层达宫旁或盆腹腔，广泛种植在盆腔腹膜，直肠子宫凹陷及大网膜。一般来说，位于子宫体上部的肿瘤可能先侵及浆膜层和输卵管，然后再侵及子宫颈；而位于子宫体下部的肿瘤则先蔓延到子宫颈、阴道。

子宫肌层浸润与其远处转移密切相关，目前肿瘤浸润子宫肌层的深度一般划分为浅肌层浸润（肌层浸润＜50%）和深肌层浸润（肌层浸润≥50%）。从1988年肌层浸润深度被纳入国际妇产科联盟（FIGO）的手术病理分期标准中后，其一直被作为早期子宫内膜癌患者分层治疗的主要依据之一。

现有的临床研究发现单纯子宫颈黏膜累及并不影响子宫内膜癌的预后，因此FIGO2009年手术-病理分期取消了ⅡA期，仅将宫颈间质浸润定义为Ⅱ期，而将预后较好的子宫颈黏膜累及定义为Ⅰ期。目前对于子宫内膜癌累及宫颈的确切机制尚不清楚，认为可能是邻近表面蔓延、深层组织浸润和淋巴转移共同作用的结果。

一些从原发肿瘤灶脱落的癌细胞，也可通过输卵管反流入腹腔，导致部分早期子宫内膜癌患者的腹腔冲洗液中找到癌细胞，以及广泛的腹膜转移。

第二节　淋巴转移

一、淋巴转移途径

淋巴转移（lymphatic metastasis）是子宫内膜癌最主要的转移途径。当癌肿累及子宫颈、深肌层，或癌肿恶性程度高、分化不良时易较早发生后腹膜淋巴转移。子宫内膜癌淋巴转移主要有以下途径：①子宫底部的肿瘤主要沿阔韧带上部的淋巴管网，经骨盆漏斗韧带至卵巢，向上至腹主动脉旁淋巴结；②宫角部的肿瘤可沿圆韧带的淋巴管至腹股沟淋巴结；③位于子宫下段及扩散到宫颈的癌灶，与宫颈癌的淋巴转移途径相同，可至宫旁、髂内外及髂总淋巴结；④位于子宫后壁的肿瘤可沿宫骶韧带扩散至直肠淋巴结；⑤位于子宫前壁的肿瘤可沿宫颈膀胱韧带扩散至膀胱；⑥位于内膜的肿瘤可逆流引流到阴道前壁，扩散至阴道，而没有宫颈的累及。

由于子宫内膜癌具有双侧及双向性的淋巴引流途径，所以其淋巴转移并不像子宫颈癌淋巴结转移那样具有一定的规律性。另外盆、腹腔淋巴系统的瘤栓，能改变正常的淋巴引流，影响转移的淋巴结位置，使一些肿瘤细胞跳过髂总淋巴结而直接转移至腹主动脉旁淋巴结。在盆腔各组淋巴结中，大部分文献报道闭孔淋巴结组最易受侵犯，其次为髂内、髂外、髂总淋巴结。文献报道在所有子宫内膜癌伴有盆腹腔淋巴结转移的患者中，50%仅存在盆腔淋巴结的转移，30%同时存在盆腔及腹主动脉旁淋巴结的转移，而20%仅有腹主动脉淋巴结的转移。

子宫内膜癌常见的淋巴结转移部位见图8-2-1。

二、淋巴结转移规律

子宫内膜癌的淋巴结转移规律尚不清楚，而掌握其扩散的方式有助于临床对特殊患者的处理，使

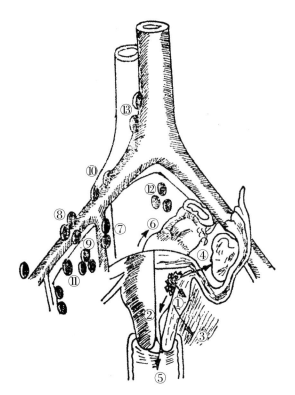

图 8-2-1　子宫内膜癌转移途径
① 侵入子宫肌层 ② 侵入子宫颈
③ 宫旁组织扩散 ④ 转移至卵巢、输卵管 腹股沟深淋巴结转移
⑤ 转移至阴道骶前淋巴结转移 ⑥ 肠曲受侵 主动脉旁淋巴结转移
⑦ 髂内淋巴结转移 ⑧ 髂外淋巴结转移
⑨ 闭孔淋巴结转移 ⑩ 髂总淋巴结转移
（乐杰，1997）

准确取检前哨淋巴结成为可能，而这也与腹主动脉旁淋巴结的处理或高危者盆腔淋巴结的切除范围有密切关系。Mariani 等（2001）对子宫内膜癌扩散至盆腔和腹主动脉旁淋巴结的途径和方式进行研究，结果显示：无论肿瘤限于宫体部还是累及宫颈，髂外淋巴结为最常见的转移部位。病灶局限宫体者多为髂外和闭孔淋巴结阳性；累及宫颈者以髂外和髂总淋巴结阳性常见。前者的髂总淋巴结转移率为 30%，后者为 67%。腹主动脉旁淋巴结有转移者中，64% 有闭孔淋巴结转移。所有腹主动脉旁淋巴结阳性和累及宫颈者的髂总淋巴结均阳性，而病灶限于宫体的腹主动脉旁淋巴结转移者，仅 27% 为髂总淋巴结阳性。该研究结果提示，位于宫体的肿瘤可直接或由宫颈转移至髂外淋巴结，宫颈侵犯者最易发生髂总淋巴结转移。可有独立的腹主动脉旁淋巴结转移，但相对少见，它的阳性常与盆腔淋巴结转移有关。当肿瘤限于宫体时，髂总淋巴结并

非腹主动脉旁淋巴结的前哨淋巴结，多是通过闭孔和髂外淋巴结到达腹主动脉旁淋巴结。宫颈受累时，则主要通过髂总淋巴结转移至腹主动脉旁淋巴结。美国 Mayo 医学中心的一项前瞻性研究评估了 514 例子宫内膜样腺癌的危险因素（G3、肌层浸润深度 ≥ 1/2 及肿瘤大小 > 2 cm）与盆腔、腹主动脉旁淋巴结转移的关系，结果发现当有危险因素存在时，盆腔、腹主动脉旁淋巴结转移率分别为 17% 和 12%，有盆腔淋巴结转移的患者中 51% 存在腹主动脉旁淋巴结转移，而无盆腔淋巴结转移的患者中仅 3% 存在腹主动脉旁淋巴结转移（Kumar et al，2014）。国内学者李群等（2001）收集 1986 年 1 月—1998 年 12 月行广泛性全子宫双附件切除加腹膜后淋巴结清扫的 148 例子宫内膜癌病例，分析临床病理因素与淋巴结转移的关系及淋巴结转移的特点。结果发现盆腔淋巴结转移率为 22.97%（34/148），最常见的转移部位为髂内和髂外淋巴结；腹主动脉旁淋巴结转移率为 28.00%（14/50），最常见的转移部位是骶前和相当于肠系膜下动脉起始处高度的淋巴结。

由于子宫体的淋巴引流具有不确定性，使得子宫内膜癌的淋巴结转移缺乏规律可循，不过这恰好为子宫内膜癌前哨淋巴结（sentinel lymph node，SLN）研究提供了理想的模型，并使得子宫内膜癌 SLN 识别具有较为实际的临床意义。此类研究目前处于初级阶段，已报道的几项小范围研究技术路线也各不相同，包括染料示踪剂的选择、用量和注射部位。大多作者报道子宫内膜癌的 SLN 多数分布于盆腔内，最近几年李斌等（2008）进行了前哨淋巴结识别技术在子宫内膜癌的研究，27 例淋巴管着色的患者中 4 例（14.8%）未发现有 SLN，另外 23 例（85.2%）有 SLN 检出，除 1 例患者的 SLN 位于右侧下段腹主动脉旁区域（肠系膜下动脉至主动脉分叉之间）外，其余 22 例患者的 SLN 均分布于盆腔内，并有蓝染的淋巴管与之相连。共取得 SLN 90 枚，平均每例 3.9 枚（1~10 枚）。SLN 的分布状况如下：闭孔 38 枚（42.2%），髂内 19 枚（21.1%），髂外 18 枚（20.0%），髂总 12 枚（13.3%），腹股沟深组 2 枚（2.2%），腹主动脉旁 1 枚（1.1%）。3 例（9.7%）患者发生盆腔淋巴结转移，其中 1 例发生双侧闭孔及髂外多处淋巴结转移，5 枚阳性淋巴结中包括 1 枚 SLN；另 1 例患者唯一的 1 枚转移淋巴结为左侧闭孔 SLN；还有 1 例患者右侧髂内 2 枚淋巴结发生

转移，但该患者并无 SLN 检出。该研究病例无假阴性情况出现，也未发现腹主动脉旁淋巴结转移。子宫内膜癌 SLN 研究进一步证明了子宫内膜癌的淋巴转移也主要经过闭孔、髂内两组淋巴结，直接转移至腹主动脉旁淋巴结的情况甚为少见。

第三节　卵巢转移

近年来由于保留生育功能的需要，许多学者专门对子宫内膜癌卵巢转移（ovarian metastasis）进行研究，发现子宫内膜癌卵巢转移率为 4.4%~10.5%，其中半数以上（57.7%）为隐性转移。目前认为，子宫内膜癌发生卵巢转移可能通过以下两条途径，但以经淋巴途径为主：①经输卵管直接蔓延或癌细胞经输卵管种植于卵巢；②经过子宫底部的集合淋巴管与卵巢集合淋巴管（在卵巢的下部吻合），逆行侵入卵巢。Takeshima 等（2001）认为，卵巢表面的病灶主要通过第一条途径，此时患者盆腔淋巴结转移阴性，但腹水细胞学结果阳性及输卵管受累的情况也往往存在；而卵巢内部的病灶往往由淋巴途径转移，此时患者淋巴转移常见，而腹水细胞学多为阴性。Creasman 等（1985）通过多因素分析提出，子宫内膜癌卵巢转移与癌细胞的病理分级、肌层浸润深度和病灶在宫腔的部位有关，尤其与肌层浸润深度的关系更为密切。Wolfson 等（1992）更认为，肌层浸润是发生卵巢转移的唯一独立因素。我们曾对 1996 年 1 月至 2002 年 12 月在浙江大学医学院附属妇产科医院首诊并行手术治疗的 321 例子宫内膜癌患者的临床病理资料进行回顾性分析，发现 15 例（4.7%）发生卵巢转移，单因素分析结果显示患者的组织学类型、细胞分化程度、肌层浸润深度、肿瘤大小、浆膜侵犯、宫颈侵犯、腹腔细胞学检查阳性、盆腔淋巴结转移、血清 CA125 水平和癌细胞 ER 表达水平与子宫内膜癌卵巢转移有关，但采用 logistic 回归模型行多因素分析，结果显示，仅子宫肌层浸润、细胞分化程度和淋巴转移为子宫内膜癌患者卵巢转移的独立危险因素（柴芸 等，2004）。马瑛等（2005）回顾性分析 1999 年 1 月至 2003 年 12 月在四川大学华西第二医院首诊并行手术治疗的 388 例子宫内膜癌患者的临床病理资料，探讨子宫内膜癌卵巢转移的高危因

素及术中保留卵巢的可行性。结果发现 26 例（6.7%）发生卵巢转移，其中 15 例（57.7%）为隐性转移；多因素分析预测子宫内膜癌卵巢转移的独立危险因素，按危险强度排列为盆腔淋巴结转移、子宫颈侵犯、子宫肌层浸润深度、病理分级、卵巢大小和腹腔内转移是卵巢隐性转移的独立危险因素。

第四节　血行转移

晚期子宫内膜癌患者可通过血行转移（hematogenous metastasis）到全身各器官，其发生率约为 15%，常见的有肺、肝、骨、中枢神经系统，也有转移到眼及皮肤的报道。肺是子宫内膜癌远处转移最常见的器官，文献报道发生率为 2.3%~4.6%（Otsuka et al, 2002）。Ballon 等（1979）发现晚期、低分化和深肌层浸润的老年子宫内膜癌患者是肺转移发生的高危因素。也有学者发现阴道和腹主动脉旁淋巴结转移是子宫内膜癌患者肺转移发生的高危因素。子宫内膜癌中枢神经系统转移发生率报道为 0.3%~0.9%，大多发生在肺转移后，往往表现为全身广泛转移。但也有孤立中枢神经系统转移灶的子宫内膜癌患者的个案报道。

第五节　转移相关因素

一、临床分期

不同的临床分期，其后腹膜淋巴结的转移率是不一样的。Boronow 等（1984）对 222 例 I 期子宫内膜癌进行手术分期，发现其盆腔和腹主动脉旁淋巴结转移率均为 10%。Marianri 等（2000）回顾性分析了 187 例低危型子宫内膜癌行盆腔淋巴结切除术患者的临床病理资料，入组标准：病理分级为 G1 或 G2、肌层浸润深度 < 1/2、术后未见子宫外肿瘤病灶，结果发现其淋巴结转移率为 5%。Wang 等（2013）对 2000 — 2008 年收治的 244 例子宫内膜样腺癌患者进行了回顾性分析，当不考虑淋巴结病理检查结果的情况下，诊断为 FIGO（2009）手术病理分期为 I A 期 161 例，而加入淋巴结病理检查结果后，仅有 4 例（2.5%）之前考虑 I A 期的

患者升级为ⅢC期，因此作者认为术前考虑临床Ⅰ期的子宫内膜样腺癌患者术后发现或者真正出现淋巴结转移的概率很低。中山大学肿瘤医院报道了106例子宫内膜癌患者的淋巴转移情况，发现临床Ⅰ期、Ⅱ期、Ⅲ期和Ⅳ期的淋巴结转移率分别为7.9%、8.6%、38.4%和66.6%。浙江省肿瘤医院报道不同临床期别子宫内膜癌患者的盆腔淋巴结转移存在着显著差异，临床Ⅰ期、Ⅱ期和Ⅲ期患者的盆腔淋巴结转移率分别为4.4%、14%和34.8%（高永良 等，2000）。

二、组织学类型

　　子宫内膜癌的特殊病理类型通常包括乳头状浆液性癌、透明细胞癌、腺鳞癌，这些类型肿瘤极易发生转移且复发率高、预后差。Wilson等（1990）对388例子宫内膜癌患者的回顾性分析发现，52例少见特殊组织学类型（其中腺鳞癌20例、透明细胞癌11例、乳头状浆液性癌14例，未分化癌7例）患者在初次手术时，62%已出现了子宫外的转移。有学者对1983－1993年间的50例进行手术分期的乳头状浆液性子宫内膜癌患者进行研究，其中33例为单纯性乳头状浆液性癌、另有17例为混合性乳头状浆液性癌（乳头状浆液性癌同别的组织学类型混合）。其中有36例发现有宫外的转移，淋巴结的转移率在无肌层浸润、浅肌层浸润及深肌层浸润患者中的比率分别为36%、50%和40%，因此作者建议对所有的乳头状浆液性癌患者不管肌层浸润的深度，均应进行完整的分期手术＋后腹膜淋巴结切除术。Sherman等（1992）对13例单纯性乳头状浆液性癌、19例混合性乳头状浆液性子宫内膜癌的研究也证实，即使无深肌层浸润和淋巴结转移，也具有上腹部扩散的趋势，预后差。透明细胞癌常存在于乳头状浆液性癌中，占子宫内膜癌的比例少于4%，这种肿瘤的脉管浸润更常见，Abeler等（1996）报道181例子宫内膜透明细胞癌患者的5年生存率为43%，2/3患者的复发超出盆腔外，常见于上腹部、肝及肺。1987年GOG研究结果提示非子宫内膜样腺癌患者更易发生腹主动脉旁淋巴结转移（表8-5-1）。国内学者李群等（2001）发现子宫内膜样腺癌、腺鳞癌和浆液性乳头状腺癌盆腔淋巴结转移率分别为16.70%、40.00%、52.17%（$P < 0.05$）；腹主动脉旁淋巴结转移率分别为14.81%、50.00%、50.00%（$P < 0.01$）。

表8-5-1　有关后腹膜淋巴结转移的相关危险因素

相关因素	病例数	PCN（%）	PAN（%）
组织学类型			
子宫内膜样	599	56（9）	30（5）
其他	22	2（9）	4（18）
细胞分化			
Ⅰ	180	5（3）	3（2）
Ⅱ	288	25（9）	14（5）
Ⅲ	153	28（18）	17（11）
肌层浸润			
无	87	1（1）	1（1）
浅	279	15（5）	8（30）
中	116	7（6）	1（1）
深	139	35（25）	24（17）
病理部位			
宫体	524	42（8）	20（4）
峡部 - 宫颈	97	16（16）	14（14）
LVSI			
－	528	37（7）	19（9）
＋	93	21（27）	15（19）
宫外转移			
－	586	40（7）	26（4）
＋	35	18（51）	8（23）
腹腔细胞学 *			
－	537	38（7）	20（4）
＋	25	19（25）	14（9）

*9例患者无腹腔细胞学检测结果

（Creams et al, 1987）

三、组织分化和肌层浸润

　　肿瘤分化程度低和子宫肌层浸润深度增加可增加盆腔和腹主动脉旁淋巴结转移、附件转移、腹水细胞学阳性、局部阴道穹窿浸润和血行播散的危险。

　　子宫内膜癌的肿瘤组织分化与肌层浸润深度相互作用，共同影响盆腔淋巴结的转移。文献报道Ⅰ期子宫内膜癌G1患者发生深肌层浸润的比率为4.3%，而Ⅰ期G3患者发生深肌层浸润的比率为39%，由此认为组织分化差与深肌层浸润相关；两者的五年生存率分别为81%和50%，复发率分别为4%和42%。1987年GOG研究报道显示，G1、G2和G3患者盆腔淋巴结转移的发生率分别为3%、9%和18%，而腹主动脉旁淋巴结的转移率分别为2%、5%和11%；肿瘤局限于内膜、浸润内1/3肌层、浸润中1/3肌层和浸润达外1/3肌层时，其盆腔淋巴结转移的发生率分别为1%、5%、6%和25%，而腹主动脉旁淋巴结的转移率分别为1%、3%、1%和17%（表8-5-1）。Chuang等（1995）对可能引起盆腔淋巴结转移的高危因素进行单因素分析，发现肌层浸润和细胞分化差与淋巴结转移关系最为密切。由此可见子宫内膜癌肌层浸润是盆腔淋巴结转移的重要因素，肌层浸润越深，盆腔淋巴结转移率越高；另外，细胞分化程度越差，盆腔淋巴结转移率也越高。李群等（2001）发现细胞分化Ⅲ级者盆腔淋巴结转移率为 57.14%，腹主动脉旁淋巴结转移率为 56.52%，显著高于细胞分化Ⅰ、Ⅱ级者；肿瘤浸润子宫肌层超过其厚度的 1/2 时，盆腔和腹主动脉旁淋巴结转移率分别为 58.30% 和 37.14%，当肿瘤位于宫体下段时，盆腔和腹主动脉旁淋巴结转移率分别为 34.00% 和 36.40%。杨越波等（2010）发现病理类型中子宫内膜样腺癌、腺鳞癌、非子宫内膜样腺癌的淋巴结转移率分别是 13.1%、44.4%、8.3%，各病理类型间比较差异有统计学意义（$P<0.05$）；组织学分级 G1、G2、G3 的淋巴结转移发生率分别是 2.3%、14.2%、31.3%，各分级间比较差异有统计学意义（$P<0.01$）；肌层浸润深度中无肌层浸润、浅肌层浸润、深肌层浸润的淋巴结转移率分别为 0、8.0%、35.4%，三者比较有显著性差异（$P<0.01$）。

此外组织分化与肌层浸润还与肿瘤的远处转移有关。Marini 等（2001）究发现Ⅰ期子宫内膜癌患者肌层浸润 < 外 1/3 和 >1/3 者出现肺、肝、骨等远处转移的比率分别为 2% 和 29%（$P<0.05$）。DiSaia 等（1985）研究临床Ⅰ期子宫内膜癌的远处转移与组织分化和肌层浸润的关系，发现子宫内膜样癌组织学 G1~G3 发生远处转移的百分率分别为 2.2%、10.2%、39%（$P<0.05$），肌层浸润从阴性到浸润达内 1/3、中 1/3、外 1/3 者发生远处转移的百分率分别为 4.3%、10.0%、11.8%、39.4%（表8-5-2）。

表8-5-2　临床Ⅰ期子宫内膜癌远处转移与其组织分化和肌层浸润关系

因素	例数	转移例数（%）
组织学级别		
G1	93	2（2.2）
G2	88	9（10.2）
G3	41	16（39.0）
肌层浸润		
无	92	4（4.3）
内 1/3	80	8（10.0）
中 1/3	17	2（11.8）
外 1/3	33	13（39.4）

（DiSaia et al，1985）

四、肿瘤大小

肿瘤的大小也与盆腔淋巴结的转移、深肌层浸润及预后有关。在对 142 例Ⅰ期子宫内膜癌的分析中，Schink 等（1987）报道了肿瘤大小与盆腔淋巴结转移、深肌层浸润正相关，是独立的预后因素；肿瘤直径小于 2cm 患者的淋巴结转移率为 4%，大于 2 cm 者为 15%，累及整个宫腔者为 35%。淋巴结转移与肿瘤大小和肌层浸润深度关系见表 8-5-3。

表8-5-3　子宫内膜癌淋巴结转移与肿瘤大小和肌层浸润深度关系

浸润深度	肿瘤大小		
	≤ 2 cm（%）	>2 cm（%）	累及整个宫腔（%）
0	0/17（0）	0/8（0）	0/0（0）
< 1/2	0/27（0）	5/41（12）	2/9（22）
≥ 1/2	2/9（22）	6/23926）	4/8（50）

（Schink, et al，1987）

五、雌激素受体和孕激素受体

ER 和 PR 在Ⅰ型子宫内膜癌中表达高，为 32%~69%，在Ⅱ型中表达低，仅 2.8%。大量研究显示，ER 和 PR 表达水平愈低，肿瘤分化程度愈低，恶性程度愈高，易发生肌层浸润及淋巴结转移。刘曼华等（2008）发现子宫内膜癌浅肌层浸润者 ER、PR 表达的阳性率分别为 58.6% 和 56.5%，显著高于深肌层浸润的 21.4% 和 21.4%，发生淋巴结转移者 PR 表达的阳性率为 23.1%，显著低于无淋巴结转移的 55.3%。近年来有关 ER、PR 亚型与子宫内膜癌浸润转移之间的关系引起了学者的注意，徐艳红等（2006）利用免疫组化检测了子宫内膜癌组织中 ERα 和 ERβ 表达水平，探讨雌激素受体的表达在子宫内膜癌发生发展中的作用。结果发现在子宫内膜癌中，分期越早、分化程度越高，ERα 表达阳性率越高，在子宫内膜样癌中的表达阳性率高于其他类型，无淋巴结转移者高于有淋巴结转移者，ERβ 表达的阳性率在临床分期晚以及分化差者升高，ERα 和 ERβ 在子宫内膜癌中的阳性表达率呈负相关。高敏等（2005）对雌激素受体相关受体（ERR）亚型 α、β、γ 在子宫内膜癌组织中的表达及其临床意义进行了研究，结果发现 ERRα mRNA

表达阳性的内膜癌患者中，手术病理分期为Ⅰ期患者所占百分比（30%）明显低于 ERRα mRNA 表达阴性者（70%，$P = 0.017$），但其Ⅱ~Ⅳ期患者及深肌层浸润患者所占百分比（分别为 70% 和 78%）均明显高于 ERRα mRNA 表达阴性者（分别为 30% 和 43%；$P = 0.017$，$P = 0.033$）；子宫内膜癌组织中 ERRβ mRNA 的表达与手术病理分期、病理分级、肌层浸润及淋巴结转移无关（$P > 0.05$）；ERRγ mRNA 表达阳性的内膜癌患者中，淋巴结有转移的患者所占百分比（18%）明显低于 ERRγ mRNA 表达阴性者（58%，$P = 0.021$），但其与手术病理分期、病理分级及肌层浸润程度无关（$P > 0.05$）。

（吕卫国　谢　幸）

参考文献

曹泽毅. 中华妇产科学. 3版. 北京: 人民卫生出版社, 2014: 2262-2308.

柴芸, 黄秀峰. 子宫内膜癌卵巢转移的危险因素分析. 中华妇产科杂志, 2004, 39(3): 162-164.

高敏, 魏丽惠. 子宫内膜癌组织中雌激素受体相关受体亚型的表达及其意义. 中华妇产科杂志, 2005, 40(11): 756-760.

高永良, 于爱军. 盆腔淋巴结清扫术用于子宫内膜癌治疗的探讨. 中华妇产科杂志, 2000, 35(5): 264-266.

李斌, 吴令英. 前哨淋巴结识别技术在子宫内膜癌的研究. 中国肿瘤临床, 2008, 35(11): 640-643.

李群, 马玲, 王文福. 子宫内膜癌腹膜后淋巴结转移的特点及危险因素分析. 中国肿瘤临床, 2001, 28(3): 196-200.

马瑛, 彭芝兰, 杨谨. 子宫内膜癌卵巢转移危险因素及保留卵巢的可行性探讨. 实用妇产科杂志, 2005, 21(12): 741-4

徐艳红, 温宏武. 雌激素受体亚型 ERa 和 ERI3 在子宫内膜癌中表达的研究. 中国医刊, 2006, 41(8): 31-33.

杨越波, 张宇, 叶敏娟. 子宫内膜癌盆腔淋巴结转移的高危因素分析. 中国肿瘤临床, 2010, 37(21): 1224-1226

Abeler VM, IB Vergote, et al. Clear cell carcinoma of the endometrium. Prognosis and metastatic pattern. Cancer, 1996, 78(8): 1740-1747.

Ballon SC, Berman ML, et al. Pulmonary metastases of endometrial carcinoma. Gynecol Oncol, 1979, 7(1): 56-65.

Boronow RC, Morrow C P, et al. Surgical staging in endometrial cancer: clinical-pathologic findings of a prospective study. Obstet Gynecol, 1984, 63(6): 825-832.

Chuang L, Burke TW, et al. Staging laparotomy for endometrial carcinoma: assessment of retroperitoneal lymph nodes.

Gynecol Oncol, 1995, 58(2): 189-193.

DiSaia PJ, Creasman WT, et al. Risk factors and recurrent patterns in Stage I endometrial cancer. Am J Obstet Gynecol, 1985, 151(8): 1009-1015.

Erkanli S, Bolat F, et al. COX-2 and survivin are overexpressed and positively correlated in endometrial carcinoma. Gynecol Oncol, 2007, 104(2): 320-532.

Inoue Y, Abe K, et al. Immunohistochemical studies on matrix metalloproteinase-9 (MMP-9) and type-IV collagen in endometrial carcinoma. J Obstet Gynaecol Res, 1997, 23(2): 139-145.

Kumar S, Podratz KC, Bakkum-Gamez JN, et al. Prospective assessment of the prevalence of pelvic, paraaortic and high paraaortic lymph node metastasis in endometrial cancer. Gynecol Oncol, 2014, 132(1): 38-43.

Mariani A, Webb M J, et al. Routes of lymphatic spread: a study of 112 consecutive patients with endometrial cancer. Gynecol Oncol, 2001, 81(1): 100-104.

Otsuka I, Ono I, et al. Pulmonary metastasis from endometrial carcinoma. Int J Gynecol Cancer, 2002, 12(2): 208-213.

Schink J C, Lurain J R, et al. Tumor size in endometrial cancer: a prognostic factor for lymph node metastasis. Obstet Gynecol, 1987, 70(2): 216-219.

Sherman ME, Bitterman P, et al. Uterine serous carcinoma. A morphologically diverse neoplasm with unifying clinicopathologic features. Am J Surg Pathol, 1992, 16(6): 600-610.

Slomovitz BM, Broaddus RR, et al. Her-2/neu overexpression and amplification in uterine papillary serous carcinoma. J Clin Oncol, 2004, 22(15): 3126-3132.

Takai N, Miyazaki T, et al. Expression of survivin is associated with malignant potential in epithelial ovarian carcinoma. Int J Mol Med, 2002, 10(2): 211-216.

Takeshima N, Nishida H, et al. Positive peritoneal cytology in endometrial cancer: enhancement of other prognostic indicators. Gynecol Oncol, 2001, 82(3): 470-473.

Ueno H, Yamashita K, et al. Enhanced production and activation of matrix metalloproteinase-7 (matrilysin) in human endometrial carcinomas. Int J Cancer, 1999, 84(5): 470-477.

Wang ZQ, Wang JL, Shen DH, et al. Should all endometrioid uterine cancer patients undergo systemic lymphadenectomy? Eur J Surg Oncol, 2013, 39(4): 344-349

Wilson TO, Podratz KC, et al. Evaluation of unfavorable histologic subtypes in endometrial adenocarcinoma. Am J Obstet Gynecol, 1990, 162(2): 418-423; discussion 423-426.

Wolfson AH, Sightler S E, et al. The prognostic significance of surgical staging for carcinoma of the endometrium. Gynecol Oncol, 1992, 45(2): 142-146.

9

子宫内膜癌分期

第一节 临床分期

1971年，FIGO公布了子宫内膜癌的临床分期。1988年制订了子宫内膜癌的手术-病理分期并于2009年进行了修订。

对于子宫内膜癌，手术是主要的治疗手段，因此，大多数子宫内膜癌的患者可采用手术—病理分期。但也有少数子宫内膜癌患者不适合手术治疗，初治治疗采用放疗或化疗或内分泌治疗，这些患者就无法采用手术—病理分期，仍可采用FIGO制定的临床分期，见表9-1-1。

表 9-1-1　子宫内膜癌临床分期（FIGO1971）

Ⅰ期	癌瘤局限于子宫体
Ⅰ A	子宫腔深度 ≤8cm
Ⅰ B	子宫腔深度> 8cm
Ⅱ期	癌瘤累及子宫颈
Ⅲ期	癌瘤播散到子宫外，但局限在盆腔内（阴道、宫旁组织可能受累，但未累及膀胱或直肠）
Ⅳ期	癌瘤累及膀胱或直肠，或有盆腔外扩散

第二节 手术-病理分期

1988年，FIGO将子宫内膜癌的临床分期改为手术分期（表9-2-1）。强调了肿瘤的分期应该有组织学证据。相对于临床分期，手术–病理分期提供了更多与预后相关的信息，对评估预后发挥了更重要的作用，更好地指导确定合理的后续辅助治疗方案。

FIGO手术-病理分期和TNM（UICC）分期也可互相套用，在TNM分期中，淋巴转移用"N"表示。NX表示区域淋巴结无法评估；N0表示无区域淋巴结转移；N1表示区域淋巴结转移。远处转移用"M"表示，MX表示远处转移无法评估；M0表示无远处转移；M1表示远处转移。见表9-2-2。

表 9-2-1　子宫内膜癌手术–病理分期（FIGO，1988）

0	原位癌（浸润前癌）
Ⅰ	肿瘤局限于子宫体
Ⅰ A	肿瘤局限于子宫内膜
Ⅰ B	肿瘤浸润深度 <1/2 肌层
Ⅰ C	肿瘤浸润深度 >1/2 肌层
Ⅱ	肿瘤侵犯宫颈但无宫体外蔓延
Ⅱ A	仅宫颈内膜腺体受累
Ⅱ B	宫颈间质浸润
Ⅲ	局部和（或）区域的扩散（如ⅢA、ⅢB及ⅢC中详述）
Ⅲ A	肿瘤侵犯浆膜层和（或）附件（直接蔓延或转移），和（或）腹水 或腹腔洗液有癌细胞
Ⅲ B	阴道浸润（直接蔓延或转移）
Ⅲ C	盆腔和（或）腹主动脉旁淋巴结转移
Ⅳ	
Ⅳ A	肿瘤侵犯膀胱和（或）直肠黏膜 *
Ⅳ B	远处转移。包括腹腔内淋巴结转移，不包括阴道、盆腔、浆膜和附件的转移以及主动脉旁和（或）腹股沟淋巴结转移

* 泡状水肿不能分为 T₄ 期

表 9-2-2　子宫内膜癌 1988 FIGO 分期和 UICC 分期对照

FIGO 分期	UICC 分期		
	T	N	M
0	Tis	N0	M0
Ⅰ A	T1a	N0	M0
Ⅰ B	T1b	N0	M0
Ⅰ C	T1c	N0	M0
Ⅱ A	T2a	N0	M0
Ⅱ B	T2b	N0	M0
Ⅲ A	T3a	N0	M0
Ⅲ B	T3b	N0	M0
Ⅲ C	T1	N1	M0
	T2	N1	M0
	T3a	N1	M0
	T3b	N1	M0
Ⅳ A	T4	任何 N	M0
Ⅳ B	任何 T	任何 N	M1

由于子宫内膜癌已采用手术-病理分期，因此不再使用以前临床分期使用的分期依据，如以分段

诊刮的结果来区分Ⅰ期和Ⅱ期；或者以子宫腔的深度来区分ⅠA和ⅠB期。

从2006年开始，国际妇产科协会（FIGO）开始了外阴癌、宫颈癌和子宫内膜癌分期的修订工作，并计划在3年内修订卵巢癌分期。经过多次讨论和与多个专门从事研究和治疗女性恶性肿瘤的国际科学性机构，包括国际妇科肿瘤协会（IGCS），妇科癌症团体（GCIG），美国妇科肿瘤学会（SGO），美国癌症联合委员会（AJCC）和国际妇科病理学会（ISGP）的共同努力，于2008年3月初形成新分期文件，并于2008年5月初提交到在日内瓦举办的国际抗癌联盟TNM分期核心小组会议上，得到国际抗癌联盟和AJCC的批准。2008年9月初，FIGO分期执行理事会正式批准了外阴癌、子宫颈癌和子宫内膜癌的新分期并于2009年5月予以公布。卵巢癌分期则推迟到2013年才公布。

2009 FIGO子宫内膜癌的分期修订内容较多（表9-2-3）。具体修定内容如下：①与所有FIGO分期原则相匹配，删除了0期，即所有的FIGO分期均取消原位癌。②删除原来肿瘤局限在子宫内膜的ⅠA期，将其与原ⅠB期合并为ⅠA期。这个修订源于分析了大量回顾性资料，发现无论组织学分级如何，原分为ⅠA和ⅠB期患者的长期生存率非常接近，无统计学差异，故将两者合并。有宫颈内膜腺体受累原分期是ⅡA，现归于ⅠB期，而不再认为是Ⅱ期，这也是源于临床随访资料统计，发现仅侵犯宫颈腺体、没有侵犯宫颈间质者其预后和Ⅰ期相近，故将仅侵犯宫颈腺体者归为ⅠB期。Ⅱ期不再细分ⅡA和ⅡB期，Ⅱ期仅包含肿瘤侵犯宫颈间质这一项。③腹水或腹腔冲洗液细胞学阳性旧分期为ⅢA期，但新分期中删去细胞学检查结果，即细胞学阳性结果不改变分期。这基于近年多项大样本病例对照研究结果，认为腹水细胞学阳性和腹腔或淋巴结的转移不相关，目前还没有足够的证据说明腹水细胞学阳性与复发风险和治疗效果有何关系。临床上对腹水细胞学阳性的处理也多采用随访观察的方法，腹水细胞学是否阳性并不影响后续治疗决策。值得提出的是，尽管2009年FIGO分期取消了腹水细胞学检查项目，但是，无论是FIGO指南还是NCCN指南，仍然推荐在子宫内膜癌的分期手术中，须取腹水细胞学送检并单独另外记

录。另外，在ⅢC期中再细分ⅢC1和ⅢC2期，将盆腔淋巴结和主动脉旁淋巴结转移分开，转移到主动脉旁淋巴结者其预后显然比仅转移到盆腔淋巴结者差，术后辅助治疗方法也有区别。

表9-2-3　子宫内膜癌手术－病理分期（FIGO，2009）

Ⅰ*	肿瘤局限于子宫体
ⅠA*	肿瘤浸润深度＜1/2肌层
ⅠB*	肿瘤浸润深度≥1/2肌层
Ⅱ*	肿瘤侵犯宫颈间质，但无宫体外蔓延**
Ⅲ*	肿瘤局部和（或）区域扩散
ⅢA*	肿瘤累及浆膜层和（或）附件***
ⅢB*	阴道和（或）宫旁受累***
ⅢC*	盆腔淋巴结和（或）腹主动脉旁淋巴结转移***
ⅢC1*	盆腔淋巴结阳性
ⅢC2*	腹主动脉旁淋巴结阳性和（或）盆腔淋巴结阳性
Ⅳ*	肿瘤侵及膀胱和（或）直肠黏膜，和（或）远处转移
ⅣA*	肿瘤侵及膀胱或直肠黏膜
ⅣB*	远处转移，包括腹腔内和（或）腹股沟淋巴结转移

*G1，G2，G3任何一种；**仅有宫颈内膜腺体受累应当认为是Ⅰ期，而不再认为是Ⅱ期；***细胞学检查阳性应单独报告，并没有改变分期

第三节　存在问题及对策

一、术前了解疾病扩散的意义

子宫内膜癌已采用手术-病理分期，术前只能应用临床分期或将患者大致分为三种情况：肿瘤局限于子宫体；肿瘤扩散到子宫颈；肿瘤超出子宫外。临床分期在术前评估肿瘤的扩散范围方面仍有一定的意义。尤其是术前评估癌灶是否已经扩散到宫颈方面，对确定手术范围有实际的指导意义。

关于子宫内膜癌的手术范围，将在第十一章中进行详细介绍。这里，先谈谈与子宫手术有关的切除范围。当患者宫颈没有癌灶浸润时，比如Ⅰ期和Ⅲ期，因为肿瘤没有侵犯到子宫颈，这时切除广泛的宫旁组织意义就不大，切除阴道穹窿部的意义也不大，仅采用"筋膜外子宫切除术"（Piver Rutledge分型Ⅰ型子宫切除术）已足够，无需采用

广泛子宫切除术。相反，在Ⅱ期患者，由于肿瘤已侵犯到宫颈间质，其手术范围就需与宫颈癌的手术范围相当，即广泛或次广泛子宫切除术（Piver Rutledge 分型Ⅲ或Ⅱ型子宫切除术）。因此，术前明确患者肿瘤是否已经侵犯宫颈有很大的临床意义。如果术前诊断不明确，对没有宫颈侵犯的患者做了广泛子宫切除术，手术范围大了，切除了不必要切除的组织，可能增加了并发症，为治疗过度。反之，对有宫颈侵犯的患者，仅做了筋膜外子宫切除术，切除范围不足，增加了术后复发的机会，为治疗不足，因此对于仅做筋膜外子宫切除者，多个权威指南均推荐术后需补充放疗。相对于治疗过度，治疗不足的危害性更大，当仅做了筋膜外子宫切除术而又手术范围不够时，为了补充治疗，需再做难度更高的"宫旁广泛切除术"或术后补充放射治疗，无疑增加了治疗的并发症和患者的经济负担。因此，术前对宫颈是否受侵犯的评估非常重要。

二、术前病情评估方法

子宫内膜癌的术前评估方法有很多种。在评估宫颈侵犯方面，较常用及相对可靠的方法是诊断性刮宫、宫腔镜和 MRI。但是，这些评估方法也存在假阳性和假阴性结果。当术前评估不满意或不能肯定时，一个被广泛接受的观点是：与其治疗不足，不如治疗过度。如果术前已证实有宫颈侵犯，或不能肯定宫颈是否受侵犯，或虽无可疑的宫颈侵犯，对于一个有经验和技术的医师而言，最合适的方法是采用次广泛子宫切除术（Piver Rutledge 分型Ⅱ型子宫切除术）。

在 2009 FIGO 分期中，肿瘤侵犯宫颈腺体和宫颈间质分别归于Ⅰ期和Ⅱ期。目前临床上常用的评估宫颈侵犯的方法，包括诊断性刮宫、宫腔镜、MR 等，在术前均难以区分肿瘤侵犯宫颈腺体或宫颈间质。建议在术前决定手术范围时，忽略这一分期，即只要肿瘤侵犯宫颈，不论是侵犯宫颈腺体或宫颈间质，均按侵犯宫颈处理，需行Ⅱ或Ⅲ型广泛子宫切除术，如仅行筋膜外子宫切除术，应有术后补充放疗的准备。

诊断性刮宫：诊断性刮宫是常用于子宫内膜癌治疗前的诊断方法。通过诊刮标本可以明确肿瘤的性质、病理类型和分化程度、受体情况等方面，对

治疗方案的确定有指导意义。但是，诊刮的标本和术后的病理标本结果并不完全一致。主要存在两个问题：一是诊刮的标本可能比全子宫切除的标本降低了肿瘤的组织学分级。在子宫切除标本中，高达20% 的标本肿瘤组织分级更高，有时甚至肿瘤的组织学类型也不一致。第二是分段刮宫存在假阳性或假阴性。宫体部的病灶脱落到宫颈管，或分段诊刮时没有按照规范程序进行，比如先用宫腔探针探测子宫的方向和深度，然后再用刮匙刮取宫颈管内容物，在退出探针时有可能已经把宫体部的内容物带到了宫颈管，从而造成了假阳性。由于刮宫是盲目的，受经验和技术的影响，有时也会漏掉了本来已存在于宫颈管的病灶，从而造成了假阴性结果。

宫腔镜：宫腔镜可直视下观察宫颈管和宫腔的情况，并能在宫腔镜指导下对可疑部位进行活检，能够较准确地了解宫腔病灶形态、部位和大小，也能较准确地判断宫颈管是否有浸润。但宫腔镜检查能否用于子宫内膜癌的诊断，会不会造成医源性扩散，至今尚有不同意见。特别是液体膨宫的诊断性宫腔镜，有研究认为可能增加了经输卵管扩散腹水细胞学阳性率。如有人在液体膨宫的宫腔镜检查时，用生理盐水膨宫，流量最多 150 ml，压力最大100 mmHg，时间最长 3 min，将流经输卵管的液体即刻收集起来，71%（17 例）发现有癌细胞，培养后有 42%（10 例）可生长。也有将置镜及活检前后输卵管液即刻收集起来比较，认为活检后腹腔冲洗液细胞学阳性率高，不能排除由此而增加了子宫内膜癌细胞经输卵管扩散风险。中国香港威尔斯亲王医院有一项相关的前瞻性研究，他们对近 100 例子宫内膜癌病人在检查宫腔镜时，同时使用腹腔镜夹闭双侧输卵管，得出宫腔镜检查前后腹腔冲洗液细胞学检查无变化的结论。更多的大样本病例对照性分析比较了分别经诊刮、宫腔镜及活检两种手段诊断的子宫内膜癌患者，研究认为诊断性宫腔镜的应用可增加或不增加术中腹水细胞学阳性率，但不增加腹腔或淋巴结的转移，不影响预后。例如有50 例回顾分析，43 例为 FIGO Ⅰ期，经由宫腔镜及活检诊断后行经腹子宫双附件切除及腹水细胞学检查，全部腹水细胞学阴性，宫腔镜检查到手术间隔为 33.5 天，5 年生存率为 91.8%，5 年无瘤生存率为 85.4%。因此，目前多数意见是宫腔镜可用于

早期子宫内膜癌的诊断和判断宫颈管是否有肿瘤侵犯。近年来的 FIGO 和 NCCN 子宫肿瘤诊疗指南也推荐宫腔镜可用于子宫内膜癌的诊断。

MRI：MRI 可用于评估子宫内膜癌病变的深度和宫颈是否受侵犯。在评估淋巴结转移方面，CT 和 MRI 作用是相同的，但是两者均不能替代手术评估。MRI 软组织分辨能力较强。T2 加权像在评估肌层浸润深度敏感性为 68%~82%，辅用静脉内显影剂动态观察为 85%~91%；MRI 评估肌层是否浸润是灵敏的，但有假阳性和假阴性。对评估宫颈是否浸润也是如此。MRI 可与经阴道 B 超联合应用以提高准确率。

三、病理标本送检注意事项

切除标本准确的病理学检查是手术分期的最重要依据，病理结果也有助于制定病人的术后处理方案。因而，规范的检查程序非常重要。

1. 子宫内膜活检　诊刮取样的子宫内膜活检组织应该整块包埋。简单的苏木素或伊红染色切片通常可以满足诊断的要求。病理报告应可能提供详尽的肿瘤类型、分级、亚型、肌层、宫颈或淋巴脉管间隙浸润的资料。在诊刮和最后子宫切除标本组织学结果中，肿瘤的分级可能有差异（Lampe et al，1995；Pecorelli et al，2000）。

2. 子宫切除标本　病理医师处理切除标本的方法各医院有所不同。如果在颈管内口以上 25 mm 处横向切开宫颈，沿着前正中线切开子宫体并插入纱布或棉纸，就可以容易固定。固定液在 24 小时内至少要更换一次，标本容器要冲洗以利于固定。在切碎之前宫颈不应该沿中线切开，因为这样会使标本变形。肉眼检查和切碎标本应包括重量、尺寸、大小和附件的记录。应该用同为矢状面或横断面的平行切片将标本切为 3~5 mm 厚度，仔细检查有无癌症。癌症的外观（息肉状或平整）、长度、厚度和所包括的切片数目都应该记录。肌层浸润的深度和未受侵犯肌层的宽度都应该测量。肿瘤侵犯的每个肌层平面（如前壁、后壁、左右侧壁和宫底）都应该重复做这些测量。子宫体下段（子宫峡部）和左右宫角的侵犯都应该记录。如果评估限定为内 1/2 或外 1/2 肌层侵犯，则几乎 90% 的病例肉眼评估肌层侵犯深度与组织学评估一致（Pecorelli et al，2000）。应该通过肿瘤全层厚度和未受侵犯肌层取一或多块组织。如果肌层太厚则无法放进一个盒子，就应该用两个盒子。一个冰冻切片研究表明一块（或偶尔两块）组织可为超过 90% 的病例提供正确的肌层侵犯范围（Amant et al，2012）。现在认为如果组织学技术资源允许的话，更详尽的组织学评估是很值得的。值得做侵犯深度的组织学评估，因为病理学家可能会碰到很难确定真正的肌层侵犯范围的情况，比如有伴随病变如子宫内膜异位症（Jacques et al，1998）。背景内膜也要评价以确定是否有增生存在（Beckner et al，1985）。

3. 组织学检查　至少每个病例选择的组织应该足够行 FIGO 分期。在子宫标本中，除非有伴随的宫颈病理存在，通常宫颈组织（从前唇至后唇中线）是足够的。应该检查宫颈和子宫峡部交界处的横切组织块以排除或确定这一部位有无肿瘤侵犯。这个交界部位通常可以确定，因为肉眼检查可以看到宫体切端或先前切开宫颈残端的平行切片上有宫颈和内膜腺体的混合。输卵管组织块（以排除管腔内肿瘤扩散）、卵巢组织块（以排除转移或同时发生的子宫内膜样肿瘤）和可疑的浆膜病变都应该取样。许多病理学家常规做宫角的组织学检查，因为这些部位的肌层侵犯代表肿瘤扩散最靠近浆膜，有可能将肿瘤从ⅠB期提升到ⅠC期。一份完整的病理报告内容应包括：详细描述微小成分的肿瘤类型；肿瘤分级；肌层浸润深度；无肿瘤侵犯肌层的宽度；有或无淋巴侵犯；有或无宫颈上皮或间质的侵犯。

其他标本包括有用来做细胞学检查的腹水或腹腔洗液以及取自阴道、膀胱、肠道、腹膜或淋巴结的组织。如果肉眼观肿瘤已经很明显，仅肿瘤取样可能就足够了。但如果肉眼观没有很明显的肿瘤，则常常需要将所有送检的组织取样来做组织学检查以确诊或排除癌症的存在。

（林仲秋）

参考文献

Atad J, Weill S, et al. Intraoperative frozen section examination of myometrial invasion depth in patients with endometrial carcinoma. Int J Gynecol Cancer, 1994, 4(5): 352-355.

Beckner ME, Mori T, et al. Endometrial carcinoma: nontumor

factors in prognosis. Int J Gynecol Pathol, 1985, 4(2): 131-145.

Jacques SM, Qureshi F, et al. Interinstitutional surgical pathology review in gynecologic oncology: I. Cancer in endometrial curettings and biopsies. Int J Gynecol Pathol , 1998, 17(1): 36-41.

Lampe B, Kurzl R, et al. Reliability of tumor typing of endometrial carcinoma in prehysterectomy curettage. Int J Gynecol Pathol, 1995, 14(1): 2-6.

Pecorelli S, Ngan H Y, et al. Staging classifications and clinical practice guidelines for gynaecological cancers. 2002, Elsevier.

10 子宫内膜癌诊治相关指南解读

目前国际上两个比较权威的指南是国际妇产科联盟（FIGO）和美国综合癌症网（NCCN）指南，FIGO 指南由 FIGO 妇科肿瘤委员会制定，从 2000 年开始公布第一版指南开始，至今已公布的最新指南是 2015 年 12 月公布的第五版指南，NCCN 指南是由美国综合肿瘤网络制定的指南，每年更新，最新版指南为 2017 版指南。中华医学会妇科肿瘤委员会于 2015 年公布了《子宫内膜癌诊治指南》，由四川大学华西二院赵霞教授等执笔编写。本章分别介绍这三个指南，并针对相关问题进行讨论。

第一节　FIGO 子宫内膜癌诊治指南及解读（2015）

一、分期原则及组织病理学

（一）原则

FIGO 妇科肿瘤委员会在 1988 年会议后推荐子宫内膜癌使用手术分期。肿瘤的分级和范围应该依据组织学证据。

（二）组织病理学

1. 病理类型（按照世界卫生组织/国际妇科病理协会的分类，2014）

所有的肿瘤都必须显微镜下证实。

病理组织类型如下：

- 子宫内膜样癌：腺癌；腺角化癌（腺癌伴有鳞状化生）；腺鳞癌（鳞状细胞癌和腺细胞癌混合）
- 黏液性腺癌
- 浆液性腺癌
- 透明细胞腺癌
- 未分化癌

- 混合性癌（由一种以上病理类型组成，每种类型至少占 10% 比例）

子宫内膜癌通常分为下列两种类型：

- Ⅰ型（G1 和 G2 级子宫内膜样癌）可能起源于复杂性不典型增生，与无节制的雌激素刺激有关。
- Ⅱ型包括 G3 级内膜样肿瘤和非子宫内膜样病理类型，从萎缩性内膜发展而来。

2. 组织病理学分级（G）

- GX：分级无法评估
- G1：高分化
- G2：中分化
- G3：低分化或未分化

子宫内膜样腺癌应该按如下分化程度来分级：

- G1：非鳞状或非桑葚状实性生长类型 < 5%
- G2：非鳞状或非桑葚状实性生长类型 6%~50%
- G3：非鳞状或非桑葚状实性生长类型 > 50%

病理分级注意事项：

（1）明显的核不典型性（表现为核多形性和核仁突出）与根据组织结构分级不一致时，应该将 G1 或 G2 肿瘤相应提高一级。

（2）浆液性和透明细胞癌核的分级原则同上述，多数学者将其定义为高级别病变。

（3）腺癌伴有鳞状上皮分化时，依据腺细胞细胞核的情况分级。

二、FIGO分期及相关问题

表 10-1-1 所列是最新的子宫内膜癌 FIGO 分期标准，表 10-1-2 是相对应的 TNM 分期。

表 10-1-1　子宫内膜癌分期（FIGO，2009）

FIGO 分期	
Ⅰ[a]	肿瘤局限于子宫体
ⅠA[a]	肿瘤无浸润或浸润肌层深度 < 1/2
ⅠB[a]	肿瘤浸润肌层深度 ≥ 1/2
Ⅱ[a]	肿瘤浸润宫颈间质，但无超出子宫外[b]
Ⅲ	局部和（或）区域的扩散
ⅢA[a]	肿瘤侵犯子宫浆膜层和（或）附件[c]
ⅢB[a]	阴道和（或）宫旁受累[c]
ⅢC[a]	盆腔和（或）腹主动脉旁淋巴结转移[c] ⅢC1：盆腔淋巴结阳性 ⅢC2：主动脉旁淋巴结阳性和（或）盆腔淋巴结阳性
Ⅳ[a]	肿瘤侵犯膀胱和（或）直肠黏膜，和（或）远处转移
ⅣA[a]	肿瘤侵犯膀胱和（或）直肠黏膜
ⅣB[a]	远处转移，包括腹腔内和（或）腹股沟淋巴结转移

[a] 任何 G1、G2 或 G3
[b] 宫颈管腺体累及因考虑为 Ⅰ 期，超过此范围则为 Ⅱ 期
[c] 细胞学阳性必须单独报告，但不改变分期

表 10-1-2　子宫内膜癌 FIGO 分期与 TNM 分期比较

FIGO 分期	国际抗癌联盟（UICC）		
	T（肿瘤）	N（淋巴结）	M（转移）
Ⅰ	T1	N0	M0
ⅠA	T1a	N0	M0
ⅠB	T1b	N0	M0
Ⅱ	T2	N0	M0
Ⅲ	T3	N0~N1	M0
ⅢA	T3a	N0	M0
ⅢB	T3b	N0	M0
ⅢC1	T1~T3	N1	M0
ⅢC2	T1~T3	N1	M0
ⅣA	T4	任何 N	M0
ⅣB	任何 T	任何 N	M1

• 区域淋巴结（N）：

（1）NX：区域淋巴结无法评估

（2）N0：无区域淋巴结转移

（3）N1：盆腔淋巴结转移

（4）N2：腹主动脉旁淋巴结转移，伴有或不伴盆腔淋巴结转移

• 远处转移（M）：

（1）MX：远处转移无法评估

（2）M0：无远处转移

（3）M1：远处转移（包括腹股沟淋巴结转移或腹腔内转移）

三、分期原则

子宫体癌现已采用手术分期，因此不再使用以前的分期依据（如以分段诊刮的结果来区分 Ⅰ 期和 Ⅱ 期）。

可能有少数子宫内膜癌患者初始治疗为放疗，这些病例仍可用 FIGO 1971 年的临床分期，但必须注明。

理想状态下，必须测量肿瘤离浆膜层的距离。全宫切除的标本的病理结果必须报告淋巴脉管间隙浸润（LVSI）。LVSI 阳性的患者预后很差，特别是发现广泛 LVSI 的时候（Winer et al，2015）。在 Ⅰ 期子宫内膜癌中，按 LVSI 的状态去预测预后比按 ⅠA 和 ⅠB 期预测预后更准确（Aristizabal et al，2014）。

对淋巴结切除术的最低要求：在所有患者中切除增大或可疑的淋巴结；有高危因素的患者（G3、深肌层浸润、宫颈浸润、浆液或透明细胞癌）应该进行系统的盆腔淋巴结切除术和切除任何增大的主动脉旁淋巴结。

四、分期相关问题

1. 子宫内膜癌筛查　子宫内膜癌的筛查意义不大（Jacobs et al，2011），尽管某些高危人群如 Lynch Ⅱ 型综合征患者可以通过子宫内膜活检或者在绝经后阴道超声来监测子宫内膜。经阴道超声是比较敏感和特异的检查，但对于无症状患者的筛查，阴道超声仅推荐用于患有 Lynch 综合征的妇女（Smith et al，2009）。

2. 子宫内膜癌诊断　当子宫内膜厚度少于 5mm 时其阴性预测价值较高。在一项 1168 例妇女的大样本研究中，将阴道 B 超的结果与诊刮内膜活检结果相比较，其阴性预测价值高达 96%（Karlsson et al，1995）。需要进行子宫内膜活检时，可以使用目前已经研发的多种一次性器械在诊室完成。有些病例宫腔镜检查可能更有帮助，应用纤维软镜检查可以不用全身麻醉。宫腔镜检查过程中膨宫介质可把一些细胞经输卵管冲入腹腔，但这些脱落细胞的生物学意义仍不明确。如果宫颈狭窄或患者不能

耐受这种操作，在麻醉下行宫腔镜检查和刮宫是必要的。对于盆腔检查不满意者，可以通过阴道或腹部超声来评估以排除伴随的附件病变。

在获得子宫内膜癌组织病理学诊断之后，必须对肿瘤局部病变范围和有无远处转移证据进行描述，还要对围术期的风险进行评估。

子宫内膜活检病理报告至少应该包括肿瘤的类型和分化程度。应常规做胸部 X 线、血生化全项（肝肾功能）和血细胞计数检查。晚期患者测定血清CA125对的随访可能有一定价值。对肝功能异常、临床发现宫旁或阴道侵犯的病例，应评估是否有远处转移。有高危因素的患者，腹部和淋巴结影像学检查对决定手术方式有一定帮助。怀疑有膀胱或直肠直接转移的病例，膀胱镜检和（或）直肠镜检查可能有帮助。

3. 肿瘤预后高危因素　高危患者组织病理学标准：① G3 级肿瘤（分化差）；②肌层浸润＞50%；③淋巴脉管浸润；④非内膜样癌组织类型（浆液性、透明细胞、未分化、小细胞、间变性等）；⑤宫颈间质浸润。

评估肌层浸润深度和宫颈累及的最准确手段是 MRI 和术中冰冻病理检查（Nout et al, 2010; Doulsen et al, 1996; Sartori et al, 2001）。在评估淋巴结转移方面，CT 和 MRI 作用是相同的，但是两者均不能替代手术提供的组织学标本来确诊。PET-CT 和 PET-MRI 的作用正被评估中。

4. 子宫内膜癌的手术分期步骤　FIGO 癌症委员会于 1988 年将子宫内膜癌的 FIGO 官方分期由临床分期改为手术分期。自分期修订后，什么是国际通行的腹腔内分期程序成为争议焦点。一般推荐的程序是：①腹部正中纵切口；②打开腹腔后立即取盆、腹腔冲洗液；③仔细探查腹腔内所有脏器，大网膜、肝、腹膜、子宫直肠陷凹和附件表面均需检查和触摸，探查任何可能存在的转移病灶，然后仔细触摸主动脉旁和盆腔内可疑或增大的淋巴结；④标准的手术方式应该是筋膜外全子宫切除及双附件切除术。附件外观即使正常亦提倡切除，因为可能会有微小浸润癌。通常没有必要切除阴道穹窿部，切除宫旁组织也没有任何益处；⑤如果术前已证实已侵犯宫颈间质，可以实施改良根治性子宫切除术。但是，单纯全子宫切除且切缘阴性＋盆腔淋巴结切除术手术范围已经足够并达成共识（ESMO-ESGO-ESTRO）。

5. 子宫内膜癌腹腔镜手术　关于腹腔镜用于治疗子宫内膜癌治疗的安全性也引起相当大的争议。最近的研究表明技术娴熟的医师使用腹腔镜切除子宫和附件是安全可行的。经腹全宫切除术与腹腔镜辅助经阴道子宫切除（laparoscopically assisted vaginal hysterectomy, LAVH）和全腹腔镜子宫切除术（total laparoscopic hysterectomy, TLH）的主要并发症并没有差别，腹腔镜技术耗时可能比较长，但是住院时间短、痛苦少、术后恢复快。尽管有数个随机试验报道腹腔镜技术的肿瘤学安全数据，腹腔镜全子宫和双附件切除术必须在无手术禁忌证（如大子宫）的情况下实行。如果需要进行手术分期，可以利用腹腔镜同时进行淋巴结切除术。对于肥胖的患者，有经验的医师可以选择机器人腹腔镜手术。研究报道，使用机器人手术是安全的，而且与开腹相比，围术期的并发症较少。回顾性研究的数据提示与传统的腹腔镜手术相比，两者预后是相当的。

6. 子宫内膜癌淋巴结切除问题　盆腔及腹主动脉旁淋巴结切除尽管分期体系必需，但目前对其意义仍有争议。常规进行选择性淋巴结取样的价值尚未确定，对于有高危因素的病例还是需要进行系统性淋巴切除术。许多子宫内膜癌患者过度肥胖或年迈，合并其他医学问题，所以在临床上必须判断患者能否耐受手术。只要提示深肌层浸润或影像学检查提示淋巴结阳性是评估腹膜后淋巴结和切除任何增大或可疑淋巴结的明确指征。明确了淋巴结阳性可确定高危人群，利于制订适宜的辅助治疗方案，因为Ⅲ期患者似乎能从化疗中获益。

腹主动脉旁淋巴结取样的指征包括怀疑腹主动脉旁及髂总淋巴结转移、有大块的附件病灶及增大的盆腔淋巴结、浸润肌层全层和低分化肿瘤。透明细胞癌、浆液性乳头状癌及癌肉瘤等亚型也是主动脉旁淋巴结取样的指征。

淋巴切除术虽是准确分期的需要，但其治疗价值尚有争议。从历史上说，一项病例对照研究提示淋巴结切除术有治疗价值，另一项研究也显示甚至在淋巴结阳性的妇女也有好的预后。另一项回顾性研究显示系统淋巴结切除术能提高 G3 级患者的生存率。在英国，医学研究理事会（Medical Research Council，MRC）进行 ASTEC 随机试验，该试验将拟诊为 I 期的子宫内膜癌 1400 例妇女随机分为盆腔淋巴结切除组和非盆腔淋巴结切除组，结果显示淋巴切除术没有治疗价值。意大利一项比较盆腔淋巴结（30% 主动脉旁淋巴结）切除与非盆腔淋巴结切除的 540 例随机对照研究也显示两组生存率和复发率均无差别。但这两项研究都受到批评，因为没有对淋巴结切除的范围进行评估，低危患者比例太高和没有把淋巴结状态作为确定术后是否增加辅助放化疗的指标。

淋巴结切除术主要用于分期和有高危因素的患者。虽然淋巴结切除术本身能否提高生存率还没有得到证实，但是通过手术可以确认淋巴结是否有转移，阳性患者则可能从辅助治疗中获益。一项国际性评价淋巴结切除术指导高危子宫内膜癌（STATEC）直接辅助治疗的作用的研究正在开展中。正在进行的 ENGOT-EN2-DGCG/EORCT 55102 研究目的是通过随机比较 I 期 G3 子宫内膜样腺癌、I 期和 II 期的 II 型子宫内膜癌或 II 期子宫内膜样腺癌和无淋巴结转移的辅助化疗后的生存率来回答这个问题。

在一项回顾性研究中，腹主动脉旁淋巴结切除术可以改善中、高危因素患者的结局（Todo et al, 2010）。但是，两组接受辅助治疗的情况并没有被比较。同时接受盆腔淋巴结和腹主动脉旁淋巴结切除术的患者中 77% 接受化疗，而单纯接受盆腔淋巴结切除术的患者只有 45%。这个研究提示同时接受盆腔淋巴结和腹主动脉旁淋巴结切除术比单纯盆腔淋巴结切除术获益更多，但是并没有提示扩大范围的淋巴结切除术能改善生存率。

7. 子宫内膜癌术后辅助放射治疗

因为大部分内膜癌患者复发的风险较低，术后是否需要辅助放疗应根据病理组织学结果是否存在高危因素来制定。在丹麦进行的一项队列研究中，低危患者的 5 年存活率达 96%，表明低危病变（I 期、无肌层浸润或者浅肌层浸润的 G1 或 G2 患者）不需要辅助放疗（Poulsen et al, 1996）挪威的一项研究包括了 621 例手术后接受阴道近距离照射的患者，尽管辅助外照射可以降低盆腔复发的风险，但却不能提高总生存率。

3 项关于手术后盆腔放疗与单纯手术比较的大样本随机对照研究，PORTEC 研究、US GOG#99 研究（Kilgore et al, 1995）和 UK MRC ASTEC 研究，证实了根据高危因素选择放疗的作用，减少了辅助放疗适应证。这 3 项研究都报道了外照射放疗（external beam radiation therapy，EBRT）能够显著减少阴道和盆腔复发，但却不能改善生存率。EBRT 会增加远期并发症的风险。PORTEC 研究和 ASTEC 研究中没有切除淋巴结的患者与 GOG#99 研究中切除了淋巴结但组织学证实淋巴结阴性的患者的生存率和复发率是相同的。在这几项研究中，所谓的中高危分组以年龄、病理分级、肌层浸润深度为依据，PORTEC-1 试验显示多数盆腔复发局限在阴道残端（75%），对于以前未接受过放疗的患者，挽救治疗成功率还是高的。

PORTEC-2 研究将 427 例中高危患者随机分为 EBRT 或单纯阴道近距离照射，结果显示阴道近距离照射能很好地控制阴道复发（EBRT 与阴道近距离照射 5 年内复发率均 < 2%），副作用更少、生活质量更好。接受阴道近距离照射治疗后患者的生活质量与年龄相匹配的正常人群是一样的。阴道近距离照射已经替代 EBRT 成为中高危患者的标准辅助治疗方法。

中（高）危因素患者不接受 EBRT 或阴道阴道近距离照射会增加复发风险（具有中危因素为 22%，其中 15% 为局部复发），但是丹麦的研究确认是否接受辅助放疗的生存率却是无差别的。总之，无论有无切除淋巴结，中高分化、肌层浸润小于 50% 或仅有单一危险因素的患者不是术后辅助放疗的指征。中高危患者（至少具备以下 2 项：年龄 > 60 岁、深肌层浸润、低分化、浆液性或透明细胞癌、淋巴脉管累及）单纯阴道近距离照射比 EBRT 更具优势，能很好控制阴道复发而不影响患者的生活质量。对更高危患者（指有 3 个或 3 个以上危险因素，II 期或 III 期患者）EBRT 和（或）化疗的作用正在研究中。

8. 子宫内膜癌术后辅助化疗　GOG-249 随机化实验的初步结果（601 例 I ~ II 期具有高 - 中危或高危因素，比较阴道近距离照射 +3 周期卡铂 - 紫杉醇和盆腔 EBRT）显示组间的无复发生存率（84% vs. 82%）和总生存率（92% vs. 93%）无显著差异，中位随访时间为 24 个月。试验中约 50% G1~2 的患者 5 年生存率的基线是 86%~91%。在 PORTEC-3 的实验，具有高危因素的 I~II 期或 III 期子宫内膜癌被随机分配接受单纯盆腔 EBRT 或 EBRT+2 周期顺铂随后 4 周期卡铂+紫杉醇化疗。PORTEC-3 病例入组已经结束（共招募 686 例患者），可能在 2016 年有结果。正在进行的 ENGOT-EN2-DGCC 实验，淋巴结阴性但具有高危因素的子宫内膜癌患者被随机分配接受辅助化疗（6 疗程卡铂+紫杉醇）或观察，加或不加阴道后装放疗，这些实验将回答具有高危因素子宫内膜癌的辅助治疗合理应用和合理方案所相关的许多问题。

9. II 期子宫内膜癌的临床处理

临床上发现有明显宫颈浸润患者可以选择广泛性子宫切除术和双侧盆腔淋巴切除术和选择性腹主动脉旁淋巴结切除术。但是，这个措施并不被医学文献所支持。仅有少数回顾性研究之一的结果是可疑宫颈累及的患者接受广泛性子宫切除术示与接受单纯全子宫切除或改良根治性子宫切除术相比，并无生存上的获益。因为广泛性全子宫切除会增加不良事件的风险，因此用于可疑宫颈累及的患者的手术方式需要前瞻性实验进一步评估。

术前应做 MRI 扫描以明确是否有膀胱浸润和局部能否切除。如果淋巴结阴性，术后增加放疗没有好处（Sartori et al，2001；Mariani et al，2001）。术后辅助放疗通常用于淋巴结转移和（或）病变接近或累及切缘的患者。

但是，单纯全子宫切除术后接受辅助治疗也是一种选择。

目前没有 II 期患者术后辅助放疗的随机对照研究，但一项 SEER 研究显示广泛全宫或者单纯子宫切除术后增加辅助放疗能提高 II 期患者的生存率（Wright et al，2009；Disaia et al，2010）。

如果因为肿瘤扩散而无法手术，可以采用和宫颈癌类似的治疗方法—全盆腔放疗和腔内近距离照射。

10. III 期子宫内膜癌临床处理

大部分 III 期患者可选择手术治疗，完整切除所有转移病灶，术后增加盆腔外照射和（或）化疗。GOG#122 的随机对照试验包括 III 期、IV 期和残留病灶大于 2 cm 的子宫内膜癌患者，比较术后全盆腔放射治疗与强化辅助化疗（多柔比星和顺铂共 8 疗程）的疗效。结果显示虽然两种方法的并发症发生率都比较高，但化疗能提高生存率（5 年预期生存率 42% vs. 53%）。以铂类为基础的辅助化疗（近期，卡铂和紫杉醇）可以降低转移的风险，应用越来越多。回顾性研究显示在术后单纯化疗取消外照射放疗的患者，其盆腔复发率很高。目前正在对外照射放疗、化疗和两者联合的作用进行研究。

最近的一个 meta 分析包括 4 个多中心随机对照试验，共有 1269 例原发 FIGO III/IV 期初次接受肿瘤细胞减灭术子宫内膜癌患者，结果显示初次手术后接受化疗比放疗能增加约 25% 的生存时间。2 个实验比较了 620 例 III 期患者接受辅助化疗和辅助放疗的效果。1 个实验评价 552 例 III 期已接受辅助放疗的患者对两种化疗方案（顺铂/多柔比星/紫杉醇 vs. 顺铂/多柔比星）的效果（GOG184）。

比较辅助化疗和辅助放疗不仅限于总生存率和无进展生存率。在亚组的分析中，化疗对于生存率的优势在 III 期和 IV 期，或 IIIA 期和 IIIC 期是无差别的。这些证据是中等质量。实验的结果提示接受辅助化疗比接受辅助放疗更可能发生血液性和神经性毒性和脱发，更可能中断治疗。在另一个比较顺铂/多柔比星/紫杉醇和顺铂/多柔比星的实验显示两种方案并无明显的差别。

估计累及附件的 III 期患者必须进行全面的手术分期，手术标本必须由有经验的病理科专家检查，因为可能同时存在原发于卵巢和子宫内膜的肿瘤。遇此情况需要根据每一个肿瘤的分期进行个体化处理。

因阴道或有宫旁浸润受累无法手术切除的 III 期患者，最好选择盆腔外照射放疗作为初始治疗。待放疗结束病灶可以切除时，可行剖腹探查术将病灶切除。

11. IV 期子宫内膜癌临床处理

对于以腹腔播散为主的 IV 期患者，只有在达到无病灶残留的情形下，行肿瘤细胞减灭术才是有益的。可以选择新辅助化疗，特别是有腹水的患者，是否新辅助化疗术后并发症相似。根据上述 GOG#122 试验，手术后可考虑使用以铂类为基础的化疗。

有腹腔外转移证据的患者通常使用以铂类为基础的全身化疗，G1 级和（或）者雌激素受体阳性则可以采用激素治疗。晚期或者复发患者选择联合化疗，多柔比星 + 紫杉醇 + 顺铂（TAP）及卡铂 + 紫杉醇被证实为最有效的化疗方案，前者毒性比较大。

两项随机试验比较了多柔比星单药与多柔比星联合顺铂的疗效。两项试验都证实了联合用药的优越性，提高了无进展生存率（progression-free survival，PFS）和总生存率（overall survival，OS），而且毒性反应可控。一项Ⅲ期随机试验比较了多柔比星 + 顺铂双药与多柔比星 + 顺铂 + 紫杉醇三药联合两种方案。三药联合能显著提高 PFS，但是毒性太大，还是出现了与治疗相关的死亡。

多项Ⅱ期试验研究了卡铂 + 紫杉醇两药方案用于晚期或复发患者，结果显示有效率为 65%～75%，PFS 约 14 个月。GOG-0209 实验比较多柔比星、顺铂、紫杉醇（TAP）+G-CSF 方案与卡铂和紫杉醇方案，中期结果提示卡铂 + 紫杉醇的方案并不劣于 TAP。

因为患者对卡铂 + 紫杉醇耐受性更好，因此被用于Ⅲ期和Ⅳ期标准的辅助治疗方案。

Ⅳ期患者选择盆腔放疗可控制局部病灶和(或)治疗如阴道流血、局部肿瘤压迫引起的疼痛、淋巴结转移导致的下肢水肿等症状。短疗程放疗（1～5 次）对脑或骨转移有姑息性治疗效果。

12. 年轻子宫内膜癌患者的诊断

生育年龄妇女诊断子宫内膜癌应慎重，因为子宫内膜癌在 35 岁以下的妇女中不常见，而且该年龄段 G1 级子宫内膜癌也易与重度子宫内膜不典型增生相混淆。应注意有无未发现的雌激素相关的疾病如颗粒细胞瘤、多囊卵巢或肥胖症。如果希望保留生育能力，可应用孕激素治疗，如孕激素如甲地孕酮（160 mg/d）或甲羟孕酮（500 mg/d）。已有大量研究评估这种治疗措施的安全性，但是仅限于 G1 级子宫内膜癌和非典型增生（Koskas et al，2014）。病变可疑者应由有经验的病理科专家做出诊断。确诊为癌者仍应选择子宫及双附件切除。若怀疑癌但不能确诊，应在与患者进行充分沟通的前提下，由患者选择最终治疗。虽然有保留生育功能

治疗成功的文献报道，但也有保守治疗后出现致命性复发的案例，推荐在完成生育任务后切除子宫和双附件。

有一个迄今为止样本量最大的研究提示 G1 级，病变局限于黏膜的子宫内膜癌保留卵巢，不会增加癌症相关死亡。

五、FIGO 分期相关建议

1. 术前必须得到明确的组织学诊断，如此有助于确定手术方式，区分高危或低危淋巴结转移风险。影像学检查可用于判断肌层浸润深度、宫颈受累和淋巴结是否增大。证据等级 C。

2. 对临床Ⅰ期的子宫内膜癌患者，淋巴结切除术对其总生存率和无复发生存率无影响。证据等级 A。除非进行临床试验，淋巴结切除只适用于有高危因素患者的分期手术，支持其治疗作用的证据很少，但若发现淋巴结阳性，则有助于辅助治疗措施的选择。证据等级 C。

3. Ⅰ期子宫内膜癌患者，无论存在低危、中危或者中高危因素，术后辅助性放疗虽然能减少盆腔复发，但对生存率没有影响。证据等级 A。具有高危因素患者阴道近距离照射能有效减少阴道复发。证据等级 A。淋巴结阳性和晚期患者可以考虑采用 EBRT 以减少盆腔复发。证据等级 B。

4. 放疗附加化疗可以提高 PFS，但尚无证据证明是否可以延长无进展生存期。证据等级 A。

5. 对于早期、高危患者，辅助化疗仅限于临床试验。

6. Ⅲ期和腹腔残留病灶直径小于 2 cm 的患者，化疗优于全盆腔放疗。证据等级 A。

7. 子宫内膜癌的靶向治疗仅限于临床试验。

8. 没有证据支持应用辅助孕激素治疗。证据等级 A。

9. 高危和晚期子宫内膜癌患者应尽可能由妇科肿瘤专家来处理，并有多学科专家参与。证据等级 A。

10. 子宫内膜癌患者通常年老体弱，制订辅助治疗方案时应予以考虑。

（卢淮武　林仲秋）

第二节　2017.1　NCCN 子宫肿瘤临床实践指南（2017）及解读

美国综合癌症网（National Comprehensive Cancer Network，NCCN）公布了《2017.1 NCCN 子宫肿瘤临床实践指南》。现对新版指南进行简要解读。

一、分期

采用 FIGO 2010 子宫内膜癌分期标准（注：该分期由 FIGO 于 2009 年公布，而本版指南引用的是 2010 年发表的文献，故称为 FIGO 2009 分期更合适）。

二、治疗相关问题

（一）保留生育功能指征和治疗方法

1. 适应证　保留生育功能只适用于子宫内膜样腺癌，子宫内膜浆液性癌、透明细胞癌、癌肉瘤和子宫肉瘤不能保留生育功能。符合下列所有条件才能保留生育功能：①分段诊刮标本经病理专家核实，病理类型为子宫内膜样腺癌，G1 级；② MRI 检查（首选）或经阴道超声检查发现病灶局限于子宫内膜；③影像学检查未发现可疑的转移病灶；④无药物治疗或妊娠的禁忌证；⑤经充分解释，患者了解保留生育功能并非子宫内膜癌的标准治疗方式并在治疗前咨询生殖专家；⑥对合适的患者进行遗传咨询或基因检测。

2. 治疗方法　可选择甲地孕酮、醋酸甲羟孕酮和左炔诺孕酮宫内缓释系统治疗，治疗期间每 3~6 个月分段诊刮或取子宫内膜活检，若子宫内膜癌持续存在 6~12 个月，则行全子宫 + 双附件切除 + 手术分期，术前可考虑行 MRI 检查；若 6 个月后病变完全缓解，鼓励患者受孕，孕前持续每 3~6 个月进行内膜取样检查；若患者暂无生育计划，予孕激素维持治疗及定期监测。完成生育后或内膜取样发现疾病进展，即行全子宫 + 双附件切除 + 手术分期。

（二）不保留生育功能患者的初始治疗

对于子宫内膜癌，治疗前大致可分三种情况：肿瘤局限于子宫体、肿瘤侵犯宫颈和肿瘤超出子宫外。

1. 肿瘤局限于子宫体　如果患者不适宜手术治疗，可行外照射放疗和（或）阴道近距离放疗或内分泌治疗；能手术并不需保留生育功能者，行全子宫 + 双附件切除 + 手术分期，术后辅助治疗见下述。若需保留生育功能，可根据上述"保留生育功能指征和治疗方法"选择合适的治疗方案。

2. 怀疑或有肉眼可见宫颈受侵　行宫颈活检或 MRI（若既往未做过），若结果阴性，手术方式与肿瘤局限于子宫体时相同。若检查结果宫颈受侵阳性或宫颈已有肉眼可见的浸润病灶，能手术者直接行根治性子宫切除 + 双附件切除 + 手术分期，或先行外照射放疗 + 阴道近距离放疗（A 点 75~80Gy/ 按宫旁剂量）（2B 级证据）后再行全子宫 + 双附件切除 + 手术分期；不适宜立即手术者则可先行外照射放疗 + 阴道近距离放疗 ± 全身治疗，放疗后适合手术者再行手术治疗；不适宜立即手术者也先行全身治疗（注：化疗，下同）（支持全身治疗的证据质量等级为 2B），治疗后患者可耐受手术，再行手术治疗。若仍不适合手术，则行外照射放疗 + 阴道近距离放疗。

3. 怀疑肿瘤扩散到子宫外　特殊类型者可选择 CA125 检查。内膜样腺癌按指征选择影像学检查（若既往未检查过），若检查结果确定肿瘤局限于子宫体，手术方式与肿瘤局限于子宫体时相同。若病变已超出了子宫但局限于腹腔内（包括腹水细胞学阳性、大网膜、淋巴结、卵巢、腹膜转移）时，行全子宫 + 双附件切除 + 手术分期 + 减瘤术，手术目标是尽可能达到没有肉眼可测量病灶；也可考虑术前新辅助化疗后再手术。病变超出子宫但局限在盆腔内（转移至阴道、膀胱、肠 / 直肠、宫旁）无法手术切除者，可行外照射放疗和（或）阴道近距离放疗 ± 全身治疗，也可单纯全身治疗（化疗）后再次评估是否可以手术治疗，或者根据治疗效果选择放疗。病变超出腹腔或转移到肝者，可行全身治疗和（或）外照射放疗和（或）激素治疗，也可

考虑姑息性子宫 + 双附件切除。

（三）完成初始手术分期后的后续治疗

1. Ⅰ期患者的处理：Ⅰ期患者的术后治疗需结合患者有无高危因素、浸润肌层深度和组织学分级。高危因素包括：年龄 >60 岁、淋巴脉管间隙浸润、肿瘤较大（注：一般指肿瘤直径超过 2 cm）、子宫下段或宫颈腺体浸润，见表 10-2-1。

表 10-2-1 Ⅰ期子宫内膜癌患者的术后处理

分期	高危因素	G1	G2	G3
Ⅰ A	无	随访	随访或阴道近距离放疗	随访或阴道近距离放疗
	有	随访或阴道近距离放疗	随访或阴道近距离放疗和（或）外照射放疗	随访或阴道近距离放疗和（或）外照射放疗
Ⅰ B	无	随访或阴道近距离放疗	随访或阴道近距离放疗	阴道近距离放疗和（或）外照射放疗或随访
	有	随访或阴道近距离放疗和（或）外照射放疗	随访或阴道近距离放疗和（或）外照射放疗	外照射放疗和（或）阴道近距离放疗 ± 全身治疗

2. Ⅱ期患者的处理 Ⅱ期患者的术后处理需结合手术方式和组织分化，见表 10-2-2。

3. Ⅲ期患者的处理 Ⅲ期患者分期手术后的处理，只需按分期，不需考虑组织分化程度见表 10-2-3。

4. Ⅳ期患者的处理 ⅣA、ⅣB 期已行减瘤并无肉眼残存病灶或显微镜下腹腔病灶时，行全身治疗 ± 外照射放疗 ± 阴道近距离放疗。

5. 不全手术分期后的治疗 不全手术分期指手术范围不足并可能存在高危因素，如深肌层浸润或宫颈侵犯等。处理方法如下：①Ⅰ A 期，

表 10-2-3 Ⅲ期患者的术后处理

分期	处理
Ⅲ A	全身治疗和（或）外照射放疗 ± 阴道近距离放疗
Ⅲ B	初始治疗方式一般选放疗，接受手术者术后加全身治疗和（或）外照射放疗 + 阴道近距离放疗
Ⅲ C	全身治疗和（或）外照射放疗 ± 阴道近距离放疗

G1~2 级，肌层浸润小于 50%，无淋巴脉管间隙浸润，肿瘤小于 2 cm 者，术后可观察。②Ⅰ A 期 /G1~2 级者（肌层浸润超过 50%，淋巴脉管间隙浸润或肿瘤 ≥2 cm），Ⅰ A 期 /G3 级，Ⅰ B 及Ⅱ期者，可选择先行影像学检查，若影像学检查结果阴性，则按照完全手术分期后相应方案治疗，若影像学检查结果为可疑或阳性，则对合适的患者进行再次手术分期或对转移病灶进行病理学确诊；也可直接选择再次手术分期（证据等级为 3级），术后辅助治疗方案选择与上述的完全手术分期后相同。

（四）全身化疗和激素治疗

全身治疗包括激素治疗和化疗，主要用于复发、转移或高危患者。激素治疗包括甲地孕酮 / 他莫西芬（两者可交替使用）、孕激素类、芳香化酶抑制剂、他莫昔芬等，仅适用于分化好、雌激素 / 孕激素受体阳性的子宫内膜样腺癌。若患者能耐受，推荐多药联合化疗方案。可选择的方案包括：卡铂 / 紫杉醇，顺铂 / 多柔比星，顺铂 / 多柔比星 / 紫杉醇（因为毒性较大未被广泛使用），卡铂 / 多西他赛，异环磷酰胺 / 紫杉醇（用于癌肉瘤，1 类证据），顺铂 / 异环磷酰胺（用于癌肉瘤），单药如顺铂、卡铂、多柔比星、脂质体多柔比星、紫杉醇、拓扑替康、贝伐单抗、替西罗莫司，多烯紫杉醇（2B 级证据）、异环磷酰胺（用于癌肉瘤）等。如果有使用紫杉醇的禁忌证，可使用多烯紫杉醇。化疗后肿瘤仍进展可考虑使用贝伐单抗。

表 10-2-2 Ⅱ期患者的术后处理

手术方式		G1	G2	G3
筋膜外全宫术		阴道近距离放疗和（或）外照射放疗	阴道近距离放疗和（或）外照射放疗	外照射放疗 ± 阴道近距离放疗 ± 全身治疗
根治性子宫切除术	切缘及淋巴结均阴性	随访或参照筋膜外全宫术后处理		
	切缘和（或）淋巴结阳性	按Ⅲ期处理		

（五）特殊类型子宫内膜癌的治疗（浆液性癌、透明细胞癌、癌肉瘤）

初始治疗前可行 CA125 检查，有临床指征时行影像学检查，手术分期如同卵巢癌，包括全子宫双附件切除和手术分期，有大块病灶考虑行最大限度减瘤术。术后如为 I A 期可观察（仅适用于全宫切除标本没有肿瘤残留的患者）或化疗 ± 阴道近距离放疗或外照射放疗 ± 阴道近距离放疗；如为 I B 期、II 期和 III、IV 期，行化疗 ± 外照射放疗 ± 阴道近距离放疗。

三、子宫内膜癌的手术分期原则

1. 除了保留生育功能者，全宫 + 双附件 + 淋巴结切除术是局限于子宫的内膜癌的最基本手术方式，部分有转移的子宫内膜癌患者仍适合行全子宫切除术。

2. 需完整取出子宫，避免腹腔内粉碎子宫。

3. 全子宫 + 双附件 + 淋巴结切除术可经腹腔镜、机器人辅助腹腔镜、阴道及经腹完成，多项随机研究表明微创术式相比传统术式，在不降低治疗效果的前提下，可降低手术部位感染率、输血率及静脉血栓发生率，减少住院时间及住院费用。

4. 淋巴结切除术可评估宫体淋巴引流区域淋巴结状态，常包括盆腔淋巴结切除 ± 腹主动脉旁淋巴结切除。对于局限于子宫的内膜癌患者，淋巴结切除术是手术分期的重要部分，因其可提供重要的预后信息，并可能因此改变治疗策略。

5. 盆腔淋巴结切除包括髂外淋巴结、髂内淋巴结、腹股沟深淋巴结闭孔淋巴结及髂总淋巴结。

6. 深肌层浸润、G3、浆液性腺癌、透明细胞癌和癌肉瘤，需切除腹主动脉旁淋巴结。

7. 切除可疑或增大的盆腔或腹主动脉旁淋巴结有助于排除淋巴结转移。

8. 评估腹膜、横膈膜及浆膜层有无病灶，在任何可疑部位取活检以排除子宫外病变。

9. 仍推荐取腹腔冲洗液细胞学检查并单独报告，尽管其不再是分期指标。

10. 浆液性腺癌、透明细胞癌和癌肉瘤需行大网膜切除。

11. 病变局限于子宫者，推荐切除盆腔淋巴结。

12. 前哨淋巴结显像可考虑用于合适的患者。

13. 有些患者可能不适合行淋巴结切除术。

（谢玲玲　林荣春　林仲秋）

第三节　中华医学会子宫内膜癌诊治指南（2015）

一、分期

子宫内膜癌采用 FIGO 手术病理分期，目前使用的是 FIGO 2009 年子宫内膜癌的手术病理分期。对于未行手术治疗的患者或者是先行放疗的患者，采用 1971 年制订的临床分期。

二、术前评估及手术方式的选择

1. 术前评估　术前根据患者年龄、有无内科合并症、肥胖程度、病理、MRI 等检查结果对患者进行评估，初步判断肿瘤累及范围，指导初次治疗方案的选择。术前评估时年龄大、手术风险高、内科合并症多的患者应送至条件好，有较强医疗技术的医院治疗。

2. 术式选择及建议　子宫内膜癌标准的手术方式是筋膜外全子宫切除术加双附件切除术。尽管分期标准要求进行盆腔和腹主动脉旁淋巴结切除，但是否进行切除仍存在争议。对于有深肌层浸润或者是影像学检查怀疑淋巴结转移的患者，应当行腹膜后淋巴结切除。可疑腹主动脉旁淋巴结或者髂总淋巴结转移，明显的附件受累，明显的盆腔淋巴结转移，全肌层浸润的高级别肿瘤，透明细胞癌，浆液性乳头状癌或癌肉瘤应行腹主动脉旁淋巴结取样或切除。

3. 治疗选择　子宫内膜癌的治疗以手术治疗为主，辅以放疗、化疗和激素等综合治疗。应结合患者的年龄、全身状况和有无内科并发症及临床判断肿瘤累及的范围综合评估，选择和制订治疗方案。

（1）肿瘤局限于子宫体（I 期）：应施行手术分期（surgical staging），若因内科情况无法手术者应选用放疗。

开腹后应冲洗盆腹腔，冲洗液做细胞学检查。术式为筋膜外子宫切除术及双附件切除术、盆腔及腹主动脉旁淋巴结切除。盆腔及腹主动脉旁淋巴结切除为分期手术中重要组成部分,目前多行系统切除(完全切除术,complete lymphadenectomy);应重视腹主动脉旁淋巴结切除,因此区域淋巴结若有转移属ⅢC2期,预后差于盆腔淋巴结阳性者。有关手术范围及需要注意的几个问题:①筋膜外子宫全切除术应完整切除子宫及宫颈,不强调宫旁及阴道切除范围。②术中剖视子宫,检查癌肿大小、部位、肌层受浸深度,根据肿瘤分化程度,肌层浸润深度(冷冻病理检查确定)决定是否行盆腔及腹主动脉旁淋巴结切除。③很多子宫内膜癌患者伴肥胖或者是老年患者,有其他内科合并症,对手术耐受性差,对这样的患者需要临床综合判断是否需要进行淋巴结切除。④子宫内膜样腺癌G1无肌层或浅肌层浸润,因淋巴转移<1%,可不行淋巴结切除或取样。⑤以下情况者应作腹主动脉旁淋巴结切除:可疑腹主动脉旁淋巴结或者髂总淋巴结转移,明显的附件受累,明显的盆腔淋巴结转移,全肌层浸润的高级别肿瘤,透明细胞癌,浆液性乳头状癌或者癌肉瘤。

术后辅助治疗的选择:术后根据预后高危因素对患者进行分类,分为低、中、高危组,以指导术后的放疗、化疗等辅助治疗。影响预后的高危因素包括:年龄大于60岁,深肌层浸润,低分化,浆液性或者透明细胞癌,脉管浸润。①低危组:高中分化,肌层浸润小于50%的子宫内膜癌,或者是仅有一个高危因素的子宫内膜癌患者。低危组多不需作任何辅助治疗。②中危组:有2个及2个以上高危因素的子宫内膜癌患者。中危组单纯进行阴道后装放疗优于盆腔外照射,因其不仅能很好地控制阴道局部的复发,而且对患者的生活质量没有明显影响。阴道后装放疗已经代替盆腔外照射成为中危组患者标准的辅助治疗模式。③高危组:有3个及3个以上高危因素,Ⅱ期或者Ⅲ期肿瘤的患者。对高危组患者给予盆腔外照射和(或)化疗的治疗效果目前正在研究,盆腔外照射加化疗是可选择的治疗手段。④术后有宫颈受累、淋巴转移、宫外病变及特殊类型的子宫内膜癌患者可根据转移部位及病灶状况给以放疗及化疗为宜。若仅为宫颈受累(无淋巴及其他部位转移)也可仅给腔内照射。

(2)肿瘤累及宫颈(Ⅱ期):根据患者具体情况选用以下一种术式:①广泛性子宫切除,双附件切除,盆腔、腹主动脉旁淋巴结切除。②若手术切除困难可做术前放疗后再行筋膜外子宫全切、双附件切除、盆腔及腹主动脉旁淋巴结切除,有缩小手术范围,减少术中、术后风险的优点,分期应按1971年临床分期。③先行改良广泛子宫切除(modified radical hysterectomy)、双附件切除、盆腔及腹主动脉旁淋巴结切除,再根据手术分期病理结果,选用必要术后辅助治疗。因子宫内膜癌术前疑为Ⅱ期者与术后病理分期符合率仅为30%~40%(Creasm et al,2003)。④若因高龄、内科并发症无法行手术治疗,可像宫颈癌一样行全盆腔放疗和腔内后装放疗。

(3)肿瘤超出子宫(Ⅲ期):①术中应全面探查,多处活检,若为腹腔内病变,如附件包块,应先行探查及缩瘤术,术中病理冷冻切片检查以明确诊断,尽可能切除肿瘤,为术后放疗及化疗创造条件。②若为宫旁、阴道及阴道旁转移,可先行放疗,完成放疗后,若病灶可能切除,应行探查并切除病灶。③若为腹膜后淋巴转移,可行淋巴结切除或局部放疗或化疗。

有子宫外病变者为复发高危人群,术后应行辅助放疗及化疗。如:ⅢC1期盆腔淋巴结转移(腹主动脉旁无转移者),术后行盆腔外照射,其无疾病生存率,可达57%~72%(Nelson et al,1997)(Level Ⅱ)。腹主动脉旁淋巴结转移(ⅢC2)完全切除后,应行影像学全面检查(如胸部CT或PET-CT,positron emission tomography scans)明确有无腹腔外隐匿性病变。若无腹腔外转移灶,行腹主动脉旁照射可提高生存率(中位生存期27~34个月),对镜下转移者疗效更佳(Level Ⅱ)。对术后腹腔内病变在满意的缩瘤术后再行全身化疗,5年生存率优于全腹放疗(WAI)(58% vs. 42%)。卡铂、紫杉醇联合用药有疗效好、毒性轻的优点。

(4)肿瘤累及腹腔或有远处转移(Ⅳ期):根据患者有无腹腔外病灶选择不同的治疗方案:无腹腔外转移的患者建议行肿瘤细胞减灭术,腹腔内转移的Ⅳ期患者能够从没有癌灶残留的肿瘤细胞减灭术中获益。新辅助化疗对于有腹水的患者是一种可选择的治疗方案,但是术后的死亡率是相似的。术后应给予以铂类为基础的化疗。对于有腹腔外转移证据的患者通常要给予铂类为基础的全身化疗，如果为高分化癌和（或）孕激素受体阳性时可给予激素治疗。晚期病例和复发病例一样可选择联合化疗。盆腔放疗主要用于控制局部肿瘤生长和（或）治疗局部肿瘤包块引起的阴道出血或者疼痛，或者由淋巴结受累引起的下肢水肿。短程放疗（1~5组放疗）可有效减轻脑和骨转移引起的疼痛。

4. 放疗　分为单纯放疗、术前放疗及术后放疗。单纯放疗主要用于晚期或有严重内科疾患、高龄和无法手术的其他期患者，可按临床分期进行放疗。术前放疗，主要是为控制、缩小癌灶创造手术机会或缩小手术范围。术后放疗是对手术-病理分期后具有复发高危因素患者重要的辅助治疗，或作为手术范围不足的补充治疗。

（1）单纯放疗：①腔内照射（后装）高剂量率：A点及F点总剂量为45~50 Gy，每周1次，分6~7次完成。②体外照射：40~45 Gy，6周内完成。

（2）术前放疗：①全剂量照射：腔内加体外照射同单纯放疗，于完成放疗后8~10周行单纯全子宫及附件切除术。②腔内照射：腔内照射45~50 Gy，完成照射后8~10周手术；部分性腔内术前放疗：A点及F点总剂量不低于20 Gy，分2~3次治疗完成，每周1次，放疗后10~14天手术（切除子宫及双侧附件）。③术前体外照射：用于不利于腔内照射者（如子宫>10~12周，或有宫腔以外播散者）。盆腔外照射剂量为20 Gy，2~3周完成；或A点及F点20 Gy，每周1次，分3次完成。

（3）术后放疗：①术后全盆腔照射：总剂量40~50 Gy，4~6周完成。②腹主动脉旁扩大照射区：总剂量30~40 Gy，3~4周完成。照射前行肾扫描，放疗时应加以屏障（若术前已行体外放疗，应减少术后照射剂量）。若采用适形及调强技术，保护好正常组织，对主动脉淋巴结转移照射量可达50~60 Gy。③术后腔内放疗：手术范围不够；有癌瘤残存，或疑有癌瘤残存者，或有局部复发高危因素者可于手术后2周行腔内放疗，总剂量10~20 Gy，2~3周完成。

大量临床研究已证实，对Ⅰ期患者来说，术后辅助放疗仅有ⅠC G3患者可获益，并多采用腔内照射。对ⅠB G2、G3，ⅠC G2、G3期若无淋巴转移及宫外病变，术后多不主张采用辅助放疗。

5. 激素治疗　仅用于晚期或复发的子宫内膜样癌患者。以高效药物、大剂量、长疗程为宜，4~6周可显效。对癌瘤分化良好，孕激素受体（PR）阳性者疗效好，对远处复发者疗效优于盆腔复发。治疗时间尚无统一看法，但至少应用药1~2年以上。总有效率25%~30%，可延长患者的疾病无进展生存期，对生存率无影响。目前Ⅰ期患者术后多不采用孕激素作辅助治疗。

（1）孕激素治疗：①甲羟孕酮（MPA）：口服，250~500 mg/d；②甲地孕酮（MA）：口服，每日80~160 mg；③氯地孕酮：口服，每日20~40 mg。孕激素治疗总有效率25%，病变无进展期间（PFI）为4个月左右，但总生存率不变（10~12个月）。研究证明，MPA剂量>200 mg/d，不增加有效率，有水钠潴留、体重增加及增加栓塞危险。

（2）抗雌激素药物治疗：他莫昔芬（三苯氧胺）为雌激素受体拮抗剂，有抗雌激素作用，可使PR水平上升，有利于孕激素治疗。口服每日20mg，数周后可增加剂量，或先用2~3周后再用孕激素，可提高孕激素治疗效果。在孕激素治疗无效患者中，约20%他莫昔芬治疗有效。

（3）近年来亦有采用芳香化酶抑制剂(aromatase inhibitors）或选择性雌激素受体调节剂（SERM）行激素治疗报道，如：雷洛昔芬（raloxifen）有效率为28%。

6. 化疗

（1）多用于特殊病理类型：癌瘤分化差，孕激素受体（PR）、雌激素受体（ER）阴性患者；或为晚期复发癌的辅助治疗。常用药物有DDP、ADM、Taxol（紫杉醇）、CDDP（卡铂）、5-FU和CTX等。单一药物的有效率为25%~37%。目前单一用药已被联合用药取代。

（2）常用的联合化疗方案：经临床观察，疗效可达40%~60%。疗程根据患者病情、全身状况和术后是否放疗等确定，一般可应用3~6个疗程。

对化疗的建议：①对于放疗后的高危患者给予辅助化疗能提高肿瘤无进展生存时间，但是对于总体生存率的好处还没有得到证实；②对于早期的高风险患者的化疗只应该在临床试验内进行；③对于腹腔残留病灶小于2 cm的患者和Ⅲ期内膜癌患者，化疗优于全腹照射；④子宫内膜癌患者大多年老虚弱，在给予辅助治疗时要考虑到这一点。

建议方案：AP：多柔比星（ADM）50 mg/m^2、顺铂（DDP）50 mg/m^2 静脉用药，间隔 3~4 周。

TP：紫杉醇（Taxol）135 mg/m^2、卡铂（CBP）AUC（曲线下面积）4~5 静脉用药，间隔 3~4 周。

CBP+Taxol 有效率 40%，目前亦有用两者低剂量周疗（TAP 因毒性高且临床疗效与 AP 相近，故少用）。

（林仲秋　王建六）

第四节　临床热点问题

一、淋巴结切除的争议

以前，NCCN 指南推荐对所有子宫内膜癌患者均行全面分期手术，即均行盆腔和腹主动脉旁淋巴结切除术。随着资料的积累，发现早期子宫内膜癌患者淋巴结转移率较低，不切除淋巴结也不影响生存率。近年来 NCCN 也推荐选择性、更个体化的处理以避免过渡治疗，其观点和 FIGO 趋向一致。然而，全面的分期手术还是有利于对患者进行精确的预后评估，并对后续治疗起指导作用，淋巴结阴性患者的预后远比淋巴结阳性患者的预后好，故 NCCN 仍然推荐若无手术禁忌和技术限制，最好还是行全面的分期手术，特别是肿瘤局限于子宫体者，最好行盆腔淋巴结切除术。也可根据不同情况对不同患者进行个体化处理：

1. 切除任何增大淋巴结。

2. 根据 Mayo 标准 19 329 例分析（Vargas et al, 2011），符合下列条件为低危转移患者，其淋巴转移风险为 1.4%，去除肌层浸润因素，低危淋巴转移风险 2.4%。故身体情况差、符合下列条件者可考虑不切除淋巴结：①肿瘤侵犯肌层小于 1/2；②肿瘤直径小于 2 cm；③G1 和 G2；④子宫内膜样腺癌。

3. 有下列因素者需要同时行盆腔和腹主动脉旁淋巴结切除术：①深肌层浸润；②G3；③浆液性癌、透明细胞癌或癌肉瘤。

4. 其他患者切除盆腔淋巴结。

子宫肉瘤是否切除淋巴结也有争议，NCCN 并不推荐切除淋巴结，甚至提出淋巴结切除是反指征。淋巴转移并非子宫肉瘤的主要转移途径。早期、低级别患者淋巴结转移率不高，预后较好；晚期、高级别子宫肉瘤复发率很高，预后差，生存期不长，切除淋巴结的意义也不大。在两项对平滑肌肉瘤患者进行了淋巴结切除术的研究中，发现淋巴结转移的发生率分别为 6.6% 和 11%，发生淋巴结转移的病例均出现在病灶已超出子宫的患者。在第一项研究中，淋巴结阳性患者的 5 年生存率为 26%，而淋巴结阴性患者则为 64.2%，淋巴结切除术对预测预后有帮助，但未发现切除淋巴结可以改善生存率。因而有些学者认为对于病灶局限于子宫者不必常规切除淋巴结，病灶超出子宫或术中发现淋巴结增大者才切除淋巴结。对于子宫内膜间质肉瘤则多不推荐行淋巴结切除术，因为低级别子宫内膜间质肉瘤本身预后良好，淋巴转移不高。高级别和未分化子宫内膜间质肉瘤预后较差，切除淋巴结也不能延长生存期。腺肉瘤是一种具有低度恶性潜能的混合性肿瘤，不推荐切除淋巴结。早期癌肉瘤推荐切除盆腔淋巴结，晚期癌肉瘤不推荐淋巴结切除术。

二、子宫内膜癌侵犯宫颈患者宫旁切除范围

对于没有侵犯宫颈的内膜癌，NCCN 指南和 FIGO 指南的观点是一致的，即筋膜外全宫和双附件切除术即可。对于侵犯宫颈的内膜癌，两个指南则有不同推荐。NCCN 提出：因术前难以判断患者是原发性宫颈腺癌还是子宫内膜癌扩散到宫颈，对侵犯宫颈的患者推荐行根治性子宫切除术。不同的术式会影响术后的补充治疗，若做了根治性子宫切除术，切缘和淋巴结均阴性，术后可以随访或仅放疗。若只做筋膜外子宫切除术，所有患者术后均需补充放疗 ± 化疗。FIGO 2015 指南则指出有回顾性资料比较该类患者行根治性子宫和改良根治性子宫和筋膜外全宫切除术后的预后，结果发现三种术式的预后均无差别，故提出可行全宫双附件 + 盆腔淋巴结切除术。我们的意见是对于侵犯宫颈的患者，至少行改良根治性子宫切除术和盆腔淋巴结切除术，但阴道的切除长度不需太长，1~2 cm 左右即可。

三、ⅣB期子宫内膜癌的手术指征和手术范围

对于大多数恶性肿瘤患者，当肿瘤远处转移超

出腹腔或转移到肝时，手术已无价值。但子宫内膜癌是属于相对"善良"的肿瘤，有些很晚期患者经过姑息、支持治疗也可存活多年。所以，NCCN 对ⅣB 期患者还有"考虑姑息性子宫 + 双附件切除"的推荐。手术至少有如下优点：①切除子宫"母瘤"和分泌激素的卵巢，可能对控制转移灶有利；②消除了因癌症晚期阴道致死性出血的风险；③切除子宫大块标本进行病理诊断及分子标记物检测，有利于选择化疗和内分泌治疗方案。值得提出是：姑息性子宫 + 双附件切除并不适合ⅢB 和ⅣA 患者，这些患者主要考虑放疗；对ⅣB 期患者扩大手术范围如根治性子宫切除术和淋巴结切除术并无意义。

四、年轻子宫内膜癌患者保留卵巢问题

有一个随访了 16 年的资料表明在ⅠA 期绝经前患者保留卵巢并不影响其长期生存率。其他的研究也提示在早期内膜癌保留卵巢是安全的。综合NCCN、FIGO 和其他文献资料，我们提出：如果肿瘤直径小于 2 cm、G1 或 G2 级、侵犯肌层少于1/2，非特殊类型的年龄小于 40 岁的子宫内膜样腺癌患者，可保留卵巢详见本书第 25 章第 4 节。

五、子宫内膜癌标准化疗方案

一直以来，多柔比星类化疗药如多柔比星联合顺铂被认为是子宫内膜样腺癌的标准化疗方案。GOG 0209 研究结果表明卡铂 + 紫杉醇（TC 方案）疗效不比多柔比星 + 顺铂差，但是卡铂 + 紫杉醇方案患者耐受性更好，最近已卡铂 + 紫杉醇化疗方案为Ⅲ/Ⅳ期子宫内膜样腺癌的标准辅助化疗方案。特殊类型的子宫内膜癌如浆液性癌、透明细胞癌和癌肉瘤，其首选化疗方案也是 TC，故在子宫内膜癌的辅助化疗中，TC 方案已占主导地位。

六、子宫内膜癌新辅助化疗

继 NCCN2015 版指南提出在晚期患者特别是合并腹水和胸水的患者可考虑采用类似卵巢癌新辅助化疗的方法，化疗 3 疗程后再评估能否手术的推荐外，2016 版指南进一步提出了肿瘤侵犯宫颈，不适合即时手术者也可考虑采用新辅助化疗。但此推荐的依据何在？效果如何？在指南和最近的文献中均无查到证据等级高的文献支持。大家可酌情参考。

七、子宫内膜腺癌患者术后能否应用雌激素替代治疗

绝经前子宫内膜癌患者卵巢切除后能否应用雌激素仍有争议。NCCN 及最近也有资料认为雌激素替代治疗导致肿瘤复发的风险并不高。故是否应用需个体化，并且和患者进行充分的沟通。对于吸烟、有乳腺癌病史、卒中史等患者不宜应用雌激素替代治疗。从作用机制考虑，应用选择性雌激素受体调节剂（SERMs，如雷诺惜芬）比雌激素替代治疗更合理。除了子宫内膜间质肉瘤术后不能用激素替代外，其他类型的子宫肉瘤术后围绝经期诊治明显者可以雌激素替代治疗（详见本书第 25 章第 3 节）。

（林仲秋）

参考文献

林仲秋, 谢玲玲, 林荣春.《2016NCCN子宫内膜癌临床实践指南》解读. 中国实用妇科于产科杂志, 2016, 32(2): 117-122.

Amant F, Mirza MR, Creutzberg CL.Cancer of the corpus uteri. Int J Gynaecol Obstet, 2012, 119 (Suppl 2): S110-117.

Aristizabal P, Graesslin O, Barranger E, et al. A suggested modification to FIGO stage I endometrial cancer. Gynecol Oncol, 2014; 133(2): 192-196.

ASTEC study group, Kitchener H, Swart AM, et al.Efcacy of systematic pelvic lymphadenectomy in endometrial cancer (MRC ASTEC trial): a randomised study.Lancet, 2009, 373(9658): 125-136.

Barlin JN, Puri I, Bristow RE.Cytoreductive surgery for advanced or recurrent endometrial cancer: a meta-analysis. Gynecol Oncol, 2010, 118(1): 14-18.

Disaia PJ. Predicting parametrial involvement in endometrial cancer: is this the end for radical hysterectomies in stage II endometrial cancers? Obstet Gynecol 2010; 116(5): 1016-1017.

Jacobs I, Gentry-Maharaj A, Burnell M, et al. Sensitivity of transvaginal ultrasound screening for endometrial cancer in postmenopausal women. a case-control study within the UKCTOCS cohort. Lancet Oncol 2011;12(1): 38-48.

Karlsson B, Granberg S, Wikland M, et al. Transvaginal ultrasonography of the endometrium in women with postmenopausal bleeding-a Nordic multicenter study. Am J Obstet Gynecol, 1995, 172(5): 1488-1494.

Kilgore LC, Partridge EE, Alvarez RD, et al. Adenocarcinoma of the endometrium: survival comparisons of patients with and without pelvic node sampling. Gynecol Oncol, 1995;56(1): 29-33.

Kong A, Johnson N, Kitchener HC.Adjuvant radiotherapy for

stage I endometrial cancer: an updated Cochrane systematic review and meta-analysis.J Natl Cancer Inst, 2012, 104(21): 1625-1634.

Koskas M, Uzan J, Luton D. Prognostic factors of oncologic and reproductive outcomes in fertility-sparing management of endometrial atypical hyperplasia and adenocarcinoma: systematic review and meta-analysis. Fertil Steril, 2014, 101(3): 785-94.

Mariani A, Webb MJ, Keeney GL. Role of wide/radical hysterectomy and pelvic lymph node dissection in endometrial cancer with cervical involvement. Gynecol Oncol, 2001, 83(1): 72-80.

May K, Bryant A, Dickinson HO.Lymphadenectomy for the management of endometrial cancer.Cochrane Database Syst Rev, 2010, 20(1): CD007585

National Comprehensive Cancer Networks.NCCN practice guidelines in Oncology: Uterine Neoplasms.V.1.2013. Available at: http: //www.nccn.org/professionals/physician_gls/pdf/uterine.pdf

Nout RA, Smit VT, Putter H, et al.Vaginal brachytherapy versus pelvic external beam radiotherapy for patients with endometrial carcinoma of high-intermediate risk (PORTEC-2): an open-label, non-inferiority, randomised trial.Lancet, 2010, 375(9717): 816-823.

Poulsen HK, Jacobsen M, Bertelsen K, et al. Adjuvant radiation therapy is not necessary in the management of endometrial carcinoma stage I, low risk cases. Int J Gynecol Cancer, 1996, 6(1): 38-43.

Vargas et al, 2014，Rauh-Hain JA，Clemmer J，et al. Tumor size，depth of invasion，and histologic grade as prognostic factors of lymph node involvement in endometrial cancer: A SEER analysis. Gynecol Oncol. 2014; 133(2)：216-20.

Sartori E, Gadducci A, Landoni F, et al. Clinical behavior of 203 stage II endometrial cancer cases: the impact of primary surgical approach and of adjuvant radiation therapy. Int J Gynecol Cancer, 2001, 11(6): 430-437.

Smith RA, Cokkinides V, Brawley OW. Cancer screening in the United States, 2009. a review of current American Cancer Society guidelines and issues in cancer screening. CA Cancer J Clin, 2009, 59(1): 27-41.

Todo Y, Kato H, Kaneuchi M. Survival effect of para-aortic lymphadenectomy in endometrial cancer (SEPAL study): a retrospective cohort analysis. Lancet, 2010, 375(9721): 1165-1172.

Winer I, Ahmed QF, Mert I, et al. Significance of lymphovascular space invasion in uterine serous carcinoma: whatmatters more; extent or presence? Int J Gynecol Pathol, 2015, 34(1): 47-56.

Wright JD, Fiorelli J, Kansler AL, et al. Optimizing the management of stage II endometrial cancer: the role of radical hysterectomy and radiation. Am J Obstet Gynecol, 2009, 200(4): 419.e1-7.

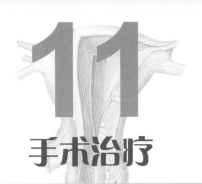

手术治疗

手术是子宫内膜癌最主要的治疗方法。自1988年FIGO提出了关于子宫内膜癌的手术-病理分期标准以来，手术治疗被强调作为评价疾病范围、评估肿瘤预后以及决定术后辅助治疗与否的首选方法，适用于无手术绝对禁忌证的所有患者。

第一节　术前病情评估

子宫内膜癌的术前评估主要包括：对病变性质和范围评估以及对麻醉和手术风险的评估。

确切的病理学诊断是决定对于恶性肿瘤实施手术治疗，以及确定手术范围最重要的依据。子宫内膜癌的病理学确诊应该包括对于病变的性质、组织学类型以及分化程度的评估。对病变性质的评估是决定手术治疗的基础。

虽然子宫内膜癌主要发生于绝经后女性，但约有25%的患者为绝经前女性，有3%~5%患者年龄<40岁，甚至更年轻。北京协和医院治疗的最低龄患者年仅18岁。临床上经常见到年轻的子宫内膜样癌患者，继发于初潮后的长期的无排卵月经周期。这些患者的子宫内膜在长时间的无孕激素拮抗的雌激素作用下，由单纯增生至复杂增生，到不典型增生，最终衍变为癌，在病理学的形态上可以表现为各种病变的共存。分段诊断性刮宫是诊断子宫内膜癌的金标准。因刮宫组织较少，病理诊断、尤其是病理分级有时较为困难，与术后病理诊断有一定误差，文献报道术前术后误差为15%~25%，手术后病理分级升级约20%（G1→G2、G3），因此，可考虑宫腔镜下活检，减少诊刮的盲目性，同时请有经验的妇科病理医生会诊，可降低手术前后病理误差。宫腔镜检查可直视子宫内膜及宫颈管病灶，行定位活检，尤适用于微小的内膜病灶，并可初步诊断。分段诊刮可初步判定子宫内膜癌是否累及宫颈，但假阳性率较高。

妇科肿瘤医生对影像学检查辅助判断深肌层浸润（2009 FIGO stage I）和宫颈间质浸润（2009 FIGO stage II）的期望较高，因为这对于术式的选择和切除范围的确定至关重要。MRI、CT以及经阴道B超（TVS）是主要的检查手段。与MRI、CT相比较，TVS更方便、更经济，可作为评估肌层浸润和宫颈浸润的首选。耿京等（2008）对58例子宫内膜癌患者进行TVS检查，判断肌层浸润的准确性为82.4%，浅肌层浸润的敏感性为80%。CT在判断肌层浸润和淋巴转移的敏感性和特异性都不高。MRI的准确性较CT高，对子宫内膜癌各期的总检出率为85%，但是MRI对判断深肌层浸润的敏感性只有54%，而且对判断盆腹腔淋巴结转移的特异性较低。最近一项研究显示，SPET/CT在子宫内膜癌诊断中的敏感性达到69.2%，特异性达到90.3%，阳性预测值为42.9%，阴性预测值为96.6%。不过目前SPET/CT尚未常规用于临床。

子宫内膜癌患者术前检测CA125的水平，其中124例进行了手术学分期，共发现24例患者有淋巴结转移。这24例患者血清CA125的平均值为94 U/ml（范围17~363 U/ml）。多因素分析的结果表明，淋巴结转移对于CA125水平的升高（>40 U/ml）有显著性的影响。CA125水平>40 U/ml预测淋巴结转移的敏感性和特异性分别为78%和84%。

据美国统计，子宫内膜癌最常见的发病年龄为60~70岁。绝大多数为绝经后妇女，约有一半的患者肥胖，2/3的患者合并重要的内科疾病，从而增加了麻醉和手术的风险性（Burke et al，2002）。目前强调对于各期子宫内膜癌的分期手术，常规的盆腔和腹主动脉旁淋巴结切除术以及对于II期患者的广泛性子宫切除等较为复杂的手术操作，使术中出血量增加的可能性大大增加，进而可能引起多器官的灌注受累以及麻醉时间的延长。这些因素可以单独或共同作用增加手术病率和不良预后发生。因此，手术医师在制定治疗计划前需仔细权衡手术可能给患者带来的受益和风险，进行详细的术前评估。严格的术前评估首先包括详细的病史采集和全身的物理检查。在病史的收集中，对患者既往史的详细收集及记录对于全面和个体化的评估手术可能引起的心、肺、肾等重要器官并发症的风险十分重要。

由 Goldman 于 1977 年提出的关于术前心脏风险评估的金标准，经 Detsky 等（1986）修改和确定，1999 年被 Lee 等（1999）衍生为非心脏手术的简化心脏风险评估指数。这一指数主要包括：合并高危的手术操作（经腹手术）、缺血性心脏病史、心力衰竭史、脑卒中或短暂性脑缺血史、术前胰岛素治疗以及血肌酐水平 >2 mg/dl。作者根据上述修订的心脏风险指数，统计了较大心脏事件的发生率，详见表 11-1-1。较大的心脏事件包括心肌梗死、心脏骤停、肺水肿以及完全性心脏传导阻滞。对于伴有严重心脏疾病的患者，如左室射血分数 20%，伴有明显的右心力衰竭，严重的主动脉狭窄或瓣膜功能不全等的患者，需综合考虑患者全面的估计寿命期，对于手术的途径（经腹、经阴道或腹腔镜）、麻醉方式、切口的选择、手术的范围以及选择非手术治疗等问题进行仔细权衡。

表11-1-1 根据修订的心脏风险指数统计的较大心脏事件发生率

分级	事件/患者	事件率（95%CI）
Ⅰ（0）危险因子	2/488	0.4%（0.05~1.5）
Ⅱ（1）危险因子	5/567	0.9%（0.3~2.1）
Ⅲ（2）危险因子	17/258	6.6%（3.9~10.3）
Ⅳ（≥3）危险因子	12/109	11.0%（5.8~18.4）

围术期的肺部并发症常出现在妇科肿瘤的手术治疗后。据统计（Smetana et al，2006），腹部术后的肺部并发症较心脏更加常见，为 10%~30%。主要包括：术后呼吸衰竭、围术期肺炎、气管炎、慢性阻塞性肺疾病（chronic obstructive pulmonary disease，COPD）加重、支气管哮喘等。然而，与心脏疾病不同，目前还并不能简洁的阐明临床流行病学、危险因素评估的价值和作用以及减少围术期肺部并发症的预防措施等问题。Smetana 等（1999）曾描述过相关病人术后肺病发生率的危险因素。在这一分析中，有吸烟史者，RR=3.4；COPD者，RR=4.7；美国麻醉师学会（American Society Anesthesiologists，ASA）关于一般健康状态评分 >2 者，RR=1.7。Goldmam 的心脏危险指数，以及

低运动能力也与术后肺脏的并发症相关。

肾是人体最重要的排泄器官，轻到中度的肾功能损害一般没有症状。据统计，在无肾病史和无症状者中，仅有 0.2% 的人血肌酐升高（Kaplan et al，1985）。伴随着年龄的增高，在 4660 岁的人群中，这一比率增加至 9.8%（Velanovich et al，1991）。由于肾小球为毛细血管球的组织学特点，使全身的血管受累性疾病都可能引起肾功能的减退，包括高血压、糖尿病、高血脂等。Thadhani（1996）提出的一个肾衰竭的定义得到了较好的认可，包括血清的肌酐超过基础值的 0.5mg/dl 或以上；肌酐清除率下降 50%；或需要透析。但目前关于术后肾脏并发症的风险评估还未获得临床证据。

静脉血栓栓塞性疾病（venous thromboembolism，VTE）包括深静脉血栓形成（deep vein thrombosis，DVT）和肺血栓栓塞症（pulmonary thromboembolism，PTE），是最常见的手术后并发症之一。相关研究报道，妇科良性疾病围术期 DVT 发生率为 10%~15%，而妇科恶性肿瘤患者 DVT 发生率则高达 19.6%~38%。PTE 是导致妇科恶性肿瘤患者术后死亡的最主要因素，而且在围术期发生过 VTE 的患者，有发生慢性血栓形成后综合征（postthrombotic syndrome，PTS）的风险，该综合征的特点包括静脉溃疡、水肿、疼痛、静脉曲张及顽固性水肿等，起初发生在大约 30% 的 DVT 患者中，随诊 8 年后大多数 DVT 患者都患有该综合征，严重影响患者术后的生活质量。因此，手术前后预防性治疗非常重要。但目前有关 VTE 的最佳预防方法仍存在很大争议。一般来说，应控制体重，加强运动，避免长期航空旅程，控制血压、血糖等；术前积极、有效地治疗高血压、糖尿病及其他心血管疾病，纠正贫血；对于老年肿瘤患者，应穿弹力袜，运动下肢。

（汪宏波　潘凌亚）

第二节　术前准备

在术前详细评估的基础上做好术前准备是患者手术成功和术后恢复的重要保证。术前准备是针对术中和术后可能出现的问题进行准备，包括常规的准备和个体化准备。

一、患者及家属知情同意

术前向患者及家属签署手术知情同意书是术前准备中十分重要的步骤。通过充分的向患者知情，可以帮助患者对其手术的方式、术后恢复以及疾病的转归有一个现实而恰当的期待，减少术后的误解。手术知情同意书的内容应该包括，手术的指征、手术方式、手术获益、手术并发症、术中可能的意外发现等。在告知患者和家属手术的并发症和意外发现时，应该告知术者对其的预防和应对措施。应该告知实施手术者，以减少患者对手术的担忧。鉴于子宫内膜癌分期手术的步骤相对复杂，应该由术者亲自向患者和家属知情签字。应签署输血同意书，对于不同意者需详细讨论应对方案。目前，子宫内膜癌有腹腔镜手术和开腹手术，也要说明腹腔镜的禁忌证，并告知如发生并发症（肠、输尿管损伤等）并非腹腔镜手术特有，开腹手术时也存在同样的问题。还要了解不能腹腔镜下手术者，须改为开腹手术，使患者及家属能够理解并积极配合。

二、术前常规实验室检查

术前实验室常规检查包括：血尿常规、电介质、肝功能、肾功能、血糖、凝血功能、心电图以及胸片等。为了保证手术的顺利进行，防止意外的发生，应该检验血型和感染指标。对于某些特殊的患者，还应针对性检查超声心动图、肺功能以及肾血流图等。

三、术前肠道准备

主要目的是以防术中有意或意外的肠管损伤，一直作为盆腔手术的常规。但是过度的肠道准备可能造成大量的肠液丢失，引起患者术前的腹部不适。近年的研究表明，肠道准备本身可能损伤肠管，增加术后吻合口瘘的发生（Wille-Jorgensen et al，2005；Bucher et al，2006），由于子宫内膜癌手术损伤肠管的机会很少，不必强调过分的肠道准备。

四、术前个体化准备

在手术治疗范围日趋规范化的前提下，评估、治疗和控制患者的内科合并症是术前准备中最具个体化的内容。术前请麻醉科和重症监护病房（ICU）会诊是减少术中和术后并发症的主要措施之一。

1. 对于有心脏合并症的患者 术前应该常规请心脏专科医师会诊、检查，评价心脏功能。实施针对性的治疗，如控制心率和血压，治疗心律失常，降低肺动脉压等。必要时采取放置冠状动脉内支架、冠状血管重建、放置临时起搏器等预防性措施，以减少围术期的心脏并发症。

2. 有呼吸道疾患者 术前减少肺脏并发症的措施主要包括（Smetana，1999），停止吸烟至少8周以上；对于慢性阻塞性肺疾病和支气管哮喘患者治疗和改善气道阻塞；如果有感染存在使用抗生素和延期手术；教会患者做促进肺部扩张的动作等。

3. 对于已有慢性肾损害的患者 手术不应加重其肾功能的进一步减退。妇科肿瘤根治性手术治疗的性质，术中和围术期的急性失血、低血压、感染、脱水以及某些药物的作用等都有可能发生肾前性、肾性、或肾后性的肾衰竭。对于已有肾功能减退的患者，应该考虑适当缩小手术范围，采用水化等保护肾的措施。

4. 合并糖尿病者 糖尿病是子宫内膜癌患者最常见的合并症。术前治疗和控制血糖是保证术后切口愈合，减少感染等并发症的重要措施。对子宫内膜癌的患者术前常规检查空腹、三餐后2小时以及睡前的血糖谱，以诊断筛查糖尿病和糖耐量低减的患者。对于血糖控制不满意的者，请内分泌科会诊，调整胰岛素的用量，使术前的血糖最好控制在空腹 <140 mg/dl，餐后两小时 <180 mg/dl。

（汪宏波　潘凌亚）

第三节　手术适应证

由于子宫内膜癌合并肥胖、高血压、糖尿病的患者在临床十分常见，带来手术操作困难、风险增加等问题，术前放疗一度曾在美国十分流行。自1988年FIGO提出关于子宫内膜癌手术及病理学的分期以来，强调将手术作为评价疾病预后，指导术后辅助治疗，以及避免过度治疗的首选方法。应该说，经过充分的术前评估和准备，绝大多数患者能够耐受手术治疗。Marzial等（1989）连续手术治疗了595例子宫内膜癌患者，可手术率为87%。鉴于中国的人种和体形特点，这一比率应该更高。北京协和医院连续收集1984—2003年期间收治的372例子宫内膜癌患者，手术治疗率为97%。

子宫内膜癌好发于老年妇女，年龄常常是手

术前需要考虑和评估的因素。现有的临床研究表明（Geisler et al, 1994；潘凌亚 等, 2001），年龄本身不是手术的禁忌证。Smetana 等（1999）的多因素分析也显示，年龄不是术后并发症的独立预后因素。据美国统计（National Center for Health Statistics, 2003），一名 75 岁的妇女, 仍有 12.4 年的预期寿命。在大多数时间里，能够功能正常、自理的生活。因此，在评估老年患者的手术可行性时，应该主要根据其生理的年龄和健康状态，采取积极的治疗措施。

肥胖是子宫内膜癌手术治疗中经常面对的临床问题。根据北京协和医院的资料，在 320 例子宫内膜样癌的患者中，51% 的人体重指数（body mass index，BMI）>26。肥胖成为制约手术方式和手术途径选择的主要问题之一。现有的研究表明（Thomas et al, 1997；Dindo et al, 2003），体重不是影响手术预后的不良危险因素。据统计，在接受非心脏手术的患者中，BMI 与术后并发症和平均住院期无明显相关性。与 BMI 在 20~29 者相比，BMI>34 者发生并发症的危险性仅 1.2（95%CI 0.7~1.9）。此外，由于肥胖限制了患者的胸廓运动，其与术后肺部并发症的相关性一直有所争论。一项系统分析的结果表明（Smetana et al, 2006），在 8 项可评价的多因素分析中，仅一项发现肥胖与术后的肺部并发症相关。

（汪宏波　潘凌亚）

第四节　手术范围

子宫内膜癌基本的手术方式为全子宫加双侧附件切除术。根据 FIGO 分期的要求，术中应常规留取腹腔冲洗液，并探查盆腔和腹主动脉旁淋巴结，行必要的活检或切除术。在术中应该常规的切开子宫标本，仔细检查病变的部位和肌层浸润的情况。需要进行全面手术学分期的早期病例（Ⅰ期）为：①肿瘤低分化病变；②中分化病变，肿瘤直径>2 cm；③透明细胞癌或浆液性癌；④肌层浸润>1/2；⑤宫颈受累（Berek et al, 2005）。

近年美国国立癌症研究所 SEER（National Cancer Institute Surveillance, Epidemiologyand End Results）的研究数据比较了单纯子宫切除与根治性子宫切除术治疗Ⅱ期子宫内膜癌的 5 年生存率。结果表明，单纯子宫切除 555 例，5 年生存率为 84.4%；根治性子宫切除 377 例，5 年生存率为 93%；统计学显著差异（P<0.05），术后辅助放疗对两组的生存率无显著影响（Cornelison et al, 1999）。建议对于无手术禁忌证的Ⅱ期患者的手术范围包括，改良的广泛性全子宫切除术（PiverⅡ型 + 双侧附件切除术 + 盆腔淋巴结清扫术至腹主动脉分叉处 + 增大的腹主动脉旁淋巴结切除 + 大网膜活检以及腹腔内任何可疑结节的活检。

对于Ⅲ、Ⅳ期子宫内膜癌晚期患者的手术方案应该个体化，致力理想的肿瘤细胞减灭术，明确附件肿物的性质，切除大块肿瘤，减瘤的程度是该期患者最重要的预后因素（Lambrou et al, 2004）。术后配合放疗、化疗，以及孕激素等的综合治疗。

美国综合癌症网（National Comprehensive Cancer Network，NCCN）发布的关于肿瘤临床处理指南，对于子宫内膜癌的手术范围做出了明确的推荐。该指南注重临床的实践性，改变了多数教科书以手术病理学分期的最终结果讨论手术的范围。指南根据临床能够判断的病变范围，分为局限于子宫的病变、可疑或宫颈受累以及可疑子宫外病变等三种情况推荐了手术治疗的范围。

对局限于子宫的病变，NCCN 强调对所有早期病例的全面分期术。包括，从横膈至盆腔的全面探查、全子宫加双侧附件切除、腹腔冲洗液的细胞学检查，以及盆腔和腹主动脉旁淋巴结切除。

对于可疑或宫颈受累，NCCN 推荐，以宫颈的活检或 MRI 进一步明确诊断。实施广泛性子宫切除＋细胞学＋盆腔及腹主动脉旁淋巴结切除术。可以选择放疗后（A 点 75~80 Gy），全子宫双附件切除＋盆腔及腹主动脉旁淋巴结切除术。因禁忌证不能手术者，盆腔外照射＋腔内放疗。

对于可疑子宫外的病变，NCCN 建议行 CA125 或影像学评价。对腹腔内病变，如腹水、网膜、淋巴结、卵巢以及腹膜等受累推荐手术治疗，包括全子宫加双侧附件切除、细胞学、选择性盆腔和腹主动脉旁淋巴结切除、大网膜切除以及减瘤术。对累及阴道、膀胱、直肠或宫旁等的子宫外盆腔病变，推荐在盆腔＋腔内放疗后，根据情况决定是否手术治疗。对腹腔外病变，包括肝受累，推荐姑息性全子宫加双侧附件切除术，术后辅助治疗。

NCCN 推荐，对于非子宫内膜样癌，如浆液性癌及透明细胞癌，手术的范围同卵巢癌的分期手术，实施最大限度的肿瘤细胞减灭术。

对于初次手术未行全面分期术者的处理。NCCN 推荐,对病理学分期为 I A,分化程度为高或中分化者,可以观察。病理学分期为 I B、II A(肌层浸润 ≤50%)期的高或中分化者,I C、II A(>50%)、II B 期以及低分化的者可直接再分期手术,也可选择影像学检查评估。

在 NCCN 的推荐中,强调对所有病变局限于子宫和宫颈病例的盆腔和腹主动脉旁淋巴结切除,而不是随机的活检术,主要依据有以下三点。有 15%~20%的病例术后的病理分级较术前上升;伴随病理分级的增加,术中肉眼对肌层浸润判断的准确性下降。据统计,肉眼对肌层浸润判断的准确性,高分化为87.3%;中分化为 64.9%;低分化仅为 30.8%;多因素分析表明,与未行淋巴结切除或仅行淋巴结活检术相比,全面的淋巴结切除术可明显改善生存率。

目前对于手术病理分期为 I 期的患者常规行淋巴结清扫术仍有争论。ASTEC(A Study in the Treatment of Endometrial Cance 2006)(ASTEC 2006)入组 1373 例子宫内膜癌,其中 82% 为 I 期患者,分为传统手术与传统手术＋淋巴结切除术两组。结果表明,两组的三年生存率无显著差别。Chan 等(2007)的一项研究,比较了 12 333 例接受分期手术的子宫内膜患者,(其中 73%的 I 期);与 27 063 例未接受淋巴结切除术的患者(84% 为 I 期)的预后。作者认为,淋巴结切除术不能给高或中分化的 I 期患者带来生存受益。

我国人口众多,医疗资源缺乏,能够掌握盆腔淋巴结切除术的妇产科医师较少,对于每一个子宫内膜癌的患者行常规的分期手术显然是不现实的。鉴于 70%~80%的患者诊断子宫内膜癌时处于临床早期,全子宫及双侧附件切除术是最基本和可行的手术方式。在术中留取细胞学,对盆腹腔以及腹膜后淋巴结全面探查,以尽可能符合 FIGO 分期的要求。

子宫内膜癌分期术手术视频详见视频 1~7。

视频 1　子宫内膜癌分期手术　　视频 2　留取腹腔冲洗液　　视频 3　切除双侧输卵管,保留双侧卵巢

视频 4　腹主动脉旁淋巴结及双侧髂总淋巴结切除　　视频 5　盆腔淋巴结切除术

视频 6　筋膜外子宫切除术　　视频 7　肠系膜下动脉以下水平淋巴结切除术

(二维码使用说明详见本书文前页。)

(潘凌亚)

第五节　子宫内膜癌手术治疗相关解剖

手术治疗仍然是子宫内膜癌的主要方法,手术方式及切除的解剖学范围,应根据病情早晚、病理类型及患者年龄等,选择不同的术式。主要的手术方式为筋膜外全子宫切除或广泛性全子宫切除术联合双侧附件切除术、盆腔淋巴结切除术及腹主动脉旁淋巴结取样术及切除术。其中 I A 期患者可不进行腹膜后淋巴结的切除,但需行筋膜外全子宫切除术,为预防断端复发,应切除阴道壁 1~2 cm。对于 <40 岁的年轻,如有生育要求,则需在患者充分知情风险的情况下行保留生育功能的治疗,若无生育要求,则同上处理。对于 II 期子宫内膜癌患者,因癌瘤累及子宫颈,其直接蔓延及淋巴结转移的途径与子宫颈癌相似,故应行广泛性子宫切除术＋双侧附件切除术＋盆腔淋巴结切除术 ± 腹主动脉旁淋巴结取样或切除术。对于 III、IV 期子宫内膜癌患者,可根据情况行姑息手术(肿瘤细胞减灭术)。近年来,为保护 II 期患者术后的泌尿 / 直肠功能,系统保留盆腔自主神经的广泛性子宫切除术作为广泛性子宫切除术的其中一种术式,逐渐应用至子宫内膜癌的手术中。

本节即根据上述手术涉及的相关解剖结构进行详细介绍。

一、女性内生殖器官相关解剖

（一）阴道

阴道（vagina）位于真骨盆下部中央，向后上方走行，呈"S"形弯曲，为上宽下窄的管道。阴道前壁长 7~9 cm，前壁上 2/3 与膀胱之间为疏松的膀胱阴道间隙，由静脉丛和结缔组织组成；前壁下 1/3 与尿道之间为致密的尿道阴道隔，连结紧密。后壁长 10~12 cm，与直肠贴近。阴道的横径由上向下逐渐变窄，上端包绕宫颈，下端开口于阴道前庭后部（图 11-5-1）。环绕宫颈周围的部分称阴道穹窿（vaginal fornix）。按其位置分为前、后穹窿和两个侧穹窿，其中后穹窿最深，可达 1~2 cm，与直肠子宫陷凹（uterine rectalcul de sac/douglas' pouch）紧紧相邻，仅相隔阴道壁和一层菲薄的腹膜，为盆腹腔最低部位，临床上可经此处穿刺或引流。

阴道壁由弹力纤维、肌层和黏膜组成。阴道表面有许多横行的皱襞，在阴道下部较为密集，并在阴道前、后壁中线处形成纵行的皱褶柱，使阴道壁有较大的伸缩性。阴道肌层由外纵与内环形的两层平滑肌构成，肌层外覆显微组织膜，其弹力纤维成分多于平滑肌纤维。阴道黏膜为复层鳞状上皮，无腺体，阴道上端 1/3 处黏膜受性激素影响而有周期性变化。阴道壁富于静脉丛，受创伤后易出血或形成血肿。

（二）子宫

子宫（uterus）位于骨盆腔中央，呈倒梨形，为空腔器官及单一的肌性器官，是胚胎生长发育的场所，其形状、大小、位置及结构，随年龄的不同而异，并受月经周期和妊娠的影响而发生变化。成年女性子宫长 7~8 cm，宽 4~5 cm，厚 2~3 cm，宫腔容量约 5 ml。子宫的活动度较大，位置受体位、膀胱与直肠充盈程度的影响，正常的子宫在站立位时呈轻度前倾、前屈位。子宫分为宫体及宫颈两部分。子宫体是子宫最宽大的部分，上宽下窄，前面较平，后面凸隆，其顶部称宫底部，圆凸而游离，宫底两侧为宫角，与输卵管相通。宫体与宫颈相连部狭小，称子宫峡部（isthmus uteri），在非孕期长 0.6~1 cm，妊娠晚期可伸展至 7~10 cm。宫体与宫颈之比，婴儿期为 1:2，成年期为 2:1。

子宫解剖组织学：子宫可分为宫体和宫颈，两者组织结构不同（图 11-5-2）。

（1）宫体：由浆膜层，肌层与子宫内膜层构成。

1）浆膜层：为覆盖宫体的盆腔腹膜，与肌层紧连不能分离。在子宫峡部处，两者结合较松弛，腹膜向前反折覆盖膀胱底部，形成膀胱子宫陷凹，返折处腹膜称膀胱子宫反折腹膜。在子宫后面，宫体浆膜层向下延伸，覆盖宫颈后方及阴道后穹窿再折向直肠，形成直肠子宫陷凹（亦称道格拉斯陷凹）。

2）肌层：由成束或成片的平滑肌组织、少量弹力纤维与胶原纤维组成，非孕期厚约 0.8 cm。子宫体肌层可分 3 层：①外层：肌纤维纵形排列，较薄，是子宫收缩的起始点；②中层：占肌层大部分，内环形与外斜形交叉排列，以环形肌为主，在血管周围形成"8"字形围绕血管；③黏膜下层：肌纤维以纵形排列为主，其中杂有少量斜行和环形肌纤维，至输卵管子宫部，形成明显的一层环形膜。宫

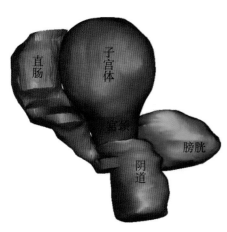

图11-5-1　盆腔脏器

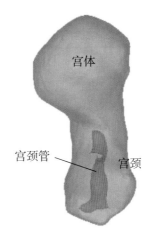

图11-5-2　子宫：宫体、宫颈、宫颈管

体肌层内有血管穿行，肌纤维收缩可压迫血管，能有效地制止血管充血。

3）子宫内膜层：子宫内膜由单层柱状上皮组成，与肌层直接相贴，其间没有内膜下层组织。内膜可分3层：致密层，海绵层及基底层。致密层与海绵层又称功能层，对性激素敏感，在卵巢激素影响下发生周期性剥脱出血，即月经，子宫内膜癌的病变也从此层开始发生。其基底层紧贴肌层，对卵巢激素不敏感，无周期性变化，不参与月经形成，但在月经后能增生修复功能层。

（2）宫颈：宫颈呈圆柱状，上端经子宫峡部与宫体相连，因解剖上狭窄，又称解剖学内口。在其稍下方，宫腔内膜开始转变为宫颈黏膜，称组织学内口。颈管下端为宫颈外口，宫颈经宫颈外口与阴道相通，未产妇的宫颈外口呈圆形；已产妇因分娩影响，宫颈外口可见大小不等的横裂，分为前唇及后唇。宫颈伸入阴道内的部分称宫颈阴道部，阴道以上的部分称宫颈阴道上部。宫颈腔呈梭形，称子宫颈管（cervical canal），未生育女性宫颈管长为2.5～3.0 cm，最宽点为7 mm。

宫颈主要由结缔组织构成，含少量弹力纤维及平滑肌。宫颈管黏膜为单层高柱状上皮，受卵巢激素影响发生周期性变化，在月经周期的增生期，黏膜层腺体可分泌碱性黏液，形成宫颈管内黏液栓，堵于宫颈外口。宫颈阴道部被覆复层鳞状上皮，宫颈外口柱状上皮与鳞状上皮交界处是宫颈癌及其癌前病变的好发部位。

（三）输卵管

输卵管（fallopian tube or oviduct）为卵子与精子结合场所及运送受精卵的管道。

1. 形态　左右各一，为细长、弯曲、圆形，自两侧子宫角向外伸展的管道，长8～14 cm。输卵管内侧与宫角相连，走行于输卵管系膜上端，外侧呈伞状游离并接近卵巢（1～1.5 cm）。输卵管系膜宽敞，活动度较大，因此，输卵管可随子宫位置的变化而上下、左右游动和蠕动性收缩，以便捕捉和输送卵子。根据形态不同，输卵管分为4部分：①间质部（intersititial portion）：潜行于子宫壁内的部分，短而腔窄，长1～1.5 cm；②峡部（isthmic portion）：紧接间质部外侧，细而直，长2～3 cm，管腔直径约2 mm；③壶腹部（ampulla）：峡部外侧，长5～8 cm，管壁菲薄，管腔宽大并弯曲，管腔直径

6～8 mm，是精卵结合的部位；④伞部（fimbria）：输卵管的最外侧端，游离，呈漏斗状开口于腹腔，管口为许多须状组织，呈伞状，故名伞部。伞部长短不一，常为1～1.5 cm，有"拾卵"作用（图11-5-3）。

2. 解剖组织学　由浆膜层、肌层及黏膜层组成。

（1）浆膜层：即阔韧带上缘腹膜延伸包绕输卵管而成。

（2）肌层：为平滑肌，分外、中及内3层。外层纵行排列；中层环行排列，与环绕输卵管的血管平行；内层又称固有层，从间质部向外伸展1cm后，内层便呈螺旋状。肌层有节奏地收缩可引起输卵管由远端向近端的蠕动。

（3）黏膜层：由单层高柱状上皮组成。黏膜上皮可分纤毛细胞、无纤毛细胞、楔状细胞及未分化细胞。4种细胞具有不同的功能：纤毛细胞的纤毛摆动有助于输送卵子；无纤毛细胞可分泌对高碘酸-希夫反应（PAS）阳性的物质（糖原或中性粘多糖），又称分泌细胞；楔形细胞可能为无纤毛细胞的前身；未分化细胞又称游走细胞，为上皮的储备细胞。

输卵管肌肉的收缩和黏膜上皮细胞的形态、分泌及纤毛摆动均受卵巢激素影响，有周期性变化。

（四）卵巢

卵巢（ovary）是产生与排出卵子，并分泌甾体激素的性器官。

1. 形态　左右各一，呈灰红色，质地柔韧，呈

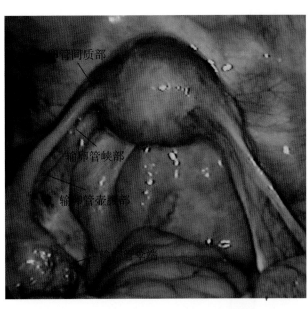

图11-5-3　输卵管的间质部、峡部、壶腹部及伞端

扁椭圆形，位于腹腔卵巢窝内，输卵管的后下方。性成熟妇女的卵巢分为上下两端、内外两面、前后两缘。卵巢的上端钝圆，与输卵管相连接，成为输卵管端；下端略尖，朝向子宫，成为子宫端，以卵巢固有韧带与子宫相连；内面与回肠相邻，称为肠面；外面与盆壁相邻，以卵巢悬韧带（骨盆漏斗韧带）与盆壁相连；前缘有卵巢系膜附着，成为卵巢系膜缘，以卵巢系膜连接于阔韧带后叶的部位称卵巢门，卵巢血管与神经由此出入卵巢。青春期以前，卵巢表面光滑；青春期开始排卵后，表面逐渐凹凸不平，表面呈灰白色。体积随年龄不同而变异较大，生殖年龄妇女卵巢约 4 cm×3 cm×1 cm 大小，重 5~6 g，绝经后卵巢逐渐萎缩，变小变硬（图 11-5-4）。

2. 解剖组织学　卵巢的表面无腹膜覆盖。卵巢表层为单层立方上皮即生发上皮，其下为一层纤维组织，称卵巢白膜。白膜下的卵巢组织，分皮质与髓质 2 部分：外层为皮质，其中含有数以万计的始基卵泡和发育程度不同的囊状卵泡，年龄越大，卵泡数越少，皮质层也变薄；髓质是卵巢的中心部，无卵泡，与卵巢门相连，含有疏松的结缔组织与丰富的血管与神经，并有少量平滑肌纤维与卵巢韧带相连接。

二、宫旁韧带

主要由结缔组织增厚而成，有的含平滑肌，具有维持子宫位置的功能。子宫韧带共有 4 对。

1. 阔韧带（broad ligament）　子宫两侧翼形腹膜皱褶，由子宫前后面的腹膜自子宫侧缘向两侧延伸，止于两侧盆壁，呈冠状位，分为前、后叶。

阔韧带上缘游离，内 2/3 包绕部分输卵管，形成输卵管系膜；外 1/3 包绕卵巢血管，形成骨盆漏斗韧带（infundibulo pelvic ligament），又称卵巢悬韧带（suspensory ligament）（图 11-5-5）；下端与盆底腹膜相连。阔韧带其间的结缔组织构成，疏松，易分离，内有丰富的血管、神经及淋巴管，统称为子宫旁组织，前、后叶间还有卵巢、卵巢冠、囊状附件、卵巢旁体、卵巢固有韧带、子宫圆韧带、结缔组织及子宫动静脉、淋巴管、神经和输尿管。行筋膜外全子宫切除术或广泛性全子宫切除术时需从上往下、从外至内将阔韧带前叶打开，呈三角形，上角为骨盆漏斗韧带与髂动脉交界处开始，外侧边界为腰大肌内侧缘往外 2~3 cm，下侧边界为圆韧带上缘，内侧边界为子宫侧缘。将外侧及下侧边界打开后，掀起阔韧带前叶，即暴露了阔韧带后间隙，并于其内确认输尿管的位置（图 11-5-6）。

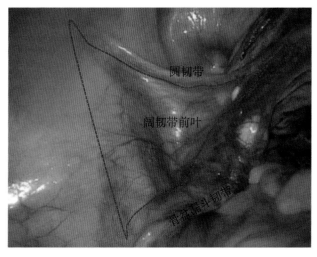

图11-5-5　阔韧带前叶

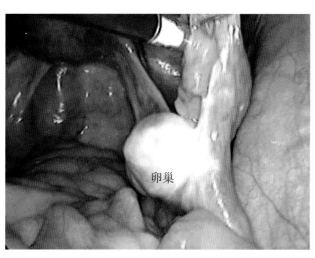

图11-5-4　右侧卵巢

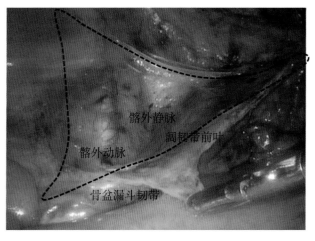

图11-5-6　阔韧带后间隙

2. 圆韧带（round ligament） 圆形条状韧带，由平滑肌和结缔组织构成，长 12~14 cm。起自双侧子宫体的上外侧，宫角的下边，穿行于阔韧带与腹股沟内，止于大阴唇前端（图 11-5-5）。子宫圆韧带是维持子宫前倾位的主要结构，有淋巴管分布。行广泛性子宫切除术时，需贴近盆壁将圆韧带结扎离断（图 11-5-5）。

3. 主韧带（cardinal ligament） 主韧带又称子宫颈横韧带，位于子宫两侧阔韧带基底部，横行于宫颈阴道上部与子宫体下部侧缘达盆壁之间（图 11-5-7）。它由结缔组织和少量肌纤维组成，与宫颈紧密相连，是固定子宫颈位置的主要力量，子宫血管和输尿管下段均穿越主韧带的上缘到达终末器官。主韧带可分为上下两个部分，上半部为血管部，其内存在丰富的血管，与动脉相比，静脉数量多，管径粗，管腔扁或不规则。子宫主韧带内的静脉主要为子宫浅静脉和子宫深静脉，收集子宫颈及膀胱中、下静脉的血液回流。主韧带中存在丰富的血管，提示我们在根治性子宫切除的手术中对主韧带上半部的正确处理是预防术中出血过多的一个关键步骤。主韧带的下半部为神经部，也成为索状部，触之如索条状，质韧，研究表明发现主韧带中的神经组织较为丰富，呈团块状或带状，波形行走，其轴突难以分辨。此外主韧带的淋巴管呈散在性，没有明显的聚集现象与传统上淋巴管靠近血管分布的观念不同。这种分布的散在性及癌细胞经主韧带内淋巴管向盆腔淋巴结转移的特点，提示我们在宫颈

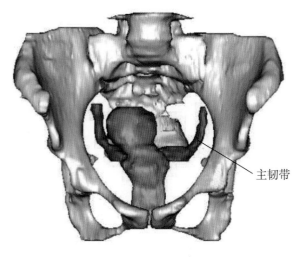

图11-5-7 主韧带

癌手术中完整地切除主韧带是非常必要的。

4. 子宫骶韧带（utero-sacral ligament） 子宫骶韧带自子宫颈后面子宫颈内口的上侧方（相当于子宫峡部的水平）伸向两旁，绕过直肠终止在第 2、3 骶骨前筋膜上。它由结缔组织及平滑肌纤维组织组成，表面覆盖腹膜。短厚坚韧，其作用是将子宫颈向后及向上牵引，使子宫保持前倾位置（图 11-5-8）。

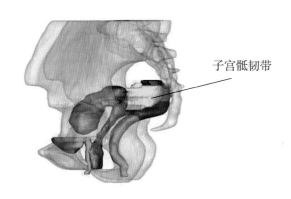

子宫骶韧带

图11-5-8 子宫骶韧带

子宫骶韧带中存在丰富的血管，包括中、小、微动静脉，分布无明显规律，而血管多与神经伴行。但子宫骶韧带中的血管均较细小，直径为 3~5 mm，相较主韧带而言，使用普通双极即可闭合血管。子宫骶韧带中的自主神经分布有一定的规律，相对集中于子宫骶韧带的深层外侧。子宫骶韧带中淋巴管含量丰富，集中分布于内侧面，外侧面存在少量呈散在分布的淋巴管，偶见淋巴结。这种分布特点及癌细胞经子宫骶韧带内淋巴管向盆腔淋巴结转移的方式，提示我们在宫颈癌手术中完整地切除子宫骶韧带非常必要。

5. 膀胱宫颈阴道韧带（vesico- cervical-vaginal ligament） 又称膀胱子宫韧带或膀胱柱，位于阴道前壁、宫颈前外侧壁和膀胱后壁之间，内有输尿管通过，其深层连接膀胱底和主韧带及阴道旁组织。临床上，把膀胱宫颈阴道韧带以其内走行的输尿管为解剖标记分为浅层和深层，而两层之间形成的输尿管通道就是输尿管"隧道"（图 11-5-9）。在行广泛性子宫切除术时，需沿输尿管的走行，将膀胱宫颈阴道韧带的浅层打开，并将输尿管从深层上游离并往外侧推开，尽可能地贴近盆壁切除深层，以此

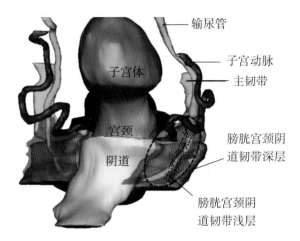

图11-5-9　膀胱宫颈阴道韧带

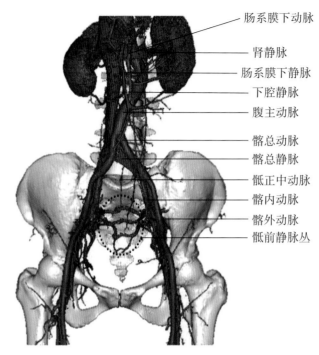

图11-5-10　腹盆腔血管

达到 C 型的切除范围。筋膜外全子宫切除术时，不需要将隧道打开。研究发现，膀胱宫颈阴道韧带内不仅有膀胱静脉走行，还有膀胱支、输尿管支等神经走行其中。研究表明，在膀胱宫颈阴道韧带深层中神经成分以交感神经为主，主要分布于近侧段和远侧段，中间段较少；而副交感神经量少，分布无明显规律。膀胱宫颈阴道韧带存在极个别淋巴结，淋巴管数量明显少于血管及神经，形态不规则，散在分布于近、中及远段，无明显规律，这一发现也说明广泛性子宫切除术有必要在切除足够的膀胱宫颈阴道韧带，以切除其内淋巴组织，降低术后转移与复发率。

三、腹盆腔血管

腹盆腔血管包括动脉系统和静脉系统，是腹主动脉和下腔静脉的分支和属支。

（一）腹主动脉区域腹盆腔血管

腹主动脉是自膈肌腹主动脉裂孔处开始，沿脊柱左前方下降至第 4 腰椎体下缘处分为左右髂总动脉。腹主动脉脏支有成对的肾上腺中动脉、肾动脉及卵巢动脉和下腹成对的腹腔干、肠系膜上动脉和肠系膜下动脉；壁支主要有 4 对腰动脉。涉及腹主动脉旁淋巴结切除术相关的血管有肾动脉、肠系膜下动脉和卵巢动脉（右侧起源于肾动脉稍下方，左侧多自肾动脉发出）。静脉系统一般与动脉相伴行，下腔静脉位于腹主动脉右侧，与同名动脉伴行的有肠系膜下静脉、卵巢静脉（图 11-5-10）。

（1）卵巢动脉（ovary artery）：右卵巢动脉平右肾动脉的下方起自腹主动脉，沿腰大肌前面斜向外下，于盆缘处跨过输尿管与髂总动脉下段，随骨盆漏斗韧带向内横行，再穿过卵巢系膜经卵巢门进入卵巢内，并发出分支供应输卵管，内达子宫角旁，其末梢与子宫动脉上行的卵巢支相吻合。左卵巢动脉起自腹主动脉，其走行基本与右卵巢动脉相同（图11-5-11）。

（2）卵巢静脉与卵巢动脉伴行，右侧卵巢静脉

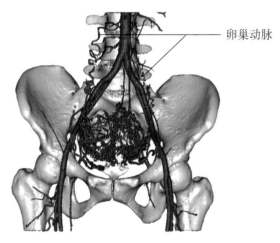

图11-5-11　卵巢动脉

汇入下腔静脉，左侧卵巢静脉汇入左肾静脉。由于左侧卵巢静脉大约呈 90° 直角汇入左肾静脉，血液回流阻力大于右侧，故左侧卵巢静脉曲张多见（图11-5-12）。

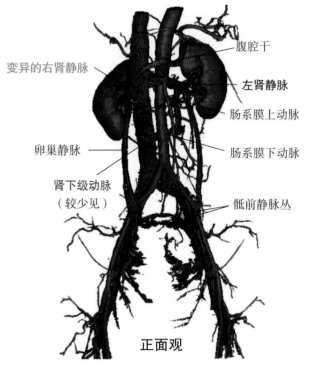

图11-5-12　卵巢静脉

在行腹主动脉旁淋巴结切除术时，关键血管除腹主动脉及下腔静脉外，还包括肾动脉、肾静脉、肠系膜下动脉，有时还涉及肠系膜上动脉。通过对患者的三维模型的观察，肾静脉作为高位腹主动脉淋巴结切除的上界标志，其解剖的变异会直接影响手术的操作。正常情况下左侧肾静脉自前方横跨腹主动脉，但从大样本的数字化三维模型中观察可见有少部分患者左侧肾静脉自腹主动脉后方穿过，此种情况下，如术前未明确，则在术中难以解剖出左侧肾静脉，过度寻找容易造成血管及周围脏器的损伤。不同的患者肠系膜上动脉、下动脉发出的位置、角度、方向都不尽相同，如在术中仅按照传统教科书中的解剖知识进行手术，容易误伤血管。在行腹主动脉旁淋巴结切除术时，要求将腹主动脉及下腔静脉前方、侧方及两者之间的淋巴脂肪组织成片连续地切除。腹主动脉与下腔静脉的关系较为复杂，不同平面两者的关系不尽相同，根据腹主动脉右侧

壁与下腔静脉左侧壁的距离关系将其分为重叠型（d≤0 mm）、间隔型（0 mm＜d≤10 mm）及疏远型（d＞10 mm）（图 11-5-13）。进一步的研究发现在肾静脉水平，3 种类型分别占 3.40%、39.00% 和 57.60%；在肠系膜下动脉水平，3 种类型分别占 4.20%、59.20% 和 36.60%（图 11-5-14）。而腹主动脉分叉与下腔静脉分叉之间的关系也因人而异，一般情况腹主动脉分叉高于下腔静脉分叉，两者之间也可平齐，个别情况下腔静脉分叉高于腹主动脉分叉。

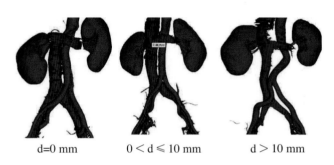

图11-5-13　肾静脉水平腹主动脉右侧壁与下腔静脉左侧壁的距离关系

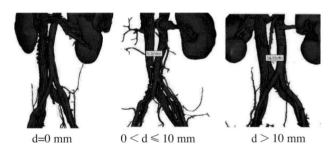

图11-5-14　肠系膜下动脉水平腹主动脉右侧壁与下腔静脉左侧壁的距离关系

（二）髂血管区盆腔血管

1. 髂动脉　腹主动脉的两大终末支，在第 4 腰椎体或第 4~5 之间向下外走行，髂总动脉末端分叉管壁较薄，手术分离时容易损伤出血。左右侧髂总动脉于骶髂关节附近分为髂内和髂外动脉。髂内动脉下行至坐骨大孔上缘处，分为前后两干，前干主要供血于盆腔脏器，包括脐动脉、子宫动脉、膀胱动脉、闭孔动脉、直肠下动脉、阴部内动脉和阴道动脉等（图 11-5-15）；后干主要分布于盆壁，

有髂腰动脉和骶外侧动脉、臀上动脉、臀下动脉。髂外动脉沿腰大肌内侧缘行向下外至腹股沟韧带中点处，经腹股沟韧带（内、中 1/3 交界处）后方的血管腔隙入股，续于股动脉，其分支较少，主要包括腹壁下动脉和旋髂深动脉。

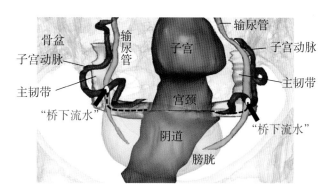

图11-5-16　"桥下流水"

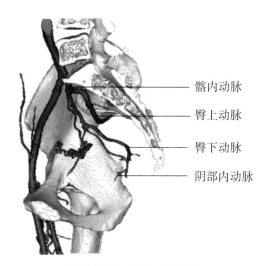

图11-5-15　髂内动脉分支

（1）子宫动脉（uterine artery）：为髂内动脉较大的分支，多起自前干，沿骨盆侧壁向前内下行，并转向内侧进入子宫阔韧带基底部，于此韧带两层腹膜间内行，穿越阔韧带基底部、宫旁组织到达子宫外侧（距子宫峡部水平）约 2 cm 处自前方横向越过输尿管盆部，与输尿管交叉（仰位时，动脉在上输尿管在下，故称此交叉为"桥下流水"（图 11-5-16），继续向内至子宫颈侧缘。子宫动脉主干在近

宫颈内口水平发出升支及降支，升支沿子宫侧缘迂曲上行大子宫底，沿途发出许多迂曲的弓状动脉，分布于宫体的前后面，向子宫中轴线走行，最终形成螺旋动脉并相互吻合。子宫动脉在近宫角处发出宫底支、卵巢支及输卵管支。降支则发出子宫颈支、宫颈 - 阴道支及子宫圆韧带支（图 11-15-17）。

（2）阴道动脉（vaginal artery）：为髂内动脉前干分支，有许多小分支分布于阴道中、下段前后壁及膀胱顶、膀胱颈。阴道动脉与宫颈 - 阴道支和阴部内动脉分支相吻合，因此，阴道上段由子宫动脉的宫颈 - 阴道支供血，而中段由阴道动脉供血，下段主要由阴部内动脉和痔中动脉供血（图 11-5-18）。

（3）阴部内动脉（internal pudendal artery）：为髂内动脉前干终支，经坐骨大孔的梨状肌下孔穿出骨盆腔，绕过坐骨棘背面，再经坐骨小孔到达会阴及肛门，后分 4 支：①痔下动脉：供应直肠下段及肛门部；②会阴动脉：分布于会阴浅部；③阴唇动脉：分布于大小阴唇；④ 阴蒂动脉：分布于阴蒂及前庭球（图 11-5-18）。

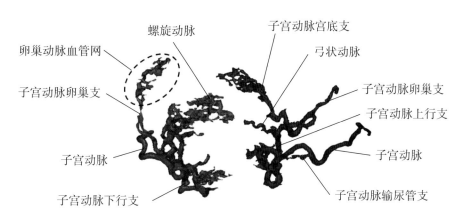

图11-5-17　子宫动脉血管网

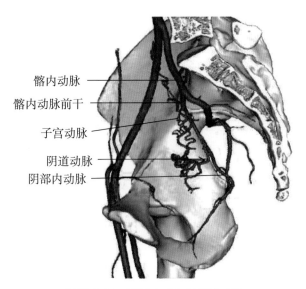

髂内动脉
髂内动脉前干
子宫动脉
阴道动脉
阴部内动脉

图11-5-18　阴部内动脉及阴道动脉

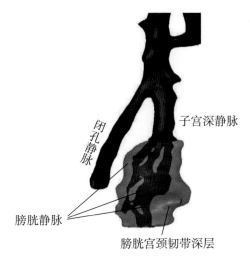

闭孔静脉
子宫深静脉
膀胱静脉
膀胱宫颈韧带深层

图11-5-19　子宫深静脉

2. 髂静脉　左右髂总静脉是收纳盆部和下肢静脉血的总干，髂总静脉由髂外静脉和髂内静脉在骶髂关节前方组成，左侧髂总静脉与同名动脉伴行，并居其内侧，向正中线上升至右髂总动脉的后方，与右髂总静脉结合。右髂总静脉最初在同名动脉后方，垂直上行，至第5腰椎的右前方，右髂总动脉的外侧，与左髂总静脉汇合成下腔静脉。髂内静脉是髂总静脉最大的属支之一，起始于坐骨大孔的上部，经同名动脉后内侧上行，至骶髂关节前方与髂外静脉汇合成髂总静脉。髂内静脉的属支也有脏支和壁支。脏支起于盆腔脏器，首先于各脏器周围形成静脉丛（包括阴部、膀胱、直肠及子宫阴道静脉丛），再集合成静脉干，最后汇入髂内静脉。髂外静脉平腹股沟韧带下缘后方，续接股静脉起始，沿小骨盆上口外缘与同名动脉伴行向上，左髂外静脉全程行经动脉内侧，右髂外静脉最初经动脉内侧，向上逐渐转向动脉的后方。在骶髂关节之前与髂内静脉汇合组成左右髂总静脉。髂外静脉的属支有腹壁下静脉、旋髂深静脉和耻骨静脉。

子宫静脉与子宫动脉伴行，位于子宫动脉的下方，走行于主韧带之中，收集子宫血管网回流血液后汇入髂内静脉，分为子宫浅静脉与子宫深静脉（图11-5-19）。子宫静脉存在明显的个体化差异，一般情况下子宫浅静脉较深静脉粗大，子宫深静脉常有2~3条。子宫静脉血管网与子宫动脉血管网分布一致，较动脉血管网密集，于子宫中轴线处相互吻合，

收集子宫的回流血液（图11-5-20）。

3. 髂血管的解剖关系　髂总动脉的长度不同，其背侧或内侧伴行的静脉也不尽相同。右侧髂总动脉的长度范围为0.99~13.06 cm，平均长度为（4.33±1.54）cm，其后方的血管10.22%为下腔静脉下段、38.67%为下腔静脉分叉、20.00%为左髂总静脉、31.11%为右髂总静脉；左侧髂总动脉长度范围为0.82~10.11 cm，平均长度为（4.56±1.65）cm，其后方的血管0.99%为下腔静脉下段、1.98%为下腔静脉分叉、67.33%为左髂总静脉、0.99%为右髂总静脉、28.71%其后方为结缔组织。髂总动脉的长度不一，决定其后方的静脉不同。不同的静脉，其损伤的风险也不尽相同，因此在此处损伤静脉的危险性也不同。同样，对损伤的修复难度也不同。另一方面，在临床上，损伤上

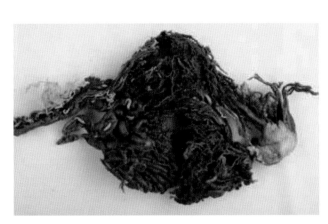

图11-5-20　子宫静脉血管网

述静脉往往不 是主干损伤，而是其上方的细小属支撕裂损伤，下腔静脉和髂总静脉相对固定，缝合止血极为困难，而腹腔镜下常用电凝止血，但在此处是禁忌，使此处成为腹腔镜下大血管损伤修复的最难之处。在盆腔淋巴结切除术中解剖髂总静脉分叉常被前辈专家称为"虎口"，可见此处的危险性极大。由于髂总静脉分叉深藏在盆腔中组织后，术中未解剖暴露前无法清楚呈现，而这一过程通常是在盲目下进行，一旦不慎损伤该分叉，血液将从三个方向蜂拥而出，难以快速止血，堪称为死亡之虎口，乃术者之险地。传统的观点认为髂总动脉分叉下方即为髂总静脉分叉，但实际情况并非如此，髂总动静脉分叉之间的关系有三 种类型，最常见的是髂总动脉分叉高于髂总静脉分叉，其次为两者平齐，少数情况出现髂总动脉分叉低于髂总静脉分叉。这就决定了髂总动脉分叉下方的第三条"支流"可为髂总静脉、髂外静脉和髂总静脉分叉。进一步分析发现右侧髂总动脉分 叉下方为髂总静脉占 76.69%、髂外静脉占 9.02%、髂总静脉分叉占 4.10%、下腔静脉分叉占 5.74% 及 结缔组织占 2.46%；而左侧髂总动脉分叉下方髂总静脉占 9.02%、髂外静脉占 13.11%、下腔静脉分叉占 0.82% 及结缔组织占 77.05%。

（三）闭孔区域盆腔血管

闭孔区域盆腔血管包括闭孔动脉、副闭孔动脉、闭孔静脉和副闭孔静脉（图 11-5-21）。闭孔动脉多数为 1 支，少数为 2 支，起始部位比较分散，一般是髂内动脉前干的分支，起始于脐动脉稍下方，沿盆腔侧壁走行，有同名静脉和同名神经伴行。达盆壁前中 1/3 交界处，穿闭膜管出骨盆，分为前支和后支，前支至股内侧的内收肌群，后支至髋关节、股方肌。有时闭孔动脉缺如，可见副闭孔动脉，凡直接起或间接起源于髂外动脉或股动脉者，均为副闭孔动脉，也有学者称其为死冠血管。

对于妇科恶性肿瘤的患者，盆腔淋巴结转移的第一站通常为闭孔区淋巴结，传统淋巴结切除术规定清除闭孔神经水平以上的淋巴脂肪组织即可。而对于闭孔下区的淋巴脂肪组织可不予处理，其原因在于闭孔下区除了存在纵横交错的静脉血管网外，还存在死冠血管（即介于髂外或腹壁下血管与闭孔动脉之间的吻合支，或是介于髂外血管

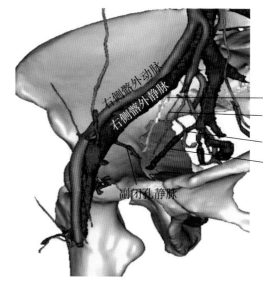

图11-5-21 闭孔区血管神经

与任何闭孔之间的血管），而死冠血管名词的来源就是因为一旦损伤易导致难以止血而致患者死亡，而死亡冠血管即为副闭孔动脉。此外，不少患者存在"无名静脉"，该静脉与闭孔神经伴行，自闭孔区回流至髂外静脉，因此我们认 为该"无名静脉"应为变异的闭孔静脉。如果术前未知是否会存在该静脉时，在行闭孔淋巴结切除时可损伤该静脉。正因如此，传统上认为闭孔下区手术难度大，一旦损伤出血将难以控制，是为"狼窝"，属于"手术禁区"。因此，在此操作过程中预防血管的损伤尤为重要。

四、盆腔淋巴结

腹盆腔淋巴结切除术的范围主要是根据腹盆腔淋巴结的分布及淋巴回流的特点来决定。传统解剖书及妇产科学相关教材中介绍腹盆腔淋巴结包括腹主动脉旁淋巴结（腰淋巴结）、髂总淋巴结、髂内外淋巴结及骶淋巴结，并对淋巴回流进行了简单的说明。根据淋巴结的分布及淋巴回流特点（表 11-5-1），可以确定当发生相应女性生殖器官恶性肿瘤时淋巴结切除术的手术范围。

1.腹主动脉旁淋巴结切除术相关解剖 并非所有的妇科恶性肿瘤患者手术时均需行腹主动脉旁淋巴结切除术，其适应证主要为卵巢癌、输卵管癌、子宫内膜癌浆液性乳头状腺癌、Ⅱ期以上子宫内膜癌及宫颈癌盆腔淋巴结有转移者。

表11-5-1 女性生殖系统淋巴回流解剖特点

女性生殖器官	淋巴回流解剖通路
卵巢	卵巢淋巴→腹主动脉旁淋巴结
	卵巢门淋巴→髂内、外淋巴结→髂总淋巴结→腹主动脉旁淋巴结
	卵巢淋巴→髂外及腹股沟淋巴结
子宫	宫底部淋巴→腹主动脉淋巴结
	子宫前壁淋巴→腹股沟淋巴结、膀胱淋巴结
	子宫下段淋巴→宫旁、闭孔、髂内、髂外及髂总淋巴结→腹主动脉旁淋巴结
	子宫后壁淋巴→直肠淋巴结
宫颈及阴道上段	宫颈及阴道上段淋巴→宫旁、闭孔、髂内、髂外及髂总淋巴结→腹主动脉旁淋巴结
阴道下段及外阴	阴道下段及外阴淋巴→腹股沟浅淋巴结→腹股沟深淋巴结→闭孔、髂内等淋巴结

　　腹主动脉旁淋巴结（又称为腰淋巴结）位于腹膜后间隙，沿腹主动脉和下腔静脉周围分布，按其位置分为左腰淋巴结群、中间淋巴结群及右腰淋巴结群。按照腹主动脉接受淋巴回流来源的不同还可为腹主动脉前外侧淋巴结、腹主动脉后淋巴结、主动脉腔静脉间淋巴结（中间腰淋巴结）、腔静脉前外侧淋巴结及腔静脉后淋巴结。也有学者按从上至下的顺序将其分为腹主动脉裂孔内淋巴结、腹腔动脉根部至肾静脉下缘周围淋巴结及肾静脉下缘至肠系膜下动脉区域淋巴结，肠系膜下动脉至腹主动脉分叉部淋巴结。

　　2.腹盆腔淋巴结组织相关解剖　基础解剖书中描述盆腔淋巴结主要沿盆腔血管分布，沿血管走行自上而下分别分布于腹主动脉区、髂总血管区、髂内血管区及髂外血管区。在临床实践中，妇科手术血管损伤多发生在盆腔淋巴结切除术中，简单的腹盆腔淋巴结分区已不能满足临床指导需求，因此针对妇科手术的操作要求，有必要对腹盆腔淋巴结进行更详细的分类及详细的解剖学阐述。

　　（1）髂总淋巴结群相关解剖：传统解剖认为髂总淋巴结位于髂总动、静脉的周围，分布在髂血管区的前侧、外侧和内侧，其中内侧淋巴结群，位于髂总动脉内侧或髂总静脉前方，每侧约1~2枚，多数可达5枚，及少数患者可缺如；外侧淋巴结群，约1~3枚，左侧者位于左髂总动脉与腰大肌之间，右侧者位于右髂总动脉的外侧，右髂总静脉的前方；前侧淋巴结群约1~3枚，位于髂总动、静脉前面。

　　（2）髂外淋巴结群相关解剖：髂外淋巴结位于髂外动、静脉的外侧，可按分布位置不同分为3群：①髂外外侧淋巴结群，沿髂外动脉外侧排列，约1~3枚；②髂外内侧淋巴结群，位于髂外静脉前内侧，紧贴盆壁，与腹股沟深淋巴结相延续，约2~5枚；③髂外中间淋巴结群，位于髂外动、静脉后方与腰大肌之间，约1~3枚，平均2枚。

　　（3）髂内淋巴结群相关解剖：髂内淋巴结分布于髂内血管主干及其分支、属支，按照髂内血管的走行，将髂内淋巴结群分为四个部分，髂内血管主干淋巴结组、闭孔淋巴结组、骶淋巴结组和臀淋巴结组。因女性生殖器官恶性肿瘤极少转移至臀淋巴结组，故基本不进行对臀淋巴结组的切除。闭孔淋巴结约1~3枚，根据淋巴引流的解剖特点，女性生殖系统恶性肿瘤均可转移至闭孔淋巴结，尤其在发生宫颈癌时，肿瘤细胞常转移至闭孔淋巴结，故针对妇科恶性肿瘤性疾病进行淋巴结切除时，必须切除闭孔淋巴结。骶淋巴结组位于骶骨前面、两侧髂总静脉之间，沿骶正中血管和骶外侧血管排列，并且其靠近骶丛神经，癌肿侵犯时会引起坐骨神经放射性疼痛。骶淋巴结区的切除范围为骶岬至第3骶椎，该区域内的骶前血管网包括骶正中动、静脉及骶前静脉丛。

　　（4）髂间淋巴结：髂间淋巴结位于髂总动脉发出髂外与髂内动脉的分叉部位，有1~2个淋巴结，接受髂外、髂内淋巴结及盆腔器官旁淋巴结的输出淋巴管，然后再注入髂总淋巴结。值得注意的是，该处淋巴结后方可能为下腔静脉、髂总静脉汇合处、髂总静脉或髂内外静脉汇合处，所以在切除此处淋巴组织时风险极高，需要注意避免损伤血管。

　　（5）腹股沟深淋巴结：腹股沟深淋巴结约3~5枚，位于髂外动、静脉最下端的内外两侧延伸入股管，其中位于髂外血管最下端处有 1~2 个较大的淋巴结，称之 Cloquet 淋巴结。其下有旋髂深静脉通过，因此切除此处淋巴结时需注意避免损伤此血管。

五、泌尿系统器官

1. 膀胱 膀胱为一肌性空腔器官，位于耻骨联合后、子宫之前。其大小、形状、位置及壁厚可因其盈虚及邻近器官的情况而变化。成人平均容量为 400ml（350~500 ml）。

2. 输尿管 输尿管（ureter）为一对肌性圆索状长管，输尿管在腹膜后，起至肾盂，终于膀胱，各长约 30 cm，粗细不一。输尿管壁厚约 1 mm，分为黏膜、肌层及外膜三层，由肾动脉、肾下级动脉、腹主动脉、骶中动脉、卵巢动脉、髂总动脉、髂内动脉、膀胱上动脉、膀胱下动脉、子宫动脉分支在输尿管周围吻合形成丰富的血管丛而进入输尿管内，故手术时勿损伤输尿管外膜，以免影响输尿管血供而造成坏死性瘘管。在腹主动脉区域，双侧输尿管分别沿腹主动脉和下腔静脉外侧走行，但左侧输尿管与腹主动脉的距离大于右侧输尿管与下腔静脉的距离，因此在行腹主动脉旁淋巴结切除时，需注意避免损伤右侧输尿管。在盆腔段，左侧输尿管一般跨同侧髂总动脉，右侧输尿管一般跨过同侧髂外动脉，进入盆腔。沿盆腔侧壁先行向后下，至坐骨棘平面再转向前内，经行于子宫阔韧带基底部附近的结缔组织内，至子宫颈和阴道穹隆两侧，距子宫颈约 2 cm 处，从子宫动脉的背侧绕过，经阴道侧穹隆的稍上方，在子宫颈阴道上部外侧约 2 cm 处向前行，然后斜向内侧，经阴道前面至膀胱底。行子宫切除术时，需要注意子宫动脉在阔韧带基底部与输尿管的关系，结扎没有分离干净的子宫动脉容易损伤输尿管。

六、盆腔自主神经

在保留神经的广泛性子宫切除术的基础上，经过系列的基础和临床研究发现，腹下神经（HN，交感神经）、盆腔内脏神经（PSN，副交感神经）、下腹下丛（IHP，交感与副交感混合神经）、下腹下丛膀胱支（混合神经）组成的盆腔自主神经在术中的保留缺一不可，需系统全面地保留，故称之为 SNSRH。

在保留神经的广泛性子宫切除术的基础上，经过系列的基础和临床研究发现，腹下神经、盆腔内脏神经、下腹下丛、下腹下丛膀胱支组成的盆腔自主神经在术中的保留缺一不可，需系统全面地保留，故称之为 SNSRH。

1. 腹主动脉丛 腹主动脉丛（abdominal aorti plexus）亦名肠系膜间丛。腹主动脉丛由腹腔神经丛和腹腔神经节的分支形成，并接受来自 L1、L2 内脏神经的纤维。该丛位于腹主动脉的两侧和前方，肠系膜上、下动脉起始部之间，部分纤维分布在下腔静脉前方。该丛与腹腔丛、腹腔神经节和主动脉肾节相延续，向下延续为肠系膜下丛、下腹上丛，甚至围绕髂总动脉及其分支分布至下肢血管外。根据其主要分布于肠系膜上、下动脉起始部之间，且与肠系膜上丛、肠系膜下丛相对应，亦称之为肠系膜间丛；但考虑到该丛向下的直接延续为下腹上丛（骶前神经丛），且在肠系膜下动脉起始部下方的腹主动脉两侧及前方仍有分布，故认为腹主动脉丛的称谓更合适和贴切。

2. 腹下神经 于骶岬表面水平由上腹下丛延续而来，位于直肠旁间隙，沿直肠系膜向下走形至盆腔，为宽约 4 mm，双侧对称的交感神经纤维，在骨盆入口位于输尿管内测约 1.6 cm，并与之平行，在此平面以下位于输尿管的内侧、背侧，沿盆侧壁向尾侧下行参与盆丛的构成，主要分布于宫骶韧带和直肠阴道韧带的外侧面并与之紧贴，属于交感神经。

3. 盆腔内脏神经 盆腔内脏神经由脊髓骶副交感神经核发出，为节前纤维，随第 2~4 骶神经的前支出骶前孔后，离开骶神经构成盆腔内脏神经，向前向下汇入腹下神经共同形成盆丛，行程约 25~30 mm，大部分纤维随盆丛分支分布到所支配的脏器（如子宫、膀胱、阴道、直肠）附近或者脏器壁内交换神经元属于副交感神经。部分盆腔内脏神经的分支在下腹下丛内上升，分出纤维支配乙状结肠、降结肠、结肠左曲和末端横结肠。

4. 下腹下丛 下腹下丛及盆丛，分布呈网状四角形结构，为一大约（3~4）cm ×（2~3）cm 的网状神经组织平面。在腹膜外壁层筋膜内，位于骶骨前面和直肠两侧，平行于构成直肠旁间隙的直肠阴道韧带，与子宫血管和宫旁结缔组织构成主韧带，大部分神经位于子宫动静脉的下方。盆丛神经分支细小而密集，既有交感神经成分，又有副交感神经成分，其交感神经纤维部分来自骶交感干的节后纤维，部分为腹下神经的直接延续，而副交感神经纤维来自盆腔内脏神经。此丛伴随髂内动脉的分支组成中直肠丛、膀胱丛、子宫阴道丛、输尿管丛等，并随动脉分支分布到盆腔各脏器。直肠丛交感神经传出纤维使直肠舒张，肛门内括约肌收缩；副交感神经传出纤维使直肠收缩和肛门内括约肌松弛。子宫阴道丛有来自脊髓第 12 胸节及第 1 腰节侧角的交感神经节前纤维（其作用可使子宫血管收缩）、来自脊髓第 2~4 骶节副交感核的副交感神经节前纤维（其作用可引起子宫肌及血管舒张）。在骶神经的脊神经节内含有子宫颈痛觉的传入纤维，在交感神经内有子宫体的痛觉纤维，经上腹下丛及腰内脏神经传入脊髓。膀胱丛发出的纤维分布于膀胱的上、下部，副交感神经传出的冲动引起膀胱逼尿肌收缩和内括约肌松弛，引起排尿功能，交感神经可加强膀胱内括约肌紧张度，有阻止排尿的作用。

七、盆腔间隙

　　间隙指腹膜外组织在腹膜平面与盆膈之间形成的一些潜在的空间，其中含脂肪组织，少血管神经，易分离，如膀胱侧间隙、直肠侧间隙、阴道直肠间隙等。窝指腹盆腔内器官与器官之间、器官与盆壁之间的腹膜反折处，如膀胱侧窝、直肠侧窝、道格拉斯窝等。间隙和窝在解剖学上是两个意义不同的名称，简单地讲，腹膜上为窝，腹膜下为间隙。然而在妇科相关解剖中，往往把间隙称为窝，如临床医生在手术中及手术记录中常讲的膀胱侧窝实际上是指膀胱侧间隙。

（陈春林）

第六节　开腹手术要点及常见并发症

一、手术医生的选择

　　子宫内膜癌的低危肿瘤（分化好和＜1/2 肌层浸润）的淋巴结阳性率＜5%，这些患者不需要全面的手术分期。普通的妇科医师也可以安全地进行筋膜外子宫切除术和附件切除术。但是有子宫外病变需行淋巴切除的高危患者，应转诊至妇科肿瘤医生治疗，全面的术前检查特别是病理学和影像学资料可以有效地作出正确的分流。

二、手术切口的选择

　　子宫内膜癌的开腹手术一般推荐用下腹正中直切口，不主张采用下腹横切口。即使是对肥胖患者，也不主张横切口。因为下腹横切口很难满足手术探查和手术分期或减瘤术的要求。而且，对于患早期子宫内膜癌的肥胖患者，如果顾虑术后手术切口愈合困难等情况，目前的腹腔镜技术完全可以做到用腹腔镜或腹腔镜辅助经阴道子宫切除术来进行手术分期。对于Ⅲ期患者的减瘤术，下腹横切口难以有良好的术野暴露，如果腹腔镜技术难以信任的话，还得冒切口愈合不良的风险采用直切口。

三、子宫内膜癌手术分期程序

　　对 FIGO 制定的子宫内膜癌手术 - 病理分期争论很多。比如说，何为标准的宫内膜癌手术分期程序？另外，是否所有患者均需行淋巴切除术？

　　目前，还没有国际上可接受的标准的子宫内膜癌手术分期程序。一般推荐的程序如下。

　　1. 腹腔探查　①腹部正中直切口；②打开腹腔后立即取盆、腹腔冲洗液找癌细胞；③仔细探查整个腹腔内脏器，网膜、肝脏、腹膜子宫直肠陷凹和附件表面均需检查；④触摸任何可能存在的转移病灶；⑤仔细触摸主动脉旁和盆腔内可疑或增大的淋巴结。

　　2. 明确子宫的切除范围　根据分期确定，尽管目前有分段诊刮、超声、MRI、宫腔镜等术前检查手段，但术前对于子宫内膜癌是否有宫颈管侵犯的判断还是有相当比例的误差。在宫颈是否受侵犯方面，往往是术前分期高于手术分期。故子宫内膜癌的手术一般采用先切除子宫，切除子宫后即剖开子宫再来决定是否需要切除腹膜后淋巴结的方法。

　　（1）对术前已排除宫颈浸润的Ⅰ期患者，行筋膜外全子宫切除及双附件切除术。附件外观即使正常亦提倡切除，因为可能会有微小浸润癌，此外，子宫内膜癌发病与卵巢分泌雌激素有关，因此，不主张保留卵巢。在一般病例，没有必要切除阴道穹窿，切除宫旁组织也没有任何益处。切除子宫后即剖开子宫以决定是否需要切除腹膜后淋巴结，肉眼观察如下内容：①肌层浸润深度与肌层厚度的比值；②肿瘤的大小；③肿瘤的位置（宫底、子宫下段或宫颈）。肿瘤的分化程度越低，术中肉眼对肌层浸润深度的评估准确性越低。有一个研究报道，肉眼下肌层浸润深度评估正确率在 G1 为 87.3%，，G2 为 64.9%，G3 为 30.8%。所以，在低分化肿瘤或肉眼判断无把握时，最好送冰冻切片检查。

（2）术前已证实有宫颈间质侵犯的 Ⅱ 期患者，应施行根治性子宫切除术。不能肯定有宫颈浸润者，可行改良根治性子宫切除术。

（3）对 Ⅲ 期子宫内膜癌患者，由于阴道或宫旁浸润，在对转移病灶做全面检查后最好行盆腔外照射放疗。治疗完毕后，可以手术切除者行剖腹探查术。有盆腔外转移的患者，根据病人的不同情况，选用扩大放射治疗野、细胞毒药物全身化疗或者激素治疗。但是，如果一个 Ⅲ 期患者已被 B 超证实附件有包块或受侵犯，应该直接进行手术治疗而不做术前照射，目的是为了判断肿物的性质和进行手术病理分期。多数情况下可施行全子宫切除及附件切除术，大网膜切除和肿瘤细胞减灭术。

（4）对远处转移的 Ⅳ 期患者，可行姑息性全子宫加双附件切除术，术后辅以放疗或激素治疗或化疗。

3. 根据剖开子宫 / 及冰冻切片结果决定是否切除腹膜后淋巴结

（1）Ⅰ 期患者若无如下指证，切除腹膜后淋巴结的意义不大。若病灶浸润肌层深度超过 1/2、或病灶面积超过宫腔面积的 1/2，或术前诊刮的标本已证实为低分化肿瘤，或有血管或淋巴脉管浸润，需行双侧盆腔淋巴切除术和腹主动脉旁淋巴结切除术。

（2）术前已证实有宫颈间质侵犯，或切除子宫后剖开子宫发现宫颈有浸润的 Ⅱ 期患者，应切除双侧盆腔淋巴切除术和选择性腹主动脉旁淋巴结切除术。

（3）Ⅲ 期子宫内膜癌患者如果已经施行了满意的肿瘤细胞减灭术，病人的一般情况又允许继续进行手术的话，继续进行双侧盆腔淋巴切除术和腹主动脉旁淋巴结切除术。若残留有大块病灶不能切除，则切除腹膜后淋巴结的意义就不大。

（4）有远处转移的 Ⅳ 期患者，切除腹膜后淋巴结无价值。

四、腹膜后淋巴切除术要点

（一）腹膜后淋巴结的切除范围

一般认为，盆腔淋巴结切除的范围应包括：上界达髂内、外动脉交叉上 3 厘米处，切除髂总血管表面的髂总淋巴结。下界达髂外静脉的分支旋髂静脉横跨髂外动脉处，此处表面为腹股沟深淋巴结。外界为腰肌表面；内界为输尿管外侧缘；底部以闭孔神经为界。技术熟练者也可清除闭孔神经下组织，在该范围内，所有淋巴脂肪组织均需全部切除。主动脉旁淋巴结的切除范围为：下界与盆腔淋巴结切除时髂总淋巴结上方断端相接，上界最好达肾动脉水平，至少达肠系膜下动脉水平。还应切除骶前淋巴结。

（二）腹膜后淋巴结的切除方法和技巧

从手术的彻底性考虑，腹膜后淋巴结切除以连续整块切除为好。

腹膜后淋巴切除术免不了要和盆腔血管、神经、输尿管打交道。手术者常常因为惧怕在切除淋巴结时损伤这些组织，不敢"太岁头上动土"，东一块西一块地把组织拿下来，草草收兵就宣称是做了淋巴切除术。等到术后病理报告回来后发现该拿的淋巴组织没拿到，取出来多数是脂肪组织。

对腹膜后淋巴结切除术，作者的提议是：别把眼睛老盯在淋巴结上，把注意力集中在盆腔血管和神经上。把血管和神经解剖游离出来，并尽可能避免损伤它们，留下血管和神经，其他淋巴、脂肪组织通通拿走，就能安全、快捷、干净地把全部淋巴组织切下来。

手术时，有三件事值得注意：第一，尽可能做到连续整块切除。第二，切除范围要足够大。第三，在一些关键部位进行结扎。

1. 盆腔淋巴结手术技巧　沿着血管平行剪开血管鞘，沿神经周围分离神经，只要在游离血管和神经的过程中，不切断淋巴脂肪组织，就能把淋巴脂肪组织整块地拿下来，也就是所谓的"连续整块切除"。

为了减少出血和淋巴囊肿的形成，最好对髂总、腹股沟深、髂内外动脉交叉、闭孔窝上、闭孔窝下等 5 处的淋巴管进行结扎。

现将手术顺序和方法介绍如下：

（1）器械：除了一般的全宫切除术器械外，需要增加的手术器械有：长薄剪刀1把，长镊子1把，长小直角钳3把，长大直角钳1把，长持针钳2把，肾盂拉钩1把。当然，如对盆腔的解剖非常熟悉，血管和神经的走向和变异已了然于胸，使用电刀游刃有余的话，使用电刀有更多的优势。

（2）麻醉：最好用气管内麻醉，因可以保证肌松，利于排垫肠管，也方便切口的延长。如无条件，连续硬膜外麻醉也可以。

（3）体位：病人不需腰桥，也不需垫高腰部，取平卧位即可。切除右侧盆腔淋巴结时，手术者站在病人左侧。切除左侧时，手术者可仍站在病人的左侧，但要摇摆手术床，把病人摆为右高左低位。手术者也可站在病人的右侧。

（4）切口：取下腹正中切口，一般需从耻骨联合上缘至绕脐上1~2cm，才能较方便地切除髂总淋巴结。

（5）切除右侧盆腔淋巴结的主要手术步骤和注意事项

1）在阔韧带前叶、近骨盆漏斗韧带的外侧下方无血管区切开该处腹膜。向圆韧带方向继续剪开阔韧带前叶，钳夹、切断圆韧带，向膀胱腹膜反折方向继续剪开阔韧带前叶，至宫旁止。

2）分别缝扎圆韧带远端、缝吊剪开的阔韧带前叶外侧切缘圆韧带与骨盆漏斗韧带中点处和圆韧带外侧断端和子宫旁中点处，提起这3处缝线，使阔韧带内之疏松组织有张力。

3）贴骨盆侧壁剪开阔韧带内疏松组织，见到髂腰肌后用左手沿髂腰肌表面向外上方向钝性分开疏松组织直至暴露髂总动脉，左手转向内下分离，可很容易清楚地暴露出输尿管中下段。

4）距输尿管约2cm处剪开阔韧带后叶腹膜，并沿输尿管走向平行剪开阔韧带后叶至宫骶韧带处。此时，已清楚游离出骨盆漏斗韧带，也已将输尿管与骨盆漏斗韧带分开。

5）高位钳夹、切断、结扎骨盆漏斗韧带。注意此韧带中血管丰富，管径也较粗，需双重结扎。在钳夹和切断骨盆漏斗韧带之前，需再次确认韧带与输尿管已完全分离。避免无意中损伤、切断输尿管。

6）分离生殖股神经：生殖股神经位于髂腰肌表面，为感觉神经，支配会阴部。术中尽量保留，

切断也无妨。

7）暴露闭孔神经：闭孔神经上段位于髂外静脉外侧，闭孔神经下段位于髂外静脉内侧。宜分段分离，即在髂外静脉外侧分离闭孔神经上段，在髂外静脉内侧分离闭孔神经下段。

8）清除髂总淋巴结：有侧入钝性分离法、顺行锐性分离法和逆行分离法三种，以侧入钝性分离法较干脆利落。

9）分离髂外动脉：髂外动脉本身无分支，分离时需注意髂内、外动脉交叉和下方的旋髂深静脉。

10）分离腹股沟深淋巴结：钝性分离为主，结合锐性分离，注意收集下肢的淋巴管需结扎。

11）髂外静脉分支及解剖变异：注意旋髂后静脉根部位置的变异，髂内、外静脉交叉处往往比动脉交叉低2~3cm。

12）髂内血管：只从表面清除。

13）闭孔窝淋巴结：只从闭孔神经表面清除，闭孔神经底部的丰富的静脉丛，损伤后难止血，万一出血，只有长时间的压迫。

（6）左侧盆腔淋巴结的切除方法与右侧大致相同。不同的地方在于左侧髂总静脉位于髂总动脉内侧，而左侧髂总淋巴结位于髂总动脉的外侧即髂总动脉和腰大肌之间。故清除左侧髂总淋巴结没有清除右侧髂总淋巴结危险。

两侧盆腔淋巴结切除后，可按解剖顺序每一侧分髂总、髂外、髂内、闭孔、腹股沟深5组分别送病理检查。

2. 腹主动脉旁淋巴结切除术手术技巧　主动脉旁淋巴结切除术主要应用于子宫内膜癌和卵巢癌的分期手术，在宫颈癌的手术治疗中，主要进行主动脉旁淋巴结取样，以确定有无该部位的淋巴结转移，为术后是否增加辅助放疗提供直接证据。

根据不同的淋巴结切除范围，设计不同的腹膜后切口。如上界拟达肾动脉水平，一般需切开升结肠外侧的结肠旁沟的腹膜，把升结肠、横结肠和小肠均往左侧翻开，暴露主动脉、下腔静脉和左右肾动脉和肾静脉。从血管表面把淋巴结切除。如上界拟达肠系膜下动脉水平，可沿切除右侧盆腔淋巴结的切口，沿髂总动脉、腹主动脉的上方继续向上切开后腹膜，至十二指肠根部，向上游离右侧输尿管和骨盆漏斗韧带，在游离输尿管的过程中，下腔静脉的右侧缘自然就显露了出来，分离下腔静脉右侧

缘与腰大肌的间隙，从腹主动脉右侧分离淋巴组织间隙，再从肠系膜下动脉的上方，把腹主动脉和下腔静脉的表面的淋巴组织上端结扎切断，然后向下整块掀开，一直至两侧髂总血管表面，把腹主动脉旁淋巴结整块切除，最后切除骶前淋巴结。

切除骶前淋巴结时要牢记骶前淋巴结的位置是在髂总静脉交叉的下方，而不是在髂总动脉交叉的下方。髂总静脉交叉往往低于髂总动脉交叉，即髂总动脉交叉的下方就是左侧髂总静脉壁，若将此处当成是骶前淋巴结而向下分离的话，很容易损伤左侧髂总静脉造成难以控制的大出血。

五、广泛性子宫切除术要点

（一）Piver Rutledge 广泛子宫切除术分型

目前，关于广泛性子宫切除术的手术范围，国际上通用 Piver Rutledge 的分型（图 11-6-1）。对于子宫内膜癌来说，常用的是 Ⅰ ～ Ⅲ 型子宫切除术。具体如下：

Ⅰ 型：筋膜外子宫切除术（extrafascial hysterectomy）。紧贴宫颈旁切除子宫。可经腹、经阴道或腹腔镜辅助阴道子宫切除术。

Ⅱ 型：改良广泛性子宫切除术（Wertheim, modified radical hysterectomy）。范围相当于国内俗称的"次广泛子宫切除术"，切除更多的宫旁组织，但保留远端输尿管及膀胱的血供。打开输尿管隧道，

保留完整的膀胱子宫韧带，切除 1/2 宫骶韧带及主韧带。

Ⅲ 型：广泛性子宫切除术（Meigs, radical hysterectomy）。范围相当于国内俗称的"广泛子宫切除术"，完全打开输尿管输尿管隧道，保留远端输尿管与膀胱上动脉之间小部分的侧部组织，完全切除膀胱子宫韧带，切除广泛的阴道旁组织及宫旁组织，靠近骨盆壁切除主韧带和宫骶韧带，切除阴道上 1/3。

Ⅳ 型：扩大广泛性子宫切除术（extended radical hysterectomy）。切除更广泛的阴道旁组织和宫旁组织的切除，必要时切除髂内动脉和输尿管壁上所有组织，与Ⅲ型子宫切除术的区别在于：输尿管从膀胱子宫韧带完全游离，切除膀胱上动脉，切除 3/4 阴道。

Ⅴ 型：部分盆腔脏器去除术（partial exenteration）。切除部分膀胱和远端输尿管，输尿管膀胱植入，适应于中央型复发或广泛手术发现肿瘤包饶输尿管远端时。

（二）广泛性子宫切除术手术技巧

通过实践，我们总结了根治性子宫切除术的十六字方针"**先骶后主，及时转向，平行盆底，留足断端**"。即先切断宫骶韧带，使子宫可以提得更高，有利于分离膀胱宫颈间隙和膀胱阴道间隙，也利于分离输尿管隧道，然后再切断主韧带。在切断宫骶韧带深层和主韧带、宫旁、阴道旁组织时，始终要平行盆底及时转向，并留下充分的断端组织，避免断端组织回缩难以止血。

对于各个具体的手术步骤，我们也总结了相应的口诀：

（1）紧贴腹膜、保留神经（打开直肠侧间隙）

（2）找准间隙、锐钝结合（分离直肠阴道间隙）

（3）切开侧膜、浅深分层（切断宫骶韧带）

（4）保持张力、找白分离（分离膀胱阴道间隙）

（5）先出后入、两侧贯通（打开输尿管隧道）

（6）两窝之间、一次钳夹（切断主韧带）

（7）垂直转向、端端相接（切除阴道旁组织）

（8）U 型缝合、不留死腔（缝合阴道断端）

下面逐个介绍每个手术步骤的手术技巧。

1. 打开直肠侧间隙

直肠侧间隙也称直肠侧窝。打开直肠侧间隙

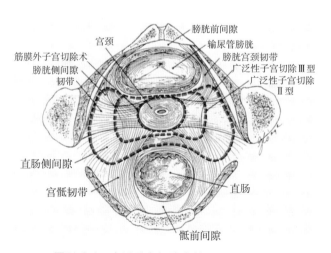

图11-6-1　广泛子宫切除术的Piver Rutledge
图中内环为 Ⅰ 型筋膜外子宫切除术的手术范围
中间环形为 Ⅱ 型改良广泛性子宫切除术的手术范围
外环为 Ⅲ 型广泛性子宫切除术的手术范围

的目的是为了暴露宫骶韧带的外侧缘和主韧带的后缘。输尿管从间隙的中间通过，其下方有腹下神经丛分出的腹下神经。有丰富血管网和输尿管周围伴行，并发出营养支到输尿管，而宫骶韧带外侧的腹膜则没有大血管分布。故打开直肠侧间隙时，若靠近输尿管分离容易出血，也易破坏输尿管的血管营养支，增加术后输尿管缺血、坏死的机会。而贴近腹膜侧分离，则可不出血，而且可以将腹膜外侧的神经丛完整保留推向外侧（图 11-6-2 至图 11-6-7）。故此，分离直肠侧间隙的技巧就是：**紧贴腹膜、保留神经**。

　　2. 分离直肠阴道间隙

　　直肠阴道间隙是一潜在性较易分离的间隙。前方为阴道前壁，后方为直肠前壁，两侧为直肠柱和

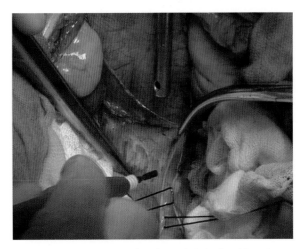

图11-6-4　暴露左侧直肠侧间隙底部腹下神经丛1

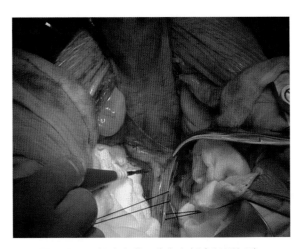

图11-6-2　紧贴腹膜，分离左侧直肠测间隙1

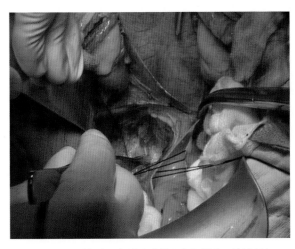

图11-6-5　暴露左侧直肠侧间隙底部腹下神经丛2

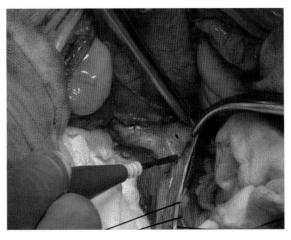

图11-6-3　紧贴腹膜，分离左侧直肠测间隙2

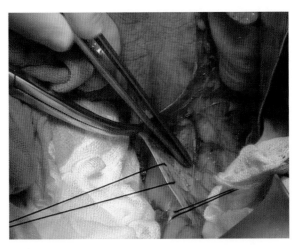

图11-6-6　紧贴腹膜，分离右侧直肠测间隙1

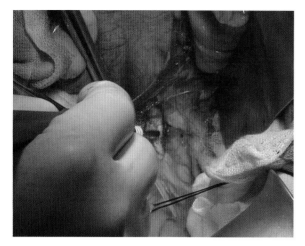

图11-6-7 紧贴腹膜，分离右侧直肠测间隙2

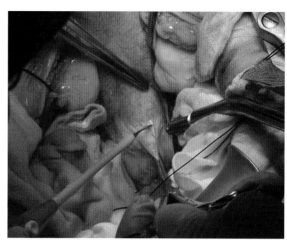

图11-6-9 切开直肠阴道反折腹膜

宫骶韧带。

直肠阴道间隙表面的腹膜形成子宫直肠窝，又称子宫直肠陷凹，也称道格拉斯（Douglas）窝，是女性盆腔最低处。此处的直肠腹膜反折处是分离直肠阴道间隙的入路。找对这个间隙是避免分离出血的关键。我们的方法是：上提子宫、用血管钳提起直肠前壁腹膜形成张力，显露腹膜反折处（图11-6-8）。用电刀切开反折腹膜（图11-6-9），继续在发白的疏松组织处向下分离（图11-6-10），然后用手指轻轻贴着阴道后壁钝性分离直肠阴道间隙（图11-6-11）（术前在阴道塞纱有助于明确指引手指贴着阴道后壁的正确方向分离），这样就可以安全地把直肠阴道间隙分开（图11-6-12）。其技巧就是：**找准间隙、锐钝结合**。

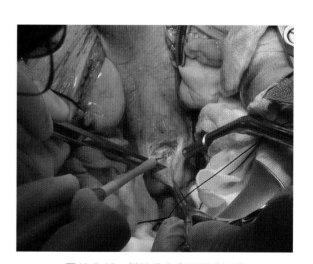

图11-6-10 锐性分离直肠阴道间隙

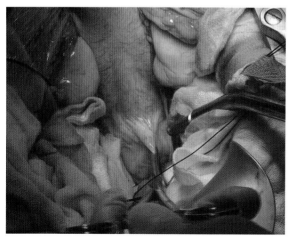

图11-6-8 提起直肠前壁，寻找直肠阴道反折

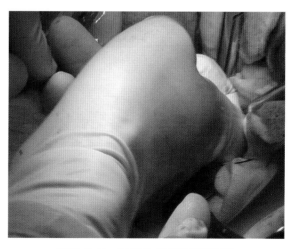

图11-6-11 钝性分离直肠阴道间隙

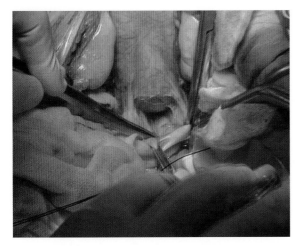

图11-6-12　直肠阴道间隙已部分分离

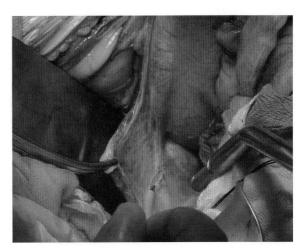

图11-6-14　切开左侧直肠侧腹膜1

3. 切断宫骶韧带

直肠侧间隙分离后，宫骶韧带外侧缘已充分游离，与输尿管也已充分分开。此时需要处理的是游离宫骶韧带的内侧缘。分离直肠阴道间隙后，虽然直肠前壁和阴道后壁已分开，但直肠前侧壁仍与宫骶韧带内侧缘相连，其表面有直肠侧腹膜覆盖。故此，先切开直肠侧腹膜就成为分离宫骶韧带内侧缘和直肠前侧壁的关键（图11-6-13至图11-6-15）。可用电刀切开直肠侧腹膜，切除长度视宫骶韧带切除的长度而定。打开直肠侧腹膜后，将直肠向内下侧进一步分离，宫骶韧带内、外侧已充分游离，可根据需要切除任何长度的宫骶韧带。

宫骶韧带分为深浅两层，浅层宫骶韧带可以直接用电刀或剪刀切开（图11-6-16，图11-6-17），

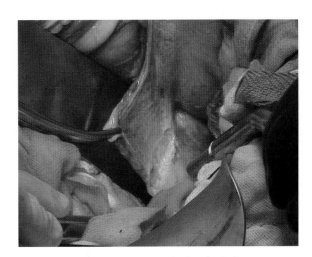

图11-6-15　切开左侧直肠侧腹膜2

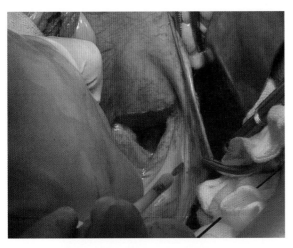

图11-6-13　切开右侧直肠侧腹膜

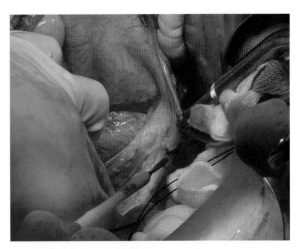

图11-6-16　切断右侧子宫骶骨韧带浅层

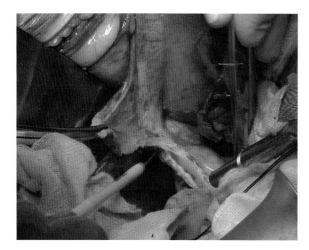

图11-6-17 切断左侧子宫骶骨韧带浅层

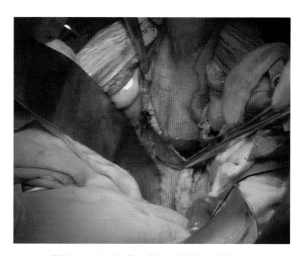

图11-6-19 切断左侧子宫骶骨韧带深层

深层宫骶韧带因血运丰富则要求钳夹、切断后缝扎止血（图 11-6-18，图 11-6-19）。小结其技巧就是：**切开侧膜、浅深分层。**

4. 分离膀胱宫颈、阴道间隙

切开膀胱腹膜反折之后，将子宫向患者头侧上方牵拉，三把弯钳钳夹膀胱腹膜反折切缘，与子宫对拉形成张力（图 11-6-20）。在有张力的情况下，间隙会变成发白的无血管区（图 11-6-21），用剪刀或电刀配合在发白处分离，锐性下推膀胱（图 11-6-22）。下推膀胱之后，继续对拉形成张力，又会出现发白的无血管区，继续在发白区分离（图 11-6-23），这样反复交替，就可以把膀胱推得很低，又很少出血（图 11-6-24）。有利于暴露出输尿管隧道的出口。技巧就是：**保持张力、找白分离。**

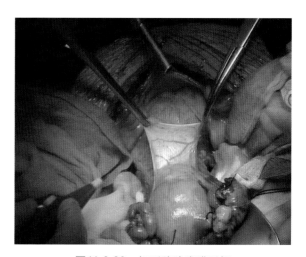

图11-6-20 切开膀胱腹膜反折

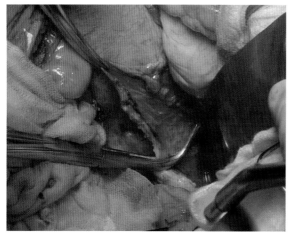

图11-6-18 切断右侧子宫骶骨韧带深层

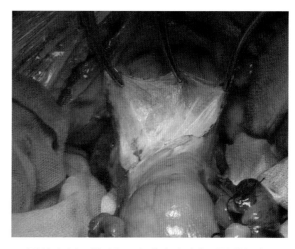

图11-6-21 沿疏松组织分离膀胱宫颈阴道间隙I

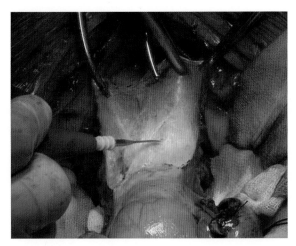

图11-6-22　沿疏松组织分离膀胱宫颈阴道间隙2

5. 打开输尿管隧道

分离好膀胱宫颈、阴道间隙之后，下一步要打开输尿管隧道。先在子宫旁血管的内侧、膀胱顶的上方、贴近阴道前壁处确定输尿管隧道出口的位置（图11-6-25），然后用直角钳紧贴输尿管的内上方，找到隧道入口（图11-6-26），钳尖向着隧道出口的方向分离（图11-6-27），最后使入口和出口两侧贯穿（图11-6-28），然后贯通钳夹、切断和结扎（图11-6-29，图11-6-30）。

打开输尿管隧道的关键一是分离膀胱要充分，二是紧贴输尿管表面寻找隧道解剖间隙，三是隧道出口的方向在内上。这样操作既可保证子宫动脉输

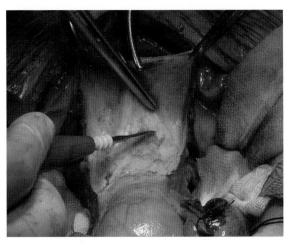

图11-6-23　沿疏松组织分离膀胱宫颈阴道间隙3

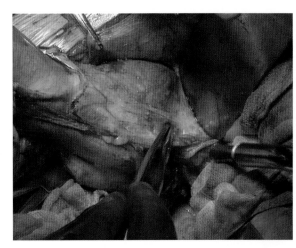

图11-6-25　确定右侧输尿管隧道出口

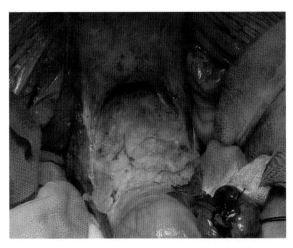

图11-6-24　膀胱宫颈阴道间隙已部分分离

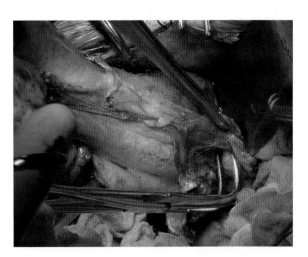

图11-6-26　确定右侧输尿管隧道入口

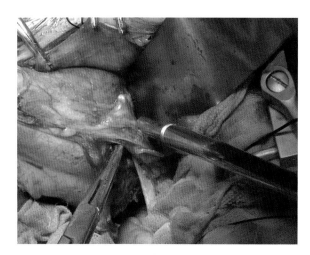

图11-6-27　即将贯通输尿管隧道

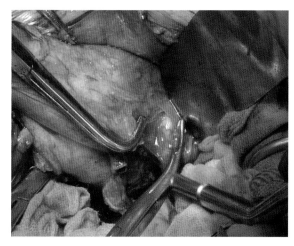

图11-6-30　切断膀胱宫颈韧带，输尿管隧道顶端已打开

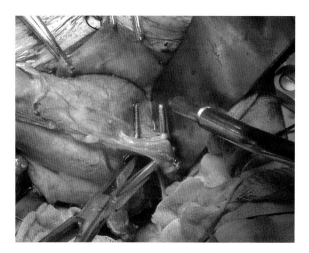

图11-6-28　已经贯通输尿管隧道

尿管支不受损伤，又能避免损伤隧道外子宫静脉丛而引起出血。

先确定隧道出口位置的好处是在打隧道时钳夹有方向，从而避免打到其他地方造成损伤或出血。贯通隧道两侧的目的一是可以把输尿管与隧道顶组织充分游离，确保输尿管不受损伤，二是可以一钳把隧道顶组织内所有血管钳住，一次结扎避免钳夹一半血管造成出血。技巧是：**先出后入、两侧贯通**。

6. 切断主韧带

打开输尿管隧道以后，可向下推开输尿管。分离出主韧带前方的膀胱侧间隙（即膀胱侧窝）和主韧带后方的直肠侧间隙（即直肠侧窝）之后，主韧带就可以清楚地显露出来（图 11-6-31），所以，手

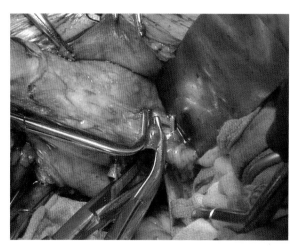

图11-6-29　一钳钳夹膀胱宫颈韧带

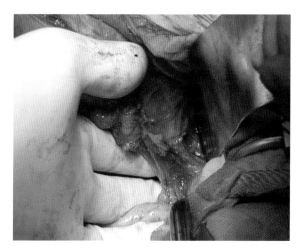

图11-6-31　分离膀胱侧间隙，暴露右侧主韧带前后缘

术的关键是正确分离这两个"窝"。用电刀将主韧带周围的疏松结缔组织切断，使主韧带充分暴露，以利于止血钳一步到位钳夹、切断、缝扎主韧带（图11-6-32，图11-6-33））。主韧带内含丰富的血管，分次钳夹易遗漏。口诀：**两窝之间、一次钳夹**。

7. 切除阴道旁组织

因为主韧带从骨盆侧壁连于宫颈，故切断主韧带时，血管钳钳夹的方向应与骨盆侧壁平行。切除阴道旁组织时，如仍与骨盆侧壁平行，将会越切越深，如果残端回缩将难以止血，故血管钳钳夹的方向应该转向与耻骨联合平行的方向。钳夹指向阴道

侧壁（图11-6-34，图11-6-35）。由于血管钳换了方向钳夹，常常造成阴道旁组织断端和主韧带断端之间有一定的距离，如不处理这段组织可有渗血，故在缝合阴道旁组织断端外侧缘时，进针处与主韧带断端相接，就可避免出血。故技巧就是：**垂直转向、端端相接**。

8. 缝合阴道断端

切除阴道旁组织之后，整个子宫就呈游离状态，接下来切断阴道，处理阴道断端。一般切除阴道上段3cm左右。阴道断端我们一般采用U字型缝合，该法操作简单，止血效果确切。缝合时可以扣锁缝

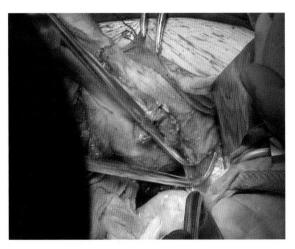

图11-6-32　钳夹右侧主韧带

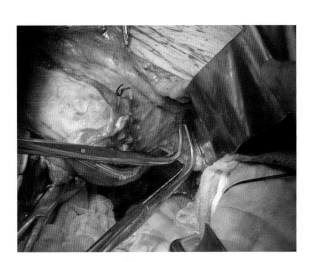

图11-6-34　钳夹右侧阴道旁组织

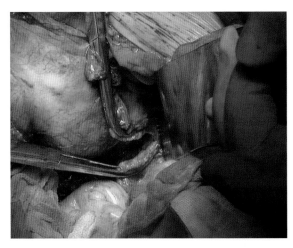

图11-6-33　切断右侧主韧带

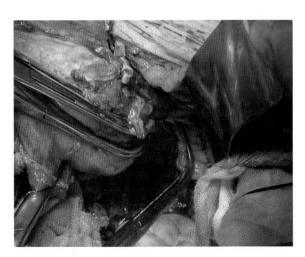

图11-6-35　切断右侧阴道旁组织

合，注意不要留下死腔（图 11-6-36，图 11-6-37 ）。口诀是：U 形缝合、不留死腔。

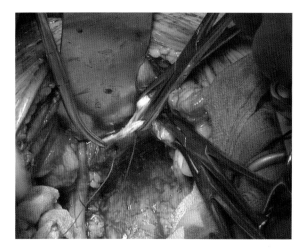

图 11-6-36　U 形缝合阴道顶端

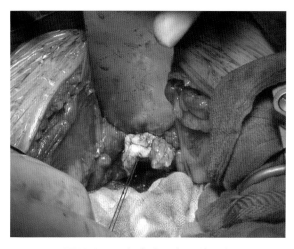

图 11-6-37　闭合式缝合阴道顶端

（林仲秋）

第七节　子宫内膜癌腹腔镜手术要点

目前，腹腔镜手术已广泛应用于许多妇科良性疾病的治疗，如子宫内膜异位症、附件肿物及异位妊娠、子宫肌瘤等，具有创伤小、术后恢复快及术后病率低等优点。20 世纪 90 年代以来，随着腹腔镜设备的改进、操作技术的提高，其在治疗妇科恶性肿瘤方面也取得了显著进展。迄今，许多学者对腹腔镜下妇科恶性肿瘤的手术分期和广泛子宫切除术进行了系列研究，初步证实了应用腹腔镜手术行广泛子宫切除和盆腔及腹主动脉旁淋巴结切除，能达到开腹手术的效果。也有学者提供了手术时间、术后病率、并发症和肿瘤复发与转移等资料（Seracchioli et al，2008；Lee et al，2008；Cho et al，2007）。而且也开展了腹腔镜手术与开腹手术对比的前瞻性研究，初步的结果表明腹腔镜下能完成妇科恶性肿瘤的分期手术治疗，长期随访结果与开腹手术相当（Mahajan et al，2008；Malur et al，2001；Tozzi et al，2005）。其中子宫内膜癌是最早采用腹腔镜行盆腔淋巴结切除和手术病理分期的妇科恶性肿瘤，迄今的临床资料显示，其肿瘤结局良好，且获得了绝大多数肿瘤学家的认可，并在 2003 年 FIGO 制订的指南中，将腹腔镜下盆腔淋巴结切除推荐为妇科恶性肿瘤手术病理分期的主要选择和途径（Spirtos et al，2005）。

目前腹腔镜手术的适应证与开腹手术一致，腹腔镜下能完成的手术包括全子宫切除、Ⅱ型根治性子宫切除和Ⅲ型根治性子宫切除术、腹主动脉周围及盆腔淋巴结切除术。

一、腹腔镜手术穿刺孔部位的选择

结合文献和我们的经验，采用 4 穿刺孔的方法，在脐孔部穿刺气腹针注入 CO_2 气体建立气腹至腹内压达 12 mmHg，用 10 mm 套管针（Trocar）穿刺置入腹腔镜，于左侧下腹部各置入第 2、第 3 根套管针，分别为 5 mm 及 10 mm，第 3 个套管针（Trocar）的入路较脐水平线高约 2 cm 便于切除腹主动脉周围淋巴结，于右侧下腹部麦氏点置入第 4 个 5 mm 套管针（Trocar）（图 11-7-1）。

然后置入腹腔镜光学视管，对腹腔内情况的全面评估，即对肝膈腹膜、侧腹膜、大网膜、胃肠道表面的检查，盆腔情况的检查，确定是否有腹腔内转移病灶。然后检查子宫及双侧附件形态、大小、活动度，及直肠陷窝有无转移病灶、积液等，再取盆腔液或冲洗液做细胞学分析，排除腹腔液的肿瘤转移和种植，再确定下一步的手术。在手术开始之前，根据确定的手术方式置入短头的举宫杯。

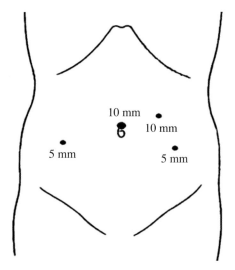

图11-7-1 穿刺孔部位选择

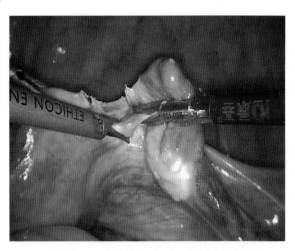

图11-7-2 电凝切断圆韧带及卵巢固有韧带

二、腹腔镜下筋膜外全子宫切除术

对于ⅠA和ⅠB期的患者，行全子宫切除术，可以达到治疗疾病的目的。腹腔镜下筋膜外全子宫切除术有两种方式，即完全腹腔镜下全子宫切除术和腹腔镜辅助的经阴道全子宫切除术。

（一）手术操作要点及技巧

1. 卵巢血管的高位结扎与切断 对于不需要保留卵巢的患者，需要行卵巢悬韧带的高位结扎与切断，先在腰大肌表面打开侧腹膜，暴露和游离卵巢动静脉，辨认清楚输尿管的走行，再用双极电凝处理卵巢血管，再用剪刀切断卵巢血管及韧带。

2. 分离子宫与卵巢 对于需保留卵巢者，举宫器向一侧推举子宫，同时于靠近子宫角处20 mm处张展开的圆韧带，于距子宫角2 cm处或中段电凝切断圆韧带。之后在距离子宫角约20 mm处电凝输卵管峡部，并切断输卵管。然后于距子宫角约10 mm处电凝卵巢固有韧带，分离阔韧带中段，应用双极电凝钳脱水、再用剪刀剪断，或用超声刀切断韧带和组织，如遇到韧带增厚变硬，特别是子宫内膜异位症时，应充分电凝增厚的组织，如电凝不充分则可能发生出血而影响手术操作，并且进行切割时应贴近卵巢侧（图11-7-2）。

3. 处理圆韧带和骨盆漏斗韧带 举宫器向一侧推举子宫，同时于靠近子宫角处牵张展开的圆韧带，于距子宫角20 mm处或中段电凝切断圆韧带。若子宫较大，双侧圆韧带增粗、短缩使子宫过于固定，可最先将双侧圆韧带先行切断，再依次切断双侧输卵管峡部、卵巢固有韧带。然后剪开阔韧带前后叶（图11-7-3），切割的范围和方向根据是否去除卵巢而定。如行卵巢切除，切除方向应向侧方，平行于骨盆漏斗韧带，将韧带低位切断。骨盆漏斗韧带内包括卵巢血管，可用双极电凝，超声刀或缝合止血。整个韧带需经双极电凝多次电凝后切割，或直接用超声刀凝切，可获得更好的止血效果，并使切割创面更干净，解剖结构更清楚。

4. 下推膀胱 自圆韧带断端向子宫颈方向切割阔韧带至膀胱子宫腹膜交界下方约5 mm处，用抓钳钳夹膀胱反折腹膜并向前腹壁提拉，同时运用

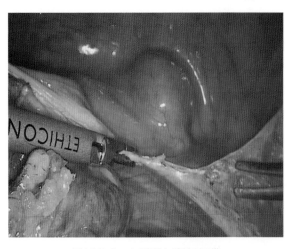

图11-7-3 电凝并切断阔韧带

举宫器向头端推顶子宫、宫颈与阴道上段连接处，沿举宫杯边缘下推膀胱，下推至宫颈外口下方约20 mm处（图11-7-4A、B、C）。如遇出血可采用双极电凝止血，在使用超声刀时缓慢切割可以达到很好的止血效果。

5. 子宫血管的处理　如合并有子宫肌瘤，且较大者，则在处理韧带和分离子宫膀胱返折之前先阻断子宫动脉，具体方法是于距离子宫颈体交界处旁开20 cm，子宫骶韧带上方约1.5 cm处打开阔韧

带后叶，分离结缔组织，暴露子宫动脉，采用双极电凝脱水的方式阻断子宫动脉，也可以选择钛夹或生物夹以及直接缝合结扎的方式。如无合并子宫肌瘤，则可以在处理完子宫圆韧带、阔韧带和卵巢固有韧带后，再分离子宫颈体交界旁开20 cm，暴露子宫动脉，同样进行血运阻断，其中以双极电凝最简便且效果好（图11-7-5）。这种技术有效且损伤小。最大的危险为可能发生电热损伤输尿管，应遵守以下原则以避免输尿管损伤：①应在前、后外侧切割子宫血管；②选择子宫动脉上行支进行电凝；③尽量能缩短电凝时间，短时间、反复电凝优于长时间、持续电凝。同时助手在关键时刻从阴道向头端推举子宫，使子宫血管远离输尿管；④在游离暴露子宫动脉的过程中尽可能将子宫动脉进行充分的游离，若同时能将临近的输尿管暴露并推离子宫动脉，则是避免输尿管损伤最确切的措施。

6. 处理主韧带及骶韧带　在行筋膜外全子宫切除时需要切割这组韧带，双极电凝加单极电切分离韧带有效，但用超声刀进行切割则更为安全有效。之前应游离直肠及膀胱，并游离子宫直肠窝，以便引导手术更简单，更安全。在能充分暴露手术视野的前提下，一般先处理骶韧带再处理同侧主韧带更利于安全操作（图11-7-6，图11-1-7）。

另外在处理子宫主韧带和骶韧带时尽量不要伤及宫颈，可以避免手术的不彻底，另外，在此步骤中要注意输尿管的走行，以避免不必要的损伤。

7. 切开穹窿、去除子宫　用阴道拉钩扩张阴道，暴露前后穹窿及子宫颈，用宫颈钳或组织钳钳

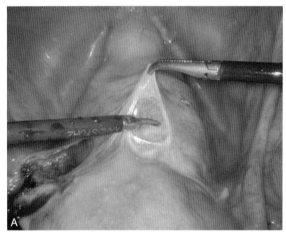
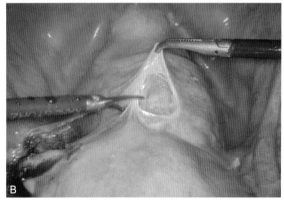
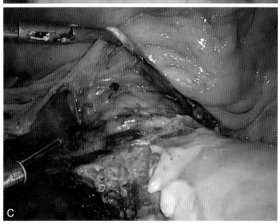

图11-7-4　下推膀胱

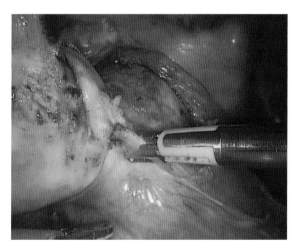

图11-7-5　双极电凝脱水的方式阻断子宫动脉

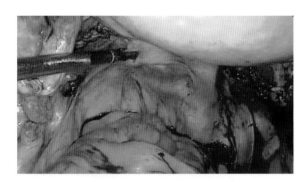

图11-7-6　双极电凝骶韧带

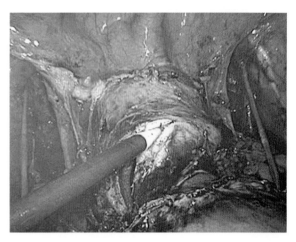

图11-7-8　切开穹窿

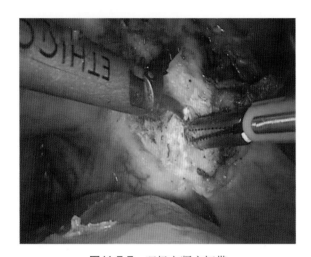

图11-7-7　双极电凝主韧带

隆的关闭。若在腔镜下缝合不甚熟练，一般采用阴道式阴道残端缝合法，用2-0带。

针线水平褥式缝合。若在腹腔镜下关闭，应使用0号或2-0号带针可吸收线缝合，缝合方法可行间断缝合，间断"8"字缝合，连续扣锁缝合等（图11-7-9）。连续贯穿缝合对阴道止血是非常重要的。

9. 再次检查　关闭穹窿后，再用腹腔镜来检查盆腔，充分冲洗并吸出血块和碎屑，冲洗有助于发现一些小的出血，应用双极电凝来进一步止血，必要时，缝合止血。打开窥器，观察阴道残端有无出血。在充分创面止血后，全部或部分缝合腹膜。还应检查输尿管的活动情况，蠕动正常加上无扩张才能排除输尿管损伤，仅有蠕动并不确认。对术中冲洗液多，手术创面较大的病例，原则上推荐术毕

夹子宫颈前唇并往外牵拉子宫颈，于距子宫颈口约10～20 mm处依次切开前后左右穹窿，这是腹腔镜辅助阴式筋膜外子宫切除的主要步骤。也可经阴式完成。子宫无脱垂或无子宫增大时，可在腹腔镜下完成手术。暴露穹窿的方法很多，简单的方法是用一裹湿纱布的长钳撑开穹窿，利于辨认正确的解剖结构并进行切割，前穹窿切开前应将膀胱推开，而后穹窿切开时将直肠牵开，手指顶起直肠腹膜返折，并钳夹结扎子宫骶骨韧带和主韧带。用一长尖电极完成切割，在阴道动脉分支发生活动性出血时，应用双极电凝处理。目前全腹腔镜子宫切除时暴露穹窿的简便和使用最多的是杯状举宫器，举宫器的上缘紧贴阴道穹窿，可作为电极切割的指示点（图11-7-8）。子宫从切开的阴道穹窿去除，否则子宫应粉碎后取出。子宫次全切除术者不需要切开穹窿或子宫颈。

8. 关闭阴道和子宫颈残端　根据医生的经验和临床情况，选择做腹腔镜或阴式缝合来完成阴道穹

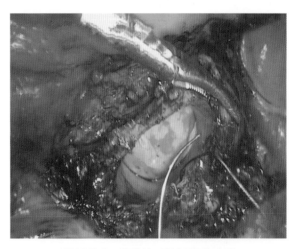

图11-7-9　腹腔镜下关闭阴道残端

留置盆腔引流管。

（二）手术的特点与术中注意点

腹腔镜下完成子宫各韧带和子宫血管的处理，包括骶韧带和主韧带，以及阴道子宫颈部的游离，必要时游离输尿管，余下的手术步骤经阴道完成，结合腹腔镜手术和经阴道手术的优点，可以节约手术时间，但有伤及输尿管膀胱的危险。因此，有人采用先游离输尿管的方法，以避免输尿管损伤。然而腹腔镜子宫切除前是否先分离输尿管尚存争议，我们认为有严重腹腔粘连，尤其是子宫内膜异位症所致盆腔粘连，子宫肌瘤使阔韧带扭曲，或其他病理情况改变了正常解剖结构，在处理子宫各韧带前辨认并分离输尿管走行是必要的。通常分离从骨盆边缘开始，从腹膜后，在输尿管上方打开盆腔侧壁腹膜，提起腹膜，推开输尿管并游离之，继续此动作直至主韧带水平。然而，分离输尿管占用时间，且可能引起棘手的出血，在没有输尿管解剖异常时，没有必要游离输尿管，但医生应充分辨清输尿管走向。静脉给以亚甲蓝，再行膀胱镜检查，可检验输尿管的完整性。膀胱镜可以发现蓝染的尿液自输尿管开口喷出，但这种方法不能保证电凝后电热损伤而致的潜在的去血管效应引起的输尿管缺血坏死和纤维化。电热损伤一般症状在术后 2 周左右出现，有时甚至在术后几个月出现症状。

三、腹腔镜广泛子宫切除术

（一）手术步骤及技巧

这一术式基本上为 Meigs 手术，适用于 Ⅱ 期，宫颈受侵阳性或宫颈已有肉眼可见的浸润病灶的患者。手术范围为腹腔镜广泛子宫切除和盆腔腹主动脉淋巴结切除术。

1. 高位结扎切断卵巢血管：提起卵巢血管表面的侧腹膜，超声刀剪开腹膜并充分暴露输尿管，游离并推开输尿管，然后切开卵巢血管表面的腹膜，游离卵巢血管，镜下于较高位置用双极电凝使卵巢血管脱水，用剪刀或超声刀切断卵巢血管即可，无需缝合结扎。

2. 圆韧带和阔韧带的处理：离断卵巢血管后，将子宫摆向左侧，沿髂外动脉走行切开盆侧壁腹膜，延长右侧腹膜切口达圆韧带腹壁附着部，靠盆壁处

用超声刀锐面切断右侧圆韧带，再向前内方剪开阔韧带前叶至膀胱子宫颈反折处，再向后剪开阔韧带后叶至右侧骶韧带，达子宫颈直肠腹膜反折。用上述方法处理左侧卵巢血管及圆韧带。

3. 膀胱和直肠的游离：用超声刀之锐面分离膀胱与宫颈间的疏松组织，直达子宫颈外口水平下 30~40 mm，向两侧分离膀胱间隙，显露膀胱宫颈韧带用超声刀切断双侧膀胱子宫颈韧带和膀胱阴道韧带。把子宫推向腹壁，充分暴露子宫直肠反折腹膜，从左侧子宫骶韧带内侧、直肠旁剪开腹膜，并分离左侧直肠旁窝，沿着反折剪开直肠子宫陷凹及反折腹膜，直到右侧子宫骶骨韧带内侧、直肠旁腹膜，同时分离右侧直肠旁窝。提起剪开的直肠反折腹膜，用超声刀离断阴道后壁纤维组织，钝性分离直肠阴道间隙，把直肠从阴道后壁分离，直达子宫颈外口下 30~40 mm（图 11-7-10）。

4. 子宫动静脉的处理：在其从髂内动脉分支后的 1cm 处用双极电凝使其脱水，然后用超声刀切断。提起子宫动脉断端，游离子宫旁组织，剪开近子宫颈的盆段输尿管前的结缔组织，用白消安分离钳沿着输尿管内上侧方向游离子宫动脉，注意勿损伤输尿管。子宫静脉是髂内静脉的分支，其位置稍低于子宫动脉水平，到达子宫阴道部位，形成子宫阴道静脉丛，与直肠丛、阴道丛、膀胱丛等互相连络，是一个比较容易出血的地方，一般采用双极电凝止血，也可以用缝扎止血（图 11-7-11）。

5. 游离子宫颈段之输尿管：提起并上翻子宫动静脉，用分离钳轻轻钳夹子宫颈输尿管前的系膜，

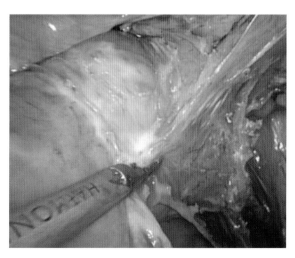

图 11-7-10　切断双侧膀胱子宫颈和膀胱阴道韧带

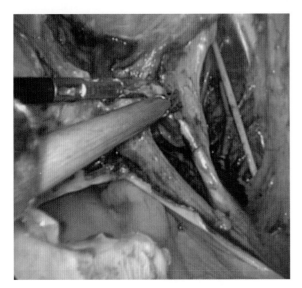

图11-7-11　处理子宫动脉

用超声刀的锐面剪开输尿管后方的粘连，至此，子宫颈的输尿管段已完全游离（图11-7-12）。

6. 子宫主韧带和骶骨韧带的处理：用超声刀分离直肠侧窝结缔组织，将子宫骶骨韧带与直肠分开，用分离钳将输尿管稍向外推开，用超声刀之锐面距子宫颈 30 mm 处切断骶骨韧带（图11-7-13A）。处理主韧带：将子宫摆向右前方，将输尿管拨向外侧，用超声刀平面贴近盆壁切断左侧主韧带，同法切断右侧主韧带（图11-7-13B）。

7. 取出子宫及切除阴道上段：取出阴道纱垫及举宫器，在阴道前壁镜下切口处钳夹阴道黏膜，排出腹腔内气体，钝性游离阴道约 3~4 mm，环形切断之，连同子宫一并取出。残端用 2/0 号 Vicryl

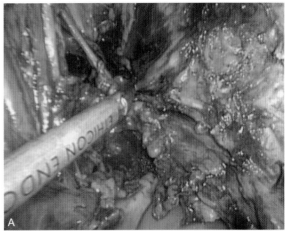

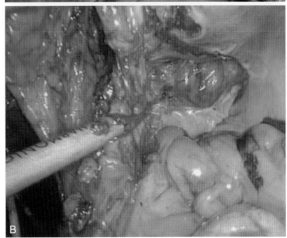

图11-7-13　A处理主韧带，B处理骶韧带

线连续锁扣式缝合。

8. 镜下重建盆底：腹腔镜下冲洗盆腔，彻底止血后，将引流管置于盆底最低位置，从右侧穿刺孔引出。用可吸收线连缝合后腹膜，并将后腹膜与阴道残端缝合，再与骶韧带缝合以重建盆底。

（二）手术特点及术中注意点

该术式由于难度较大，因此如没有丰富的腹腔镜手术经验和技巧，以及良好的腹腔镜手术相关的设备，不建议在腹腔镜下行该手术，因为如处理不当会导致严重并发症，直接危及病人的生命。因此手术中特别需要注意输尿管的游离和子宫韧带的处理。要防止对周围及邻近器官的损伤，如遇较大血管的出血应该用双极电凝进行止血，切开输尿管隧道时最好采用超声刀，以免对输尿管的损伤；而在处理子宫韧带时先用双极电凝使局部组织脱水后再用超声刀切断，尤其是要将其内的血管游离并单独

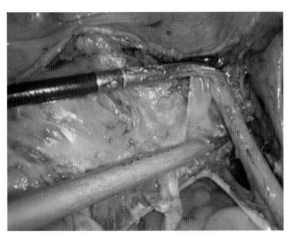

图11-7-12　游离子宫颈段之输尿管

处理，否则容易导致手术中出血，而致止血困难。同时在分离阴道与膀胱间隙时要注意阴道静脉丛的止血，这类血管较粗大，一般用双极电凝止血具有很好的效果，必要时加用缝合止血。

手术后处理主要注意腹腔引流管的通畅和引流物的观察，72小时后可以拔除引流管。导尿管的放置时间较长，一般8天开始膀胱锻炼，10天左右拔除导尿管，多数病人的小便能自解，但有少部分病人会出现尿潴留，可以采用再次放置导尿管或针灸穴位治疗等，必要时加用药物治疗，主要是采用尿道平滑肌松弛的药物。

四、腹腔镜盆腹腔淋巴结切除术

（一）手术步骤及操作要点

1. 经腹腔的腹腔镜下淋巴结切除术　该术式不需要另外放置穿刺器，利用原有的穿刺器可以达到淋巴结切除的要求。

（1）腹主动脉周围淋巴结切除：有下列因素者需要同时行盆腔和腹主动脉旁淋巴结切除术：①深肌层浸润；②肿瘤分级为G3；③浆液性腺癌、透明细胞腺癌或癌肉瘤。取头低位并右侧躯体抬高约30°，将小肠及大网膜用抓钳或推杆推开，于骶前开始纵向打开后腹膜，暴露双侧髂总动脉及腹主动脉分叉，继续向上沿腹主动脉走行直达十二指肠横部下缘；再剪开动静脉鞘并游离腹主动脉和腹腔静脉，切除动静脉周围分离后可见的淋巴结或可疑组织，尤其是动脉和静脉之间的淋巴结组织，切除采用超声刀或先双极电凝凝固后再切断。切除淋巴结的范围要求在腹主动脉分叉的上方肠系膜下动脉水平，必要时可以分离至肾静脉平面水平。在切断任何组织之前必须先辨认输尿管，并要求切断组织时要距离其根部（附着部）10 cm左右，以便发生血管分支凝固不彻底时，可以有止血的余地。其间要注意防止肾静脉、肠系膜下动静脉和腹腔静脉的损伤（图11-7-14）。

（2）骶前淋巴结切除：向下延长腹主动脉淋巴结的切口达骶骨岬水平，提起两侧后腹膜拉向两侧，充分暴露腹膜后间隙和结缔组织，游离切除髂总动静脉表面脂肪和淋巴结组织，特别注意要分清楚髂总静脉的走行和分支，以免损伤，一旦损伤则处理非常困难。淋巴结的切除原则和腹主动脉周围淋巴

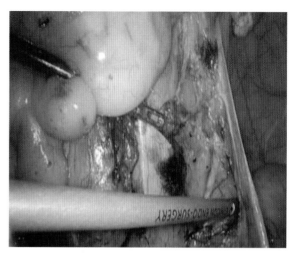

图11-7-14 腹主动脉周围淋巴结切除

结切除术相似，一般在组织附着部的10 mm以上凝切组织，以免创面出血影响手术操作，同时还要注意不要伤及骶前静脉丛（图11-7-15）。

（3）盆腔淋巴结切除

早期子宫内膜癌患者淋巴结转移率较低，不切除淋巴结也不影响生存率。然而，全面的分期手术还是有利于对患者进行精确的预后评估，淋巴结阴性患者的预后远比淋巴结阳性患者的预后好，故若无手术禁忌和技术限制，最好还是行全面的分期手术，但可根据不同情况对不同患者进行个体化处理。

用分离钳提起髂外血管表面的血管鞘，用超声刀沿髂外动脉切开血管鞘，直达腹股沟深淋巴结处，再从该处起向下撕脱髂外动静脉鞘组织及周围的淋巴组织，游离至近髂总动脉分叉处，此时有一支营

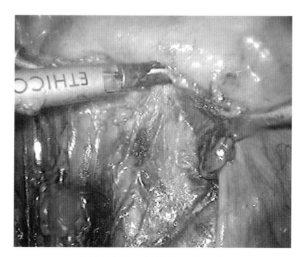

图11-7-15 骶前淋巴结切除

养腰大肌的血管从髂外动脉分出，应镜下双极电凝处理，或用超声刀切断。髂外静脉居髂外动脉的后内侧，小心易损伤，腰大肌表面可见到生殖股神经，自腰大肌前面穿出后沿该肌表面下行，分布于大阴唇及其附近的皮肤，手术中尽量保存该神经，以免引致患者术后出现大腿内侧皮肤的感觉障碍。推开脐动脉根部及髂内动脉，暴露闭孔，在腹股沟韧带后方髂外静脉内侧，髂耻韧带的表面有较大的淋巴结，又称腹股沟深淋巴结，游离后切除，此处可见髂外静脉的分支，要小心处理，一般采用超声刀凝断或双极电凝凝固后切断。切除闭孔窝内的淡黄色的脂肪组织，其间要先游离闭孔血管和闭孔神经，即在脂肪组织内可见一条白色的条索状物穿行其中，此即为闭孔神经，手术中要注意保护，预防损伤。闭孔血管可以采用双极电凝或超声刀进行凝固切断，再完整切除闭孔淋巴组织（图11-7-16A~E）。

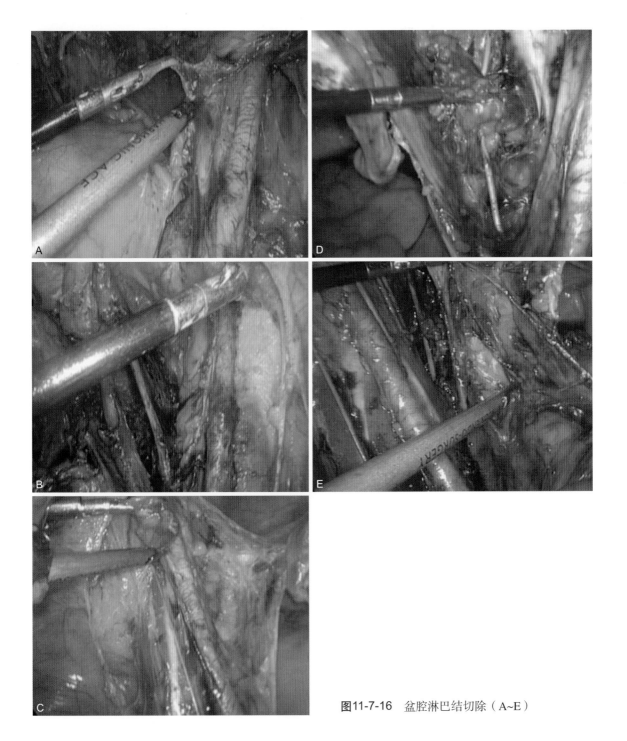

图11-7-16　盆腔淋巴结切除（A~E）

2. 经腹膜外的腹主动脉旁淋巴结切除术（Geisler，1994）

经左侧腹膜外入路患者取平卧位，术者站在患者的左侧，先从脐部置入腹腔镜检查腹腔。于左侧髂棘内侧约 3~4 cm 切开约 1.5 cm 的皮肤，逐层切开皮下，穿过肌肉层和筋膜，到达腹膜外间隙，用食指分离腰肌和腹膜之间间隙，并找到腰大肌和左侧髂总动脉。于此穿刺孔植入光学视管，并形成气腹，气腹压力控制在 14 mmHg 以下。于侧左髂棘上 2 cm 处和肋缘下，在腋中线置入上分别为 5 mm 和 1 mm 的穿刺器（图 11-7-17），钝性分离，暴露左髂总、腹主动脉、肠系膜下动脉和左肾静脉，用抓钳和超声刀或双极电凝钳切除淋巴结，清除腹主动脉前方、后方及侧方，以及动静脉之间和双侧髂总淋巴结。但操作困难时，可以在左侧锁骨中线肋缘下再置入 5 mm 穿刺器，以辅助操作。

虽然本途径的操作空间有时更受限制，定位亦更困难。然而，该技术避免了腹腔内操作，术后疼痛及肠梗阻更少。近来一项研究比较了经腹膜外及经腹腔途径，行腹腔镜下，盆腔淋巴结切除术的差异，表明在输血率、住院时间、并发症以及阳性率等方面无差别。除了外科医师的个人偏好及经验外，既往有腹部手术史、肥胖者，为采用经腹膜外途径的指征。

不论腹部或者盆腔手术，手术入路的选择需取决于外科医师的经验及个人偏好。其他一些因素亦将影响手术入路的选择，例如是否肥胖，是否有既往手术史等。我们推荐初学者采用经腹腔途径，然后过渡到两种途径同步进行。

因通道的建立决定了器械操作范围的大小，因此需精心设计以满足手术特殊需要。如下考虑将有助于通道的建立：一般而言，经腹腔途径腹腔镜通过脐部通道置入；经后腹腔途径通过中央通道进入。然而，有时亦有例外。各通道的部位需要精心选择，确保彼此间不过于接近。一般而言，各通道的距离需保证在 5 mm 或者 5 mm 以上。理想的情况为，医师所操纵的两个器械在手术部位成 45°~90° 角。但当手术野过大时，该角度在不断变换而难以处于理想角度。在这种情况下，需要让镜体与两个操作杆构成三角关系。

（二）手术特点及注意点

手术中特别需要注意的是腹主动脉周围淋巴结的切除、盆腔淋巴结和骶前淋巴结切除时要防止血管的损伤，同时要防止对周围及邻近器官的损伤，如遇较大血管的出血应该用双极电凝进行止血。在遇血管的分支时，需要预先脱水凝固处理，不可牵拉过度，否则容易导致血管撕裂而致手术中出血，以致止血困难。一旦发生血管损伤，切不可盲目钳夹而导致更严重的损伤，需要冷静根据情况进行腹腔镜下或开腹手术处理。

在切除闭孔淋巴结时，需要注意防止闭孔神经的损伤，因此，要先辨认清楚闭孔神经的走行，再完整切除闭孔淋巴结。

五、腹腔镜下大网膜切除术

对于特殊类型的子宫内膜癌，需要行更广泛的手术，以达到彻底治疗疾病的目的。如浆液性腺癌和透明细胞癌，则需要行大网膜切除术。

术前准备与腹腔镜广泛子宫切除术和盆腔淋巴结切除术相同，另外需要放置胃管以降低胃的张力。在做大网膜切除术时，宜采用头高臀低位。

在原有穿刺器的基础上，需要放置如下穿刺器：左侧腋前线肋缘下 2 cm 置入 10 mm 套管为主操作孔，左锁骨中线平脐上 2 mm 置入 5 mm 套管为牵引孔。

（一）手术步骤及要点

1. 分离粘连恢复上腹部的解剖结构　如有

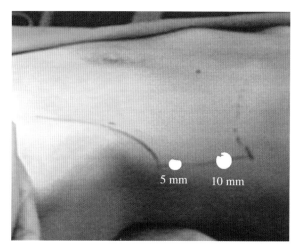

图 11-7-17　腹膜外的腹主动脉周围淋巴结切除穿刺孔选择

粘连，则先分离盆腔的粘连，恢复盆腔内各器官、组织的正常解剖位置和结构，以免损伤临近器官或组织。

2. 切除大网膜　首先将横结肠向下牵引，使胃横结肠间系膜紧张，用超声刀自横结肠缘上切开网膜，从结肠中间部开始向左侧切至脾下极及结肠脾曲，继而向右侧切开，直达横结肠肝曲。分别分离裸化胃网膜右动静脉，紧贴根部用双极电凝处理后切断。在网膜血管弓内游离切断大网膜至结肠脾区，切断胃网膜左动静脉，并裸化胃大弯侧至胃底部。

提起已切开的大网膜，从横结肠中动脉左、右两侧开始，以分离钳进行锐性和钝性解剖剥离结肠系膜前后叶间隙，在此易找到疏松结缔组织间隙，循此间隙容易清楚地剥离、清除结肠系膜前叶及其附着的所有脂肪组织（图 11-7-18）。

3. 切除阑尾　按照开腹手术的方法，先用双极电凝钳处理阑尾系膜及阑尾动脉，直达阑尾根部。

并于距离阑尾根部约 1 cm 处切断并结扎阑尾残端。再于回盲部大肠表面放置阑尾荷包缝线，缝线位于盲肠浆肌层，最后收紧荷包并包埋阑尾残端（图 11-7-19）。

（二）手术特点及注意点

在腹腔镜下行阑尾切除术和大网膜切除术，对于妇产科医生而言，有一定的难度，因此，术者应该具备外科的基本知识和技能，特别是局部的解剖结构，才能做到胸有成竹，临危不乱。当游离切除大网膜时，一般要求行高位切除，也即切除大网膜到胃底，因此有可能损伤脾胃韧带及其内的血管，或切断血管时切割过快而至止血效果差，因此建议采用双极电凝加超声刀的最佳组合。同时与网膜相关或相邻的器官较多，特别是结肠和胰腺及脾脏较易受损，在临近这些重要器官时一定要小心行事，以免导致严重后果。因此要完成此手术必须具有丰富的腹腔镜手术的经验和丰

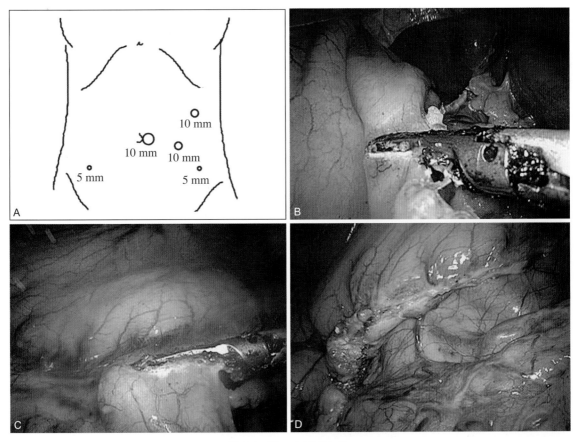

图11-7-18　大网膜切除

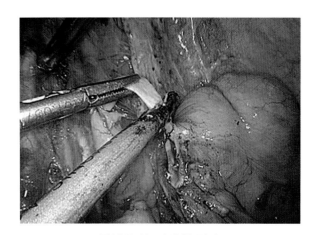

图11-7-19　阑尾切除术

富的盆腹腔解剖知识，否则难以完成腹腔镜下手术。若有腹腔镜下手术的足够的条件，是可以完成腹腔镜下各种操作的。

腹腔镜下盆腹腔淋巴结清扫术手术视频详见视频8。（二维码使用说明详见本书文前页。）

视频8　腹腔镜下盆腹腔淋巴结清扫术

（梁志清）

第八节　经阴道手术要点

手术治疗是早期子宫内膜癌（Ⅰ～Ⅱ期）的主要治疗手段。手术途径有经腹、经腹腔镜及经阴道手术联合腹腔镜手术三种。传统的开腹广泛子宫切除术和盆腔淋巴清扫术，腹壁手术切口长，创伤大，还常因肥胖、盆腔深、术野暴露困难等使部分患者的手术彻底性受到影响。近年来，随着腹腔镜技术的成熟，经腹腔镜手术成为治疗子宫内膜癌的新型术式，但腹腔镜下处理阴道旁组织和切除阴道壁难度较大，常难以达到标准的切除范围。腹腔镜淋巴切除术的发展与成熟，使经阴道手术在治疗子宫恶性肿瘤方面取得了长足进展。经阴道手术与腹腔镜手术的有机结合，可以解决妇科肿瘤手术治疗上的许多难题，互相弥补各自的不足，充分发挥微创手术的优点，是治疗早期子宫内膜癌较理想的手术方式。此章即主要讲述经阴道手术在子宫内膜癌中的运用。

一、手术方式及其适应证

（一）经阴道筋膜外全子宫及双侧附件切除术 (trans-vaginal hysterectomy，TVH)

经阴道子宫全切除历史久远，1813 年在德国的哥廷根（Gottingen），Langebeck 即实行了世界上第一例经阴道子宫全切除术。随后不断有学者尝试此种术式，但由于消毒灭菌技术、麻醉、抗生素等的发展，开腹手术逐渐代替了大部分阴式手术。近年，随着医学水平的发展，"微创"的理念被引入医学领域，各种内镜技术在近 10～20 年内得到了迅猛的发展。被冷落多年的，符合"微创"的经阴道子宫切除术这一古老的术式近 10 年来也得到了长足发展，得到越来越多医学家的青睐。

1974 年成立的美国妇科经阴道医师协会（American Vaginal Surgeons Society）曾提出，妇科医生之所以区别于普通的外科医生，主要标志就是妇科医师具有娴熟的经阴道手术技巧，并能经过阴道施行一系列从简单到复杂的生殖器官切除和盆底器官的修复手术。曾获 John Thompson 荣誉奖的美国盆腔重建外科学会主席、杰出的阴道手术医生 S.Robert Kovac 教授将阴式子宫切除术冠以"Trocarless"的手术，即"无穿刺孔的手术"，此名称对于今天将腹腔镜手术成为"穿刺孔手术"来说，其评价无疑使阴式子宫手术在妇科微创领域中的地位又上了一个台阶。近年，有学者倡导——"会做阴式手术的妇科医生才是名副其实的妇科医生"。

通过不断的探索和实践，以及适用于阴道手术器械的发明，阴式筋膜外子宫切除术的手术步骤和技巧得到了重大的改进，其手术适应证也由仅运用于子宫良性疾病拓宽到运用于早期子宫恶性肿瘤的治疗。如，子宫内膜腺瘤样增生，子宫内膜癌Ⅰ期。行经阴道筋膜外子宫切除术治疗子宫内膜癌一般同时切除双侧附件，对年轻的患者及早期如 Ia 期患者，可考虑保留双侧附件。

（二）经阴道广泛或次广泛子宫切除术联合腹腔镜下盆腔淋巴结切除术 (laparoscopic pelvic lymphadenectomy and vaginal radical hsysterectomy，LARVH)

Karl August Schuchart 于 1883 年 11 月 21 日做

了全世界第一例阴道式广泛子宫切除以治疗宫颈癌。1908 年他的支持者 Staude 首先详细描述了他的手术方法。Schuchart 解决了经阴道手术分离输尿管的问题。1911 年 Schauta 普及了 Schuchart 的术式，使之广泛应用。20 世纪 60 年代，国内张其本教授引进该术式，曾在少数几家医院开展。但由于阴道手术的术野小，手术的难度大，且盆腔淋巴结的清除仍需开腹或腹膜外进行，腹壁仍有较大的手术切口，手术损伤无明显减少，使这种手术在国内外一直没有广泛开展起来，在国内也几乎成绝迹的术式。随着医学的发展，新技术、新方法的应用，新器械的改进，以及病人治疗个体化的概念深入，促进了微创观念在妇科手术中贯彻，拓宽了经阴道手术的指征，使经阴道手术在治疗子宫恶性肿瘤方面取得了新进展，受到了越来越多的重视。1991 年 Querleu 等（Querleu et al，1991）行腹腔镜下盆腔淋巴结切除术获得成功，解决了经阴道广泛子宫切除术无法实现不开腹盆腔淋巴结清除术的问题。近十余年来，腹腔镜技术迅速发展，腹腔镜下行淋巴结清除术的技术已趋于成熟，加之经阴道子宫手术的日臻成熟，使经阴道手术治疗子宫恶性肿瘤重现曙光，成为国内外妇产科医师关注的热点。于是在腹腔镜下清除淋巴结后，再行阴式广泛或次广泛子宫切除术成为能适用子宫大多数恶性肿瘤的最佳方式，目前在欧美国家已逐步开展，但国内开展该术式的医院较少。

LARVH 适用于 II 期子宫内膜癌，术前需行分段诊断性刮宫或行宫腔镜下子宫内膜的病理组织学检查。如病理提示肿瘤侵犯宫颈间质，结合 MRI 等影像学检查，如无宫体外转移的话，则诊断子宫内膜癌 II 期。腹腔镜探查腹腔内有无转移灶，做腹腔冲洗细胞学检查，也可对子宫体外的可疑病灶做活检（冰冻切片），镜下探查后，先行腹腔镜下盆腔淋巴结清扫，有必要时也可做腹主动脉旁淋巴结切除取样（如肿瘤低分化且浸润子宫肌全层；特殊病理类型：浆液性癌、透明细胞癌；术前 MRI 发现腹主动脉旁或髂总淋巴结增大）。同时可在镜下行高位卵巢漏斗韧带结扎切断。为经阴道手术切除双侧附件做准备。腹腔镜下的手术操作完成后再经阴道做次广泛或广泛子宫切除。

LARVH 尤其适合以下几种子宫内膜癌患者：①肥胖患者，经腹手术较困难，经阴道手术时，切除阴道旁组织、宫颈旁组织、子宫旁组织等容易掌握，而且切除阴道的长度更易准确掌握；②患者合并心脏病、肾疾病、高血压和重度肺部病等严重内科疾患，此类患者对腹部手术耐受差，因经阴道手术创伤小，出血少，时间短，有时可耐受经阴道手术；③体弱消瘦的患者，抵抗力差，也可选择经阴道手术。

二、手术操作要点

（一）术前准备

阴道为一开放的洞穴，经阴道手术尤其应重视术前准备工作，降低感染率。

1. 术前检查白带，排除感染性疾病，如存在感染性疾病，应治愈后才考虑手术，有条件者尽量做支原体衣原体培养。

2. 术前阴道擦洗消毒及肠道准备。阴道擦洗时应特别注意清洁阴道深处，前后穹隆部的分泌物。

3. 手术开始前严格消毒，行 LARVH 时初学者可在麻醉起效后先经膀胱镜行双侧输尿管插入导管，以利术中触摸输尿管，避免输尿管损伤。

（二）手术步骤及注意事项

1. 阴式筋膜外子宫切除术

（1）取膀胱截石位（lithotomy position）头低臀高倾斜 15°。特别注意使臀部超出手术台边缘约 10 cm 以上，这样便于放置阴道后壁拉钩。将两侧小阴唇缝固于外侧皮肤，以便外露。并用纱布或手术巾遮盖肛门，减少污染手术的机会。

（2）用单页阴道前、后壁拉钩，牵开阴道前后壁，用自行设置的双抓钳夹持宫颈，如宫颈较小，可用一把双抓钳同时钳夹宫颈前后唇，如宫颈较肥大，则用双爪抓钳夹持前唇，另用一把普通宫颈钳夹持后唇，用阴道压板牵开阴道侧壁，充分暴露宫颈。

（3）于宫颈，阴道交界处的膀胱沟水平的阴道黏膜下 3 点、9 点、6 点、12 点处注入含 1∶20 万肾上腺素生理盐水溶液，1000 ml 生理盐水中加入肾上腺素 0.5 mg（图 11-8-1，图 11-8-2）如合并有高血压的患者则肾上腺素改用催产素 100 ml 生理盐水含催产素 20U。该操作俗称"打水垫"，其作用有二，一是用水压帮助分离扩大阴道黏膜与膀胱直肠之间的组织间隙，可将膀胱下缘上推，减少

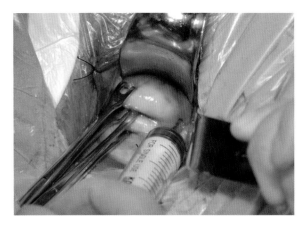

图11-8-1 阴道黏膜下注射生理盐水

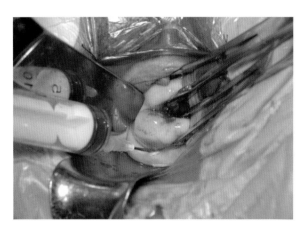

图11-8-2 阴道黏膜下注射生理盐水

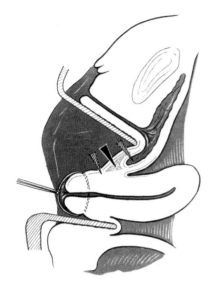

图11-8-3 膀胱宫颈间隙示意图

切开阴道黏膜时，伤及膀胱的危险性，二是肾上腺素有收缩局部小血管的作用，减少切开阴道黏膜时切口的渗血，"打水垫"时，最好用 9 号注射针头，进针不可太深，或太浅，以刺入黏膜下层为宜，如推注药液时，阻力不大，一边注药一边见到注射部位的黏膜鼓起，说明注射层次准确，如推注药液时感到阻力很大，则表示刺入的层次不准，应重新调整刺入的深度。

（4）环形切开宫颈、阴道交界处黏膜：正确地确定切开阴道黏膜的部位很重要，初学者常常使切口太靠近子宫颈（太低），此处组织致密，坚韧，难以分离进入膀胱宫颈间隙，切口太高又太深则会伤及膀胱（图 11-8-3）。

实体箭头表示正确切开阴道黏膜的部位，用点画的箭头表示位置太高或太低。正确的切开部位，前壁应在膀胱沟水平（图 11-8-3 实体箭头所指的位置）膀胱沟是覆盖于膀胱的松弛活动的黏膜与覆盖于宫颈平滑的黏膜的交界处，也就是膀胱最低部分的接近处。辨认膀胱沟的方法：在"打水垫"之前，先将宫颈向下牵拉，此时黏膜被拉紧，辨认不出膀胱沟的位置，然后将宫颈轻轻往上推，此时就能看到膀胱沟的位置，距离宫颈外口约 1.5 cm。

环切阴道黏膜最好用稍弯曲的电刀，尽量使刀头与宫颈垂直的方向切开（图 11-8-4，图 11-8-5，图 11-8-6）黏膜全层，宫颈两侧，3 点和 9 点处，切口稍向上扬约 5 mm，（约宫颈外口 2 cm）阴道后壁切开可较前壁切口高 0.5~1.0 cm（即距宫颈外口 2.0~2.5 cm），这样的切口较宽大，利于下一步

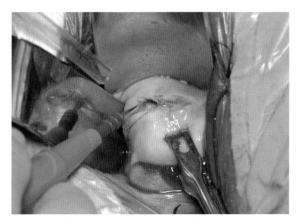

图11-8-4 环形切开阴道黏膜

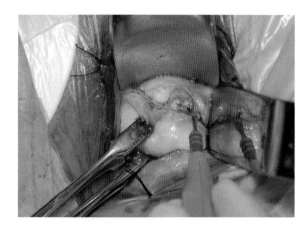

图11-8-5 环形切开阴道黏膜

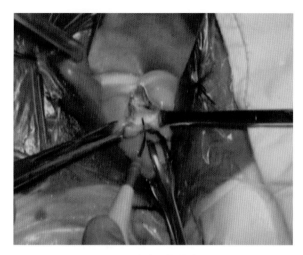

图11-8-7 阴道前壁加作倒T形切口

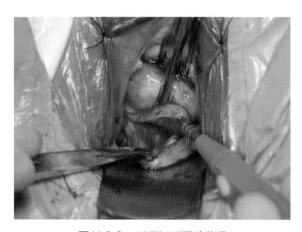

图11-8-6 环形切开阴道黏膜

方法极易分离。分离膀胱宫颈间隙：用组织钳提起前壁阴道黏膜切缘中点及其下方的膀胱壁，宫颈向后下方牵拉，用弯组织剪剪开阴道上隔（即位于膀胱与宫颈间的纤维结缔组织），剪刀尖朝向下紧贴宫颈前筋膜推进，在推进的同时，一边将剪刀撑开，此动作可重复2~3次，再用示指进入，扩大分离间隙（图11-8-8，图11-8-9），此时示指可摸及光滑可滑动的膀胱腹膜反折。

位于膀胱与宫颈前壁之间切口裂隙的两侧的纤维结缔组织就是所谓的膀胱柱（即膀胱宫颈韧带），内有小动脉，尽量不要伤及，如果感到进入膀胱宫颈间隙的入口太窄，可用手指将膀胱柱向两侧推开，也可剪断部分膀胱宫颈韧带，如见小动脉出血，则必须缝扎或电凝止血。

的操作，如前后左右的切口都距宫颈太近，则阴道的切口环太小，将给以后的操作带来很大的困难。

切开阴道黏膜的深度要适当，切开太浅，（未切开全层黏膜）或太深（切破宫颈筋膜深入宫颈肌层）均给下一步分离膀胱或直肠）间隙带来困难。正确的深度是刚刚切开阴道黏膜全层达疏松的黏膜下层（约0.5 cm）不要切破致密白色的宫颈筋膜层。

如子宫较大，为了便于操作，也可在前壁做倒"T"形切口（图11-8-7），这样更有利于大子宫大肌瘤的取出。扩大术野，便于操作。倒"T"形切口作在横形切口中点之前壁阴道黏膜，长2~3 cm，深度：仅切开黏膜层，然后用锐性加钝性的方法，将其下方的膀胱推开，这样能有效地扩大切口。

（5）分离膀胱宫颈间隙和直肠宫颈间隙：分离这两个间隙是做本手术的关键步骤，如果无粘连这是两个非常疏松的间隙，只要掌握好正确的层次和

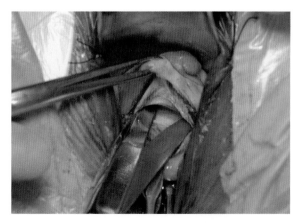

图11-8-8 分离膀胱宫颈间隙

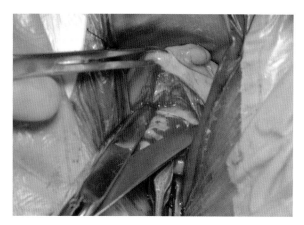

图11-8-9　分离膀胱宫颈间隙

分离直肠宫颈间隙：用同样的方法分离该间隙，宫颈向前牵拉，组织钳将阴道后壁边缘中点提起，弯组织剪剪尖端向上，紧贴宫颈后壁推进，一边进入一边掌开，重复2~3次，然后用食指扩大间隙，即可触及可滑动的直肠腹膜折（图11-8-10）。阴道后壁切缘近二侧角部处往往有较活跃出血，可用电凝或缝合止血。

方法：在打开直肠腹膜反折后，将腹膜切缘与阴道缝合一起，见图11-8-11。

（6）剪断结扎骶、主韧带和膀胱宫颈韧带：此步骤有别于筋膜内子宫切除术。处理骶主韧带时在子宫筋膜外钳夹、剪断、结扎以保证足够的手术范围。

分别在膀胱宫颈间隙和直肠宫颈间隙置阴道前后壁拉钩，并将宫颈向对侧牵拉，即可暴露骶主韧带，和膀胱宫颈韧带于宫颈的附着处，此处的处理各学者的方法略有不同，有的认为只需剪断

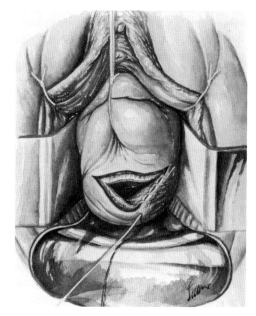

图11-8-11　缝合阴道后壁切缘及腹膜

骶骨韧带，主韧带和膀胱宫颈韧带即可，不需缝扎，有的则分别钳切缝扎这三条韧带。作者的方法是只用一把中弯血管钳钳夹骶主韧带时向外滑出0.3~0.5 cm，切断后缝扎，避免损伤宫颈筋膜，见图11-8-12、图11-8-13、图11-8-14。

此处的韧带中，包含着一些小动脉和静脉，如不缝扎会有不同程度的出血，如剪断后见到出血点再去止血，还不如事先钳夹，或凝固闭合血管后切断，更为方便可靠，但这三条韧带的宫颈端都紧靠在宫颈的一侧，在分离出膀胱、直肠宫颈间隙后，用一把中弯钳便可以很容易的同时钳夹处理这三条韧带，因此，没有必要分三次来处理。随着电外科

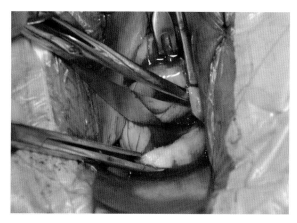

图11-8-10　用弯剪刀分离直肠宫颈间隙

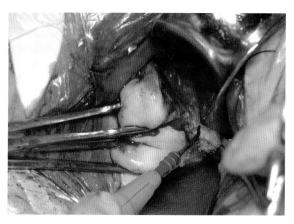

图11-8-12　准备处理骶主韧带

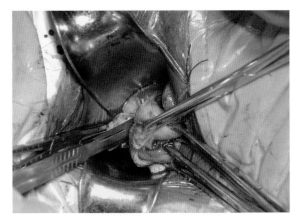

图11-8-13　钳夹并切断骶主韧带

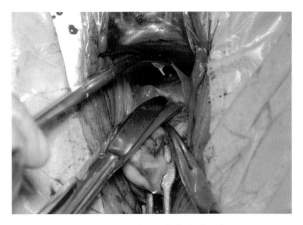

图11-8-15　打开膀胱腹膜反折

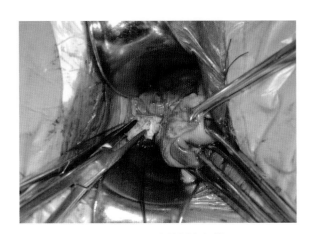

图10-8-14　缝扎骶主韧带

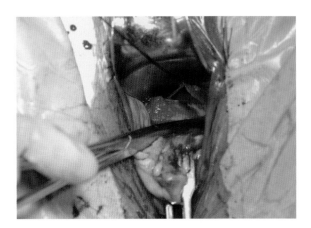

图11-8-16　向两侧扩大膀胱腹膜反折切口

的迅速发展，这些韧带，可以放心地使用双极电凝，凝固闭合血管后剪断，不需缝扎，目前使用较多的有结扎速血管闭合系统（Ligarsure）和Enber（爱尔博）多功能电工作站，它们备有阴道手术的钳子，操作方便可靠。有经验者处理子宫动静脉和卵巢固有韧带都可应用这些设备，这就是所谓不用一根线，就可切除子宫。

　　（7）打开前、后反折腹膜：处理以上韧带后，就更能容易地暴露子宫前、后的反折腹膜，将宫颈向后牵拉，用前壁阴道拉钩拉开，暴露腹膜，用血管钳轻轻提起膀胱宫颈反折腹膜，剪开一小口后向两侧扩大（图11-8-15，图11-8-16）。宫颈向前牵拉，即可暴露直肠宫颈反折腹膜，剪开后向两侧扩大切口，切缘与阴道壁切缘一起缝线标清（图11-8-17）。

　　打开子宫前后反折腹膜，在无粘连的病例一般

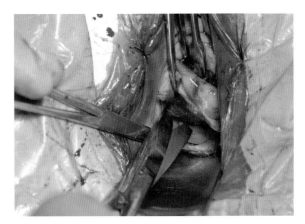

图11-8-17　打开子宫直肠腹膜反折

不会有困难，但如遇到粘连，或有手术史（如子宫下段剖宫产）则有时造成困难，如果是局部的疏松粘连，可紧靠宫壁分离，往往可以成功进入腹腔，

如果是致密的广泛粘连（如宫旁或后壁的子宫内膜异位结节）分离困难，推进艰难，则要及时改开腹手术，绝对不要勉强操作，否则极易损伤周围脏器（输尿管、膀胱、直肠、盆腔血管等），造成不良后果。有子宫下段剖宫产史，绝大多数不遗留明显的盆腔粘连，分离膀胱，宫颈间隙和打开前后腹膜反折并不困难。仍可进行经阴道子宫全切术。但也有少数子宫活动度差，甚至与腹壁粘连者，这种情况不宜选择经阴道手术。

（8）处理子宫动、静脉：将钳夹宫颈前、后唇的双爪钳改为钳夹宫颈左右两侧，将宫颈牵向对侧，同时用阴道压板牵开阴道侧壁，用宫颈压板将宫颈推向对侧，这样就能充分暴露子宫血管，用大弯血管钳，从子宫下段向外滑出 0.3 cm，在峡部水平钳夹子宫动静脉及其周围的阔韧带，切断后用 7 号丝线双重缝扎，也可使用 Ligarsure 血管闭合器，凝固闭合血管后，剪断，不需缝扎，见图 11-8-18 至图 11-8-21。

钳夹子宫动静脉时，不要把血管从其周围的阔韧带中分离出来单独处理，只要将血管与其周围的组织一并钳夹，切断时留下的残端要稍长一些（保留 3 mm）以防滑脱。缝扎的方法，可做"口"字形缝扎，其优点是线易紧，但有时会将边缘的小血管漏扎，也可作为"8"字形缝扎，其优点是不会漏扎边缘的血管，缺点是线不易拉紧。最好的方法是，第一次做"8"字缝扎，第二次做"口"形缝扎。打结时，注意一定要打外科结，不要打滑结，打好第一个结后，由助手用血管钳轻轻夹住线结稍上方（注意不要上扣锁，以防夹伤丝线），防止打第二个

结时松动，打第二个结时要等除去血管钳后再拉紧线结，如果打得太快，在夹线的血管钳没有除去时用力拉紧线，则很容易被血管钳的边缘割断缝线。

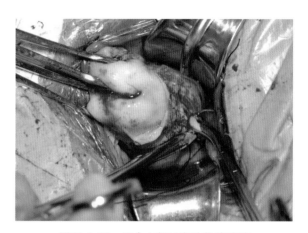

图11-8-19　缝合左侧子宫动静脉残端

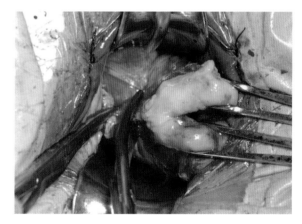

图11-8-20　钳夹切断子宫动静脉

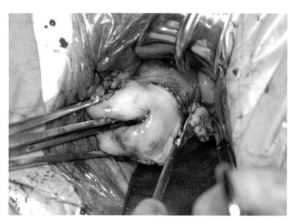

图11-8-18　钳夹切断左侧子宫动静脉

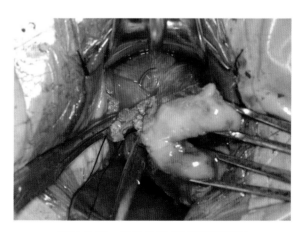

图11-8-21　缝合右侧子宫动静脉残端

（9）处理卵巢固有韧带，输卵管和圆韧带：传统的方法是将宫底从前穹隆或后穹隆翻出，再依次钳夹，切断和缝扎输卵管，卵巢固有韧带和圆韧带，如子宫小于妊娠8周，则较容易完成以上操作，但若子宫大于妊娠8周，则难以将宫底翻出，为此作者设计了"固有韧带钩形钳"——谢氏钳（见后文）。应用该钩形钳，可以很容易地将卵巢固有韧带输卵管和圆韧带一并钩出，在直视下钳夹，切断和缝扎，谢氏钳钳尖部位设有一个卡口，可将10号丝线带入越过卵巢固有韧带，输卵管和圆韧带，先将其结扎，然后再钳夹和切断。这样可防止组织滑脱及出血，见图11-8-22至图11-8-28。方法为：处理好双侧子宫动静脉后，左手示指和中指从后穹隆切口进入，触及子宫后壁，在固有韧带钩形钩尖端的卡口内卡入10号丝线，右手持该钳，从子宫后壁和左手示、中指之间进入，钳尖向内侧，当钳尖越过宫

底时，将钳尖转向前方，向一侧宫角部钩取输卵管和卵巢固有韧带，此时左手示、中指退出，示指再顺宫体前壁进入，扣及钩形钳尖端，从子宫的一侧

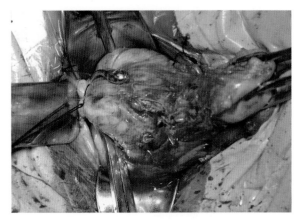

图11-8-24　用"谢氏钳"处理子宫附件

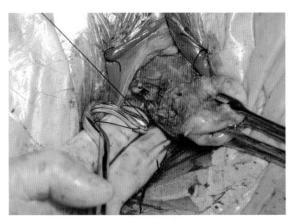

图11-8-22　用"谢氏钳"处理子宫附件

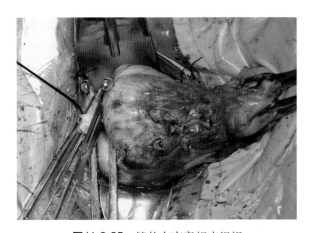

图11-8-25　缝扎右宫旁相应组织

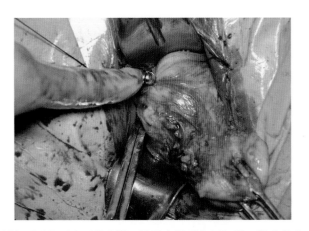

图11-8-23　用"谢氏钳"暴露右侧子宫圆韧带、输卵管和卵巢固有韧带

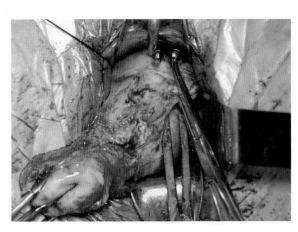

图11-8-26　用"谢氏钳"处理左侧子宫附件

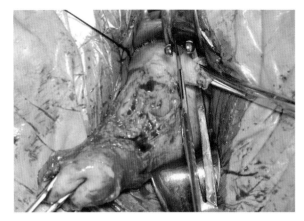

图11-8-27　用"谢氏钳"处理子宫附件

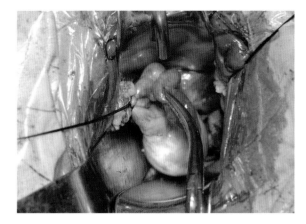

图11-8-29　探查右侧附件

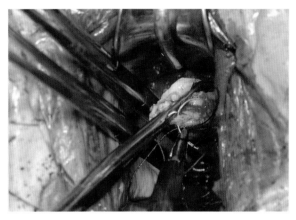

图11-8-28　将子宫向内推，缝合附件残端

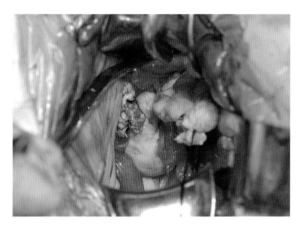

图11-8-30　探查左侧附件

向下牵拉，将输卵管，卵巢固有韧带和圆韧带一并钩出，此时可扪及卵巢位于钳的外侧，钳的内侧为光滑的宫角部，助手将钳柄撑开，术者将事先卡入的 10 号丝线从卡口内取出，在钳页的外侧方先行结扎，再在二钳页之间，用直科克钳钳夹，切断，直视下加强缝扎断端，这样避免残端组织滑脱，缝线暂不剪除，留作牵引。近子宫端不用缝扎。同法处理对侧后，整个子宫已完全游离，子宫内膜癌患者子宫体积一般小于妊娠 8 周，可直接取出。

（10）切除双侧附件，检查各残端有无出血：取出宫体后将双侧卵巢固有韧带保留的缝线向下牵拉，即可暴露双侧附件见图 11-8-29、图 11-8-30。如为年轻患者或早期如 Ⅰ A 期强烈要求保留附件者，可予以保留。否则一般均同时行双侧附件切除术，可用一把长弯血管钳，钳夹卵巢上的漏斗韧带，切断后便可顺利地做附件切除术，断端再做双

重缝扎，见图 11-8-31。此步骤也可在腹腔镜下完成，更为方便。

仔细检查各残端有无出血，见较活跃的出血点应做缝合或电凝止血。

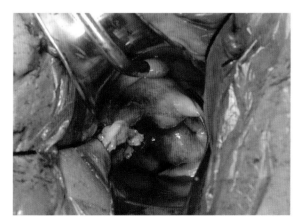

图11-8-31　钳夹漏斗韧带切除附件

（11）缝合盆底腹膜及阴道壁黏膜。

采用腹膜和阴道黏膜一次性连续缝合法，自一侧角部开始，第一针：阴道后壁黏膜——穿过骶主韧带残端——后壁腹膜——前壁腹膜——前壁阴道黏膜——打结，第二针起只需将前后腹膜和前后阴道壁四层缝在一起，缝至切口中点处，再从另一侧角开始缝合，于对侧缝线汇合于切口中点处。作者常规放置胶管引流，可将术后血性液体引出体外，可减少术后病率和感染，也有利于观察有无术后内出血，这种缝合方法可使腹膜和阴道壁之间不留死腔，预防血肿形成，见图 11-8-32 至图 11-8-34。通常 24 小时后可拔除。手术结束后阴道填塞聚维酮碘纱布，保留导尿，24 小时后取出。

2. 经阴道广泛（次广泛）子宫切除术联合腹腔镜下盆腔淋巴结切除术

（1）手术步骤

1）腹腔镜下淋巴结切除术：人工气腹、穿刺

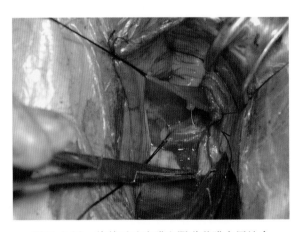

图11-8-32 将前后壁腹膜和阴道黏膜全层缝合

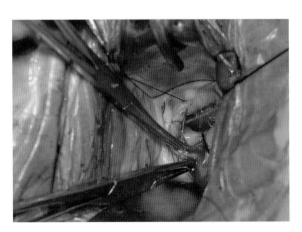

图11-8-33 将前后壁腹膜和阴道黏膜全层缝合

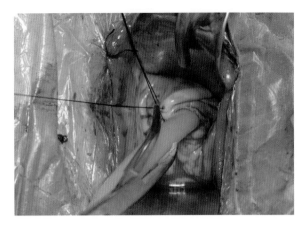

图11-8-34 放置胶管腹腔引流

置镜、镜下探查，取腹腔冲洗液；高位结扎、切断骨盆漏斗韧带，需保留卵巢者结扎、切断卵巢固有韧带；切断圆韧带，剪开阔韧带前叶及子宫膀胱返折腹膜，分离膀胱宫颈间隙，下推膀胱；依次清扫髂总、髂外、腹股沟深、髂内和闭孔淋巴结，注意避免损伤闭孔神经和髂血管；在髂内动脉起始处结扎、切断子宫动脉，留线标记。

2）环形切开阴道壁：首先要确定切除阴道壁的长度，用 6~8 把 Allis 钳钳夹切开部位阴道壁的四周（图 11-8-35），术者左手握住 Allis 钳柄向下牵引使阴道壁处于高张状态，于 Allis 钳上方阴道黏膜下注入 1：20 万倍的肾上腺素生理盐水溶液（图 11-8-36），用电刀或冷刀从该处环形切开阴道黏膜全层（图 11-8-37）。

3）形成阴道袖套：将切开的阴道前、侧、后

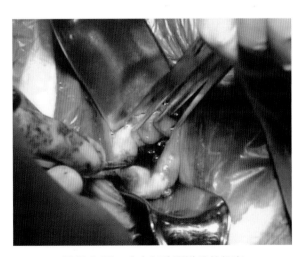

图11-8-35 确定切除阴道壁的长度

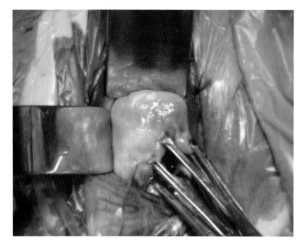

图11-8-36　阴道黏膜下注水行"水分离"

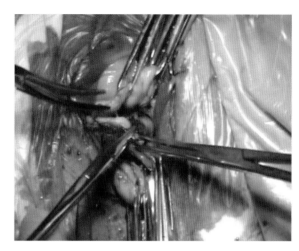

图11-8-38　缝合前后阴道黏膜

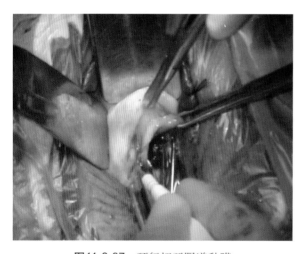

图11-8-37　环行切开阴道黏膜

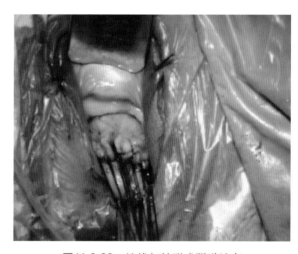

图11-8-39　缝线打结形成阴道袖套

壁切缘下方黏膜向宫颈方向游离，形成袖口，用 7
号丝线缝合前、后壁断端，打结关闭袖套口，如宫
颈有转移则包住宫颈病灶，将所有的线头打成一个
结，形成束状便于牵引（图 11-8-38，图 11-8-39）。

4）分离膀胱宫颈间隙，游离膀胱：用 Allis 钳
提起阴道前壁切缘上方阴道壁，紧贴宫颈处剪断阴
道上膈，然后用长弯钝头剪刀紧贴宫颈筋膜分离撑
开宫颈膀胱间的疏松结缔组织，打开膀胱宫颈间隙
（图 11-8-40），再用手指插入向上及向两侧钝性分
离扩大膀胱子宫间隙。此间隙的两侧面以膀胱宫颈
韧带为界，上面是阴道上膈和膀胱后壁、下方是宫
颈筋膜。

5）分离直肠宫颈间隙：Allis 钳提起阴道后壁

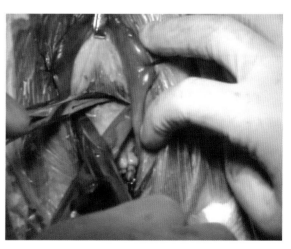

图11-8-40　锐性分离膀胱宫颈间隙

切缘上方阴道壁，用长弯钝头剪刀紧贴宫颈后壁筋膜分离撑开宫颈直肠之间的疏松结缔组织，打开直肠宫颈间隙（图11-8-41），再用手指钝性分离扩大直肠宫颈间隙。

6）打开膀胱侧窝（以左侧为例）：将阴道拉钩置入膀胱宫颈间隙并向上提，显露两侧的膀胱宫颈韧带，把阴道袖口拉向右下方，用 Allis 钳提起左侧 2 点处阴道壁切缘，用钝头弯剪刀在膀胱宫颈韧带与左侧阴道壁切缘之间向外斜上方撑开、分离，进入膀胱侧窝，再插入示指向外上方进一步扩展膀胱侧窝（图11-8-42，图11-8-43）。

7）切断阴道旁组织：向左上方牵引阴道袖套，以绷紧暴露阴道旁组织，用 90° 弯血管钳紧贴阴道侧壁从膀胱侧窝处开始向直肠侧窝穿出以钩住阴道旁结缔组织，并用两把弯血管钳尽量靠外侧钳夹阴

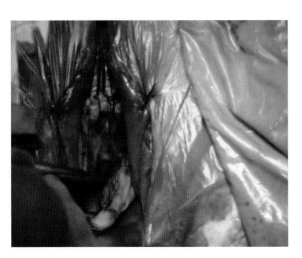

图11-8-41　锐性分离膀胱直肠间隙

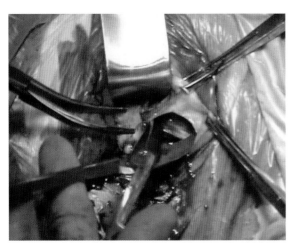

图11-8-42　分离左侧膀胱侧窝

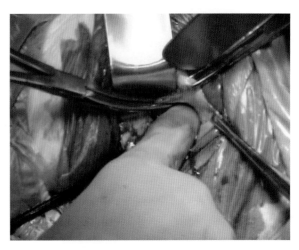

图11-8-43　分离左侧膀胱侧窝

道旁结缔组织，于钳间切断，7 号丝线缝扎两端断(图11-8-44)。阴道结缔组织内血管丰富，手术时要小心慎重。经阴道切断阴道旁组织比经腹容易得多。

8）分离剪断膀胱宫颈韧带，打开输尿管隧道游离输尿管：阴道前壁拉钩置入膀胱宫颈间隙向上提，同时膀胱侧窝内也放入一稍窄的拉钩（宽约 2.0 cm）并上提，完全暴露两个拉钩之间的膀胱宫颈韧带（图11-8-45）。

用示指、中指夹住膀胱宫颈韧带，以触摸输尿管的位置及走行。中弯血管钳钳夹输尿管表面的膀胱宫颈韧带，于钳间切断，打开输尿管隧道，4 号丝线缝扎断端，于两断端之间插入钝头弯剪刀，上下钝性分离，将膀胱宫颈韧带分为内外两叶，输尿管即位于其中，扩大输尿管隧道，分别钳夹切断膀

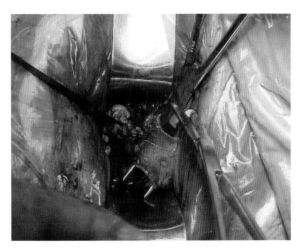

图11-8-44　切断阴道旁组织

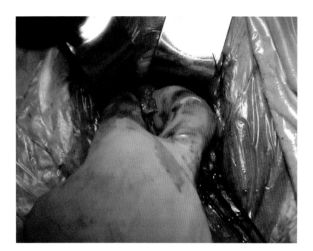

图11-8-45 暴露膀胱宫颈韧带

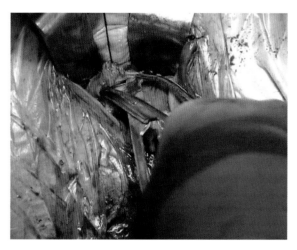

图11-8-47 分离膀胱宫颈韧带外侧叶

胱宫颈韧带的内侧叶和外侧叶，完全打开输尿管隧道，暴露输尿管（图 11-8-46 至图 11-8-52）。

如果仅做次广泛子宫切除，则只需切断膀胱宫颈韧带的内侧叶，然后将输尿管向外推，即可达到次广泛子宫切除的切除范围（切除宫旁组织约2.0 cm），如果要做广泛子宫切除，则必须还要切断膀胱宫颈韧带的外侧叶，才能将输尿管完全游离，从而达到切除宫旁组织 3.0 cm 以上的目的。

9）钳夹、切断、结扎子宫动脉：或牵出已在清扫淋巴结时结扎的子宫动脉断端，将已游离的输尿管置于阴道拉钩的保护下，显露与输尿管交叉的子宫动脉，用两把弯血管钳钳夹子宫动脉，于钳间剪断（图 11-8-53），7 号丝线缝扎，子宫动脉处理后输尿管更加松动，可将输尿管进一步向外上方推离。

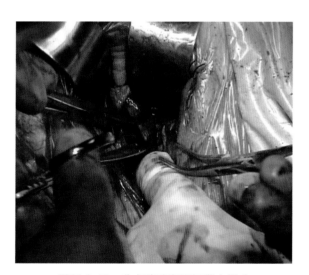

图11-8-48 分离膀胱宫颈韧带内侧叶

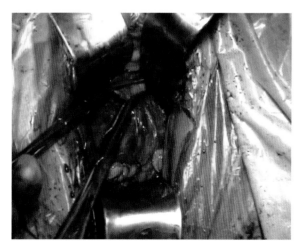

图11-8-46 钳夹切断左膀胱宫颈韧带浅层

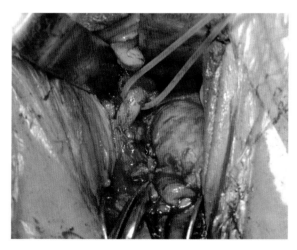

图11-8-49 暴露右侧输尿管膝部

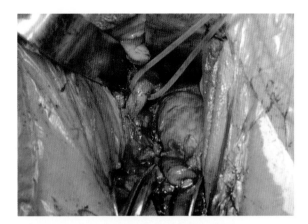

图11-8-50　穿挂软胶管，便于暴露输尿管（右侧）

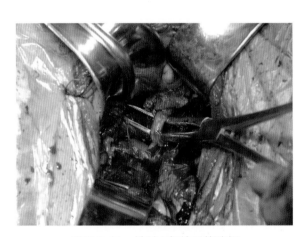

图11-8-51　暴露左侧输尿管膝部

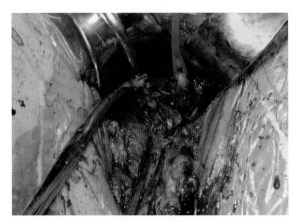

图11-8-52　穿挂软胶管便于暴露输尿管（左侧）

如果之前在腹腔镜下清扫盆腔淋巴结时已经切断结扎子宫动脉，此时只需在子宫动脉与输尿管交叉部位稍做分离，即可将已切断的子宫动脉牵出（图11-8-54）。

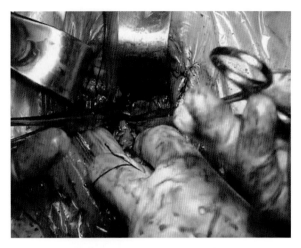

图11-8-53　钳夹切断子宫动脉

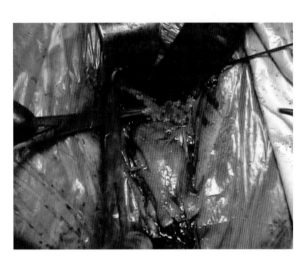

图11-8-54　牵出已经在腹腔镜下断扎的子宫动脉

10）打开直肠子宫间隙和直肠旁间隙，切断子宫骶韧带（直肠柱），进入子宫直肠陷凹，将阴道袖套向前牵拉，如果没有粘连则能很容易分离直肠子宫间隙和直肠旁间隙。充分暴露两间隙之间的宫骶韧带（直肠柱），于靠近直肠的部位钳夹切断（图11-8-55），可以很容易地做到切除宫骶韧带3~4 cm。打开腹膜反折后，继续钳夹切断宫骶韧带地中间部分。

11）切断主韧带：切断子宫动脉后，输尿管膝部进一步松动，将拉钩置于输尿管前方，让术者能清楚地见到输尿管的位置，同时将宫颈向右下方牵引，最大限度地暴露宫颈旁的主韧带，在直视下避开输尿管，尽量靠近盆壁用长弯血管钳钳夹主韧带及宫旁组织，切断后7号丝线缝扎，见图11-8-56，

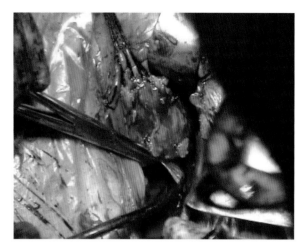

图11-8-55 钳夹切断宫骶韧带的降部

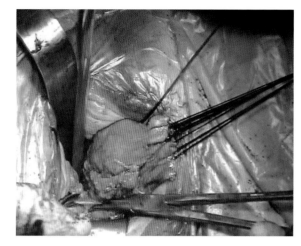

图11-8-57 靠近盆壁钳夹切断右侧主韧带

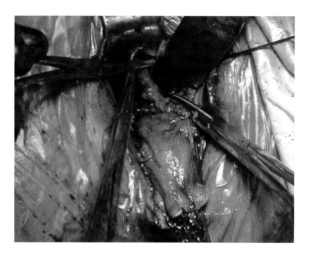

图11-8-56 靠近盆壁钳夹切断左侧主韧带

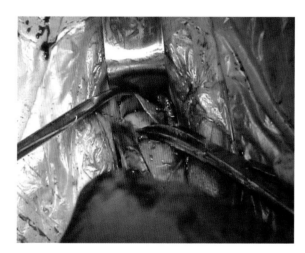

图11-8-58 打开膀胱子宫腹膜反折

图 11-8-57。

12）打开前腹膜反折，将宫底翻出，处理附件：如果腹腔镜下已经处理好附件，只需打开前腹膜反折（图 11-8-58）。

用双爪钳将宫底经前穹隆翻出（图 11-8-59）。如果腹腔镜下未能处理附件，则翻出宫底后根据病情的需要，决定附件的去留，需保留附件者，则钳夹切断固有韧带及圆韧带。不保留附件者则尽可能在高处切断漏斗韧带（图 11-8-60）。

13）切断子宫骶韧带（直肠柱）的矢状部分：将已松动的子宫完全牵出，此时只剩下子宫骶韧带（直肠柱）的矢状部分未切断，小心分离附在宫骶韧带上的腹膜，用长而宽的牵开器将直肠推向一旁，

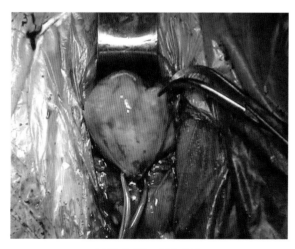

图11-8-59 翻出子宫

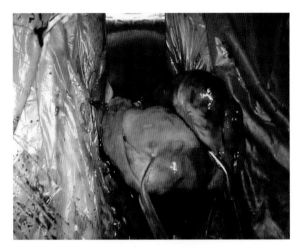

图11-8-60　处理附件

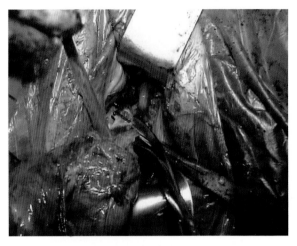

图11-8-62　切断子宫骶韧带的矢状部分

在适当的位置切断已充分暴露的直肠柱（图11-8-61，图11-8-62）。此时子宫已完全游离，移去标本。

14）关闭腹膜和阴道黏膜切口：取出整个子宫标本后，仔细检查各韧带残端和创面有无出血，必要时予以缝扎或电凝止血。确认无出血后，于两侧角部开始用可吸收缝线连续缝合阴道壁和腹膜前后壁。进针次序为阴道后壁黏膜（进针）→后壁腹膜→前壁腹膜→前壁黏膜（出针）。四层缝合在一起（图11-8-63，图11-8-64），于中间部位打结。

关闭阴道残端切口前通过阴道残端切口常规放置橡胶管引流。阴道内填塞聚维酮碘纱卷，24小时后取出。留置导尿5~7天（图11-8-65）。

（2）术后处理

术后常规预防性应用广谱抗生素3~5日，

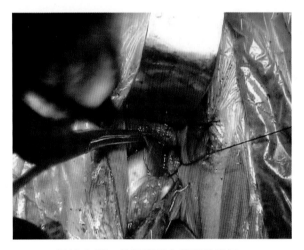

图11-8-63　关闭腹膜和阴道黏膜切口

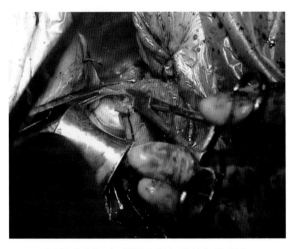

图11-8-61　切断子宫骶韧带的矢状部分

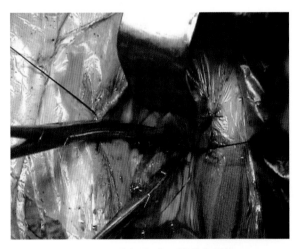

图11-8-64　关闭腹膜和阴道黏膜切口

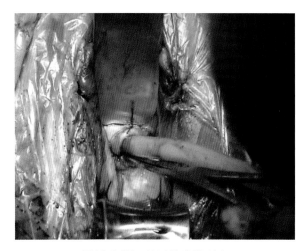

图11-8-65　放置橡胶管引流

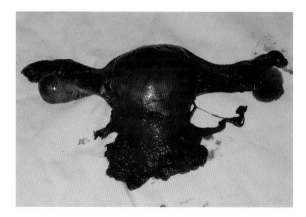

图11-8-66　LARVH切除子宫标本

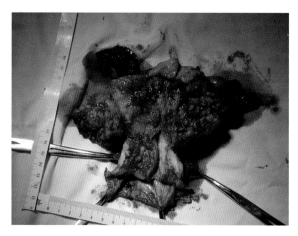

图11-8-67　LARVH切除子宫标本（剖开）

24~48 小时拔除阴道引流管后可起床活动。术后 5 天试停导尿管，如残余尿＞100 ml 应重置导尿管。一般术后 5~7 天可出院，禁性交 2 个月。术后病理检查如宫颈深肌层受累或宫旁组织受累、手术切缘阳性或盆腔淋巴结有癌转移，则需补充放疗；如肿瘤细胞分化差（G3）、脉管受累或特殊类型子宫内膜癌（如透明细胞腺癌、浆液性腺癌、癌肉瘤等）需补充化疗。

（3）手术范围

子宫次广泛切除的范围是：在子宫颈及盆壁之间靠近子宫颈约 1/3~1/2 约 2~3 cm 处离断主韧带，在输尿管的前内侧游离输尿管，外侧不分离，仍附着于主韧带，这样保留了输尿管的血供，大大减少了输尿管瘘的可能性。宫骶韧带在其中部离断，保留了膀胱的神经支配，手术后不需长期留置尿管。

广泛子宫切除术的范围是：主韧带在近盆壁及肛提肌处切断，宫骶韧带在其下外方靠近直肠处切断，输尿管内侧和外侧的附着处（实际是膀胱宫颈韧带的内侧叶和外侧叶）均需分离，把输尿管完全游离出来。宫旁组织应切除 3 cm 以上，必要时达盆壁，阴道必须切除阴道上段 1/3~1/2（3~4 cm 以上）（图 11-8-66，图 11-8-67）。经阴道行子宫广泛切除术，可以很轻松地在直视下确定阴道切除的长度，较经腹手术容易得多。在游离了输尿管的内侧叶和外侧叶组织后，输尿管完全游离，很容易地推向外上方从而得到保护。膀胱侧窝和直肠侧窝均已分离，此时完全可以做到近盆壁处离断切除宫旁组织和主韧带、宫骶韧带。

而达到子宫广泛切除的目的。

阴式子宫切除术视频详见视频 9。（二维码使用说明详见本书文前页。）

（4）注意事项

1）体位及麻醉：体位的正确摆放对手术的顺利进行起很大影响，具体要求同前。因手术时间较长、范围较广，一般使用气管插管全身麻醉，但行阴式手术时最好辅与硬膜外麻醉以提高肌松效果。

2）术者基本素质要求：LARVH 有一定的难度和危险性。术者必须熟悉盆腔解剖、具有扎实的腹式广泛子宫切除术及盆腔淋巴结清除的手术基础，具备精湛的阴式手术和腹腔镜手术技巧，再经过严格的术前培训，同时应有默契的助手良好的麻醉效果，才能顺利、安全、符合要求地完成手术。

3）避免输尿管损伤：LARVH 手术成功的关键

视频 9　阴式子宫切除术

是：经阴道途径如何把输尿管从膀胱韧带中解剖、游离出来，然后才能避开输尿管，尽量靠近盆壁钳夹和切断宫旁组织、骶主韧带，达到广泛或次广泛子宫切除的要求。LARVH 的输尿管损伤需高度警惕。初学者术前先在膀胱镜下放置输尿管导管便于扪及输尿管。术中分离膀胱宫颈韧带时，通过手指直接触摸到膀胱宫颈韧带内的输尿管导管，明确输尿管走行及位置，切断膀胱宫颈韧带更加安全，术中可在直视下从底部打开输尿管隧道，将输尿管从膀胱宫颈韧带中推开，减少了盲目分离输尿管导致渗血增多的可能，降低游离输尿管难度的同时保证了手术的彻底性，加快了手术速度，增加了手术安全性，减少了输尿管损伤及并发症的发生。

4）专用器械的使用可有效降低手术难度。

三、疗效评价及手术专用器械

1. 疗效评价

TVH 技术成熟，治疗子宫内膜不典型增生及ⅠA 期子宫内膜癌疗效确切。具有创伤小、手术时间短、出血少等优点。

在国外，腹腔镜辅助阴式子宫广泛切除术的技术可行性已被广泛报道，但它相比于开腹手术的优越性仍在研究之中，由于 LARVH 目前尚处于研究阶段，手术并发症风险仍较高。Sharma 等（2006）于 2006 年回顾性分析了 35 例 LARVH 病例和 32 例腹式子宫切除术（RAH）病例，结果 LARVH 在手术时间、术中出血量、住院时间、术后病率、留置尿管时间等方面均较 RAH 有优越性，与 2005 年 Jackson 等回顾分析的 50 例 LARVH 和 RAH 患者相似。但两组研究中 LARVH 泌尿系统损伤发生率较高，Sharma（2006）的研究中 LARVH 发生了 4 例并发症（8%，3 例膀胱损伤和 1 例肠管损伤），RAH 发生了 3 例（6%，1 例肺栓塞，1 例输尿管损伤、1 例大出血）；在淋巴清扫范围、宫旁组织切除范围、术中并发症发生率方面没有明显差别（LARVH 94%，RAH 96%）。故认为在早期子宫恶性肿瘤治疗上，尽管 LARVH 有其自身的局限性，而且处在研究阶段，该手术还是有许多 RAH 不可比拟的优越性。患者术后生活质量高，并不降低生存率。LARVH 是 RAH 合适的替代手术方式，但泌尿系统的损伤是 LARVH 在目前阶段的一种突出的风险。Zhang 等（2016）于 2016 年比较了 445 例 LARVH

和 349 例 RAH，结果也显示 LARVH 较 RAH 具有出血少、创伤小、住院时间短等优点，更符合当今时代微创手术的特点。

国内佛山市妇幼保健院近年行 170 多例经阴道广泛、次广泛子宫切除术，其中子宫内膜癌患者约 78 例，解放军总医院等也行数例该术式。无一例中转开腹，术中出血量少于近年国内外文献所报道的开腹和腹腔镜下子内膜癌根治术，平均住院时间短，术中无并发症，术后下床活动时间和肠功能恢复均有优越性，术后无淋巴囊肿形成，恢复良好。腹腔镜下手术视野广，术野清晰，淋巴结清除的数目和开腹手术无明显差异。出血量与副损伤较开腹手术更有优越性，与国外学者 Malur（2001）所报道的 LARVH 与开腹手术治疗早期子宫内膜癌比较的结果相同。

目前认为，LARVH 是手术治疗子宫恶性肿瘤的发展方向，它最大限度地减少了手术创伤，又能达到足够的范围。但其技术要求有待进一步规范，远期效果有待于进一步长期观察。

2. TVH 及 LARVH 的手术专用器械

（1）TVH 手术专用器械：专用器械的使用可有效降低手术难度。作者根据自己十余年经阴道手术的经验和体会设计了以下阴式手术器械，并获得国家专利。

1）阴道压板（图 11-8-68）

结构特点：两叶成角约 120°，长度不一样，两端均设计弧形小缺口。

用途：用于牵开阴道侧壁，暴露手术野。

2）宫颈压板（图 11-8-69）

结构特点：柄部和功能部位成角约 120°，功能部稍成弧形，内凹。

用途：用于牵开宫颈，处理子宫血管时暴露深

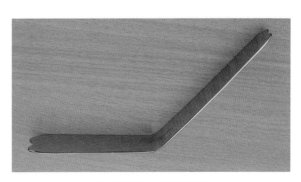

图11-8-68　阴道压板

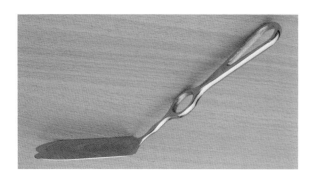

图11-8-69 宫颈压板

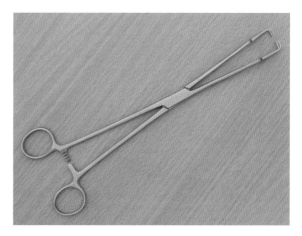

图11-8-71 双爪抓钳

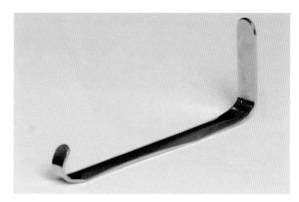

图11-8-72 膀胱侧间隙拉钩

部术野。

3）固有韧带钩型钳——谢氏钳（图 11-8-70）

结构特点：钳尖圆钝，呈球行，有一卡口，可卡入 10 号丝线，末端功能部分呈"?"形。

用途：应用"固有韧带钩形钳"——可以很容易地将卵巢固有韧带输卵管和圆韧带一并钩出，在直视下钳夹，切断和缝扎。可防止组织滑脱，避免了传统方法难以将宫底翻出进行固有韧带及圆韧带结扎的缺点。

4）双爪抓钳（图 11-8-71）

结构特点：钳末端功能部位呈双爪形，尖端细而锐利。

用途：用于钳夹抓住宫颈或肌瘤，特点是其损伤小，抓得牢不易滑脱。

（2）LARVH 手术专用器械

1）膀胱侧间隙拉钩（图 11-8-72）和膀胱宫颈间隙拉钩（图 11-8-73）：两者均要求有适当的长度、宽度和角度，以便于暴露二个间隙。

2）膀胱宫颈韧带"Y"形拉钩，用于暴露膀胱宫颈韧带（图 11-8-74）。

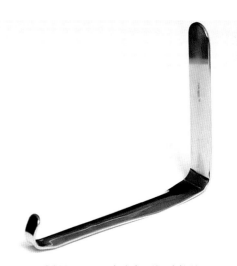

图11-8-73 膀胱宫颈间隙拉钩

3）主韧带"Y"形压板,用于充分暴露主韧带,便于靠近盆壁钳夹切断（图 11-8-75）。

4）输尿管探照灯，用于术中做透光试验，可以很容易的观察到输尿管在膀胱宫颈韧带的位置，

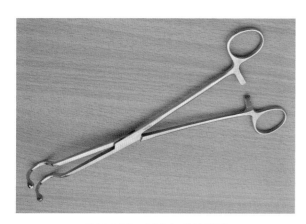

图11-8-70 固有韧带钩形钳

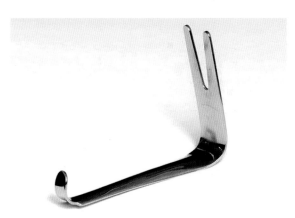

图11-8-74　膀胱宫颈韧带拉钩

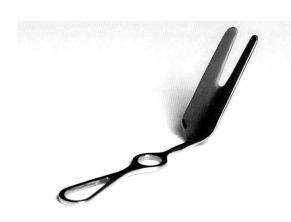

图11-8-75　宫颈压板

便于解剖、分离。

5）牵拉重锤，用于帮助把宫颈向下牵拉便于操作（图 11-8-76）。

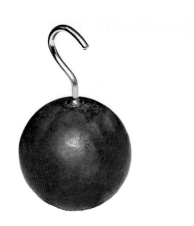

图11-8-76　宫颈重锤

（谢庆煌　肇丽杰）

第九节　子宫内膜癌手术常见并发症及处理

早期子宫内膜癌无合并高危因素时，可在腹腔镜下施行筋膜外全子宫切除术，单纯全子宫切除手术难度较小，并发症较少；若合并高危因素时，可根据具体情况行腹腔镜下Ⅱ型或Ⅲ型根治性全子宫切除术及盆腔、腹主动脉旁淋巴结切除术，甚至腹腔镜下大网膜切除等，上述手术镜下操作难度大，手术范围广，出现并发症的情况相对较多，尤其是手术医师经验缺乏、镜下操作不熟练时更容易出现并发症。现总结主要并发症如下。

一、泌尿系统损伤

1. 膀胱损伤　腹腔镜治疗子宫内膜癌时，常需锐性分离膀胱宫颈间隙及膀胱宫颈韧带，此部位最容易发生膀胱损伤。如果患者有下腹部手术史或剖宫产史，常引起盆腔粘连、解剖结构改变，组织分界不清，在手术分离过程中就容易损伤膀胱造成膀胱穿孔。电凝止血导致膀胱热损伤，常形成膀胱阴道瘘。另外，在缝合阴道残端时如果将膀胱壁全层与阴道壁缝合，常导致膀胱局部缺血坏死形成膀胱阴道瘘。

手术过程中如发现血尿，应特别注意鉴别是否膀胱损伤，如果发现尿袋中充满气体，则肯定是膀胱穿孔。怀疑膀胱损伤者，可经导尿管注入亚甲蓝液体充盈膀胱，如果看到蓝色液体从膀胱壁破口漏出即可明确诊断。

膀胱阴道瘘是膀胱损伤的迟发表现，多由于电凝损伤膀胱壁或缝合膀胱壁所致。多在术后 7~10天出现阴道大量排液。经导尿管向膀胱注入亚甲蓝液，阴道有蓝色液体流出即可明确诊断。膀胱镜检查可明确瘘孔的部位及大小，还有与输尿管开口的关系。对膀胱阴道瘘患者还需要排除同时存在的输尿管阴道瘘存在。

腹腔镜膀胱损伤的处理：术中发现膀胱破裂穿孔，可立即在腹腔镜下进行缝合，先用 2-0 可吸收缝线进行全层缝合，再予褥式缝合浆膜层加固。术后留置尿管 7~10 天，保持膀胱排空无张力，膀胱伤口即可愈合。术后出现膀胱阴道瘘者，应停留导尿管，待手术后 3~6 个月，少部分患者在留置导尿管 3 个月后瘘管愈合，漏尿症状消失。如瘘管不能愈合，需要膀胱阴道瘘修补术。手术方式可选择经阴式修补、开腹或腹腔镜修补。

2. 输尿管损伤 腹腔镜下输尿管损伤时有发生，其原因有如下几方面：①输尿管发育异常；部分患者为重复双输尿管，如没有注意则可能损伤。②盆腔解剖改变；输尿管盆腔段行程可以为炎症粘连、子宫内膜异位症而导致解剖变异，容易造成损伤。③电外科器械造成的热损伤。目前腹腔镜下手术止血方法大多数使用双极电凝，电凝时产生高温容易对输尿管造成热损伤，如腹腔镜下高位结扎骨盆漏斗韧带、电凝闭合子宫动脉、打开膀胱宫颈韧带前后叶分离输尿管隧道时，如果电凝止血时过于靠近输尿管，就会对输尿管产生热损伤；④术者操作失误直接切断输尿管。⑤输尿管的误缝误扎。

输尿管损伤的表现有如下几方面：①手术当中切断输尿管则术中手术创面渗液增多，输尿管连续性中断，可见输尿管断端。②如果输尿管热损伤或被缝扎，术中一般不易发现，此类患者术后患者反复出现发热、腰痛，或者肾区叩击痛。子宫内膜癌术后的输尿管损伤多表现为输尿管阴道瘘，一般在术后 7~10 天发生。表现为大量尿液从阴道排出。如果术后患者一直发热不能控制，则瘘管形成后患者体温会迅速转为正常。当然，也有患者术后恢复顺利而形成输尿管阴道瘘。

除非输尿管被切断，一般的输尿管损伤术中不易发现，多数在术后发生输尿管阴道瘘时才被诊断。经经脉注入 4 ml 亚甲蓝液（用 20 ml 生理盐水稀释）可区别阴道排液是淋巴液还是尿液，具体方法是在静脉注射亚甲蓝后阴道放置白色纱布，如果尿液变蓝色的同时纱布蓝染，则明确为输尿管阴道瘘，如果纱布不被蓝染，应该是淋巴液漏出。对于输尿管阴道瘘的患者，超声波检查可发现患侧肾积水及输尿管扩张，静脉肾盂造影（IVP）或 CT 泌尿系成像（CTU）可明确瘘孔的部位。

输尿管损伤的处理：手术过程中发现输尿管被切断，则根据输尿管缺失的多少行输尿管吻合术或输尿管膀胱种植术。如果怀疑输尿管轻微损伤或有可能电凝损伤，可在手术结束时放置输尿管双"J"管支架，此方法可有效预防输尿管瘘的发生，双"J"管一般在术后 4~12 周取出。如果术后 24~48 小时发现的输尿管损伤，可经原手术路径按手术中输尿

管损伤处理原则处理；如术后超过 3 天才明确输尿管损伤，或者术后出现输尿管阴道瘘，可行膀胱镜或输尿管镜下双"J"管置入术。必要时可行腹腔镜协助双"J"管置入。如果置管成功，则双"J"管放置 3 个月再取出。放双"J"管后输尿管漏尿情况会明显减少甚至消失，输尿管损伤部位多可痊愈，瘘孔自闭。如果 3 个月后双"J"管取出后仍然漏尿，需重复置管或手术治疗。如置管失败，需等待 3 个月后行输尿管阴道瘘手术治疗，等待期间可行肾盂穿刺造瘘，或不做任何处理，让患者保持会阴清洁、避免感染即可。也有发现输尿管瘘而马上手术者。无论是术后 3 个月手术还是立即手术，原则上不做输尿管吻合术，而是输尿管膀胱种植术。这种情况会避免输尿管狭窄的发生。

二、术中血管损伤

子宫内膜癌患者如需行盆腔和腹主动脉旁淋巴结清扫，则有可能发生不同部位的大血管损伤，引起多量出血甚至危及生命，是腹腔镜手术灾难性的并发症，血管最易损伤和出血的地方主要有以下部位。

1. 腹主动脉及其分支损伤出血 在清扫腹主动脉旁淋巴结时，腹主动脉主干一般不易损伤，而肠系膜下动脉及腰动脉则是容易引起出血的部位。肠系膜下动脉的损伤根据部位不同可选择缝合止血（靠近腹主动脉发出部位）或结扎止血（离腹主动脉有一定距离）的方法止血。腰动脉出血一般使用双极电凝止血即可。

2. 下腔静脉损伤及左右髂总静脉出血 由于下腔静脉及髂总静脉表面有一些小的血管分支与淋巴结相连，在清扫下腔静脉淋巴结时直接切开下腔静脉壁比较少见，往往是牵拉这些小血管撕脱管壁，形成小的破口。因此在分离淋巴结时避免撕脱小血管是避免下腔静脉出血的关键。一旦发生出血，首选用纱布球压迫止血。如果压迫止血无效或破口较大，需要行腹腔镜下修补血管壁。必要时转为开腹手术也不失为一种明智的选择。

3. 肾静脉损伤 腹腔镜下腹主动脉旁淋巴结清扫如果到达左肾静脉跨过腹主动脉表面的水平，则有可能使用超声刀切割左肾静脉壁引起损伤出血。由于左肾静脉直径较大，因此小的破口可用血管缝线在镜下缝合止血。如果破口较大，缝合后引

起血管狭窄，则需要请血管外科医生施行血管吻合术，以保证血管通畅。

4．髂外动静脉损伤　髂外动静脉本身没有大的血管分支，因此这两个血管损伤往往由于电钩或超声刀误伤所致。髂外动脉损伤往往出血迅速、凶猛，如果没有良好的缝合技巧，应该迅速钳夹止血，转开腹手术，由血管外科医生完成血管修补手术，避免血栓形成等并发症的发生。个别患者条件许可可以尝试腹腔镜下缝合，术者要慎重选择。但镜下缝合的精细程度远不如开腹直视下修补。由于腹腔镜手术采用臀高头低位，使得手术过程中髂外静脉处于非充盈状态，即使损伤也不会引起大量出血，特别是靠近腹股沟部位甚至可以不出血，这给镜下缝合提供了极大的便利。一般来说，髂外静脉损伤均可采用腹腔镜下缝合的方法修补血管，达到止血目的。

5．髂内静脉及分支出血　髂内静脉及其分支构成了闭孔窝内丰富的静脉丛，在清扫闭孔淋巴结时因为牵拉、切割均可导致髂内静脉及其分支的损伤出血。如果是小的分支出血，可采用纱布压迫止血或出血点电凝止血，当这两种方法均不能够奏效，特别是较大的血管破裂出血，电凝不易时，腹腔镜下缝合止血是有效的止血方法。缝合时要注意避开坐骨神经及闭孔神经这些重要结构，避免误伤。如果镜下缝合不易完成，及时转为开腹手术是一种明智的选择。在清扫闭孔淋巴结时将闭孔动静脉预防性地切断可使淋巴结切除变得容易，减少闭孔血管损伤出血的机会。

6．宫旁血管出血　对于需要行广泛子宫切除的Ⅱ期子宫内膜癌患者，宫旁血管出血（特别是静脉出血）是广泛子宫切除常常遇到的情况，这种出血需要使用电凝或缝合彻底止血，但不存在血管修复的问题。由于宫旁血管与输尿管的密切关系，使得如果处理不当往往造成输尿管的热损伤，术后输尿管阴道瘘形成，因此需要了解基本的操作技巧。在解剖输尿管隧道过程中，往往会遇到膀胱上、中、下静脉及其他静脉丛等宫旁血管出血。避免这些血管出血的关键是解剖输尿管隧道时一定要沿隧道间隙分离切断膀胱宫颈韧带前叶，推开输尿管，这样可以避免损伤静脉血管出血。如果发生出血，也不要急于止血，先将输尿管隧道完全分离，将输尿管推开，置于安全区域，再用电凝或缝合方法闭合宫旁血管止血，从而避免电凝或缝合导致输尿管损伤。

三、消化系统损伤

1．胃的损伤　特殊类型的子宫内膜癌需要行腹腔镜下大网膜切除，靠近胃体离断血管及组织，可能造成胃的锐性损伤或电热损伤。但这种情况极少发生。胃损伤范围较小时，可直接腹腔镜下行胃修补术，术后放置胃管胃肠减压，禁食。电热损伤导致的胃穿孔，症状出现时间可能较晚，容易误诊，术后患者出现反复恶心、呕吐及腹膜炎体征时，应行腹部立卧位片，一旦发现膈下游离气体，应考虑胃穿孔。因此，在切除大网膜时，应仔细分离胃与大网膜间隙，切勿太过靠近胃体切除大网膜，避免损伤。

2．小肠损伤　小肠损伤多发生于有腹部手术史或其他原因导致盆腹腔严重粘连的患者，套管针穿刺或分离肠管粘连均有可能引起小肠损伤或穿孔。浆肌层损伤或小的穿孔可镜下缝合修补。如果损伤范围过大，则需行小肠节段切除吻合术，该手术需要胃肠外科医生协助，在腹腔镜下完成或由腹部小切口完成。

3．乙状结肠及直肠损伤　乙状结肠及直肠损伤也常常发生于盆腔粘连分离及广泛手术阴道直肠隔分离时，腹腔镜下广泛全子宫切除在分离直肠阴道间隙时也容易造成直肠损伤。因此在手术过程中要仔细观察肠管，及时发现损伤。怀疑直肠损伤时可采用直肠充气实验检查有无直肠穿孔。由于此类患者术前都做了完善的肠道准备，因此手术过程中发现的肠管损伤可做一期修补，并不需要行结肠造瘘。如果肠管损伤未在术中发现，则患者术后往往出现不可控制的盆腹腔感染，表现为高热、腹胀、肛门排气停止、腹膜刺激征明显。如不及时处理，可发生不可逆的感染性休克，危及患者生命。术后怀疑肠管损伤者应尽早行腹部平片及CT检查明确诊断，如果诊断明确，应立即剖腹探查，行横结肠造瘘，盆腹腔充分引流。如果患者感染症状不严重而表现直肠阴道瘘形成，则往往在术后7~10天出现阴道内气体和粪渣排出。此类患者也建议立即行横结肠造瘘，同时切开阴道断端充分引流。直肠阴道瘘多在横结肠造瘘术后3个月自然愈合。采用肠镜检查、肠道造影及直肠充亚甲蓝实验证实瘘口愈合后，可还纳肠管入腹腔。

四、神经损伤

1. 闭孔神经损伤　闭孔神经损伤注意发生于腹腔镜下盆腔淋巴结清扫时，闭孔神经从腰丛分出，经髂总静脉下方穿出，进入闭孔窝，经闭孔管进入大腿内侧，支配股部内收肌群及股内侧 2/3 皮肤感觉。闭孔淋巴结切除时，由于对解剖结构的认识不足，暴露不清晰，有可能损伤闭孔神经。闭孔神经损伤后，表现为股内侧感觉减退，大腿内收肌功能减弱，大腿内收受限等，症状视损伤程度。部分患者由于大腿其他肌群功能代偿，并未表现出明显症状。

术中当发生闭孔神经横断时，建议行端端吻合术，采用 5-0 的可吸收线行吻合术，前后左右各缝合一针，对齐断面，以利于神经愈合。术后可给以营养神经药物支持治疗，绝大多数患者的神经功能能完全恢复。避免发生闭孔神经的关键在于清晰暴露闭孔神经，腹腔镜下暴露闭孔神经可以经髂外血管与腰大肌之间进入闭孔窝寻找闭孔神经，或者从脐侧韧带侧窝显露闭孔神经，亦可以清扫髂外淋巴结后再从髂外血管根部寻找闭孔神经。当把闭孔神经从包绕的淋巴结中分离出来后，再清扫淋巴结就可避免损伤闭孔神经。

2. 生殖股神经损伤　生殖股神经由第一腰神经前支和第二腰神经前支部分纤维组成，在腰大肌表面下行，至髂总动脉外侧分为股支和生殖支，股支支配大腿内 1/3 皮肤感觉，生殖支支配大阴唇。盆腔淋巴结清扫时，需切除腰大肌表面淋巴结，生殖股神经靠近髂外血管，清扫淋巴结容易一并切除生殖股神经。生殖股神经损伤一般不需要特别处理，手术后病人多无明显症状，如有症状，可使用营养神经药物对症支持治疗。

3. 盆腔神经丛损伤　盆腔神经丛又称下腹下丛，由腹下神经和盆腔内脏神经汇合而成。腹下神经为交感神经，来自下腹上神经丛（骶丛），沿直肠两侧，输尿管下方进入盆腔。盆腔内脏神经为副交感神经，来自骶 2~4 神经根，与子宫深静脉伴行于主韧带表面。腹下神经与盆腔内脏神经在主韧带表面、输尿管外侧形成盆腔神经丛。分出支配膀胱、子宫及直肠的分支。在腹腔镜下行根治性全子宫切除时，盆丛损伤不可避免，损伤程度与手术切除宫骶韧带、主韧带及阴道旁组织范围呈正相关。盆丛损伤是导致根治性子宫切除术后尿潴留的主要原因。盆丛损伤的处理：主要措施是促使膀胱功能尽快恢复，避免尿潴留，通常术后停留尿管 14 天，拔除尿管后于测膀胱残余尿量，残余尿量大于 100 ml，予继续停留尿管，停留尿管是促使膀胱功能恢复的关键方法。如患者拔除尿管后无尿意感，应告诫患者定时排尿，否则膀胱过度膨胀会加重膀胱功能障碍，引起大量残余尿及尿路感染。大多数患者经处理可能获得满意的膀胱恢复。由于 Ⅱ 期子宫内膜癌的诊断不确定性，因此建议对于仅仅怀疑是子宫颈管间质浸润的患者施行改良的广泛子宫切除术，以减少术后膀胱功能障碍的发生。

（姚书忠　黄佳明）

第十节　术后监护

术后对患者的监测和处理是手术治疗成功的基本保证。子宫内膜癌患者年龄大，高血压、肥胖、糖尿病等合并症多，分期手术的范围较大，因此术后的监护尤为重要。术后监护的内容因患者术前、中、后情况以及有无内外科合并症和手术并发症而定，一般情况下主要监测血压、心率、呼吸、血氧饱和度等生命体征的变化；还要依据病情不同，监护患者尿量、引流量、末端肢体的灌注情况、血红蛋白水平、血糖以及凝血机制的变化，必要时需进行中心静脉压、氧分压、动脉血氧浓度以及 CO_2 分压测定等有创监测。对于手术出血多、术中病情不稳定、合并较严重的心、脑、肺、肾等疾病的患者术后及时转入 ICU，加强术后专业监护，及时避免术后发生严重并发症。

腹腔镜已经成为子宫内膜癌分期手术最常用的治疗手段，随之而来也产生了一些特殊的围术期监护问题，如 CO_2 气腹、特殊体位对心、肺、脑等功能的影响以及能量器械所致特殊并发症等，术后应加强 CO_2 皮下气肿、气腹导致呼吸性酸中毒的指标监测，观察戳卡穿刺部位以及手术操作部位有无隐匿性血管损伤，造成出现皮下、腹膜血肿或腹腔渗血，观察能量器械造成输尿管、膀胱以及肠管损伤相关的并发症的相关症状，术后可能会出现大量阴

表11-8-1　妇科手术后深静脉血栓的预防

方案	临床试验数	患者数	DVT 发生率（%）	95%CI	RR 减少（%）
未治疗对照	12	945	16	14~19	—
口服抗凝药	5	183	13	8~18	22
IPC	2	132	3	1~8	88
LDUH	47	10 339	8	7~8	68
ES	3	196	14	10~20	44

IPC，间歇气囊压迫装置；LDUH，低剂量未分馏肝素；ES，弹力袜

道排液、腹膜炎、感染性肠梗阻，及时发现，及时处理。

子宫内膜癌患者经常合并糖尿病、肥胖、高血压，而患者围术期应激状态、手术刺激术后疼痛均可导致交感神经兴奋，儿茶酚胺分泌增加，肾上腺素和糖皮质激素大量分泌，胰岛素分泌降低，血压、血糖容易发生急剧变化，术后加强血压和血糖监测十分重要。血压监护是术后管理的重要指标，对于2~3级高血压以及术中血压不稳定的患者，15~30分钟测量血压一次，了解血压变化规律，并行动态心电图监护，了解有无心肌缺血情况，及时发现血压变化的原因，及时处理，让血压维持在合理水平，通常要求维持在130~140/80~90 mmHg，减少高血压对心、脑、肺、肾等重要脏器功能影响，又避免血压过低对重要脏器的有效灌注的影响。对于应激性高血压或术后疼痛导致的高血压，应及时镇痛。另外，麻醉对血压影响也非常显著，麻醉有延迟效应，可能导致术后患者低血压，应该加强术后6小时内血压监护，避免麻醉抑制造成低血压，回心血量减少，导致心、脑、肺、肾等脏器缺血。术后应针对不同诱因进行处理，注意充分镇痛，常用阿片类如吗啡、芬太尼，解热镇痛剂如曲马多、凯纷等镇痛剂，减少因疼痛引起的血压升高。吸氧可改善微循环氧供，减少心脏负荷。同时要注意补液速度及总量，对于因补液量过多致血压升高者，可给予利尿药治疗。术后要继续抗高血压药物治疗，尽早开始口服降压治疗。对于需要禁食，不能口服降压药物的病人可使用静脉降压药物治疗。

血糖是围术期容易发生波动的指标之一，术后应加强对高危患者的血糖的检测和控制，根据血糖的水平调整胰岛素的用量，及时检测有无尿酮体，以避免血糖过高引起患者高渗性昏迷和酮症酸中毒等并发症。

子宫内膜癌的发病年龄、疾病性质以及手术范围是术后静脉血栓形成的高危因素，应加强术后静脉血栓性疾病（VTE）的监护和预防，观察双下肢的粗细、肌肉疼痛情况，必要时 B 超监护和 D- 二聚体检查，术后依据高危因素分级，及早进行预防或治疗用药，抗凝时机通常在术后12~24 小时，应用时间5~7 天或者更长，对于极高危患者可以持续 2~4 周。据统计（Schorge et al, 1999；Geerts et al, 2001），常规的妇科手术后发生深部静脉血栓（DVT）的风险为1.5%~38%。根据 2001 年第 6 届关于抗血栓治疗的美国胸科医师学会（American College of Chest Physician，ACCP）共识会议推荐的分级系统，癌症患者属于 VTE 最高风险人群，其发生术后腓肠肌 DVT 的概率为 40% ~80%；近端DVT 的概率为 10% ~20%（Geerts et al, 2001）。这种风险可能延伸至术后的几周。预防血栓的措施可以显著的减少症状性 DVT 和肺栓塞发生的相对风险（relative risk，RR）。妇科手术后深静脉血栓的预防见表 11-8-1（Geerts et al, 2001）。

ACCP 在 2004 年发布的第 7 届 ACCP 抗栓和溶栓治疗会议的循证指南推荐，对所有妇产科大手术患者进行血栓预防。对于接受较大的恶性肿瘤手术患者和有其他血栓栓塞危险因素的患者推荐，常规应用普通肝素 5000 U，每天 3 次；或大剂量低分子量肝素（≥3400 U/d）。其他方法包括单独使用间歇气囊压迫装置直至出院，或应用低剂量肝素或低分子量肝素联合间歇气囊压迫装置或弹力袜。对于接受癌症手术，年龄大于 60 岁，或者既往有

静脉血栓栓塞史等特别高危的患者，建议持续预防直至出院后 2～4 周。

（王永军　潘凌亚）

参考文献

耿京, 冯静, 唐军, 等. 阴道彩色多普勒超声与磁共振显像技术对术前子宫内膜癌肌层浸润的诊断价值. 中华全科医师杂志, 2008, 7(11): 762-765.

Berek JS, Hacker N F. Uterine cancer. Practical of Gynecologic Oncology. Philadephia: Lippincott Williams & Wilkins,2005: pp397-442.

Bucher P, Gervaz P, Egger J F, et al. Morphologic Alterations Associated With Mechanical Bowel Preparation Before Elective Colorectal Surgery: A Randomized Trial[J]. Digest of the World Core Medical Journals, 2006, 49(1): 109-112.

Burke TW, Morris M. Surgery for malignant tumors of the uterine corpus. Operative gynecology. Gershenson DM, Elsevier Science,2002: 532-554.

Chan JK, Wu H, Cheung MK, et al. The outcomes of 27, 063 women with unstaged endometrioid uterine cancer. Gynecologic Oncology, 2007, 106(2): 282-288.

Cornelison TL, Trimble EL, Kosary CL. SEER Data, Corpus Uteri Cancer: Treatment Trends versus Survival for FIGO Stage II, 1988-1994. Gynecologic Oncology, 1999, 74(3): 350-355.

Detsky, AS, Abrams HB, N. Forbath, et al. Cardiac assessment for patients undergoing noncardiac surgery. A multifactorial clinical risk index. Arch Intern Med, 1986, 146(11): 2131-4.

Dindo D, Muller MK, Weber M, et al. Obesity in general elective surgery. Lancet,2003, 361(9374): 2032-5.

Geerts, WH, Heit JA, GP Clagett, et al. Prevention of venous thromboembolism. Chest,2001, 119(1 Suppl): 132S-175S.

Geisler JP, Geisler HE. Radical hysterectomy in patients 65 years of age and older. Gynecologic Oncology, 1994, 53(2): 208-211.

Kaplan EB, Sheiner LB, Boeckmann AJ, et al. The usefulness of preoperative laboratory screening.[J]. Jama the Journal of the American Medical Association, 1985, 253(24): 3576-3581.

Lambrou NC, Gómez-Marín O, Mirhashemi R, et al. Optimal surgical cytoreduction in patients with Stage III and Stage IV endometrial carcinoma: a study of morbidity and survival. Gynecologic Oncology, 2004, 93(3): 653.

Lee TH, Marcantonio ER, Mangione CM, et al. Derivation and prospective validation of a simple index for prediction of cardiac risk of major noncardiac surgery. Circulation, 1999, 100(10): 1043-1049.

Lee JH, Jung US, Kyung MS, et al. Laparoscopic-assisted staging surgery for Korean women with endometrial cancer. JSLS.2008: 12(2): 150-155.

Malur S, Possover M, Michels W, et al. Laparoscopic-assisted vaginal versus abdominal surgery in patients with endometrial cancer--a prospective randomized trial. Gynecologic Oncology, 2001, 80(2): 239-244.

Marziale P, Atlante G, Pozzi M, et al. 426 Cases of stage I endometrial carcinoma: A clinicopathological analysis. Gynecologic Oncology, 1989, 32(3): 278-281.

Querleu D, Leblanc E, Castelain B. Laparoscopic pelvic lymphadenectomy in the staging of early carcinoma of the cervix. International Journal of Gynecology & Obstetrics, 1991, 36(4): 579-581.

Schorge JO, Goldhaber SZ, Duska LR, et al. Clinically significant venous thromboembolism after gynecologic surgery. Journal of Reproductive Medicine, 1999, 44(8): 669-673.

Sharma R, Bailey J, Anderson R, et al. Laparoscopically assisted radical vaginal hysterectomy (Coelio-Schauta): A comparison with open Wertheim/Meigs hysterectomy.[J]. International Journal of Gynecological Cancer, 2006, 16(5): 1927-1932.

Smetana GW. Preoperative pulmonary evaluation.[J]. New England Journal of Medicine, 1999, 340(12): 937-944.

Smetana GW, Lawrence VA, Cornell J E. Preoperative Pulmonary Risk Stratification for Noncardiothoracic Surgery: Systematic Review for the American College of Physicians[J]. Annals of Internal Medicine, 2006, 144(8): 581.

Thadhani RM. Pascual JV, Bonventre. Acute renal failure. N Engl J Med,1996, 334(22): 1448-1460.

Thomas EJ, Goldman L, Mangione CM, et al. Body mass index as a correlate of postoperative complications and resource utilization. Applied & Environmental Soil Science, 1997, 102(3): 277-283.

Tozzi R, Malur S, Koehler C, et al. Laparoscopy versus laparotomy in endometrial cancer: first analysis of survival of a randomized prospective study. Journal of Minimally Invasive Gynecology, 2005, 12(2): 130-136.

Velanovich V. The value of routine preoperative laboratory testing in predicting postoperative complications: a multivariate analysis. Surgery,1991, 109(3 Pt 1): 236-243.

Willejørgensen P, Guenaga KF, Matos D, et al. Pre-operative mechanical bowel cleansing or not? an updated meta-analysis. Colorectal Disease the Official Journal of the Association of Coloproctology of Great Britain & Ireland, 2005, 7(4): 304-310.

Zhang S, Wang S, Lv A, et al. Laparoscopically Assisted Radical Vaginal Hysterectomy for Early-Stage Cervical Cancer: A Systemic Review and Meta-Analysis. International Journal of Gynecological Cancer, 2016: 1.

12

放射治疗

第一节　概述

　　放射线被用来治疗肿瘤，历经百年历史，从最初的镭疗、X线机、^{60}钴治疗机、直线加速器发展到近代的精确放疗。近40余年，随放射物理、放射剂量学、计算机和医学影像技术等进展，放射治疗从传统的二维放射治疗，过渡到应用直线加速器、CT模拟定位机、磁共振共振（MRI）模拟定位机、治疗计划系统（三维）、体位固定设施，进行三维适形（3DCRT）和调强（MIRT）放疗，以及治疗中的体位验证系统（影像引导的放疗IGRT），放射外科（X-刀，γ-刀）等。采用CT或MRI扫描定位，三维立体重建，使得放疗高剂量区分布的形状在三维方向上与所需放疗区（靶区）的形状一致，此技术即为三维适形放疗，在适形放疗的基础上再满足每一射野内诸点的射线强度能按要求进行调整即为调强适形放疗。精确放疗提高了肿瘤靶区的放射剂量，同时可减少周围正常组织的照射和副反应发生。

　　目前临床应用的放疗技术方法有三类：①体外照射（bxternal irradiation）：放射源位于体外一定距离，一般射线需穿过正常组织，集中照射人体某一部位的放疗技术；②近距离放疗（brachytherapy）：将放射源密封，直接放入肿瘤组织内（插植）、天然体腔内（如宫腔内）、管内，手术中治疗和模体治疗；③体内灌注或静脉注射核素溶液。

　　最初的外照射剂量单位是伦琴，近距离放疗剂量单位毫克镭小时，现代放疗统一使用组织吸收剂量来描述放疗剂量，吸收剂量定义：电离辐射对质量为dm的介质平均授予能dE。国际单位：焦耳/千克（J/Kg），专用名：戈瑞Gray（Gy），1 Gy=1 J/Kg、1 Gy=100 cGy，曾用名：拉德 rad，1 Gy=100 rad、1 cGy=1 rad。为方便进行放疗结果的分析比较和同行交流，国际辐射单位及测量委员会（ICRU）第29、50、62号报告（殷蔚伯 等，

2008），提出了有关放量剂量报告的一些规定：①肿瘤区（gross tumor volume，GTV）指肿瘤的临床灶，为一般的诊断手段（包括CT、MRI和PET）能够观察到的肿瘤范围，它包括肿瘤灶（原发和转移）和异常肿大的淋巴结；②临床靶区（clinical target volume，CTV）包括GTV和亚临床病灶以及肿瘤可能侵犯的范围；③计划靶区（planning target volume，PTV）包括CTV、照射中患者器官运动、摆位误差和治疗中靶位置及靶体积变化等因素引起的扩大照射的治疗范围，以确保CTV得到规定的治疗剂量。外照射多采用多分次治疗，其原因为分次照射可拉大肿瘤组织放射反应与正常组织放射反应的差别，以达到根除肿瘤细胞，减小正常组织晚期损伤的目的。

　　妇科肿瘤腔内放疗开始于20世纪初，1914年和1919年相继建立了宫颈癌腔内镭疗的斯德哥尔摩及巴黎方法，1938年由巴黎系统演变而成曼彻斯特方法，确立了处方剂量的概念，即A、B点系统。A点：宫颈口水平向上2cm与子宫中轴外旁开2 cm交叉点，B点：A点水平向外旁开3 cm。镭作为体内放射源应用达半个多世纪。1960年Henschne等发展了低剂量率后装治疗技术，其后不久，各国相继研发出各种低、中和高剂量率后装治疗机。所谓后装技术即先将空载的放射容器置于体腔内病变部位，然后在有防护屏蔽的条件下远距离地将放射源通过管道传输到容器内进行治疗。放射源也相继被^{60}钴、^{137}铯、^{192}铱等所取代。后装治疗机根据A点的放射剂量率分为低剂量率<2~4 Gy/h；中剂量率<4~12 Gy/h；高剂量率>12 Gy/h。剂量率的定义为单位时间组织吸收的放射剂量。随着辐射剂量率的改变，其生物效应也发生相应变化的现象，称为剂量率效应。高低两种不同剂量率照射，要达到相同生物效应需要的剂量不同。这种剂量率效应的差别主要是由于在进行照射期间就有亚致死性损伤细胞的修复，因此一个特定的照射剂量杀死细胞的潜力随剂量率的变低而减

小。一般认为低、高剂量率腔内治疗的转换系数为 0.5～0.8。但不能把它当成临床治疗的教条，只是用于临床治疗的参考，临床医生应侧重注意总剂量和分次剂量问题。近年主张将内外照射剂量均换算成相当于外照射 2 Gy 的有效生物剂量（EQD2），方便内外照射剂量进行累加。随放疗技术的进展，临床治疗中更关注肿瘤靶区和周围正常组织的受照射剂量。1983 年中国医科院肿瘤医院妇科采用二个参照点即：A 点及 F 点（图 12-1-1）用于子宫内膜癌腔内放疗（孙建衡 等，1991）。A 点即子宫颈癌腔内放疗的参照点，代表着宫颈旁组织的耐受量。F 点位于宫腔放射源顶端旁开 2 cm，代表宫体肿瘤受量。A 点及 F 点剂量比反映着剂量分布的情况，临床颇为方便。

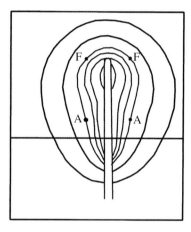

图12-1-1　A点、F点位置示意图

子宫内膜癌的治疗在 20 世纪 40 年代以前，因受传统的治疗观点"放疗在宫颈，手术在宫体"的影响，以及治疗方法的不当，放射治疗不受重视。40 年代后，由于 Heyman 宫腔填充法的出现，将子宫内膜癌放疗的 5 年生存率提高到 65%，确立了放疗的根治地位（Heyman et al，1941）。但是Heyman 宫腔填充法有一定技术困难，多数学者采用了术前放疗加手术治疗，术前主要为腔内镭疗，手术基本式为全宫附件切除。部分晚期患者行腔内＋体外根治放疗后，再行子宫附件切除。我国有少数病例采用 Heyman 宫腔填充法，但效果不好（孙建衡 等，1991）。根据中国医学科学院肿瘤医院子宫内膜癌单纯放疗回顾性总结，不少病例是按宫颈

癌放疗方法治疗的，治疗不合理。故从后装治疗开始，采用了二个剂量参照点来评估治疗的合理性，使子宫内膜癌的放疗 5 年生存率 I 期由 58.8% 提高到 62.5%。II 期由 46.9% 提高到 62.7%，并发症也明显减少（孙建衡 等，1997）。1988 年 FIGO 手术分期后，首选手术治疗成为主流，而且扩大了手术范围，放疗则成为术后辅助治疗为主，术前放疗比例下降，而单纯放疗则首选用于有手术危险的患者。近年来发展起来的三维适形（3-DCRT）和调强照射（IMRT）可增加局部剂量及转移灶的剂量，尚不能代替腔内放疗。

第二节　术前放疗

由于子宫内膜癌首选手术，目前术前放疗已较少应用。术前放疗有两种形式，即术前腔内放疗及术前体外照射。

一、术前腔内放疗

腔内放射源分两大类：即 γ 射线源及中子源。前者 ^{226} 镭被淘汰后主要为 ^{60} 钴、^{137} 铯和 ^{192} 铱衰变产生的 γ 射线，而高强度、微型源是 ^{192} 铱；后者为 ^{252} 锎 衰变产生的中子。中子具有良好的生物效应，对氧的依赖性小（孙建衡 等，2005），对内膜癌治疗效果好，俄罗斯有很好的报道（Marjina et al，1997），2007 年年底我国也曾有中子对内膜癌治疗报道，3 年总生存率达到 75%（雷新 等，2007）。

术前腔内放疗剂量绝大多数采用全量放疗：目前国内临床常用高剂量率后装机。

临床 I A 期：F 点总剂量 50 Gy ± 10%，A 点总剂量 45 Gy ± 10%。

临床 I B 期以晚：A 点、F 点总剂量均为 50 Gy ± 10%。

腔内治疗可每周一次，A 点每次剂量 6～7 Gy，总次数 6～8 次。

当阴道有肿瘤时，可增加阴道照射 1～2 次，每次源旁 1 cm 剂量 6 ～10 Gy。

当采用中子治疗时，程序中考虑了 RBE 因素，可按上述剂量，但需"Gy"后加"i"（i 为 iso-effect 的缩写）。

腔内放疗时特别要强调以下几点：①不仅参照

点剂量合理，而且剂量分布要合理。子宫内膜癌腔内治疗的基本分布图形为倒梨形，与子宫颈的梨形剂量分布正好相反；②宫腔要探到底，治疗的宫腔管一定要达到子宫底部；③得出的剂量分布若不满意，可通过调整驻留点的权重或增加某驻留点的时间得到需要的剂量分布；④全量放疗结束 2 周之后再考虑手术。

二、术前体外照射

一般术前不考虑体外照射，因为剂量小对内膜腺癌作用不大，若剂量高会影响手术。但当子宫较大，如 10 周以上妊娠子宫大小时，可加部分体外照射以缩小病灶，并增加子宫肿瘤受量，放疗后 4~6 周手术。

第三节　术后辅助放射治疗

术后辅助放射治疗亦有腔内或体外照射之分。1988 年手术分期出现后，首选手术治疗病例增多，自然术后照射也增加了，并且，近年来有全盆腔放疗减少而腔内放疗增加的趋势。一般来说，肿瘤细胞分化差、深肌层侵犯、脉管受累、淋巴转移、宫旁受累等均应考虑术后放疗。对于阴道切缘未净，或肿瘤离切缘近者均应予阴道后装治疗。

一、术后放射治疗适应证

我国妇科恶性肿瘤诊治规范指出，以下情况应辅助放疗：①手术探查有淋巴结转移或可疑淋巴结转移；②子宫肌层浸润超过 1/2 及 G2、G3；③高危病理类型，如：腺鳞癌、乳头状癌、透明细胞癌、浆液性乳头状癌；④阴道切缘有癌残留或阴道切除不充分。具备上述 1~3 种情况给予全盆照射，必要时加用延伸野，单纯第④种情况术后补充腔内放疗，剂量 20~30 Gy。

根据子宫内膜癌手术分期后复发率及复发部位，提出新的手术后辅助放疗指征。对于 I、II 期子宫内膜癌，术后复发危险因素包括年龄、肿瘤分级、淋巴血管间隙浸润（LVSI）、肌层浸润深度。

欧洲肿瘤内科学会、欧洲妇科肿瘤学会和欧洲放射肿瘤学会（ESMO-ESGO-ESTRO）（Colombo et al，2015）于 2015 年 12 月发表子宫内膜癌诊断、治疗和随访共识，提出新的术后辅助治疗危险因素分组，其将子宫内膜癌分为以下 6 个组：

（1）低危组：I 期、G1~2、<50% 肌层浸润和 LVSI 阴性。

（2）中危组：I 期子宫内膜样癌、G1~2、≥50% 肌层浸润和 LVSI 阴性。

（3）高 - 中危组：①I 期子宫内膜样癌、G3、<50% 肌层浸润、不考虑 LVSI 状态；②I 期子宫内膜样癌、G1~2、明确的 LVSI 阳性、肌层浸润深度不考虑。

（4）高危组：①I 期子宫内膜样癌、G3、≥50% 肌层浸润、不考虑 LVSI 状态；②II 期；③III 期子宫内膜样癌无术后肿瘤残存；④非子宫内膜样癌（浆液或透明细胞或未分化癌、癌肉瘤）。

（5）进展期组：III 期术后肿瘤残留和 IVA 期。

（6）转移组：IVB 期子宫内膜癌。

二、子宫内膜癌术后放疗

1. 低危组

术后无需辅助治疗。Sorbe 等（2009）报道 645 例低危组患者随机分组研究结果，术后辅助阴道近距离放疗未明显提高局部控制率，可能和单纯手术局部复发 <5% 有关。

2. 中危组

推荐术后阴道近距离放疗，也可选择观察尤其是年龄 <60 岁的患者。Nout 等（2010）报道 PORTEC-2 随机研究阴道近距离和体外照射结果，427 例患者（EBRT，$n=214$；VBT，$n=213$）中包括中危、高 - 中危及一小部分高危组者（IBG3 和 IIA1），外照射组和阴道近距离放疗组比较，5 年局部复发率分别为 2.1% 和 5.1%，5 年总生存率分别为 80% 和 85%，近距离放疗组副作用降低。因早期子宫内膜癌局部复发部位约 70% 位于阴道，因此主张用阴道近距离放疗代替外放疗，以降低阴道局部复发率。Alektiar 等（2005）报道 233 例 IB 期 G1 或 G2 子宫内膜癌，91% 行单纯全子宫附件切除，未行盆腔、腹主动脉旁淋巴结切除，术后应用后装腔内放疗，阴道黏膜下 0.5 cm 21Gy，分 3 次完成，随访 57 个月，4% 复发（阴道复发 3 例，盆腔 4 例，远处转移 5 例），5 年生存率 94%，5 年局部控制率 96%。PORTEC 研究（Creutzberg et al，

2000）为一个多中心前瞻性随机对照研究，共收录
714 例全子宫附件切除患者，包括ⅠB 期 G2、G3
和ⅠC 期 G1、G2，93% 为腺癌，随机分为盆腔放
疗组和对照组，随访 52 个月、8 年、10 年结果，
局部复发率分别为 4% 和 14%，4% 和 15%，5%
和 17%，G1、G2、G3 的 10 年局部复发率分别为
7%、11%、18%，死亡率为 5%、12%、31%。ⅠB
和ⅠC 期 10 年局部复发分别为 6% 和 12%，死亡
率为 8% 和 11%，研究者认为对复发可能超过 15%
的中高危患者（ⅠB G3 或ⅠC G2）应进行术后放疗。
GOG-99 研究（Kucera et al, 1990）392 例ⅠB、ⅠC
和隐匿型Ⅱ期术后患者，随机分为盆腔放疗组和无
治疗组，中位随访 69 个月，结果显示盆腔放疗显
著减少局部复发，2 年累计复发率为 3% 和 12%，4
年总生存率分别为 92% 和 86%，无显著差异。进
一步根据年龄、分化、外 1/3 肌层浸润、脉管浸润
分为高中危和低中危组，高中危组建议行辅助放疗，
低中危组放疗作用不明显。GOG-99 组报道ⅠC 期
患者有 18% 的盆腔复发率，建议行术后盆腔放疗。
但是在 PORTEC 研究中，未接受术后放疗的患者中，
ⅠC G1 期只有 2% 的盆腔复发率，ⅠC G2 期患者
有 6% 发生盆腔复发。建议在接受分期手术和淋巴
结清扫彻底的患者，可行单纯阴道近距离放疗，但
对于接受非淋巴结清扫手术患者，仍建议盆腔放疗。

3. 高 - 中危组

行淋巴分期手术者，单纯阴道近距离放疗或
观察。未行淋巴分期手术者，LVSI 阳性者推荐
EBRT，LVSI 阴性 G3 患者推荐单纯阴道近距离
放疗。LVSI 阳性患者，淋巴结转移率高。因此在
LVSI 阳性，未行淋巴清扫者，术后应行盆腔放疗。
对 LVSI 阳性淋巴结清扫彻底患者，是否需行术后
盆腔放疗有待进一步研究。

4. 高危组

ESMO-ESGO-ESTRO 分组中的高危组患者异
质性明显，包括从ⅠB G3 到Ⅲ期术后无残留，以
及子宫内膜样和非子宫内膜样癌患者，但其共
同特点是盆腔复发率和远处转移率较高，除Ⅱ期
G1~2，LVSI 阴性和ⅠA 期浆液及透明细胞癌可单
纯阴道近距离放疗外，均推荐盆腔（必要时延伸野
包括腹主动脉旁）体外放疗 ± 阴道放疗。一项来
自国家肿瘤研究所的资料分析了 1988 — 2001 年共
3664 例Ⅰc 期和Ⅱ期子宫内膜癌未作淋巴切除手

术，术后给予辅助放射治疗，ⅠC 期 2170 例，Ⅱ
期 1496 例，G1 1175 例，G2 1637 例，G3 693 例，
未分级 159 例，1964 例接受放疗的 5 年生存率
89.9%，未放疗者为 87.8%，P=0.04；放疗提高了
Ⅱ期患者的 5 年生存率（86.5%vs.81.9%，P=0.02），
同样提高了ⅠC 期 G3、年龄大于 70 岁患者的 5 年
生存率（88.2%vs.83.3%，P ＜ 0.001）。

2006 年 Randall 等（2006）报道 GOG122 临床
研究，对宫体外存在多病灶的Ⅲ期及Ⅳ期患者，手
术分期和减瘤术后随机接受全腹腔放疗或辅助化
疗，中位随访 52 个月，5 年预期生存率和无瘤生
存率放疗组与化疗组分别为 55% vs. 42% 和 50%
vs. 38%。2 年时，盆腔作为最早复发部位，放疗组
为 21%，化疗组为 26%；远地转移作为最早复发
部位，放疗组 18%，化疗组 10%。考虑到化疗组局
部复发率仍较高，可以在化疗同时或序贯辅以局部
放疗。

三、术后放射治疗方法

1. 术后腔内照射　术后腔内照射剂量参考点
已不能用 A 点及 F 点表示。多采用阴道黏膜表面
或黏膜表面下 0.5 cm 为参照点，放疗范围限于阴
道上段，高剂量率剂量为 21 Gy 分 3 次，3 周完成；
或 30 Gy 分 5 次，3~5 周完成。

2. 术后体外照射　术后体外照射采用全盆腔
照射方式，剂量为 DT 45~50 Gy，5~6 周完成。对
于有腹主动脉旁淋巴结转移或潜在转移者可行延伸
野照射，若采用 3-DCRT 或 IMRT 病灶剂量可达到
60 Gy。

需要特别强调的是广泛手术后的术后照射，并
发症特别是严重的并发症，如肠梗阻、肠穿孔、肠
粘连等明显增加，而疗效却不肯定，应引起重视。
考虑治疗方法时应予以考虑。

第四节　单纯放射治疗

单纯放疗是子宫内膜癌的根治性放射治疗。从
20 世纪 40 年代后，单纯放疗有颇高的生存率。如
Lehoczky（1991）报道ⅠA 期 5 年生存率为 76%，
ⅠB 为 72%。国内孙建衡等报道Ⅰ期 5 年生存率

为 62.5%，Ⅱ期为 62.7%（表 12-4-1），而且从放疗后获取的宫腔组织病理检查结果，均无肿瘤或呈严重放射反应，说明放射杀灭内膜癌作用是无疑的。Kucera（1990）对 267 例不能手术的患者行放射治疗，Ⅰ期 5 年生存率为 66.9%，Ⅱ期为 46.7%。Steen-Banasik 等（2016）对不能手术的子宫内膜癌进行系统回顾综述，共有 25 组 2694 例（Ⅰ～Ⅳ期）患者符合分析标准，其中 1278 例接受体外放疗加近距离放疗，1383 例单纯近距离放疗，33 例单纯体外放疗，5 年总生存率 53.2%，Ⅰ、Ⅱ、Ⅲ 期 5 年生存率分别为 70%～80%、50%～60% 和 16%～49%，Ⅳ期长期生存少见，单纯放疗 5 年局部控制率达 79.9%，3 级及以上晚期损伤在 EBRT+VBT、单纯 VBT 和单纯 EBRT 分别为 3.7%、2.8% 和 1.2%，说明放疗不仅可获得较高的远期生存，方法也是安全的，该综述结论Ⅰ期 G1 患者可单纯 VBT，Ⅱ～Ⅳ期局限于盆腔者均应接受 EBRT+VBT，但Ⅲ/Ⅳ期患者如果可能应行减瘤手术。Marjina 根治性单纯 ^{252}Cf 中子腔内治疗子宫内膜癌Ⅰ期 5 年生存率为 65.7%，Ⅱ期为 57.3%。但单纯放疗已越来越少，成为手术危险及晚期病例（肿瘤已侵出子宫）的治疗方法。

子宫内膜癌单纯根治放疗方法也是包括腔内放疗与体外照射两部分。腔内放疗同上述的术前腔内放疗所述。体外放疗可先采用全盆照射 40～50 Gy，或盆腔中平面照射量 20 Gy 后，改为盆腔前后四野垂直照射，再追加组织量 20～30 Gy。若不用全盆照射，盆腔四野垂直照射可给子宫旁剂量 40～50 Gy。在用全盆照射时，应依具体情况相应减少腔内剂量。

子宫内膜癌腔内放疗是有一定缺点的，它与子宫颈癌不同，治疗有一定的盲目性，技术有一定的复杂性，更需要临床经验和技能。所以主张子宫内膜癌治疗应是手术和放疗综合治疗为主的治疗。在行满意的放疗之后，也最好做单纯的子宫附件切除。对晚期患者行根治性放疗之后，有条件的也应行子宫切除。

子宫内膜癌放疗后随诊除临床常规检查及妇科检查外，B 超、CT、MRI 乃至 PET 检查均有意义，但也均有假阴性或假阳性存在。放疗后随诊探宫腔很重要。若放疗后 2～3 个月宫腔仍深，子宫不缩小，则应刮取宫内组织，以除外肿瘤。

子宫内膜癌放疗后晚期并发症与子宫颈癌相似，以肠道及泌尿道并发症为多。但与宫颈癌不同的是，宫颈癌腔内放疗膀胱、直肠受照高剂量区在子宫颈水平。而子宫内膜癌腔内放疗，子宫颈水平剂量相对较小，而宫底部较高。所以小肠、乙状结肠部并发症概率较大。膀胱由于三角区部受量相对较小，处理有有利之处。当由于输尿管狭窄引起肾盂积水时应及早安置输尿管支架。

当前放化疗同期进行颇受注意，子宫颈癌放化疗同期治疗已成为一个热点。多数学者认为可提高宫颈癌的生存率，但也有不同意见。有关子宫内膜癌的放化疗问题远不如宫颈癌的报道多。其作用目前难以评价。要注意的是，术后的放化疗都存在类似缺点。如术后盆腔血管的变化对化疗及放疗均不利，此外副作用亦颇严重。对内膜癌来说，尚未有较为敏感的药物。对盆外转移，单一放疗剂量存在着问题，联合放化疗是一种选择。

（祝晓莲 白 萍）

表12-4-1 不同治疗方法对子宫内膜癌Ⅰ期、Ⅱ期5年的生存率（中国医学科学院肿瘤医院）

组别	Ⅰ期	Ⅱ期
手术组	83.1%	82.0%
术前腔内全量放疗组	96.5%	90.9%
术前腔内非全量放疗组	84.8%	51.4%
单纯放疗组	62.5%	62.7%

参考文献

Marjina LA.高剂量率^{252}Cf中子腔内治疗宫颈癌与宫体癌.中华放射肿瘤学杂志,1997(6): 145-146.

雷新,单锦露,汤成,等.^{252}Cf中子腔内照射加全盆腔外照射治疗子宫内膜癌的临床观察[J]. 中华妇产科杂志,2007(42): 733-736.

孙建衡,李爱苓,张洵,等.子宫内膜癌单纯放射治疗回顾性分析.中华肿瘤学杂志,1991(13): 375-377.

孙建衡, 盛修贵, 周春晓, 等. Ⅰ期、Ⅱ期子宫内膜癌治疗方法评价.中华妇产科杂志, 1997(32): 601-604.

孙建衡.妇科恶性肿瘤的近距离放射治疗. 北京: 中国协和科技大学出版社, 2005.

殷蔚伯, 余子豪, 徐国镇, 等.肿瘤放射治疗学. 4版. 北京: 中国协和科技大学出版社, 2008: 90.

Alektiar KM, Venkatraman E, Chi DS, et al. Intravaginal brachytherapy alone for intermediate-risk endometrial cancer. Int J Radiat Oncol Biol Phys, 2005, 62(1): 111-117.

Colombo N, Creutzberg C, Amant F, et al. ESMO-ESGO-ESTRO consensus conference on endometrial cancer: Diagnosis, treatment and follow-up[J]. Radiotherapy and Oncology, 2015, 117: 559-581.

Creutzberg CL, van Putten WL, Koper PC, et al. Surgery and postoperative radiotherapy versus surgery alone for patients with stage-1 endometrial carcinoma: multicentre randomised trial. PORTEC Study Group. Post Operative Radiation Therapy in Endometrial Carcinoma. Lancet, 2000, 355(9213): 1404-1411.

Heyman J, Renterwall O, Bemner S, et al. The Radiumhemment experience with radiotherapy in cancer of the corpus of the uterus. Acta radiol , 1941, 22: 14-98.

Kucera H, Vavra N, Weghaupt K, et al. Value of irradiation alone of generally inoperable endometrial cancer with high dose rate iridium 192. Geburtshilfe Frauenheilkd , 1990, 50(8): 610-613.

Lehoczky O, Bôsze P, Ungár L, et al. Stage I endometrial carcinoma: treatment of nonoperable patients with intracavitary radiation therapy alone. Gynecol Oncol, 1991), 43(3): 211-216.

Nout RA, Smit VT, Putter H, et al. Vaginal brachytherapy versus pelvic external beam radiotherapy for patients with endometrial cancer of high-intermediate risk(PORTEC-2): an open-label, non-inferiority, randomized trial. Lancet, 2010, 375: 816-823.

Randall ME, Filiaci VL, Muss H, et al. Randomized phase Ⅲ trial of whole-abdominal irradiation versus doxorubicin and cisplatin chemotherapy in advanced endometrial carcinoma: a Gynecologic Oncology Group Study. Clin Oncol, 2006, 24: 36-44.

Sorbe B, Nordström B, Mäenpää J, et al. Intravaginal brachytherapy in FIGO stage Ⅰ low- risk endometrial cancer: a controlled randomized study. Int J Gynecol Cancer , 2009, 19: 873-878.

Steen-Banasik E, Christiaens M, Shash E, et al. Systemic review: Radiation therapy alone in medical non-operable endometrial carcinoma. European Journal of Cancer, 2016, 65: 172-181.

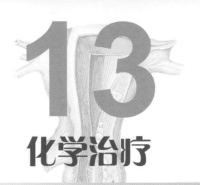

化学治疗

第一节　概述

　　子宫内膜癌是女性常见的妇科恶性肿瘤，大部分预后良好，但是具有高危因素的或者晚期、复发子宫内膜癌患者预后较差。放疗已经在子宫内膜癌治疗中广泛应用，但是其5年生存率仍然<80%，虽然放疗降低了早期子宫内膜癌的局部复发，但是不能控制远处转移和改善患者预后。化疗在子宫内膜癌治疗中的作用日益显现，以往化疗只被推荐用于晚期及复发子宫内膜癌患者的治疗，但现在越来越多的研究认为化疗或联合化疗的综合治疗对早期高危型或者晚期复发性子宫内膜癌都具有较好的疗效，对改善患者预后及生存率有重要价值。子宫内膜癌的化学治疗（化疗）始于20世纪60年代，早期主要使用单一化疗药物，先后有如氟尿嘧啶（5-Fu）、环磷酰胺（CTX）及多柔比星（ADM）等十余种化疗药物应用于晚期及复发性子宫内膜癌，均取得一定的疗效。随着多中心临床研究和新药的出现，如顺铂、卡铂及紫杉醇等相继应于子宫内膜癌临床化疗中。据报道5-Fu的有效率为25%左右，CTX为28%，而ADM的有效率则达到37%，顺铂或卡铂单独应用的有效率在30%左右，个别报告甚至达到40%，而紫杉醇单药的有效率达36%。单药应用于晚期或者复发性子宫内膜癌的疗效已经得到了肯定，但是其疗效持续时间短。目前越来越多临床证据表明联合化疗的疗效明显优于单一药物化疗。

第二节　子宫内膜癌化疗进展

一、化疗对子宫内膜癌治疗价值

　　早期的子宫内膜癌（Ⅰ期和Ⅱ期）预后良好，Ⅰ期和Ⅱ期子宫内膜癌的5年生存率分别达到90.1%和79.5%（Siegel et al，2012），而晚期以及复发性子宫内膜癌预后比较差，平均生存时间仅12个月，术后往往需要进行进一步的辅助化疗和放疗。

　　目前大量的临床试验结果表明，虽然化疗减少肿瘤的远处复发，放疗使得盆腔复发延迟，但是子宫内膜癌术后单纯辅助放疗或者单纯化疗，两者总的生存率和无瘤生存率方面哪一个更具有优势还是存在争议的（Maggi et al，2006；Randall et al，2006；Morrow et al，1990；Kuoppala et al，2008）。Randall等（2006）公布了妇科肿瘤学组GOG-122临床试验结果，396例Ⅲ~Ⅳ期患者入选，随机对比全腹放疗和多柔比星（阿霉素）联合顺铂（AP）方案化疗。结果显示联合化疗组的5年无进展生存期（PFS）和2年总生存期（OS）均优于全腹放疗组（50% vs. 38%，55% vs. 42%，$P<0.01$）。GOG-107和EORTC-55872临床试验同样显示，多柔比星联合顺铂、多柔比星单药对子宫内膜癌具有良好的临床疗效。因此在晚期子宫内膜癌中化疗是重要的辅助治疗方法之一。

　　Andrew等（2016）在ⅢC期子宫内膜癌患者中的研究发现辅助放疗或化疗均能改善患者生存期，而且同步放化疗改善患者预后最为明显。因此，大量研究表明晚期和复发子宫内膜癌术后给予辅助化疗，与单纯辅助放疗相比可明显提高患者的无瘤生存率（PFS）和总生存率（OS）。

　　而对于有高危因素的子宫内膜癌，日本妇科肿瘤学组（JGOG 2033），对475例ⅠC~ⅢC期子宫内膜癌患者（75%为高危型Ⅰ~Ⅱ期）的研究发现，术后辅助放疗与术后辅助化疗组的5年OS率和PFS率无明显差异（Susumu et al，2008），但是进一步分析发现与放疗组相比，术后辅助化疗可明显提高ⅠC期患者的PFS和OS，而且降低远处转移的概率。Secord等（2009）报道对109例晚期子宫内膜癌进行不同方式的辅助治疗，45例采用化疗-放疗-化疗"夹心疗法"，18例采用放疗后化疗，46例采用化疗后放疗，结果发现化疗-放疗-化疗模式的生存率要好于其他方式。因此,在早期高危子宫内膜癌的治疗中,术后辅助放疗可降低局部的复发率,化疗药物的全身作用可以消除潜在的微转移病灶,因此对于早期高危的子宫内膜癌,可能术后放疗联合化疗会更能使得患者获益。美国临床肿瘤学会的一项对子宫内膜癌患者（Ⅰ、Ⅱ、ⅢA、ⅢC 期）的研究发现:具有高危因素的子宫内膜癌患者术后放疗联合化疗比单一放疗疗效好（Wong et al, 2016）。肿瘤放疗治疗协作组（RTDG）的一项临床Ⅱ期研究评估在高危子宫内膜癌患者中术后放疗联合化疗,可显著降低盆腔和远处复发（Greven et al, 2006）。

总之,不管是对于早期子宫内膜癌高危患者还是晚期子宫内膜癌,化疗对其预后有着重要的作用,在子宫内膜癌治疗中的作用也日益显现。

二、晚期子宫内膜癌化疗联合放疗

子宫内膜癌术后单纯盆腔外照射或腔内放疗可有效降低局部复发率,但对 PFS 和 OS 无明显改善,且存在全身转移的可能,而化疗可明显降低远处转移的风险,因此对于晚期子宫内膜癌的辅助治疗中如何合理地进行放化疗、降低治疗的毒性反应、提高疗效是目前临床工作面临的重要议题。Nakayama 等（2010）研究认为,相比术后单纯辅助化疗或放疗,联合放化疗能提高晚期子宫内膜癌患者的总生存率。

放化疗治疗方式在实际治疗过程中具有叠加累积效应,放化疗联合治疗可以采用同步放化疗或者序贯放化疗。目前认为对子宫内膜癌患者进行放射治疗的同步给予顺铂化疗具有较好的治疗效果。临床试验研究结果发现,在手术之后采用铂类放化疗同步治疗对于Ⅲ期以下的患者治疗效果明显高于传统放化疗治疗效果,但是对于Ⅲ期或以上的晚期子宫内膜癌采用上述两种治疗办法所获得的治疗效果基本相同（Susumu et al, 2008）。子宫内膜癌患者术后化疗同步全腹外照射辅助治疗,往往会出现严重的急性中毒或者慢性肠胃反应,患者的耐受性差。因此对于晚期子宫内膜癌术后同步放化疗最终治疗效果是否最好,是否可以进行大范围推广还需要大量的临床样本数据作为支持。

序贯放化疗可以是术后放疗 - 化疗,或化疗 - 放疗,也可以是“夹心疗法”即化疗 - 放疗 - 化疗。为了验证序贯放化疗是否延长子宫内膜癌患者

PFS,Hogberg 等（2010）进行了两个随机对照临床试验（NSGO-EC-9501/EORTC-55991,MaNGO ILIADE-Ⅲ）,结果表明在满意子宫内膜癌术后辅助放疗联合化疗可提高患者的 PFS,但在术后辅助化疗的基础上联合放疗是否也能有类似的效果仍需要进一步临床验证。Lupe 等（2009）对 43 例晚期内膜癌患者术后行化疗 - 放疗 - 化疗的序贯治疗,即“夹心疗法”,化疗 4 个疗程,每个疗程间隔 3 周,再给予全盆腔照射,最后再进行 2 个疗程的化疗。81% 的患者完成了 6 个疗程的化疗,全部患者完成了盆腔放疗,3 年无病生存期（DFS）以及 OS 分别达到 53% 和 68%,大多数患者能够耐受化疗的药物毒副作用。Fields 等（2008）的研究发现“夹心疗法”1 个疗程紫杉醇联合卡铂化疗 + 盆腔放疗 +3 个疗程的化疗,该方案 3 年的无瘤生存率（PFS）达到 55%,其放化疗骨髓抑制作用是可耐受的。Secord 等(2009) 等进行了一项包含 109 例晚期内膜癌患者多中心回顾性研究,45 例进行夹心疗法,18 例进行放疗 - 化疗治疗,46 例进行化疗 - 放疗治疗,3 组不良反应发生率、剂量调整或疗程推迟率差异无统计学意义;夹心疗法组 3 年 OS 达到 88%,PFS 69%,而放疗 - 化疗组 RC（54% 和 47%）,化疗 - 放疗组（57% 和 52%）,因此夹心疗法组有明显的优势。Geller 等（2010）分析 23 例晚期子宫内膜癌术后“夹心疗法”的患者,结果也提示该模式治疗应用于晚期子宫内膜癌有效并患者耐受良好,长期 PFS 高达 80%。目前临床上联合考虑疗效和患者耐受情况,对于晚期子宫内膜癌可能更倾向于采用“夹心疗法”。

第三节　化学治疗适应证和禁忌证

一、适应证

目前子宫内膜癌的化疗主要应用于术后辅助化疗、晚期子宫内膜癌无法进行手术的单纯性化疗、术前新辅助化疗。

1. 术后辅助性化疗　具有高危因素的Ⅰ期和Ⅱ期患者。影响子宫内膜癌患者预后的高危因素包括如年龄 >60 岁、肿瘤深肌层浸润且分化为 G3、淋巴脉管间隙浸润、肿瘤大小、子宫下段或宫颈腺体浸润、腹膜后淋巴结转移者、术后盆腔有残存

病灶者等，另外肿瘤分化差，孕激素受体（PR）、雌激素受体（ER）阴性患者、子宫浆液性乳头状癌（UPSC）等作为评估子宫内膜癌是否需要化疗的重要参考依据。根据有无高危因素又将子宫内膜癌患者分为低危型、中危型和高危型。高危子宫内膜癌患者出现复发和转移的概率高、预后差，术后辅助化疗有助于消灭潜在的复发和转移病灶，而低危或中危早期子宫内膜癌患者术后预后较好，尤其是低危型子宫内膜癌复发率＜5%，并不需要辅助化疗。2016 年欧洲肿瘤医学联合会、欧洲放射治疗肿瘤协会和欧洲妇科肿瘤协会（ESMO-ESGO-ESTRO）达成共识，将低危型子宫内膜癌定义为：Ⅰ期子宫内膜样癌，病理分级 G1~G2，肿瘤浸润深度＜1/2，淋巴血管间隙浸润（lymph-vascular space invasion，LVSI）阴性。中危型子宫内膜癌是指：Ⅰ期子宫内膜样癌，病理分级 G1~G2，肿瘤浸润深度＞1/2，LVSI 阴性；中高危型子宫内膜癌：Ⅰ期子宫内膜样癌，病理分级 G3，肿瘤浸润深度＜1/2，LVSI 阴性或阳性；Ⅰ期子宫内膜样癌，病理分级 G1~G2，LVSI 阳性，不考虑肿瘤浸润深度。

2. 对于晚期子宫内膜癌，首次发现的无法切除的子宫外盆腔肿瘤，如阴道、膀胱、直肠等，考虑放疗＋近距离放射性治疗+/- 化疗或单纯化疗。腹壁外或肝发现转移灶时，应直接化疗+/- 放疗+/- 激素治疗。2016 年 NCCN 指南推荐ⅢA 期患者可直接行化疗+/- 放疗或肿瘤直接放疗+/- 化疗或外照射治疗+/- 阴道近距离照射。ⅢB、ⅢC 期子宫内膜癌患者首选化疗+/- 肿瘤直接放疗。Ⅳ期宫子宫内膜癌患者治疗首选化疗；原位或局部复发的患者也应考虑化疗。

对于特殊类型子宫内膜癌的治疗（浆液性癌、透明细胞癌、癌肉瘤）术后为Ⅰa 期，可观察或化疗 ± 阴道近距离放疗或肿瘤靶向放疗；如为Ⅰb 期、Ⅱ期和Ⅲ、Ⅳ期患者行化疗 ± 肿瘤靶向放疗。

子宫内膜癌术前新辅助化疗（neoadjuvent chemotherapy，NACT） Resnik 等在 1996 年首次报道 1 例子宫浆液性腺癌术前误诊为卵巢癌Ⅳ期，给予紫杉醇＋卡铂 3 个疗程的新辅助化疗，病灶明显缩小，因此推测 NACT 对晚期子宫内膜癌有效。可使肿瘤体积缩小，减少亚临床瘤灶，为手术赢得

机会和提高手术满意程度。病变在腹腔内，如腹水、网膜、淋巴结、卵巢或腹膜等，可以考虑术前化疗。

Vandenput（Lupe K1 et al，2009）对 30 例Ⅳ期子宫内膜癌术前给予新辅助化疗，其中 2 例患者完全缓解，20 例部分缓解，6 例疾病稳定，明显改善患者的无瘤生存率（PFS）和总生存率（OS），结果提示新辅助化疗可以有效提高晚期子宫内膜癌患者生存率。有些研究认为晚期子宫内膜癌尤其是特殊类型的子宫内膜癌，选择 NACT 可提高手术满意程度，减少残余瘤灶的体积。但是目前 NACT 在晚期子宫内膜癌中尚存在争议，由于缺乏大样本的前瞻性研究，NACT 是否能提高子宫内膜癌患者长期生存率尚无定论。

二、禁忌证

子宫内膜癌化疗禁忌证与其他肿瘤一致：①出现骨髓抑制患者（白细胞总数 $<40×10^9/L$，中性粒细胞 $<20×10^9/L$，血小板 $<80×10^9/L$，血红蛋白 $<8 g/L$）；②中到重度肝肾功能异常；③心功能不全者，禁用蒽环类抗癌药物；④一般情况差、年老体弱，KPS 评分 ≤40 分；⑤严重感染、肾上腺功能不全或有严重并发症患者慎用或禁用化疗；⑥精神病患者或依从性差不能合作患者；⑦过敏体质者慎用，对抗癌药物过敏者禁用。

第四节 常用化疗药物及方案

一、常用联合化疗方案

子宫内膜癌联合化疗的药物选择原则必须是其本身应该是单用时有疗效的药物，近年来广泛被应用的联合化疗方案如 TC 方案：卡铂 / 紫杉醇；AP 方案：表柔比星 / 顺铂（或卡铂）；TAP 方案：紫杉醇 / 表柔比星 / 顺铂（或卡铂）；CAP 方案：表柔比星 / 环磷酰胺 / 顺铂或卡铂；DC 方案：卡铂 / 多西他赛；异环磷酰胺 / 紫杉醇（用于癌肉瘤，1 类证据），顺铂 / 异环磷酰胺（用于癌肉瘤），如果有使用紫杉醇的禁忌证，可使用多烯紫杉醇。

TC 方案（紫杉醇联合卡铂）毒副作用小，Ⅱ期临床研究认为与 AP 方案相比疗效好，病人耐受

性强，可作为一线联合化疗的首选。日本妇科肿瘤学组的一项研究（JGOG-2041）对晚期或复发子宫内膜癌患者给予多西他赛联合顺铂（DP）、多西他赛联合卡铂（DC）及紫杉醇联合卡铂（TC），TC组的完全缓解率90%，平均 PFS、平均 OS 都显著高于其他两组，TC 可作为晚期子宫内膜癌的首选治疗方案（Nomura et al，2011）。

AP 方案（表柔比星联合顺铂）治疗晚期及复发子宫内膜癌患者，能够获得 60% 缓解率（CR20%，PR40%）并可提高初次化疗患者的 OS。GOG-177 的临床Ⅲ期随机对照试验对比 AP 和 TAP 化疗疗效，三联用药 RR、PFS 和 OS 有明显优势，但三联用药有外周神经病变等不良反应严重，病人耐受性差（Fleming et al，2004）。研究认为对无严重合并症的晚期或复发子宫内膜癌患者中 TAP 方案可以优先考虑。TAP 化疗方案治疗晚期及复发子宫内膜癌患者的疗效，有报告优于 CAP 方案。

CAP（表柔比星/环磷酰胺/顺铂）联合化疗方案同样具有较好的效果，Burke 等（1994）对 87 例晚期及复发癌患者应用 CAP 方案化疗，有 45% 的患者缓解率；而对具有高危因素的子宫内膜癌患者术后采用 CAP（CTX 500 mg/m^2 加 ADM 50 mg/m^2 加 DDP50 mg/m^2）治疗，共 6 个疗程，无宫外扩散者 3 年存活率为 82%，有宫外扩散者 3 年存活率为 46%，但是其也面临同样问题，三联化疗容易导致严重不良反应，患者无法耐受。

子宫内膜浆液性乳头状癌是子宫内膜癌中特殊病理类型，类似发生于卵巢、输卵管的浆液性乳头状癌，目前，紫杉醇及铂类制剂（顺铂或卡铂）对卵巢癌的疗效是肯定的，因此，有认为对子宫内膜浆液性乳头状癌也应有效。GOG-258 是最近关闭的Ⅲ期临床研究，在Ⅲ和ⅣA 期、病理类型为透明细胞癌和Ⅰ期和Ⅱ期的浆液性子宫内膜腺癌的患者，比较 PC 加或不加同步放化疗在子宫内膜癌术后巩固治疗中的疗效，入组患者条件必须是在满意的减瘤术后。试验组：患者接受顺铂增敏的同步放化疗，完成同步放化疗后接受 PC 静脉化疗 4 个周期。对照组：PC 静脉化疗 6 个周期，目前临床分析结果尚未公布。

由于联合化疗药物的毒副作用较严重，在制订晚期和复发子宫内膜癌患者化疗方案时，需要综合评估，遵循个体化原则，在确保疗效前提下，降低毒副作用，提高生活质量。

二、常用放疗增敏化疗方案

由于实体肿瘤中普遍存在乏氧细胞，大多数肿瘤都存在一定的放射抗拒性，故放疗增敏尤其重要。因此在辅助放射治疗的基础上进行化疗增加疗效有重要的意义。目前，放疗增敏的机制涉及 DNA 损伤、血管形成、细胞信号转导、细胞周期、凋亡等多方面。目前常用的放疗增敏化疗药物包括铂类、紫杉烷、抗代谢药物、拓扑异构酶抑制剂、DNA 烷化剂等。

目前临床常用的子宫内膜癌放疗增敏的化疗方案主要用于同步放化疗期间：

1. 顺铂：每周 15 mg/m^2；或顺铂 20 mg/m^2，第 1~5 d，21 天为一个周期，共 2 个周期。Sood 等（2002）利用该方案对ⅢC 期子宫内膜癌术后进行同步放化疗取得了一定疗效，但毒性较大导致放疗延迟，患者耐受性差。

2. 顺铂 +5- 氟尿嘧啶（DDP+5-FU）方案，DDP 20 mg/m^2 静脉滴注，每周 1 次，共 6 周；5-FU 0.5 g/（$m^2 \cdot d$），连用 5d，第 1、4 周。

3. 紫杉醇：每周 60 mg/m^2。

4. 紫杉醇 30 mg/m^2 +顺铂 30 mg/m^2；另外还有紫杉醇 + 卡铂或者紫杉醇 + 奈达铂等放疗增敏方案。

第五节　化疗常见副作用防治

化疗是妇科恶性肿瘤重要的辅助治疗。由于其非靶向性，因此，具有双重性，在抑制和杀伤肿瘤细胞的同时，也对生长较快的正常细胞有抑制和杀伤作用，产生毒副作用，并且涉及血液学、消化系统、泌尿系统、心脏、神经系统、呼吸系统、皮肤等全身各系统。毒副作用不但影响化疗进行，也极大影响患者的生活质量，严重时甚至可危及患者生命。其毒副作用发生与药物剂量和种类有关。

根据发生时间分为：急性、亚急性和慢性；根据发生程度分级（WHO）:0、Ⅰ、Ⅱ、Ⅲ和Ⅳ度（表13-5-1）。本节对主要副作用进行概述。

表13-5-1　抗癌药物急性及亚急性副作用分度标准（WHO）

项目	0度	Ⅰ度	Ⅱ度	Ⅲ度	Ⅳ度
血液学					
血红蛋白（×10⁹g/L）	≥110	95~109	80~94	65~79	<65
白细胞（×10⁹/L）	≥4.0	3~3.9	2.0~2.9	1.0~1.9	<1.0
红细胞（×10⁹/L）	≥2.0	1.5~1.9	1.0~1.4	0.5~0.9	<0.5
血小板（×10⁹/L）	≥100	75~99	50~74	25~49	<25
出血	无	瘀点	轻度失血	明显失血	严重失血
消化系统					
胆红素	≤1.25N	1.26~2.5N	2.6~5N	5.1~10N	>10N
SGOT/SGPT	≤1.25N	1.26~2.5N	2.6~5N	5.1~10N	>10N
碱性磷酸酶	≤1.25N	1.26~2.5N	2.6~5N	5.1~10N	>10N
口腔	无	红斑、疼痛	红斑、溃疡可进食	溃疡只进流食	不能进食
恶心、呕吐	无	恶心	暂时性呕吐	呕吐、需治疗	难控制的呕吐
腹泻	无	暂时性（<2天）	能耐受（>2天）	不能耐受需治疗	血性便
肾、膀胱					
尿素氮	≤1.25N	1.26~2.5N	2.6~5N	5.1~10N	>10N
肌酐	≤1.25N	1.26~2.5N	2.6~5N	5.1~10N	>10N
蛋白尿	无	+，<3g/L	++~+++ 3~10g/L	++++ >10g/L	肾病综合征
血尿	无	镜下血尿	严重血尿	严重血尿，血块	泌尿道梗阻
肺	无	症状轻微	活动后呼吸困难	休息时呼吸困难	需完全卧床
药物热	无	<38℃	38~40℃	>40℃	发热伴低血压
过敏	无	水肿	支气管痉挛，无须治疗	支气管痉挛，需治疗	过敏反应
皮肤	无	红斑	干性脱皮，水疱瘙痒	湿性皮炎，溃疡	剥脱性皮炎，坏死，需手术
脱发	无	轻微脱发	中度脱发，斑秃	完全脱发，可再生	完全脱发，不能再生
感染	无	轻度感染	中度感染	重度感染	重度感染伴低血压
心脏					
节律	正常	窦性心动过速，休息时心率110次/分	单灶PVC，房性心律失常	多灶性PVC	窦性心律不齐
心功能	正常	无症状，但有异常心脏体征	有症状，心功能不足，但无需治疗	有症状，心功能不足，治疗有效	有症状，心功能不足，治疗无效
心包炎	无	有心包积液，无症状	有症状但不需抽液	心脏压塞需抽液	心脏压塞，需手术治疗
神经系统					
神志	清醒	暂时嗜睡	嗜睡，时间不到清醒的50%	嗜睡时间多于清醒50%	昏迷
周围神经	正常	感觉异常和（或）腱反射减退	严重感觉异常和（或）轻度无力	不能耐受的感觉异常和（或）显著运动障碍	瘫痪
便秘	无	轻度	中度	重度，腹胀	腹胀，呕吐
疼痛	无	轻	中	重	难治

注：N，指正常值上限；PVC，房性早搏；便秘不包括麻醉药物引起的；疼痛指药物所致疼痛，不包括疾病引起的疼痛。根据病人对止痛药的耐受情况，也可帮助判断疼痛程度

一、血液系统的毒性

（一）白细胞减少症

妇科肿瘤化疗发生时间多在化疗后7~10天最低，发生率高达90%。因所用药物不同，有所差异。

患者多表现疲乏、无力和发热等，根据临床症状和血常规检查可初步诊断。根据WHO抗癌药物急性与亚急性毒性反应，分度标准分为0、Ⅰ、Ⅱ、Ⅲ和Ⅳ度，其治疗方法如下：

1. 粒细胞集落刺激因子（G-CSF）和粒细胞-巨噬细胞集落刺激因子（GM-CSF） 皮下注射治疗，

轻度患者剂量为2~3 μg/（kg·d），连续或隔日给药，至白细胞计数上升至10×10^9/L后停止；Ⅳ度的白细胞减少患者，剂量为3~5 μg/（kg·d），连续用药，至血象上升至10×10^9/L后停止。

2. 铁剂和叶酸、中成药等补血药，如硫酸亚铁、升白胺、生血丸和益气维血颗粒等。

3. 预防和治疗感染，化疗后白细胞减少症可能伴发热，少数患者可能发生严重的败血症，应重视和积极处理。来自身皮肤和消化道的细菌可能成为致病菌，也可来自局部感染病灶的真菌和病毒等。发热诊断主要根据临床表现，发热大于38.3℃，或持续2小时超过38℃，其他如心率加快、血压下降等感染休克表现。血常规检查为WBC减少，多为Ⅲ~Ⅳ度。但注意与肿瘤热和药物热等进行鉴别诊断。治疗首先进行环境隔离和空气消毒和采用抗感染治疗，药物多选择碳青霉烯类/三或四代头孢（可加用氨基糖苷类）。对持续发热72 h，应进行血、尿及口咽部分泌物培养，胸片X线检查等。在经验性抗生素使用3~4天后仍发热，应考虑真菌性败血症可能，同时加用抗真菌药物治疗，如两性霉素或氟康唑等，但应严格掌握万古霉素的使用指征。少数患者也可能发生单纯疱疹和带状疱疹病毒感染，可加用阿昔洛韦和法昔洛韦等抗病毒治疗。

（二）化疗相关性贫血

化疗相关性贫血的发生与营养不良、骨髓抑制、骨髓转移和肿瘤性贫血等原因有关。妇科肿瘤贫血的发生率最高达80%，但发生时间较晚。严重贫血可影响放疗和化疗效果，影响患者生活质量。

根据临床表现如疲乏、乏力及头晕等以及食欲不振、心率快等症状和辅助检查如外周血血红蛋白、血清铁蛋白、血清铁和叶酸等指标，结合血液学涂片诊断。根据WHO抗癌药物急性与亚急性毒性反应分度标准分为0、Ⅰ、Ⅱ、Ⅲ和Ⅳ度。

主要根据病因和贫血的分度进行治疗：①一般治疗：补充铁剂（口服与静脉），中成药物治疗和输血。轻度贫血可口服各种补血药物及铁剂，中度贫血也可使用促红细胞生成素（EPO），剂量50~150 U/（kg·d），2~3次/周，连用6~8周，同时使用其他补血药物，尤其是铁剂治疗。②输血治疗：对重度和急性贫血，应输新鲜血，有条件可

输成分血如红细胞悬液。但应注意EPO的副作用，如高血压、脑卒中和静脉血栓，也有报道与肿瘤发生相关。由于化疗相关性贫血发生率高，而红细胞半衰期120天比较长，建议化疗后尽早开始进行补血药物治疗。

（三）血小板减少症

血小板减少症是指外周血血小板（PLT）少于100×10^9/L。是临床严重并发症，若处理不当，威胁生命。

临床表现自发性出血，如牙龈出血、鼻出血、咯血和便血等，全身淤血斑和取血穿刺点瘀斑等，严重时发生器官内出血和脑出血等，根据临床表现以及外周血检查可初步诊断。根据WHO抗癌药物急性与亚急性毒性反应分度标准分为0、Ⅰ、Ⅱ、Ⅲ和Ⅳ度。根据不同程度进行临床治疗。

1. 轻度患者 可口服补血药物，如氨肽素等药物治疗。

2. 中度患者 可使用促血小板生成素（TPO）300 U/（kg·d），皮下注射，7~10 d，或重组IL-11 50 μg/（kg·d），皮下注射，10~21 d，用药时间化疗后24~48 h后开始，下次化疗前48 h停用。

3. 重度患者 应输血，有条件可输浓缩血小板、凝血因子等。其中输血小板指征：严重血小板减少或伴凝血功能障碍伴活跃出血或高出血风险，PLT减少至（10~20）$\times 10^9$/L。但注意输后2 h和24 h，复查PLT，注意排除同种异体免疫排斥等。

二、胃肠道反应

（一）呕吐

呕吐是化疗药物最常见副作用，与化疗药物种类和剂量、既往化疗史和患者及心理等因素有关。根据化疗药物致吐作用强弱，将其分为高度、中度、低度、轻微四类致呕吐药物。根据呕吐发生时间分为急性呕吐，多发生于化疗开始24 h内，与5-羟色胺有关。迟发呕吐反应，多发生于化疗后24 h~5 d。

根据临床表现诊断，根据WHO抗癌药物急性与亚急性毒性反应分度标准分为0、Ⅰ、Ⅱ、Ⅲ和Ⅳ度。

多采取对症和个体化进行处理。急性胃肠道反

应，据呕吐程度处理：①高度致吐化疗药物：用5-羟色胺受体激动剂、地塞米松和阿瑞匹坦24h联合用药；②中度致吐化疗药物：合用5-羟色胺受体激动剂、地塞米松，联合阿瑞匹坦效果更好；③低度致吐化疗药物：仅用激素即可；④微小致吐药物：化疗前可不常规应用任何止吐药。

迟发胃肠道反应处理原则：①高度致吐化疗药物：可应用地塞米松、阿瑞匹坦，在化疗后2~5天内给药；②中度致吐化疗药物：单独应用激素或5-羟色胺受体激动剂或多巴胺受体激动剂2~5天，一些患者中可考虑地塞米松、阿瑞匹坦，在化疗2~5天内联合用药；③低度致吐及微小致吐化疗药物：一般不需用药处理。

（二）口腔黏膜溃疡

引起口腔黏膜溃疡常见药物包括：5-FU、MTX、脂质体多柔比星、6-MP、BLM、VCR和Act-D等。溃疡部位和发生时间与药物有关。如5-FU化疗多在停药后3~7d反应高峰，往往伴肠黏膜损伤、严重伪膜性肠炎和腹泻可能。

根据临床表现多可诊断。根据WHO抗癌药物急性与亚急性毒性反应分度标准分为0（无），Ⅰ度（局部黏膜红斑和疼痛），Ⅱ度（红斑、溃疡但可进食），Ⅲ度（溃疡，只进流食），Ⅳ度（不能进食）。

一般处理包括：保持口腔清洁，用消毒生理盐水漱口，也可用4%NaHCO$_3$水漱口，溃疡处用药物冰硼散，锡类散等涂抹。其他促进黏膜愈合，如维生素E、藻酸钠和激光等。根据药物个体化处理。如甲氨蝶呤化疗致口腔溃疡，用四氢叶酸局部涂抹或漱口。顽固口腔溃疡，也可用G-CSF局部涂抹促进愈合。

（三）化疗相关性腹泻

化疗相关性腹泻的发生机制可能为微环境破坏、菌群失调、黏膜损伤和坏死等，有时是多种因素综合。应注意伪膜性肠炎的发生。引起腹泻的药物包括5-FU、CTP-111等。

根据大便的次数、性状及大便的辅助检查多可诊断。

化疗相关性腹泻的治疗原则：止泻、微生态制剂肠道内调节、抗感染、对症治疗。止泻药物包括：蒙脱石和洛哌丁胺等。

三、心脏毒性反应

1. 导致心脏毒性化疗药物　导致心脏毒性化疗药物主要是蒽环类和非蒽环类药物如MMC、5-FU、紫杉醇、柔红霉素和异环磷酰胺等，其他如分化诱导剂和激素等。非蒽环类心脏毒性具有多态性和不易预测性，可能与蒽环类类似，出现缺血性和出血性心肌炎；而蒽环类呈药物累积性、剂量依赖性和药物协同性。如多柔比星用药剂量为450~500 mg/m^2，心肌病发生率3.5%；550~600 mg/m^2，发生率达20%；>600~700 mg/m^2，发生率高达30%。当多柔比星与异环磷酰胺与紫杉醇合用，毒性发生也增加。

2. 化疗相关心脏毒性临床表现　心脏毒性表现如心律失常、心血管缺血或痉挛致心绞痛或心肌梗死，进一步导致扩张性心肌病。心脏毒性类型：①急性或亚急性心脏毒性：指在化疗期间或化疗后发生的心肌受损和左室功能障碍，若停用蒽环类药物多能缓解。主要表现为非特异性ST-T段改变，QRS波低电压，QT间期延长等；一过性心律失常，也有各种室上性、交界性、室性心律失常；各型传导阻滞。②慢性心脏毒性：常是指化疗结束1年以内出现心脏损伤。临床较为常见，其发生率与总剂量密切相关。主要表现为充血性心力衰竭和（或）心肌病，多为不可逆改变，临床发作多隐匿，可迅速进展为双室心力衰竭，病死率高达30%~60%。③迟发性心脏毒性：指完成化疗1年后发生，主要表现为隐匿性心室功能障碍、充血性心力衰竭及心律失常，可隐匿数年。在某些情况下如急性病毒感染、体重增加、妊娠或手术时加重。与药物累积剂量及用药次数呈正相关。

根据临床症状、体征和辅助检查初步诊断。辅助检查中，心肌活检被认为是监测心脏毒性的金标准，但临床上尚不能普遍开展。心电图对于化疗初期且既往心电图异常患者意义更大，但敏感性和特异性均差。超声心动图是无创检查技术，临床多用。心脏核素显像和MRI也可用于诊断早期的心脏毒性诊断。生化检测：血浆脑钠肽可反映心房或心室过度负载的肽。其他乳酸脱氢酶、肌酸激酶、肌钙蛋白血清浓度升高与化疗药物的用量相关。

3. 化疗相关心脏毒性处理原则 化疗期间心功能异常处理原则：①心肌受损Ⅰ、Ⅱ度可不处理；②心肌受损Ⅲ度，即出现心律不齐、室性早搏等，除停止化疗外，应给予保护心肌治疗，如门冬氨酸钾镁、复合辅酶Q和二磷酸果糖，其他药物，如硒制剂、维生素E和生脉散等均对心肌有保护作用。化疗期间预防心肌毒性更重要。尤其注意多柔比星的累积剂量达到 450 mg/m^2，或心脏核素扫描显像出现异常或超声左心室射血分数小于45%，提示心肌毒性风险。注意限制或避免给老年人、儿童、心脏病病史、纵隔手术后、高血压、心脏病、左乳腺放疗及多柔比星使用史等的患者，均可增加心肌毒性的危险。

四、肺毒性反应

（一）肺毒性相关化疗药物肺损伤类型

博来霉素是常见引起肺毒性反应的化疗药物。其他药物如CTX和白消安也可引起肺间质病变，靶向治疗引起肺出血、白消安和苯丁酸氮芥引起肺血管炎，IL-2和激素调节剂引起肺动脉高压等。化疗引起肺损伤类型包括：药物直接损害，包括肺炎/肺纤维化、急性过敏反应和非心源性肺水肿；其他包括感染和呼吸道出血等。

（二）肺毒性临床表现

根据临床病史、症状、体征和辅助检查可初步诊断。其中最初临床表现如干咳、活动后呼吸困难，有时候发热，随着病情进展，出现静息时呼吸困难，呼吸急促甚至发绀。查体早期为双肺底细捻发音，进展期出现干啰音；X线提示双肺间质呈弥散性网状密度改变，以肺底为著。晚期广泛浸润性病变，伴实质改变。肺功能；动脉低氧血症，限制性通气障碍，二氧化碳弥散能力低。用药期间肺活量及二氧化碳弥散能力低是敏感检测指标。

（三）肺毒性处理

目前无特效的治疗方法。一旦发现立即停用该化疗药物，采用支持治疗，卧床休息，使用支气管扩张剂和祛痰剂；继发感染和重症者，应使用广谱抗生素和糖皮质激素。糖皮质激素利于肺损害的恢复，在缓解肺炎症状方面发挥作用。

（四）肺毒性预防

化疗期间肺毒性的预防主要是定期行X线检查及肺功能检查；降低博来霉素的累积剂量250 mg/m^2，总量 <350 mg，最好在300 mg以下。应尽量减少高危因素；预防使用药物，同时使用细胞保护剂，如奥诺先（得拉唑沙）、氨磷汀，这两种药物临床应用显示有效。其他中药包括：肺宁和银杏等。早期发现，及时停药是主要的防治措施。

五、对胰腺的影响

引起胰腺毒性的化疗药物可能有氨甲蝶呤、阿糖胞苷、铂类、环磷酰胺、多柔比星、紫杉醇类和5-FU等。其他一些辅助治疗及合并症及并发症治疗也可能诱发，如使用肾上腺皮质激素、呋塞米（速尿）等引起糖耐量异常。另外，腹腔化疗是否会对胰腺产生直接的毒性尚有待研究。

化疗影响胰腺功能受损类型表现多种，部分为可逆，如血糖升高、糖耐量变化、空腹胰岛素分泌指数变化，服糖后2小时胰岛素与空腹胰岛素比值明显下降等胰岛功能损减占主要因素。部分影响为不可逆，诱发胰岛素依赖型糖尿病。

主要根据临床表现和辅助检查确诊。如空腹血糖水平、餐后2小时血糖、糖耐量试验及胰岛素水平等测定。但注意鉴别是原发性或继发性。治疗主要是根据临床情况，化疗期间进行降糖药或注射胰岛素等治疗。化疗期间主要是针对所使用的化疗药物种类以及诱发因素进行预防。

六、肝毒性反应

药物性肝损伤包括肝细胞性、黄疸性和混合性。化疗药物均有可能影响肝功能，系多数抗肿瘤药物经肝代谢或排泄，引起药物性肝损害，常表现肝细胞功能异常和药物性肝炎、静脉闭塞性疾病和慢性纤维化。损害的类型与所应用药物种类有关，具有剂量依赖性和试验可复制性。乙型肝炎（乙肝）或乙肝病毒携带者、丙型肝炎患者及脂肪肝患者更易出现。引起肝细胞功能异常药物包括放线菌素D（KSM）、吉西他滨、足叶乙苷、长春新碱和甲氨蝶呤等，6-巯基嘌呤多可引起胆汁郁积，沙利度胺也可引起急性严重肝损害。其他烷化剂、KSM、CTX、DTIC和MMC等引起静脉闭塞性疾病，而

MTX 可引起慢性肝纤维化。

主要根据病史、症状和体征结合辅助检查，进行诊断。目前诊断多为排除性诊断。辅助检查，包括谷丙转氨酶、谷草转氨酶、总胆红素、直接胆红素、间接胆红素等，病毒抗原和抗体标记物检查及肝的影像学检查。但注意寻找潜在的肝基础疾病并进行鉴别诊断，除外病毒性、免疫性等其他基础肝病。

单纯药物性肝损害患者，ALT > 2~3 倍，ALP > 1.25 倍，TBil > 1.5 倍，应慎用或减少使用，或调整用药种类及剂量，同时根据肝损害的程度，进行保肝降酶治疗，如甘利欣和易善复等。对严重肝损害、ALT > 3~5 倍，ALP > 1.5 倍和 TBil > 2 倍，尤其是发生药物性黄疸者应停止使用化疗药物，采用腹膜或血液透析等各种方法，促进有害药物代谢和排除，采用非特异解毒药物：如还原性谷胱甘肽、N- 乙酰半胱氨酸、硫代硫酸钠、甾体类激素、熊去氧胆酸、S- 腺苷甲硫氨酸或多烯磷脂酰胆碱。特异性解毒药如：二巯丙醇、青霉胺、巯丁二酸或依地酸钙钠等促进有害药物代谢的排除。对超敏反应引起者，应使用皮质激素。

化疗期间注意肝功能保护。文献报道使用熊去氧胆酸、多烯磷脂酰胆碱和肝草甜素类药物，可能对肝细胞进行保护。出现黄疸预后差，急性肝衰竭者死亡率高。

七、神经系统的毒性

化疗药物引起的神经毒性分为外周神经毒性和中枢神经毒性，其中引起急性脑病药物有顺铂和异环磷酰胺（IFO）等；引起血管病变和卒中综合征的药物有多柔比星、MTX 和顺铂等；引起视力丧失的药物有顺铂和他莫昔芬等；引起周围神经病变的药物有顺铂、吉西他滨、IFO、草酸铂和紫杉醇等。不同药物的副作用有所差异。异环磷酰胺多引起脑病；紫杉醇多表现为感觉和运动神经病变，易与手足综合征混淆。

主要根据临床表现、使用的化疗药物可初步诊断，神经肌电图等可辅助诊断。

目前缺乏有效治疗。针对不同药物处理。紫杉醇类可早识别，可通过减少剂量、化疗期间口服复合维生素 B 和钙镁合剂静脉滴注及中药的内服与外用等减轻或延缓其发生。草酸铂采用"打打停停"

的方法，延长输注时间，钙镁合剂和谷氨酰胺等。预防顺铂的周围神经毒性药物措施：如氨磷汀、皮质激素、维生素 E 和乙酰 -L 肉碱。

八、肾毒性反应

影响肾功能的药物有 DDP、MTX、CTX、IFO、MMC 等，尤以大剂量 DDP 和 MTX 为甚，多发生用药 24 h 后，3~7 d 最明显。顺铂的肾毒性可导致肾衰竭、肾小管酸中毒、低镁血症；CTX 主要是低钠血症、出血性膀胱炎症。IFO 引起范科尼综合征、肾小管酸中毒和出血性膀胱炎等。注意造影检查引起的造影剂肾病。

主要是根据用药病史、临床表现和辅助检查诊断。根据尿素氮、肌酐、蛋白尿和血尿等分为 Ⅰ ~ Ⅳ度。

针对不同化疗药物，采用不同防治措施。以顺铂为基础的化疗时，化疗前 1 日晚开始水化，至次日化疗 2~3 d，每日输注液 2000~3500 ml，并使用利尿剂，保证 24 h 尿量 > 2500 ml，不足者增加补液量。必要时采用顺铂的保护剂，如硫代硫酸钠、二乙烷二硫氨基加酸或氨磷汀等。使用大剂量 MTX 者，化疗前要水化、碱化尿液，即输注或口服碳酸氢钠，保持尿 pH > 6.5，同时为防肾毒性，必要时采用四氢叶酸解救措施，其中 CF 用量为 MTX 剂量 10%~15%。为预防 IFO 毒性，一般在化疗开始和用药后 4、8、12h 静脉给药应用美司钠，剂量为 IFO 用量 10%~30%。

肿瘤合并肾功能不全的患者，应注意选择对影响肾功能无影响或影响小的药物。并根据肌酐清除率、尿素氮和血清肌酐的水平，对化疗药物剂量酌情进行调整，见表13-5-2。其他药物可以不减量，如：紫杉醇等。对靶向治疗药物，应个体化对待。如吉非替尼不需减量，而贝伐珠单抗需减量。

九、过敏性反应

过敏反应多为 B 型药物特应性反应。与药物本身的药理作用无关，具有不相关性、不可预测性和罕见性。而 A 型过敏反应则可预测，是药物药理作用的过强表现，具有药物剂量依赖性、可预测性和可预防性。引起超敏反应的肿瘤药物最多的是紫杉醇类、铂类药物和单克隆抗体等。其中紫杉醇化疗时最常见。多在药物开始输注的

表13-5-2 肾功能损害时抗癌药物剂量调整

肌酐清除率（ml/min）	血清肌酐（μmol/L）	尿素氮（mmol/L）	DDP 用药剂量	MTX 用药剂量	其他药物
>70	<132.6	<7.2	100%	100%	100%
70~50	132.6~176.8	7.2	50%	50%	75%
<50	>176.8	>14.3	0	20%	50%

其他药物包括BLM、CTX、VP16、卡铂、MMC、DTIC等

30 min 内发生，表现为支气管痉挛、皮肤潮红、荨麻疹和低血压等。卡铂超敏反应：发生晚，多在化疗几个疗程后，表现为皮疹、瘙痒、哮鸣和呼吸困难；个别患者可以在第一疗程时发生。VP16快速静脉推注时，可发生喉头水肿和虚脱；多柔比星药物多引起Ⅱ型过敏反应；MTX引起Ⅰ型过敏和Ⅲ型间质肺炎。

根据临床主要表现、使用药物及其发生时间和因果可初步诊断。对不同药物进行个体化处理。紫杉醇类药物化疗前，多采用预脱敏措施进行预防。方法为化疗前 12 h 和 6 h 给予地塞米松 10~20 mg 口服，化疗前 30min 给予地塞米松 10mg，西咪替丁 50 mg 和苯海拉明 50 mg 静脉滴注。卡铂预防过敏主要是进行皮试。如果过敏，主要治疗措施为脱敏给药、预防用药（抗组胺剂、激素及 H_2 受体拮抗剂：地塞米松、西咪替丁、苯海拉明。改用其他铂类药物，仍有可能发生交叉过敏。一旦发生过敏性休克，应进行紧急处理，立即停药，输液，给予抗组胺药，血管加压药，激素，支气管扩张药等。对过敏性患者是否再次化疗，应个体化。对发生严重支气管痉挛、低血压、喉头水肿者，停止化疗，下次在严密观察下再化疗。

（狄 文 殷 霞 李小平）

参考文献

曹泽毅.中国妇科肿瘤学.北京:人民军医出版社,2011.

沈铿,崔恒,丰有吉.常见妇科肿瘤诊治指南.4版.北京:人民卫生出版社,2014.

Schorge JO, Schaffer JI, Halvorson LM, 主编.陈春玲,主译.威廉姆斯妇科学.北京:科学出版社.2011.

Burke TW1, Gershenson DM, Morris M, et al. Postoperative adjuvant cisplatin, doxorubicin, and cyclophosphamide (PAC) chemotherapy in women with high-risk endometrial carcinoma. Gyneeologic Oncologg. 1994, 55(1): 47-50.

Egawa -Takata T, Ueda Y, Kuragaki C, et al. Chemotherapy for endometrial carcinoma(GOGO-EM1 study): TEC(paclitaxel, epirubicin, and carboplatin) is an effective remission-induction and adjuvant therapy. Cancer Chemother Pharmacol, 2011, 68(6): 1603-1610.

Fields AL, Einstein MH, Novetsky AP, Gebb J, Goldberg GL. Pilot phase Ⅱ trial of radiation "sandwiched" between combination paclitaxel/platinum chemotherapy in patients with uterine papillary serous carcinoma (UPSC). Gynecol Oncol, 2008, 108: 201-206.

Fleming GF, Brunetto VL, Cella D, et al. Phase Ⅲ trial of doxorubicin plus cisplatin with or without paclitaxel plus filgrastim in advanced endometrial carcinoma: a Gynecologic Oncology Group Study. J Clin Oncol, 2004 Jun 1, 22(11): 2159-2266.

Geller MA, Ivy J, Dusenbery KE, Ghebre R, Isaksson Vogel R, Argenta PA. A single institution experience using sequential multi-modality adjuvant chemotherapy and radiation in the sandwich method for high risk endometrial carcinoma. Gynecol Oncol, 2010, 118: 19-23.

Greven K, Winter K, Underhill K, et al. Final analysis of RTOG9708: adjuvant postoperative irradiation combined with cisplatin/paclitaxel chemotherapy following surgery for patients with high -risk endometrial cancer[J]. Gynecol Oncol, 2006, 103(1): 155-159.

Hogberg T, Signorelli M, de Oliveira CF, et al. Sequential adjuvant chemotherapy and radiotherapy in endometrial cancer—results from two randomised studies. Eur J Cancer, 2010, 46: 2422-2431.

Kuoppala T, Maenpaa J, Tomas E, et al. Surgically staged high-risk endometrial cancer: randomized study of adjuvant radiotherapy alone vs sequential chemo-radiotherapy. Gynecol Oncol, 2008, 110: 190-195.

Lupe K1, D'Souza DP, Kwon JS, et al. Adjuvant carboplatin and paclitaxel chemotherapy interposed with involved field radiation for advanced endometrial cancer. Gynecol Oncol, 2009 Jul, 114(1): 94-98.

Maggi R, Lissoni A, Spina F, et al. Adjuvant chemotherapy vs radiotherapy in high-risk endometrial carcinoma: results of a randomised trial. Br J Cancer, 2006, 95: 266-271.

Morrow CP, Bundy BN, Homesley HD, et al. Doxorubicin as an adjuvant following surgery and radiation therapy in patients with high-risk endometrial carcinoma, stage I and occult stage II: a Gynecologic Oncology Group Study. Gynecol Oncol, 1990, 36: 166-171.

Nakayama K, Nagai Y, Ishikawa M, et al. Concomitant postoperative radiation and chemotherapy following surgery was associated with improved overall survival in patients with FIGO stages III and IV endometrial cancer. Int J Clin Oncol, 2010 Oct, 15(5): 440-446.

Nomura H, Aoki D, Takahashi F, et al. Randomized phase II study comparing docetaxel plus cisplatin, docetaxel plus carboplatin, and paclitaxel plus carboplatin in patients with advanced or recurrent endometrial carcinoma: a Japanese Gynecologic Oncology Group study (JGOG2041). Ann Oncol, 2011 Mar, 22(3): 636-642.

Randall ME, Filiaci VL, Muss H, et al, and the Gynecologic Oncology Group study. Randomized phase III trial of whole-abdominal irradiation versus doxorubicin and cisplatin chemotherapy in advanced endometrial carcinoma: a Gynecologic Oncology Group study. J Clin Oncol, 2006, 24: 36-44.

Schiffer CA, Anderson KC, Bennett CL, et al. Platelet transfusion for patients with cancer: Clinical practice guidelines of the American society of clinical Oncology. J Clin Oncol, 2001, 19: 1519-1538.

Secord AA, Havrilesky LJ, O'Malley DM, Bae-Jump V, Fleming ND, Broadwater G, et al. A multicenter evaluation of sequential multimodality therapy and clinical outcome for the treatment of advanced endometrial cancer. Gynecol Oncol, 2009, 114: 442-447.

Siegel R, Naishadham D, Jemal A. Cancer statistics, 2012. CA Cancer J Clin, 2012, 62(1): 10-29.

Sood BM, Timmins PF, Gorla GR, et al. Concomitant cisplatin and extended field radiation therapy in patients with cervical and endometrial cancer[J]. Int J Gyencol Cancer, 2002, 12: 459-464.

Susumu N, Sagae S, Udagawa Y, et al. Randomized phase III trial of pelvic radiotherapy versus cisplatin-based combined chemotherapy in patients with intermediate- and high-risk endometrial cancer: a Japanese Gynecologic Oncology Group study. Gynecol Oncol, 2008, 108: 226-233

Trotti A, Colevas AD, Setser A, et al.CTCAE v3.0: Development of a comprehensive grading system for the adverse effects of cancer treatment. Semin Radiat Oncol , 2003, 13: 176-181.

Vandcnput I, Van Calster B, Capoen A, et al. Neoadjuvant chemotherapy followed by interval debulking surgery in patienets with serous endometrial cancer with transperitoneal spread(stage IV): a new preferred treatment? . Br J Cancer, 2009, 101(2): 244-249.

Wong AT, Rineer J, Lee YC, et al.Utilization of adjuvant therapies and their impact on survival for women with stage IIIC endometrial adenocarcinoma. Gynecol Oncol, 2016 Sep, 142(3): 514-519.

14

内分泌治疗

子宫内膜癌及其癌前病变多见于围绝经期及绝经后妇女，但也有 3%～10% 的患者发生于 40 岁以前，且年轻患者比例不断增加，由于子宫内膜增生及子宫内膜癌的发生与持续无对抗的雌激素作用有关，所以部分多囊卵巢综合征及不孕妇女患有此病，对于未生育的患者，若按照子宫内膜癌的规范治疗方法，需要切除子宫及双侧附件，那么，这些患者将会失去生育能力。内分泌治疗在保留这些患者生育能力方面，近年来有较多文献报道。

子宫内膜癌根据病理发生与雌激素的关系分为激素依赖型肿瘤（Ⅰ型）和非激素依赖型肿瘤（Ⅱ型），前者占子宫内膜癌 80% 以上，多见于围绝经妇女，组织类型多为高分化腺癌，对孕激素治疗反应好，预后好。后者约占 10%，多见于绝经后妇女，组织类型为浆液性乳头状腺癌、透明细胞癌等，分化差，预后差（Bokhman，1983）。内分泌治疗主要为大剂量孕激素治疗，应用于激素依赖型子宫内膜癌，取得一定疗效。

早在 50 年前，Kistner 等（1959）研究发现孕激素治疗对子宫内膜癌有效，从此，子宫内膜癌的内分泌治疗得到广泛应用。多年来，国内外学者尝试应用孕激素、他莫昔芬（tamoxifen，TAM）、促性腺激素释放激素激动剂（GnRHa）等治疗子宫内膜癌，显示出了一定的疗效。但至今在国内外研究中，子宫内膜癌的内分泌治疗尚无统一规范的治疗方案。

第一节　适应证及禁忌证

子宫内膜癌的内分泌治疗一般仅为子宫内膜癌的辅助治疗方法，仅对部分需要保留生育能力和晚期复发患者为主要的治疗，目前内分泌治疗在子宫内膜癌患者中主要应用于以下几种情况。

一、晚期或复发的子宫内膜癌

过去普遍认为内分泌治疗对晚期或复发子宫内膜癌患者有肯定疗效，并有大量临床研究报道。美国 GOG 曾进行大规模多中心随机对照研究（Thigpen et al，1999），晚期或复发子宫内膜癌病人的总反应率为 15%～25%，提出应用 MPA 对晚期和复发子宫内膜癌有效。一般认为对于晚期复发患者可以给予内分泌治疗，以延长患者的生存期并改善其生活质量。但近年来部分研究及 meta 分析又对此提出质疑，认为没有充分的证据表明孕激素治疗对晚期、复发子宫内膜癌患者有效。

二、保留卵巢功能及生育能力的子宫内膜癌

关于应用内分泌治疗保留生育能力是近年来比较关注的问题。随着人们对生活质量的要求逐渐提高，对年轻子宫内膜癌患者保留卵巢功能的治疗日渐受到重视，对年轻子宫内膜癌患者保留功能性治疗主要在保守性手术后，应用大剂量孕激素进行治疗，可能使肿瘤发生逆转，从而达到对年轻子宫内膜癌患者保留卵巢功能的目的。由于子宫内膜癌的发病与肥胖、无排卵、PCOS 等持续雌激素作用有关，且近年来年轻患者有增加趋势，针对这部分年龄较轻、尚未生育子宫内膜癌及子宫内膜非典型增生患者，如按常规切除子宫及双侧附件，则患者失去生育能力，可以在严格掌握适应证前提下，对年轻子宫内膜癌及子宫内膜非典型增生患者尝试单独应用内分泌治疗，以期达到保留生育能力的目的。

1. 保守性手术联合大剂量孕激素治疗保留卵巢功能

（1）保守性手术的适应证：目前多主张符合以下条件者可进行保留功能性治疗：①年龄小于 40岁；②子宫内膜癌分期为ⅠA；③肿瘤分级为 1 级

（G1）；④腹腔冲洗液细胞学检查阴性；⑤术中探查未发现可疑的腹膜后淋巴结；⑥雌孕激素受体均为阳性；⑦患者有保留卵巢功能的迫切要求；⑧有较好的随访条件。

（2）术后可给予大剂量孕激素治疗，但需密切随访，严密观察监测各项指标，包括妇科检查、阴道断端细胞学涂片检查、盆腔及腹部 B 超、胸片检查、CA125 等血清学标记物检查。

2. 单独应用内分泌治疗保留生育能力

（1）子宫内膜非典型增生保留生育能力治疗：子宫内膜非典型增生患者有 5%~25% 在诊断后 2~11 年内发展为子宫内膜癌。有研究报道 44% 的子宫内膜非典型增生患者接受子宫切除治疗，这些患者中 43% 发现有子宫内膜癌同时存在，其中 34% 有肌层浸润，所以，子宫内膜非典型增生的诊断及治疗应引起足够重视（Janicek et al，1994）。一般来说，年轻子宫内膜非典型增生患者癌变倾向较低，所以对于年轻而且有强烈保留生育能力要求的患者可给予内分泌治疗。

（2）子宫内膜癌保留生育能力治疗：为保留子宫内膜癌患者的生育能力，有学者尝试对年轻的早期内膜癌患者进行内分泌治疗，并有多篇相关文献报道，目前认为用孕激素保守治疗对希望保留生育能力的年轻子宫内膜癌患者是可取的，尤其适用于年龄较轻、临床 I 期、癌细胞高中分化、ER 和孕激素受体（PR）阳性的患者，且对 PR 含量高的子宫内膜癌患者疗效更好（Thigpen et al，1999）。但应注意治疗前尽量明确分期，以免延误治疗；治疗期间还要定期行分段诊刮，监测内膜情况。

三、手术后子宫内膜癌的辅助治疗

对子宫内膜癌患者手术治疗后常规辅助内分泌治疗是否有效，国际上还存在争议，国内缺乏大规模研究报道。目前认为，内分泌治疗对内膜癌进展无促进作用，但有无治疗作用还不明确，对术后内膜癌患者是否常规辅助内分泌治疗，主要是考虑到并发症的弊端与不明确的治疗益处之间的权衡问题，所以可向患者交代辅助内分泌治疗可能存在的利弊，对患者进行筛选后给予辅助内分泌治疗，并密切观察并发症的情况。

四、内分泌治疗的禁忌证

以下情况禁用或慎用孕激素治疗：①肝、肾功能不全者；②严重心功能不全者；③有血栓病史者；④糖尿病患者；⑤精神抑郁者；⑥对孕激素类药物过敏者；⑦脑膜瘤患者。

第二节　常用药物及作用机制

一、孕激素及其作用机制

1. 孕激素对正常子宫内膜的作用机制

孕激素在月经周期后半期浓度明显增高，使子宫内膜由增生期向分泌期转变。孕激素在子宫内膜可以减少雌激素受体（ER）、PR 的含量，抑制 DNA 合成及有丝分裂，使子宫内膜发生蜕膜化；同时促进胰岛素样生长因子结合蛋白形成，从而抑制雌激素促进子宫内膜有丝分裂和增生的作用；并且增加子宫内膜 17β 雌二醇脱氢酶活性，促进雌二醇（E2）代谢。

2. 孕激素对子宫内膜癌的作用机制

孕激素治疗子宫内膜癌的机制尚不清楚。有文献报道孕激素不仅可以对雌激素受体（ER）产生降调节作用、增加孕激素受体 A 亚型（PR-A）和孕激素受体 B 亚型（PR-B）mRNA 在子宫内膜间质细胞中的水平，还可以提高 17β- 羟甾脱氢酶和芳香磺基转移酶活性，通过受体水平以及细胞内酶系统等拮抗雌激素的作用，对子宫内膜癌组织起治疗作用，另外，孕激素也可通过对性激素结合蛋白及生长因子等产生影响，直接影响癌细胞代谢。目前许多研究提示血管内皮细胞生长因子（VEGF）、成纤维细胞生长因子、性激素结合球蛋白、谷胱甘肽过氧化物酶和 17β- 羟甾脱氢酶等均与孕激素对子宫内膜癌的治疗机理相关。

（1）细胞增生与分化：许多研究提出，孕激素治疗可降低子宫内膜癌细胞的增生，促进其分化，从而发挥治疗作用。研究发现（Zaino，2014），孕激素治疗并不能促进内膜癌细胞凋亡，而是通过促进细胞的分化，从而使组织动力学向癌细胞缺失的方向移动。

（2）基因水平：研究发现，子宫内膜癌孕激素治疗有反应组中，*bcl-2* 基因表达发生降调节，并伴随着肿瘤细胞分化逐渐成熟而逐渐降低，从而认为 *bcl-2* 可作为子宫内膜癌孕激素治疗效果的一个标记。Bae 等（2012）发现孕激素治疗的子宫内膜癌细胞，其 miRNA 表达出现明显变化，提示 miRNA 可能调节了子宫内膜癌孕激素治疗中细胞的转录后基因表达。

（3）性激素结合球蛋白：孕激素可通过影响性激素结合球蛋白对子宫内膜癌产生治疗作用。有报道浓度为 10^{-8} mol/L 的 E_2 不改变 Ishikawa 细胞系性激素结合球蛋白（SHBG）mRNA 表达，加用 MPA10^{-10} mol/L 会增加其表达，而大剂量 MPA（$10^{-6} \sim 10^{-5}$ mol/L）不论有无 E_2 都会使其表达受到抑制，并且孕激素抑制 SHBG mRNA 表达的作用不由孕激素受体介导，说明细胞内 SHBG 受抑制部分是由于细胞内以雌激素为主环境的改变所致。

（4）细胞内酶：有研究发现 17β- 羟甾脱氢酶活性不同所致雌二醇代谢途径的不同与肿瘤细胞对内分泌治疗的反应有关。也有文献报道，谷胱甘肽过氧化物酶、雌激素磺基转移酶和芳香硫基转移酶等也可能在孕激素对子宫内膜癌的治疗中发挥作用。

（5）细胞因子：近年来，有学者对子宫内膜癌孕激素治疗中多种细胞因子，如血管内皮细胞生长因子（VEGF）、成纤维细胞生长因子、纤溶酶原激活物抑制因子等的变化进行研究。研究发现，雌激素引起 Ishikawa 细胞系的 VEGF 瞬时分泌，而孕激素能够抑制雌激素的这种作用，从而抑制 VEGF 相关的血管生成潜能，影响子宫内膜癌早期阶段肿瘤生长。

（6）肿瘤侵犯和转移：也有学者通过体外研究提出，MPA 可以明显抑制肿瘤细胞的转移能力。

（7）细胞免疫：Witkiewicz 等（2010）发现对复杂性非典型子宫内膜增生及高分化子宫内膜癌患者应用孕激素治疗，治疗后正常的子宫内膜的调节 T 细胞明显减少，出现蜕膜样反应的子宫内膜的细胞毒 T 细胞明显增加，而剩余的病变组织中仍维持高水平的调节 T 细胞及低数量的细胞毒 T 细胞，提示细胞免疫杀伤可能参与了孕激素对这些患者的治疗。

（8）细胞信号传导通路：细胞信号传导通路也参与了孕激素治疗的机制，研究显示抗氧化剂 Nrf2-AKR1C1 传导通路过表达提示孕激素治疗耐药（Wang，2016）。

3. 孕激素与子宫内膜增生、子宫内膜癌的发生

有学者通过实验研究提出，孕激素可抑制子宫内膜癌变。对 115 只雌性 ICR 小鼠分组进行对照性实验研究发现，即使很小量的甲羟孕酮（MPA）也可以使亚硝酸盐或 E_2 诱发的子宫内膜癌变受到抑制，MPA 治疗可明显减少子宫重量及子宫内膜腺癌、非典型增生和腺瘤样增生的发生，但未明显减少腺囊性增生的发生。

对于孕激素影响人体子宫内膜增生、子宫内膜癌发生的研究多涉及激素替代治疗（HRT）中孕激素的应用。20 世纪 90 年代以前，绝经后妇女 HRT 多为长期口服大剂量短效雌激素，从而使子宫内膜癌的发病危险增加。近年来，联合应用雌、孕激素，防止了单独应用雌激素所致的子宫内膜增生，避免了内膜癌危险性的增加。对年龄在 50~74 岁间的 833 例内膜癌和 791 非内膜癌者进行研究发现，单独应用雌激素替代治疗（ERT）的妇女相对于未用 HRT 者发生内膜癌的比值比（OR）为 2.17，若序贯应用雌孕激素且每月应用孕激素 <10d（实际为 7d），其 OR 为 1.87，如果每个月应用孕激素 10d 或 10d 以上（实际为 10d），则患内膜癌危险性几乎没有增加，OR 为 1.07，若连续地联合应用雌孕激素，其 OR 亦为 1.07，因此认为，孕激素对子宫内膜的保护作用与其应用时间长短有关，每月使用孕激素不应 <10d，连续联合应用雌孕激素也有同样效果（Pike，1997）。有学者研究发现（Beresford，1997），应用 ERT 患子宫内膜癌的危险性增加 4 倍，如联合应用孕激素，即使每个月 10~20d，患子宫内膜癌的危险性仍为未用 HRT 者的 1.3 倍，如应用 HRT 5 年以上，则其发生危险为未用者的 2.5 倍，表明联合应用孕激素虽然可降低 ERT 造成子宫内膜癌发生的危险性，但即使应用孕激素每个月 ≥10d，HRT 妇女患子宫内膜癌的危险性仍会增加。

二、三苯氧胺及其作用机制

三苯氧胺（tamoxifen，TAM，他莫昔芬）是一种选择性激素受体调节剂（SERMs），在不同靶

器官作用不同，既有抗雌激素作用（乳腺组织），又具有微弱的雌激素样作用（子宫内膜组织及骨骼）。应用 TAM 可使乳腺癌发生风险减低，但子宫内膜癌的发生风险增加，且这种风险随着 TAM 用药时间延长而增加，用药 2 年以内，发生子宫内膜癌的风险无明显增加；用药 2~5 年，患子宫内膜癌的相对危险度为 2.0；用药 5 年以上则达 6.9（Bergman，2000）。与应用 TAM 有关的子宫内膜癌部分表现为Ⅰ型，部分表现为Ⅱ型，乳腺癌采用 TAM 治疗的 700 例患者子宫内膜病理分析提示，有病理改变者占 39.86%，其中子宫内膜癌 33 例（4.71%），中、低分化 24 例，13 例为浆液性乳头状癌、透明细胞癌及恶性中胚叶混合瘤（Deligdisch，2000）。尽管 TAM 与子宫内膜癌发生有关，但是 TAM 在内膜癌的治疗中也有其特殊的应用。TAM 可使孕激素受体水平升高，当应用孕激素导致 PR 减少，三苯氧胺联合孕激素，逆转受体减少，可增加孕激素作用。

三、内分泌治疗方案

目前临床上对子宫内膜非典型增生尚无统一的内分泌治疗方案，多数学者认为，对于子宫内膜轻、中度非典型增生可采用孕激素周期性用药，如：口服醋酸甲羟孕酮（medroxyprogesterone acetate，MPA）8~10 mg/d 或氯地孕酮 2~4 mg/d，每个月共 22 d；对于子宫内膜重度非典型增生可考虑采用大剂量孕激素连续用药，如口服 MPA 200~500 mg/d 或醋酸甲地孕酮（megestrol acetate，MA）160~320 mg/d，也可以每周肌注己酸孕酮 250~500 mg 2 次，3 个月后取子宫内膜组织复查病理决定进一步治疗。

同样，对于子宫内膜癌也没有公认的治疗方案，现有研究一般主张，可单独应用大剂量孕激素，如 MPA 200~500 mg/d 口服、MA 160~320 mg/d 口服、己酸孕酮 1~3 g/W 肌注等，一般认为应用时间不应少于 1~2 年。孕激素用量并非越大则疗效越好，有研究报道（Thigpen，1999），尽管副作用无显著差异，MPA 1000mg/d 口服与 200 mg/d 相比反应率并没有提高。美国 GOG 的研究认为三苯氧胺联合孕激素对子宫内膜癌有效（Whitney，2004），而单用 TAM 有效率低，不推荐使用（Thigpen，2001）。TAM 可以在内分泌治疗中联合应用或者对于孕激

素受体阴性患者先行应用 3 个月，用量为 TAM 20~60 mg/d。

甲羟孕酮为作用较强的孕激素，无雌激素活性。其孕激素活性口服时为炔孕酮的 10~15 倍，经肝代谢，1~2 天内以硫酸盐和葡萄糖醛酸盐形式主要从尿中排泄。副作用：可引起孕酮类反应，如乳房疼痛、溢乳、阴道出血、闭经、月经不调、宫颈分泌异常等；长期应用也有肾上腺皮质功能亢进的表现如满月脸、柯兴氏征、体重增加等。曾有报告可有阻塞性黄疸。此外，本品可引起凝血机能异常，所以栓塞性疾病或在应用过程中有血栓形成的征象如头痛、视力障碍等应即停药。有严重肝功能损害，有高钙血症倾向的病人也应禁用。

甲地孕酮口服后生物半衰期明显比左炔诺孕酮为短，大部分代谢产物以葡萄糖醛酸酯形式排出。副作用：体重增加为本品的常见副作用，且常有食欲增加。这种体重增加是由于体内脂肪和体细胞体积增加所致，而不一定伴有液体潴留。对于癌症恶病质患者及体重下降、食欲减退的癌症病人，这种副作用常常是有益的；血栓栓塞现象：罕见报道，包括血栓性静脉炎及肺动脉栓塞；其他不良反应：偶见恶心、呕吐、水肿、子宫突破性出血可发生于 1% ~2% 的病人；呼吸困难、心力衰竭、高血压、脸潮红、情绪改变、Cushing 面容、肿瘤复发（伴或不伴有高钙血症）、高血糖、秃发、腕管综合征和皮疹为罕见。罕见轻度肾上腺功能减退，可能因本品的糖皮质激素样活性所致。

己酸孕酮肌注后在局部沉积储存，缓慢释放，发挥长效作用，维持时间 1~2 周以上。副作用：少数病人在用药后有恶心、呕吐、头晕、乏力、乳胀、疲乏等反应，一般均轻，不须处理；使用过程中，如乳房有肿块出现，应即停止；如发现过敏反应，不可再注射。

三苯氧胺为非固醇类抗雌激素药物。其结构与雌激素相似，存在 Z 型和 E 型两个异构体。两者物理化学性质各异，生理活性也不同，E 型具有弱雌激素活性，Z 型则具有抗雌激素作用。如果乳癌细胞内有雌激素受体（ER），则雌激素进入肿瘤细胞内，与其结合，促使肿瘤细胞的 DNA 和 m-RNA 的合成，刺激肿瘤细胞生长。而他莫昔芬 Z 型异构体进入细胞内，与 ER 竞争结合，形成受体复合物，阻止雌激素作用的发挥。口服吸收迅速。口服

20 mg 后 6~7.5 小时，在血中达最高浓度，$T_{1/2}$:7~14 小时，4 天或 4 天后出现血中第二高峰，可能是肝肠循环引起，$T_{1/2}$ 大于 7 天。其排泄较慢，主要从粪便排泄，约占 4/5，尿中排泄较少，约 1/5。口服后 13 天时仍可从粪便中检测得到。副作用：治疗初期骨和肿瘤疼痛可一过性加重，继续治疗可逐渐减轻；少数病人有不良反应，包括胃肠道反应（食欲不振、恶、呕吐、腹泻），生殖系统（月经失调、闭经、阴道出血、外阴搔痒、子宫内膜增生、内膜息肉和内膜癌），皮肤（颜面潮红、皮疹、脱发）；偶见白细胞和血小板减少，偶见肝功异常，长时间（17 个月以上）大量（每天 240~320 mg）使用可出现视网膜病或角膜浑浊；罕见的不良反应：精神错乱，肺栓塞（表现为气短），血栓形成，无力，嗜睡。

四、其他药物

一些其他药物也逐渐应用于子宫内膜癌的内分泌治疗中，但多为小样本观察，且研究数量尚少，这些药物主要包括 Aroxifene、促性腺激素释放激素激动剂和芳香化酶抑制剂等。

1. Aroxifene　目前在内分泌治疗方面仍不断有新的药物得以应用。关于 SERM 治疗子宫内膜癌的报道较多，尤其是第一代 SERM 如他莫西芬（TAM），近来，相继有关第三代 SERM 如 aroxifene 治疗子宫内膜癌的临床观察报道。Aroxifene（LY353381）是高选择性雌激素拮抗剂，能够拮抗雌激素在乳腺和子宫内膜的作用。Aroxifene 治疗复发和转移性子宫内膜癌的多中心 Ⅱ 期临床观察结果表明（Burke et al，2003），Aroxifene 20 mg/d，连用 8 周，结果 Aroxifene 对转移和复发子宫内膜癌的有效率分别为 25% 和 31%，疗效持续时间分别为 19.3 个月和 13.9 个月，初步临床效果明显好于单用孕激素和孕激素联合 TAM。总之，第一代 SERM 在治疗子宫内膜癌并无明显疗效，其与孕激素序贯方案并不优于单用孕激素，第三代 SERM Aroxifene 的初步临床观察结果显示出对复发和转移子宫内膜癌有较好的疗效，毒副作用较少，但有待 Ⅲ 期临床试验结果。

2. 促性腺激素释放激素激动剂　研究发现约 80% 子宫内膜癌有促性腺激素释放激素（GnRH）受体表达，子宫内膜癌自分泌作用很可能依赖于 GnRH 作用。因此，GnRH 激动剂可通过 ER 和 PR

非依赖途径治疗子宫内膜癌。Lhomme 等（1999）晚期或者复发子宫内膜癌进行多中心临床研究，24 例晚期或复发的子宫内膜癌患者接受了曲普瑞林肌注治疗，用药时间 3 个月（1~12 个月），在 23 例可评价的患者中，总有效率为 8.7%（CR 1 例，PR 1 例），并有 5 例患者病情稳定，生存时间 7.2 个月，作者认为，曲普瑞林对于预后较差的子宫内膜癌患者是一种安全、易控制、毒性低的治疗药物。Asbury 等（2002）对 40 例晚期或复发的子宫内膜癌患者皮下注射戈舍瑞林治疗，总反应率为 12.5%。尽管上述研究反应率较低，这可能是由于这种治疗需要较长时间才能出现疗效，而实验中的许多病人仅刚刚显示出早期的疗效。

3. 芳香化酶抑制剂　绝经后女性体内雌激素主要由机体外周组织如脂肪、肌肉内的芳香化酶将雄烯二酮转化为雌酮和雌二醇。芳香化酶抑制剂已成功用于乳腺癌的治疗。关于芳香化酶抑制剂治疗子宫内膜癌的研究报道不多。国内研究发现应用芳香化酶抑制剂 - 兰他隆治疗 3 例复发子宫内膜癌，结果病情缓解 1 例，1 例病情稳定，1 例病情进展，认为单独应用芳香化酶抑制剂治疗子宫内膜癌的疗效有待进一步评价（王建六 等，2004）。

4. 西罗莫司：有学者对无法治疗的复发子宫内膜癌患者进行研究发现，给予患者依维莫司（西罗莫司的衍生物）10 mg/d 及来曲唑 2.5 mg/d 口服，在 35 例可评价疗效的患者中，临床受益率达 40%（15/35），其中 9 例完全缓解，2 例部分缓解，没有出现因药物毒性造成的停药，提出针对 mTOR 可克服子宫内膜癌内分泌治疗中的耐药情况（Slomovitz，2015）。

第三节　疗效评价

一、子宫内膜非典型增生

孕激素广泛用于治疗子宫内膜非典型增生，并有肯定的疗效。日本妇科肿瘤学组对 18 例子宫内膜非典型增生患者采用 MPA 100~800 mg/d 口服，共 1~23 个月，15 例（83%）患者对治疗有反应，其中 5 例妊娠，并且 4 例足月分娩，仅 1 例复发，认为 MPA 对子宫内膜非典型增生患者有效（Kaku et al, 2001）。还有学者对孕激素联合 GnRHa 治疗进行研究（Perez-Medina et al, 1999），19 例子宫内膜非典型增生患者应用炔诺酮（500 mg/W，共 3 个月）和曲普瑞林（3.75 mg/m，共 6 个月），随访 5 年，每半年宫腔镜下多点活检进行复查，16 例（84.2%）病变消失，1 例（5.1%）病变持续存在，1 例（5.1%）复发，仅 1 例（5.1%）疾病进展。

有学者在孕激素治疗基础上，尝试对部分有生育要求患者给予辅助生育治疗。有学者对 17 例子宫内膜非典型增生患者给予孕激素治疗，用法为 MA 40~160 mg/d 或 MPA 10~160 mg/d，用药时间为 3~61 个月，3 例联合促排卵治疗，1 例结合 TAM 治疗，2 例患者足月妊娠，仅 1 例患者病变持续存在（Randall et al, 2006）。

二、子宫内膜癌

1. 保留生育功能的治疗效果

针对高分化子宫内膜腺癌患者保留生育，有较多研究报道。有学者选取 12 例高分化子宫内膜腺癌患者，予孕激素治疗，采取 MA 40~400 mg/d，用药 3~21 个月，12 例中 9 例（75%）病变消退，1 例复查为子宫内膜非典型增生，2 例仍为高分化腺癌，3 例足月妊娠，认为在仔细监测随访条件下孕激素长时间治疗，肿瘤进展转移风险不大，可为患者提供生育机会（Randall et al, 2006）。国内学者也对此进行研究，有学者报道对 53 例 1 级子宫内膜癌或复杂子宫内膜增生患者进行孕激素治疗，74%（39/53）完全缓解，33 例有生育要求的患者 17 例妊娠（52%）（Chen, 2016）。Pronin 等（2015）对含孕酮 IUD 进行前瞻性研究，对于复杂性子宫内膜非典型增生患者单独应用含孕酮 IUD，对 1 级子宫内膜癌患者联合应用含孕酮 IUD 及 GnRHa，72%（23/32）的内膜癌及 92%（35/38）复杂性子宫内膜非典型增生完全缓解，其中 8 例患者妊娠 10 次。Hubbs 等（2013）对 186 例患者的研究发现，激素治疗对子宫内膜癌的完全缓解率仅 6%~13%，远低于子宫内膜增生患者的 66%~70%，且无反应率高达 57%~75%，亦远高于子宫内膜增生患者的 11%~19%，认为子宫内膜癌患者激素治疗无反应率高，应注意监测。孕激素亦可以与化疗药物或者细胞毒药物等联合应用，以提高对子宫内膜癌的疗效。有学者选取 19 例 I 期子宫内膜癌患者，其

中高分化 11 例，中分化 8 例，给予乙酸羟孕酮 500 mg im Qd，累积药量 25~83 g，4 例中分化患者联合化疗，19 例中 15 例完全缓解，其中 12 例在治疗后 3 个月、3 例在治疗后 6 个月病变即完全消退，随访 3~9 年，无复发或转移（Bokhman et al, 1985）。

病情缓解后部分患者可自然妊娠，但部分患者需要借助于辅助生育技术，这方面多为个案报道。学者对 2 例高分化子宫内膜癌患者，均给予 MA 80mg/d 治疗，分别在治疗 3 个月及 6 个月复查子宫内膜，活检均提示增生期子宫内膜，一例给予克罗米酚超促排卵，单胎妊娠及双胎妊娠各一次；另一例以供卵体外授精方式两次双胎妊娠并分娩，随访中一例进行经阴道全子宫、双附件切除，病理检查阴性，另一例自诊断起已无瘤生存 40 个月，作者认为对于有强烈生育要求和经仔细筛选的高分化子宫内膜腺癌患者而言，保守治疗结合辅助生育技术是一种可取的治疗方案（Lowe et al, 2003）。也有学者进行了较大规模的研究（Gotlieb et al, 2003），选取年龄小于 40 岁，需保留生育能力的子宫内膜癌患者 13 例，其中 11 例为高分化腺癌，2 例为中分化腺癌。全部患者接受孕激素治疗至少 3 个月，多数患者采用 MA 160mg/d，还有 MPA 600mg/d 等治疗方案，全部患者均对激素治疗有反应，对治疗产生反应的平均时间为 3.5 个月（2~8 个月），平均随访 82 个月（6~358 个月），随访期间 5 例患者常规子宫内膜活检发现局部复发，复发病灶均为高分化腺癌，复发时间平均为 40 个月（19~358 个月），复发患者中 4 例再次接受孕激素治疗均完全反应，治疗过程中一旦患者连续 2 次子宫内膜活检正常就开始辅助生育治疗，研究结束时 3 例患者已成功分娩 9 个婴儿，2 例患者正在妊娠中，1 例患者早孕期间流产，认为对高分化的年轻子宫内膜癌患者进行孕激素保守治疗结合辅助生育技术，对预后无不良影响，并且给患者创造了妊娠和正常足月分娩的机会。目前尚无研究提示促排卵等辅助生育治疗与子宫内膜癌复发有关。

2. 晚期或复发患者的治疗效果

过去普遍认为内分泌治疗对晚期或复发子宫内膜癌患者有肯定疗效，并有大量临床病例报道。美国 GOG 曾进行大规模多中心随机对照研究（Thigpen et al, 1999），299 例晚期或复发子宫内膜癌病人随机地接受甲羟孕酮（medroxyprogesterone acetate,

MPA）200 mg/d（低剂量）或者 1000 mg/d（大剂量）口服，在接受低剂量的 145 例病人中，25 例完全反应，11 例部分反应，总反应率为 25%，154 例接受大剂量的患者中，14 例完全反应，10 例部分反应，总反应率为 15%，应用低剂量和大剂量患者肿瘤无进展生存时间中位数分别为 3.2 个月和 2.5 个月，生存时间中位数分别为 11.1 个月和 7.0 个月，从而提出，应用 MPA 对晚期和复发子宫内膜癌有效。但是近年来 RCT 研究似乎并不支持激素治疗对晚期、复发子宫内膜癌患者有益。Kokka 等（2010）的 meta 分析选取了 6 个 RCT 研究（542 例患者），结果发现，单药激素治疗或联合治疗方案对于晚期、复发子宫内膜癌患者均未改善总生存或 5 年无瘤生存，但是低剂量激素治疗比高剂量激素治疗对 OS 及 PFS 更为有益（HR 分别为 1.31 和 1.35），作者认为，任何形式、剂量的激素治疗均无证据可以改善这些患者的生存。但是本 meta 选取的研究具有彼此不同的用药方案和用药时间，仍需要具有相同用药方案和疗程的大样本前瞻性研究进一步探讨。

3. 术后辅助治疗效果

对子宫内膜癌患者手术治疗后常规辅助内分泌治疗是否有效，国际上还存在争议，国内缺乏大规模研究报道。有学者研究认为早期子宫内膜癌不需要常规辅助内分泌治疗，选取 Ⅰ 期和 Ⅱ 期子宫内膜癌进行前瞻性研究，MPA 治疗组给予 MPA 500 mg/d 口服，随访时间中位数为 56 个月（3~199 个月），术后 MPA 治疗组与术后观察组的无瘤生存率及总生存率均无显著差异，而且术后 MPA 治疗组副作用出现更多、更严重，作者提出早期内膜癌患者常规辅助内分泌治疗无明显治疗效果，但副作用明显增加，建议不要常规辅助内分泌治疗（von Minckwitz et al，2002）。还有学者对大量研究报道进行总结分析，发现辅助内分泌治疗减少肿瘤复发和因癌死亡（OR=0.81，95% CI 0.65~1.01；OR=0.88，95% CI 0.71~1.1），但是，非癌死亡增加（OR=1.33，95% CI 1.02~1.73），总生存率并无改善（OR=1.05,95% CI 0.88~1.24）（Martin-Hirsch et al，2000）。但是，也有学者提出不同观点，一项对 540 例子宫内膜癌患者术后辅助内分泌治疗情况的随机对照临床研究，发现内分泌治疗能够改善患者的 5 年生存率，作者建议对预后不良的患者内分泌治疗应不少于 3 年（Vishnevsky et al，1993）。

Martin-Hirsch 等（2011）对 4 个研究进行 meta 分析，发现是否辅助内分泌治疗患者 5 年死亡率无明显差异，两组患者的内膜癌死亡风险、心血管疾病死亡风险及并发疾病死亡风险均无显著差异，仅一个研究提出孕激素治疗降低复发风险（HR=0.71，5 年 RR=0.74），提出尚无证据支持术后辅助孕激素治疗有效。但是这些 RCT 研究也存在用药时间不统一，跨度由 14 周到 5 年，而用药时间可能与预后相关。北京大学人民医院回顾性观察 10 年间采取内分泌治疗患者 82 例，以同期未采取内分泌治疗的 89 例患者为对照，两组患者三年无瘤生存率分别为 84.9%±4.7% 和 79.3%±4.8%，五年无瘤生存率为 77.1%±7.2 和 72.4%±5.8%，虽然两组复发、转移和死亡差别均无统计学意义，但是，采用内分泌治疗＜12 个月的患者复发／转移 7 例（25.9%），≥12 个月的患者为 4 例（7.3%），对照组为 21 例（23.6%），三者相比，差异有统计学意义（P=0.020）；另外，内分泌治疗组中 PR 阳性患者复发／转移 2 例（4.7%）；PR 阴性患者复发／转移 4 例（26.7%），二者及对照组相比，差异有统计学意义（P=0.012），从而提出，持续 1 年以上的常规辅助内分泌治疗可能对子宫内膜癌有效，内分泌治疗时间长短及癌组织 PR 阳性与否与复发／转移相关，但是，仍需大规模前瞻性临床观察进一步证实（王志启 等，2005）。

三、影响疗效的因素

目前，关于子宫内膜癌内分泌治疗的大规模研究尚不多，有研究报道以下几个主要的治疗效果影响因素。

1. 用药剂量

美国 GOG 的研究中（Thigpen et al，1999），在接受低剂量方案（200mg/d）的 145 例患者中，25 例（17%）完全反应，11 例（8%）部分反应，总反应率为 25%，接受大剂量方案（1000mg/d）的患者中，14 例（9%）完全反应，10 例（6%）部分反应，总反应率为 15%，应用低剂量方案和大剂量方案患者病情无进展生存时间的中位数分别为 3.2 个月和 2.5 个月，总生存时间中位数分别为 11.1 个月和 7.0 个月，大剂量方案与低剂量方案患者反应率的相对比为 0.61，作者认为，口服 MPA 1000 mg/d 并没有产生比口服 MPA 200mg/d 更好的疗效，口服 MPA

200 mg/d 是较合理的治疗方案。

2. 用药时间

内分泌治疗需要持续一定的时间患者才会对治疗出现明显的反应，这个时间各文献报道不一，但总的来说为了取得较高的反应率，内分泌治疗持续时间不应少于 1 年。Wheeler 等（2007）通过对保留生育功能的复杂性子宫内膜非典型增生及高分化子宫内膜癌患者进行组织学研究后，认为孕激素治疗应持续不少于 6 个月。有学者通过对大量文献的分析发现，高分化内膜癌患者用药后出现反应时间的中位数为 12 周（4~60 周），虽然反应时间的中位数为 12 周，但直到 60 周仍有患者对治疗出现反应，而且研究对象还是高分化患者，对于中低分化患者可能反应出现更迟（Ramirez et al，2004）。还有研究研究提示若要取得较好的疗效，对预后不良的内膜癌患者内分泌治疗应不少于 3 年（Vishnevsky et al，1993）。北京大学人民医院的研究中（王志启等，2005），内分泌治疗 ≥ 12 个月的患者预后明显好于未应用内分泌治疗及应用内分泌治疗 < 12 个月的患者。所以，认为子宫内膜癌患者应用内分泌治疗应至少持续 12 个月以上。

3. 受体情况

美国 GOG 的研究发现（Thigpen et al，1999），口服 MPA 有效，特别是对于肿瘤孕激素受体阳性（> 50 fmol/mg 蛋白）的患者，而孕激素受体水平低于 50 fmol/mg 蛋白的患者反应率仅为 8%~9%。北京大学人民医院的研究中内分泌治疗组中孕激素受体阳性及阴性患者复发 / 转移比例的差异有统计学意义，孕激素受体阳性患者接受辅助内分泌治疗后复发 / 转移较少，但多因素分析中对预后影响无统计学意义，可能与样本量少有关（王志启 等，2005）。

4. 细胞分化程度

一般地，分化较好的子宫内膜癌，其孕激素受体阳性率高，所以分化好的患者，其孕激素治疗效果也应该好于分化差的患者。

第四节　注意事项

一、内分泌治疗的副作用

孕激素治疗因副作用轻、安全性较高而为广大医生和患者所接受，常见的副作用有轻度体液潴留、消化道反应和精神抑郁等。但有研究报道除出现体重增加、血糖升高外，还发生了可能与孕激素治疗有关的心血管疾病所致的死亡。美国 GOG 的研究认为（Thigpen et al，1999），孕激素治疗副作用较少，最常见为血栓性静脉炎，出现于 5% 的患者，其他副作用还有水肿、贫血等，另有 1% 的患者发生了肺栓塞。一项研究中共 57 例患者可评价副作用，这些副作用都是标准剂量激素治疗中出现的，其中，体重变化是最常见的副作用，出现于 20 例患者（35.1%），4 例患者（7.0%）出现血栓栓塞性疾病（1 级 2 例、2 级和 3 级各 1 例）（Whitney et al，2004）。有研究发现应用 MPA 3~6 个月后凝血时间为 19.0 ± 1.8 分钟，9~12 个月后凝血时间为 16.0 ± 2.0 分钟，明显短于用药之前（24.0 ± 2.5 分钟），红细胞压积、血小板计数和纤维蛋白原水平均无明显变化；而活化部分凝血酶原时间（APTT）明显延长，抗凝酶Ⅲ活性、纤维蛋白降解产物（FDP）等明显增加，作者认为尽管应用大剂量 MPA 后凝血系统活性增强，但是抗凝及纤溶系统活性也增强，血栓栓塞并发症可以得到预防（Kaibara et al，2001）。所以尽管大剂量孕激素对血栓栓塞的影响还存在争议，在子宫内膜癌保留生育能力的内分泌治疗过程中应警惕血栓形成或栓塞发生。

另外，对于脑膜瘤患者，长期应用 MA 等孕激素治疗可以促进脑膜瘤生长，引起颅内占位症状（Gruber et al，2004），所以子宫内膜癌患者内分泌治疗之前应常规检查，除外脑膜瘤。

二、内分泌治疗存在的问题

1. 耐药

尽管大剂量孕激素对子宫内膜癌有较好的疗效，但长期应用孕激素治疗也会出现耐药现象。研究发现（Makarov et al，2000），对子宫内膜增生患者应用孕激素治疗 3~6 个月后，靶器官的 PR 水平下降，从而提出孕激素治疗 3~6 个月后患者可能会出现对孕激素耐受的现象。

有学者对 TAM 在子宫内膜癌治疗中的作用进行了实验研究（Nola et al，1999）。对诊断性刮宫后的 30 例绝经后子宫内膜癌病人给予 TAM 30 mg/d，共 7~10 天，对治疗前后 ER、PR 等进行对比观察发现，TAM 治疗后患者的 PR 增加，共 19 例患者治疗前后均测定 PR，11 例（57.9%）PR 浓度增长 2 倍以上，7 例治疗前 PR 阴性患者中 5 例治疗后 PR 转为阳性，伴随着 PR 增加的是 ER 浓度明显下降，作者认为，子宫内膜癌患者应用 TAM 治疗后，可以使 PR 增加而 ER 减少，即使是在初始 PR 水平较低的患者 TAM 治疗也可以诱导 PR 合成，使得这些患者对孕激素治疗获得潜在的反应性。

为了研究 TAM 单独用药对子宫内膜癌的疗效，美国 GOG 进行了一项研究（Thigpen et al，2001），选取 68 例晚期或复发子宫内膜癌患者，给予 TAM 20 mg Bid 口服直至出现无法耐受的副作用或肿瘤进展，治疗时间中位数为 58 天，随访发现，3 例（4%）完全反应，4 例（6%）部分反应，总反应率仅为 10%，肿瘤分化越差反应也越差，肿瘤无进展生存时间中位数为 1.9 个月，总生存时间的中位数为 8.8 个月，可见 TAM 单药治疗对子宫内膜癌的疗效较弱，不值得提倡。

有学者对 TAM 联合孕激素治疗进行研究（Pandya et al，2001）。为研究 TAM 联合甲地孕酮对晚期子宫内膜癌的疗效，选取 66 例患者，分为 TAM 联合甲地孕酮组及甲地孕酮单药治疗组，联合组总反应率为 9%，其中 1 例（2%）完全反应，7 例（17%）部分反应，单药组总反应率为 20%，1 例（5%）完全反应，3 例（15%）部分反应，两组生存时间中位数分别为 8.6 个月和 12.0 个月，联合组药物副作用大于单药组，还出现了 1 例致命的肺栓塞，作者提出，对晚期子宫内膜癌甲地孕酮与 TAM 联合用药并不比甲地孕酮单药治疗优越。

也有学者持相反意见。有学者选取 9 例需要保留生育能力的 I 期高分化子宫内膜癌患者，给予 MA 160 mg/d 联合 TAM 30mg/d 治疗，8 例（88.9%）病变完全消退，4 例妊娠，1 例免疫组织化学染色 ER、PR 阳性，但配体结合检测结果为阴性的患者无反应，1 例 ER 阴性、PR 阳性患者治疗后第 1 次评价有残余癌，将 TAM 换为 GnRHa 后完全反应，有反应的患者中 4 例内膜癌复发，其中 2 例再次孕激素治疗成功，全部患者均无瘤生存（25~113 个月）（Wang et al，2002）。对于大剂量孕激素联合 TAM 有多种不同的用药方案，有学者选取晚期 / 复发子宫内膜癌患者 56 例，给予 MA 80 mg 口服 2 次 / 日 ×3 周，接着给予 TAM 20 mg 口服 2 次 / 日 × 3 周，间隔 3 周后重复此治疗计划，直至肿瘤进展

或出现严重副反应阻止进一步治疗，为预防血栓栓塞，对体重超重＞10% 的患者采用 MA 的剂量为 40 mg 2 次 / 日，患者接受治疗的周期数为 0.43~46 周期，＜1 周期 15 例（27%）、1~2 周期 14 例（25%）、2~8 周期 18 例（32%）、8~26 周期 5 例（9%）、＞26 周期 4 例（7%），总反应率为 27%，其中 12 例（21.4%）完全反应，3 例（5.4%）部分反应，高分化患者反应率为 38%，中分化患者为 24%，低分化患者为 22%，反应时间的中位数为 28 个月，认为与单药激素治疗相比，MA 结合 TAM 序贯治疗有效，并且在一些子宫内膜癌患者可获得更好的完全缓解率和较长的反应时间（Fiorica et al，2004）。另一位学者选取复发或转移子宫内膜癌患者 60 例，给予 TAM 20 mg 口服 2 次 / 日，每隔 1 周同时给予 MPA 100 mg 口服 2 次 / 日 ×1 周，直至肿瘤进展或副作用阻止进一步治疗，58 例可评价疗效的患者中，19 例（33%）对治疗方案有反应，其中 6 例完全反应，13 例部分反应，肿瘤无进展生存时间中位数为 3 个月，总生存时间中位数为 13 个月，认为每日 TAM 结合隔周应用 MPA 的方案对晚期或复发子宫内膜癌有效且毒性较低，是部分患者的首选治疗方案，特别是 PR 阳性的患者（Whitmey et al，2004）。

还有学者研究发现，长期应用 MPA，除造成 ER、PR 受体的变化外，还可高度激活 TGF-EGFR，使内膜癌对孕激素产生耐药，提出 EGFR-TK 特异性移植有可能对缓解内膜癌孕激素耐药有帮助（Zhao，2007）。也有学者通过对复发的子宫内膜癌研究发现，联合应用依维莫司及来曲唑可获得 32% 的有效率（9/35 完全缓解及 2/35 部分缓解），认为通过 mTOR（哺乳动物西罗莫司靶蛋白）途径，可能应对内分泌治疗耐药的问题（Slomovitz，2015）。

2. 维持治疗问题

早期内膜癌患者经内分泌治疗缓解并妊娠、分娩后，仍不能放松随访，应考虑进一步治疗。有文献报道了 1 例子宫内膜复杂性非典型性增生局灶高分化腺癌患者，为保留生育能力予 MPA 400 mg/d 口服 4 个月，600 mg/d 口服 8 个月，经促排卵治疗妊娠，于分娩后复查子宫内膜可见具有核分裂象的不典型细胞，产后 6 个月行全子宫切除术，宫腔发现直径 1 cm 高分化腺癌组织，作者认为对于早期

子宫内膜癌患者虽经大剂量孕激素治疗有效，并顺利妊娠和足月分娩后，但是仍不能彻底清除癌灶，需要进一步治疗（Mitsushita et al，2000）。目前我国全面放开二胎政策，对于需保留生育功能的子宫内膜癌患者，是否分娩一个婴儿后即需切除子宫，可否给予生育二胎的机会？Perri 等（2011）对 27 例子宫内膜癌患者进行长期研究，51.8%（14/27）妊娠，其中 5 例妊娠 1 次以上，共分娩 17 个婴儿，并有 2 例妊娠中，认为早期内膜癌长期持续药物治疗，保留生育能力是可行的，可给予二次生育的机会，但也应警惕子宫内膜癌的高复发率及并发卵巢癌的风险。Park 等（2013）的研究也认为对于保留生育治疗成功再次复发的患者，应用孕激素治疗仍安全有效。

（王志启　王建六）

参考文献

王建六, 魏丽惠. 芳香化酶抑制剂治疗晚期复发性子宫内膜癌初探. 中国妇产科临床杂志, 2004, 5(3): 185-186.

王志启, 王建六, 郭健, 等. 内分泌辅助治疗子宫内膜癌的临床意义. 中华医学杂志, 2005, 85(34): 2414-2419.

Bae J, Won M, Kim DY, et al. Identification of differentially expressed microRNAs in endometrial cancer cells after progesterone treatment. Int J Gynecol Cancer, 2012, 22(4): 561-565.

Beresford SA, Weiss NS, Voigt LF, et al. Risk of endometrial cancer in relation to use of oestrogen combined with cyclic progestagen therapy in postmenopausal women. Lancet, 1997, 349: 458-461.

Bergman L, Beelen ML, Gallee MP, et al. Risk and prognosis of endometrial cancer after tamoxifen for breast cancer. Comprehensive Cancer Centres' ALERT Group. Assessment of Liver and Endometrial cancer Risk following Tamoxifen. Lancet, 2000, 356 (9233): 881-887.

Bokhman JV, Chepick OF, Volkova AT, et al. Can primary endometrial carcinoma stage I be cured without surgery and radiation therapy? Gynecol Oncol, 1985, 20: 139-155.

Bokhman JV. Two pathogenetic types of endometrial carcinoma. Gynecol Oncol, 1983, 15(1): 10-17.

Burke TW, Walker CL. Aroxifene as therapy for endometrial cancer. Gynecol Oncol, 2003, 90(2 pt 2): S40-46.

Chen M, Jin Y, Li Y, et al. Oncologic and reproductive outcomes after fertility-sparing management with oral progestin for women with complex endometrial hyperplasia and endometrial cancer. Int J Gynaecol Obstet, 2016, 132(1): 34-38.

Deligdisch E, Kalir T, Cohen CJ, et al. Endometrial histopathology in 700 patients treated with tamoxifen for breast cancer. Gynecol Oncol, 2000, 78(2): 181-186.

Fiorica JC, Brunetto VL, Hanjani P, et al. Phase II trial of alternating courses of megestrol acetate and tamoxifen in advanced endometrial carcinoma: a Gynecologic Oncology Group Study. Gynecol Oncol, 2004, 92: 10-14.

Gotlieb WH, Beiner ME, Shalmon B, et al. Outcome of fertility-sparing treatment with progestins in young patients with endometrial cancer. Obstet Gynecol, 2003, 102(4): 718-725.

Gruber T, Dare AO, Balos LL, et al. Multiple meningiomas arising during long-term therapy with the progesterone agonist megestrol acetate. Case report. J Neurosurg, 2004, 100: 328-331.

Hubbs JL, Saig RM, Abaid LN, et al. Systemic and local hormone therapy for endometrial hyperplasia and early adenocarcinoma. Obstet Gynecol, 2013, 121(6): 1172-1180.

Kaibara M, Watanabe T, Ooka F, et al. Effect of high-dose progestogen on hemostatic properties of blood in patients with endometrial cancer. Clin Hemorheol Microcirc, 2001, 24: 93-99.

Kaku T, Yoshikawa H, Tsuda H, et al. Conservative therapy for adenocarcinoma and atypical endometrial hyperplasia of the endometrium in young women: central pathologic review and treatment outcome. Cancer Lett 2001;167(1): 39-48.

Kistner RW. Histological effects of progestins on hyperplasis and carcinoma in situ of the endometrium. Cancer, 1959;12: 1106.

Kokka F, Brockbank E, Oram D, et al. Hormonal therapy in advanced or recurrent endometrial cancer. Cochrane Database Syst Rev, 2010, (12): CD007926.

Lhomme C, Vennin P, Callet N, et al. A muticenter phase II study with triptorelin(sustained—release LHRH agonist) in advanced or recurrent endometrial carcinoma: a French anticancer federation study. Gynecol Oncol, 1999, 75: 187-193.

Makarov OV, Sergeev PV, Sviridov NK, et al. Effect of gestagen therapy on clinical and biochemical parameters in patients with atypical endometrial hyperplasia. Vopr Onkol, 2000, 46(5): 570-573.

Martin-Hirsch PL, Jarvis G, Kitchener H, et al. Progestagens for endometrial cancer. Cochrane Database Syst Rev, 2000, (2): CD001040.

Martin-Hirsch PP, Bryant A, Keep SL, et al. Adjuvant progestagens for endometrial cancer. Cochrane Database Syst Rev, 2011, (6): CD001040.

Mitsushita J, Toki T, Kato K, et al. Endometrial carcinoma remaining after term pregnancy following conservative treatment with medroxyprogesterone acetate. Gynecol Oncol, 2000, 79(1): 129-132.

Nola M, Jukic S, Ilic-Forko J, et al. Effects of tamoxifen on steroid hormone receptors and hormone concentration and the results of DNA analysis by flow cytometry in endometrial carcinoma. Gynecol Oncol, 1999, 72: 331-336.

Pandya KJ, Yeap BY, Weiner LM, et al. Megestrol and tamoxifen in patients with advanced endometrial cancer. Am J Clin Oncol, 2001, 24(1): 43-46.

Park JY, Lee SH, Seong SJ, et al. Progestin re-treatment in patients with recurrent endometrial adenocarcinoma after successful fertility-sparing management using progestin. Gynecol Oncol. 2013 Apr;129(1): 7-11.

Perez-Medina T, Bajo J, Folgueira G, et al. Atypical endometrial hyperplasia treatment with progestogens and gonadotropin-releasing hormone analogues: long-term follow-up. Gynecol Oncol, 1999, 73(2): 299-304.

Perri T, Korach J, Gotlieb WH, et al. Prolonged conservative treatment of endometrial cancer patients: more than 1 pregnancy can be achieved. Int J Gynecol Cancer, 2011, 21(1): 72-78.

Pike MC, Peters RK, Cozen W, et al. Estrogen-progestin replacement therapy and endometrial cancer. J Natl Cancer Inst, 1997, 89(15): 1110-1116.

Pronin SM, Novikova OV, Andreeva JY, et al. Fertility-Sparing Treatment of Early Endometrial Cancer and Complex Atypical Hyperplasia in Young Women of Childbearing Potential. Int J Gynecol Cancer, 2015, 25(6): 1010-1014.

Ramirez PT, Frumovitz M, Bodurka DC, et al. Hormonal therapy for the management of grade 1 endometrial adenocarcinoma: a literature review. Gynecol Oncol, 2004, 95: 133-138.

Randall T, Kurman R. Progestin treatment of atypical hyperplasia and well differentiated carcinoma of the endometrium in women under age 40. Obstet Gynecol, 1997, 90: 434-440.

Saegusa M, Okayasu I. Progesterone therapy for endometrial carcimomas reduces cell proliferation but does not alter apoptosis. Cancer, 1998, 83(1): 111-121.

Slomovitz BM, Jiang Y, Yates MS, et al. Phase II study of everolimus and letrozole in patients with recurrent endometrial carcinoma.J Clin Oncol, 2015, 33(8): 930-936.

Thigpen JT, Brady MF, Alvarez RD, et al. Oral medroxyprogesterone acetate in the treatment of advanced or recurrent endometrial carcinoma: a dose-response study by the Gynecologic Oncology Group. J Clin Oncol, 1999, 17(60: 1736-1744.

Thigpen T, Brady MF, Homesley HD, et al. Tamoxifen in the treatment of advanced or recurrent endometrial carcinoma: a Gynecologic Oncology Group study. J Clin Oncol, 2001, 19(2): 364-367.

Vishnevsky AS, Bokhman YaV, Loutfi G. Favourable influence of adjuvant hormone therapy by oxyprogesterone caproate (OPC) and by its combination with tamoxifen on 5-year survival rate of surgical and combined treatment of primary endometrial carcinoma patients. Eur J Gynaecol Oncol, 1993, 14(2): 150-153.

von Minckwitz G, Loibl S, Brunnert K, et al. Adjuvant endocrine treatment with medroxyprogesterone acetate or tamoxifen in stage I and II endometrial cancer--a multicentre, open, controlled, prospectively randomised trial. Eur J Cancer, 2002, 38(17): 2265-2271.

Wang CB, Wang CJ, Huang HJ, et al. Fertility-preserving treatment in young patients with endometrial adenocarcinoma. Cancer, 2002, 94: 2192-2198.

Wang Y, Wang Y, Zhang Z, et al. Mechanism of progestin resistance in endometrial precancer/cancer through Nrf2-AKR1C1 pathway. Oncotarget, 2016, 7(9): 10363-10372.

Wheeler DT, Bristow RE, Kurman RJ. Histologic alterations in endometrial hyperplasia and well-differentiated carcinoma treated with progestins. Am J Surg Pathol, 2007, 31(7): 988-998.

Whitney CW, Brunetto VL, Zaino RJ, et al. Phase II acetate plus tamoxifen in advanced endometrial carcinoma: a Gynecologic Oncology Group Study. Gynecol Oncol, 2004, 92: 4-9.

Witkiewicz AK, McConnell T, Potoczek M, et al. Increased natural killer cells and decreased regulatory T cells are seen in complex atypical endometrialhyperplasia and well-differentiated carcinoma treated with progestins. Hum Pathol, 2010, 41(1): 26-32.

Zaino RJ, Brady WE, Todd W, et al. Histologic effects of medroxyprogesterone acetate on endometrioid endometrial adenocarcinoma: a Gynecologic Oncology Group study. Int J Gynecol Pathol, 2014, 33(6): 543-553.

Zhao S, Chen X, Lu X, et al. Epidermal growth factor receptor signaling enhanced by long-term medroxyprogesterone acetate treatment in endometrial carcinoma. Gynecol Oncol, 2007, 105(1): 45-54.

15

保留功能治疗

第一节 保留生育功能治疗

子宫内膜癌是女性生殖道最常见的恶性肿瘤之一。在美国，子宫内膜癌占女性恶性肿瘤的6%，其终生患病风险为2.5%。子宫内膜癌患者主要为绝经后女性，90%以上的患者发病时在50岁以上，平均发病年龄不同研究报道在61~67.3岁（Nevadunsky et al，2014）不等；但也有不少年轻的子宫内膜癌患者，45岁以下女性子宫内膜癌的发病率为3.2%（Navarria et al，2009），40岁以下者的发病率为2.4%~6.6%（Matsuda et al，2011）。近年来，子宫内膜癌患者的年轻化趋势在增加，来自日本的统计（Matsuda et al，2011）显示，从2006年到2010年，子宫内膜癌的发生率在50岁以上人群每年增加2.6%，50岁以下人群每年增加1.5%。

研究显示，45岁以下子宫内膜癌患者的预后通常好于45岁以上者，其中18%的病例（Group SGOCPECW et al，2014）在诊断时为ⅠA期、高分化（G1），病理类型为子宫内膜样癌。GOG-33的数据显示，对Ⅰ期和Ⅱ期子宫内膜癌患者经年龄分层后，40岁以下组和41~50岁组的5年生存率分别可以达到96%和94%。

考虑到年轻子宫内膜癌患者的肿瘤预后良好，在保持无疾病生存期的前提下，改善生活质量和保留生育功能的重要性逐渐被认可。尤其是近年来女性的结婚和生育时间都在错后，诊断子宫内膜癌的患者中有很大一部分是未生育过的女性，有些同时有不孕症的病史。子宫内膜癌的标准初始治疗方法是包括子宫双附件切除及盆腔和（或）腹主动脉旁淋巴结切除的手术病理分期手术治疗。这种治疗方法的5年生存率可以达到93%，但一旦选择标准的手术治疗，患者的生育能力将永久性的丧失。对于这些患者，妇科肿瘤医生需要兼顾肿瘤治疗和生育力的保存。

1961年首次有研究报道了以激素治疗子宫内膜癌，此后不断有研究证实早期子宫内膜癌保留生育功能治疗的安全性和可行性，但研究多为病例报告研究和队列研究，因而证据级别较低。对于子宫内膜癌保留生育功能的治疗，目前尚无统一、标准的治疗方案。

一、保留生育功能治疗的适应证

生育年龄女性诊断子宫内膜癌应当慎重，应注意有无未发现的雌激素相关疾病如颗粒细胞瘤、多囊卵巢综合征或者肥胖症。年轻患者的子宫内膜癌也常为Lynch综合征的先驱症状，因而需要警惕。

通常认为年轻患者的子宫内膜癌是早期高分化的，但也不尽然。一项基于人群的研究显示，小于45岁子宫内膜癌患者中只有18%的患者手术证实为ⅠA期G1（Group SGOCPECW et al，2014）。因此，很有必要仔细选择哪些患者可以进行保留生育功能的治疗。子宫内膜癌合并卵巢肿瘤的风险约5%，在年轻患者中这一比例更高，可以达到5%~29%（关于保留卵巢的问题将在本章第二节论述）。

（一）保留生育功能治疗适应证

2012年美国NCCN指南建议对年轻有生育要求的早期子宫内膜癌患者可以施行保守治疗，2016年的NCCN指南（NCCN，2016）再次明确了子宫内膜癌保留生育功能治疗的指征。欧洲妇科肿瘤学会（European Society of Gynecological Oncology，ESCO）2016年发表的有关子宫内膜癌的会议共识（Colombo et al，2016）中，也对这一内容进行了推荐。

综合而言，患者需要满足如下条件：①患者的分期为ⅠA期、高分化（G1），病理类型为子宫内膜样癌；②病理标本来自于分段诊刮（优于子宫内膜采集术），病理结果要由病理专家进行核实；③影像学检查确定病灶局限于子宫内膜。影像学检查首选MRI，也可以是有经验医生进行的经阴道超声。同时未发现可疑的转移病灶；④没有孕激素等药物治疗的禁忌证；⑤没有妊娠的禁忌证，术前充分咨询、治疗前咨询生殖医学专家；⑥有条件者可考虑遗传咨询或基因检测。

（二）保留生育功能治疗的治疗前病情评估

治疗前必须与患者充分进行讨论，必须告知患者保留生育功能的治疗目前仍然不是标准的治疗方式。患者需要知道这种治疗方式的所有问题和风险，患者可以良好地配合治疗期间及结束后的随访，并接受治疗失败或者完成生育后有切除子宫的可能性，给予知情同意。目前的研究多数是基于回顾性研究的低等级证据，这些证据可以用于指导患者保留生育功能的治疗，但同时也要充分考虑到个体化的原则，毕竟每个患者都有不同的病情、需求和预期。

二、保留生育功能的治疗方法

（一）药物治疗

目前最常用的药物治疗是口服孕激素。

1. 孕激素　孕激素对子宫内膜癌细胞的抑制作用是通过细胞内孕激素受体来实现的，其主要作用是通过对抗雌激素引起的内膜病变间接逆转已经病变的内膜组织。

（1）药物种类：不同综述（Group SGOCPECW et al，2014；Gunderson et al，2012）显示了不同高效孕激素的使用比例：目前 50% 的患者应用甲羟孕酮（medroxyprogesterone acetate，MPA），23~25% 的患者应用甲地孕酮（megestrol acetate，MA），其他的孕激素如己酸孕酮，口服避孕药，他莫昔芬，带孕激素的宫内节育器等。

具体药物应用的研究资料多数为回顾性研究，目前在孕激素治疗的剂量、疗程、途径上并没有达成很好的共识。

（2）剂量：不同研究之间报道的药物剂量差别很大，MA 的剂量从每日 10~400 mg、MPA 的剂量从每日 2.5~800 mg 不等（Gallos et al，2012）。Ushijima 等（2007）的研究显示 MPA 每日 600 mg 时，药物治疗的反应率明显高于 200 mg 和 400 mg。其他很多研究随后也都采用同样的剂量，并得出了类似的结果。MA 的常用剂量是每日 160 mg（Gallos et al，2012；Park et al，2013）。目前最常用的药物剂量是 MPA 每日 500~600 mg，MA 每日 160 mg（Gallos et al，2012；Park et al，2013）。2016 年 ESCO（Colombo et al，2016）的建议药物用量是 MPA 每日 400~600 mg，MA 每日 160~320 mg，己酸孕酮每日 250~500 mg。

（3）疗程：研究显示疾病缓解所需要的药物治疗时间，最短为 3 个月，通常的中位时间是 4~6 个月。肥胖和不排卵患者似乎更容易对药物发生抵抗，因而需要增加用药时间。在一项包括 40 岁以内不典型增生或 ⅠA 期子宫内膜癌患者的 Ⅱ 期临床试验中，MPA 的治疗疗程为 26 周，尽管达到了 68% 的完全缓解率，但完全缓解的患者中，仍有 47% 发生复发。2016 年 ESGO 建议孕激素治疗至少 6 个月。

也有一些研究进行药物之间的比较，Park 等（2013）的研究显示，尽管应用两种药物的反应率类似，MA 治疗者更容易复发；也有的研究发现 MPA 组的治疗反应率更高（Kalogera et al，2014），故认为 MPA 优于 MA。

总之，对于药物的选择、剂量和疗程还需要个体化，治疗的同时需要同时兼顾副作用，包括血栓、体重增加、头痛、睡眠障碍、心情和性欲改变和腿抽筋等，尽可能减少副作用的发生。

2. 左炔诺孕酮宫内缓释系统（LNG-IUS）　LNG-IUS 可以局部释放孕激素，全身副作用较少。已有一些通过 LNG-IUS 局部孕激素应用于子宫内膜癌保留生育功能治疗的研究。LNG-IUS 治疗绝经前子宫内膜不典型增生或早期子宫内膜癌的完全缓解率可以达到 40%~100%（Kudesia et al，2014）。

单独评价 LNG-IUD 的研究有限，Montz 和 Bake 等报道了高分化子宫内膜癌患者应用 IUD 治疗的病例，68%~75% 可以获得完全缓解。之后的研究很少单独使用 IUD，通常会加用其他药物，如 MPA/MA 或 GnRHa。LNG-IUS 联合 MPA/MA 应用旨在保持子宫内膜局部孕激素剂量的同时减少全身孕激素剂量从而降低副作用。联合 GnRHa 的有几项回顾性研究（Minig et al，2011；Gallos et al，2013；Pashov et al，2012）和一项前瞻性研究（Pronin et al，2015）报道，文献中的应用方法通常是先给予 GnRHa 每个月一次，3 个月后放置 ING-IUS，同时继续给予 GnRHa 每个月一次再 6 个月，IUS 放置时间至少为 1 年，需要妊娠时行宫腔镜检查，同时取出 IUD。也有放置 LNG-IUS 同时应用 GnRHa 治疗 4 个月后立即启动辅助生育而得到成功妊娠的案例报道。

3. 促性腺激素释放激素激动剂（gonadotropin releasing hormone analogve，GnRHa） GnRHa 造成垂体促性腺激素水平上升，随后显著抑制卵巢雌二醇水平。20 世纪 90 年代开始有研究以 GnRHa 治疗复发的子宫内膜癌（Gallagher et al，1991），并显示出良好的效果，随后也不断有研究显示了 GnRHa 对子宫内膜癌的抑制作用。在子宫内膜癌保留生育功能的治疗中，没有单独应用 GnRHa 的报道，通常是作为 LNG-IUS 治疗的合并用药。目前 GnRHa 有曲普瑞林（达菲林）、亮丙瑞林（抑那通）、戈舍瑞林（诺雷得），应用方法是每 28 天一次，一次一支。

4. 二甲双胍 二甲双胍是 2 型糖尿病治疗的一线用药，它通过抑制肝糖原降低血中的胰岛素和血糖水平。二甲双胍的应用，与多种肥胖相关的肿瘤的生存期延长相关（Nevadunsky NS et al，2014）。试验研究显示，二甲双胍通过调节 NF-κB、MMP-2/9 AKT 和 Erk1/2 的通路来抑制子宫内膜癌细胞的侵袭和转移，通过降低乙二醛 I 表达和调节 mTOR 途径以增加子宫内膜癌对顺铂和紫杉醇化疗的敏感性。在分子水平上，双胍类的基本活性是抑制线粒体氧化磷酸化，进而通过后续反应抑制子宫内膜癌细胞的增殖。

研究显示，应用二甲双胍可以改善子宫内膜癌患者的无疾病生存期和总生存期（Ko et al，2014），在调整了年龄、分期、分级、组织学类型和治疗方法后，不应用二甲双胍者的无疾病生存期要差 1.8 倍（95% CI：1.1~2.9，P = 0.02），总生存期要差 2.3 倍（95% CI：1.3~4.2，P = 0.005）。但未能延长疾病的复发时间。也有研究在保留生育功能治疗的患者中联合应用二甲双胍，在 HbA_1c 升高的患者中，加用二甲双胍 0.25g Tid（Zhou et al，2015）。

5. 他莫昔芬和芳香化酶抑制剂 他莫昔芬（tamoxifen，TAM，三苯氧胺）是一种选择性雌激素受体调节剂。单独应用他莫昔芬可增加子宫内膜癌的患病风险，但在大剂量孕激素治疗子宫内膜癌的同时加用他莫昔芬可使孕激素受体（PR）水平升高，从而提高孕激素的作用。有文献报道在复发或晚期子宫内膜癌患者中大剂量孕激素治疗同时，联合应用 TAM，但效果并不确定。还没有文献在保留生育功能的治疗中用这两种药物。

（二）保守性手术治疗

最近的一些研究报道了在药物治疗的基础上联合宫腔镜对肿瘤进行局部切除的情况。

Mazzon（2010）在 2010 年第一次发表了 6 例的病例研究，随后 Laurelli（2011）在 2011 年又报道了 14 例病例。Shan（2013）在 2013 年报道了 14 例手术后继续激素治疗的患者的前瞻性研究。手术方法是三步切除法：①宫腔镜下切除受累的子宫内膜，②切除下层紧邻的一些子宫肌层，③再切除肿瘤周围的一圈子宫内膜。病理确认分期及切缘阴性后给予 6 个月的孕激素治疗，从术后第 5 天开始应用 MA 160 mg Qd。疾病完全缓解后，3~12 个月开始尝试怀孕。

手术治疗的优点是：①手术切除病变子宫内膜，可以得到病理结果以明确病理类型并明确切缘阴性；②一次性手术确切的切除受累子宫内膜，从时间上明显快于药物治疗至病灶完全缓解，从而缩短了恢复生育力的治疗间期，患者妊娠时的年龄更小，并可以降低复发率；③手术去除病灶本身也是降低复发率的有利因素。但手术治疗也有缺点，手术可能增加宫腔粘连的发生率，对后续妊娠带来不利影响。

（三）治疗期间的病情监测

治疗期间的监测非常重要，必须明确肿瘤学的疾病完全缓解。随访的间隔时间报道差别很大，从每个月 1 次到 6~7 个月一次不等，最多见的间隔时间为 3 个月。3 个月是治疗起反应的最短时间，因而不建议随访间隔小于 3 个月。治疗结束后，缓解状态可以维持多久没有办法预测，因而如果同时合并 PCOS，应当尽快联系妇科内分泌大夫。如果患者在疾病缓解后，没有打算立即妊娠，放置曼月乐环可以降低复发风险。疾病监测的方式是分段诊刮或取内膜活检。为了证明疾病完全缓解，必须要有子宫内膜的组织学病理结果。治疗期间出现子宫内膜癌持续 ≥ 6 个月、内膜活检示疾病进展，以及患者完成生育后，建议考虑行全子宫及双附件切除的手术分期治疗。如果治疗 6 个月内完全缓解，则鼓励受孕，继续每 3~6 个月监测。

三、保留生育功能的治疗效果

保守治疗的目标就是达到病理学的完全缓解，恢复正常的子宫内膜功能，防止疾病进展。

（一）肿瘤结局

保留生育功能治疗后，孕激素治疗的反应率在不同文献报道有所不同，有些研究报道的反应率在 42%~62% 之间，有些报道的反应率更高，可以达到 78%~100%。这与不同研究治疗、随访的时间不同以及对于"完全缓解"的定义不同相关。

在一项包含 231 例患者的综述中，总体治疗的反应率为 68%（Group SGOCPECW et al，2014）。

在 Gallos 的荟萃分析（Gallos et al，2012）中，包括了发表于 1985 — 2011 年的 34 项研究的 408 例子宫内膜癌患者，应用孕激素或有孕激素释放的 IUS 治疗，在随访了 11~76 个月后，总体的治疗反应率（a pooled regression rate）是 76.2%。Gunderson 的荟萃分析（Gunderson et al，2012）纳入了 45 项研究包括 280 例 G1 子宫内膜癌患者，74.6% 的患者对药物有反应，药物反应时间平均为 6 个月，完全缓解率是 48.2%，在对药物有反应的患者中，53.2% 的患者持续缓解（随访 39 个月）。Baker 的荟萃分析（Baker et al，2012）纳入 102 例 ⅠA 期 G1 子宫内膜癌接受口服孕激素治疗患者，平均随访 45.8 个月（6 个月 ~23 年）。其中 72% 的患者得到病理学完全缓解。获得完全缓解的平均时间为 5.9 个月（范围 1~12 个月），8.2% 的患者部分缓解，16% 的患者对治疗无反应。该分析中 2 项研究包括 22 例 ⅠA 期子宫内膜癌患者接受了含孕激素的 IUS 治疗，治疗时间为 6 个月以上，15 例（68%）病理完全缓解，随访 6~71 个月，没有复发或进展。Koskas 的一项荟萃分析（Koskas et al，2014）纳入 24 项研究的 370 例患者，治疗 12 个月和 24 个月的缓解率分别为 78% 和 81.4%。

对于 LNG-IUS 联合 GnRHa 治疗子宫内膜癌，两项研究显示（Minig et al，2011；Pronin et al，2015）的完全缓解率分别为 57.1% 和 63%。

孕激素治疗的复发率在 20.1%~40.6%（Gunderson et al，2012；Gallos ID et al，2012；Baker J et al，2012）不等，治疗 12 个月和 24 个月

时的复发率（Pashov et al，2012）分别为 17.2% 和 29.2%，复发中位时间 24~27 个月，尽管多数复发在治疗成功后的 3 年内，复发率在 5 年内都始终在增加。发生复发的时间范围可以从 2 个月至 30 年不等。

LNG-IUS 联合 GnRHa 治疗子宫内膜癌（Minig et al，2011；Pronin et al，2015）的复发率为 6%~14%，病情进展有 22%~28%，平均复发时间为 36（16~62）个月。

疾病复发后的病理类型可以是子宫内膜不典型增生，或者是子宫内膜癌。对于治疗未达到完全缓解的患者，手术病理最后证实多数仍然为 G1 子宫内膜癌，在 Park（2013）的一项队列研究中，包括 33 例治疗失败行子宫切除的患者，病理证实 75.8% 的患者为 G1 子宫内膜癌，12.1% 为不典型增生，12.1% 的患者没有残留病灶。

在治疗随访的过程中，有些患者疾病会进展，Gallos（2012）的荟萃分析中 1.8% 的患者在治疗随访过程中诊断升级为 Ⅱ 期或以上，0.36% 的患者死亡。

有些学者认为，在治疗前有效的识别哪些患者更容易对治疗发生反应很有意义。Koskas 的荟萃分析（2014）纳入 24 项研究的 370 例患者，显示既往妊娠史（HR=2.7，95%CI 1.23~5.89），不孕史（HR=2.26，95%CI 1.05~4.78），MA 治疗（HR=2.7，95%CI 1.20~6.02）是疾病缓解的有利因素，而年龄、孕次、肥胖不是相关因素。近期发表的国内多中心研究（Zhou et al，2015）显示，HbA1c 水平高（HR=6.55，95%CI 1.64~26.23）和不合并 PCOS 的患者更容易得到临床缓解，其他因素包括年龄、BMI、子宫内膜厚度都不是相关因素。

也有研究分析复发的预测因素，Park 的队列研究包括 148 例 ⅠA 期 G1EC 患者，多因素分析显示，$BMI \geqslant 25 \, kg/m^2$（OR，2.14；95% CI，1.06~4.31；$P = 0.033$），MPA（相对于 MA（OR，0.44；95% CI，0.22~0.88；$P = 0.021$）），持续治疗（OR，0.22；95% CI，0.05~0.94；$P = 0.042$），妊娠（OR，0.25；95% CI，0.11~0.56；$P = 0.001$）都是降低复发率的因素。而荟萃分析（Koskas et al，2014）没有找到相关的预测因素（年龄、孕次、肥胖、治疗方式）与疾病的复发相关。

（二）妊娠结局

子宫内膜癌患者保守治疗后有较高的的复发率，所以这些患者一旦治疗达到完全缓解后就应当尽快尝试怀孕。文献对于保守治疗后的妊娠率有所报道，Gallos 的荟萃分析（2012）中有 26 项研究 325 例保留生育功能治疗的患者有妊娠结局，其中 75 例患者成功完成了至少一次活产。Gunderson 的荟萃分析（2012）中，45 项研究的 280 例 G1 子宫内膜癌患者中，34.8% 的患者成功妊娠。Koskas 的荟萃分析（2014）中，31.6% 的患者至少怀孕 1 次。其中 54.1% 是通过辅助生育成功怀孕，26.1% 的患者自然怀孕。

辅助生育的妊娠成功率是 39.4%，明显高于自然受孕者的 14.9%。没有证据表明促排卵药物增加疾病复发的风险（Ichinose et al, 2013），有学者建议尽快进行辅助生育，这样可以增加活产率和缩短备孕时间以减少复发。

对于 LNG-IUS 联合 GnRHa 治疗子宫内膜癌有生育随访结果的显示，Pashov（2012）的研究中，对 11 例Ⅰa 期 G1 子宫内膜癌患者，给药 GnRHa（6个月）+ LUG-IUS（1 年），3 例患者成功妊娠，2 例达到足月。Minig（2011）等的研究中，34 例患者中的 9 例患者自然妊娠 11 次。

宫腔镜手术后继续孕激素治疗的 3 篇文献中，总计 34 例患者，尝试妊娠者 17 例，7 人有 8 次成功的妊娠。

四、完成生育后的处理

完成生育后是否切除子宫存在争议。考虑到疾病的高复发率，NCCN 2016 版指南推荐在如下情况下建议切除子宫双附件：①完成生育后；②病理证实疾病进展；③孕激素治疗 6~9 个月后子宫内膜癌仍然存在。2016 年 ESGO 建议保留生育功能治疗的子宫内膜癌患者，一旦完成生育，尽早切除子宫。

对于不能接受切除子宫的患者，考虑到疾病的复发率很高，以及合并卵巢肿瘤的风险，应当严密随访，尽管大部分复发是局限于子宫的，但仍有报道发生宫外扩散的，甚至是在初始治疗完全缓解的患者中。随访应当每 3~6 个月一次，检查内容包括彻底的盆腔检查，子宫内膜活检，CA125，影像学评估如经阴道 B 超、MRI 或者 CT 以评估间质受累情况。保守治疗的缓解率在 12 个月的时候达到平台，随后随着治疗时间延长，缓解率没有明显再增加。因而对于在治疗 12 个月仍然没有缓解的患者，需要再次进行评估。而不管是否达到缓解，复发率都随时间而增加，所以只要没有切除子宫，就应当一直随访。

五、保守治疗后复发的处理

保守治疗后复发的标准治疗方式是子宫切除，但仍有一些患者希望继续保留生育功能。再次保留生育功能的治疗可以考虑，但相关的数据更少。Park（2013）在 2013 年报道了类似的情况，45 例子宫内膜癌保守治疗复发的患者，12 例选择子宫切除，另外 33 例再次选择保守治疗，这些患者中 13 例为不典型增生，20 例为ⅠA 期，治疗方式是 MPA 每日 80~500 mg，或者 MA 每日 80~160 mg，平均随访 52 个月（24~160 个月），85% 的患者获得了完全缓解，5 例患者再次出现了复发。5 例患者获得 6 次成功的妊娠，分娩 6 例。其他几个样本量更小的研究显示，第二轮保守治疗的反应率在 50%~100% 不等。

综上，子宫内膜癌保留生育功能的治疗是可行的，在将来一定会有更多的子宫内膜癌患者考虑保留生育功能的治疗。但是目前的研究样本有限，证据级别不高。妇科肿瘤医生需要在不损害生存率的情况下对如何保守治疗子宫内膜癌患者达成共识，要严格掌握治疗的适应证并与患者充分知情同意，治疗期间和治疗结束后严密随访。在肿瘤治疗达到完全缓解后，尽早完成妊娠及生育，必要时进行辅助生育。虽然目前这种治疗仍不是标准治疗方式，并有一定的治疗风险，但却是值得努力探讨的有价值的临床问题。

第二节　保留卵巢内分泌功能治疗

子宫内膜癌手术治疗的标准方式是在切除子宫的同时切除双侧附件。而手术切除双侧附件会带来很多不利影响。近期而言，年轻患者手术绝经带来潮热、阴道萎缩等不适；远期而言，不利影响包括增加心血管疾病风险、骨质疏松、股骨头骨折的风险和影响认知功能等。队列研究显示（Rivera et al,

2009），对于 45 岁以下因各种原因而行双附件切除的患者而言，心血管疾病及各种原因的死亡率有显著增高。因而对于妇科肿瘤医生而言，在治疗肿瘤的同时要兼顾生活质量和治疗本身的并发症。

一、保留卵巢治疗的担心

绝经前的子宫内膜癌患者切除双侧附件的担心来自于以下两方面（Group SGOCPECW et al，2014）：

1. 卵巢产生的雌激素可能刺激残留的子宫内膜癌细胞。但是到目前为止，这种担心没有被临床证实。在子宫内膜癌患者手术治疗后单独使用雌激素的激素替代治疗时，并没有观察到疾病复发和死亡风险的增加。美国妇科肿瘤协做组（GOG）的一项前瞻性、随机双盲对照试验（Barakat et al，2006）分析 Ⅰ 期和 Ⅱ 期子宫内膜癌手术治疗后的患者给予雌激素替代治疗（ERT）的安全性。试验包括 1236 名患者，结果显示，术后的 ERT 不增加这些患者的复发率和死亡率。

2. 可能同时合并卵巢肿瘤，或存在卵巢转移。子宫内膜癌的患者约 5% 合并存在卵巢癌，年轻患者这一比例可以高达 5%～29%，在 Chiva（2008）的综述显示，45 岁以下子宫内膜癌患者，卵巢受累的风险是 11%～29.4%。而且合并卵巢异常的患者中，15% 的患者在术前的影像学评估时未显示卵巢异常。

二、保留卵巢治疗的安全性

尽管对保留卵巢有如此多的担心，但现有的数据显示了早期子宫内膜癌患者保留卵巢治疗的安全性。对绝经前子宫内膜癌患者的研究显示，保留卵巢的治疗是安全的（Gallos et al，2013），未增加肿瘤相关的死亡率，不缩短无疾病生存期，也不增加复发率。Sun 等（2013）的回顾性分析了 166 例年龄 ≤ 45 岁、Ⅰ 期子宫内膜癌患者，其中 34 例保留卵巢，结果显示，保留卵巢者总生存期不受影响，其荟萃分析也显示，在国内的年轻子宫内膜癌患者中，保留卵巢不影响总生存期。

还有一些数据库大样本的调查显示子宫内膜癌保留卵巢治疗的比例、趋势及安全性。来自美国国家癌症研究所和随访、流行病学及最终结果（SEER）数据库 1988 — 2004 年的数据（Wright et al，2009）显示，在 3269 例 45 岁以下 Ⅰ 期子宫内膜样癌患者中，402 例（12%）保留卵巢，多因素分析显示，保留卵巢不改变肿瘤相关生存期和总生存期。美国国家癌症数据库（Wright et al，2016）1998 — 2012 年的数据显示，在 15 648 例子宫内膜癌患者中，1121（7.2%）例患者保留卵巢，保留卵巢的比例比较稳定，在 1998 年为 6.9%，2012 年为 7.1%。保留卵巢不影响患者生存期。

三、保留卵巢的建议

保留卵巢仍不是现在的标准治疗方式，因而需要权衡利弊，慎重选择患者，临床治疗过程中是否进行保留卵巢的治疗要综合以下情况考虑：

1. 患者年龄　已绝经的女性患者卵巢功能基本丧失，继续保留卵巢的风险可能远大于益处，因此建议保留卵巢者应为绝经前、有迫切要求者，国内多建议年龄 ≤ 40 岁，国外文章中多为 ≤ 45 岁。

2. 肿瘤临床分期　子宫内膜癌的手术病理分期是影响患者预后的独立因素，建议对于分期为 Ⅰ A 期高分化（G1）的子宫内膜癌患者可以采取保留卵巢功能的治疗。腹腔镜探查显示无盆腹腔转移，肉眼观察（必要时冰冻病理活检）无卵巢肿瘤，并且未发现可疑的腹膜后淋巴结。

3. 组织学类型　Ⅱ 型子宫内膜癌的恶性程度高、预后差，不建议保留卵巢功能；仅病理类型为内膜样腺癌（Ⅰ 型）者可以考虑保留卵巢。

4. 有很好的随访条件。

5. 雌孕激素受体均阳性者可以考虑保留

6. 如下情况不建议保留卵巢　①合并 Lynch 综合征（即遗传性非息肉性结直肠癌综合征，HNPCC），这些妇女终身发生卵巢恶性肿瘤的风险为 9%～12%。② 1 级亲属或 2 级亲属存在卵巢恶性肿瘤或乳腺癌家族史或既往有乳腺癌病史的患者。

四、术中处理及随访

在选择保留卵巢时，应在术中切下子宫后切开标本，选择子宫病变轻的一侧卵巢保留。术中仔细探查双侧卵巢，必要时行卵巢剖探，送快速病理检查，除外隐性转移和合并原发性卵巢恶性肿瘤。根据术前、术中情况以及患者的年龄，来决定保留单侧、双侧或者部分卵巢。

术后应当对相关指标密切监测，定期随访。如果术后病理提示肿瘤已经超出保留卵巢的条件，建议再次手术切除双侧卵巢。

尽管现有数据显示年轻早期子宫内膜癌患者保留卵巢是安全的，但对于早期子宫内膜癌保留卵巢的治疗仍属探索阶段，不能作为常规方案，选择保留卵巢治疗的患者毕竟是少数。同时，保留卵巢并非改善内膜癌患者术后生活质量的唯一方式，术后应用激素替代治疗同样能够有效缓解低雌激素相关症状，同时避免卵巢转移风险，因而，在治疗决策时，应当充分评估风险与获益，并让患者充分知情同意。

（蒋 芳 向 阳）

参考文献

Baker J, Obermair A, Gebski V and Janda M. Efficacy of oral or intrauterine device-delivered progestin in patients with complex endometrial hyperplasia with atypia or early endometrial adenocarcinoma: a meta-analysis and systematic review of the literature. Gynecol Oncol, 2012, 125(1): 263-270.

Barakat RR, Bundy BN, Spirtos NM, et al. Randomized double-blind trial of estrogen replacement therapy versus placebo in stage I or II endometrial cancer: a Gynecologic Oncology Group Study. J Clin Oncol, 2006, 24(4): 587-592.

Chiva L, Lapuente F, Gonzalez-Cortijo L, et al. Sparing fertility in young patients with endometrial cancer. Gynecol Oncol, 2008, 111(2 Suppl): S101-104.

Colombo N, Creutzberg C, Amant F, et al. ESMO-ESGO-ESTRO Consensus Conference on Endometrial Cancer: diagnosis, treatment and follow-up. Ann Oncol, 2016, 27(1): 16-41.

Gallagher CJ, Oliver RT, Oram DH, et al. A new treatment for endometrial cancer with gonadotrophin releasing-hormone analogue. Br J Obstet Gynaecol, 1991, 98(10): 1037-1041.

Gallos ID, Krishan P, Shehmar M, Ganesan R and Gupta JK. Relapse of endometrial hyperplasia after conservative treatment: a cohort study with long-term follow-up. Hum Reprod, 2013, 28(5): 1231-1236.

Gallos ID, Yap J, Rajkhowa M, et al. Regression, relapse, and live birth rates with fertility-sparing therapy for endometrial cancer and atypical complex endometrial hyperplasia: a systematic review and metaanalysis. Am J Obstet Gynecol, 2012, 207(4): 266 e261-212.

Group SGOCPECW, Burke WM, Orr J, et al. Endometrial cancer: a review and current management strategies: part II. Gynecol Oncol, 2014, 134(2): 393-402.

Gunderson CC, Fader AN, Carson KA and Bristow RE. Oncologic and reproductive outcomes with progestin therapy in women with endometrial hyperplasia and grade 1

adenocarcinoma: a systematic review. Gynecol Oncol, 2012, 125(2): 477-482.

Ichinose M, Fujimoto A, Osuga Y, et al. The influence of infertility treatment on the prognosis of endometrial cancer and atypical complex endometrial hyperplasia. Int J Gynecol Cancer, 2013, 23(2): 288-293.

Kalogera E, Dowdy SC and Bakkum-Gamez JN. Preserving fertility in young patients with endometrial cancer: current perspectives. Int J Womens Health, 2014, 6(691-701).

Ko EM, Walter P, Jackson A, et al. Metformin is associated with improved survival in endometrial cancer. Gynecol Oncol, 2014, 132(2): 438-442.

Koskas M, Uzan J, Luton D, Rouzier R and Darai E. Prognostic factors of oncologic and reproductive outcomes in fertility-sparing management of endometrial atypical hyperplasia and adenocarcinoma: systematic review and meta-analysis. Fertil Steril, 2014, 101(3): 785-794.

Kudesia R, Singer T, Caputo TA, et al. Reproductive and oncologic outcomes after progestin therapy for endometrial complex atypical hyperplasia or carcinoma. Am J Obstet Gynecol, 2014, 210(3): 255 e251-254.

Laurelli G, Di Vagno G, Scaffa C, et al. Conservative treatment of early endometrial cancer: preliminary results of a pilot study. Gynecol Oncol, 2011, 120(1): 43-46.

Matsuda T, Marugame T, Kamo K, et al. Cancer incidence and incidence rates in Japan in 2005: based on data from 12 population-based cancer registries in the Monitoring of Cancer Incidence in Japan (MCIJ) project. Jpn J Clin Oncol, 2011, 41(1): 139-147.

Mazzon I, Corrado G, Masciullo V, et al. Conservative surgical management of stage IA endometrial carcinoma for fertility preservation. Fertil Steril, 2010, 93(4): 1286-1289.

Minig L, Franchi D, Boveri S, et al. Progestin intrauterine device and GnRH analogue for uterus-sparing treatment of endometrial precancers and well-differentiated early endometrial carcinoma in young women. Ann Oncol, 2011, 22(3): 643-649.

Navarria I, Usel M, Rapiti E, et al. Young patients with endometrial cancer: how many could be eligible for fertility-sparing treatment?. Gynecol Oncol, 2009, 114(3): 448-451.

NCCN. Clinical Practice Guideline in Oncology Uterine Neoplasms, Version 1.2016.

Nevadunsky NS, Van Arsdale A, Strickler HD, et al. Metformin use and endometrial cancer survival. Gynecol Oncol, 2014, 132(1): 236-240.

Nevadunsky NS, Van Arsdale A, Strickler HD, et al. Obesity and age at diagnosis of endometrial cancer. Obstet Gynecol, 2014, 124(2 Pt 1): 300-306.

Park JY, Kim DY, Kim JH, et al. Long-term oncologic outcomes after fertility-sparing management using oral progestin for young women with endometrial cancer (KGOG 2002). Eur J Cancer, 2013, 49(4): 868-874.

Park JY, Lee SH, Seong SJ, et al. Progestin re-treatment in patients with recurrent endometrial adenocarcinoma after successful fertility-sparing management using progestin.

Gynecol Oncol, 2013, 129(1): 7-11.

Pashov AI, Tskhay VB and Ionouchene SV. The combined GnRH-agonist and intrauterine levonorgestrel-releasing system treatment of complicated atypical hyperplasia and endometrial cancer: a pilot study. Gynecol Endocrinol, 2012, 28(7): 559-561.

Pronin SM, Novikova OV, Andreeva JY and Novikova EG. Fertility-Sparing Treatment of Early Endometrial Cancer and Complex Atypical Hyperplasia in Young Women of Childbearing Potential. Int J Gynecol Cancer, 2015, 25(6): 1010-1014.

Rivera CM, Grossardt BR, Rhodes DJ, et al. Increased cardiovascular mortality after early bilateral oophorectomy. Menopause, 2009, 16(1): 15-23.

Shan BE, Ren YL, Sun JM, et al. A prospective study of fertility-sparing treatment with megestrol acetate following hysteroscopic curettage for well-differentiated endometrioid carcinoma and atypical hyperplasia in young women. Arch Gynecol Obstet, 2013, 288(5): 1115-1123.

Sun C, Chen G, Yang Z, et al. Safety of ovarian preservation in young patients with early-stage endometrial cancer: a retrospective study and meta-analysis. Fertil Steril, 2013, 100(3): 782-787.

Ushijima K, Yahata H, Yoshikawa H, et al. Multicenter phase II study of fertility-sparing treatment with medroxyprogesterone acetate for endometrial carcinoma and atypical hyperplasia in young women. J Clin Oncol, 2007, 25(19): 2798-2803.

Wright JD, Buck AM, Shah M, et al. Safety of ovarian preservation in premenopausal women with endometrial cancer. J Clin Oncol, 2009, 27(8): 1214-1219.

Wright JD, Jorge S, Tergas AI, et al. Utilization and Outcomes of Ovarian Conservation in Premenopausal Women With Endometrial Cancer. Obstet Gynecol, 2016, 127(1): 101-108.

Zhou R, Yang Y, Lu Q, et al. Prognostic factors of oncological and reproductive outcomes in fertility-sparing treatment of complex atypical hyperplasia and low-grade endometrial cancer using oral progestin in Chinese patients. Gynecol Oncol, 2015, 139(3): 424-428.

16 分子靶向治疗

子宫内膜癌为女性生殖道常见恶性肿瘤之一，占女性生殖道肿瘤的 20%～30%。早期内膜癌治疗以手术为主；晚期或复发性内膜癌，采取手术、放化疗及内分泌治疗为主的综合治疗。

经典子宫内膜癌分为两个亚型（Hamilton et al，2006）：Ⅰ型为雌激素依赖型，约占子宫内膜癌的 70%～80%。研究显示Ⅰ型子宫内膜癌的形成可能与 PTEN 下调或缺失，DNA 错配修复导致基因突变，PIK3CA、*K-ras*、β-cadherin 突变等有关。Ⅱ型为非雌激素依赖型，约占子宫内膜癌的 10%～20%。Ⅱ型子宫内膜癌的形成可能与 p53、HER2/neu、p16 以及 E-cadherin 基因改变有关。Philippe 等（2016）对子宫内膜腺样癌和子宫内膜浆液性癌进行肿瘤基因图谱分析，结果显示存在肿瘤异质性相关的四种分子亚型。北京大学人民医院对子宫内膜癌进行基因芯片的研究，结果子宫内膜腺癌存在不同的基因亚型，提示应对子宫内膜癌进行基因指导下的分子靶向治疗（Li XP et al，2016）。

近年来，随着对肿瘤细胞增殖、侵袭及转移等胞内信号传导通路研究取得进展，各种分子靶向药物不断涌现，这些针对肿瘤高表达或突变分子，或异常信号通路的药物，Ⅰ期和Ⅱ期临床试验均显示具有抗肿瘤，或化疗增敏等作用。

目前分子靶向药物已应用于乳腺癌、卵巢癌、肺癌、慢性粒细胞性白血病、胃肠道间质肿瘤、结肠癌及肾透明细胞癌等临床治疗。越来越多靶向药物应用于子宫内膜癌。根据 2017 年 NCCN 子宫内膜癌治疗指南，除单药和多药联用化疗外，推荐贝伐单抗（bevacizumab）和替西罗莫司（tensirolimus）治疗持续、复发、转移性子宫内膜癌的治疗。

目前子宫内膜癌分子靶向药物主要包括以下几种：

1. 磷脂酰肌醇 -3- 激酶（phosphatidylinositol 3-hydroxy，PI3K）/ 蛋白激酶 B（protein kinaseB，PKB/AKT）/ 哺乳动物西罗莫司（mammalian target of rapamycin，mTOR）抑制剂；

2. 酪氨酸激酶抑制剂吉非替尼（gefitinib）、伊马替尼（imatinib）等；

3. HER-2/neu 单克隆抗体曲妥珠单抗（trastuzumab）；

4. 抗血管内皮生长因子（vascular endothelial growth factor，VEGF）单克隆抗体，如贝伐单抗（bevacizumab）等；

5. 作用于 claudin-3、claudin-4 的产气荚膜梭状芽孢杆菌肠毒素（clostridium perfrigens enterotoxin，CPE）等。

一、PI3K-AKT-mTOR 抑制剂

P13K-AKT-mTOR 信号通路在调节细胞周期、细胞凋亡和血管生成方面有重要作用。因此，该信号通路相关基因的改变可引起细胞增殖和肿瘤的发生（Azim et al，2010；Laplante et al，2012）。

正常情况下，*PTEN* 为一种抑癌基因，可抑制 PI3K-AKT-mTOR 信号通路，PTEN-PI3K-AKT-mTOR 信号通路是重要的肿瘤生长通路（Brader et al，2004）。抑癌基因 *PTEN* 的产物是一种磷酸酯酶，通过胞内重要信号分子磷酸肌醇磷脂的去磷酸化，从而抑制 P13K-AKT-mTOR 通路的活性，达到抑制肿瘤生长的作用。*PTEN* 基因失活可导致 mTOR 活性增强，而 mTOR 可以激活编码细胞生长和血管生成的 mRNA 进行翻译，如细胞周期蛋白 D1（cyclinD1）、c-myc、基质金属蛋白酶及血管内皮生长因子等（Hashemolhosseini et al，1998）mTOR 阻断剂抑制了周期素依赖性蛋白激酶的活性，导致 CDK4/cyclinD1 复合物活性缺失，从而阻止细胞周期由 G1 期向 S 期转换。大量 G1 期细胞蓄积，诱导凋亡。

子宫内膜癌中，40%～60% 可检测到 *PTEN* 基因的突变，突变或其他机制造成 *PTEN* 基因功能缺失可能是子宫内膜癌发生的早期事件。研究显示，61 例内膜癌样癌中 PTEN 缺失或表达降低为 66%，而在 5 例子宫内膜浆液性癌（uterine serous papillary carcinoma，UPSC）中，80% 的病例 *PTEN* 表达增强。*PTEN* 表达阳性的晚期内膜癌患者生存率明显优于 *PTEN* 阴性或异源性 *PTEN* 阳性的患者。鉴于 *PTEN* 基因突变失活在子宫内膜样癌中常见，抑制 PI3K-AKT-mTOR 的活性可能成为分子靶向治疗的主要方向。目前，针对 P13K-AKT-mTOR 通路抗癌药物可分为 PI3K 抑制剂、AKT 抑制剂、mTOR 抑制剂和 PI3K/mTOR 抑制剂。

1. PI3K 抑制剂

GDC-0941、XL147、BKM120 等均为 PI3K 抑制剂。Heudel 等（2017）对 BKM120 进行 Ⅱ 期临床研究。该研究入组 40 例复发或晚期子宫内膜癌患者，仅 16 例患者接受 BKM120 100 mg/d 治疗。由于该药物细胞毒性大，最终改用 60mg/d 继续试验。高剂量组 2 个月疾病无进展率 70%，无进展生存时间中位数为 3.8 个月。低剂量组 3 个月无进展率为 60%，无进展生存时间中位数为 8.3 个月。所有患者无进展生存时间中位数为 4.5 个月。结果显示 BKM120 对复发或晚期子宫内膜癌有一定的疗效，但由于皮疹、肝功能损害等患者无法耐受的不良反应，导致无法进行进一步的临床研究。

PI3K 抑制剂对子宫内膜癌有一定的疗效，但由于不良反应多，目前相关报道少，仍需进一步研究。

2. mTOR 抑制剂

第一代 mTOR 抑制剂主要药物包括替西罗莫司（tensirolimus）、RAD-001 依维莫司（everolimus）、AP-23573（radaforlimus），主要用于治疗晚期或复发子宫内膜癌。经过系列临床试验证，2017 年 NCCN 子宫肿瘤指南已将替西罗莫司列入治疗复发、转移、高危子宫内膜癌。

（1）替西罗莫司：替西罗莫司可联合雌激素、化疗或者其他分子靶向治疗药物如表皮生长因子受体（EGFR）或抗血管体皮生长（VEGF）因子抑制剂等治疗复发、转移、高危子宫内膜癌。

Fleming 等（2011）进行的 GOG-248 试验评估了化疗前单药替西罗莫司或联合甲地孕酮、他昔莫芬。结果显示：21 例患者中，3 例（21%）部分缓解。该方案因 7/22（31%）患者出现静脉血栓、1 例突发死亡、1 例心肌梗死而停止研究。

Einstein 等（2012）进行了复发子宫内膜癌的 Ⅱ 期临床研究，该研究联合替西罗莫司和贝伐单抗

治疗复发性子宫内膜癌。20% 患者部分缓解，46% 患者 6 个月病程无进展，该方案并未达到预期效果。

Alvarez 等（2013）进行了 Ⅱ 期 GOG 临床试验。该研究联合替西罗莫司和贝伐单抗用于治疗复发或持续性子宫内膜癌。该研究评估了 49 例（入组 50 例）子宫内膜癌患者，12 例（41%）患者临床缓解（1 例完全缓解，11 例部分缓解）；23 例（46.9%）无进展生存 6 个月，中期无进展生存 5.6 个月，总生存期 16.9 个月。19 例（38.8%）因药物副作用而终止试验。主要药物副作用包括 2 例肠道 - 阴道漏；2 例肠穿孔，1/3 患者在使用华法林时出现出血；1/4 患者出现静脉血栓。

Oza 等（2011）进行了关于替西罗莫司的 Ⅱ 期临床研究。该研究入组实验组 29 例，对照组 25 例复发或转移子宫内膜癌。试验组（替西罗莫司单药治疗组）予替西罗莫司 25 mg/w，治疗 4 周，对照组（化疗后替西罗莫司治疗组）化疗后予替西罗莫司 25 mg/w，治疗 4 周。结果显示：试验组 4 例（14%）部分缓解；20 例（69%）病情稳定。对照组 1 例（4%）部分缓解；12 例（48%）病情稳定。

综上结果提示替西罗莫司与孕激素、化疗药物等联合使用治疗复发、转移、高危子宫内膜癌患者耐受差、治疗效果不理想。替西罗莫司单药治疗复发、转移、高危子宫内膜癌疗效优于替西罗莫司与其他药物联合。

（2）依维莫司：Slomovitz 等（2008）对依维莫司进行 Ⅱ 期临床研究。入组 29 例复发性子宫内膜癌患者，其中评估 25 例患者，11 例（44%）临床受益反应（CBR）大于 8 周。PTEN 缺失对子宫内膜癌患者 CBR 具有预测意义，其敏感性为 88%，特异性为 57%，阳性预测值为 70%，阴性预测值为 80%（P=0.10）。

Slomovitz 等（2010）的另一项 Ⅱ 期临床试验入组了 28 例复发性子宫内膜癌患者，该研究在患者化疗前给予一个周期（28 天）的依维莫司 10 mg/d 口服。结果显示 12 例（43%）患者 8 周病情未进展，6 例（21%）患者 CBRs 为 20 周。

（3）AP-23573：Colombo 等（2007）进行 AP23573 的 Ⅱ 期临床试验。入组 27 例晚期子宫内膜癌患者，结果 33% 患者获得了临床受益反应（CBR）。Mackay 等（2011）进行 AP23573 的 Ⅱ 期临床试验。入组 26 例晚期或者复发子宫内膜癌患

者，结果 2 例（7.7%）患者部分缓解，持续 7.9~8.3 个月；15 例（58%）患者病情稳定，持续时间中位数为 6.6 个月（1.9~7.3 个月）。该药物有明显的药物相关副作用，一例患者因药物不良反应死亡。

3. AKT 抑制剂

AKT 抑制剂（哌立福新）和 AKT 变构抑制剂（MK-2206）在临床前研究中显示，对子宫内膜癌具有抑制作用，但临床疗效尚需大量数据验证。

4. PI3K/mTOR 双重抑制剂

NVP-BEZ235 是一种 PI3K/mTOR 双重抑制剂，其可以通过抑制低氧诱导因子 1α/ 血管内皮生长因子 A 的表达而显著提高放疗的敏感性，NVP-BEZ235 在治疗子宫内膜癌方面具有良好的临床应用前景。

二、酪氨酸激酶抑制剂

表皮生长因子受体（epidermal growth factor receptor, EGFR）家族包括四种不同的细胞表面酪氨酸激酶受体：ErbB-1 或 EGFR、ErbB-2 或 HER-2/neu、ErbB-3 和 ErbB-4。它们与表皮生长因子（EGF）样生长因子结合后形成同源或异源二聚体，从而引起自身磷酸化，活化后的 EGFR 复合物可激活胞质内多个信号分子，形成相互联系、相互影响的多条信号通路，最终促使细胞的增殖、黏附、转移、凋亡抑制或血管生成等生物学特性（Gadducci et al, 2009）。

目前研究较为明确的主要有以下通路：① RAS-RAF-ErK 通路：EGFR 自身磷酸化后与生长因子受体结合蛋白 Grb-2 的复合物直接或间接结合，激活 Ras 蛋白，活化的 Ras 激活下游丝氨酸 / 苏氨酸蛋白激酶 RAF，从而使 Erk-1、2 磷酸化，将信号传导至胞核内，导致核内转录因子的磷酸化，启动靶基因的转录，最终导致细胞增殖、扩散等生物学效应。② PI3K-AKT/PKC-NF-KB 通路：磷酸化的 EGFR 与接头蛋白 Gab1 结合激活下游的磷脂酰肌醇 -3 激酶（PI3-K）进而活化蛋白激酶 B（PLB/AKT）、蛋白激酶 C（PKC），活化的 PKB 既可参与 RAS-RAF-ErK 通路，发挥相应生物学效应，其自身的活化可产生抗凋亡效应；而活化的 PKC 通过一系列信号传导，使得转化因子 KB 移至核内，从而调节靶基因的转录。研究显示此通路与细胞周期密切相关。③ Ral-c-Src-STAT 通路：EGFR 通过

与 Ral-GTPase 结合可间接激活 c-Src，活化的 c-Src 使下游转录激活子 STAT 活化，激活靶基因转录。

EGFR 过表达及其所激活相关信号转导通路是子宫内膜癌发生发展的重要分子机制之一。EGFR 在正常子宫内膜中呈阳性表达，而在内膜癌中呈高表达，并与分化差、深肌层浸润、腹腔冲洗液阳性及预后不良有相关性（Black et al, 2016；Jasas et al, 2004）。目前 EGFR 通路下游的多重靶标已经被确定，各种酪氨酸激酶抑制剂正在进行临床试验。

（一）吉非替尼、厄洛替尼、索拉菲尼和拉帕替尼

1. 吉非替尼

吉非替尼是一种有效的 EGFR 酪氨酸激酶（EGFR-TK）的选择性抑制剂，可与 EGFR-TK 催化区域的 ATP 结合位点竞争性结合，阻断细胞内信号的传递，达到抑制肿瘤细胞增殖，促进凋亡的目的。

Leslie 等（2005）进行 GOG 的一项 ZD1839（吉非替尼，gefitinib）治疗晚期内膜癌的 II 期临床研究中显示，作为单药使用，结果 29 例患者，1 例（3%）完全缓解，其他患者在 6 个月内病情稳定。

Leslie 等（2013）对复发、持续性子宫内膜癌患者进行了 II 期临床试验。研究入组 29 例复发、持续性子宫内膜癌患者，治疗方案为吉非替尼 500 mg/d，口服。结果显示，29 例患者中，26 例患者完成有效性和毒性试验。4 例患者无进展生存率大于 6 个月，1 例患者无 EGFR 突变，但患者无完全缓解。该研究显示血浆 EGFR 阳性率与患者无进展生存率、总生存率均无明显相关性，但 EGFR 联合 ER（雌激素受体）、PR（孕激素受体）等可能与患者无进展生存率、总生存率有关。

吉非替尼在治疗复发性子宫内膜癌中，患者耐受性良好，但疗效一般，需要探索与其他化疗药物联合应用，以进一步提高疗效。

2. 厄洛替尼

厄洛替尼是一种口服的，可逆的 HER-1/EGFR 酪氨酸激酶抑制剂。

Nishimura 等（2015）关于厄洛替尼的研究显示：经过免疫组织化学法与 RT-PCR 实验，低分化子宫内膜癌高表达 EGFR 与 EGFR mRNA。结果显示厄洛替尼可降低 HEC-1A 细胞 EGFR 的表达。进一步

进行荷人 HEC-1A 子宫内膜癌细胞裸鼠厄洛替尼治疗显示，肿瘤生长减慢。

Jasas 等（2004）进行了一项 23 例复发或转移的内膜癌厄洛替尼（OSI-774）的 II 期临床研究。结果 1 例（4%）部分缓解，12 例（52%）SD。显示其耐受性好，总体客观缓解率达 12.5%。

厄洛替尼可能作为复发或转移子宫内膜癌患者的挽救治疗手段之一。

3. 索拉菲尼

索拉菲尼是一种小分子的多靶点口服激酶抑制剂，其不仅抑制血管内皮生长因子受体、血小板衍生因子受体、FMS 样酪氨酸激酶 3 和 KIT 受体酪氨酸激酶活性，而且还是 RAF 激酶的强效抑制剂。

索拉菲尼可抑制血管的形成能直接抑制肿瘤细胞的增殖，目前美国食品及药物管理局（FDA）已批准索拉菲尼用于肾癌的治疗。最近一项 II 期临床试验中，索拉菲尼单药用于治疗晚期、复发性子宫内膜癌或子宫癌肉瘤。研究共入组 55 例患者，结果 2 例（5%）为 PR，19 例（50%）为 SD；16 例癌肉瘤患者中，4 例（27%）为 SD。该研究结果提示，索拉菲尼对部分子宫内膜癌患者取得一定的治疗效果（Nimeiri et al，2010）。

4. 拉帕替尼

拉帕替尼为小分子 VEGF 酪氨酸激酶抑制剂。Leslie 等（2012）关于拉帕替尼的 II 期临床试验显示：30 例复发、持续性子宫内膜癌患者中，3 例无进展生存时间大于 6 个月；1 例患者部分缓解；3 例患者有 *EGFR* 突变；其中 *L688F* 和 *K754E* 突变与无进展生存时间无关。而外显子 *18 E690* 突变与无进展生存时间相关。目前拉帕替尼相关临床试验较少，需要进一步的临床试验进行验证。

（二）伊马替尼

伊马替尼（imatinib）是选择性酪氨酸激酶抑制剂，包括 Abl、c-Kit 及血小板源性生长因子受体（platelet-derived growth factor recpector，PDGFR），通过与配体特异性结合，在多种信号因子的参与下，引起某些基因的特异性表达，促进细胞的分化、增殖及抗凋亡作用，在肿瘤发生发展、迁移和复发中发挥重要作用。

Wolf 等（2005）对 33 例原发性子宫内膜样癌免疫组化分析显示，Abl、c-Kit 及 PDGFR 三者的阳性表达率分别为 85%、0 和 91%；12 例复发性子宫内膜样癌表达率分别为 92%、25% 和 100%；11 例原发性 UPSC 分别为 73%、0 和 73%；7 例复发性 UPSC 的 Abl、c-Kit 和 PDGFR 的表达率分别为 86%、50% 和 100%。

伊马替尼可有效抑制 Abl、c-Kit 及 PDGFR 等酪氨酸激酶。Slomovitz 等（2007）报道了一项有关伊马替尼最大耐受剂量（maximum tolerated dose，MTD）和剂量限制性毒性（dose limiting toxicity，DLT）的 I 期初步临床研究。该研究每日应用伊马替尼联合每 3 周使用紫杉醇（175mg/m²）治疗 11 例 IIIc/IV 期或复发性 UPSC。其中 3 例患者采用伊马替尼第一剂量组（400mg），6 例采用第二剂量组（500mg），2 例采用最高剂量组（600mg）。3 例患者出现 DLT 反应，表现为皮疹、中性粒细胞减少症及乏力，其中第二剂量组一例，最高剂量组 2 例；考虑 MTD 为 500mg。8 例患者可评估疗效，2 例可测量病灶的患者中有 1 例部分缓解（partial response，PR）；6 例不可测量病灶的患者中有 2 例分别在 5 个月和 10 个月后复发。Zhang 等（2014）关于伊马替尼的试验显示，伊马替尼可以增加子宫内膜癌患者对顺铂的敏感性。

三、曲妥珠单抗

人类 *HER-2/neu*（*c-erbB2*）基因在 UPSC 中呈高表达，其与化疗耐药及不良预后相关。曲妥珠单抗（trastuzumab）是一种重组 DNA 衍生的人源化单克隆抗体，选择性作用于人类表皮生长因子受体 -2（HER-2）的细胞外部位。曲妥珠单抗目前用于转移性乳腺癌：作为单药用于已接受过一个或多个化疗方案后的 HER-2 阳性的转移性乳腺癌；与紫杉醇或多西他赛联合，用于未接受化疗的转移性乳腺癌患者。

在子宫内膜癌研究中，体外及动物实验研究中均显示曲妥珠单抗可抑制 HER-2 高表达的肿瘤细胞的增殖。体外实验研究显示，自然杀伤细胞耐受的 UPSC 细胞系对曲妥珠单抗介导的抗体依赖的细胞毒反应高度敏感（Santin et al，2002）。

Villella 等（2006）对 19 例 UPSC 患者进行研究，5 例（26%）患者的组织标本染色 HER-2/neu 受体蛋白呈强阳性（+++），其中 4 例确诊时已为晚期患者，其中 2 例接受了曲妥珠单抗治疗，经

CT扫描和CA125测定进行疗效评价。结果1例临床缓解，1例疾病稳定。Koskas等（2016）研究了曲妥株单抗联合紫杉醇治疗方案对HER-2阳性的晚期、复发性子宫内膜癌患者的治疗作用。曲妥珠单抗8mg/kg，紫杉醇90 mg/m²，每3周给药一次。结果显示：曲妥珠单抗对HER-2阳性晚期、复发性子宫内膜癌无明显治疗作用。入组3例患者中，1例发生微卫星不稳定性改变及 PIK3CA 突变，2例无相关基因突变。3例患者3~7个月均因病情进展而死亡。Diver等（2015）进行了关于SYD985的研究显示：约2/3子宫内膜癌细胞系 HER-2/neu 表达增加，PIK3CA 突变型；HER-2/neu 表达增加，PIK3CA 野生型子宫内膜癌细胞系曲妥珠单抗出现抵抗；HER-2/neu 表达增加，PIK3CA 突变型子宫内膜癌细胞系曲妥珠单抗抵抗。PIK3CA 突变可能为子宫内膜癌患者曲妥珠单抗抵抗的重要靶点，SYD985 或可成为 HER-2/neu 阳性、PIK3CA 突变型子宫内膜癌治疗的新方向。

目前正在进行曲妥珠单抗对Ⅲ、Ⅳ期子宫内膜癌患者治疗作用的研究。

四、抗VEGF单克隆抗体

肿瘤血管生成是肿瘤生长和转移的关键环节，肿瘤组织需依赖新生血管提供的氧气和营养物质，来满足肿瘤细胞不断扩增的需要。血管内皮生长因子（vascular endothelial growth factor，VEGF）及其血管内皮生长因子受体（vascular endothelial growth factor receptor，VEGFR）介导的信号传导通路在调控肿瘤血管生成过程中发挥重要作用。研究显示在子宫内膜癌组织标本中有 56%-100% 的VEGF的表达与高分级、深肌层浸润、淋巴脉管受累、淋巴结转移和预后不良相关。

1. 贝伐单抗

贝伐单抗（Bevacizumab）是一种人类重组单克隆抗体IgG1，通过抑制人类血管内皮生长因子的生物学活性而起作用。

Kamat等（2007）建立 Ishikawa 或 Hec-1A 内膜癌细胞株的小鼠模型，分别进行贝伐单抗和（或）多西他赛治疗，结果显示联合用药对肿瘤生长、细胞增殖的抑制作用明显优于单独用药。Aghajanian 等（2011）进行了贝伐单抗单药治疗复发或持续型子宫内膜癌的Ⅱ期临床研究。该研究入组56例

子宫内膜癌患者，结果显示：7例（13.5%）临床缓解，21例（40.4%）无进展生存时间大于6个月。Simpkins 等（2015）对复发性子宫内膜癌联合紫杉醇、卡铂和贝伐单抗进行了Ⅱ期临床研究。结果显示：入组15例患者中，1例因肠穿孔无法继续使用该药物；14例患者6个月病情无进展。随访时间的中位数是36个月（7~58个月）；无进展生存时间的中位数是18个月（11~25个月）；5例患者完全缓解，6例患者部分缓解，总缓解率为73%。总生存率的中位数是58个月（48~68个月）。Viswanathan 等（2015）对子宫内膜癌术后卡铂、紫杉醇联合化疗后卡铂、贝伐单抗维持治疗进行研究。结果显示：2年总生存率96.7%，无复发生存率79.1%。

经过系列临床试验显示，贝伐单抗单药治疗复发、转移、高危子宫内膜癌疗效较好。2017年NCCN子宫肿瘤指南已将贝伐单抗单药，列入复发、转移、高危子宫内膜癌治疗用药中。

2. 阿帕替尼

阿帕替尼（apatinib）是一种新型口服小分子抗血管生成制剂，可高度选择性的结合并抑制血管内皮细胞生长因子受体 -2，从而抑制肿瘤血管生成，抑制肿瘤生长。

阿帕替尼目前主要用于晚期胃癌、乳腺癌、非小细胞肺癌、肝癌等，阿帕替尼有望成为晚期、复发型子宫内膜癌新的治疗药物。

五、作用于claudin-3、claudin-4的抑制剂

紧密连接蛋白由 claudin-3、claudin-4 编码，该蛋白系上皮细胞的产气荚膜梭状芽孢杆菌肠毒素受体，结合CPE后可以触发级联反应，导致 claudin-3、claudin-4 高表达的靶细胞膜通透性增强，渗透压失衡，最终细胞破裂溶解。在 UPSC 中 claudin-3 和 claudin-4 基因呈高度表达，与正常子宫内膜相比分别上调8倍和12倍。Santin 等（2005）发现，在 UPSC 转移灶细胞中，claudin-3、claudin-4 表达明显高于 UPSC 原发癌灶细胞。在一些正常组织中，claudin-3 和 claudin-4 基因也可表达，如肠道、肺和肾。Santin 等（Alessandro et al，2007；Santin et al，2005）对原发性 UPSC 包括化疗耐药者体外研究显示，CPE 介导的杀伤作用均为高度敏感，而对照细胞则无作用。提示 CPE 治疗

可能是化疗耐药 UPSC 的新模式。

六、其他靶向药物

内皮素（endothelin，ET）作用网络由 ET-1、ET-2、ET-3 及其受体 ET（A）R 和 ET（B）R 组成，在各种细胞和组织中均有表达，其中 ET-1 在组织生长、细胞增殖和凋亡及血管生成等方面都有重要作用，在生理和病理生理中发挥重要角色。在子宫内膜癌的胞内信号网络中，ET-1 激活 ET（A）R 启动了肿瘤生长和进展，ET（A）R 或 ECE 拮抗剂可以阻断 ET 作用网络，进而抑制肿瘤生长和血管生成，达到治疗子宫内膜癌目的。因此，目前研究都旨在合成选择性 ET（A）R 拮抗剂及 ECE 抑制剂。

乙酰化是影响癌细胞生长和分化的一种重要表观遗传机制，因而成为肿瘤治疗的一个潜在靶点。组蛋白去乙酰化酶抑制剂对子宫内膜癌细胞的生长有抑制作用但不良反应少，可能成为治疗子宫内膜癌的新手段。

CD146 是一种黏附分子，属于免疫球蛋白超家族成员。Zhang 等（2013）发现，CD146 的表达水平与子宫内膜样腺癌的组织学分级、肌层浸润深度等呈正相关，CD146 抗体靶向治疗可能是治疗子宫内膜癌的一种有效方式。

此外，微卫星不稳定性，错配修复缺陷系统等也可以导致子宫内膜癌的发生，结合对胞内信号传导网络的深入了解，针对其相应靶分子靶点进行研究，也可成为推动内膜癌的治疗。

总之，随着基因测序方法的进展和应用，有望对子宫内膜癌进行不同基因表达的分子分型及分子靶向治疗，实施子宫内膜癌精准治疗。

（姚　田　李小平）

参考文献

Aghajanian C, Sill MW, Darcy KM, et al. Phase II trial of bevacizumab in recurrent or persistent endometrial cancer: a Gynecologic Oncology Group study. Journal of Clinical Oncology Official Journal of the American Society of Clinical Oncology, 2011, 29(16): 2259-2265.

Alessandro D, Santin MD, Bellone S, et al. Overexpression of claudin-3 and claudin-4 receptors in uterine serous papillary carcinoma. Cancer, 2007, 109(7): 1312-1322.

Alvarez EA, Brady WE, Walker J L, et al. Phase II trial of combination bevacizumab and temsirolimus in the treatment of recurrent or persistent endometrial carcinoma: a Gynecologic Oncology Group study. Gynecologic Oncology, 2013, 129(1): 22.

Azim H, Jr HAA, Escudier B. Targeting mTOR in cancer: renal cell is just a beginning.. Targeted Oncology, 2010, 5(4): 269-280.

Black J, Menderes G, Bellone S, et al. SYD985, a Novel Duocarmycin-Based HER2-Targeting Antibody-Drug Conjugate, Shows Antitumor Activity in Uterine Serous Carcinoma with HER2/Neu Expression. Molecular Cancer Therapeutics, 2016 Aug;15(8): 1900-1909.

Brader S, Eccles SA. Phosphoinositide 3-kinase signalling pathways in tumor progression, invasion and angiogenesis. Tumori, 2004, 90(1): 2-8.

Colombo N, McMeekin S, Schwartz P, et al A phase II trial of the mTOR inhibitor AP23573 as a single agent in advanced endometrial cancer. Am SocClinOncol (Meeting Proceedings) 2007, 25(S): 18,

Diver E J, Foster R, Rueda BR, et al. The therapeutic challenge of targeting HER2 in endometrial cancer. Oncologist, 2015, 20(9).

Einstein MH, Wenham RM, Morgan R, et al. Phase II trial of temsirolimus and bevacizumab for initial recurrence of endometrial cancer. Journal of Clinical Oncology, 2012, 30(15).

Fleming GF, Filiaci VL, Hanjani P, et al. Hormone therapy plus temsirolimus for endometrial carcinoma (EC): Gynecologic Oncology Group trial 248. Journal of Clinical Oncology, 2011, 29(15).

Gadducci A, Tana R, Cosio S, et al. Molecular target therapies in endometrial cancer: from the basic research to the clinic. Gynecological Endocrinology the Official Journal of the International Society of Gynecological Endocrinology, 2009, 24(5): 239-249.

Hamilton CA, Cheung MK, Osann K, et al. Uterine papillary serous and clear cell carcinomas predict for poorer survival compared to grade 3 endometrioid corpus cancers. British Journal of Cancer, 2006, 94(5): 642-646.

Hashemolhosseini S, Nagamine Y, Morley S J, et al. Rapamycin Inhibition of the G1 to S Transition Is Mediated by Effects on Cyclin D1 mRNA and Protein Stability. Journal of Biological Chemistry, 1998, 273(23): 14424-14429.

Heudel PE, Fabbro M, RoemerBecuwe C, et al.Phase II study of the PI3K inhibitor BKM120 in patients with advanced or recurrent endometrial carcinoma: a stratified type I-type II study from the GINECO group.Br J Cancer. 2017 Jan;116(3): 303-309.

Jasas K V, Fyles A, Elit L, et al. Phase II study of erlotinib (OSI 774) in women with recurrent or metastatic endometrial cancer: NCIC CTG IND-148. Journal of Clinical Oncology Official Journal of the American Society of Clinical Oncology, 2004, 22(14_suppl): 5019.

Kamat AA, Merritt WM, Coffey D, et al. Clinical and biological significance of vascular endothelial growth factor in endometrial cancer. Clinical Cancer Research An Official Journal of the American Association for Cancer Research, 2007, 13(24): 7487-7495.

Koskas M, Depreeuw J, Moens S, et al. Genomic Characterisation and Response to Trastuzumab and Paclitaxel in Advanced or Recurrent HER2-positive Endometrial Carcinoma. Anticancer Research, 2016, 36(10): 5381-5384.

Laplante M, Sabatini DM. mTOR signaling in growth control and disease. Cell, 2012, 149(2): 274.

Leslie KK, Laidler L, Albitar L, et al. Tyrosine kinase inhibitors in endometrial cancer. International Journal of Gynecological Cancer, 2005, 15(2): 409-411.

Leslie KK, Sill MW, Fischer E, et al. A phase II evaluation of Gefitinib in the treatment of persistent or recurrent endometrialcancer: A Gynecologic Oncology Group Study. Gynecologic Oncology, 2013, 138(1): 30-35.

Leslie KK, Sill MW, Lankes HA, et al. Lapatinib and potential prognostic value of EGFR mutations in a Gynecologic Oncology Group phase II trial of persistent or recurrent endometrial cancer. Gynecologic Oncology, 2012, 127(2): 345-350.

Li Xiaoping, Zhou Jingyi, Yao Yuanyang, et al.Gene expression profiling-guided clinical precision treatment forpatients with endometrial carcinoma.Science(S), 2016, 33-36.

Mackay H, Welch S, Tsao MS, et al. Phase II study of oral ridaforolimus in patients with metastatic and/or locally advanced recurrent endometrial cancer: NCIC CTG IND 192. Journal of Clinical Oncology, 2011, 29(15): 2696-2696.

Nimeiri HS, Oza AM, Morgan RJ, et al. A phase II study of sorafenib in advanced uterine carcinoma/carcinosarcoma: a trial of the Chicago, PMH, and California Phase II Consortia. Gynecologic Oncology, 2010, 117(1): 37-40.

Nishimura T, Nakamura K, Yamashita S, et al. Effect of the molecular targeted drug, erlotinib, against endometrial cancer expressing high levels of epidermal growth factor receptor. BMC Cancer, 2015, 15(1): 957.

Oza AM, Elit L, Tsao MS, et al. Phase II study of temsirolimus in women with recurrent or metastatic endometrial cancer: a trial of the NCIC Clinical Trials Group. Journal of Clinical Oncology Official Journal of the American Society of Clinical Oncology, 2011, 29(24): 3278.

Philippe M, Alexandral L, Carien C, et al. Endometrial cancer. Lancet, 2016, 1094-1108.

Santin AD, Bellone S, Gokden M, et al. Overexpression of HER-2/neu in uterine serous papillary cancer. Clinical Cancer Research, 2002, 8(5): 1271-1279.

Santin AD, Zhan F, Cane S, et al. Gene expression fingerprint of uterine serous papillary carcinoma: identification of novel molecular markers for uterine serous cancer diagnosis and therapy. British Journal of Cancer, 2005, 92(8): 1561-1573.

Simpkins F, Drake R, Escobar PF, et al. A phase II trial of paclitaxel, carboplatin, and bevacizumab in advanced and recurrent endometrial carcinoma (EMCA). Gynecologic Oncology, 2015, 136(2): 240-245.

Slomovitz B M, Lu KH, Johnston T, et al. A phase 2 study of the oral mammalian target of rapamycin inhibitor, everolimus, in patients with recurrent endometrial carcinoma. Cancer, 2010, 116(23): 5415-5419.

Slomovitz BM, Lu KH, Johnston T, et al. A Phase II study of oral mammalian target of rapamycin (mTOR) inhibitor, everolimus, in patients with recurrent endometrial carcinoma. Journal of Clinical Oncology Official Journal of the American Society of Clinical Oncology, 2008, 26(15_suppl): 5502.

Slomovitz BM, Ramondetta LM, Johnston T, et al. A phase I study of imatinibmesylate and paclitaxel in patients with advanced (stage IIIC/IV) or recurrent uterine papillary serous carcinoma (UPSC). Journal of Clinical Oncology, 2007, 25: 16025.

Villella JA, Cohen S, Smith DH, et al. HER-2/neu overexpression in uterine papillary serous cancers and its possible therapeutic implications. International Journal of Gynecological Cancer, 2006, 16(5): 1897-1902.

Viswanathan A N, Jennifer M, Miller BE, et al. NRG Oncology/RTOG 0921: A phase 2 study of postoperative intensity-modulated radiotherapy with concurrent cisplatin and bevacizumab followed by carboplatin and paclitaxel for patients with endometrial cancer. Cancer, 2015, 121(13): 2156-2163.

Wolf J, Slomovitz BM. Novel biologic therapies for the treatment of endometrial cancer. International Journal of Gynecological Cancer, 2005, 15(2): 411-411.

Zhang H, Zhang J, Wang Z, et al. CD146 is a potential marker for the diagnosis of malignancy in cervical and endometrial cancer. 2013, 5(4): 1189-1194.

Zhang X, Kyo S, Nakamura M, et al. Imatinib sensitizes endometrial cancer cells to cisplatin by targeting CD117-positive growth-competent cells. Cancer Letters, 2014, 345(1): 106-114.

17

中医药治疗

中医肿瘤学认为：肿者，肿大也；瘤者，留居也；肿大成块，留居在一起而不消散之物谓之"肿瘤"。三千五百多年前的殷墟甲骨文上已记有"瘤"的病名，两千多年前的《周礼》一书已载有专治肿瘤类病的医生，当时称为"疡医"。宋代《卫济宝书》中第一次使用"癌"字，癌源自"嵒"字，且与岩字通用，明代以后才开始用"癌"字来统称恶性肿瘤。

第一节　适应证

20 世纪 80 年代之后，综合治疗提高了子宫内膜癌患者的治愈率和生存率。综合治疗是根据肿瘤的种类、生物学特性、病期以及患者的病情适当地、合理地、有计划地结合应用多种治疗方法，序贯或合并进行治疗，能较大幅度地提高肿瘤的治疗效果，提高远期生存率。目前治疗子宫内膜癌症的各种方法均有其主要适应证及优、缺点，中医药治疗的优点正是西医药治疗的不足之处，西医药治疗的优势也正是中医药治疗的薄弱环节。因此，中西医结合、治疗互补正是我们今后提高疗效的主要途径之一。

中医药治疗的主要适应证有：

1. 作为综合治疗的一部分，对各期的子宫内膜癌与手术、放疗、化疗等治疗手段协同运用，进行抗肿瘤治疗（祛邪）。

2. 对子宫内膜癌放疗、化疗中的患者，进行增效、减毒治疗，提高放疗、化疗的疗效（增效），减少放疗、化疗的毒副作用（减毒）。

3. 对子宫内膜癌手术、放疗、化疗后体虚的患者，进行支持治疗（扶正）。

4. 对不适宜手术、放疗、化疗的子宫内膜癌患者，尤其是晚期病人，中医药可作为主要的治疗方法，其目的是尽可能控制癌肿，同时改善症状和提高生存质量。

5. 对子宫内膜癌患者的伴随症状进行对症治疗。

第二节　辨证论治

中医学的辨证论治是根据"四诊"所收集的病情资料，从症状和体征入手，结合体质、环境等因素，通过综合分析，揭示疾病的本质，从而立方遣药进行治疗的一个过程。辨证论治强调"治病必求其本"。通过审证求因，抓住疾病过程中病理失调的本质，加以治疗和调理。在子宫内膜癌的治疗上，所谓"本"，是肿瘤之存在；所谓"标"，是指因肿瘤所致的症状和体征。在"治病必求其本"的原则指导下，遵循"结者散之""坚者削之"，破结散瘀、软坚消导等治法。

子宫内膜癌的发生、发展是一个邪实正虚的过程，在病灶局部表现多为邪实，而患者整体的表现多是正虚。治疗上需要把扶正与祛邪、攻与补有机地结合起来，用手术、放疗、化疗方法及中药攻伐之品以祛邪攻癌，同时，用扶正培本方药来调整人体的阴阳、气血、脏腑以增强机体的抗癌能力，减轻攻癌的毒副作用。临床上应根据患者的具体情况、身体强弱、病期早晚来决定攻或补，做到"扶正以祛邪""祛邪而不伤正"。

一、辨证论治

1. 瘀毒壅滞证

［主证］月经紊乱，淋漓不断，或绝经多年之后又见阴道流血；量时多时少，色黯红，有血块；平时或带下量多，赤白相兼，味秽臭；精神抑郁，或心烦易怒，胸闷不舒，小腹胀痛；舌质暗红，或有瘀点瘀斑，苔薄白，脉弦或细弦。

［治法］行气化瘀，解毒散结。

［方药］理气化瘀汤：柴胡 10 g，郁金 10 g，水蛭 10 g，紫草 15 g，穿心莲 15 g，八角莲 10 g，石见穿 15 g，王不留行 15 g，急性子 5 g，露蜂房 12 g，夏枯草 30 g，香菇 30 g。

［加减］若气郁化火者，加石上柏 30 g，白花

蛇舌草 60 g 以清热解毒。

若阴道流血多者，加大、小蓟各 30 g 以凉血止血。

2. 湿毒内结证

［主证］月经紊乱，或崩或漏，日久不止，或绝经数年又阴道下血；量或多或少，色黯红，质黏有血块；平时或带下量多，色白或红白相兼，质稠黏；大便黏腻不爽；舌质暗淡，苔白腻，脉滑。

［治法］化湿祛瘀，解毒散结。

［方药］豁痰解毒汤：夏枯草 30 g，生牡蛎 30 g，海藻 15 g，白术 15 g，水蛭 10 g，川芎 10 g，穿心莲 30 g，石上柏 30 g，胆南星 10 g，全蝎 1 条，蜈蚣 2 条。

［加减］若湿而偏寒者，加皂角刺 10 g，蜀椒 10 g 以辛温化湿。

若偏湿热者，加僵蚕 15 g，苦参 15 g 以清热燥湿解毒。

3. 瘀毒走窜证

［主证］阴道浊血时沥，带下赤白如脓或浑浊味秽臭；形体消瘦，面色苍白，口干舌燥，纳差食少，低热不退；舌红或红紫，苔白少津，或光剥无苔，脉弦细或软无力。

［治法］补气益阴，祛瘀解毒。

［方药］扶正化瘀解毒汤：人参 15 g，龟板 15 g，鳖甲 15 g，白术 15 g，生黄芪 15 g，枸杞子 12 g，首乌 15 g，沙参 15 g，紫草 15 g，草河车 30 g，石上柏 30 g，全蝎 1 条，蜈蚣 2 条。

［加减］若阴道流血多者，加仙鹤草 30 g，三七粉 3 g（冲服）化瘀止血。

若带下量多、味臭严重者，加败酱草 15 g，蚤休 15 g，半枝莲 15 g 以清热解毒。

二、常用的中药饮片

在辨证论治的基础上，治疗中常选用的中药饮片有以下几种：

1. 化瘀消癥类

（1）和血化瘀类：当归、川芎、丹皮、丹参、赤芍、鸡血藤等。

（2）活血化瘀类：红花、桃仁、蒲黄、五灵脂、刘寄奴、三七、穿山甲、益母草、泽兰、苏木、鬼羽箭、乳香、没药、王不留行等。

（3）破血化瘀类：大黄、水蛭、九香虫、虻虫、三棱、莪术、血竭、蛴螬、土鳖虫等。

2. 化痰散结类　全瓜蒌、法半夏、制南星、川贝母、皂角刺、前胡、牛蒡子、昆布、海藻、夏枯草、猫爪草、鳖甲、龟板、牡蛎、山慈姑等。

3. 清热解毒类　金银花、野菊花、连翘、板蓝根、蒲公英、穿心莲、凤尾草、七叶一枝花、石上柏、黄连、黄柏、黄芩、虎杖、白花蛇舌草、半枝莲、山豆根、雷公藤、鸦胆子等。

第三节　中医药的辅助治疗

中医药辅助治疗要根据患者的病情，目前的主要治疗方法以及所处的治疗阶段，分别施以扶正、减毒、增效、对症治疗。

一、对围术期的辅助治疗

1. 术前治疗　术前治疗目的是对体质虚弱者改善一般营养状况，有利于手术进行。治疗上大多按中医辨证使用补气养血的药物或健脾益气、滋补肝肾的药物，如四君子汤（党参、炙甘草、茯苓、白术）、八珍汤（党参、白术、茯苓、炙甘草、当归、川芎、白芍、熟地黄）、十全大补汤（人参、肉桂、川芎、熟地黄、茯苓、白术、炙甘草、黄芪、当归、白芍）等。大部分等待手术的肿瘤患者都可以接受术前治疗以改善体质。

2. 术后治疗　中医学认为手术创伤可导致耗气伤血，患者术后多表现有气血亏损，或气阴两亏，或营卫失和，或脾胃失调等。术后配合中医药治疗能促进患者机体的快速康复，并为后续的放疗、化疗打好基础。

（1）调理脾胃：由于麻醉、手术创伤等，患者术后常有胃肠功能紊乱，症见腹胀气、大便秘结、食少等。可用六君子汤或香砂六君子汤（党参、白术、茯苓、法半夏、陈皮、木香、砂仁、甘草）健脾理气。

（2）益气固表：患者术后常因营卫失调而出现动则汗多等表虚不固的表现，可用玉屏风散加减（黄芪、白术、防风）益气固表。

（3）养阴生津：部分术后病人，可见口干舌燥、大便干结、食少、舌光红无苔等气阴两亏证，治以养阴生津，可选用增液汤加减（玄参、生地、麦冬）。

二、对放疗的辅助治疗

放疗会引起一系列的毒副作用。在放疗的过程中配合中医药治疗，能减轻毒副作用。中医学认为放射线属热毒之邪，易伤阴耗气，损伤脾胃，影响气血生化之源，放疗后早期多引起气阴两虚，后期以热毒伤阴为主。治疗早期宜益气养阴，佐以清热解毒；后期宜清热解毒、滋养阴血。

1. 放射损伤脾胃功能，以乏力、头晕、纳呆、恶心、呕吐等为主症者，属脾胃气虚，治疗以健脾益气为主，宜用香砂六君汤加减。以食欲不振、胃脘饱胀，胸胁窜痛为主症者，属肝胃不和，可用柴胡疏肝散合金铃子散加减（当归、柴胡、白芍、枳壳、香附、茯苓、白术、陈皮、川楝子、延胡索、甘草）；以呕吐酸水、苦水者为主症者，宜用橘皮竹茹汤（法半夏、炒陈皮、茯苓、竹茹、生石膏、黄连、麦冬、枇杷叶等）。

2. 放疗影响气血生化之源，引起的红、白细胞、血小板下降、骨髓抑制等，中医辨证多属气血两虚或气阴两虚，可选用八珍汤（党参、白术、茯苓、炙甘草、当归、川芎、白芍、熟地黄）加减。

3. 放射性肠炎、膀胱炎。放疗后出现下腹部疼痛、里急后重、腹泻常夹便血等放射性直肠炎，可选用白头翁汤加减（白头翁、秦皮、黄连、黄柏、木香、赤芍、地榆、金银花、马齿苋、败酱草、白芍、乌梅、槐花、血余炭等）。如出现尿急、尿痛、尿频和血尿等放射性膀胱炎，可用五苓散合小蓟饮子加减（茯苓、猪苓、车前子、茅根、小蓟、仙鹤草、地榆、血余炭、三七粉等）。

三、对化疗的辅助治疗

根据扶正祛邪相结合的原则，化疗时配合中药治疗能减轻化疗药物的毒副作用，提高患者自身的抗癌能力和内环境的稳定，可起到减毒、增效作用。

1. 全身反应　主要症状有头晕眼花、疲乏无力、精神萎靡、食欲不振等。中医辨证多属气血两虚、肝肾亏损，治宜补气养血，滋补肝肾，常选用八珍汤（党参、白术、茯苓、炙甘草、当归、川芎、白芍、熟地黄）、升血调元汤（黄芪、党参、骨碎补、女贞子、首乌、鸡血藤、麦芽、佛手）等。

2. 消化道反应　主要症状有食欲不振、恶心呕吐、胃脘饱胀、腹痛腹泻等。中医辨证多属脾胃虚寒或肝胃不和，治宜健脾和胃、疏肝止呕，方用香砂六君子汤、旋复代赭汤（旋复花、代赭石、生姜、制半夏、炙甘草、大枣、党参）等。或可按不同症状选用以下方药。

（1）恶心呕吐者：①呕吐清涎属脾胃虚寒，胃失和降者，可用陈夏六君汤合丁香柿蒂散加减（炒陈皮、姜半夏、茯苓、炙甘草、党参、丁香、柿蒂、生姜、红枣）。②呕吐酸水，苦水属胃热者，宜用橘皮竹茹汤（橘皮、竹茹、大枣、党参、甘草、生姜）。如呕吐伤阴者，加用芦根、知母、花粉、麦冬、石斛、竹茹等。

（2）胃脘饱胀、胸胁窜痛，属肝胃不和者，宜用逍遥散（柴胡、当归、白芍、白术、茯苓、生姜、薄荷、炙甘草）加减。

（3）腹痛腹泻，大便失调，甚至出现黏膜坏死、溃疡、出血，属脾胃失调者，宜芍药甘草汤加味（白芍、甘草、淮山、白术、茯苓、石榴皮、木香、陈皮）。

3. 骨髓造血功能抑制　骨髓造血功能抑制的临床表现多属中医的气血两亏，治宜补气养血，可用升血汤（生黄芪、太子参、白术、茯苓、鸡血藤、杞子、女贞子、菟丝子等），或重用参三七、骨碎补等。

4. 免疫功能抑制　多数抗肿瘤药物对机体的免疫功能有不同程度的抑制作用。研究证实能提高免疫功能的中药有：含多糖类的香菇、猪苓、茯苓、灵芝、木耳等；补气类的人参、黄芪、刺五加、灵芝等；滋阴类的女贞子、山萸肉、沙参、生地、鳖甲等；活血化瘀类的莪术、三七、麝香等；清热解毒类的白花蛇舌草、白毛藤、蒲公英、山豆根、青黛、水牛角、黄柏、黄芩、黄连等。以上中药均有免疫增强作用，可结合临床辨证选用。

5. 炎症反应　常见有发热、口腔炎、口腔溃疡、食道或胃肠道黏膜充血、水肿及溃疡等。中医辨证多属热毒证，治宜清热解毒。常用药有：金银花、连翘、山豆根、射干、板蓝根、蒲公英、黄连等。

四、扶正培本治疗

1. 气虚证：①主证：头晕，少气懒言，动辄气短，心悸自汗；舌质淡，舌苔薄白，脉细弱无力；②治法：益气健脾，常用药物：黄芪、党参、白术、茯苓、淮山、炙甘草等。

2. 血虚证：①主证：头晕眼花、心悸失眠、面色萎黄、唇甲苍白、手足发麻；舌质淡白，脉细无力；②治法：补血填精，常用药物：杞子、熟地、黄精、当归、阿胶、桂圆肉、紫河车、制首乌、鸡血藤、红枣、乌豆衣等。

3. 阴虚证：①主证：口干咽燥、失眠、大便干结、潮热盗汗、五心烦热、形体消瘦；舌红少苔或光红无苔，脉细数；②治法：滋阴养津，常用药物：玄参、生地、麦冬、沙参、石斛、女贞子、旱莲草、龟板、鳖甲、玉竹、天花粉等。

4. 阳虚证：①主证：畏寒肢冷，口淡神疲，倦卧嗜睡，气短而喘，面色苍白，小便清长，大便溏薄；舌淡，苔白润滑，脉沉无力；②治法：温补肾阳，常用药物：制附子、肉桂、仙茅、仙灵脾、鹿茸、锁阳、肉苁蓉、巴戟天、补骨脂等。

扶正培本治疗是用来治疗虚证的，无虚证时不可滥用。因此，注意辨清真虚假虚，不可贸然误投补药。因血属物质，气属功能，气血互生，气帅血行，故补气时应适加补血药，补血时也应适加补气药。补阳时注意不要过于温燥而伤阴，时时顾护阴液，并应佐以养阴之剂，使阳得阴助而生化无穷；使用滋阴养血药时，勿过于滋腻而碍脾胃，并适当佐以补阳、理气之品，使阴得阳升而泉源不竭。峻补选药宜精，剂量要大，不能久服；缓补用于久虚，药力不宜过猛。

五、对晚期子宫内膜癌疼痛的辅助治疗

（一）辨证论治原则

1. 根据疼痛性质，审证求因　疼痛的辨证应在四诊合参的基础进行。一般来说，窜痛多为风；冷痛拘急多为寒；灼痛、肿痛多为火热炽盛；沉痛多为湿阻；胀痛多为气滞；刺痛多为血瘀。寒痛多表现为冷痛、掣痛、紧痛，有收束感，遇寒痛剧，得温痛减；寒痛多属于癌症晚期，阳气亏虚，脉络失养，治以温补阳气，散寒止痛。热痛多表现为切痛、跳痛、肿痛，痛处灼热，拒按，遇冷痛减；热痛多为热毒壅盛，治宜清热解毒，缓急止痛。虚痛起病较缓，病程较长，痛势绵绵，可以忍耐，痛处喜按，多为隐痛、酸痛，劳累则甚；虚痛多为正虚不煦，荣血不润，治宜补虚止痛。实痛疼痛剧烈，痛处不移，拒按，多为胀痛，刺痛，绞痛，暴痛；实痛多为气滞、血瘀，治宜疏理气滞，活血化瘀。

2. 根据疼痛病位，区别气血　审察病位包括表里、上下、脏腑、经络、气血、阴阳等不同的病位和层次。其最重要是辨别气痛或血痛，气痛者，多为胀痛，忽聚忽散，时痛时止，痛而无形，气行则舒，过后复痛如故，治宜疏肝理气。血痛者，为刺痛，痛有定处，久痛不移，拒按或痛而有形，治宜活血化瘀。

3. 审度用药，预防传变　如气虚之痛日久，既可因气不生血而见血虚，又可因气不行血而致血瘀，故在补气的同时当辅以补血或行血之品。热痛者易于热盛而伤阴，故在清热之中应少佐养阴之药。反之，寒痛者易于寒盛而伤阳，故在散寒之中应少佐温阳之品。

（二）辨证止痛治疗

1. 气郁证：①主证：疼痛部位闷胀，游走不定，时痛时缓，舌质暗红，脉弦；②治法：行气止痛，方药：柴胡疏肝散或四逆散加减（柴胡15 g，白芍15 g，郁金15 g，佛手15 g，积壳15 g，香附15 g，延胡索20 g，川楝子15 g，当归15 g，丹参20 g）。

2. 瘀毒证：①主证：疼痛部位固定，拒按，入夜更甚，局部皮肤发紫，静脉怒张，舌质紫暗或有瘀斑，脉弦细涩或结代。②治法：活血化瘀，散结止痛，方药：血府逐瘀汤或少腹逐瘀汤等加减（桃仁，红花，三棱，莪术各10 g，延胡索20 g，五灵脂10 g，三七片10 g，桂枝10 g，柴胡15 g，路路通15 g，制乳香10 g，制没药10 g）。

3. 痰湿证：①主证：疼痛部位沉重，伴全身困重，嗜睡，胸腹满闷，不思饮食，舌质淡胖，苔白腻，脉沉滑。②治法：健脾燥湿，化痰止痛；方药：常用陈夏六君汤、导痰汤、半夏天麻白术汤等加减（藿香15 g，白豆蔻15 g，薏苡仁30 g，苍术15 g，砂仁6 g，厚朴10 g，茯苓15 g，白术15 g，僵蚕10 g，石菖蒲20 g，制胆南星15 g，陈皮6 g，当归10 g，法半夏10 g）。

4. 热毒证：①主证：疼痛剧烈，持续，口渴欲饮，小便短赤，大便干结，局部红、肿、热、痛或酿脓，皮肤变蜡黄色，溃破后流出脓血，或有高热，舌质红绛，苔黄，脉数或洪大。②治法：清热解毒，凉血止痛，方药：常用有五味消毒饮、黄连解黄汤等加减（夏枯草20 g，龙胆草15 g，蒲公英30 g，地丁10 g，连翘15 g，延胡索20 g，丹皮15 g，穿心莲10 g，九节茶30 g。

5. 气血亏虚证：①主证：疼痛隐隐，喜温喜按，畏寒怕冷，面色萎黄，精神不振，语声低微，舌质淡，苔白，脉细弱。②治法：益气养血，荣脉止痛；方药：常用八珍汤、人参养荣汤等加减（人参 10 g，黄芪 30 g，当归 15g，白芍 20 g，桂枝 6 g，鸡血藤 30 g，桑寄生 15 g，生地 15 g，细辛 3 g，川芎 10 g，延胡索 20 g）。

在上述辨证治疗的基础上，根据疼痛部位和性质，针对性地选用以下药物，可增加止痛效果。腹痛者选延胡索、香附、没药、白芍、甘草。腹胀者选大腹皮、厚朴。少腹痛者选刘寄奴、苏木。胸痛者选全瓜蒌、香橼、枳壳。肝区痛者选八月扎、玫瑰花。胃胀痛者选九香虫、绿萼梅。腹部瘤块痛者选鳖甲、牡蛎、三棱、莪术。骨转移痛者用药特点有二，一是根据"肾主骨，骨生髓"的中医理论，重用补肾中药如熟地、山萸肉、菟丝子、补骨脂、骨碎补、肉苁蓉、仙灵脾、胡芦巴等；二是重用虫蚁搜剔类中药，如土鳖虫、蜈蚣、全蝎、蜣螂虫等。

外治止痛的中成药中多有冰片、麝香、蟾酥、马钱子、雄黄等。如镇痛消肿膏用马钱子、蟾酥、生川乌、生南星、白芷、姜黄、冰片等研细末，调成糊状，用时敷在疼痛部位。中药外贴止痛，能缓解疼痛，改善症状，具有祛邪而不伤正的优点。

（三）针灸止痛治疗

1. 针灸止痛的选穴原则 选穴原则主要有：①选择与疼痛关系密切的穴位。②循经取穴：取疼痛部位所在经络的俞穴，所谓"经脉所过，主治所及也"。③表里取穴：取互为表里之经络的四肢膝肘以下俞穴。④上下取穴：遵《灵枢·络始》"病在上者下取之，病在下者上取之，病在头者取之足，病在腰者取之腘"的原则取穴。⑤取肿瘤附近的局部穴位。

2. 针灸止痛的常选穴位 ①腹部疼痛：可取内关、足三里、中脘、关元、中极、归来、三阴交等。②腰部疼痛：可取肾俞、大肠俞、夹脊、命门、腰阳关、阿是穴等。③臀部及下肢疼痛：可取压痛点、夹脊、环跳、大肠俞、秩边、承扶、殷门、委中、阳陵泉、承山等。

六、对子宫内膜癌腹水的辅助治疗

子宫内膜癌一般较少见腹水，若晚期出现腹水则属于中医"鼓胀"范畴。多属虚证。

1. 寒湿困脾证

［主证］腹大，按之如囊裹水，胸腹胀满，全身水肿，精神困倦，尿少，便溏，苔白腻，脉细缓。

［治法］温运脾阳，化湿行水。

［方药］实脾饮合胃苓汤加减（厚朴 15 g、苍术、白术各 15 g，陈皮 6 g，草果 5 g，制附子 10 g，干姜 10 g，茯苓皮 20 g，泽泻 20 g，甘草 6 g 等）。小便不利者加猪苓、桂心以助化气行水之力；脘胁胀痛者加青皮、香附、延胡索以疏肝理气；脘腹胀闷者加郁金、砂仁、枳壳以理气宽中。

2. 肝脾血瘀证

［主证］腹大坚满，脉络怒张，胁腹攻痛，面色黧黑，胸部有蜘蛛痣，朱砂掌，唇色紫暗，舌质紫暗或青紫斑，脉细涩。

［治法］活血化瘀利水。

［方药］膈下逐瘀汤加减（当归 10 g，赤芍 10 g，桃仁 10 g，三棱 10 g，莪术 10 g，五灵脂 6 g，鳖甲 15 g，大腹皮 15 g，乌药 15 g，泽兰 10 g，泽泻 20 g）。如水胀满甚，患者体质尚好者，可用舟车丸、十枣汤以攻逐水气。

3. 脾肾阳虚证

［主证］腹大胀满，入暮较甚，神倦怯寒，脘闷纳呆，面色苍黄，小便短少，大便稀烂，舌质淡胖有齿印，脉沉细无力。

［治法］温补脾肾，化气行水。

［方药］附子理中汤合五苓散加减（制附子 10 g，干姜 10 g，党参 15 g，白术 10 g，茯苓 15 g，猪苓 15 g，泽泻 15 g，胡芦巴 10 g，鹿角胶 10 g 等）。

4. 肝肾阴虚证

［主证］腹大胀满，形体消瘦，面色晦滞，口干舌燥，五心烦热，小便短赤，舌质红绛少津，脉沉细。

［治法］滋补肝肾，养阴利水。

［方药］麦味地黄汤加味（麦冬 15 g，五味子 10 g，生地 15 g，山萸肉 10 g，猪苓 15 g，泽泻 15 g，太子参 30 g，地骨皮 20 g，石斛 15 g，杞子 15 g 等）。

第四节 治疗常用的中成药、中药注射液与植物类制剂

治疗子宫内膜癌，可根据患者的病情选用下列

的中成药、中药注射液或植物类制剂。

一、常用中成药

1. 平消胶囊

（1）药物组成：郁金、五灵脂、干漆（制）、枳壳、白矾、硝石、马钱子粉、仙鹤草。

（2）功效：活血化瘀，止痛散结，清热解毒。

（3）用法用量：胶囊剂：口服一次 4~8 粒，一日 3 次。

（4）注意事项：①用药过程中饮食宜清淡，忌食辛辣刺激之品。②本品含有硝石、马钱子、干漆，有毒，应在医生指导下使用，不可过量、久服。

（5）不良反应：少数患者服后有恶心、胃脘不适等不良反应。

2. 安替可胶囊

（1）药物组成：蟾皮、当归。

（2）功效：软坚散结，解毒止痛，养血活血，可配合放疗增效减毒。

（3）用法用量：口服一次 2 粒，一日 3 次，饭后服用。疗程 5 周，或遵医嘱。

（4）注意事项：①本品含有蟾皮，有毒，应在医生指导下使用，不可过量。②服用过程中饮食宜清淡，忌食辛辣刺激之品。

（5）不良反应：尚无不良反应报道。

3. 阿魏化痞膏

（1）药物组成：阿魏、使君子、蓖麻子、木鳖子、穿山甲、蜣螂、莪术、三棱、血竭、当归、乳香、没药、生川乌、生草乌、雄黄、樟脑、肉桂、大蒜、白芷、芦荟、胡黄连、大黄、厚朴、香附。

（2）功效：化痞消积。

（3）用法用量：外用。加温软化，贴于患处。

（4）注意事项：①正虚瘀结所致者慎用。②忌恼怒、避风寒。③用药期间，忌食生冷、油腻及不易消化之食物。④本方含生川乌、生草乌、雄黄、樟脑等有毒药物，皮肤破溃及皮肤过敏者不宜贴敷。

（5）不良反应：尚无不良反应报道。

二、中药注射液

康莱特注射液

（1）药物组成：注射用薏苡仁油，注射用大豆磷脂，注射用甘油。

（2）功效：益气养阴，消癥散结。可用于放化疗毒副作用、癌性疼痛、恶病质。

（3）用法用量：缓慢静脉滴注 200 ml，一日 1 次。21 天为一疗程，间隔 3~5 天后可进行下一疗程。联合放、化疗时，可酌减剂量。首次使用，滴注速度应缓慢，开始 10 分钟滴滴速应为 20 滴／分钟，20 分钟后可持续增加，30 分钟后可控制得 40~60 滴／分钟。

（4）注意事项：①如偶有患者出现严重脂过敏现象可对症处理，并酌情停止使用；②本品不宜加入其他药物混合使用；③静脉滴注时应小心，防止渗漏血管外而引起刺激疼痛：冬季可用 30℃温水预热，以免除物理性刺激；④使用本品应采用一次性输液器（带终端滤器）。如发现本品出现油、水分层（乳析）现象，严禁静脉使用；⑤如有轻度静脉炎出现，可在注射本品前和后适量（50~100 ml）输注 0.9% 氯化钠注射液或 5% 葡萄糖注射液。

（5）不良反应：临床偶见脂过敏现象，如寒战、发热、轻度恶心及肝转氨酶可逆性升高，使用 3~5 天后此症状大多可自然消失而适应。偶见轻度静脉炎。

三、植物类制剂

榄香烯注射液

（1）药物组成：β-榄香烯及少量 γ-、δ-榄香烯。

（2）功效：本品合并放、化疗常规方案对多种恶性肿瘤可以增强疗效，降低放、化疗的毒副作用。并可用于介入、腔内化疗及癌性胸腹水的治疗。

（3）用法用量：静注：一次 0.4~0.6 g，一日 1 次，2~3 周为一疗程。用于恶性胸腹水治疗：一般 $200~400 \text{ mg/m}^2$，抽胸腹水后，胸腔内或腹腔内注射，每周 1~2 次或遵医嘱

（4）注意事项：①本品对血小板减少症，或有进行性出血倾向者应慎用；②部分病人初次用药后，可有轻微发热，多在 38℃以下，于给药之前 30 分钟口服强的松或解热镇痛药可预防或减轻发热；③本品腔内注射时可致少数病人疼痛，使用前应根据患者的具体情况使用局麻药，可减轻或缓解疼痛，使病人能够耐受。

（5）不良反应：部分病人用药后可有静脉炎、发热、局部疼痛、过敏反应、轻度消化道反应。

第五节　子宫内膜癌的饮食疗法

饮食疗法在我国有悠久历史，中医学的起源与饮食及烹调有着密切关系。自古"药食同源"，《黄帝内经》有"食养"一词，指出"五谷为养，五果为助，五畜为益，五菜为充，气味合而服之，以补精益气。此五者，有辛、酸、甘、苦、咸，各有所利，……四时五脏，病随五味所宜也。"充分体现了寓疗以食，食中求疗的思想。

一、辨证施食

中医辨证施治的理论，同样也是食疗的理论依据。《本草求真》谓："食物入口，等于药之治病同为一理，合则于人脏腑有益，而可却病卫生，不合则于人脏腑有损，而即增病促死。"所以，选择食物，要适合体质；其与治疗药物配合可增强疗效，相得益彰，有助于疾病的康复。

1. 气虚证　有气短、懒言、神疲、乏力、面色苍白、舌质淡胖等表现。补益气虚的食物有各种肉、鱼、蛋、乳制品以及黄豆、淮山、大枣、栗子等。食疗可选参枣米饭、黄芪炖乌鸡、人参枣莲肉汤、人参桂圆粥等。

2. 血虚证　有头晕、眼花、面色萎黄或淡白无华、唇甲苍白、心悸、肢麻、舌质淡白等表现。补益血虚的食物有动物肝脏、桂圆肉、荔枝肉、葡萄、黑芝麻、花生衣等。食疗可选参归淮山炖乌鸡、当归羊肉羹等。

3. 阴虚证　有口干、咽燥、心烦、失眠、手足心热、潮热盗汗、舌红少苔等表现。补益阴虚的食品有雪梨、西瓜、桑椹、莲藕、银耳、鸽肉、鸭肉、鱼肉等。食疗可选虫草红枣炖甲鱼、百合花旗参猪肺汤、灵芝木耳汤等。

4. 阳虚证　有畏寒肢冷、口淡、腰膝酸痛、小便清长、大便溏薄、舌质淡胖等虚寒表现。补益阳虚的食品有核桃、牛肉、羊肉、海参等。食疗可选参杞羊肉汤、人参莲肉汤、肉桂茶等。

5. 实热证　有发热喜冷、口渴多饮、面红、目赤、小便短赤、大便燥结、舌红、苔黄、脉数等表现。清热的食物有红萝卜、竹蔗、蜂蜜、马蹄、雪梨、莲子、莲藕、绿豆、西瓜等。食疗可选红萝卜竹蔗马蹄汤、夏枯草瘦肉汤等。

二、辨不同治法的施食

1. 术后的饮食疗法　术后患者多有气血不足，脾胃虚弱的症状。饮食疗法既要注意补充营养，给予高蛋白、高维生素食物，又要调理脾胃功能，振奋胃气，可选择各种肉、鱼、蛋、奶、新鲜蔬菜、人参、党参、黄芪、杞子、桂圆、大枣、淮山、薏苡仁、核桃、黑芝麻、罗汉果、无花果、生姜、山楂、砂仁等，忌食生冷、滋腻食物。

2. 放疗后的饮食疗法　放疗后常有热盛伤阴的症状，如口干、多饮、大便干结、舌红少苔等。饮食疗法要注意滋阴生津、甘寒清淡，可选择红萝卜、马蹄、甘蔗、鸭梨、莲藕、蜂蜜、莲子、葡萄、冬瓜、绿豆、西瓜、鱼肉、乌龟、水鱼、海参、蚌、鸭肉、鸽肉、花旗参、沙参、玉竹、莲子、百合、银耳、香菇、淮山、杏仁、无花果、扁豆等，忌食辛辣、香燥、烟酒等刺激性食物。

3. 化疗后的饮食疗法　化疗患者常见恶心、呕吐、食欲不振、便溏、腹泻等消化道反应，以及由于骨髓抑制、造血功能受损引起的血象下降等毒副作用，中医辨证多为气血两虚或脾胃虚寒、甚至脾肾阳虚。饮食疗法既要注意补充营养，给予高蛋白、高维生素的食物，又要注意补脾健胃、或温补脾肾以强化先天及后天之本，可选择鸡肉、牛肉、羊肉、驴肉、乳制品、蛋类、黄芪、党参、红枣、核桃、罗汉果、杞子、桂圆、鹿胎盘、人胎盘、猪或牛骨髓、黑木耳、猴头菇、淮山、扁豆、胡椒、生姜等，忌食生冷瓜菜及寒凉之品。

（邓高丕　宋　阳）

参考文献

罗颂平, 邓高丕, 陶莉莉, 等. 中西医结合妇产科治疗学. 北京: 人民军医出版社, 2008.

国家药典委员会. 中华人民共和国药典. 临床用药须知. 中药卷. 北京: 人民卫生出版社, 2005.

杜惠兰. 中西医结合妇产科学. 3版. 北京: 中国中医药出版社, 2016.

18 特殊组织学类型的子宫内膜癌

第一节 子宫浆液性癌

一、前言

子宫浆液性癌（uterine serous carcinoma，USC）是子宫内膜原发腺癌，20世纪80年代首次描述：以伴有细胞簇的复杂乳头结构为特征，常见砂砾体（Hendrickson et al，1982）。USC被分类为所谓Ⅱ型子宫内膜癌，其发病率较低约占子宫内膜癌的1%~10%，但死亡率高，其5年总体生存率明显低于Ⅰ型子宫内膜癌。由于其分化差，侵袭性高，发现时多为晚期，预后不良，将近占到内膜癌死亡例数的一半，可见USC是内膜癌最致命的一种亚型。USC具有血管浸润性，尽管肿瘤体积很小，甚至没有子宫肌层浸润，也有发生子宫外播散的可能（Ko et al，2012）。这种特性导致USC患者的肿瘤复发率高，预后差（Fader et al，2009）。另外，内膜样腺癌常发生抑癌基因 *PTEN* 的改变，而 *p53* 突变是USC的重要分子生物学特征，USC患者中85.7%的原发癌灶存在 *p53* 突变。另外，USC分子生物学的改变还包括人类表皮生长因子受体2（human epidermal growth factor recepter2，HER-2/neu）过表达（50%以上）、E-钙黏蛋白（E-cadherin）缺失（62%）、P16（92%~100%）及IMP3（91%）过表达等，它们被认为与肿瘤的发生发展有关，有望成为肿瘤标志物协助诊断方法。

USC单纯手术治疗预后较差，需术后辅助化疗。无论是早期USC或晚期USC，铂类联合紫杉醇的化疗方案（TP方案）均可以有效地降低复发率，改善患者预后[3]。另外，靶向治疗也是一种有效的治疗方法。在过去十年中，已研究发现与USC发病机制相关的几个基因，其中包括 *HER2*，也称为 *c-erbB2* 或 *HER2/neu*，此发现促进该类靶向药物的研究进展（Fader et al，2009）。此外，全基因组测序为肿瘤治疗带来崭新前景，将对USC发生的分子和基因相关机制进行深入探究。

二、高危因素

USC与高血压、糖尿病、不孕不育、绝经晚及激素替代治疗等因素无明显的相关性。传统认为USC常见于较瘦的女性中，但肥胖是否为USC的高危因素目前尚存在争议。乳腺癌史是USC的一个高危因素。有乳腺癌史的子宫内膜癌患者中USC占9.4%，而无乳腺癌史的子宫内膜癌患者中USC占6.3%（Moore et al，2009）。而乳腺癌患者中他莫昔芬的应用可增加罹患USC的风险，但发病机制仍在探究（Tergas et al，2012）。有学者认为USC为遗传性乳腺-卵巢肿瘤综合征的一种表现形式，但与乳腺癌相关的BRCA基因突变是否为USC的一种高危因素仍存在争议（Lavie et al，2010）。

三、临床病理及分子特征

USC多发生于年老女性，为非雌激素依赖型肿瘤，与初潮早、绝经晚、未产无明显相关性。典型的子宫浆液性癌的肿瘤体积大，且来源于萎缩子宫内膜。但它们可能在显微镜下表现不典型，有时肿瘤来源于内膜息肉的表层，包括囊状类型（The Cancer Genome Atlas Research Network，2013）。在上述情形的肿瘤中，恶性浆液性细胞局限在表层或表面腺体，不侵犯间质。而浸润性病变区可以呈乳头样生长，细胞有明显异型性，包括高核浆比，异型有丝分裂象，异常染色体和明显核仁（Hendrickson et al，1982；Le Gallo et al，2012）。更常见浸润性的腺体呈"蟹爪样"外观，通常和间质反应有关（The Cancer Genome Atlas Research Network，2013）。瘤变的腺体管腔不规则，细胞缺少极性，伴有假层、弥漫和核多形性，核仁明显，有丝分裂和凋亡活跃（Bokhman et al，1982）。Slomovitz等回顾性地分析了129例子宫浆液性癌患者的临床病理特征。40%的患者表现为Ⅰ期，4%为Ⅱ期，32%为Ⅲ期，24%为Ⅳ期（Slomovitz et al，2003）。35%有深肌层浸润，52% 有淋巴脉管间隙浸润的证据，提示子宫外播散与分期有关。另外，发现深肌层浸润和淋巴转移是最差的预后因素。

Wei 等（2013）对 358 名内膜癌活检标本进行回顾性分析。41 例在内膜样腺癌和浆液性癌的诊断中存在争议。该研究认为，浆液性癌的临床病理特征为：内膜息肉呈萎缩样改变，管腔界限不清，小乳头簇生，裂隙样空间伴实性片状肿瘤细胞，及合并高级别细胞核伴乳头或腺体增生（细胞分离）。为进一步区分两种亚型，行 p53、p16、ER 和 PR 免疫组化染色。使用该免疫组化染色组合可显著提高浆液性癌诊断准确性。其中，确定为浆液性癌的标本 p16 染色阳性 100%，p53 阳性 60%，ER 阳性 69%，波形蛋白（vimentin）阳性 44%。发现 p53 异常表达是 USC 的主要分子特征，其在 80%~90% 的浆液性癌中有异常表达（The Cancer Genome Atlas Research Network，2013）。

p53 突变是 USC 的重要分子生物学特征，其免疫反应性越强，预后越差。文献报道，USC 患者中 *p53* 突变使其丧失了抑制胰岛素样生长因子 1 受体（IGF-IR）的功能，故针对 IGF-IR 的分子靶向治疗或许可使 p53 高表达的 USC 患者受益（Attias-Geva et al，2012）。HER-2/neu 是 *CerbB2* 基因编码产物。16%~62% 的 USC 中存在 HER-2/neu 蛋白过度表达或基因扩增，HER-2/neu 过度表达的 USC 分期较高，预后较差（Togami et al，2012），故其有望成为 USC 早期诊断及评估预后的标志物。

全基因组测序技术加深对肿瘤分子生物学的认识，该技术将用到更有效的靶向治疗方面，从而改善 USC 患者的生存结局。第一步是建立一个初步框架，近期已由多个 USC 肿瘤测序研究组完成（Le Galloet al，2012）。通过测定 76 例 USC 患者中的频繁体细胞突变率，Kuhn 等（2012）发现 *TP53*（81.6%）、*PIK3CA*（23.7%）、*FBXW7*（19.7%）和 *PPP2R1A*（18.4%）是最常发生突变的基因。9/10 的 USC 患者肿瘤组织和内膜上皮组织中癌变区的 *PIK3CA*、*PPP2R1A* 和 *TP53* 发生一致突变，可见内膜上皮癌变区基因突变是 USC 的癌前病变。该发现证明了上述基因在早期癌变中的作用。此外，DNA 拷贝数分析显示 *CCNE1* 等位点的基因组发生扩增及 *FBXW7* 等位点发生缺失。综上，这些突变导致了 cyclin E 蛋白水平的增加，激活细胞周期

检验点促进疾病进展。近半肿瘤患者发生 *PIK3CA*（PI3K 通路）基因突变或扩增，并伴 cyclin E 扩增。在上述病例中，cyclin E 蛋白水平升高将会上调 PI3K-AKT 信号通路，促进细胞增生和存活。因此，验证了 PI3K-AKT，mTOR 通路在 USC 癌变中起关键作用的假说。

四、发病机制

子宫浆液性癌通常发生于萎缩的子宫内膜。USC 的发生发展过程可被概括为正常静止期内膜到癌前病变子宫内膜腺体异常增生（Endometrial glandular dysplasia，EmGD），再进一步发展为其早期阶段子宫内膜上皮内癌（Endometrial intraepithelial carcinoma，EIC），最终发展为典型 USC 的过程（Zheng et al，2011；Fadare et al，2008；Zheng et al，2007）。过去一直认为 EIC 是 USC 的癌前病变，但后来有研究表明，部分病例在 EIC 阶段，即使形态学上没有肌层浸润，仍发生远处转移。EIC 细胞学上以内膜表面有呈恶性表现的细胞为特征，形态学上与 USC 基本完全相同（Chan et al，2006）。EIC 存在于 98% 的子宫浆液性癌病变中，但仅见于 6% 的内膜样肿瘤（The Cancer Genome Atlas Research Network，2013）。因此，EIC 被认为是 USC 早期阶段未浸润形式，而 EmGD 才是 USC 的癌前病变（Darvishian et al，2004）。随着子宫浆液性癌的发病机制研究不断深入，目前认为即使没有子宫内膜间质或肌层浸润，其仍具有转移至腹腔腹膜和区域淋巴结的可能（Kuhn et al，2012；Chan et al，2006）。

另外，子宫浆液性癌表现出高频 *p53*（肿瘤蛋白 53）基因突变和 *HER-2-neu* 基因扩增（Chan et al，2006）。多个研究显示，*HER-2-neu* 在 16%~62% 的子宫浆液性癌中过表达，说明 *HER-2-neu* 可能对肿瘤的癌变和进展发挥作用（Chan et al，2006；Pennington et al，2013）。

五、临床表现

与子宫内膜样腺癌一样，子宫浆液性癌最常见的临床症状是异常子宫出血。然而，USC 还可表现为与卵巢上皮性癌相似的腹部症状，一旦出现多为晚期。一项包含 129 例 USC 患者的研究，67% 表现为异常子宫出血，10% 表现为异常宫颈细胞

学，9% 出现腹部症状（Chan et al，2006）。与大多数（80%）Ⅰ型子宫内膜癌（其病灶局限于宫腔内）不同,USC 患者常在发现时（46%）已为晚期（Chan et al,2006）。Ⅰ型内膜癌可根据术中情况(肌层浸润、肿瘤大小、淋巴脉管间隙受侵）预测子宫外播散的风险，但不适用于浆液性癌。因此，全面分期术前获取准确的组织学诊断是至关重要的。

六、治疗

（一）治疗前评估

对可疑子宫浆液性癌或内膜癌的患者，检查通常包括：经阴道超声检查、诊断性刮宫、子宫内膜活检及宫腔镜检查。分段诊刮或宫腔镜下活检是目前子宫内膜癌诊断中最具价值的诊断方法。目前，多个研究对高级别内膜癌患者进行术前 PET/CT 评估。Signorelli 等（Hoskins et al，2001）的研究结果表明：行 PET/CT 检查的患者中 8.1% 为 USC，24.3% 患者发现有盆腔淋巴结转移。PET/CT 对于检测患者淋巴结转移的敏感性、特异性、阳性预测值、阴性预测值和准确性分别为 77.8%、100.0%、100.0%、93.1% 和 94.4%（Signorelli et al，2009）。可见，PET/CT 对术前评估 USC 患者子宫外转移具有一定价值。

一项对 10 例术前行宫颈抹片的高级别内膜癌患者进行回顾性分析发现，65.7%USC、25% 透明细胞癌、23.8% 高级别（3 级）内膜癌患者有宫颈细胞学涂片异常（Shaznik-Wikiel et al，2011）。多变量分析结果提示，USC 组织学是唯一与异常宫颈抹片相关的参数。可见，内膜癌患者出现异常宫颈抹片时，发生 USC 的风险增加。

肿瘤标志物 CA125 水平对预测肿瘤转移有一定参考价值，若其水平明显升高，应考虑有子宫外病变存在的可能。尽管它尚未显示出作为诊断指标的独特有效性（Gupta et al，2011），但其水平已经证实与肿瘤晚期、盆腔淋巴结受累、腹腔冲洗液阳性和淋巴脉管间隙受累等相关（Olawaiye et al，2008）。此外，Olawaiye 等研究发现，USC 患者术前血清 CA-125 水平高于 35 U/ml，其死亡风险是其他患者的 3.7 倍。Ⅰ期患者 5 年生存率为 50%~80%，Ⅲ/Ⅳ期患者为 33%。因此，早期发现、及时就诊，是改善预后的最重要方法（Creasman et

al，2006；Hamilton et al，2006）。

（二）手术治疗

手术是目前治疗 USC 的主要方法，包括全面分期手术和肿瘤细胞减灭术。40%~70% 临床Ⅰ期患者术后手术病理分期升高。故对早期 USC 患者，全面分期手术有助于明确肿瘤是否有子宫外转移。美国国立综合癌症网路（NCCN）指南推荐，USC 应进行全面分期手术，其包括：腹腔冲洗液细胞学检查，全子宫和双附件切除术，盆腔淋巴结和腹主动脉旁淋巴结清扫或活检，大网膜切除或活检，腹膜活检。

对于晚期 USC（Ⅲ期 /Ⅳ期），应行满意的肿瘤细胞减灭术，可改善患者的生存结局（Moller et al，2004；Bristow et al，2001）。残留肿瘤细胞是影响患者生存的最主要原因。Thomas 等（2007）回顾性分析了 70 例Ⅲ/Ⅳ期子宫浆液性癌患者，结果显示无肉眼肿瘤残留的患者整体生存期显著得到延长（51 个月），有肉眼可见残留病灶的满意肿瘤细胞减灭术（14 个月），次优的细胞减灭术（12 个月），其差异有统计学意义（P=0.03）。

所有术前诊断为子宫浆液性癌的患者，应进行全面手术分期（包括盆腹腔冲洗液细胞学检查、盆腹腔腹膜多处活检、腹膜后淋巴结切除等）。一项对 206 例Ⅰ/Ⅱ期 USC 患者的回顾性分析显示，肿瘤大小、淋巴血管浸润和肿瘤组织中 USC 比例与复发或无进展生存期之间无关（Fader et al，2009）。此外,多项研究证实肌层浸润与转移无关(Slomovitz et al，2003；Carcangiu et al，1997；Gehrig et al，2001）。Goff 等（1994）报道 52 例经手术分期的 USC 患者，发现有或无肌层浸润的淋巴结和腹腔内转移率相似（36% 和 40%，43% 和 35%）。Turner 等（2003）对 38 例Ⅰ期 USC 患者的分析中，发现进行全面手术分期的 5 年生存率（100%）显著高于没有进行全面手术分期者（61%）。因此，全面手术分期对于患者预后具有很大的意义。

考虑 USC 患者和卵巢高级别浆液性癌患者的相似性，对是否要在全面手术分期基础上增加大网膜活检是存在争议的。Gehrig 等（2003）充分证明 USC 患者易于肉眼发现大网膜是否受累，52 例患者手术中发现 18 例有大网膜累及，其中 16 例为肉眼可见病灶。因此，作者认为对于肉眼未见大网膜转移的 USC 患者，不需常规切除大网膜。

对于 I / II 期内膜癌患者手术治疗，存在的最大争议是淋巴结切除是否存在治疗意义。在欧洲和日本分别进行的两项大型试验，旨在探索内膜癌患者进行全面淋巴结切除的意义。其中，一项前瞻性的多中心随机试验发现：早期内膜癌患者进行盆腔淋巴结切除对总体生存率或无复发生存率没有益处（危险比 HR1.16，$P=0.31$）（Kitchener et al，2009）。但本研究的缺点在于 USC 患者仅占 4%，且不考虑分期患者随机分配到治疗组或对照组。另一项 SEPAL（腹主动脉旁淋巴结切除术对内膜癌患者生存影响）回顾性队列研究，比较了盆腔淋巴结切除与盆腔和腹主动脉旁淋巴结切除，结果显示中到高危内膜癌患者，切除盆腔和腹主动脉旁淋巴结比仅切除盆腔淋巴结的死亡率降低（HR 0.44，CI 0.30~0.64；$P<0.001$）（Todo et al，2010）。由于以上两项研究对象为组织学类型不同的患者，且 USC 占少数，因而很难得出最终结论。此争议问题有待进一步的后续探讨。

（三）孕激素治疗

尽管子宫内膜癌手术治疗成功率较高，但对于孕激素耐药和晚期内膜癌的治疗仍具有一定挑战性。激素治疗仅用于子宫内膜样癌，多用于晚期或复发患者，以高效药物、大剂量、长疗程为好，4~6 周可显效。对癌瘤分化良好，孕激素受体（PR）阳性者疗效好，对远处复发者疗效优于盆腔复发。治疗时间尚无统一看法，但至少应用药 1~2 年以上。总有效率 25%~30%，可延长患者的疾病无进展生存期，对生存率无影响。

大剂量孕激素对分化良好、雌激素受体（ER）和孕激素受体（PR）阳性的内膜癌细胞反应率高（王玉东 等，2007）。然而，长期孕激素治疗后，原发性和获得性耐药导致治疗失败并不少见（Martin-Liberal et al，2014）。长期孕激素治疗使 PR 表达下降，成为子宫内膜癌细胞由敏感到耐药的关键（Shao et al，2013）。在孕激素耐药方面，孕激素受体 B（PRB）表达情况与保守治疗的成功率密切相关。另外，研究发现：PRB 介导孕激素通过调控 MAPK 通路，进而抑制 RANKL 促内膜癌远处转移（Wang et al，2016；Wang et al，2015）。

研究表明多巴胺受体拮抗剂甲硫哒嗪作为一种治疗精神疾病的药物，可通过促进癌症干细胞分化，消耗干细胞的自我更新能力。对于 II 型内膜癌（PR-、ER-），孕激素常发生耐药。研究报道甲硫哒嗪联合醋酸甲羟孕酮可增加内膜癌细胞 PRB 表达，通过经典途径抑制细胞增殖促进细胞凋亡，同时联合用药抑制 PI3K/AKT 信号通路（孟琼 等，2015）。二甲双胍也可协同促进内膜癌细胞对孕激素的敏感性。因此，内膜癌耐药增敏的具体机制仍有待深入研究。

（四）其他辅助治疗

1. I / II 期的辅助治疗

目前，经全面手术分期后 I / II 期内膜癌患者仍没有统一的治疗方案。但已明确的是子宫浆液性癌的复发方式与 I 型内膜癌不同（Moore et al，2011）。Fader 等的综述中提到，无肌层浸润的患者术后予观察随访，仅有 0~30% 的复发率，存在肌层浸润者复发率则为 29%~80%。且大多数复发者为盆腔外转移，超出标准的放疗范围（Fader et al，2012）。

已往内膜癌的辅助治疗为放疗，早期 USC 患者的研究集中在全腹腔 + 盆腔强化放疗（WAPI）或全盆腔放疗（The Cancer Genome Atlas Research Network，2013；Kelly，et al，2005；Elit et al，2004）。与术后随访的患者相比，放疗并未明显改善患者的生存率，甚至复发常常发生于放疗范围内。一项由 GOG 进行的 II 期回顾性研究，观察 I / II 期 USC 患者全腹腔放疗，发现 7/19（37%）患者复发，其中 71% 的复发患者是在放疗野内。鉴于放疗野内和远处的高复发率，作者提出需对 USC 患者进行更加系统化治疗（Sutton et al，2006）。2012 年 Cochrane 回顾分析了 8 个 I / II 期内膜癌患者辅助放疗的随机对照试验，得出对于高危 I 期内膜癌患者放疗并未提高生存率（Kong et al，2012）。

由于缺少前瞻性随机对照试验，对子宫浆液性癌局限于子宫的患者进行辅助化疗尚存在争议。但是，仅行手术治疗的 I / II 期 USC 患者有 5%~80% 的复发率，而且大多数复发位于盆腔外且具有致命性。多个回顾性研究一致认同全身辅助化疗的必要性，但对于经全面手术分期且术中无残余肿瘤的患者除外（Moore et al，2011；Fader et al，2012；Huh et al，2003）。对于肿瘤表现为息肉的患者是否进行辅助化疗尚不确定，有文献报道这些患者复发率以及致死性复发率均较低。关于肿瘤局限于子宫的 USC 患者是否进行辅助化疗应谨慎考虑复发风险和个体化因素。

正如前述，从大量的回顾性研究及晚期 / 复发 USC 患者随机对照试验得出，Ⅰ/Ⅱ期 USC 应行辅助化疗，最初治疗应静脉输注卡铂 / 紫杉醇。GOG（209）比较晚期和复发内膜癌患者行静脉卡铂 / 紫杉醇（TC）方案和静脉紫杉醇 / 多柔比星 / 紫杉醇（TAP）化疗方案，结果发现二者生存结局相似，且 TC 方案毒性明显较弱（Miller et al，2012）。Einstein 等进行了另外一个回顾性的Ⅱ期试验，对Ⅰ～Ⅳ期子宫浆液性癌患者进行"夹心疗法"，Ⅰ/Ⅱ期患者的 3 年生存率为 84%（Einstein et al，2012）。

Fader 等回顾性分析 1993 — 2006 年Ⅰ期 USC 患者，发现术后接受铂类为基础的化疗组复发率比无接受化疗组复发率低，化疗 ± 放疗组与单纯放疗组、无辅助治疗组比较，化疗 ± 放疗能延长无进展生存期（Fader et al，2009）。美国 Memorial Sloan Kettering 医院进行的一项回顾性研究，发现 41 例早期 USC 患者行 6 周期的静脉 TC 方案 + 阴道近距离放疗，其 5 年无进展生存率和总体生存率为 85% 和 90%。随访 58 个月，仅 4 例（34 例）Ⅰ期患者复发（11.7%），且有 2 例孤立盆腔复发患者进行了挽救治疗（Kiess et al，2012）。一项对全面分期为Ⅰ期 USC 患者最大规模的回顾性研究发现，TC 方案联合或不联合放疗后的复发率为 9.2%，仅放疗的患者复发率为 24%，仅随访观察者为 30%（P=0.016）（Fader et al，2009）。此外，TC 方案与放疗和观察相比，显著提高患者 5 年无进展生存率（分别为 81.5%，64.7% 和 64.1%（P = 0.013）（Guintoli et al，2012）。

NCCN 指南推荐：经手术分期的Ⅰa期（无肌层浸润）子宫浆液性癌患者，术后可考虑辅助放化疗；对于子宫切除术后宫内无肉眼可见残留病灶的患者，NCCN 建议术后可随访观察；Ⅰ～Ⅱ期伴肌层浸润的 USC 患者，建议进行全面手术分期 + 术后辅助化疗 ± 肿瘤定向放疗（NCCN，2012）。

2009 年妇科肿瘤协会（GOG）一致认为，对早期 USC 患者术中宫内有残余病灶者，无论有无肌层浸润，建议术后辅助化疗 ± 肿瘤定向放疗

（Boruta et al，2009）。Fader 等收集并分析了所有有关手术分期Ⅰ期的 USC 的文献，发现进行辅助化疗的患者总体复发率为 8.7%，而放疗和随访观察患者的复发率分别为 25.0% 和 12.4%。单独分析ⅠB/ⅠC 期，复发率差异更大，辅助化疗的复发率为 10.8%，而辅助放疗和随访观察的复发率分别为 36.6% 和 37.3%（Fader et al，2013）。对术中有宫内残余病灶的Ⅰ期 USC 患者行辅助 TP 化疗仍存争议。GOG249 正进行一项随机对照试验，比较早期高危内膜癌患者，分别行全盆腔放疗 +3 周期静脉 T/C 化疗与阴道近距离放疗的不同治疗效果，其研究结果值得期待。

2. 晚期及复发患者的辅助治疗

放疗最初用于治疗晚期子宫内膜癌，包括子宫浆液性癌。一项大规模多中心随机对照研究结果显示联合放化疗对患者更有利于改善生存结局。另一项研究分析了 30 例Ⅲ/Ⅳ期 USC 患者行 WAPI，发现 5 年无病生存率和总体生存率为 43% 和 45%。25 例复发患者中，22 例是发生于放疗野中（Kwon et al，2004）。Martinez 等的一项随机前瞻性试验，在 24 例满意减瘤术（<2 cm）的Ⅲ期 USC 或子宫透明细胞癌患者中，5 年疾病特异性生存率为 62%（Martinez et al，2003）。GOG 也进行了一项关于 WAPI 的回顾性研究，在 20 例满意减瘤术（<2 cm）的Ⅲ/Ⅳ期 USC 患者中，3 年随访期间中发生 8 例死亡。另外的 5 例患者死于其他原因，其中包括 1 例死于治疗并发症。超过半数的复发发生于放疗野中（Sutton et al，2005）。

GOG 进行的一项前瞻性随机对照试验，比较了Ⅲ/Ⅳ期内膜癌患者经满意减瘤术后的辅助放化疗效果。396 例患者随机分配到辅助 WAPI 治疗组（根据淋巴结状态放疗野是否扩大至盆腔和腹主动脉淋巴结区域），或是进行多柔比星 + 顺铂（AP）联合化疗方案治疗组。随访 60 个月，接受 AP 化疗患者的无病存活率为 50%，接受 WAPI 为 38%（危险比为 0.71；P<0.01）（Randall et al，2008）。每组中超过 20% 的患者为 USC，绝大多数 USC 患者经 WAPI 治疗以失败告终，因此，全身化疗成为 USC 的主要辅助治疗方案。GOG 完成了 5 个Ⅲ期前瞻性随机对照试验，并对晚期或复发内膜癌患者的化疗方案进行分析（Fleming et al，2004；Fleming et al，2004；Gallion et al，2004；Thigpen et al，2004；Homesley et al，2009）。这些研究包括多种组织学不同的内膜癌，USC 占 13%~18%。最近研究结果表明，晚期或复发 USC 的标准辅助治疗方式为在满意的肿瘤细胞减灭术（残余病灶 <2 cm）和肿瘤定向放疗后，行顺铂、多柔比星、紫杉醇（TAP）联合化疗。在一个亚组分析中，USC 患者经 TAP 方案治疗后有更好的预后，但是并不存在统计学差异（$P=0.727$）。由于 TAP 方案的神经毒性较大，考虑 USC 与卵巢浆液性癌的组织学相似性，引起对以卡铂为基础的化疗药物作为 USC 替代方案的探究。Hoskins 等进行了一项 II 期前瞻性研究，分析了63 例晚期 / 复发内膜癌患者行 TC 方案治疗后，随访 2 年的总体生存率为 39%（Hoskins et al，2001）。基于此以及其他回顾性研究的数据，GOG 进行了一项前瞻性随机对照试验，比较晚期 / 复发内膜癌行 TAP 与 TC 方案患者预后的比较（Miller et al，2012；Signorelli et al，2009），结果显示两种化疗方案的无进展生存率和总体生存率相同。由于 TC 方案耐受性更好，已成为晚期 / 复发 USC 的新的标准治疗方案。

晚期子宫浆液性癌的最新治疗方案为综合治疗，即结合以铂类为基础的化疗和放疗方案。在一项 II 期临床试验中，81 例 I ~ IV 期 USC 患者行无肉眼残余病灶的手术治疗，随后予 3 个周期的 TC 方案化疗，再行放射治疗，最后再行 3 个周期 TC 化疗（Gallion et al，2004）。III/IV 期患者，无进展和总体生存时间分别为 25.8 个月和 35.9 个月，3 年生存率为 50%。鉴于该方案治疗 USC 患者的较好的结果及可耐受性，建议进行深入研究。对于晚期 USC，如果患者能够耐受，NCCN 推荐进行多药联合化疗。I 级证据显示，联合顺铂和多柔比星或联合顺铂和紫杉醇 / 卡铂的化疗方案，为 USC 的一线治疗方案。但是，越来越多的研究发现，其他的药物也可应用于 USC 的治疗。最后，全身化疗可与放疗相结合，但单用放疗尚未证实能提高患者生存率。

七、监测随访

NCCN 子宫内膜癌治疗指南建议，行分期及治疗后的 USC 患者，应该由妇科肿瘤医生进行每 3 个月 1 次，持续 2 年的体格检查。随后，每 6~12 个月进行 1 次检查。胸部、腹部和盆腔 CT 建议每 3~6 个月进行 1 次，连续 2~3 次，然后每年 1 次。尤其对于术前 CA125 升高的患者，术后随访

CA125 也有一定的价值。应对患者进行肿瘤复发症状及征象有关知识的宣教。对于 <55 岁的患者，或者是有 Lynch 综合征家族史的患者，应对标本进行免疫组化检测，以发现 DNA 错配修复基因。对于有 Lynch 综合征非内膜癌亲属的患者，应该每年进行 1 次子宫内膜活检。最后，Pennington 等发现 USC 患者中的 *BRCA* 突变率为 2%，提示 USC 患者是筛查 *BRCA* 基因突变的潜在人群。

（王玉东）

第二节　子宫透明细胞癌

一、简介

子宫透明细胞癌（uterine clear cell carcinoma，UCCC）是罕见的一类肿瘤，因而缺少前瞻性的数据研究，使得基于循证学依据的治疗措施进展受阻。UCCC 是一种不常见的子宫恶性上皮肿瘤，占所有子宫内膜癌的 1% ~6%（Hasegawa et al，2014）。1911 年 de Bonneville 对子宫内膜透明细胞癌进行了首次报道（de Boneville，1911）。1939 年 Schiller 将其描述为"中肾瘤"，1944 年 Saphir 和 Lackner 将其描述为"肾上腺样瘤"，直到 1967 年 Scully 才确定了其来源于副中肾管，并将其命名为子宫内膜透明细胞癌。子宫内膜透明细胞癌真正得到大家的关注起自 20 世纪 70 年代，由 Silverberg 和 De Giorgi 以及 Kurman 和 Scully 发表在 *Cancer* 的两篇文献，报道了子宫透明细胞癌的临床特点以及病理特征（Silverberg et al，1973；Kurman et al，1976）。此后这个有着独特生物学行为和临床特点的特殊类型子宫内膜癌逐渐吸引了大批学者的研究。研究证实，UCCC 和 I 型子宫内膜癌，子宫内膜样腺癌（endometrioid endometrial cancer，EEC）遗传机制不同（Risinger et al，2003）。特别是，微阵列芯片基因表达研究，已经明确了 EEC 和 UCCC 不同的基因表达模式。所有分期 UCCC 患者的 5 年生存率约为 42%（Abeler et al，1991；Abeler et al，1996）。结果与其子宫外播散的倾向有关，且临床认为肿瘤局限于子宫的患者中，有 40% 存在隐性的宫外转移（Homas et al，2008；Thomas et al, 2008）。早期 UCCC 趋向于频繁复发和远处复发，这一点不同于 EEC 多为局部复发（Boren et al, 2010；Carcangiu et al, 1995）。

二、流行病学

UCCC 的流行病学特征，与其他 Ⅱ 型子宫内膜癌相似。它主要发生于绝经后的非肥胖女性，与雌激素的使用无关，以及在非洲裔美国人中更常见。和 EEC 相比，UCCC 可能在他莫西芬治疗的乳腺癌患者中，和诊断为内膜癌并行盆腔放疗的患者中更常见（Hoffman et al, 1995；Magriples et al, 1993）。此外，UCCC 相对于 EEC，可能具有较高的核分级、较深的肌层浸润、更多见淋巴血管间隙浸润和子宫外疾病，因而预后相对更差（Sakuragi et al, 2000）。然而，透明细胞相对于其他 "高危" 组织学类型的子宫内膜癌，对预后的影响存在争议。近期两个研究发现，Ⅰ 期和 Ⅱ 期 UCCC 患者，与相同分期的 G3 EEC 在生存率上无差异（Alektiar et al, 2002）。Abeler 等（1991）的回顾性研究发现，97 名 UCCC 患者的总体五年生存率为 42%，而子宫内膜乳头状浆液性癌（uterine papillary serous carcinoma, UPSC）为 27%。Carcangiu 等（1995）统计了 29 例国际妇产科联盟（FIGO）病理分期 Ⅰ 期和 Ⅱ 期的 UCCC 患者（11 例行腹膜后淋巴取样）和 47 例 Ⅰ 期和 Ⅱ 期的 UPSC（17 例行腹膜后淋巴取样）。据其报道，Ⅰ 期 UCCC 患者五年生存率为 73%，UPSC 为 44%。Ⅱ 期 UCCC 患者五年生存率为 59%，UPSC 为 32%。在另一个研究中，比较了组织学为浆液性子宫内膜癌、透明细胞癌、G3 内膜样腺癌的患者发现，UCCC 患者和 FIGO 组织学分级 G3 的患者，在诊断时 FIGO 分期为 Ⅲ~Ⅳ 的分别占 36% 和 29%，以上两者的五年疾病特异性生存率分别为 68% 和 77%。此外，死亡患者中 UCCC 患者占 3%，但是在疾病相关的死亡病例中占 8%。

三、病理

UCCC 无明显的病理特征。组织学上，它可以表现为以下任意形式：乳头状，管腔囊状，或实性状。这些特征可以是单独存在或多种合并存在。乳头状似乎是最常见的（Clement et al, 2004）。其乳突可以呈丝状，正常或异常大小及形状，伴内部玻璃样变性或水肿变性，呈散在或环形排列。细胞类型可以有以下五种中的一或多种：①多角状伴透明、富含糖原的胞浆和异型核；②鞋钉状；③多角状伴嗜酸性胞浆；④扁平状；和⑤立方状。细胞核的特征为典型的 G2 或 G3。其他共同的特征包括：管腔内有黏蛋白，局部出现含有嗜酸性透明黏蛋白颗粒的胞浆液泡，和间质透明样变及基底膜有沉积物。组织学上，透明细胞须占肿瘤细胞中大于 50% 的细胞，才能诊断为透明细胞癌（Olawaiye et al, 2009）。分化程度上，所有患者均为低分化；与宫颈透明细胞癌不同的是，子宫透明细胞癌与母体乙烯雌酚的暴露无关（Kanbour-Shakir et al, 1991）。免疫组化表现为，高 Ki67 比例，低 p53 免疫活性，缺乏雌激素受体（ER）和孕激素受体（PR）。这一点可以进一步有助鉴别透明细胞癌与子宫内膜样腺癌（通常 ER/PR 阳性）和子宫内膜乳头状浆液性癌（高 p53 免疫活性）（Lax et al, 1998）。

四、病因学

提出了子宫内膜样腺癌病因学为二元模型假说，即基于两种肿瘤亚型的临床病理参数差异所得出，且已由免疫组化和分子生物学研究证实（Bokhman, 1983；Koul et al, 2002；Lax et al, 2000）。Ⅰ 型子宫内膜癌被认为是雌激素刺激引起，且组织学类型为子宫内膜样腺癌；而 Ⅱ 型子宫内膜癌与雌激素暴露无关，由内膜萎缩引起，且通常组织学类型为浆液性癌和透明细胞癌。Ⅰ 型子宫内膜癌，最常见的基因改变为磷酸酶 - 张力蛋白基因（phosphatase and tensin homolog, PTEN）突变和微卫星不稳定。而 Ⅱ 型子宫内膜癌中，约 90% 患者可以发现 p53 基因突变（Catasus et al, 1998；Sherman et al, 1995）。到目前为止，尚未有关于 UCCC 的分子生物学特征研究，该类型肿瘤的致病机制通路不清楚，UCCC 的病因学也未充分理解，但是似乎是与内膜样腺癌不同。实际上，近期的免疫组化研究，通过探究 UCCC 中 p53、Ki67、ER、PR 的表达，结果显示：该类型肿瘤的病因学在分子水平不同于其他类型内膜癌（Lax et al, 1998）。近期有研究显示，90% UCCC 患者的子宫标本中存在预期的前期病变存在。这些病变主要存在于正常内膜区域的孤立腺体或表面上皮，呈现出清晰胞浆和（或）嗜伊红细胞增多，并带有不同程度的核异型性。在同一研究中发现，良性或内膜样腺癌的子宫标本中不存在一例有上述的病变。子宫内膜乳头状浆液性癌并没有包含在此篇研究中（Fadare et al，2006）。Arai（2006）比较了 13 例子宫内膜透明细胞癌和 144 例内膜样腺癌发现，p53、周期蛋白 A（cyclin A）和 P- 糖蛋白（P-glycoprotein）高表达，周期蛋白 E（cyclin E）、E- 钙黏蛋白（E-cadherin）和 PR 低或无表达。相比于内膜样腺癌，透明细胞癌中的 p53 过表达更常与致癌作用相关；但是相比于子宫内膜乳头状浆液性癌，则是后者更为常见（Lax et al，1998；Vang et al，2001）。

Zorn 等（2005）使用 cDNA 微阵列技术，对内膜样腺癌、浆液性癌和透明细胞癌中的基因表达模式进行了研究。同时也对肾透明细胞癌进行了分析。发现内膜样腺癌和浆液性癌显示出与原位器官不同的过表达模式。有趣的是，在内膜癌、卵巢癌和肾癌中，透明细胞组织学类型显示出显著相似的基因表达模式。此研究中几种肿瘤对应的高相关性提示，透明细胞癌或许具有某种共同且特异的分子机制。

五、临床表现

子宫透明细胞癌与其他病理类型相比无特异性临床表现，首发症状多为绝经后阴道出血，中位发病年龄是 62~67 岁，比子宫内膜样腺癌的发病年龄晚（Abeler et al，1996；Malpica et al，1995）。与卵巢透明细胞癌类似，易伴有高钙血症及深静脉血栓，也有患者以深静脉血栓为首发症状。对子宫透明细胞癌的患者应重视深静脉血栓的筛查以及预防。

大多数 UCCC 患者因绝经后阴道出血得以诊断。诊断可以采用与其他类型子宫内膜癌相同的方法。子宫内膜活检具有高度的诊断可信性，敏感性大于 99%（Huang et al，2007）。较少见的方法是，UCCC 通过异常的宫颈抹片来诊断。尽管，宫颈抹片不是子宫内膜癌可靠的筛查手段，但是在 UCCC 患者中趋向于异常（Gu et al，2001；Eddy et al，1997；Demirkiran et al，1995）。盆腔超声可以辅助诊断。但是，在解读绝经后阴道出血女性的超声结果时应该谨慎。研究发现，在包括透明细胞癌在内的高级别内膜癌患者中，35% 患者超声评价的内膜厚度为小于 5mm（Wang J et al，2006）。

六、治疗前评估

总的来说，对于子宫内膜癌患者初始的术前评估，除了病史、临床检查和子宫内膜活检，还包括全血细胞分析、肝功能和肾功能、胸片。如果怀疑宫颈受累，则应该考虑动态对比增强磁共振显像技术（MRI）。

一些学者提出了淋巴结受累的术前评估作为评估转移的有效手段；然而，只有几种术前影像学方法对 UCCC 进行了描述（Picchio et al，2010）。计算机断层扫描（CT）和 MRI 是广泛使用的、评价包括子宫内膜癌在内的恶性肿瘤淋巴结播散的非侵入性影像学技术。两种技术基于测量淋巴结的大小，从而检出病态淋巴结：短轴长大于 10 mm，是怀疑淋巴结受侵犯的最常用的标准。不幸的是，这些运用形态学的影像学技术敏感性均较低，为 20%~65%，特异性为 73%~99%（Connor et al，2000；Manfredi et al，2004；Rockall et al，2005）。

^{18}F- 脱氧葡萄糖正电子发射断层扫描 / 计算机断层扫描（^{18}F-fluorodeoxyglucose positron emission tomography/computed tomography，^{18}F-FDG PET/CT）近期已经用于内膜癌评估中。Kitajima 等（2008）报道，基于患者分析，其特异性和准确性分别为 86.7% 和 77.5%；仅考虑淋巴结，影像的特异性和准确性分别为为 99.6 和 97.8%；仅考虑盆腔淋巴结，则分别为 99.8% 和 98.3%。另一方面，这篇研究发现，PET/CT 的敏感性较低，其取决于 CT 所测量的淋巴结大小：具体也就是，对于小于 4 mm 的淋巴结，其发生转移的检出率为 16.7%；对于淋巴结 5~9 mm 的检出率为 66.7%。

Signorelli 等（2009）进行了如下回顾性研究，关于 18F-FDG PET/CT 在诊断子宫内膜癌高危患者中淋巴结转移的诊断准确性；组织病理学分析有 9/37（24.3%）患者有盆腔淋巴结转移。基于患者的敏感性、准确性、阳性预测值、阴性预测值和准确性分别为 77.8%、100.0%、100.0%、93.1% 和 94.4%。基于淋巴结病灶的敏感性、准确性、阳性预测值、阴性预测值和准确性分别为 66.7%、99.4%、90.9%、97.2% 和 96.8%。从上述数据看，似乎盆腔淋巴结的分期在内膜癌高危患者的评估中较为准确，进而可以考虑对这类患者进行初始手术治疗。

七、治疗

UCCC 患者的治疗包括手术、化疗和（或）放疗的综合治疗，常常多种方式联合。然而，因为该肿瘤的罕见性，尚无任何一个仅包含该组织学类型的患者，作为研究群体进行前瞻性试验，以评估上述治疗措施。现有的前瞻性试验的数据，来自于以常见的内膜癌组织学类型，即内膜样腺癌、乳头状浆液性癌，为主要研究对象的大样本中，部分对 UCCC 的分析。UCCC 的回顾性分析报道，目前也只有小样本的研究。上述研究虽然有用，但是由于其显而易见的局限性，研究总结价值有限。

（一）手术

子宫透明细胞癌预后差，分期是明确影响其预后的高危因素，Ⅱ期以上的子宫内膜透明细胞癌患者 5 年生存率不足 50%。正如上述提到的，UCCC 与较组织学类型为低级别的内膜样腺癌相比，更可能表现为子宫外播散（Creasman et al，2004）。约 20% 术前拟诊Ⅰ期的子宫内膜透明细胞癌存在淋巴结转移，淋巴结切除的程度与子宫内膜透明细胞癌患者生存预后直接相关。约 40% 的Ⅰ期和Ⅱ期的患者经全面手术病理分期后，期别会上升至Ⅲ期或Ⅳ期。因此，多数学者同意需要进行全面的手术分期，包括全面的淋巴结取样，以明确肿瘤侵犯程度。若由于未进行全面的手术分期而未能发现子宫外播散，则可能导致不充分的辅助治疗，导致丧失改善预后的机会。虽然目前没有研究结果提示大网膜切除可以提高患者的生存率，但伴有大网膜转移的患者预后不佳，故仍推荐切除大网膜。腹腔冲洗液虽然已经从 FIGO 2009 子宫内膜癌新分期中去除，但其在子宫内膜透明细胞癌中提示预后的临床意义仍存在争议，仍建议术中留取腹腔冲洗液。对于晚期已有宫旁转移的子宫内膜透明细胞癌建议行肿瘤细胞减灭术。经肿瘤细胞减灭术治疗的子宫内膜透明细胞癌患者，术后无病灶残留者其无进展生存期及总生存期均明显优于术后仍有病灶残留的患者。近期 Thomas（2008）的综述，强调了 UCCC 全面手术分期的重要性。在该篇研究中，52% 临床表现为局限于子宫的患者，全面手术分期中发现了具有子宫外侵犯。Cirisano 等（1999）通过大样本的回顾性研究证实了，对于临床Ⅰ～Ⅱ期内膜癌的患者，

全面手术分期的必要：分期升级为Ⅲ～Ⅳ期出现在 39% 的透明细胞癌患者，47% 的 UPSC 患者，仅 12% 内膜样癌患者中。

对于晚期 UCCC 患者，标准的治疗方式研究进展较困难，部分是因为化疗和放疗疗效的有限性。考虑到此，细胞减灭术（残留残余病灶最小）有潜在巨大的治疗意义。Thomas 等（2008）的研究发现，相较于术后有残余病灶者，ⅢC～Ⅳ期进行细胞减灭术的患者，有更好的无病生存率（superior disease-free survival，DFS）和总体生存率（overall survival，OS）。Thomas 等的研究，是指出手术在子宫内膜透明细胞癌患者中作用的唯一的一篇。

（二）放疗

已有对子宫内膜癌，包括透明细胞癌的具有高危因素的患者，进行术前和术后放疗的研究评估。大多数涉及术前放疗的文献报道，为来自单中心的经验。这些研究没有发现术前放疗有显著的结果改善（Reisinger et al，1992；Lanciano et al，1990）。最初将放疗用于治疗内膜癌，是用于术后辅助治疗。术后对内膜癌组织学高危类型，包括透明细胞癌，进行全腹盆腔放疗（whole abdominopelvic radiation，WAPI），近期有两篇回顾性研究对此进行了评估（Smith et al，2000；Stewart et al，2002）。这些研究显示，在 5 年时手术分期Ⅰ和Ⅱ期的 UCCC 的患者的 DFS 和 OS 分别大于 80% 和 60%。研究显示，相对于相似分期的 EEC，术后予 WAPI 治疗组的 DFS 和 OS 没有更好。相比于早期 UCCC 和晚期 EEC，晚期的 UCCC 的 DFS 和 OS 更差。两篇研究均有报道，术后使用 WAPI，长期的主要并发症发生率为 7%～12%。

Rauh-Hain 等（2010）调查了Ⅰ期 UCCC 患者有或无辅助治疗的结局，也比较了上述患者与对照组Ⅰ期 G3 子宫内膜样腺癌患者的结局。该研究发现，25 名Ⅰ期 UCCC 患者，13 名（52%）未接受辅助治疗，12 名（48%）接受辅助放疗。观察组和放疗组的五年 DFS 和 OS 分别是 78% 和 75%（$P=0.7$），85% 和 82%（$P=0.1$）。相比于对照组，Ⅰ期 UCCC 患者的五年 DFS 和 OS 无显著差异，为 77% 和 75%（$P=0.8$），84% 和 88%（$P=0.5$）。作者因而总结，Ⅰ期 UCCC 患者，考虑到因缺少对复发风险的改善或任何生存延长，认为辅助放疗无明

显获益。该数据对肿瘤局限于子宫的 UCCC 患者使用放疗的获益，提出了质疑。

Murphy 等（2003）报道了，Ⅰ~Ⅳ期 UCCC 患者术后放疗的结局。研究对象中，进行盆腔和腹主动脉旁淋巴结取样的患者分别占 68% 和 44%。13 例患者进行了全盆腔放疗，2 例进行了阴道近距离放疗，7 例同时进行了盆腔和近距离放疗。没有患者行辅助 WAPI 或腹主动脉旁淋巴结放疗。总的来说，16 例（42%）复发。复发的中位时间为 18.4 个月（范围：5~46 个月）。全组的五年实际 DFS 为 38.5%。盆腔复发的患者共 8 例（21%），其中 5 例阴道、3 例盆壁复发。明显的是，行辅助放疗的 22 例中无盆腔复发，而 16 例未行放疗的患者中，8 例（50%）盆腔复发（P<0.0001）。作者总结，比起乳头状浆液性癌，UCCC 似乎没有较高的腹腔复发倾向；因此较低的腹腔复发率不支持对这些患者常规行 WAPI；以及 UCCC 患者有远处复发倾向，意味着更多化疗的需要。这是关于 UCCC 的辅助放疗的唯一一篇研究。

Sutton 等（2006）进行了对乳头状浆液性癌或 UCCC 的规模最大的前瞻性研究。在该Ⅱ期试验中，透明细胞癌占研究对象的 38%。Ⅰ 和Ⅱ期术后行 WAPI 治疗的肿瘤患者，无进展生存率（progression-free survival，PFS）为 54%。值得注意的是，超过一半的复发发生于辐射野中。另一方面，Ⅲ 和Ⅳ期高危子宫内膜癌患者，PFS 只有 27%。这与相同分期的 EEC 患者的 29% 的 PFS 数据相似。OS 未被报道。

尽管放疗通常被推荐给内膜癌高风险患者使用，尚无辅助放化疗联合对比辅助化疗单用的Ⅲ期研究。同样，对内膜癌高风险（包括 UCCC）患者，术后放疗和化疗的合理顺序尚待前瞻性研究的进一步探究。

（三）化疗

一直以来，UCCC 患者的标准化疗方式的研究进展困难，主要是因为这类肿瘤的罕见性导致缺少前瞻性数据。一些回顾性研究，研究了化疗对内膜癌高危患者（乳头状浆液性癌和透明细胞癌）的作用。Burke 等（1994）进行了对于Ⅰ~Ⅳ期的内膜癌患者的一项研究。化疗方案为静脉采用顺铂、多柔比星、环磷酰胺，每 4 周为 1 个周期，连用 6 个周期。化疗后的患者，在中位随访时间 37 个月时，子宫外侵犯患者的 DFS 为 26 个月，无子宫外受累者 DFS 为 36 个月。在单变量和多变量的回顾性分析中，透明细胞的组织学类型均不是一个重要的预后影响因素。

妇科肿瘤学组（GOG）及其他组织进行了数个Ⅱ期试验，以明确细胞毒药物在内膜癌，包括高危组织学类型如 UCCC 中的作用。基于这些试验，发现多柔比星、顺铂、紫杉醇是对于 UCCC 具有最大活性的药物（Muggia et al，2002；van Wijk et al，2003；Thigpen et al，1989；Ball et al，1996）。因此，GOG 对化疗药物在晚期或复发内膜癌中的作用，进行了 5 项Ⅲ期随机试验（Fleming et al，2004；Fleming et al，2004；Gallion et al，2003；Homesley et al，2009；Thigpen et al，2004）。上述Ⅲ期试验表明，单药多柔比星的总体反应率为 25%，多柔比星和顺铂或多柔比星和紫杉醇二联为 34%~49%，以及多柔比星、紫杉醇、顺铂三联（TAP 方案）为 57%。TAP 三联方案相比于多柔比星和顺铂二联方案，能够显著改善 OS，差异有统计学意义。所有联用方案均比单药方案有更加显著的血液系统毒性。此外，三联方案比多柔比星和顺铂方案的神经毒性更重（分别为 27% 和 4% 的神经病变 3 级）。在前述证明顺铂（单药或联用的一部分）对晚期或复发内膜癌患者有效后，有几项研究继续探究了此类肿瘤的其他化疗方法。卡铂是研究热点，因为它比顺铂的副作用较小。此外，卡铂和紫杉醇（TC）方案在治疗内膜癌，包括 UCCC 的患者中似乎有效。一个由 GOG 进行的Ⅲ期试验中，对比了 TAP 和 TC 方案（GOG protocol 209），患者随机行 TAP 或 TC 方案。该研究的初始目的是探究在生存方面，TC 方案是否等于或不低于 TAP 方案的疗效。初始第二目的是探究 TC 是否有更小的毒性。每组中约一半的患者表现出了对化疗的客观反应，30% 患者达到疾病稳定。TAP 和 TC 方案的中位 PFS 均为 14 个月。三联方案的 OS 稍高一些，38 相对于 32 个月，但是此差异无统计学意义。每组中一半患者有客观应答，另外 30% 达到疾病稳定。除了具有相同的 PFS，TSP 方案的中位 OS 为 38 个月，TC 方案的为 32 个月，二者无显著差异（Miiler et al，2012）。

这些试验中 UCCC 患者例数不多，因而对于此特殊组织学类型患者，获得其治疗方案的有意义的数据较为困难。McMeekin（2007）等从之前的4项GOG试验中分析数据，发现化疗反应率与组织学类型无关。这四项试验中总的反应率，UCCC为32%，EEC为44%，此差异无统计学意义。这些数据似乎证明了，EEC患者的结果可以用来指导UPSC和UCCC患者的治疗方案。然而，在这四项试验中，UCCC相对于EEC的死亡危险比为1.5（P=0.01），进展危险比为1.5（P=0.009），表明：采用相同的化疗方案，UCCC总的预后较差。该研究的重要性在于，它包括的评估化疗反应的UCCC患者数最多，而且是一项前瞻性研究。

早期UCCC倾向于频繁复发，远处复发；相对而言，EEC倾向于局部复发，因此UCCC患者单一形式的放疗方案受限。局限于子宫的UCCC手术分期（分期Ⅰ和Ⅱ）后的辅助化疗方式尚有待充分探究。几项小规模的、非对照的、回顾性研究已经显示，对早期UCCC患者使用以铂类为基础的辅助化疗方案，具有潜在获益（Burke et al，1994；Smith et al，1994）。这些研究中，无一化疗周期少于6个，除非因为毒性作用。Thomas（2008）的综述建议，辅助化疗可能对于经全面手术分期的、确实局限于子宫的UCCC患者不是必要的。但是并非可以从这一篇研究中就得出肯定结论。考虑到其有早期复发的倾向和侵袭性的生物学行为，对于诊断为UCCC患者，包括那些诊断时病灶局限于子宫者，基于铂类的辅助化疗的讨论似乎是合理的。

（四）复发的治疗

复发的子宫内膜透明细胞癌首选化疗，而不是手术治疗或放疗。复发后最优化疗方案的选择目前无指导性意见，仍可选择紫杉醇联合卡铂的化疗方案。贝伐单抗单药对于复发子宫内膜癌的有效率约10%，其联合紫杉醇及卡铂的治疗可以提高治疗有效率，但在子宫内膜透明细胞癌中的疗效仍缺乏研究证实。目前尚处于临床试验阶段的mTOR抑制剂是针对PTEN基因失活的靶向药物，其Ⅱ期临床试验的结果显示其对复发的子宫内膜癌有效率达25%。但是在子宫内膜透明细胞癌中存在PTEN基因突变不到20%，故此靶向药物对于复发的子宫内膜透明细胞癌的疗效也有待于进一步研究。

八、监测

在缺乏前瞻性数据建议有不同的监测策略之前，UCCC患者所遵循的监测方案，与其他子宫内膜癌的监测指南相似。应该教育患者，报告肿瘤复发的症状或征象。对于初次治疗后最佳的随访频率尚不清楚，但是通常为每3个月1次，连续2年予门诊就诊和查体。然后为每6个月到1年的随访间隔（Salani et al，2011）。大多数内膜癌复发的患者是有症状的，表现为出血（阴道、膀胱、直肠），食欲减退，体重下降，疼痛（盆腔、腹部、臀部或背部），咳嗽，呼吸困难，或水肿（腹部或下肢）（Del Carmen et al，2011）。尽管推荐对患者进行阴道细胞学检查，每6个月1次，连续2年，然后每年1次，但这可能不是一个性价比高的监测复发的方法。CA125测定是可以选择的，主要对术前CA125升高的子宫乳头状浆液性癌的患者有用。胸片可以每年检查1次，尽管研究显示了这一方法的有用程度较低（Agboola et al，1997）。不提倡例行盆腔超声和CT；然而，这些方法或许可以用来评价有症状的患者。近期，较为关注PET±CT用于内膜癌复发的监测（Park et al，2008）。然而，它用于常规筛查尚未被充分研究，前瞻性研究证明，PET/CT是否会在内膜癌监测中起作用。此外，PET/CT的高花销可能限制了它在常规监测中的使用。

九、小结

UCCC是少见的子宫内膜癌的一种，在所有内膜癌中仅占不超过5%。UCCC的病因学尚不十分清楚，但是似乎与内膜样腺癌的病因学不同，其发病率随年龄增加而增加，与肥胖、糖尿病和外源性雌激素暴露无明显关联。有研究认为其在非裔美国人中发病率更高（Christopherson et al，1982）。子宫内膜透明细胞癌的发病与Lynch综合征相关，更多见于MSH2突变的患者（Broaddus et al，2006）。此外近期的一些研究表明透明细胞癌可能存在癌前病变，对此有待进一步研究。全面的手术分期是制定合理的术后治疗策略的标准。UCCC患者经常发生盆腔、腹主动脉旁以及远处复发，相反似乎不太倾向于腹腔内复发。盆腔放疗似乎可以减少盆腔复发的风险，而关于WAPI的文献结果是有争议的，结果不确定或总体不满意。在Ⅲ或Ⅳ期，和复发的 UCCC 患者，基于铂类的辅助化疗，再加上紫杉醇和多柔比星，二联或三联方案，有效性已得到证明。不过三联疗法毒性更大。

进行有关 UCCC 患者行辅助化疗和放疗方案的试验是必要的。子宫透明细胞癌或许与卵巢和肾透明细胞癌有遗传相似性，因而，对于已经用于其他器官部位的其他治疗方式，如生物治疗的研究，也应该在 UCCC 患者中进行探究。目前，UCCC 的最佳治疗策略尚未明确。临床有必要探讨术后辅助治疗的标准方案，既改善患者生存，同时毒性在可接受范围内。

（郭红燕）

第三节　子宫癌肉瘤

一、概述

子宫癌肉瘤（uterine carcinosarcoma，UCS），又称子宫恶性苗勒管混合瘤（malignant mixed müllerian tumor，MMMT），是一种少见的、高度恶性的肿瘤，在子宫恶性肿瘤所占比例不高，为 1.5%～3%，但死亡率相对较高，占因子宫体恶性肿瘤死亡人数的16%（Gonzalez Bosquet et al，2010），有报道其 5 年生存率在 12%～20%（Stanley et al，2005）。癌肉瘤（carcinosarcoma）是一种混合性恶性肿瘤，含有两种恶性成分，分别来源于上皮组织和间叶组织，所占比例不定。最近一些组织病理学和分子学研究结果显示，后者来自于前者的化生转化（Kobayashi et al，2013）。除了发生在子宫体，即我们谈到的子宫癌肉瘤以外，还可能发生在女性生殖道的卵巢、宫颈和输卵管。UCS 曾经被归入子宫肉瘤，早先曾对疾病起源存有争议，近来的临床数据显示其恶性成分中的上皮成分来源部分决定肿瘤的生物学行为及远处播散的状况。2009 年起，FIGO 将其归入子宫内膜癌范畴（Mutch et al，2009）。

二、临床表现及生物学行为特点

UCS 一般在 50 岁以后发生，好发于绝经后妇女，平均发病年龄 62～67 岁（Robboy et al，

2009）。服用三苯氧胺（他莫昔芬）、使用外源性雌激素、肥胖是本病的高危因素，也有作者认为之前放射线接触史，未生育也是一部分高危因素。三苯氧胺至今仍然是治疗乳腺癌的常用药物，使用时间一般为 5 年，自 20 世纪 60 年代末期开始广泛应用，随后出现了长期使用三苯氧胺可能发生子宫内膜样腺癌，子宫癌肉瘤和子宫肉瘤的报道。一般在使用后 5～7 年发生，最长可能发生在用药后 20 年（周蓉 等，2012）。但文献报道的此类情况也是个案报道。三苯氧胺与 UCS 发病机制的关系也尚不明确，可能与其代谢时子宫局部浓度高于血浆浓度有关（Hughes et al，2004）。

主要的临床表现与子宫内膜癌相似，可以是异常子宫出血（含绝经后阴道流血）和（或）阴道排液。一般量不大，也可以有较多量，可以是血性或水样分泌物。子宫上可以形成较大的肿物，突向宫腔或腹腔，患者可以因腹围增大或自己扪及腹部包块，或发现阴道脱出物前来就诊，查体时发现肿物，子宫增大或绝经后子宫不萎缩。大肿物突向宫腔时不一定出现异常的阴道流血。比如有报道一些长期服用三苯氧胺的妇女罹患 UCS 时，仅表现为绝经后子宫不萎缩，甚至增大，而无阴道流血（Kloos et al，2002），可以伴有腹痛。

早期（Ⅰ～Ⅱ期）患者占 40%～60%。有35%～60% 的患者在诊断为 UCS 时，病变已超出子宫本身。经常发生上腹部及远处转移。因此也会以上腹部及远处病灶，如胃肠道、肺、脑部症状，而就诊相应科室。盆腔和腹主动脉旁淋巴结转移现象常见，14%～31.7% 都会出现，早期患者亦无例外。而子宫平滑肌肉瘤时则很少出现淋巴结转移现象。有人回顾性分析了 41 例 UCS 患者，13 例出现淋巴结转移，5 例盆腔淋巴结阳性，3 例腹主动脉旁淋巴结阳性，另有 5 例盆腔和腹主动脉旁淋巴结均阳性（Park et al，2010）。

一般恶性上皮成分经由淋巴管转移至附近的淋巴结，恶性间叶成分则蔓延至腹腔或经血转移至肺。很多研究显示 UCS 时，在子宫外的转移灶中多数只见到恶性上皮成分，累及淋巴血管间隙现象常见。而恶性间叶成分在转移灶中较少出现，因此推测该成分与肿瘤转移关系不大。但是它有向空腔部位生长的特点，比如宫腔和腹腔。Screeman 和 Hart 观察了 62 例发生子宫外转移的 UCS，发现单有恶性

上皮成分者有 43 例，两种恶性成分兼有者有 15 例，单有恶性间叶成分者有 4 例。很多研究（包括一项 GOG 研究在内）显示，UCS 的转移更多发生在淋巴结、卵巢、输卵管和大网膜等部位，很少出现在宫旁组织、肠道、肝和扁桃体（Bocklage et al，1993）。因此有人推测大多数 UCS 是单克隆来源的疾病，来自一种干细胞的分化，恶性腺上皮在其中起主导作用。

总体来说，关于 UCS 的组织学起源有 3 种假设：①碰撞学说（collision theory），认为肿瘤的上皮和间叶成分各自独立起源，交汇生长于同一肿瘤中；②组合学说（combination theory），认为两种恶性成分来于单一干细胞，在肿瘤的早期分化中形成不同成分；③转化学说（conversion theory），认为恶性间叶成分是由恶性上皮成分分化而来。一般认为该肿瘤中以恶性上皮性成分的表现为主，伴有不典型的恶性间叶成分的生物学行为。

三、诊断及分期

组织病理学诊断是确诊依据。组织获取方式可以是分段诊刮，宫腔镜直视下活检等，有些肿瘤组织过大过脆，可能自阴道脱出，也可送检。

如果不能得到肿瘤的组织标本，现有的检查方法不能进行有效的术前诊断，影像学检查可以提供一定的帮助，常用的方法是彩色多普勒超声检查、盆腹腔 CT 和磁共振成像（magnetic resonance imaging，MRI）等。

超声检查时 UCS 的图像基本表现为：宫腔内中等或中低回声，向颈管延伸，或向肌层浸润，具有特殊诊断意义的是宫腔内占位往往血供丰富，彩色血流呈条索状、树枝状或星点状，阻力指数（RI）低，有作者统计 30 例患者术前宫腔占位 RI 平均值为 0.42（0.29~0.63），且当病灶已宫外转移时，会有宫腔占位从内向外穿透子宫壁，并部分与双附件粘连的影像学特点（张旭垠 等，2008）。

MRI 具有较高的软组织分辨力，加上多方位成像能很好地显示子宫各层解剖结构，因此常用来帮助诊断子宫部位的肿瘤，被认为是子宫内膜病变的最佳成像方式。UCS 大多表现为宫腔基底的不均匀肿块，特点为宫腔不同程度扩张、内膜间质可见不同程度受累。瘤体头尾径的长度明显大于子宫内膜癌，有观点认为，此表现可以鉴别 UCS 和子

宫内膜癌（Genever et al，2011）。在常规 T2W 上与黏膜下变性肌瘤信号相似，增强后均呈不均匀强化。在弥散加权成像（diffusion weighted imaging，DWI）时，由于 DWI 是通过水分子的运动反应病变状况，肿瘤细胞生长迅速时，增生的细胞阻碍水分子的运动，同时细胞外间隙变小，从而限制了水分子的自由运动，因此恶性肿瘤在 DWI 图上表现为高信号。但强化程度报道有不同：有作者认为信号增强明显区别于周围背景组织的等低信号，表观弥散系数值（apparent diffusion coefficient values，ADCs）从（0.511~1.090）× 10^3 mm^2/s 不等，平均 ADC 值为（0.84 ± 0.14）× 10^3 mm^2/s（储彩婷等，2012），也有作者认为强化程度与子宫肌层类似，呈现中等程度强化或延迟强化（张国福 等，2015）。

组织病理学诊断是 UCS 的确诊依据。根据其所含恶性间叶成分的不同，UCS 在病理学中分为两种亚型：同源型（homologous）和异源性（heterologous）。早先的研究认为不同亚型预后不同，但是近年的研究则认为肿瘤中的间质成分与其预后的关系不大（Iwasa et al，1998）。超声影像学和免疫组化的研究以及肿瘤的播散方式都提示，UCS 是单克隆来源的疾病。UCS 时，肉眼可见子宫增大，有单发或多发的不带蒂的宫腔内突出物或息肉样物，伴或不伴有出血，肿物径线 2~20 cm 不等，突向宫腔，脱入宫颈管甚至阴道内。子宫肌层浸润非常常见，但一般不超过肌层的 1/2。偶尔形成巨大盆腔肿物。腹腔内探查发现病灶在子宫外可以播散至卵巢，腹膜和大网膜。肿物剖面通常质脆，软；颜色灰白，粉红或暗红色生牛肉样；可以伴有广泛出血、坏死或囊性变。偶尔部分组织有粗糙感，类似骨或软骨组织，但是肿瘤表面多数是非常光滑的。镜下：含有两种恶性成分。恶性上皮成分主要为子宫内膜样腺上皮，浆液性或黏液性上皮；透明细胞，鳞状细胞，以及未分化细胞成分很少见。恶性间叶成分通常是高级别分化，分同源性和异源性两种子宫癌肉瘤归入子宫内膜癌范畴，分期根据 2009 年 FIGO 标准。

四、治疗及预后

目前尚无统一的临床治疗方案，一般认为以手术治疗为主，范围包括：全子宫 + 双附件切除

+ 淋巴结切除。淋巴结切除术不仅有助于分期，多数学者认为它还可以改善患者结局。还有学者认为大块病灶切除至无肉眼残留也对患者结局有益。术后辅助治疗可以是化疗，放疗及激素治疗。一般认为 UCS 的淋巴结转移率较高，大约为 14%~31.7%（Hoellen et al，2014；Nemani et al，2008），因此建议手术时常规切除盆腔及腹主动脉旁淋巴结。有一项研究分析了 1855 例 UCS 患者，65% 为 I 期患者，淋巴结阳性率为 14%，淋巴结切除术明显改善总体生存率。甚至有人认为淋巴结切除的数量与肿瘤复发、患者无瘤生存和总体生存率相关，并且指出至少应当切除 21~25 个淋巴结（Temkin et al，2007）。UCS 对化疗和放疗相对不敏感，因此手术治疗是主要手段。

即使对于晚期患者，满意的大块肿瘤细胞减灭术可以改善患者的生存期。一项研究分析了 54 例 III~IV 期患者，发现术中无残留时，患者中位生存时间为 25 个月，而有大块残留时，仅为 13 个月（Alagkiozidis et al，2015）。另有一项研究分析了 44 例 IIIC~IV 期的 UCS，发现满意的大块肿瘤细胞减灭术后，患者的总体生存时间比有残留病灶的患者明显延长，中位生存时间分别是 52.3 个月和 8.6 个月（Tanner et al，2011）。也有作者认为，不同的手术切除范围对结局有影响。一项瑞典的资料，随访了 322 例患者 10 年以上（半数以上为 I 期患者），作者认为手术过大不能改善肿瘤是否复发的结局。常规子宫全切术和广泛子宫切除术后，患者局部复发率分别是 11% 和 17%，远处复发率分别为 31% 和 26%，作者甚至认为之前被很多研究认为必要的淋巴结切除术也与患者结局无关（Sorbe et al，2013）。

由于本病复发率高达 50%，并且常常是远处复发，因此有人认为手术治疗之外，辅助治疗也很重要，甚至 I 期患者术后也应接受辅助治疗（Leath 3rd et al，2009）。认为满意的大块肿瘤细胞切除术和术后适当的辅助治疗是延长患者生存时间的独立因素。但是具体单用化疗，单用放疗还是联合应用放化疗，以及应用哪种方案更加有效，至今没能达成共识。分期的早晚不影响辅助治疗方案的选择。

辅助放疗的价值一直以来颇有争议。有些作者认为盆腔外照射和局部照射治疗有助于降低复发率和局部复发状况（Yu et al，2015）。一项基于 SEER（Surveillance, Epidemiology, and End Results）数据库的研究总结了 2461 例 UCS 患者的结果，其中 890 例接受了辅助放疗，五年生存率和 uterine-specific 生存分别为 41.5% 和 56.0%，明显高于未接受放疗者（33.2% 和 50.8%）。且辅助放疗对于 I~III 期的患者均有益处，即使是 IV 期患者也可获得 uterine-specific 生存益处。还有一项同样基于 SEER 数据库的研究总结了 1819 例患者后发现，相比于未接受放疗者，接受放疗者的死亡率下降至 21%，同时辅助放疗降低了未行淋巴结切除的患者的死亡率，而对淋巴结切除术后病理结果为阴性的患者之益处不明显（Wright et al，2008）。可以认为放疗可以改善特定人群的总体生存和无瘤生存情况。但也有多中心回顾性报道 33 例 I~II 期患者接受了腔内高剂量照射治疗后，仍然出现局部和远处复发（Brown et al，2015）。Clayton 等（2007）认为，辅助放疗后的子宫癌肉瘤 5 年生存率为 41.5%，而未放疗者为 33.2%（P<0.001），尤其对早期患者。Kristina 等（1998）也发现放疗能显著降低子宫癌肉瘤的局部复发率，从 55% 到 3% 不等。放疗效果与患者的分期和年龄有关，多数作者认为辅助放疗很难控制远处复发，不能改善总体生存率（Yu et al，2015；Sampath et al，2010）。更有一些放疗无效的临床观察，如欧洲的一项临床试验观察了 91 例 UCS 患者，患者随机分为盆腔照射和无盆腔照射组，结果发现两组在无瘤生存和总体生存率上没有区别。还有一项大宗研究包括 1877 例 UCS 患者，多因素分析未得出辅助放疗有益生存的结论（Sampath et al，2010）。

辅助化疗是另一种治疗手段。但是疗效也不甚肯定。有多项 GOG 的回顾性研究表明化疗对癌肉瘤是有一定作用，但作用的效果却不尽相同。John 等（2001）发现只有 18.2%（8/44）的子宫癌肉瘤患者对紫杉醇敏感。Masafumi 等（2004）用泰素和卡铂联合化疗方案治疗 6 例复发性子宫癌肉瘤患者，结果 5 例对化疗有反应，1 例无反应病情加重。6 例患者总生存率为 25 个月。Gregory 等（2005）通过研究证实对于 I、II 期子宫癌肉瘤的患者，在初次手术后使用异环磷酰胺和顺铂后总的 5 年生存率可达 62%。一项基于 SEER 数据库的回顾性研究，包含 462 例 65 岁以上的 I～II 期患者，其中 16% 接受了辅助化疗，结果显示化疗不能降低患者的死亡率。有作者研究了 111 例早期 UCS 患者，95% 为 I 期，26% 接受了铂类联合化疗，20% 接受了放疗，14% 同时接受了化疗和放疗，另有 40% 未接受任何辅助治疗，结果显示 IA 期的复发率也有 18%，但是可以改善患者无肿瘤进展生存情况（Cantrell et al，2013）。

也有作者比较了术后辅助化疗与放疗的结果。Galaal 等人应用 meta 分析的方法，评估了放疗和（或）系统性化疗的有效性和安全性，作者分析了 3 项研究中的 579 例患者，他们都是 UCS 复发或晚期（III、IV 期）患者，得出的结论是：此类患者中联合应用异环磷酰胺和紫杉醇比单用前者效果更好，可以降低患者死亡风险，但是恶心、呕吐等胃肠道副作用较大。而腹部放疗不能改善生存情况，但是骨髓抑制情况和神经系统的副作用明显较少（Wolfson et al，2007）。还有作者随机研究比较了全盆照射与顺铂 - 异环磷酰胺 / 美思钠化疗组的 206 例 I～IV 期患者结局，其中全盆照射 105 例，化疗 101 例，两组的复发率和生存率无明显差别，但是由于结果显示化疗组患者的死亡率为 29%，稍低于照射组，作者仍然看好化疗组。也有作者认为单一化疗、全盆腔放疗和化疗 - 放疗序贯三种方法相比较，经过序贯治疗的子宫癌肉瘤患者 5 年生存率最高。

另外，祖国传统中医药治疗可能也发挥一定作用。

本病预后差，一般认为 5 年总体生存率为 13%～54%，IV 期的 5 年生存率为 0。

根据 2009 年 FIGO 分期，UCS 列入子宫内膜癌分期。与同期的子宫内膜癌相比，UCS 五年生存率更低，预后更差。有人认为 UCS 的生物学行为与高级别子宫内膜样腺癌类似，但也有人认为它恶性度更高（Zhang et al，2015）。有人甚至认为它的结局比浆液性腺癌更差。患者复发率高，通常在术后两年内发生，15%～35% 的患者出现局部复发，远处复发者更多，复发率为 40%～60%，远处部位复发多于局部复发。这可能与疾病常常在早期即可通过血液循环转移到远隔器官，如：肺、脑等有关。经过辅助放疗或化疗之后，结局可能会有改善。5 年总生存率和疾病无进展生存率分别为

36.5% 和 33.8%。年龄大和深肌层浸润者通常预后较差（Wu et al，2008）。除了与参与分期的各因素相关以外，预后还与肿瘤大小，是否累及淋巴脉管间隙（lymph vascular space involvement，LVSI）有关。还有人认为肿瘤中上皮成分的分级和术后辅助化疗的应用是预后相关的独立性因素。有人提出术前血浆 CA125 水平提示是否存在子宫外转移和深肌层浸润，而术后 CA125 升高是预后不良的独立因素（Huang et al，2007）。腹腔冲洗液阳性也提示预后不良。有研究认为雌、孕激素受体阳性的患者预后较好（Gagne et al，1989）。Michel 等分析了 UCS 患者的临床特征发现，绝经、盆腔照射史、腹痛、II～III 期、子宫增大超过 12 周者预后不良。曾经有人认为病理学上的异源性亚型预后较差，3 年总体生存率为 45%，低于同源性患者，但是也有人认为是否异源性与临床转归无关，一项研究甚至认为同源性患者结局更差，他们分析了 42 例 I 期 UCS 患者，发现患者的中位无瘤生存时间（disease-free survival，DFS）为 15 个月，优于其中的同源性患者（Ferguson et al，2007）。但是也有作者对 81 例患者（平均年龄 72 岁）的临床资料随访 79 个月，内容包括临床分期，细胞分化，侵肌深度，LVSI 是否受累，同 / 异源性，是否组织坏死，腹腔细胞学是否阳性等，并行单因素和多因素分析，结果发现：临床分期是影响生存的唯一因素（Rovirosa et al，2014）。

免疫组化染色发现肿瘤上有多种基因表达，如 *p27*、*p53*、*p16*、*c-KIT*、*COX-2*、*EGFR*、*HER2/neu*、*AKT*、*PIK3C*、*PAX8* 等。某些基因表达与预后有关，*COX-2* 阳性时，预后较差（Raspollini et al，2005），*AKT* 更多表达于早期肿瘤，且提示预后较好，张旭艮等多因素分析了 37 例癌肉瘤发现，对于子宫癌肉瘤，年龄（$P=0.033$）、肌层浸润深度（$P=0.027$）、淋巴结转移（$P=0.022$）和 *p53* 基因表达（$P=0.032$）与其预后有关。

总之，预后相关因素除了肿瘤本身生物学特性、手术病理分期外，也和治疗方案的选择有关。另外分期晚、血浆 CA125 水平高、LVSI 阳性、侵犯肌层深都是预后的不良因素。盆腔淋巴结切除术是改善预后的因素。术后辅助放疗可以减少局部复发的风险。

随访可以在术后 2 年内每 3 个月复查一次，然后每 6~12 个月复查一次，治疗前异常的化验和检查项目均应进行常规复查。

（周 蓉）

参考文献

储彩婷, 李文华, 崔艳芬, 等, MR弥散加权成像在子宫内膜良恶性病变中的鉴别价值, 医学影像学杂志, 2012, 22(11):1915~1919.

王玉东, 艾志宏, 罗来敏. 保留生殖功能的子宫内膜癌治疗研究进展. 国际肿瘤学杂志, 2007, 34(7):535-537.

张国福, 谷守欣, 张鹤, 等, 磁共振弥散甲醛成像鉴别子宫肉瘤和其他子宫良性肿块的价值, 复旦学报(医学版), 2015, 42(3): 373-378.

张旭垠, 丁景新, 谢梦, 等, 女性生殖道癌肉瘤37例临床及预后分析, 复旦学报医学版, 2008, 35(2):199.

周蓉, 张晓晓, 王建六, 等, 宫腔镜漏诊乳腺癌肉瘤治疗后子宫癌肉瘤报道二例, 中国妇产科临床杂志, 2012, Vol(13)3, 221-222.

Stanley J, Malcolm C, Peter Russell, 主编. 回允中, 主译. 女性生殖道病理学. 北京: 北京大学医学出版社, 2005:375-380.

Abeler VM, Kjorstad KE. Clear cell carcinoma of the endometrium: a histopathological and clinical study of 97 cases. Gynecologic oncology, Mar 1991, 40(3):207-217.

Abeler VM, Vergote IB, Kjorstad KE, Trope CG. Clear cell carcinoma of the endometrium. Prognosis and metastatic pattern. Cancer, Oct 15 1996, 78(8):1740-1747.

Agboola OO, Grunfeld E, Coyle D, Perry GA. Costs and benefits of routine follow-up after curative treatment for endometrial cancer. CMAJ : Canadian Medical Association journal = journal de l' Association medicale canadienne, Oct 01 1997, 157(7):879-886.

Akahira J, Tokunaga H, Toyoshima M, Takano T, Nagase S, Yoshinaga K, et al. Prognoses and prognostic factors of carcinosarcoma, endometrial stromal sarcoma and uterine leiomyosarcoma: a comparison with uterine endometrial adenocarcinoma. Oncology, 2006, 71:333-340.

Alagkiozidis I, Grossman A, Tang NZ, Weedon J, Mize B, Salame G, et al. Survival impact of cytoreduction to microscopic disease for advanced stage cancer of the uterine corpus: a retrospective cohort study. Int J Surg, 2015, 4:61-66.

Alektiar KM, McKee A, Lin O, et al. Is there a difference in outcome between stage I-II endometrial cancer of papillary serous/clear cell and endometrioid FIGO Grade 3 cancer? International journal of radiation oncology, biology, physics, Sep 01 2002, 54(1):79-85.

Arai T, Watanabe J, Kawaguchi M, et al. Clear cell adenocarcinoma of the endometrium is a biologically distinct entity from endometrioid adenocarcinoma. International journal of gynecological cancer : official journal of the International Gynecological Cancer Society, Jan-Feb 2006,16(1):391-395.

Arrastia CD, Fruchter RG, Clark M, et al., Uterine carcinosarcomas: incidence and trends in management and survival, Gynecol Oncol, 1997, 65 (1): 158-163.

Attias-Geva Z, Bentov I, Kidron D, et al. p53 Regulates insulin-like growth factor-I receptor gene expression in uterine serous carcinoma and predicts responsiveness to an insulin-like growth factor-I receptor-directed targeted therapy. Eur J Cancer, 2012,48(10):1570-1580.

Ball HG, Blessing JA, Lentz SS, Mutch DG. A phase II trial of paclitaxel in patients with advanced or recurrent adenocarcinoma of the endometrium: a Gynecologic Oncology Group study. Gynecologic oncology, Aug 1996, 62(2):278-281.

Berton-Rigaud D, Devouassoux-Shisheboran M, LedermannJA, et al., Gynecologic Cancer InterGroup (GCIG) consensus review for uterine and ovarian carcinosarcoma, Int. J. Gynecol, Cancer, 2004, 24: S55-S60.

Bitterman P, Chun B, Kurman RJ. The significance of epithelial differentiation in mixed mesodermal tumours of the uterus. A clinicopathologic and immunohistochemical study. Am J Surg Pathol, 1990, 14:317-328.

Bocklage T, Lee KR, Belinson JL. Uterine adenosrcoma following adenomyoma in a woman on tamoxifen therapy. Gynecol Oncol, 1993, 44:104-109.

Bokhman JV. Two pathogenetic types of endometrial carcinoma. Gynecologic oncology, Feb 1983, 15(1):10-17.

Boren TP, Miller DS. Should all patients with serous and clear cell endometrial carcinoma receive adjuvant chemotherapy? Women's health, Nov 2010, 6(6):789-795.

Boruta DM, Gehrig PA, Fader, A.N., and Olawaiye, A.B. Management of women with uterine papillary serous cancer: a Society of Gynecologic Oncology (SGO) review. Gynecologic Oncology, 2009, 115: 142-153.

Bristow RE, Duska LR, Montz FJ. The role of cyto-reductive surgery in the management of stage IV uterine pap- illary serous carcinoma. Gynecologic Oncology, 2001, 81: 92-99.

Bitterman P, Chun B, Kurman RJ. The significance of epithelial differentiation in mixed mesodermal tumors of the uterus. A clinicopathologic and immunohistochemical study, Am. J. Surg. Pathol. 14 (1990): 317-328.

Broaddus RR, Lynch HT, Chen LM, et al. Pathologic features of endometrial carcinoma associated with HNPCC: a comparison with sporadic endometrial carcinoma. Cancer, 2006,106:87-94.

Brown LC, Petersen IA, Haddock MG, Bakkum-Gamez JN, Lee LJ, Cimbak NC, et al. Vaginal brachytherapy for early-stage carcinosarcoma of the uterus. Brachytherapy, 2015, 14:433-439.

Burke TW, Gershenson DM, Morris M, et al. Postoperative adjuvant cisplatin, doxorubicin, and cyclophosphamide (PAC) chemotherapy in women with high-risk endometrial carcinoma. Gynecologic oncology, Oct 1994, 55(1):47-50.

Callister M, Ramondetta LM, Jhingran A, et al. Malignant mixed Mullerian tumours of the uterus: Analysis of patterns of failure, prognostic factors and treatment outcome. Int J Radiat Oncol Biol Phys, 2004, 58:786-796.

Cantrell LA, Havrilesky L, Moore DT, et al. A multiinstitutional cohort study of adjuvant therapy in stage I-II uterine carcinosarcoma. Gynecol Oncol, 2012, 127:22-26.

Carcangiu ML, Chambers JT. Early pathologic stage clear cell carcinoma and uterine papillary serous carcinoma of the endometrium: comparison of clinicopathologic features and survival. International journal of gynecological pathology : official journal of the International Society of Gynecological Pathologists, Jan 1995, 14(1):30-38.

Carcangiu ML, Tan LK, Chambers JT. Stage 1A uterine serous carcinoma: a study of 13 cases. The American Journal of Surgical Pathology, 1997, 21 (12): 1507-1514.

Catasus L, Machin P, Matias-Guiu X, et al. Microsatellite instability in endometrial carcinomas: clinicopathologic correlations in a series of 42 cases. Human pathology, Oct 1998, 29(10):1160-1164.

Chan JK, Manuel, MR, Cheung MK, et al. Breast cancer followed by corpus cancer: is there a higher risk for aggressive histologic subtypes? Gynecologic Oncology, 2006, 102 (3), 508-512.

Christopherson WM, Alberhasky RC, Connelly PJ. Carcinoma of the endometrium: I. A clinicopathologic study of clear-cell carcinoma and secretory carcinoma. Cancer, 1982,49:1511-1523.

Cirisano FD, Jr., Robboy SJ, Dodge RK, et al. Epidemiologic and surgicopathologic findings of papillary serous and clear cell endometrial cancers when compared to endometrioid carcinoma. Gynecologic oncology, Sep 1999, 74(3):385-394.

Clayton S, Kenneth M, David K. The impact of adjuvant radiation therapy on survival in women with uterine carcinosarcoma. RadiotherOncol, 2007, 12(21):1-6.

Clayton Smith D, Keneth MacDonald O, Gaffney DK. The impact of adjuvant radiation therapy on survival in women with uterine carcinosarcoma. Radiother Oncol, 2008, 88:227-232.

Clement PB, Young RH. Non-endometrioid carcinomas of the uterine corpus: a review of their pathology with emphasis on recent advances and problematic aspects. Advances in anatomic pathology, May 2004, 11(3):117-142.

Connor JP, Andrews JI, Anderson B, Buller RE. Computed tomography in endometrial carcinoma. Obstetrics and gynecology, May 2000, 95(5):692-696.

Creasman WT, Kohler MF, Odicino F, et al. Prognosis of papillary serous, clear cell, and grade 3 stage I carcinoma of the endometrium. Gynecologic oncology, Dec 2004, 95(3):593-596.

Creasman WT, Odicino F, Maisonneuve P, et al. Carcinoma of the corpus uteri. FIGO 26th annual report on the results of treatment in gynecological cancer. International Journal of Gynecology & Obstetrics, 2006, 95 (Suppl. 1), S105-S143.

Darvishian, F,et al. Serous endometrial cancers that mimic endometrioid adenocarcinomas: a clinicopathologic and immunohistochemical study of a group of problematic cases. Am J Surg Pathol, 2004, 28(12):p.1568-1578.

de Boneville HE. Uber einege falle von carcinoma corporis uteri mit viel glycogen. Virchow's archives pathological anatomy, 1911, 204:201-209.

Del Carmen MG, Boruta DM, 2nd, Schorge JO. Recurrent endometrial cancer. Clinical obstetrics and gynecology. Jun 2011, 54(2):266-277.

Demirkiran F, Arvas M, Erkun E, et al. The prognostic significance of cervico-vaginal cytology in endometrial cancer. European journal of gynaecological oncology, 1995, 16(5):403-409.

Desai NB, Kollmeier MA, Makker V, et al. Comparison of outcomes in early stage Uterine carcinosarcoma and uterine serous carcinoma. Gynecol Oncol, 2014, 135:49-53.

DG Mutch, The new FIGO staging system for cancers of the vulva, cervix, endometrium and sarcomas, Gynecol. Oncol. 2009, 115: 325-328.

Dusenbery KE, Potish RA, Argenta PA, et al. On the apparent failure of adjuvant pelvic radiotherapy to improve survival for women with uterine sarcomas confined to the uterus. Am J Clin Oncol, 2005, 28:295- 300.

Eddy GL, Wojtowycz MA, Piraino PS, et al. Papanicolaou smears by the Bethesda system in endometrial malignancy: utility and prognostic importance. Obstetrics and gynecology, Dec 1997, 90(6):999-1003.

Einstein MH, Frimer M, Kuo DYS, et al. Phase II trial of adjuvant pelvic radiation "sandwiched" between combination paclitaxel and carboplatin in women with uterine papillary serous carcinoma. Gynecologic Oncology, 2012, 124: 21-25.

Elit L, Kwon J, Bentley J, et al. Optimal management for surgical stage I serous cancer of the uterus. Gynecologic Oncology, 2004, 92, 240-246.

Fadare O, Liang SX, Ulukus EC, et al. Precursors of endometrial clear cell carcinoma. The American journal of surgical pathology, Dec 2006, 30(12):1519-1530.

Fadare O, Zheng W. Endometrial Glandular Dysplasia (EmGD):morphologically and biologically distinctive putative precursor lesions of Type II endometrial cancers. Diagn Pathol, 2008, 3:p.6.

Fader AN, Boruta DM, Olawaiye AB, et al. Uterine papillary serous cancer: a review of the litera- ture. Gynecologic Oncology, 2012, 127, 651-661.

Fader AN, Drake RD, O'Malley DM, et al. Platinum/taxane-based chemotherapy with or without radiation therapy favorably impacts survival outcomes in stage I uterine papillary serous carcinoma. Cancer, 2009, 115 (6), 2119-2127.

Fader AN, Santin AD, Gehrig PA. Early stage uterine serous carcinoma: management updates and genomic advances. Gynecologic Oncology, 2013, 129: 244-250.

Fader AN, Starks D, Rose PG, et al. Percentage UPSC, lymphovascular invasion, and tumor size are not independent predictors of recurrence. Gynecologic Oncology, 2009, 112 (2, Suppl. 1): S72-S74.

Ferguson SE, Tornos C,Hummer A, et al. Prognostic features of surgical stage I uterine carcinosarcoma. Am J Surg Pathol,

2007, 31:653-661.

Fleming GF, Brunetto VL, Cella D, et al. Phase III trial of doxorubicin plus cisplatin with or without paclitaxel plus filgrastim in advanced endometrial carcinoma: a Gynecologic Oncology Group Study. Journal of clinical oncology : official journal of the American Society of Clinical Oncology, Jun 01 2004, 22(11):2159-2166.

Fleming GF, Filiaci VL, Bentley RC, et al. Phase III randomized trial of doxorubicin + cisplatin versus doxorubicin + 24 h paclitaxel + filgrastim in endo- metrial carcinoma: a Gynecologic Oncology Group study. Annals of Oncology, 2004, 15 (8): 1173-1178.

Fleming GF, Filiaci VL, Bentley RC, et al. Phase III randomized trial of doxorubicin + cisplatin versus doxorubicin + 24-h paclitaxel + filgrastim in endometrial carcinoma: a Gynecologic Oncology Group study. Annals of oncology: official journal of the European Society for Medical Oncology, Aug 2004, 15(8):1173-1178.

Gadducci A, Cosio S, Romanini A, et al. The management of patients with uterine sarcoma: A debated critical challenge. Crit Rev Oncol Hematol, 2008, 65:129-142.

Gagne E, Tetu B, Blondeau L, et al. Morphological prognostic factors of malignant mixed Mullerian tumour of the uterus: A clinicopathologic study of 58 cases. Mod Pathol, 1989, 2:433-438.

Galaal K, van der Heijden E, Godfrey K, et al. Adjuvant radiotherapy and/or chemotherapy after surgery for uterine carcinosarcoma.Cochrane Database Syst Rev, 2011, (1): p.CD006812.

Gallion HH, Brunetto VL, Cibull M, et al. Randomized phase III trial of standard timed doxorubicin plus cisplatin versus circadian timed doxorubicin plus cisplatin in stage III and IV or recurrent endometrial carcinoma: a Gynecologic Oncology Group Study. Journal of clinical oncology : official journal of the American Society of Clinical Oncology, Oct 15 2003, 21(20):3808-3813.

Garg G, Kruger M, Christensen C, et al. Stage III uterine carcinosarcoma: 2009 International Federation of Gynecology and Obstetrics Staging System and Prognostic Determinants. Int J Gynecol Cancer, 2011, 21:1606-1612.

Garg G, Yee C, Schwartz K, et al. Patterns of care, predictors, and outcomes of chemotherapy in elderly women with early stage uterinecarcinosarcoma: a population-based analysis. Gynecol Oncol, 2014, 133:242-249.

Gehrig PA, Groben PA, Fowler Jr, WC, et al. Noninvasive papillary serous carcinoma of the endome- trium. Obstetrics and Gynecology, 2001, 97 (1): 153-157.

Gehrig PA, Van Le L, Fowler Jr WC. The role of omentectomy during the surgical staging of uterine serous carcinoma. International Journal of Gynecological Cancer, 2003, 13 (2): 212-215.

Genever AV, Abdi S. Can mri predict the diagnosis of endometrial carcinosarcoma. Clin Radio, 2011, 66(7):621-624.

Giorda G, Franchceschi L, Crivellari D, et al. Determination of tamoxifen and its metabolites in endometrial tissue of long term treated women. Eur J Cancer, 2000, 36:588-599.

Goff BA, Kato D, Schmidt RA, et al. Uterine papillary serous carcinoma: patterns of metastatic spread. Gynecologic Oncology, 1994, 54 (3), 264-268.

Gregory S, James K, IAnda F-Adjuvant ifosfamide and cisplatin in patients with completely resected stage I or II carcinosarcomas(mixed mesodern' 18l tumors)of the uterus: a Gyneeologic Ontology Group study. Gynecol Oncol, 2005, 96 (3):630-634.

Growdon WB, Rauh-Hain AJ, Cordon A, et al. Prognostic determinants in patients with stage I uterine pap- illary serous carcinoma: a 15-year multi-institutional review. International Journal of Gynecological Cancer, 22, 417-424.

Gu M, Shi W, Barakat RR, et al. Pap smears in women with endometrial carcinoma. Acta cytologica, Jul-Aug 2001, 45(4):555-560.

Guintoli RL, Gerardi MA, Yemelyanova A, et al. Stage I noninvasive and minimally invasive uterine serous carcinoma: comprehensive staging associated with improved survival. International Journal of Gynecological Cancer, 2012, 22 (2): 273-279.

Gupta D, Gunter MJ, Yang K, et al. Performance of serum CA-125 as a prognostic biomarker in patients with uterine papillary serous carcinoma. International Journal of Gynecological Cancer, 2011, 21: 529-534.

H Kobayashi, C Uekuri, J Akasaka, et al., The biology of uterine sarcomas: a review and update, Mol. Clin. Oncol, 2013, 1: 599-609,

Hamilton CA, Cheung MK, Osann K, et al. Uterine papillary serous and clear cell carcinomas predict for poorer survival compared to grade 3endometrioid corpus cancers. British Journal of Cancer, 2006, 94: 642-646.

Hasegawa K, Nagao S, Yasuda M, et al.Gynecologic Cancer Inter Group (GCIG) consensus review for clear cell carcinoma of the uterine corpus and cervix. Int J Gynecol Cancer, 2014,24(9 Suppl):S90-S95.

Hendrickson M, Ross J, Eifel P, et al. Uterine papil- lary serous carcinoma: a highly malignant form of endome- trial adenocarcinoma. The American Journal of Surgical Pathology, 1982, 6 (2): 93-108.

Hoellen F, Waldmann A, Benthin S, et al. The role of lymphadenectomy in uterine sarcoma: a clinical practical approach based on retrospective analysis. Anticancer Res, 2014, 34:985-993.

Hoffman K, Nekhlyudov L, Deligdisch L. Endometrial carcinoma in elderly women. Gynecologic oncology, Aug 1995, 58(2):198-201.

Homesley HD, Filiaci V, Gibbons SK, et al. A randomized phase III trial in advanced endometrial carcinoma of surgery and volume directed radiation followed by cisplatin and doxorubicin with or without paclitaxel: A Gynecologic Oncology Group study. Gynecologic oncology, Mar 2009,112(3):543-552.

Hoskins PJ, Swenerton KD, Pike JA, et al. Paclitaxel and carboplatin, alone or with irradiation, in advanced or recurrent endometrial cancer: a phase II study. Journal of Clinical Oncology, 2001, 19 (20), 4048-4053.

Huang GS, Chiu LG, Gebb JS, et al. Serum CA125 predict extra uterine disease and survival in uterine carcinosarcoma. Gynecol Oncol, 2007, 107:513-517.

Huang GS, Gebb JS, Einstein MH, et al. Accuracy of preoperative endometrial sampling for the detection of high-grade endometrial tumors. American journal of obstetrics and gynecology, Mar 2007, 196(3):243 e241-245.

Hughes V, Reed N. The association between tamoxifen and uterine carcinasarcorna. E J C Suppl, 2004, 2(9):85.

Huh, W.K., Powell, M., Leah, III C.A., et al. (2003) Uterine papillary serous carcinoma: comparisons of outcomes in surgical stage I patients with and without adjuvant therapy. Gynecologic Oncology, 91, 470-475.

Iwasa Y, Haga H, Konishi I, Kobashi Y, Higuchi K, Katsuyama E, et al.Prognostic factors in uterine carcinosarcoma. A clincopathological study of 25 patients. Cancer 1998; 82:512-519.

J. Gonzalez Bosquet, S.A. Terstriep, W.A. Cliby, M. Brown-Jones, J.S. Kaur, K.C. Podratz, et al., The impact ofmulti-modal therapy on survival for uterine carcinosarcomas, Gynecol. Oncol. 116 (3) (2010) 419-423.

John P, John A, John T. Paclitaxel in the Treatment of Carcinosarcoma of the Uterus: A Gynecologic Oncology Group Study. Gynecol Oncol, 2001, 83(1):268-270.

Kanbour-Shakir A, Tobon H. Primary clear cell carcinoma of the endometrium: a clinicopathologic study of 20 cases. International journal of gynecological pathology: official journal of the International Society of Gynecological Pathologists. 1991;10(1):67-78.

Kelly MG, O'Malley DM, Hui P, et al. Improved survival in surgical stage I patients with uterine papillary serous carcinoma (UPSC) treated with adjuvant platinum- based chemotherapy. Gynecologic Oncology, 2005, 98: 353-359.

Kiess AP, Damast S, Makker V, et al. Five-year outcomes of adjuvant carboplatin/paclitaxel chemo- therapy and intravaginal radiation for stage I-II papillary serous endometrial cancer. Gynecologic Oncology, 127 (2), 2012: 321-325.

Kitajima K, Murakami K, Yamasaki E, et al. Accuracy of 18F-FDG PET/CT in detecting pelvic and paraaortic lymph node metastasis in patients with endometrial cancer. AJR. American journal of roentgenology. Jun 2008, 190(6):1652-1658.

Kitchener H, Swart AM, Qian Q, et al. Efficacy of systematic pelvic lymphadenectomy in endometrial cancer (MR ASTEC trial): a randomized study. Lancet, (2009), 373 (9658): 125-136.

Kloos I, Delaloge S, Pautier P, Di Palma M, Goupil A, Duvillard P, et al. Tamoxifen related uterine carcinosarcomas occur under/after prolonged treatment: Report of five cases and review of literature. Int J Gynecol Cancer 2002;12:496-500.

Ko E, Franasiak J, Sink K, et al. Obesity, diabetes and race in Type I and Type II endometrial cancers. Journal of Clinical Oncology, 29 (Suppl.; abstr 5111). 2012 ASCO Annual Meeting, June 2012, Chicago, IL.

Kong A, Johnson N, Kitchener HC, et al. Adjuvant radiotherapy for stage I endometrial cancer. The Cochrane Database of Systematic Reviews, 2012, 4, CD003916.

Koul A, Willen R, Bendahl PO, et al. Distinct sets of gene alterations in endometrial carcinoma implicate alternate modes of tumorigenesis. Cancer, May 01 2002, 94(9):2369-2379.

Kristina G, Clare F, Sophia K, et al. The Impact of Adjuvant Radiotherapy on Carcinosareoma of the Uterus. Gynecol Oncol, 1998(I), 68:8-13.

Kuhn E, Wu RC, Guan B, et al. Identification of molecular pathway aberrations in uterine serous carcinoma by genome-wide analysis. Journal of the National Cancer Institute, 2012, 104: 1503-1513.

Kurman RJ and Scully RE. Clear cell carcinoma of the endometrium: an analysis of 21 cases. Cancer, 1976, 37: 872-882.

Kwon J, Ackerman I, Franssen E. The role of abdominal-pelvic radiotherapy in the management of uterine papillary serous carcinoma. International Journal of Radiation Oncology Biology Physics, 2004, 59 (5), 1439-1445.

Lanciano RM, Curran WJ Jr., Greven KM, et al. Influence of grade, histologic subtype, and timing of radiotherapy on outcome among patients with stage II carcinoma of the endometrium. Gynecologic oncology, Dec 1990, 39(3):368-373.

Larson B, Silfversward C, Nilsson B, Petterson F. Mixed mullerian tumours of the uterus-prognostic factors: A clinical and histopathologic study of 147 cases. Radiother Oncol, 1990, 17:123-132.

Larson B, Silfversward C, Nilsson B, Petterson F. Mixed mullerian tumours of the uterus-prognostic factors: A clinical and histopathologic study of 147 cases. Radiother Oncol 1990, 17:123-132.

Lavie O, Ben-Arie A, Segev Y, et al. BRCA germlinemutantions in women with uterine serous carcinoma-still a debate. Int J Gynecol Cancer, 2010,20(9):1531-1534.

Lax SF, Kendall B, Tashiro H, Slebos RJ, Hedrick L. The frequency of p53, K-ras mutations, and microsatellite instability differs in uterine endometrioid and serous carcinoma: evidence of distinct molecular genetic pathways. Cancer, Feb 15 2000, 88(4):814-824.

Lax SF, Pizer ES, Ronnett BM, Kurman RJ. Clear cell carcinoma of the endometrium is characterized by a distinctive profile of p53, Ki-67, estrogen, and progesterone receptor expression. Human pathology, Jun 1998, 29(6):551-558.

Le Gallo M, O'Hara AJ, Rudd ML, et al. Exome sequencing of serous endometrial tumors identifies recur- rent somatic mutations in chromatin-remodeling and ubiq- uitin ligase complex genes. Nature Genetics, 2012, 44: 1310-1315.

Leath 3rd CA, Numnum TM, Kendrick 4th JE, et al. Patterns of failure for conservatively managed surgical stage I uterine carcinosarcoma: implications for adjuvant therapy. Int J Gynecol Cancer, 2009, 19:888-891.

Magriples U, Naftolin F, Schwartz PE, et al. High-grade endometrial carcinoma in tamoxifen-treated breast cancer patients. Journal of clinical oncology : official journal of the American Society of Clinical Oncology, Mar 1993, 11(3):485-490.

Major FJ, Blessing JA, Silverberg SG, et al. Prognostic factor in early stage uterine sarcoma. A Gynaecologic Oncology Group study. Cancer, 1993, 71:1702-1709.

Malpica A, Tornos C, Burke TW et al. Low-stage clear cell carcinoma of the endometrium. Am J Surg Pathol, 1995, 19: 769- 774.

Manfredi R, Mirk P, Maresca G, et al. Local-regional staging of endometrial carcinoma: role of MR imaging in surgical planning. Radiology, May 2004, 231(2):372-378.

Martinez AA, Weiner S, Podratz K, et al. Improved outcome at 10 years for serous-papillary/clear cell or high- risk endometrial cancer patients treated by adjuvant high- dose whole abdomino-pelvic irradiation. Gynecologic Oncology, 2003, 90 (3): 537-546.

Martin-Liberal J, Benson C, Messiou C, et al. Reversion of hormone treatment resistance with the addition of an mTOR inhibitor in endometrial stromal sarcoma.Case Rep Med,2014:612496.

Masafumi T, Jun A, Gen MClinical experience with combination paclitaxel and carboplatin therapyfor advanced or recurrent carcinosarcoma of the uterus. Gynecol Oncol, 2004, 94(3):774-778.

McCluggage WG, Uterine carcinosarcomas (malignant mixed Mullerian tumors) are metaplastic carcinomas, Int. J. Gynecol. Cancer 12 (2002): 687-690.

McMeekin DS, Filiaci VL, Thigpen JT, et al. The relationship between histology and outcome in advanced and recurrent endometrial cancer patients participating in first-line chemotherapy trials: a Gynecologic Oncology Group study. Gynecologic oncology, Jul 2007, 106(1):16-22.

Miiler D , Filiaci V, Fleming G, et al. Late-breaking abstract 1: Randomized phase III noninferiority trial of first line chemotherapy for metastatic or recurrent endometrial carcinoma: A gynecologic oncology grounp study. Gynecologic Oncology, 2012, 125(3):771.

Miller D, Filiaci V, Fleming G, et al. Randomized phase III noninferiority trial of first line chemotherapy for metastatic or recurrent endometrial carcinoma: a Gynecologic Oncology Group study. Gynecologic Oncology, 2012, 125: 771Y773 [Abstract].

Moller KA, Gehrig PA, Van Le L, et al. The role of optimal debulking in advanced stage serous carcinoma of the uterus. Gynecologic Oncology, 2004, 94: 170-174.

Moore KN, Fader AN. Uterine papillary serous carcinoma. ClinObstetGynecol, 2011, 54(2):278-291.

Muggia FM, Blessing JA, Sorosky J, Reid GC. Phase II trial of the pegylated liposomal doxorubicin in previously treated metastatic endometrial cancer: a Gynecologic Oncology Group study. Journal of clinical oncology : official journal of the American Society of Clinical Oncology, May 01 2002, 20(9):2360-2364.

Murphy KT, Rotmensch J, Yamada SD, Mundt AJ. Outcome

and patterns of failure in pathologic stages I-IV clear-cell carcinoma of the endometrium: implications for adjuvant radiation therapy. International journal of radiation oncology, biology, physics, Apr 01 2003, 55(5):1272-1276.

National Comprehensive Cancer Network (NCCN) Clinical Practice Guidelines in Oncology. Uterine Neoplasms, Version 3.2012. NCCN, Fort Washington, PA.

Nemani D, Mitra N, Guo M, Lin L. Assessing the effects of lymphadenectomy and radiation therapy in patients with uterine carcinosarcoma: a SEER analysis. Gynecol Oncol, 2008, 111:82-88.

Olawaiye AB, Boruta DM, 2nd. Management of women with clear cell endometrial cancer: a Society of Gynecologic Oncology (SGO) review. Gynecologic oncology, May 2009, 113(2):277-283.

Olawaiye AB, Rauh-Hain JA, Withiam-Leitch M, et al. Utility of pre-operative serum CA-125 in the management of uterine papillary serous carcinoma. Gynecologic Oncology, 2008, 110: 293-298.

Park HJ, Kim HJ, Wu HG, Kim H, Ha SW, Kang SB, et al. The influence of adjuvant radiotherapy on patterns of failure and survivals in uterine carcinosarcoma. Radiat Oncol J, 2011, 29:228-235.

Park JY, Kim DY, Kim JH, et al. The role of pelvic and/or para-aortic lymphadenectomy in surgical management of apparently early carcinosarcoma of uterus. Ann Surg Oncol, 2010, 17:861-868.

Park JY, Kim EN, Kim DY, et al. Clinical impact of positron emission tomography or positron emission tomography/ computed tomography in the posttherapy surveillance of endometrial carcinoma: evaluation of 88 patients. International journal of gynecological cancer : official journal of the International Gynecological Cancer Society, Nov-Dec 2008, 18(6):1332-1338.

Pennington KP, Walsh T, Lee M, et al. BRCA1, TP53, and CHEK2 germline mutations in uterine serous car- cinoma. Cancer, 2013, 119 (2): 332-338.

Peters WA 3rd, Kumar NB, Fleming WP, et al. Prognostic features of sarcomas and mixed tumours of the endometrium. Obstet Gynecol, 1984, 63:550-556.

Picchio M, Mangili G, Samanes Gajate AM, et al. High-grade endometrial cancer: value of [^{18}F]FDG PET/CT in preoperative staging. Nuclear medicine communications, Jun 2010, 31(6):506-512.

Randall ME, Filiaci VL, Muss H, et al. Randomized phase III trial of whole-abdominal irradiation versus doxorubicin and cisplatin chemotherapy in advanced endometrial carcinoma: a Gynecologic Oncology Group study. Gynecologic Oncology, 2008, 108 (2): 298-305.

Raspollini MR, Susini T, Amunni G, Paglierani M, Taddei A, et al. COX- 2, c-KIT and HER2/neu expression in uterine carcinosarcomas: prognostic factors or potential markers for targeted therapies? Gynecol Oncol, 2005, 96:159-67.

Rauh-Hain JA, Costaaggini I, Olawaiye AB, et al. A comparison of outcome in patients with stage 1 clear cell and grade 3 endometrioid adenocarcinoma of the endometrium with and without adjuvant therapy. European journal of gynaecological oncology, 2010, 31(3):284-287.

Reed NS, Mangioni C, Malmström H, et al. Phase III randomised study to evaluate the role of adjuvant radiotherapy in the treatment of uterine sarcomas stages I and II: an European Organisation for Research and Treatment of Cancer Gynaecological Cancer Group Study Dprotocol 55874]. Eur J Cancer, 2008, 44:808-818.

Reisinger SA, Staros EB, Feld R, et al. Preoperative radiation therapy in clinical stage II endometrial carcinoma. Gynecologic oncology, May 1992, 45(2):174-178.

Risinger JI, Maxwell GL, Chandramouli GVR, et al. Microarray Analysis Reveals Distinct Gene Expression Profiles among Different Histologic Types of Endometrial Cancer. Cancer Research, 2003, 63(1):6-11.

Robboy SJ, Mutter GL, Prat J, et al. Robboy's pathology of the female reproductive tract 2nd edn. china: Churchill Livingstone Elsevier, 2009: 443.

Rockall AG, Sohaib SA, Harisinghani MG, et al. Diagnostic performance of nanoparticle-enhanced magnetic resonance imaging in the diagnosis of lymph node metastases in patients with endometrial and cervical cancer. Journal of clinical oncology : official journal of the American Society of Clinical Oncology, Apr 20 2005, 23(12):2813-2821.

Rovirosa A, Ascaso C, Arenas M, et al. Pathologic prognostic factors in stage I-III uterine carcinosarcoma treated with postoperative radiotherapy. Arch Gynecol Obstet, 2014, 290:329-334

Saglam O, Husain S, Toruner G. AKT, EGFR, C-ErbB-2, and C-kit expression in uterine carcinosarcoma. Int J Gynecol Pathol, 2013, 32:493-500.

Sakuragi N, Hareyama H, Todo Y, et al. Prognostic significance of serous and clear cell adenocarcinoma in surgically staged endometrial carcinoma. Acta obstetricia et gynecologica Scandinavica, Apr 2000, 79(4):311-316.

Salani R, Backes FJ, Fung MF, et al. Posttreatment surveillance and diagnosis of recurrence in women with gynecologic malignancies: Society of Gynecologic Oncologists recommendations. American journal of obstetrics and gynecology, Jun 2011, 204(6):466-478.

Sampath S, Schultheiss TE, Ryu JK, et al. The role of adjuvant radiation in uterine sarcomas. Int J Radiat Oncol Biol Phys, 2010, 76:728-734.

Shao R. Progesterone receptor isoforms A and B: new insights into the mechanism of progesterone resistance for the treatment of endometrial carcinoma. Ecancermedicalscience, 2013, 18(7):381.

Shaznik-Wikiel ME, Ueda SM, Frasure HE, et al. Abnormal cervical cytology in the diagnosis of uterine papil- lary serous carcinoma: earlier detection of a poor prognostic cancer subtype? ActaCytologica, 2011, 55: 255-260.

Sherman ME, Bur ME, Kurman RJ. p53 in endometrial cancer and its putative precursors: evidence for diverse pathways of tumorigenesis. Human pathology, Nov 1995, 26(11):1268-1274.

Signorelli M, Guerra L. Buda A, et al. Role of the integrated PDG PET/CT in the surgical management of patients with high risk clinical stage endometrial cancer: detection of pelvic nodal metastases. Gynecologic Oncology, 2009, 115: 231-235.

Silverberg SG, De Giorgi LS. Clear cell carcinoma of the endometrium. Clinical, pathologic, and ultrastructural findings. Cancer, 1973, 31:1127-1140.

Slomovitz BM, Burke TW, Eifel PJ, et al. Uterine papillary serous carcinoma (UPSC): a single institution review of 129 cases. Gynecologic Oncology, 2003, 91: 463-469.

Smith MR, Peters WA, 3rd, Drescher CW. Cisplatin, doxorubicin hydrochloride, and cyclophosphamide followed by radiotherapy in high-risk endometrial carcinoma. American journal of obstetrics and gynecology, Jun 1994, 170(6):1677-1681; discussion 1681-1672.

Smith RS, Kapp DS, Chen Q, et al. Treatment of high-risk uterine cancer with whole abdominopelvic radiation therapy. International journal of radiation oncology, biology, physics, Oct 01 2000, 48(3):767-778.

Sorbe B, Paulsson G, Andersson S, et al. A population-based series of uterine carcinosarcomas with long-term follow-up. Acta Oncol. 2013;52:759-766.

South SA, Hutton M, Farrell C, et al. Uterine carcinosarcoma associated with hereditary nonpolyposis colorectal cancer. Obstet Gynecol, 2007, 110:543-543.

Stewart KD, Martinez AA, Weiner S, et al. Ten-year outcome including patterns of failure and toxicity for adjuvant whole abdominopelvic irradiation in high-risk and poor histologic feature patients with endometrial carcinoma. International journal of radiation oncology, biology, physics, Oct 01 2002, 54(2):527-535.

Sutton G, Axelrod JH, Bundy BN, et al. Adjuvant whole abdominal irradiation in clinical stages I and II papillary serous or clear cell carcinoma of the endometrium: a phase II study of the Gynecologic Oncology Group. Gynecologic oncology, 2006, 100(2):349-354.

Sutton G, Axelrod JH, Bundy BN, et al. Whole abdominal radiotherapy in the adjuvant treatment of patients with stage III and IV endometrial cancer: a Gynecologic Oncology Group study. Gynecologic Oncology, 2005, 97(3): 755-763.

Sutton G, Axelrod JH, Bundy BN, et al. Adjuvant whole abdominal irradiation in clinical stages I and II papil- lary serous or clear cell carcinoma of the endometrium: a phase II study of the Gynecologic Oncology Group. Gynecologic Oncology, 2006, 100: 349-354.

Tanaka YO, Tsunoda H, Minami R, et al. Carcinosarcoma of the uterus: Mr findings. J Magn Reson Imaging, 2008, 28(2): 1434-1439.

Tanner EJ, Leitao Jr MM, Garg K, et al. The role of cytoreductive surgery for newly diagnosed advanced stage uterine carcinosarcoma.Gynecol Oncol, 2011, 123:548-552.

Temkin SM, Hellmann M, Lee YC, et al. Earlystage carcinosarcoma of the uterus: the significance of lymph node count. Int J Gynecol Cancer, 2007, 17:215-219.

Tergas AI, Buell-Gutbrod R, Gwin K, et al. Clinico-pathologic comparison of type II endometrial cancers based on tamoxifenexposure. GynecolOncol, 2012,127(2):316-320.

The Cancer Genome Atlas Research Network. Integrated genomic characterization of endometrial carci- noma. Nature, 2013, 497: 67-73.

Thigpen JT, Blessing JA, Homesley H, et al. Phase II trial of cisplatin as first-line chemotherapy in patients with advanced or recurrent endometrial carcinoma: a Gynecologic Oncology Group Study. Gynecologic oncology, Apr 1989, 33(1):68-70.

Thigpen JT, Brady MF, Homesley HD, et al. Phase III trial of doxorubicin with or without cisplatin in advanced endometrial carcinoma: a gynecologic oncology group study. Journal of clinical oncology: official journal of the American Society of Clinical Oncology, Oct 01 2004, 22(19):3902-3908.

Thigpen JT, Brady MF, Homesley HD, et al. Phase III trial of doxorubicin with or without cisplatin in advanced endometrial carcinoma: a Gynecologic Oncology Group study. Journal of Clinical Oncology, 2004, 22 (19): 3902-3908.

Thomas M, Mariani A, Wright JD, et al. Surgical management and adjuvant therapy for patients with uterine clear cell carcinoma: a multi-institutional review. Gynecologic oncology, Feb 2008, 108(2):293-297.

Thomas MB, Mariani A, Cliby WA, et al. Role of cytoreductive surgery in stage III and IV uterine papillary serous carcinoma. Gynecologic Oncology, 2007, 107: 190-193.

Todo Y, Kato H, Kaneuchi M, et al. Survival effect of para-aortic lymphadenectomy in endometrial cancer (SEPAL study): a retrospective cohort analysis. Lancet, 2010, 375: 1165-1172.

Togami S, Sasajima Y, Oi T, et al. Clinicopathological and prognostic impact of human epidermal growth factor receptor type 2 (HER2) and hormone receptor expression in uterine papillary serous carcinoma. Cancer Sci, 2012, 103(5): 926-932.

Turner BC, Knisely JP, Kacinski BM, et al. Effective treatment of stage I uterine papillary serous carci- noma of the endometrium. Gynecologic Oncology, 2003, 90 (1): 181-185.

van Wijk FH, Aapro MS, Bolis G, et al. Doxorubicin versus doxorubicin and cisplatin in endometrial carcinoma: definitive results of a randomised study (55872) by the EORTC Gynaecological Cancer Group. Annals of oncology: official journal of the European Society for Medical Oncology, Mar 2003, 14(3):441-448.

Vang R, Whitaker BP, Farhood AI, et al. Immunohistochemical analysis of clear cell carcinoma of the gynecologic tract. International journal of gynecological pathology : official journal of the International Society of Gynecological Pathologists, Jul 2001, 20(3):252-259.

Wang J, Liu Y, Wang L, et al. Clinical prognostic significance and pro-metastatic activity of RANK/RANKL via the AKT pathway in endometrial cancer, Oncotarget, 2016,7(5):5564-5575.

Wang J, Sun X, Zhang H, et al. MPA influences tumor cell proliferation, migration, and invasion induced by RANKL through PRB involving the MAPK pathway in endometrial cancer, Oncol Rep, 2015,33(2):799-809.

Wang J, Wieslander C, Hansen G, et al. Thin endometrial echo complex on ultrasound does not reliably exclude type 2 endometrial cancers. Gynecologic oncology, Apr 2006, 101(1):120-125.

Wei JJ, Paintal A, Keh P. Histologic and immunohistochemical analyses of endometrial carcinomas: experiences from endometrial biopsies in 358 consultation cases. Archives of Pathology & Laboratory Medicine, 2013, 137: 1574-1583.

Wolfson AH, Brady MF, Rocereto T, et al. A gynecologic oncology group randomized phase III trial of whole abdominal irradiation (WAI) vs. cisplatin -ifosfamide and mesna as postsurgical therapy in stage I-IV carcinosarcoma of the uterus. Gynecol Oncol, 2007, 107:177-185.

Wright JD, Seshan VE, Shah M, et al. The role of radiation in improving survival for early-stage carcinosarcoma and leiomyosarcoma. Am J Obstet Gynecol, 2008, 199:536.e1-8.

Wu TI, Hsu KH, Huang HJ, et al. Prognostic fact and adjuvant therapy in terine careinosareoraa. Eu R J Gynaecol Oncol, 2008, 29:483-488.

Yu T, KimHJ, Wu HG, Ha SW, Song YS, Park NH, et al. See comment in PubMed Commons belowOutcome analysis in patients with uterine sarcoma. Radiat Oncol J. 2015; 33:29-35.

Zelamanowicz A, Hildesheim A, Hermann ME, et al. Evidence for a common aetiology for endometrial carcinoma and malignant mixed Mullerian tumours. Gynecol Oncol, 1998, 69:253-7.14.

Zhang C,Hu W, Jia N, et al. Uterine Carcinosarcoma and High-Risk Endometrial Carcinomas: a clinicopathological Comparison. Int J Gynecol Cancer, 2015, 25:629-636.

Zheng W, et al. A proposed model for endometrial serous carcinogenesis. Am J Surg Pathol, 2011, 35(1):p.el-el4.

Zheng W, et al. Occurrence of endometrial glandular dysplasia precedes uterine papillary serous carcinoma. Int J Gynecol Pathol, 2007, 26(1):p.38-52.

Zorn KK, Bonome T, Gangi L, et al. Gene expression profiles of serous, endometrioid, and clear cell subtypes of ovarian and endometrial cancer. Clinical cancer research : an official journal of the American Association for Cancer Research, Sep 15 2005, 11(18):6422-6430.

19

子宫内膜癌患者的随访

第一节　随访内容

子宫内膜癌完成治疗后应定期随访（follow up），及时了解患者生存情况，如是否疾病复发（recurrence）或死亡（deathlmortality）（死亡原因和死亡时间）、患者术后复查及采用辅助治疗的情况等。

随访时间一般为：术后 2~3 年内，每 3~6 个月随访 1 次，以后每 6~12 个月随访 1 次。

随访检查内容包括（林仲秋 等，2016）：①询问可能的复发症状；②生活方式、肥胖、戒烟、营养咨询、运动等；③盆腔检查，强调三合诊；④有临床指征的患者进行影像学检查，如盆腹腔 CT 或 MRI 等；⑤阴道细胞学检查（不推荐术后无症状患者）；⑥血清 CA125 等相关肿瘤标志物检查。

第二节　随访方法

首先应确定随访对象，建立患者术后随访制度，拟定随访工作计划，并组织系统、规范化的实施。病人术后出院时即填写预先制定好的随访表并逐项核实，包含的信息有：姓名、性别、年龄、住院号、入院诊断、手术方式、出院诊断、家庭地址、联系人及联系电话、主管医生及主管护士等项目。主管医生与患者进行沟通，讲解子宫内膜癌的有关知识，说明有关后续治疗情况及注意事项，提醒患者定期随访。负责人再次核对随访表的各项内容，确认无误后再办理出院手续，发放健康咨询卡。

可采用信访、电话访谈或门诊随访等方式，按拟定随访时间定期了解病人术后恢复情况，提供必要的心理支持及康复指导，提醒病人或家属按时来院复查及继续接受进一步的治疗。每次随访后做好随访记录，向主管医生汇报随访情况，遇有特殊情况及时反馈，以便及时返院进行相关的检查及治疗，

随访期间如有复发、转移（metastasis）或死亡的病人应加以注明。

第三节　随访结果登记方法

为取得可靠的随访资料，收集资料必须在制定好随访方案后，按事先设计好的调查表格及时、准确、完整地记录调查与观测数据。子宫内膜癌患者的随访，应收集以下资料：

1. 患者一般情况　包括患者姓名、年龄、职业、月经史、婚育史、经济状况、文化程度等。

2. 子宫内膜癌的病因、高危因素　是否有肥胖、高血压、糖尿病等合并症，是否有不孕不育、卵巢肿瘤等病史，是否初潮早而绝经延迟，是否使用外源性雌激素，是否有该病家族史等。

流行病学调查还显示：子宫内膜癌的发病与地域、种族、饮食习惯、哺乳、吸烟史、体力活动情况及教育等因素相关，因此以上相应信息也可列入随访内容中。

3. 可能影响预后的因素　患者术前健康状况、合并症、主要症状、术前诊断、术前诊刮结果、是否行术前治疗、具体手术方式、手术 - 病理分期、病理类型、组织病理学分级、盆腔淋巴结转移情况、腹腔冲洗液检查结果、激素受体 ER/PR 测定情况、DNA 倍性、肿瘤基因扩增和表达、术后辅助治疗方式等（徐珍 等，2015）。

4. 随访结果分析中应该收集的资料

（1）随访开始时间：一般情况下以疾病发病时间、确诊时间、接受正规治疗时间、手术时间或出院时间等作为为随访开始时间，即观察起点。

（2）随访终止时间：一般采用两种方法决定随访终止时间：其一是预先设定一个观察截止时间，观察到此时间就停止，此被称为定时截尾；其二是预先规定当有多少观察对象出现死亡事件就停止观察，此被称为定数截尾。

（3）随访结果：①死亡事件发生：从随访开始到随访终止时间内，出现了研究的死亡事件，如死于子宫内膜癌该病本身或者出现子宫内膜癌复发等。②截尾事件：从随访开始到随访终止时间内，未观察到死亡事件发生。包括以下几种情况：A.失访：指随访对象失去联系，如拒绝访问、失去联系或搬迁找不到地址等；B.退出：随访对象死于其他与本疾病无关的原因而终止随访，如车祸或其他肿瘤等；C.终止：随访结束时死亡事件尚未发生（李晓松 等，2014）。

随访结果的记录应注意以下几点：①如果随访对象已经死亡，要注明死亡原因：一类是与所研究的疾病直接相关的原因，如子宫内膜癌患者由于癌转移或各种并发症导致死亡；另一类是与所研究的疾病几乎无关的原因，如死于车祸或其他与子宫内膜癌无关的疾病。②如果随访对象仍然存活，应该记录最后随访的日期。③如果随访对象失访，也应该记录最后随访的日期。

第四节　随访结果及分析

恶性肿瘤临床疗效评价与预后估计是肿瘤临床工作中的重要课题，恶性肿瘤近期疗效评价指标：完全缓解（CR）、部分缓解（PR）、稳定（SD）或无变化（NC）及进展（PD）。恶性肿瘤治疗的最终目的都是要延长患者的生存时间和提高生存质量，因此，远期疗效观察及预后估计的主要指标为生存率、复发率、中位生存时间及生存质量等。

一、生存分析

生存分析（survival analysis）是将死亡事件的出现与否和到达死亡事件所经历的时间结合起来分析的一类统计分析方法。它不仅要考虑死亡事件是否出现，还要考虑随访对象到达终点所经历的时间长短。观察起点、死亡事件和时间的度量单位是生存分析的三大要素。

1. 生存分析中常用的概念

（1）生存时间（survival time）：指从规定的观察起点（如确诊、开始治疗时间或出院等）到某一特定死亡事件（如死亡、复发、转移等）出现经历

的时间长度，常用 t 表示。

（2）观察起点：即随访开始时间，如疾病确诊时间、治疗开始时间或结束时间等，设计时须事先明确规定。

（3）死亡事件：又称失效事件或终点事件。死亡事件是一个广义概念，是泛指标志某种处理措施失败或失效的特征事件。死亡事件一般是在设计阶段根据研究目的来确定，如"死亡""疾病复发"等。不同的研究目的有不同的死亡事件，对于子宫内膜癌患者来说，如果研究的是总生存期，那么因任何原因引起的死亡为死亡事件；如果研究的是无进展生存期，那么出现肿瘤进展或死亡为死亡事件。

（4）完全数据（complete data）：在随访研究规定的观察时间内，某些观察对象观察到了死亡事件的发生，那么从起点到死亡事件发生所经历的时间，称为生存时间的完全数据，提供的是准确的生存时间。

（5）截尾数据（censored data）：指在规定的观察期内，某些对象观察过程的截止不是由于死亡事件，而是由于其他原因引起的。

（6）中位生存期（median survival time）：又称半数生存期，是指恰有50%的个体尚存活的时间。中位生存期越长，表示疾病的预后越好；反之，中位生存期越短，预后越差。若截尾数据个数超过一半，则无法估计中位生存期。

（7）死亡概率（probability of death）：某时段开始时存活的个体，在该时段内死亡的可能性。如年死亡概率表示年初尚存活个体在今后1年内死亡的可能性，公式如下：

$$q = \frac{某年内死亡人数}{某年年初人口数}$$

（8）生存概率（probability of survival）：某时段开始时存活的个体，到该时段结束时仍存活的可能性。如年生存概率表示年初尚存活人口活满1年的可能性，公式如下：

$$p = \frac{某年活满一年人数}{某年年初人口数}$$

（9）生存率（survival rate）：记为 $S(t_k)$，是指观察对象能存活到某一时点 t_k 的概率。若无截尾

数据，直接法计算生存率的公式如下：

$$S(t_k) = P(T \geqslant t_k) = \frac{t_k \text{时刻仍存活的例数}}{\text{观察总例数}}$$

如果含有截尾数据，需分时段计算生存概率。假定观察对象在各个时段的生存事件独立，生存概率分别为 p_1，p_2，…p_k，则根据概率乘法原理得到生存率的估计公式如下：

$$S(t_k) = P(T \geqslant t_k) = P_1 \cdot P_2 \cdots P_k$$

从上式可知，生存率实质上是累积生存概率（cumulative probability of survival）。如3年生存率等于第一年、第二年和第三年生存概率的连乘积，是三年都存活的累积结果。

2. 生存分析资料特点

（1）蕴涵有结局和时间两个方面的信息；

（2）结局为两分类互斥事件，如"生存"与"死亡"，"缓解"与"未缓解；

（3）常因失访等原因造成某些随访对象的生存时间数据不完整，分布类型复杂，不能简单地套用 t 检验、方差分析、χ^2 检验或秩和检验进行分析。

3. 生存分析主要内容

（1）描述生存过程：研究生存时间的分布特点、估计中位生存时间及生存率、绘制生存曲线等；

（2）生存曲线的比较：比较两组或多组生存曲线是否有差别；

（3）探讨影响生存时间的因素：一般需进行多因素分析（梁洁 等，2016）。

二、生存分析的方法及结果

1. 描述生存过程：非参数法估计生存率主要有寿命表法和乘积极限法，两者均先求出各个时段生存概率，然后根据概率乘法定理计算生存率。

（1）寿命表法（lifetable method）：寿命表的基本思想是将整个观测时间划分为很多小的时间段，对于每个时间段，计算某时间段起点的尚存病例在该时间段内死亡（出现结局）的概率。在实际工作中，许多研究的随访结果只有某年或某月的观察人数、发生死亡事件人数和截尾人数，而没有每个随访对象确切的生存时间，即只能获得按随访时间分组的资料。寿命表法是分析大样本分组生存资料的经典方法。本章采用 SPSS21.0 统计软件包进行分析。

【例1】某医院收集 496 例子宫内膜癌术后患者资料，随访 10 年，取时间区间均为 1 年，资料整理结果见表 19-4-1，试估计生存率并绘制生存曲线。

表19-4-1　某医院496例子宫内膜癌患者术后随访10年生存资料

序号	术后年数	期初病例数	期内死亡数	期内截尾数
1	0~	496	94	2
2	1~	400	120	8
3	2~	272	68	7
4	3~	197	39	12
5	4~	146	22	20
6	5~	104	15	12
7	6~	77	7	8
8	7~	62	2	12
9	8~	48	5	15
10	9~10	28	1	27

【SPSS 操作】

数据录入：

打开 SPSS Data Editor 窗口，点击 Variable View 标签，定义要输入的变量，t 表示生存时间，c 表示是否死亡（死亡为 1，截尾为 0），f 表示人数；再点击 Data View 标签，录入数据。

分析：

Data → Weight Cases…

⦿ Weight cases by :

Frequency Variable 框：输入 f　　　（权重为 f）

OK

Analyze → Survival → Life Tables…

Time 框：输入 t　　　　　　（指定生存时间变量为 t）

Display Time Intervals : 10 by 1　（生存时间为 10 年，计算每年的生存率）

Status 框：输入 c　　　　　（选入生存状态变量）

点击：Define Event…

　Single Value：输入 1　　　（"1"表示死亡）

Continue

点击：Options…

☑ Life table（s）☑ Survival　　（输出寿命表和
绘制生存曲线）

Continue

OK

主要输出结果整理见表 19-4-2。

以生存时间为横轴，生存率为纵轴，将各个时间点所对应的生存率连接在一起的曲线图即为生存曲线（survival curve）。生存曲线见图 19-4-1，呈折线形。由图可见，子宫内膜癌患者随访 3 年内生存率下降较快，3 年后生存率下降较平缓，说明术后 3 年内该肿瘤对患者的死亡威胁较大。

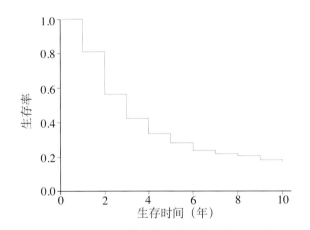

图19-4-1　子宫内膜癌的生存曲线（寿命表法）

（2）乘积极限法（product-limit estimate）：由统计学家 Kaplan-Meier 于 1958 年首先提出，又被称为 Kaplan-Meier 法。乘积极限法适用于个体生存时间明确的生存资料。

【例 2】按表 19-4-3 数据，假设 16 例子宫内膜癌淋巴结阴性患者的生存时间（月）如表 19-4-3（生存结局：死亡为 1，截尾为 0），试估计淋巴结阴性患者生存率，并绘制生存曲线。

表19-4-3　子宫内膜癌淋巴结阴性患者的随访记录

患者编号	生存时间	生存结局
1	8	1
2	13	1
3	18	1
4	25	1
5	28	1
6	29	1
7	33	1
8	37	0
9	40	1
10	42	0
11	46	1
12	45	0
13	53	1
14	54	0
15	59	1
16	72	1

表19-4-2　寿命表法估计子宫内膜癌患者术后生存率

序号 k	术后年数 t_k	期内死亡人数 d_k	期内截尾人数 c_k	期初观察人数 L_k	校正人数 N_k	死亡概率 q_k	生存概率 P_k	生存率 $\hat{S}(t_k)$	标准误 $SE[\hat{S}(t_k)]$
1	0	94	2	496	495.0	0.190	0.810	0.810	0.018
2	1~	120	8	400	396.0	0.303	0.697	0.565	0.022
3	2~	68	7	272	268.5	0.253	0.747	0.422	0.022
4	3~	39	12	197	191.0	0.204	0.796	0.336	0.022
5	4~	22	20	146	136.0	0.162	0.838	0.281	0.021
6	5~	15	12	104	98.0	0.153	0.847	0.238	0.021
7	6~	7	8	77	73.0	0.096	0.904	0.215	0.020
8	7~	2	12	62	56.0	0.036	0.964	0.208	0.020
9	8~	5	15	48	40.5	0.123	0.877	0.182	0.021
10	9~10	1	27	28	14.5	0.069	0.931	0.169	0.023

*中位生存时间为：2.45年

【SPSS 操作】

数据录入：

打开 SPSS Data Editor 窗口，点击 Variable View 标签，定义要输入的变量，t 表示生存时间，c 表示是否生存（截尾为 0，死亡为 1），再点击 Data View 标签，录入数据。

分析：

Analyze → Survival → Kaplan-Meier…

Time 框：输入 t　　　　　（指定生存时间变量为 t）

Status 框：输入 c　　　　（选入生存状态变量）

点击：Define Event…

◉ Single Value：输入 1　　（"1"表示死亡）

Continue

点击 Options…

☑ Survival table（s）

☑ Mean and median survival

☑ Survival

Continue

OK

主要输出结果整理见表 19-4-4 和图 19-4-2。

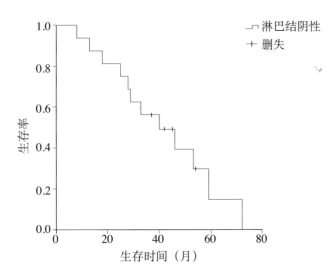

图19-4-2　淋巴结阴性患者生存曲线（K-M法）

K-M 生存曲线为阶梯形曲线，分析时应注意曲线的高度和下降的坡度。平缓的生存曲线表示高生存率或较长生存期，陡峭的生存曲线表示低生存率或短生存期。

2. 生存曲线的比较 生存曲线比较的方法有多种，这里只介绍常用的对数秩检验法。

对数秩检验又称 log-rank 检验，其基本原理是假定无效假设成立（两总体生存曲线位置相同），根据不同生存时间的死亡率，计算出不同时间的理论死亡数，将各组所有时间点理论死亡数求和，得到各组理论死亡总数 T_g，将 T_g 和各组实际死亡总数 A_g 作比较，得到 log-rank 检验的 χ^2 统计量，公式如下：

$$\chi^2 = \sum_{g=1}^{k} \frac{(A_g - T_g)^2}{T_g}$$
$$v = k-1$$

式中，k 表示组数，A_g 为实际死亡数，T_g 为理论死亡数。

查 χ^2 界值表，得到 P 值，按所取检验水准 α 作出推断结论。

【例 3】按表 19-4-5 数据，比较子宫内膜癌淋巴结阴性患者和淋巴结阳性患者的生存时间（月）是否不同。

数据录入：

格式与例 2 相同，只增加一列 g 表示组别（阴

表19-4-4　K-M法估计子宫内膜癌淋巴结阴性患者的生存率

生存时间 t_k	生存结局 S_k	生存率 $\hat{S}(t_k)$	标准误 $SE[\hat{S}(t_k)]$	累计死亡数 d_k	期初例数 n_k
tk	Sk			dk	nk
8	1	0.938	0.061	1	15
13	1	0.875	0.083	2	14
18	1	0.813	0.098	3	13
25	1	0.750	0.108	4	12
28	1	0.688	0.116	5	11
29	1	0.625	0.121	6	10
33	1	0.563	0.124	7	9
37	0	.	.	7	8
40	1	0.492	0.127	8	7
42	0	.	.	8	6
45	0	.	.	8	5
46	1	0.394	0.134	9	4
53	1	0.295	0.132	10	3
54	0	.	.	10	2
59	1	0.148	0.124	11	1
72	1	0.000	0.000	12	0

表19-4-5　　子宫内膜癌淋巴结阴性和阳性患者的随访记录

阴性	8	13	18	25	28	29	33	37+	40	42+	46	45+	53	54+	59	72
阳性	4	7	9	12	15+	16	19	20+	23	25	27+	32	33	46	42	55

性为0，阳性为1）。

分析：
Analyze → Survival → Kaplan-Meier…
Time 框：输入 t　　　　　（指定生存时间变量为 t）

Status 框：输入 c　　　　（选入生存状态变量）

点击：Define Event…
　◉ Single Value：输入1　（"1"表示死亡）
Continue
Factor 框：输入 g　　　　（g 为分组变量）
点击：Compare Factor…
　☑ Log rank　　　　　（选用 log-rank 方法比较两组生存曲线）

Continue
点击 Options…
　☑ Mean and median survival　　☑ Survival
Continue
OK

主要输出结果整理如下：

表19-4-6　　两组患者中位生存时间

组别	中位时间	标准误	95%CI
0	40.00	9.78	20.84～59.16
1	25.00	7.01	11.26～38.74
合计	33.00	3.19	26.76～39.24

由表 19-4-6 可见，子宫内膜癌淋巴结阴性患者中位生存时间为 40 个月，子宫内膜癌淋巴结阳性患者中位生存时间为 25 个月。两组生存曲线总体比较结果见表 19-4-7 和图 19-4-3。

表19-4-7　　两组患者生存率比较的对数秩检验结果

	χ^2		P
log-rank（Mantel-Cox）	4.19	1	0.04

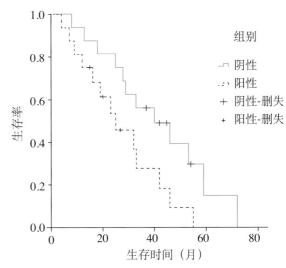

图19-4-3　淋巴结阴性患者和阳性患者生存曲线比较（K-M法）

log-rank 检验结果显示 $P < 0.05$，可认为两总体生存曲线不同。进一步从生存曲线图中可见淋巴结阴性患者的生存曲线在淋巴结阳性患者的生存曲线上面，表示生存时间相同时，淋巴结阴性患者的生存率高于淋巴结阳性患者。值得注意的是，log-rank 检验比较的是整条生存曲线，若比较某时间点上的生存率，采用两个率比较的正态近似法。

3. 生存时间影响因素分析

（1）单因素分析：单因素分析方法主要有 log-rank 法或 Cox 模型。log-rank 法如前所述，下面介绍 Cox 模型。1972 年 Cox 提出了比例风险回归模型（proportional hazard model），简称为 Cox 模型，它是一种半参数模型，在生存分析中占有特殊的地位。Cox 回归是用多元回归方程来分析生存时间（或生存率）与多个危险因素之间的定量关系的一种方法。Cox 回归模型基本表达式为：$h(t)=h_0(t)\exp(\beta_1 x_1+\beta_2 x_2+\cdots+\beta_m x_m)$，式中 $h_0(t)$ 为基准风险率，即协变量 X_1，X_2，$\cdots X_m$ 均为 0 时的风险率；β_1，$\beta_2\cdots\beta_m$ 为各自变量的偏回归系数。

两个个体风险函数之比为风险比（risk ratio，RR），该比值与 $h_0(t)$ 无关，与时间 t 无关。若 RR > 1，该因素为危险因素；若 RR < 1，该因素为保

护因素；若 $RR=1$，该因素为无关因素。

【例4】某单位对 33 例子宫内膜癌病例资料进行回顾性分析，收集的影响生存时间的因素包括年龄（age）、淋巴结转移（lymph）、临床分期（stage）、临床分级（grading）和肿瘤直径（diameter），分类变量的赋值及变量名见表 19-4-8。

采用 Cox 回归模型进行单因素分析。

表19-4-8　33例子宫内膜癌分类变量赋值表

变量名称	定义及赋值			
年龄（岁）	1	≤50	2	>50
淋巴结是否转移	0	否	1	是
临床分期	0	Ⅰ～Ⅱ	1	Ⅲ～Ⅳ
临床分级	0	G1～G2	1	G3
肿瘤直径（cm）	0	≤2	1	>2

【SPSS 操作】

数据录入：

打开 SPSS Data Editor 窗口，点击 Variable View 标签，定义要输入的变量（time、event、age、lymph、stage、grading 和 diameter），点击 Data View 标签，录入数据。

分析：

Analyze → Survival → Cox Regression…

Time 框：输入 t　　　（指定生存时间变量为 t）

Status 框：输入 c　　（选入生存状态变量）

点击：Define Event…

◉ Single Value：输入 1　（"1"表示死亡）

Continue

Coviariates 框：输入 age　（逐个纳入 age、lymph、stage、grading 和 diameter）

Method：Enter

点击 Options…

☑ CI for exp（B）：95%

Continue

OK

主要结果输出整理见表 19-4-9：

Cox 模型单因素分析发现，年龄（age）、淋巴结转移（lymph）、临床分期（stage）和临床分级（grading）影响子宫内膜癌患者的预后，但肿瘤直径（diameter）尚未发现有统计学意义。

（2）多因素分析：分析众多因素对生存结局和生存时间的影响，采用 Cox 比例风险回归模型。当变量数目较多或资料质量较差时，在建立多因素模型之前应先对变量进行初筛，剔除缺失数据较多或变异程度几乎为 0 的变量，因为这种变量不但信息量微小而且易造成模型不收敛。Cox 比例风险模型的建模策略：探索性研究一般先做单因素分析，初筛相关的影响因素（此时可适当放宽 α 水准），再作逐步回归分析；验证性研究往往事先有研究假设，首先引入研究因素（暴露因素），与零模型进行似然比检验（likelihood ratio test，LRT），了解是否有统计学意义，然后引入混杂因素，并根据其对研究因素系数影响的大小决定是否引入，最后引入交互项，用 LRT 判断引入的交互项是否有统计学意义。

【例5】将例 4 单变量分析有统计学意义的年龄（age）、淋巴结转移（lymph）、临床分期（stage）和临床分级（grading）变量纳入多因素分析中，采用逐步向前法进行 Cox 比例风险模型分析，纳入和剔除标准分别取 $\alpha_{入}=0.05$，$\alpha_{出}=0.10$。

表19-4-9　33例子宫内膜癌Cox模型单因素分析结果

临床特征	β	SE	Wald	df	P	RR	95%CI	
							Lower	Upper
年龄（岁）	1.130	0.456	6.13	1	0.013	3.096	1.266	7.575
淋巴结是否转移	1.306	0.452	8.34	1	0.004	3.691	1.521	8.955
临床分期	0.885	0.426	4.309	1	0.038	2.423	1.051	5.587
临床分级	0.897	0.424	4.484	1	0.034	2.453	1.069	5.628
肿瘤直径（cm）	0.940	0.502	3.508	1	0.061	2.559	0.957	6.839

分析：

Analyze → Survival → Cox Regression…

Time 框：输入 t　　　　　　　（指定生存时间
　　　　　　　　　　　　　　　变量为 t）

Status 框：输入 c　　　　　　（选入生存状态
　　　　　　　　　　　　　　　变量）

点击：Define Event…

☑ Single Value：输入 1　　　（"1"表示死亡）

Continue

Coviariates 框：age、lymph、stage、grading 和 diameter

Method：Forward:LR 逐步向前

点击 Options…

Model Statistics

☑ CI for exp（B）:95%

Probability of Stepwise

Entry:.05　　　　Removal：.10

Continue

OK

主要输出结果整理如下：

逐步向前法筛选变量结果为：年龄（age）和淋巴结转移（lymph），最后 Cox 模型结果见表19-4-10。

结果表明淋巴结转移（lymph）和年龄（age）是子宫内膜癌患者生存时间的影响因素（$P<0.05$），即年龄 >50 岁以及有淋巴结转移是影响子宫内膜癌患者生存的危险因素。

（3）Cox 回归分析的注意事项

1）Cox 模型的基本假定是比例风险（PH），只有基于此前提的分析才是可靠有效的。检验 Cox 回归模型 PH 的方法主要有图示法和假设检验法（严若华 等，2016）。此处介绍最简单的判定办法：根据该自变量的 Kaplan-Meier 生存曲线图，若曲线不存在明显的交叉，则提示满足比例风险。例 3 中的淋巴结转移这一变量，Kaplan-Meier 生存曲线见图 19-4-3，该变量满足比例风险条件。

表19-4-10　Cox回归模型的筛选结果

临床特征	B	SE	Wald	df	P	RR	95%CI	
							Lower	Upper
年龄（岁）	1.174	0.469	6.251	1	0.012	3.234	1.289	8.114
淋巴结是否转移	1.347	0.464	8.445	1	0.004	3.846	1.55	9.540

2）Cox 比例风险回归模型样本含量的经验估算方法是至少需要相当于协变量个数 10~15 倍的阳性结局事件数。因此在变量的选择上一定要研读大量文献，选取最有效的指标，以节约样本量。

3）所研究的预后因素不随时间变化，在所观察期间各预后因素的作用强度保持或基本保持一致。例如观察年限超过 10 年时，癌症手术后放疗的作用可能逐渐消失而不满足这一要求。如果根据理论或经验已知某个或某几个危险因素的作用强度随时间变化，则应拟合时依 Cox 回归模型（邹霞 等，2015）。

第五节　随访注意事项

比较恶性肿瘤远期效果的研究中，除考虑随访对象的结局（生存或死亡）外，还应考虑随访对象的"生存时间"。因为即使受试者结局相同，发生结局的时间长短也不同。随访研究的生存分析既考虑了随访结果又考虑了随访时间；分析中可充分利用截尾数据所提供的不完全信息；可以对危险因素进行分析，亦可对混杂因素进行控制；可以对生存时间的分布特征进行描述，也可以对影响生存时间的主要因素进行分析，且易于实施。但随访时间可能很长，容易发生失访，当失访率高于 20% 时，即研究失败。随访中，应注意以下几点：

一、病例的选择及"观察起点"的确定

一项随访研究所观察到的病例仅是一个样本，该样本应能代表总体，研究结果才具有外推性。如省级医院或教学医院住院的患者，其病情往往

较重或较复杂，其预后自然要差于一般人群中的患者，因此样本的选择一定要随机，且具有代表性，要特别注意选择偏倚的问题。虽然随访对象进入随访队列的时间不一致，但每位随访对象的观察起点应该一致，即是该病发展的同一阶段（如确诊、接受正规治疗等），否则结果将会产生严重的偏倚（bias）。

二、随访研究的设计

在设计阶段，需要注意以下几个问题：应考虑各组间的均衡，使各组间具有可比性；有足够的观察时间，有效的控制失访，并记录失访的时间；考虑可能的混杂因素，并在设计、实施和分析时进行控制；有关于"结局"的统一标准。

在进行疾病预后的研究时，选择的患者应处于疾病的早期阶段，或至少要选择处于临床病程同一阶段的患者。只有这样，才能了解疾病发展的自然过程，得出疾病的预后才可靠。对于患者的来源，不同地区、不同医院的患者其病情及诊断标准都有一定的差异。故不同医院对同一疾病预后的研究结论也可能不一致。这主要是由于集中性偏倚、诊断性偏倚等引起的。由于疾病的分型、病程、病情影响预后，在研究中应当明确限定他们的范围或将他们分别列为研究因素。

三、生存分析方法的选择

生存分析基本包括3类方法，即非参数法（nonparametric method）、半参数法和参数法（parametric method）（肖媛媛 等，2016）。非参数法只适合处理单因素的问题，如比较两条或多条生存曲线的 log-rank 法，以 χ^2 检验来判断实际观察频数与理论频数之间的差别是否吻合，以推断两条或多条生存曲线变化趋势是否有差异。半参数法（semi-parametric method）可处理多因素的问题，适用面很宽，如 Cox 回归模型，但是 Cox 模型无法进行生存率的准确估计。参数法精确度高，但需要知道生存时间数据的准确分布，适用面较窄，但如果已知生存时间的分布服从指数或 Weibull 等特定分布时，半参数模型的估计精度就低于参数模型的估计精度。

四、生存资料对应变量的要求及样本含量估计问题

生存资料对应变量有特殊的要求：第一，死亡例数不能太少，死亡比例不能太小，死亡比例小易出现偏性。第二，截尾原因无偏性，即防止因截尾者的年龄、职业和地区等构成情况不同引起偏倚。第三，生存时间应尽可能精确。因为多数生存分析方法是在生存时间排序的基础上进行的，即使小小的舍入误差，也可能改变生存时间顺序而影响结果。对随访资料，生存时间最好精确到天数。不论应用何种研究设计，研究对象的样本都应足够大。在估计随访研究所需样本含量时，除了考虑抽样误差，还需要考虑个体的生存分布及截尾情况，包括截尾比例和截尾时间。截尾比例越高或截尾时间越早，则所需的样本含量越多。

五、生存资料的结果分析

由于生存率计算的方法很多，随访资料收集的方法不尽相同。各项研究求得的生存率内涵不全相同。临床疗效评估时，若不加区分地进行比较，常会有所误解，从而作出不太合理的解释。

1. 不同计算方法求得的生存率内涵不同：同一原始数据用直接法和用寿命表法等计算的生存率结果不尽相同。

2. 对失访者的处理不同生存率也不同：对长期随访过程中因失去联系不知生存情况的失访者，用寿命表法计算时可利用其未失访前的存活信息，而用直接法计算时无论是将其当作死亡还是当作存活都是不合理的。只有当失访者的生存概率与未失访者相同时，把失访者从观察例数中减去才是合理的，否则会低估或高估生存率。因此要注意分析失访的原因，了解失访者与未失访者的生存率是否不同。各组失访者的比例或失访原因不同时，所得生存率曲线的可比性也差。

3. 生存期的起点和终点标准一致：几种治疗方法的生存率作比较时，除了各组病例均衡可比外，还要注意计算生存期用的起点和终点是否相同，例如同一病例以入院日作为随访起点较以手术日作起点的生存期长。比较复发率时，各组判断复发的标

准若不相同，所得的缓解期也会不同。

4. 分析生存曲线图时应注意抽样误差：生存曲线图中，各年生存率的抽样误差的大小是不同的，生存曲线图中平坦尾部的临床意义，要结合实际观察例数来判断。随着随访年限加长，观察例数将逐年减少，例数过少时抽样误差很大，因而较长年限生存率的可靠性往往较差。

5. 用生存率来估计患者的平均生存时间：习惯上用死亡病例术后生存年数的均数来估计术后平均存活时间。但因病例的生存时间常呈现为偏态分布，用均数来估计平均生存时间时，代表性较差，宜用中位生存时间，也就是生存率为 50% 时所对应的年数来估计平均生存时间。

（张菊英　侯敏敏　朱　穗　郗明蓉）

注：衷心感谢四川大学华西公共卫生学院统计

学教研室张菊英教授在本章的撰写过程中给予的无私帮助和具体指导！

参考文献

李晓松. 医学统计学. 3版. 北京: 高等教育出版社, 2013.

梁洁, 王彤, 崔燕. II型区间删失数据的生存分析. 中国卫生统计, 2016, 33(2): 357-361.

林仲秋, 谢玲玲, 林荣春.《2016 NCCN子宫肿瘤临床实践指南》解读. 中国实用妇科与产科杂志, 2016, 32(2): 117-122.

肖媛媛, 许传志, 赵耐青. 常用生存分析模型及其对时依性协变量效应的估计方法. 中国卫生统计, 2016, 33(3): 543-547, 552.

徐珍, 彭芝兰, 曾俐琴, 等. 358例子宫内膜癌手术方式及影响预后的危险因素分析. 实用妇产科杂志, 2015, 31(4): 274-277.

严若华, 李卫. Cox回归模型比例风险假定的检验方法研究. 中国卫生统计, 2016, 33(2): 345-349.

邹霞, 张磊, 凌莉. 应用含时依协变量Cox回归模型探讨美沙酮维持治疗者HCV阳转危险因素. 中国卫生统计, 2015, 32(3): 390-392, 400.

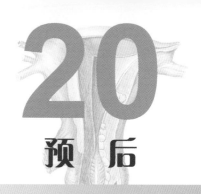

预 后

第一节 概述

子宫内膜癌多见于老年妇女，好发年龄为50~69岁，绝经后患者占70%~75%，但年轻患者也不罕见，40岁以前发病者约占5%。本病多数起源于子宫内膜腺体，约80%为子宫内膜样腺癌，其余为浆液性癌、透明细胞癌等特殊类型。由于本病最常见症状为绝经后阴道出血，患者多能及时就诊，且子宫内膜样腺癌有生长缓慢、转移播散时间较晚和症状出现较早等特点，容易早期发现。约70%的子宫内膜癌患者确诊时为Ⅰ期，预后较好，5年生存率达70%以上，但晚期和高危类型患者预后不良。

根据子宫内膜癌的临床特点及分子生物学特征，基于Bokhman（1983）的子宫内膜癌发病机制的二元临床模型，将子宫内膜癌分为两型。Ⅰ型子宫内膜癌发病与雌激素刺激和子宫内膜增生有关，患者年龄较轻，主要发生于绝经前和围绝经期妇女，常与肥胖、高脂血症、不排卵、不孕和绝经晚相关。组织学类型为子宫内膜样腺癌，DNA为整倍体，微卫星不稳定（MSI）发生率高，基因改变主要为*K-Ras*、*MLH1*、*PTEN*基因突变，预后相对较好。Ⅱ型子宫内膜癌与雌激素刺激和子宫内膜增生无关，偶发于子宫内膜息肉或萎缩性子宫内膜附近的癌前病变（子宫内膜上皮内癌），多见于绝经后妇女，组织学类型为特殊类型（主要是浆乳癌和透明细胞癌），DNA为非整倍体，微卫星不稳定（MSI）发生率底，基因改变主要为*p53*、*C-erbB2*基因突变，易侵犯肌层和脉管间隙，预后差。

子宫内膜癌预后与以下因素有关：①年龄；②手术-病理分期；③组织学类型（如乳头状浆液性腺癌、透明细胞癌预后差）；④组织学分级；⑤肌层浸润深度；⑥淋巴结转移、淋巴及血管间隙受累；⑦肿瘤体积；⑧癌周围子宫内膜增生；⑨性激素受体表达；⑩治疗方案等。GOG的一些研究将子宫内膜癌的预后参数分为子宫内和子宫外因素，前者包括组织学类型、组织学分级、肌层浸润深度、脉管浸润、存在非典型子宫内膜增生、宫颈受累、DNA倍体及S期细胞比例和激素受体情况；后者包括附件受累、盆腔及腹主动脉旁淋巴结转移和腹膜转移等。

第二节 预后相关因素

一、年龄

GOG报道：50岁以下子宫内膜癌患者的5年生存率为96.3%，51~60岁患者为87.3%，61~70岁患者为78%，71~80岁患者为70.7%，80岁以上为53.6%。随着年龄增高，子宫内膜癌患者5年生存率下降，可能与肿瘤低分化、高危组织学类型等因素有关。但年龄是独立的预后因素。回顾性研究发现，对中低危子宫内膜癌患者，年龄是唯一独立预后因素，年龄＞60岁者预后不良（Zusterzeel et al, 2008）。

二、手术-病理分期

Creasman等（2001）报道，美国1578家医院1995—1996年的资料显示，Ⅰ期子宫内膜癌患者5年生存率为81%，Ⅱ期为61%，Ⅲ期为39%，Ⅳ期为11%。北京协和医院108例子宫内膜腺癌的分析表明，Ⅰ期患者5年生存率为91%，Ⅱ、Ⅲ期均为50%，Ⅳ期无一例存活满5年。随着手术和辅助治疗的规范化，患者的生存率有所提高，如ⅠA期患者5年生存率可达100%，ⅠB期为97%，ⅠC期为93%。

三、组织病理学特征

自20世纪70年代末开始，对子宫内膜癌的组织病理学危险因素进行了广泛深入的评价。可将其分为子宫内及子宫外因素。与肿瘤相关的宫内预后因素主要为组织学分级及细胞类型、肌层浸润深度及宫颈间质受累与否。较为次要的预后因素为宫腔受累范围、淋巴 - 血管间隙浸润和肿瘤新生血管等。主要的子宫外危险因素包括附件转移、盆腔及腹主动脉旁淋巴结转移，腹腔内种植转移灶及远处转移等。

（一）组织学类型

一直被认为是子宫内膜癌生物学行为的重要预测因素。据报道，子宫内膜样腺癌和浆乳癌发生过程中的分子改变不同。前者常表现为微卫星不稳定（MSI）（20%~30%）和 *PTEN* 突变（30%~50%），很少有 *p53* 突变（<10%）。而大多数浆乳癌表现为 *p53* 突变和数个染色体的杂合子丢失（LOH），偶有微卫星不稳定。尽管二元模型适用于典型病例，但这两种肿瘤在临床、病理、免疫组化和分子特征方面常有重叠。确实存在非子宫内膜样癌在子宫内膜样癌的基础上进展而来的情况。在这些病例中，可能同时有 I 和 II 型子宫内膜癌的病理和分子特征。因此尽管二元模型在概念上是诱人的，临床实际工作中常可见混合癌存在。

有鳞状分化的腺癌（发生于 25% 的子宫内膜癌）被认为是子宫内膜癌的变异。与鳞状成分相比，腺性成分的分级能更好地提示预后。另外，典型的分化良好的腺癌可能在局部或整体上显示分泌功能或纤毛分化。这些组织学成分的存在并不改变这类肿瘤的总体良好预后。纤毛腺癌是子宫内膜样腺癌的另一变异，其生物学行为没有明显差别。较罕见的黏液癌倾向于低度恶性、低度侵袭性，因此预后较好。相反，浆液性癌、透明细胞癌、鳞癌和未分化癌则预后差，5 年生存率为 30%~70%。Wilson 等（1990）对 388 例子宫内膜癌回顾性分析发现，子宫内膜样腺癌预后较好，5 年生存率为 92%，非子宫内膜样腺癌（浆液性癌、透明细胞癌和未分化癌）患者手术时有 62% 发生子宫外扩散，5 年生存率为 33%。

（二）组织学分级

子宫内膜癌组织分化程度与肌层浸润、宫颈受累、淋巴结转移及局部和远处转移复发密切相关。G3 肿瘤较 G1/G2 肿瘤的复发风险增加 5 倍。Zaino 等（1995）对 700 多例临床 I 期和隐匿临床 II 期子宫内膜癌的患者进行单变量分析，证明了 FIGO 分级的预后价值。G1 肿瘤患者 5 年生存率为 94%，G2 患者为 84%，G3 患者为 72%。由于组织学分级与其他预后影响因素相关，因此组织学分级似乎不是一个独立的预后因素。综合考虑多因素，能更好地评价预后及指导术后辅助治疗。低期别（ I A 或 I B）低度恶性的肿瘤患者，5 年生存率为 100%，此类患者术后不需要辅助治疗；高期别（ I C 和 II ~ IV）低度恶性的肿瘤患者和局限于肌层（ I A 和 I B）的高度恶性肿瘤患者，5 年生存率为 67%~76%；而晚期高度恶性肿瘤患者，5 年生存率为 26%。

（三）肌层浸润

子宫内膜癌浸润肌层越深，越容易侵及淋巴系统，因而更容易发生子宫外扩散和复发。局限于子宫内膜的肿瘤宫外扩散风险仅 8%，侵犯肌层内 1/3 的肿瘤扩散风险为 12%，而侵犯肌层全层时为 46%，但是也有例外。息肉样外观的局限的浆乳癌有时会有宫外转移。在这些病例，可能肌层浸润或脉管间隙受累被漏诊，或肿瘤为多中心发生。

病变局限于子宫内膜者，淋巴结转移率不足 1%，累及深肌层者，盆腔和腹主动脉旁淋巴结转移率为 25% 和 17%。肌层浸润是独立的预后因素。根据 GOG 资料，没有肌层浸润的患者仅 1% 出现复发，内 1/3 肌层浸润的患者复发率为 7%，中 1/3 为 14%，外 1/3 为 15%。一项对 400 多例临床 I 期子宫内膜癌患者的研究显示，肿瘤局限于子宫内膜时 5 年生存率为 94%，肿瘤侵犯内 1/3 肌层时为 91%，肿瘤扩展至中 1/3 肌层时为 84%，肿瘤浸润外 1/3 肌层时为 59%。

（四）淋巴血管间隙受累

不论是子宫内膜样腺癌，还是特殊类型子宫内膜癌，淋巴血管间隙受累（LVSI）都是复发和死亡的独立预后因素。LVSI 与肿瘤分化程度及肌层浸润深度密切相关。随着肿瘤组织学分级升高和肌层浸深度增加，LVSI 发生率显著增加。G1 浅表浸润时，LVSI 发生率为 5%，而 G3 深肌层浸润是 LVSI 发生率为 70%。LVSI（+）的 I 期子宫内膜癌患者的死亡率较 LVSI（-）患者增加 2 倍（Gemer O et al，2007）。有报道显示，LVSI（-）的 I 期子宫内膜癌患者 5 年生存率为 94.5%，而 LVSI（+）的 I

期子宫内膜癌患者的 5 年生存率为 78.6%。

（五）淋巴结转移

淋巴结转移也是子宫内膜癌的重要预后因素，有淋巴转移者，复发风险是无淋巴结转移者的 6 倍。前者无瘤生存率为 54%，后者为 90%。

在临床Ⅰ期中，淋巴结转移的概率与肌层浸润的深度有关。肌层内 1/3 浸润时发生淋巴结转移的概率为 5%，中 1/3 浸润时发生转移率为 23%，外 1/3 浸润时发生转移率为 33%。对肿瘤的分化程度和肌层浸润要综合考虑，G1 期的肿瘤侵及肌层内 1/3 时盆腔淋巴结转移率低，而侵及肌层外 1/3 时有 25% 的患者会发生盆腔淋巴结转移。

盆腔淋巴结阳性的患者中有 33% 同时存在腹主动脉旁淋巴结阳性，进一步分层研究发现，盆腔淋巴结阳性的患者的预后要比腹主动脉旁淋巴结阳性的患者的预后要好，腹主动脉旁淋巴结阳性的患者 5 年的无瘤生存率只有 36%，而腹主动脉旁淋巴结阴性的患者为 85%。

（六）腹水细胞学检查阳性

腹水细胞学检查阳性常与其他一些危险因素相关联，包括肿瘤的分化程度、深肌层浸润和子宫外转移等。但是，一些研究发现Ⅰ和Ⅱ期的患者中腹水细胞学阳性者生存率减低。5%～15% 的患者出现腹水细胞学阳性作为宫外转移的唯一表现。目前，对于腹腔细胞学阳性的预后价值尚有争议，一般认为，腹腔细胞学阳性率与其他高危因素密切相关，若单纯腹腔细胞学阳性而无其他高危因素存在，则其对生存率及复发无影响。

（七）肿瘤体积

肿瘤体积与生存率有关，随着肿瘤体积增大，淋巴结转移率增高，生存率下降。对临床Ⅰ期子宫内膜癌研究显示，肿瘤体积≤2 cm 者，淋巴转移率为 4%，肿瘤体积 >2 cm 者，淋巴转移率为 15%，肿瘤累及整个宫腔者，淋巴转移率为 35%。患者 5 年生存率分别为 98%、84% 和 64%。

（八）子宫内膜增生

伴有不典型子宫内膜增生及各种化生的子宫内膜癌，尤其是显著纤毛化和嗜酸性化生者，常预后良好。这些肿瘤常是低度恶性的且没有肌层浸润。相反，高度恶性肿瘤常伴有萎缩性子宫内膜。

四、成人合并症评分-27

成人合并症评分 -27（adult comorbility evaluation-27，ACE-27）是一个评估患者医疗状态的评分系统，主要评估患者的合并症及严重程度。评分系统包含 26 个合并症，根据其状态分成四个等级：无、轻度、中度或严重（表 20-2-1）。

在大型前瞻性维护的肿瘤登记中心，有研究表明 ACE-27 可以提示癌症患者的预后。Read 等回顾了 ACE-27 评分在不同种类癌症患者的预后影响，发现合并症对有较高存活期的肿瘤预后影响最大，如子宫内膜癌，5 年生存率 80% 以上。

最近 Pratibha 等一项对 2073 例大样本子宫内膜癌患者 ACE-27 评分及子宫内膜癌患者总生存期（overau surviral，OS）及无复发生存期（recurrence-free survtval，RFS）相关性的回顾性研究表明，

表20-2-1 成人合并症评分-27中包含的器官系统及特异性疾病

心血管系统
心肌梗死
心绞痛 / 冠状动脉疾病
先天性心脏病
心律失常
高血压
静脉疾病
外周动脉疾病
呼吸系统
胃肠道系统
肝病
胃肠疾病
胰腺疾病
泌尿系统 - 终末期肾病
内分泌系统：糖尿病
神经系统
卒中
痴呆
瘫痪
神经肌肉
精神系统
风湿系统
免疫系统：艾滋病
恶性疾病
实体瘤
白血病和骨髓瘤
淋巴瘤
药物滥用
酒精
非法药品
肥胖

Binder et al. ACE-27 in endometrial cancer. Am J ObstetGynecol, 2016.

ACE-27 可作为评估子宫内膜癌生存预后的一个指标。ACE-27 评分增加与总生存期（OS）和无复发生存期（RFS）下降呈显著相关。在这个研究中，单变量分析年龄、种族、生育状态、肿瘤分期、肿瘤分级、组织学类型及治疗方式与总生存期和无复发生存期呈显著相关性。当平衡这些变量后，相比 ACE-27 评分为 0 分患者，ACE-27 评分为 2 分，患者死亡危险增加 52%（95%CI，1.16~2.00）；ACE-27 评分为 3 分，死亡风险是其 2.35 倍（95%CI，1.73~3.21）。

五、治疗方式

虽然子宫内膜癌症状出现较早，容易早期发现、预后相对较好，早期低危者单纯手术即可达到较好疗效，但对高危及晚期患者，合理的辅助治疗有助于改善预后。早期子宫内膜癌的基本手术方式为筋膜外子宫切除及双侧附件切除，应同时切除 1~2 cm 阴道。Arudt-Miercke 等（2008）报道，多因素分析显示，肿瘤细胞低分化及未切除阴道穹隆是 I 期子宫内膜癌的独立预后因素。腹膜后淋巴结切除对分期及指导术后辅助治疗有重要意义，其治疗价值仍有争议，但 Fujimoto 等（2007）报道，两处以上盆腔淋巴结阳性者，腹主动脉旁淋巴结切除有助于改善患者生存率。术后辅助放疗有助于降低局部复发，术后辅助化疗对病灶控制、延长生存期有一定意义。

六、分子生物学指标

除上述经典的组织学预后因素以外，雌激素受体（特别是 PR-B）阴性、DNA 非整倍体、S 期细胞比例增高、K-ras 基因突变、HER-2/neu 基因过表达、p53 基因突变等也可能与子宫内膜癌的不良预后有关。

（一）染色体倍型

根据流式细胞术检测，接近 67% 的内膜样癌为二倍体。相反 55% 的非内膜样癌（比如浆液性、透明细胞性或未分化型癌）为非二倍体。二倍体肿瘤多数是低度恶性的内膜样癌，只侵及浅肌层的，而且这种患者的生存期比非整倍体的生存期要长。对于 I 期的肿瘤患者，二倍体的无瘤生存期为 94%，非整倍体的无瘤生存期为 64%。因此，DNA 倍体是影响预后的有用参数。

（二）雌、孕激素受体

大多数内膜样癌细胞存在雌激素受体（ER）和孕激素受体（PR），是分化程度的标志。目前，ER 和 PR 的测定主要是通过免疫组织化学进行。内膜样癌在 ER 和 PR 的分布上具有显著的异质性。是否具有甾体激素受体及受体的数量与 FIGO 分期、组织学分级和生存率有关。ER 和 PR 与 Bcl-2、p53 的突变的缺失、瘤内的新生血管有关。然而，由于报告的数据的差异很大，在子宫切除的标本中不常规检测 ER 和 PR。而测定甾体激素受体对于确定合理的治疗是很有帮助的。

（三）Bcl-2

Bcl-2 是抑制细胞凋亡的原癌基因。在月经周期中，通过免疫组织化学测定的 Bcl-2 蛋白的表达差异很大。在增生期内膜呈高表达，在分泌期则表达下调。在内膜增生时 Bcl-2 含量很高，而腺癌时低表达。Bcl-2 的表达缺失与预后不良、肌层浸润深、FIGO 分级高、侵袭型细胞类型和高的淋巴结转移率有关。

（四）C-erb-B2（HER2/neu）和 p53

20%~40% 的内膜癌存在 C-erb-B2（HER2/neu）原癌基因的扩增或过度表达，基因的扩增或过度表达还与其他的不良预后因素有关，包括晚期、高级别及不良的总体生存率。然而，一些研究发现，尽管 C-erb-B2 对总生存率有影响，但它不是独立的预后因素。目前，C-erb-B2 只被认为是一项潜在的预后指标。相反，p53 的突变或过度表达与低生存率有关，特别是在浆液性癌中。它常伴有其他的不良的预后因素包括晚期和 PR 的缺失。在多因素分析中，p53 是独立预后因素。高度恶性内膜癌中的细胞环素 A 的高表达常伴有 p53 的表达。最近报道，31% 的内膜癌中有细胞环素 A 的阳性表达，提示预后不良。

（五）细胞增殖标志物

有丝分裂计数、根据流式细胞术 S 期占的比例及根据免疫组织化学（PCNA、Ki-67、MIB-1）增生细胞所占的比例是对增生定量化的最常用方法。Ki-67 和 MIB-1 识别大多数处于细胞周期中 G1、S、

G2 和 M 期的细胞。I 期子宫内膜癌中 PCNA 和 Ki-67 的表达与组织学分级、肌层浸润的深度和复发的危险性有关。大多数内膜样癌 Ki-67 较低，预后较好。而大多数浆液性癌和透明细胞癌 Ki-67 的较高，预后不良。

（六）微卫星不稳定（microsatellite instability, MSI）

微卫星是普遍存在于整个基因组内的重复的 DNA 序列。由于其重复结构，微卫星对复制过程中的错误非常敏感，容易导致插入突变或缺失突变（比如 MSI）。MSI 相关的基因编码参与 DNA 错配修复的蛋白质，这些基因包括 *MLH1*、*MLH6*、*MLH2*、*MLH3* 和 *PMS2*。这些基因的突变改变了细胞修复 DNA 复制错误的能力。虽然 MSI 最初是在遗传性非息肉性结肠癌综合征（HNPCC）中发现的，但也出现在 DNA 突变的修复基因，主要是 *MLH1* 和 *MSH2*。但大多数存在 MSI 的散发性子宫内膜癌并未出现错配修复基因的突变，这些肿瘤发生 MSI 是由于 *MLH1* 启动子的超甲基化，导致了 DNA 修复基因的失活。子宫内膜肿瘤微卫星不稳定性可用 *MLH1* 基因启动子超甲基化、*MMR* 基因胚系突变（Lynch 综合征）来解释。最近有文献报道，有些子宫内膜肿瘤的微卫星不稳定性，是因为两个或以上常染色体编码 *MMR* 基因变异，而非 *MLH1* 基因超甲基化或 *MMR* 基因胚系变异，称为双常染色体子宫内膜癌（double somatic endometrial tumor）。30% 的内膜癌发生 MSI，特别是内膜样癌，常预后较好。虽然大多数研究发现 MSI 的发生与年龄、种族、组织学分级和肌层浸润深度无关。但是存在 MSI 的内膜癌患者的 5 年生存率比那些无 MSI 的内膜癌患者的生存率高 20%。存在 MSI 的内膜样癌的组织学分化程度为低级别、低度侵袭性的临床类型为特点。存在 MSI 的内膜癌多有 *PTEN* 的突变，较少发生 *p53* 的过表达。

（七）PTEN

在 30%~60% 的内膜癌患者中有肿瘤抑制基因 *PTEN*（10 号染色体上丢失编码磷酸酶及张力蛋白的基因）突变。*PTEN* 定位于 10q23.3，编码磷脂酰肌醇磷酸酶。通过抑制磷脂酰肌醇 3- 激酶或丙氨酸氨基转移酶介导的细胞生长途径引起细胞凋亡和 G1 期细胞周期停滞。*PTEN* 突变几乎只发生在内膜癌中，大多数存在 MSI 而没有 *p53* 的过度表达。虽然早期的报道称 *PTEN* 突变与分期早、无转移和长的生存期相关，但是近期的研究提示，只有 5.7 外显子以外的 *PTEN* 突变才可能是较长的生存期的分子标志，且与肿瘤的临床和病理特征无关。在另外一项研究发现 *PTEN* 的甲基化与内膜癌的期别晚相关。另一项近期研究报告显示，对于晚期的术后化疗的内膜癌患者来说，*PTEN* 阳性预示着良好的转归。

（八）K-ras 基因突变

K-ras 第 12 密码子的突变发生于约 20% 的内膜癌，大多数是存在 MSI 的内膜样癌。在大多数情况下，*K-ras* 突变与分期、分级、肌层浸润深度和生存期无关。

（九）L1CAM 在早期子宫内膜癌中的临床影响

最近，有两项随机对照研究和一个多中心回顾性研究显示，在早期子宫内膜癌中（FIGO 分期 I 期），L1CAM 可能是具有辨别高侵袭性肿瘤亚群的一个临床标记物，高侵袭性肿瘤有着不良的临床预后。L1CAM 染色阳性与复发（远处复发）风险和死亡风险增加有关。

另一个效度研究显示，L1CAM 阳性虽与侵袭性肿瘤类型和远处复发成正相关，但与 FIGO 分期、淋巴脉管间隙浸润（LVSI）、糖尿病、吸烟或肥胖（BMI $\geqslant$ 30 kg/m^2）无明显相关。多因素分析显示 L1CAM 不能成为 I 期子宫内膜样腺癌独立预后因素。

（刘　洋　杨兴升）

参考文献

Arndt-Miereke H, Martin A, Briese V, et al. Transaction of vaginal cuff is an independent prognostic factor in stage I endometrial cancer. Eur J SurgOncol, 2008, 34(2): 241-246.

Binder PS, Peipert JF, Kallogjeri D, et al. Adult Comorbidity Evaluation 27 score as a predictor of survival in endometrial cancer patients. Am J ObstetGynecol, 2016.

Bokhman JV. Two pathogenetic types of endometrial carcinoma. GynecolOncol, 1983, 15(1): 10-17.

Bosse T, Nout RA, Stelioo E, et al. L1 cell adhesion molecule is a strong predictor for distant recurrence and overall survival in early stage endometrial cancer. PORTEC trial results. Eur J Cancer, 2014, 50(15): 2602-2610.

Cohen SA, Turner EH, Beightol MB, et al. Frequent PIK3CA Mutations in Colorectal and Endometrial Tumors With 2 or More Somatic Mutations in Mismatch Repair Genes. Gastroenterology, 2016, 151(3): 440-444.

Creasman WT, Odicino F, Maisonneuve P, et al. Carcinoma of the corpus uteri. J Epidemiolbiostat, 2001, 6(1): 47-86.

Dellinger TH, et al. L1CAM is an independent predictor of poor survival in endometrial cancer-An analysis of The Cancer Gnome Atlas(TCGA). Gynecoloncol, 2016, 141(2): 336-340.

Elisabeth Smogeli, Ben Davidson, MiladaCvancarova, et al. L1CAM as a prognostic marker in stage I endometrial cancer: a validation study. BMC Cancer, 2016, 16: 596.

Fujimoto T, Nanjyo H, Nakamura A, et al Paraaortic lymphadenectomy may improve disease-related survival in patients with multipositive pelvic lymph node stage IIIc endometrial cancer. GynecolOncol, 2007, 107(2): 253-259.

Gemer O, Arie AB, Levy T, et al. Lymphvascular space involment compromises the survival of patients with stage I endometrial cancer: results of a multicencer study. Eur J SurgOncol, 2007, 33(5): 644-647.

Kallogjeri D, Gaynor SM, Piccirillo ML, et al. of comorbidity collection methods. J Am CollSurg, 2014, 219: 245-255.

Kallogjeri D, Piccirillo JF, Jean RA, et al. Comparison of scoring methods for ACE-27: simpler is better. J GeriatrOncol, 2012, 3: 238-245.

Read WL, Tierney RM, Page NC, et al. Differential prognostic impact of comorbidity. J ClinOncol, 2004, 22: 3099-3103.

Van der Putten LIM VN, van der Vijver K, Santacana M, et al. The prognostic significance of L1CAM expression in endometrial cancer, date from the enitec consortium. Int J GynecolOncol, 2015, 25(Suppi 19): abstract 0906.

Wilson TO, Podratz KC, Gaffey TA, et al. Evaluation of unfavorable histologic subtypes in endometrial adenocarcinoma, Am J ObstetGynecol, 1990, 62(2): 418-423.

Zaino RJ, Kurman RJ, Diana KL, et al. The utility of the revised International Federation of Gynecology and Obstetrics histologic grading of endometrial adenocarcinoma using a defiend nuclear grading system. A Gynecologic Oncology Group study. Cancer, 1995, 75(1): 81-86.

Zeimet AG, Reimer D, HuszarM, et al. L1CAM in early-stage type I endometrial cancer: results of a large multicenter evaluation. J Natl Cancer Inst, 2013, 05(15): 1142-1150.

Zusterzeel PL, Bekkers RL, Hendriks JC, et al. Prognostic factors for recurrence in patients with FIGO stage I and II, intermediate or high risk endometrial cancer. ActaObstetGynecolScand, 2008, 7(2): 240-246.

21
子宫内膜癌的预防

第一节 概述

子宫内膜癌（endometrial cancer，EC）为女性生殖道常见三大恶性肿瘤之一，近20年来在世界范围内发病率均有上升趋势。我国学者曾对全国219个登记处上报的肿瘤登记数据进行评估发现，2010年、2011年、2012年子宫肿瘤的发病率分别为7.44/10万、8.79/10万、9.34/10万（陈万青 等，2014；陈万青 等，2015；陈万青 等，2016）。因此探究子宫内膜癌发病高危因素，并对其进行针对性一级预防具有重要意义。其发病的危险因素可归结为无孕激素对抗的内（外）源性雌激素的过度刺激，哺乳、激素替代治疗、饮食和生活习惯等都与子宫内膜癌的发病有关，可从以上部分发病因素作出调整和干预，从而减少子宫内膜癌的发生。

第二节 预防措施

一、母乳喂养

母乳喂养（breast feeding，BD）是世界卫生组织（WHO）向全世界推广的首选婴儿喂养方式，对母婴健康、家庭和社会都具有深远意义。众多学者认为哺乳可抑制脑垂体分泌促性腺激素，并抑制卵巢分泌性激素，降低雌激素对子宫内膜的刺激，从而降低妇女患子宫内膜癌的风险。但是，目前哺乳对于减低子宫内膜癌风险的效用大小尚存一定争议。

美国一项研究发现，在过去30年内曾行母乳喂养的女性，其子宫内膜癌发生危险降低，OR值为0.58（95%CI：0.36~0.96）；而且，初次哺乳年龄大于30岁的女性，其子宫内膜癌发生危险明显下降，OR为0.50（95%CI：0.28~0.90）（Newcomb et al，2000）。

而另有学者认为，哺乳史与子宫内膜癌发病风险之间无明显关系。其研究数据显示，哺乳时间超过18个月的女性，其子宫内膜癌发病风险明显低于哺乳时间少于1个月的女性，HR为0.77（95%CI：0.54~1.11），而对以上结果进行足月妊娠次数调整后，发现哺乳时间对子宫内膜癌发病风险的影响无统计学意义（$P=0.22$）（Dossus et al，2010）。

基于以上争议，最新一项Meta分析纳入14篇相关文献（Wang et al，2015），结果显示，哺乳的女性与未哺乳的女性相比，子宫内膜癌发病风险降低，RR为0.85（95% CI：0.61~1.20）；而且哺乳时间每增加1个月，子宫内膜癌发病风险将相应降低2%（RR为0.98，95% CI：0.97~0.99）。

综上所述，尽管母乳喂养与子宫内膜癌发病风险之间的关系尚存一定争议，但目前大多数研究仍支持母乳喂养能降低子宫内膜癌发病风险。基于以上研究及哺乳对母婴健康带来的额外益处，WHO仍将促进和支持母乳喂养作为妇幼保健工作的重要环节。

二、口服避孕药的使用

目前复方口服避孕药（combination oral contraceptives，COC）已为发达国家应用最广泛的避孕方法之一，约占避孕措施的25%~40%。现最普遍应用的复方口服避孕药为含有雌、孕激素的复方制剂，通过抑制卵巢排卵而达到避孕的目的。雌激素以炔雌醇为主，不同的配方和避孕药则因孕激素的成分不同而不同。口服避孕药又分为短效口服避孕药及长效口服避孕药。国内的短效口服避孕药制剂一般每天一片，每个周期服22片。

子宫内膜是一层对性激素反应敏感的组织，血液循环中雌、孕激素的精细平衡以及它们和内膜细胞受体系统的相互作用，对内膜生长产生显著作用。现用的复方口服避孕药均加入强效孕激素，足以有效地对抗雌激素的刺激作用并防止过度增生。

大量临床研究表明，口服避孕药对于绝经前妇女的子宫内膜有着明显的保护作用。美国疾病控制中心一项研究，纳入 433 例子宫内膜癌患者及 3191 例对照组，结果显示应用口服避孕药至少 12 个月的女性，其发生子宫内膜癌的风险可以降低近 40%，即使在停用口服避孕药之后，其对子宫内膜的保护作用仍至少持续 15 年（The Cancer and Steroid Hormone Study of the Centers for Disease Control and the National Institute of Child Health and Human Development，1987）。另有学者研究发现，随着服用口服避孕药时间的延长，子宫内膜癌发病的风险降低。服用口服避孕药时间达 4 年、8 年、12 年，对应的子宫内膜癌发病风险分别降低约 56%、67%、72%。而在停用口服避孕药之后，其对子宫内膜癌的保护作用仍可以持续至绝经；对于年龄在 55 岁至 64 岁之间的女性，曾服用过口服避孕药者，其子宫内膜癌发病风险可降低 40%（RR 为 0.6，95% CI: 0.3~1.1）；年龄大于 65 岁的女性，曾服用过口服避孕药者其子宫内膜癌发病风险可降低 50%（RR 为 0.5，95% CI: 0.1~1.7）（Schlesselman，1997）。WHO（1988 年）研究亦表明，服用口服避孕药可以减少子宫内膜癌风险，包括三种组织亚型——腺癌、腺角化癌、腺鳞癌。

口服避孕药对子宫内膜癌的保护作用有重要的公众卫生意义，我国目前相关研究尚无完善，需要进行相关大型流行病学调查研究。

三、宫内节育器的使用

全世界约有 8000 万妇女在使用宫内节育器（intrauterine device，IUD），自 20 世纪 60 年代以来，我国开始广泛使用宫内节育器，使用者约占采取避孕措施的育龄妇女的 45% 左右，占国际使用总数的 39%（吴尚纯，2009）。使用宫内节育器对子宫内膜癌的保护作用国外已有文献报道，一项研究结果显示，曾经使用过 IUD，在子宫内膜癌中显示出较强的保护作用，这一结果与国内高静等（2007）的研究结果相似。IUD 的保护作用存在几种可能的途径：一方面通过作用于子宫内膜腺体，从而抑制雌激素受体，抑制子宫内膜细胞的有丝分裂并促进其凋亡，从而起到保护子宫内膜的目的（Kontula et al，1974），另一方面 IUD 放置于子宫内可在宫腔内引起一定的炎症反应（Tursi et al，1984；Alvarez et al，1988；Ortiz et al，1987），相应产生的炎症因子及炎症细胞可杀灭一些异常或癌变的子宫内膜细胞。

针对一些子宫内膜病变的高危人群，如罹患乳腺癌的患者，使用他莫西芬辅助治疗，IUD 可起到子宫内膜的保护作用。一项研究评估了绝经前女性使用 LNG-IUS 的子宫内膜癌发生风险，研究中纳入了 93 843 例 30~49 岁因为月经过多而置入 LNG-IUS 的女性，置入 LNG-IUS 持续一个治疗期的患者子宫内膜癌标准化发病比为 0.5，置入两个治疗期的患者发病比仅为 0.25（Soini et al，2014）。因此得出结论，LNG-IUS 可能对子宫内膜的良恶性病变有保护作用，可预防子宫内膜息肉、增生与癌变的发生。

四、选择性雌激素受体修饰剂

选择性雌激素受体修饰剂（selective estrogen receptor modulators，SERMs）是一类可以与雌激素受体（estrogen receptoe，ER）高亲和力结合的化合物，在部分组织中有类雌激素作用，部分组织中又显示出抗雌激素的活性，常用于预防绝经后妇女骨质疏松，以及治疗绝经期妇女乳腺癌。Miquel 等（1988）将 SERMs 分为 4 大类：三苯乙烯衍生物、苯并噻吩衍生物、萘衍生物及其他，如吲哚类及黄酮类。

他莫昔芬（tamoxifen）作为第一代 SERMs，主要用于治疗绝经期妇女乳腺癌，可减少对侧乳癌发生的危险性，并且对具有乳癌危险因素者起到预防的作用。但在长期的临床观察中发现，乳腺癌患者术后应用他莫昔芬会增加患子宫内膜癌的风险。国外一项研究（Rutqvist et al，1993），对 4914 例乳腺癌患者随访 8~9 年，结果发现应用他莫昔芬的患者发生子宫内膜癌的 RR 为 4.1。另一项研究显示，乳腺癌患者患子宫内膜癌的风险与应用他莫昔芬的时间和累计用量具有一定的关系。当乳腺癌患者应用他莫昔芬的时间超过 2 年时，其发生子宫内膜癌的 RR 为 2.3（95% CI: 0.9~5.9）（van Leeuwen et al，1994）。

雷洛昔芬（raloxifene）为第二代选择性雌激素受体修饰剂，同样可减少乳腺癌的发病风险（Cummings et al，1999），但是与他莫昔芬不同，其对子宫内膜的雌激素样作用很小。研究显示（Vogel et al，2006），与他莫昔芬相比，使用雷洛昔芬的患者，其子宫内膜增生的风险降低 84%。总之，雷洛昔芬可以改善雌激素受体阳性的乳腺癌预后，并且不增加子宫内膜癌发生的危险，因而在特殊人群的子宫内膜癌预防中具有一定的作用。

五、生活方式的调整（饮食与运动）

过去很长一段时间是将有关癌症的研究聚焦于检测与治疗，20世纪早期（1900—1960年）疾病预防的理念和一些研究开始慢慢起步，提出了通过改变饮食习惯等可以预防癌症的发生，随后这一观点越来越受到广泛的得到认可。20世纪后期和21世纪早期，预防癌症的总体结论是，某些类型的饮食和一些饮食成分（如高脂肪饮食、烟熏或腌制饮食）往往会增加患癌症的风险，而另一些饮食（如低脂肪食物或者水果、蔬菜）往往可以降低患癌症的风险。在子宫内膜癌的高危因素中，肥胖特别是绝经后的肥胖会明显增加子宫内膜癌的危险性。体重超过相应正常范围15%的患者，其相关危险性将增加3倍左右，尤其是中心性肥胖患者。一般将肥胖、高血压、糖尿病称为子宫内膜癌三联症。因此，恰当的饮食与适量的运动对这预防子宫内膜癌来说是至关重要的。

饮食方面，其中高糖饮食可以通过增加血循环中的胰岛素水平进而使雌激素水平升高而使得EC的患病风险增加。水果和蔬菜中富含纤维、胡萝卜素、叶酸、维生素等多种有生物活性的化合物，其中，膳食纤维可以影响雌激素的代谢、再循环和排泄，因此推测水果和蔬菜可以通过激活免疫系统、参与核苷酸的合成和DNA甲基化、抗氧化、调节解毒酶等途径影响癌症的发生发展。最新一项研究（Yeh et al，2009）显示蔬菜及其相关的营养素可降低EC的风险，进一步按摄入量分层分析显示：蔬菜总量、维生素E、膳食纤维、β-胡萝卜素、叶黄素和叶酸都和EC风险呈负相关。McCann等（2000）对1986至1991年间美国纽约西部的232例子宫内膜癌患者和639例正常对照组进行对比分析，在有关饮食成分分析中得出：食物中的高蛋白、多纤维素、植物甾醇类、维生素C、叶酸、胡萝卜素、番茄、玉米及叶黄素类食物或蔬菜的危险性低，而钙与EC风险无相关性。咖啡可以降低血液中雌激素和胰岛素水平研究表明咖啡摄入总量与EC发病风险存在反向剂量依赖关系，且这种相关性在绝经后妇女表现更为明显（Shimazt et al，2008）。Gao

Jing等关于饮茶与EC关系的以人群为基础的病例对照研究显示饮茶特别是绿茶可能对EC有微弱的保护作用，且该作用可能局限于绝经前女性。

有关体育锻炼和子宫内膜癌的发生危险的研究很多，大多数研究结果证明似乎两者存在着负相关，但因这些研究对于体育锻炼采用的标准不统一，难于进行比较。荷兰的一项大宗的研究发现（Schouten et al，2004），绝经后妇女每天锻炼超过90分钟与少于30分钟相比，子宫内膜癌发生危险减少46%（RR=0.54，95% CI：0.34~0.85）。另外一项研究将822例子宫内膜癌患者与正常人进行对照研究，将发生子宫内膜癌前2年期间规律锻炼和根本不锻炼的妇女相比，子宫内膜癌的发生危险下38%（OR=0.62，95% CI：0.5l~0.76）。但不能提示锻炼的强度以及时间和子宫内膜癌发生危险的关系（Littman et al，2001）。另外一项关于乳腺癌的前瞻性研究发现，近期的体育锻炼似乎不能减少子宫内膜癌的发生危险（Colbert et al，2003）。因此，有人提出体育锻炼之所以可以减少肥胖妇女子宫内膜癌的发生危险，是因为通过减肥（已知的子宫内膜癌的危险因素）或者减少血清中雌酮的水平而达到修饰肥胖者发生子宫内膜癌的危险。

综上所述，目前子宫内膜癌发病率有逐年上升的趋势，积极研究子宫内膜癌发病高危因素，并对其进行针对性一级预防，具有重要意义，需要引起医疗界的重视。

（李小毛）

参考文献

陈万青，张思维，曾红梅，等.中国2010年恶性肿瘤发病与死亡.中国肿瘤，2014，(01)：1-10.

陈万青，郑荣寿，曾红梅，等.2011年中国恶性肿瘤发病和死亡分析.中国肿瘤，2015，(01)：1-10.

陈万青，郑荣寿，张思维，等.2012年中国恶性肿瘤发病和死亡分析.中国肿瘤，2016，(01)：1-8.

高静，项永兵，徐望红，等.宫内节育器与子宫内膜癌病例对照研究.中国公共卫生，207，23(8)：926-928.

吴尚纯.宫内节育器的开发和应用现状.中国计划生育学杂志，2009，5(17)：318-319.

Alvarez F, Brache V, Fernandez E, et al.New insights on the mode of action of intrauterine contraceptive devices in women. Fertility and sterility, 1988, 49(5): 768-773.

Colbert LH, Lacey JV, Jr, et al. Physical activity and risk of endometrial cancer in a prospective cohort study (United

States). Cancer causes & control, 2003, CCC14(6): 559-567.

Cummings S R, Eckert S, Krueger K A, et al. The effect of raloxifene on risk of breast cancer in postmenopausal women: results from the MORE randomized trial. Multiple Outcomes of Raloxifene Evaluation. JAMA, 1999, 281(23): 2189-2197.

Dossus L, Allen N, Kaaks R, et al. Reproductive risk factors and endometrial cancer: the European Prospective Investigation into Cancer and Nutrition. Int J Cancer, 2010, 127(2): 442-451.

Kontula K, Janne O, Luukkainen T, et al. Progesterone-binding protein in human myometrium. Influence of metal ions on binding. The Journal of clinical endocrinology and metabolism, 1974, 38(3): 500-503.

Littman AJ, Voigt LF, Beresford SA, et al. Recreational physical activity and endometrial cancer risk. American journal of epidemiology, 2001, 154(10): 924-933.

McCann SE, Freudenheim JL, Marshall JR, et al. Diet in the epidemiology of endometrial cancer in western New York (United States). Cancer causes & control, 2000, 11(10): 965-974.

Miquel J F, Gilbert J. A chemical classification of nonsteroidal antagonists of sex-steroid hormone action. J Steroid Biochem, 1988, 31(4B): 525-544.

Newcomb P A, Trentham-Dietz A. Breast feeding practices in relation to endometrial cancer risk, USA. Cancer Causes Control, 2000, 11(7): 663-667.

Ortiz ME, Croxatto HB. The mode of action of IUDs. Contraception, 1987, 36(1): 37-53.

Rutqvist L E, Mattsson A. Cardiac and thromboembolic morbidity among postmenopausal women with early-stage breast cancer in a randomized trial of adjuvant tamoxifen. The Stockholm Breast Cancer Study Group. J Natl Cancer Inst, 1993, 85(17): 1398-1406.

Schlesselman J J. Risk of endometrial cancer in relation to use of combined oral contraceptives. A practitioner's guide to meta-analysis. Hum Reprod, 1997, 12 (9): 1851-1863.

Schouten LJ, Goldbohm RA, van den Brandt PA. Anthropometry, physical activity, and endometrial cancer risk: results from the Netherlands Cohort Study. Journal of the National Cancer Institute, 2004, 96(21): 1635-1638.

Shimazu T, Inoue M, Sasazuki S, et al. Coffee consumption and risk of endometrial cancer: a prospective study in Japan. International journal of cancer, 2008, 123(10): 2406-2410.

Soini T, Hurskainen R, Grenman S, et al. Cancer risk in women using the levonorgestrel-releasing intrauterine system in Finland. Obstetrics and gynecology, 2014, 124(2 Pt 1): 292-299.

The Cancer and Steroid Hormone Study of the Centers for Disease Control and the National Institute of Child Health and Human Development . Combination oral contraceptive use and the risk of endometrial cancer. JAMA, 1987, 257(6): 796-800.

Tursi A, Mastrorilli A, Ribatti D, et al. Possible role of mast cells in the mechanism of action of intrauterine contraceptive devices. American journal of obstetrics and gynecology, 1984, 148(8): 1064-1066.

van Leeuwen F E, Benraadt J, Coebergh J W, et al. Risk of endometrial cancer after tamoxifen treatment of breast cancer. Lancet, 1994, 343(8895): 448-452.

Vogel V G, Costantino J P, Wickerham D L, et al. Effects of tamoxifen vs raloxifene on the risk of developing invasive breast cancer and other disease outcomes: the NSABP Study of Tamoxifen and Raloxifene (STAR) P-2 trial. JAMA, 2006, 295(23): 2727-2741.

Wang L, Li J, Shi Z. Association between Breastfeeding and Endometrial Cancer Risk: Evidence from a Systematic Review and Meta-Analysis. Nutrients, 2015, 7(7): 5697-5711.

Yeh M, Moysich KB, Jayaprakash V, et al. Higher intakes of vegetables and vegetable-related nutrients are associated with lower endometrial cancer risks. The Journal of nutrition, 2009, 139(2): 317-322.

22

子宫内膜癌的复发及转移

第一节　概述

子宫内膜癌为女性生殖系统常见三大恶性肿瘤之一，约占女性癌症的7%，占女性生殖系统恶性肿瘤的20%~30%。近年来，在世界范围内子宫内膜癌的发病率有逐渐上升趋势，近10~20年中，子宫内膜癌发生率约为20世纪70年代早期的2倍，并且发病具有年轻化趋势。尽管在过去，尤其是过去10年里，国内外妇科肿瘤学者做了大量的工作，子宫内膜癌的治疗逐渐规范，综合诊治水平也得到了提高，但子宫内膜癌患者的总生存率（overall survival, OS）并未得到明显改善，仍有部分患者在初次治疗后出现肿瘤复发。即使是早期子宫内膜癌，也有10%~20%的复发率，并最终死于该病。

一、未控和复发

未控（uncontrol）是指未完成有效治疗或首次系统化治疗结束后仍有残余肿瘤。复发是指肿瘤经彻底治疗并完全消退后又重新出现新的癌灶。

由于经过临床治疗后，肿瘤消退和生长出新的肿瘤都需要一定时间。根据上述未控和复发的定义，临床上通常将放疗结束后3个月内原发肿瘤持续存在，或盆腔内出现新病灶；或手术中肿瘤未能切净；或系统性化疗结束后肿瘤病灶仍然存在等情况定义为未控。而将放疗结束后3个月后，盆腔内或远处又发现新的肿瘤病灶；或手术已切净肿瘤并且切缘无肿瘤，或化疗后肿瘤已完全消退，半年后盆腔或远处又发现新的肿瘤病灶者定义为复发。

二、子宫内膜癌复发

子宫内膜癌复发的定义是指子宫内膜癌经过系统的初始治疗完全缓解一段时间后，临床又发现新的癌灶，且组织病理学类型与原发癌灶完全一致。其中，完全缓解的时间因治疗方法的不同而异，曾采用放疗者为3个月，未采用放疗者为6个月以上。

子宫内膜癌是预后较好的妇科肿瘤，其5年总体复发率约27%，其中早期子宫内膜癌的复发率相对较低，Ⅰ期约15%，Ⅱ期约25%；而晚期子宫内膜癌复发率明显较高，Ⅲ期约45%，Ⅳ期几乎100%复发（赵晓东 等，2007）。

子宫内膜癌常见的复发部位为盆腹腔和肺部，大约70%的子宫内膜癌复发局限于盆腔，又称为局部复发（local recurrence），其中又以阴道复发（vaginal recurrence）最为常见，约占复发癌的50%；而腹腔、肺部、肝、脑和肾等部位的转移则称为远处转移。盆腔局部复发多出现在初治后1年左右，肺及其他部位的转移多在2~3年内发生。发现复发后约半数以上的患者在16个月内死亡。

子宫内膜癌复发与肿瘤组织学类型、肿瘤分期、细胞分化程度（grode of differentiation）、深肌层浸润、淋巴结转移和有无术后残存病灶等多种因素有关。鉴别这些具有临床意义的影响预后的高危因素，有助于对子宫内膜癌患者实施更为理想化、个体化的初始治疗，对提高子宫内膜癌患者生存率、减少复发和改善预后具有重要意义。

子宫内膜癌复发的治疗手段包括手术、放疗、化疗、内分泌治疗和靶向治疗等。由于复发的部位、范围和既往治疗方法各不相同以及各种治疗手段的适用范围存在差异，对于某一复发患者应采取以某一种或几种治疗方法为主体的个体化综合治疗措施。一般而言，曾经接受放疗者再次放疗通常不敏感，且有剂量限制性和毒性，多考虑采用手术和化疗。孤立性病灶或病灶数量不多者应力争手术切除，如阴道和盆腔复发癌灶的切除、甚至肺内孤立性转移癌灶也可手术切除。不宜手术部位的孤立性复发者也可采用局部放疗或其他物理方法损毁癌灶。放疗后中心型复发者应根据病变的范围，结合医疗单位自身的条件施行子宫切除或盆腔脏器廓清术（pelvic exenteration）。复发病灶弥漫或转移广泛者不适合手术、放疗或病灶损毁性治疗，宜采用全身化疗为主的综合治疗，必要时可考虑靶向治疗（targetcol therapy），或者行肿瘤细胞减灭术（cytoreductive surgery）加术后化疗。未曾接受放疗的阴道或盆腔复发，以及其他部位的孤立性复发者可考虑病变部位近距离放疗结合外照射放疗或适形调强放疗，也可手术切除后追加放疗或放化疗等。靶向治疗还处于临床试验研究之中，疗效有待探索。

此外，子宫内膜癌复发患者合并各种内科疾病的情况越来越多，给这些患者选取恰当的综合治疗措施也是当今非常重要的课题。

第二节　复发相关因素

子宫内膜癌初次规范治疗后虽然总体预后较好但部分患者经初次治疗后仍将复发，复发率的高低与某些高危因素有关。文献报道与子宫内膜癌预后和复发相关的高危因素可分为子宫内和子宫外高危因素。子宫内高危因素包括：组织学分级（低分化）、细胞类型（透明细胞癌、浆液性癌）、肿瘤分期、肌层浸润深度（深肌层浸润）、子宫颈受累、子宫腔受累范围、淋巴血管间隙浸润以及肿瘤组织的一些生物学标志〔如肿瘤新生血管（tumorangiogenesis）、激素受体、癌基因、抑癌基因、DNA 倍体〕等；子宫外高危因素包括：年龄、附件转移、盆腔及腹主动脉旁淋巴结转移、腹腔细胞学阳性及腹腔内种植转移等。

美国妇科肿瘤协作组（GOG）（Morrow et al,1991）1991 年对 1180 例 I 期与 II 期子宫内膜癌进行手术病理分期与复发相关性的研究发现，患者年龄、病变的范围、肿瘤的组织学分级、侵犯肌层深度、脉管受累、宫颈管受累、腹水/腹腔冲洗液细胞学阳性、附件转移及腹膜后淋巴结阳性都是影响预后及复发的因素。还有研究认为一些非子宫内膜样癌的组织学类型如浆液性癌、透明细胞癌，也是预后不良或复发的高危因素，这些组织学类型，可能较早发生宫外转移。在这些高危因素中，尤以盆腔淋巴结转移、附件转移及深肌层浸润最为重要。在 Morrow 等（1991）的报告中，48 例子宫内膜癌伴腹主动脉旁淋巴结转移的患者中有 47 例至少有以下一项或多项的高危因素：①大体盆腔淋巴结阳性；②肉眼可见附件转移；③外 1/3 肌层浸润。因此认为这三者是决定预后的重要因素。

Corn 等（1997）报道，子宫内膜癌患者远处转移往往是继发于局部转移病灶，预示远处转移的危险因素是：①肿瘤低分化；②侵犯深肌层（>2/3）；③年龄 >60 岁。王莉等（2015）研究发现，120 例 I ~ II 期子宫内膜癌患者复发 10 例，复发率为 8.3%。与复发相关的因素包括：患者年龄、癌灶长径、肌层浸润深度、病理类型、病理分级、ER 阳性、PR 阴性及腹水细胞学阳性（$P<0.05$），其中年龄较大、癌灶长径较长、浸润肌层 ≥1/2、病理分级 G3、ER 阳性及 PR 阴性是 I ~ II 期子宫内膜癌复发的独立的危险因素（$P<0.05$），ER 阳性与 PR 阴性均明显降低 I ~ II 期子宫内膜癌患者的生存率（$P<0.05$）。作者认为，在临床实际中对于具有上述危险因素的患者需要密切随访观察，以便及时发现复发病灶并治疗。

刘超霞等（2015）研究发现，204 例 I ~ II 期子宫内膜癌患者中复发转移 20 例，复发转移率 9.8%，其中有 65.0% 在 5 年内复发转移；在复发转移率方面：年龄 >50 岁者明显高于年龄 ≤50 岁者，浆液性癌者高于子宫内膜样癌者，病理分级 G3 者高于 G1~G2 者，肌层浸润深度 ≥1/2 者高于无肌层浸润和肌层浸润深度 <1/2 者，肿瘤长径 >2cm 者高于 ≤2cm 者、腹水细胞学阳性者高于阴性者、ER 阴性者高于阳性者、PR 阴性者高于阳性者，差异均有统计学意义（$P<0.05$）；204 例患者 1、2、5 年 OS 分别为 100.0%、92.1%、84.3%。单因素分析结果显示，年龄、肿瘤长径、肌层浸润深度、病理类型、病理分级、腹水细胞学结果、ER、PR 表达是 I ~ II 期子宫内膜癌患者预后的影响因素（$P<0.05$）。COX 回归分析结果显示，肌层浸润深度、腹水细胞学结果及病理类型是影响预后的独立因素。作者认为，高龄、肿瘤体积较大、肌层浸润较深、浆液性癌、病理分级较高、腹水细胞学阳性、ER 阴性、PR 阴性的 I ~ II 期子宫内膜癌初治患者术后容易复发转移，预后相对较差；复发转移多集中于术后 5 年内，对于此类高危患者在初治后 5 年内应加强随访。

一、年龄

多年来，多数学者认为年龄（age）与预后有内在联系，70 岁以上子宫内膜癌易复发、预后差，因而有人认为年龄是影响子宫内膜癌预后的独立因素，而另有一些学者则认为不然。Mundt 等（2000）对此进行了大宗病例的对照研究，经多因素分析发现，年龄与复发无关。王建六等（2003）的研究结果提示，50 岁以上晚期子宫内膜癌患者的复发率（43.6%）明显升高，50 岁以下者仅 14.3% 复发；刘超霞等（2015）的研究结果与此相同。陈春玲等（2008）的结果显示，60 岁以上晚期（advanced stage）子宫内膜癌患者的复发率（33.3%）高于 60 岁以下患者（25%），但多因素分析表明年龄并不是复发相关的独立因素。Uharcek 等（2008）的研究显示，≤45 岁的子宫内膜癌患者生存率（85%）较 45 岁以上者更好。老年患者的高复发率很可能是由于年龄越大，其肿瘤分级越高、分期越晚、肌层浸润越深、组织学类型越不利，且各种合并症使进一步治疗的机会减少等因素所致。消除了各种干扰因素后，年龄可能就失去了预后意义。

二、肌层浸润深度（depth of myoinvasion）

子宫肌层浸润深度与腹膜后淋巴结转移、附件转移、腹腔细胞学阳性、阴道局部复发和血行播散（hematogenous disseminaation）有关。1988 年 FIGO 将肌层浸润深度纳入了新的分期系统，将肌层浸润的程度分为无、浅肌层和深肌层浸润，深肌层浸润作为影响预后独立的高危因素。Wentz 等报告，404 例子宫内膜癌患者中，肿瘤局限于子宫内膜、浅肌层浸润以及深肌层浸润者 5 年生存率分别为 82.0%、69.0% 及 31.0%。另据美国 GOG 报道，无肌层浸润、浅肌层浸润以及深肌层浸润的 5 年生存率分别为 92.9%、87.6% 及 62.6%。由此可见，5 年生存率随肌层浸润程度增加而下降。

有关肌层浸润深度与复发关系的研究尚无一致意见。Ackerman 等（1996）报告，肌层浸润深度 <1/2 的子宫内膜癌复发率为 10%，而肌层浸润深度 ≥1/2 的复发率则高达 30%。Creutzberg 等（2000）研究认为，肌层浸润深度对局部复发无明显影响。而 Descamps 等（1997）对 28 例远处复发患者进行多因素分析认为，肌层浸润深度是预测远处复发的有意义的指标。钟锴娜（2015）等分析了 123 例 I～II 期子宫内膜癌的复发因素发现，肌层浸润深度 ≥1/2 者术后复发率高达 28.6%，显著高于肌层浸润深度 <1/2 者的 6.7%；3 年生存率仅 41.3%，显著低于肌层浸润深度 <1/2 者的 95.0%。刘超霞

等（2015）的研究结果显示，肌层浸润深度 ≥1/2 者术后复发率高达 21.6%，显著高于肌层浸润深度 <1/2 者的 6.5% 和无肌层浸润者的 3.3%。

在晚期子宫内膜癌的研究中，王建六等（2003）发现肌层浸润深度 >1/2 者的复发率（50%）显著高于浅肌层受侵者（18.7%）；陈春玲等（2008）的分析提示，肌层浸润深度 >1/2 者的复发率（42.9%）显著高于 <1/2 者（17.2%），多因素分析表明，肌层浸润深度是影响复发的独立因素。

由此可见，无论是早期还是晚期子宫内膜癌，深肌层浸润与复发密切相关。

三、肿瘤分化程度

肿瘤细胞分化程度（gade of dtfferfentiation）愈差，其 5 年生存率愈低，这是妇科肿瘤医生们共知的。Morrrow 等（1991）报道的 GOG 研究结果，G1、G2、G3 子宫内膜癌患者的 5 年生存率分别为 91.1%、82.0% 及 66.4%。Boutselis 等曾报道了 882 例子宫内膜癌，其中 I 期 420 例，G1、G2、G3 癌患者的 5 年生存率分别为 91.5%、72.% 以及 48.1%。

关于肿瘤分化程度与复发转移的关系，多数学者认为，肿瘤细胞的分化程度是影响复发的有意义的因素，高分化者复发率低，而低分化者复发率高（Ackerman et al. 1996；Descamps et al. 1997）。王建六等（2003）发现，G1 和 G2 癌的复发率相近（20.0% 和 25.0%），G3 癌则明显增加（55.0%）。陈春玲等（2008）的结果也显示，G1 和 G2 癌的复发率分别为 12.5% 和 33.3%，G3 癌则增加到 61.5%；多因素分析表明，肿瘤分化程度是影响复发的独立因素。高敏等（2008）发现，16 例复发者中 G1 者 2 例，G2~G3 者 14 例。孙织等（2008）报告的 559 例子宫内膜癌中 3 年 OS 和 3 年 DFS 分别为，G1 者 98.3% 和 94.2%，G2 者 89.3% 和 83.4%，G3 者 70.8% 和 62.5%，三者之间差异均有显著性。钟锴娜等（2015）研究发现，G1~2 子宫内膜癌患者复发率仅 6.5%，显著低于 G3 者的 29.3%；3 年生存率高达 95.2%，显著高于 G3 者的 39.3%。刘超霞等（2015）的研究显示，I～II 期 G3 子宫内膜癌患者复发率高达 26.5%，显著高于 G1~2 者的 6.5%。Esselen 等（2011）报告，1061 例子宫内膜样癌患者的术后复发率为 7.26%；复发病例中，晚期病例

和 G2~3 癌显著增多；Cox 回归分析显示，G2~3 癌是唯一的影响 OS 和复发后生存率的独立因素。

但 Creutzberg 等（2000）曾经的研究认为，病理分化程度与局部复发无明显相关性。

四、肿瘤分期

肿瘤分期（stage）与肿瘤治疗后的预后和复发有直接的相关性，因为在制订肿瘤分期方案时，就已经把预后和复发以及对预后和复发有直接或显著影响的因素考虑在内。子宫内膜癌临床分期方案中主要指标是肿瘤浸润范围，而在手术-病理分期中，在病变浸润范围基础上加入了诸如肿瘤细胞分化程度、子宫肌层浸润深度、淋巴结转移等参数，这些都是影响肿瘤预后和复发的重要因素。王建六等（2003）研究发现，ⅢC 和Ⅳ期癌的复发率明显高于ⅢA 期，且远处转移明显增加；而陈春玲等（2008）的结果显示，Ⅳ期复发率（50.0%）高于ⅢA 期（26.5%）和ⅢC 期（25%），远处转移也增加，但淋巴结转移并非影响预后的独立因素。徐珍等（2015）报告的复发率，Ⅰ期 2.88%，Ⅱ期 8.33%，Ⅲ期 14.81%。孙织等（2008）报告的 559 例子宫内膜癌中，Ⅰ期、Ⅱ期、Ⅲ期、Ⅳ期患者 3 年 OS 分别为 95.5%、95.3%、75.9% 和 32.4%，3 年 DFS 分别是 92.1%、90.8%、63.5% 和 14.7%，Ⅰ~Ⅱ期与Ⅲ~Ⅳ期之间差异显著。

五、淋巴结转移

腹膜后淋巴结（retroperitoneal lymphnode）包括盆腔和腹主动脉旁淋巴结，这些部位的淋巴结转移是影响预后的主要因素之一，而且淋巴结转移也纳入了肿瘤分期（ⅢC）。文献报道，临床Ⅰ期子宫内膜癌的盆腔淋巴结转移率为 10% 左右，腹主动脉旁淋巴结转移率 6%，盆腹腔淋巴结有转移者比无转移者复发率高 6 倍。Greven 等（1993）报道，子宫内膜癌患者若腹主动脉旁淋巴结阳性，5 年复发率为 60%，若淋巴管受侵，则为 35%，若盆腔淋巴结或附件有转移，则为 25%，腹腔冲洗液癌细胞阳性者复发率为 22%。徐珍等（2015）报告的 358 例子宫内膜癌患者中，盆腔和腹主动脉旁淋巴结阳性者复发率分别为 23.81% 和 20%，而盆腔和腹主动脉旁淋巴结阴性者复发率仅 2.68% 和 2.99%。王建六等（2003）报告的 30 例Ⅲ期子宫内膜癌患者

5 年复发率为 46.4%（13/30），而ⅢC 期患者则为 75%（9/12）；康燕华等（2005）报告的 25 例Ⅲ期子宫内膜癌患者手术后 5 年复发 10 例，占 66.7%，而 9 例ⅢC 期患者中有 7 例复发，占 77.8%。上述结果表明，淋巴结是否受侵与子宫内膜癌复发有密切关系。

关于复发时间，作者们分析腹膜后淋巴结转移患者（ⅢC 期）的复发转移规律，发现盆腹腔复发较早，平均 11.6~12.7 个月，生存时间较短，平均 17~19 个月；其次是肺转移，平均 23.4~28.4 个月，生存时间相对较长，平均 36~39 个月。说明ⅢC 期子宫内膜癌者随访时，2 年内应注意盆腹腔复发，2 年后，应特别注意远处转移，如肺转移。

关于复发部位，Descamps 等（1997）认为，淋巴结受累与否（ⅢC 期）与远处复发显著相关。相反，Aoki 等（2001）发现，16 例有淋巴结转移者，盆腔局部复发较多（6/7），14 例无淋巴结转移者以远处转移为主（5/6）。这方面还需要进一步研究。

McMeekin 等（2001）报道了 607 例子宫内膜癌，盆、腹腔淋巴结转移 47 例，其中盆腔淋巴转移者的 3 年生存率为 87%，腹主动脉旁淋巴转移者的 5 年生存率为 70%。Chan 等（2007）回顾性分析了 40 880 例子宫内膜癌中淋巴结阳性的ⅢC~Ⅳ期患者 1222 例，其中，1、2~5 和 >5 个阳性淋巴结者的 5 年疾病特异性生存（disease-specific survival，DSS）率分别是 68.1%、55.1% 和 46.1%（$P < 0.001$）；随着阳性淋巴结比率增加（≤10%、10%~50%、>50%），DSS 显著下降（77.3%、60.7%、40.9%），（$P < 0.001$）；根据肿瘤分期、淋巴结切除范围（≤20 vs. >20）校正后，阳性淋巴结总数和比率仍有显著意义。多因素分析显示，阳性淋巴结总数和比率是生存不良的独立预后因素。

然而，陈春玲等（2008）的结果显示，淋巴结转移并非是子宫内膜癌复发和转移的独立影响因素。

六、淋巴血管间隙受累

淋巴血管间隙受累（lymphvascular space involvement，LVSI）是子宫内膜癌重要的独立预后高危因素。Abeler 等曾经报道了 1974 例子宫内膜癌，LVSI 阴性者 5 年生存率达到 83.5%，LVSI 阳

性者为 64.5%。Feltmate 等（1999）发现，LVSI 是影响子宫内膜癌复发的独立因素。Briet 等（2005）报道，在各期子宫内膜癌，LVSI 都是淋巴结转移、疾病复发的独立的预后因素，LVSI 阳性者盆腔淋巴结转移的发生率是 LVSI 阴性者的 5 倍。高敏等（2008）研究发现，LVSI 阳性的 13 例中 4 例（30.8%）复发，LVSI 阴性的 39 例中仅 3 例（7.7%）复发，$P=0.046$。作者认为，Ⅰ期子宫内膜癌只要存在 LVSI 阳性就应后续盆腔放疗。Gadducci 等（2009）研究发现，Ⅰ~Ⅱ期子宫内膜样癌远处转移者 LVSI 阳性率（75.0%）显著高于无转移者（20.0%），$P=0.0022$；多因素分析提示，LVSI 阳性（$P=0.0264$）和深肌层浸润（$P=0.0345$）是远处转移独立的预测因素。徐珍等（2015）报告的 358 例子宫内膜癌患者中，LVSI 阳性者复发率 13.16%，显著高于 LVSI 阴性者的 2.81%。

Weinberg 等（2013）报告，Ⅰ~Ⅱ期子宫内膜癌 388 例，中位随访 59 个月，复发率 17%，盆腔复发 11%、阴道残端复发 8%、远处复发 11%，26% 死亡；根据年龄、BMI、肿瘤分级、肌层浸润深度、宫颈侵犯、淋巴结切除和辅助治疗校正后，LVSI 是总的复发（OR 2.6）和远处复发（OR 3.3）的唯一的独立风险因素，也是局部和阴道复发的风险因素，还是 PFS（HR 2.8）、OS（HR 2.8）和疾病特异性生存（DSS）（HR 7.0）显著的不良预后因素；在其余的因素中，年龄与不良 PFS 和 OS 显著相关，G3 与不良 OS 显著相关。作者认为，LVSI 是复发和生存唯一的显著的不良预后因素，其可能是比其他风险因素更好的预测指标。即使其他高危因素不存在时，LVSI 阳性患者也可能需要系统的辅助治疗。

van der Putten 等（2015）研究发现，81 例Ⅰ期 LVSI 阳性的子宫内膜样癌患者中，18 例复发，其中 12 例有远处复发；总的复发和远处复发率在仅有 0~1 个高危因素而观察者分别为 19.2% 和 11.5%，在有 2~3 个高危因素而接受辅助放疗者分别为 25.5% 和 17%。高分化病例中仅 1 例复发。作者认为，对于Ⅰ期、LVSI 阳性、低危子宫内膜样癌患者，单纯观察并不足够；有 2~3 个高危因素者，即使术后放疗，也有较高的总的复发和远处复发概率；除了高分化病例外，对这些患者的系统治疗需进一步研究。

七、组织学类型

子宫内膜癌的肿瘤病理类型中，以子宫内膜样癌预后较好，而透明细胞癌及浆液性癌预后差，尤其是浆液性癌预后最差。Kosary 等（1994）报道了美国癌症研究所有关妇科肿瘤的预后因素，41 120 例子宫内膜癌的统计结果表明，子宫内膜样腺癌的 5 年 OS 为 89.6%，透明细胞癌为 58.0%。Zaino 等（1996）报道了 819 例子宫内膜癌的研究结果，子宫内膜样腺癌、透明细胞癌及浆液性癌的 5 年 OS 分别为 82.1%、67.7% 及 55.0%。Trope 等（2001）报道子宫内膜浆液性癌复发率为 27%，透明细胞癌复发率为 42%，占全部复发病例的 50%。Slomovitz 等（2005）报道，49 例ⅢA 期子宫内膜癌患者中，子宫内膜样癌与非子宫内膜样癌患者 5 年 OS 分别为 64.9%~78.6% 和 12.5%~63.6%，复发转移率分别为 17.9% 和 38.1%，且这些特殊类型的子宫内膜癌患者的复发都是盆腔外的远处转移。马绍康等（2008）报告，浆液性癌和透明细胞癌与低分化内膜样腺癌的 5 年 OS 分别为 30.5%、34.0% 和 70.7%，复发率分别为 36.4%、29.4% 和 19.4%，三者之间有显著性差异。陈春玲等（2008）的结果显示，浆液性癌 7 例，复发 4 例；腺鳞癌 5 例，复发 1 例，占全部复发病例的 35.7%。孙织等（2008）报告，Ⅰ型和非Ⅰ型子宫内膜癌 3 年 OS 和 DFS 差异显著，分别为 92.4% 和 64.9%，86.9% 和 57.4%。因此特殊病理类型子宫内膜癌的预后不良，应重视其治疗及随访。

然而，Reynaers 等（2015）的研究结果显示，123 例早期高级别子宫内膜癌患者子宫双附件切除术后中位随访 27.9 个月，34 例（27.6%）复发；远处复发率在子宫内膜样癌（14.5%）浆液性癌（14.8%）和透明细胞癌（15.4%）之间并无差异；总的疾病相关的死亡率（DRM）为 15.4%，5 年 RFS 在早期高级别子宫内膜样和非子宫内膜样癌之间无显著差异（$P=0.72$）。

八、腹腔细胞学

腹腔细胞学阳性曾经被认为是子宫内膜癌预后不良的高危因素，而一度进入 FIGO 分期参数中，但在最近的 FIGO 分期参数中已被去除，其是否真的影响预后还有待深入探讨。Creasman 等（1981）

报道了 167 例子宫内膜癌，腹腔细胞学阳性 26 例（15.5%），其中 10 例复发，复发率为 38.5%，腹腔细胞学阴性 141 例，仅 14 例复发，复发率为 9.9%。Morrow 的研究结果显示，腹腔细胞学阳性组复发率 29.0%，而阴性组复发率仅 10.5%（Morrow et al，1991）。因此，腹腔细胞学阳性者复发率高。

高敏（2008）研究发现，单纯因腹腔冲洗液细胞学阳性导致手术 - 病理分期由Ⅰ期升至ⅢA 期者 6 例，术后 5 例行腹腔化疗，1 例因病理类型为腺鳞癌行放疗，随访 2 年未见复发；而同期因肿瘤侵犯子宫浆膜面或附件所诊断的ⅢA 期 10 例患者中，术后虽经辅助化疗或放疗，仍有 3 例复发。作者认为，单纯因腹腔冲洗液阳性导致手术病理分期升级者经辅助治疗后其预后可能好于其他的ⅢA 期患者。这也可能是最新 FIGO 分期将腹腔冲洗液细胞学阳性不纳入ⅢA 期，而需单独记录的理由之一。

九、附件和宫旁受侵

按 1988 年 FIGO 分期标准，附件或子宫浆膜受侵或腹水癌细胞阳性即为ⅢA 期。实际上，上述 3 种情况的预后并不相同，在 FIGO 分期中并未强调的宫旁组织受侵和宫旁血管、淋巴管癌栓。王建六等（2001）的报道中显示，ⅢA 期有附件受侵 5 例，单纯腹水阳性 4 例，全部存活，宫旁组织受侵和宫旁血管、淋巴管癌栓 6 例，其中 3 例复发，2 例死亡。康燕华等（2005）也有相似的报道。说明在ⅢA 期子宫内膜癌中，子宫浆膜层和宫旁组织受侵或宫旁血管、淋巴管癌栓与预后关系密切。此外，盆腹腔内多处病灶也与预后和复发关系密切。Greven 等（1993）指出，盆腹腔内一处和多处转移的预后不同，后者常为腹部和远处转移的高危因素。Morrow 等（1991）报道，如有子宫外两个以上部位转移，5 年复发率为 45%。而 Genest 等（1987）报道，卵巢和输卵管孤立转移者的 5 年生存率为 70%。王建六等（2001）和康燕华等（2005）报道，子宫外多部位受侵的复发及远处转移分别占全部患者的 82.4% 和 64.0%，说明子宫外多部位受侵易复发和转移，预后较差。佐晶等（2016）研究了 105 例ⅢC 期子宫内膜癌患者发现，子宫外受侵者腹主动脉旁淋巴结转移率（43.3%）显著高于无宫外侵犯者（21.2%），$P < 0.01$；且子宫外受侵与患者的 OS、DFS 缩短密切相关，也是子宫内膜癌

患者预后不良的独立因素。

十、治疗方式

（一）手术治疗

近年来，子宫内膜癌的治疗趋向于综合治疗，但手术治疗（surgical treatment）仍是首选，手术治疗的彻底性是影响子宫内膜癌复发转移的重要因素。王建六等（2003）的研究结果显示，术后有残存病灶者复发率达 72.7%，无残存病灶者为 26.7%，作者认为，对于晚期子宫内膜癌，应尽可能切除所有病灶，无法切除的病灶可用氩气束凝固术破坏残存病灶，术后辅助化疗及放疗，可减少复发，提高生存率。

对于早期子宫内膜癌患者是否应行系统和规范的腹膜后淋巴结切除术，仍在不停争论。在临床Ⅰ、Ⅱ期子宫内膜癌患者中，约有 19% 淋巴结转移，其中 5.9% 为盆腔淋巴结转移，4.7% 为腹主动脉旁淋巴结转移，8.3% 为盆腔和腹主动脉旁淋巴结均有转移（Morris et al，1995）。北京协和医院高劲松等（2002）的报告将 137 例Ⅰ期子宫内膜癌病例根据手术方式分为 3 组，即 A 组（全子宫及双附件切除），B 组（广泛 / 次广泛全子宫切除），C 组（AB+ 盆腔淋巴结切除术），结果显示，手术方式不是影响Ⅰ期子宫内膜癌患者生存率和术后复发的主要因素，扩大手术范围或行淋巴结清扫术并不能显著提高患者的生存率。作者认为，对于Ⅰ期子宫内膜癌患者，淋巴结切除术的意义似乎更多的在于明确分期和了解预后而非改善Ⅰ期子宫内膜癌患者的预后；为了明确分期和了解预后，行淋巴结切除或活组织检查是必要的。Vizza 等（2003）和 Chan 等（2007）的大宗病例回顾性研究显示，Ⅰ期、Ⅱ期子宫内膜癌患者术中是否切除淋巴结并不影响 5 年生存率。Belinson 等（1992）发现，有高危因素的早期子宫内膜癌患者选择性切除腹主动脉旁淋巴结可能获益。Todo 等（2010）研究了 671 例子宫内膜癌患者，其中 325 例仅行盆腔淋巴结清扫，436 例行盆腔及腹主动脉旁淋巴结清扫，结果发现在中高危患者中行腹主动脉旁淋巴结清扫组的总体生存期比单纯行盆腔淋巴结清扫组延长，而在低危患者中差异无统计学意义；因此，推荐对具有中高危复发危险因素的患者应该行盆腔及腹主动脉

旁淋巴切除术。Marian 等（2004）研究了 612 例子宫内膜癌患者，结果显示腹主动脉旁淋巴结清扫组与非腹主动脉旁淋巴结清扫组相比，前者具有生存优势，并且认为盆腔淋巴结阳性或淋巴管间隙浸润者，术中如果未行腹主动脉旁淋巴结清扫，术后应对腹主动脉旁淋巴结辅以放疗。张国楠等（1996）报道，38 例临床 I 期子宫内膜癌中，11 例因淋巴结阳性而上升为ⅢC 期，临床 I 期的淋巴结转移率高达 28.9%；因此有必要进行腹膜后淋巴结切除术，同时这也是手术 - 病理分期的要求。王利君等（2011）发现，68 例临床分期 I～Ⅱ期子宫内膜癌患者系统性切除盆腔和腹主动脉旁淋巴结者中 15 例淋巴结转移，其中 12 例盆腔淋巴结转移，4 例伴有腹主动脉旁淋巴结转移，3 例仅有腹主动脉旁淋巴结转移。作者认为，系统性盆腹腔淋巴结切除有助于获得准确的手术病理分期和指导术后辅助治疗。反之仅行盆腔淋巴结取样者复发率显著升高（徐珍 等，2015）。王芳等（2015）研究发现，行盆腹腔淋巴结切除者复发率（8.45%）显著低于未行盆腹腔淋巴结切除者（21.43%），P=0.008。行盆腹腔淋巴结切除患者中，行腹主动脉旁淋巴结切除者复发率（2.82%）显著低于未行腹主动脉旁淋巴结切除者（14.08%），P=0.016。

对于淋巴结切除的数目多少是否对子宫内膜癌患者的复发有影响，还没有大量的研究。Chan 等（2007）分析了 11 443 例子宫内膜癌患者淋巴结切除数目，淋巴结数目在 21～25 个之间，能显著增加至少发现一个淋巴结阳性的概率，数目 >25 个则不再增加。Cragun 等（2005）研究了 509 例 I～ⅡA 期子宫内膜癌患者的淋巴结切除数目发现，对于高危者，盆腔淋巴结数目 >11 个和 ≤11 个者相比，前者明显改善患者术后无进展生存期和总体生存率。王芳等（2015）的研究也提示，盆腹腔淋巴结切除数目 >10 个者复发率（3.23%）显著低于淋巴结切除数目 1～10 个者（18.37%），P=0.006；然而，盆腹腔淋巴结切除数目 >20 个者与 >10 个者复发率并无差别。作者认为，临床工作中淋巴结切除数目应当适宜，切除淋巴结过少可能无法显示腹膜后淋巴结的状态，影响治疗；淋巴结切除过多可能增加手术并发症风险，影响患者的预后。

然而，ASTEC 研究小组的 2009 年的报告显示，对于早期子宫内膜癌患者，盆腔淋巴结切除术对 OS 或 RFS 并无益处（ASTEC study group，2009）。

对晚期子宫内膜癌患者的研究表明，晚期子宫内膜癌患者腹膜后淋巴结转移率为 29.27%～56.41%，其中 14.63%～23.08% 有腹主动脉旁淋巴结转移（王建六 等，2001；康燕华，2005）；盆腔淋巴结阳性者的复发率是阴性者的 5 倍，5 年生存率是阴性者的 1/2；在各组淋巴结中，以腹主动脉旁淋巴结转移判定预后的意义最大（Lurain et al，1991）。此外，ⅢC 期患者 G3 占 41.7%～44.4%，说明病理分级 3 级（G3）患者的淋巴结转移明显增加（王建六 等，2001；康燕华，2005）。因此，对于晚期和低分化子宫内膜癌患者，均应强调系统和规范地切除盆腔和腹主动脉旁淋巴结。

（二）术后辅助治疗

术后辅助治疗（postoperative adjuvant iherapy）是影响子宫内膜癌复发转移的重要因素。早期子宫内膜癌复发的高危因素包括，非子宫内膜样癌、病理分级 G3 级和深肌层浸润。有高危因素的患者复发率高于无高危因素者（分别为 20.0% 和 9.8%），虽然没有统计学差异，但有高危因素患者的辅助治疗率显著高于无高危因素者。因此，对于有高危因素的患者，采取有效的辅助治疗措施是必要的（高劲松 等，2002）。

一般认为，局部放疗可以显著降低有高危因素患者的盆腔局部复发率，但对远处转移性复发并无影响（Boz et al，1995）。Ackerman 等（1996）分析了 54 例复发性子宫内膜癌患者，认为术后放疗可降低盆腔局部复发率，但远处复发率升高。Descamps 等（1997）也认为，术后放疗患者远处复发率升高，但升高的原因可能与需放疗患者有高危因素有关，而与放疗本身不一定相关。PORTEC 研究表明（Creutzberg et al，2000；Creutzberg et al，2003；Scholten et al，2005），对有中危因素的早期子宫内膜癌患者实施术后放疗，可显著减少局部复发，但治疗毒性显著增加，而对 5、8、10 年总生存率和远处复发无显著性影响；I B 期 G2 或年龄小于 60 岁的低中危患者（LIR）复发率小于 5%；未接受放疗复发者复发后治疗效果好，5 年总生存率（48%）明显高于曾接受放疗者（13%）；未接受放疗而复发者 73% 为阴道复发，其治愈率也显著高于曾接受放疗者，5 年生存率分别为 70%

和 38%。作者建议，为了避免过度治疗和减少术后辅助放疗的危险，无需对全部中危患者行术后辅助放疗，仅对其中 I B 期 G3 或 I C 期 G2、且年龄超过 60 岁的复发可能性超过 15% 的高中危患者（HIR）实施放疗，对于其他低中危患者（LIR）应密切随访，发现复发早期处理。GOG99 研究也有相似发现（Keys et al，2004）。

对于晚期子宫内膜癌，多主张手术、化疗和放疗等综合治疗，以降低复发和转移。王鹤等（2007）报告，手术前后辅助放疗组、辅助放疗 + 化疗组与单纯手术组或放疗组相比较，确实能降低晚期子宫内膜癌患者的局部复发率，但不能降低远处转移率和改善 5 年生存率；手术 + 放疗 + 化疗组远处转移率最低，5 年生存率最高。Price 等（Price et al，1997；Umesaki et al，2000）认为，对于淋巴结转移者，术后辅助化疗较放疗更有效。Mundt 等（2001）分析了 30 例 ⅢC 期子宫内膜癌患者，复发率高达 53%，其中远处转移占 40%，其认为术后辅助全身化疗有助于预防远处转移，同时指出，高危子宫内膜癌术后化疗后进行全盆腔放疗，可预防盆腔复发。王建六等（2003）的结果表明，术后辅助化疗联合放疗者复发率最低（13.3%），其次是术后辅助化疗者（31.8%）。Aoki 等（2004）的研究报告认为，在晚期子宫内膜癌患者中使用 CAP 方案辅助化疗后 5 年 DFS 及 5 年 OS 分别为 88.5% 和 92.5%，而单纯手术不采用辅助化疗者分别为 50.0% 和 62.5%，两组间比较差异显著。Greven 等（2004）报道手术后 TP 方案辅助化疗高危子宫内膜癌 46 例，其中 2/3 为 Ⅲ 期，2 年盆腔复发率为 2%，远处复发率 17%，生存率 90%。陈春玲等（2008）的结果表明，术后辅助化疗可使晚期子宫内膜癌复发率从 38.5% 降至 24.3%。Randall 等（2006）发布 GOG 122 临床试验结果，396 例 Ⅲ~Ⅳ 期患者中 202 例患者随机接受全腹放疗，194 例患者接受多柔比星联合顺铂（AP）方案化疗。结果显示化疗组的 5 年 PFS 和 2 年 OS 均优于全腹放疗组（50% vs.38%，55% vs.42%，P<0.01）。

高新萍等（2014）研究发现，124 例 Ⅲ~Ⅳ 期子宫内膜癌患者术后接受分别化疗联合放疗（放化疗组，60 例，即先行 4~6 个疗程化疗，然后行全量放疗）、单纯化疗（化疗组，36 例）、单纯放疗（放疗组，28 例），放化疗组患者肿瘤复发率（20.00%、25.00%、57.14%）、DFS、死亡率、OS 均优于化疗组和放疗组，差异有统计学意义（P<0.05）；5 年和 10 年 DFS 和 OS 均显著高于化疗组和放疗组，差异有统计学意义（P<0.05）。说明晚期子宫内膜癌综合治疗有利于减少复发和转移。

Secord 等（2009）进行了一项包含 109 例晚期子宫内膜癌患者的多中心回顾性研究，45 例进行序贯放化疗（stquence cheomo-radio therapy），18 例进行放疗 - 化疗治疗，46 例进行化疗 - 放疗治疗。结果 3 组不良反应发生率、剂量调整或疗程推迟率差异无统计学意义；序贯放化疗组 3 年 OS 及 PFS 均优于放疗 - 化疗组和化疗 - 放疗组。林丽红（2012）等报告了初治、接受完全分期手术、术后病理提示具备 ≥1 个高危因素（G2 或 G3；外 1/3 肌层受侵；宫颈间质受累；阴道和（或）宫旁受累；盆腔和（或）腹主动脉旁淋巴结转移）的 IA~ⅢC 期子宫内膜癌患者 124 例。其中 60 例应用紫杉醇（taxol）+ 卡铂（carboplatin）化疗 2 个周期后行体外照射 + 后装治疗，放疗结束后再次给予 TC 方案化疗 2~3 个周期（序贯放化疗组），其余 64 例接受常规辅助放疗（单纯放疗组）。结果：序贯放化疗组中位 PFS 为 29 个月（4~45 个月），显著高于放疗组的 21 个月（5~43 个月）；总体复发率为 6.9%，显著低于单纯放疗组（14.2%）；3 年 PFS 为 93.1%，显著高于单纯放疗组（85.8%）；血液系统和周围神经毒性反应发生率明显高于单纯放疗组，无 Ⅳ 级化疗毒副作用发生。作者认为，序贯放化疗治疗有高危因素的子宫内膜癌术后患者，可延缓复发、提高近期无进展生存率，且毒性反应可耐受。

多个大样本随机安慰剂对照研究结果认为，对于早期（Ⅰ~Ⅱ 期）子宫内膜癌，无论低危还是高危，手术或手术联合放疗后辅助内分泌治疗（endocrinotherapy）并无意义，辅以孕激素并不能改善子宫内膜癌患者的累积复发率和 OS（De Palo et al，1993；von Minckwitz et al，2002）。故目前孕激素治疗多用于晚期和复发转移患者的辅助治疗。不少晚期或复发病例经治疗后，肺、骨或腹腔病变完全消失，病情持续缓解，甚至生存多年没有复发迹象。COSA-NZ-UK 项目研究结果显示，大剂量（400mg/d）醋酸甲羟孕酮（MPA）长时间（连续 3 年）辅助治疗 1012 例高危子宫内膜癌，可显著降低复发率和延长中位生存时间（10M 和 4M）。

效率高达 73%，其中完全缓解（complete response，CR）率为 37%，中位随访时间 27 个月，3 年总体盆腔控制率 41%，总生存率（overall survival，OS）为 47%。杨永平等（2000）报告了 29 例复发性子宫内膜癌患者，其中 25 接受治疗，19 例（76%）接受放疗，6 例（24%）行手术 + 化疗；4 例未接受治疗者均在半年内死亡，接受治疗者 3 年内存活 11 例（44%），6 例（24%）存活 5 年以上。因而，作者认为放疗仍是复发患者治疗的主要手段。既往未接受术后辅助放疗的子宫内膜癌患者阴道残端孤立性复发采用近距离或盆腔外照射放疗，5 年 OS 可达 55%~85%，早期发现复发并治疗者可高达 90% 以上（Huh et al，2007）；PORTEC-1 研究（Creutzberg et al，2011）中，35/39 例阴道孤立性复发者接受了根治性近距离 + 盆腔外照射放疗，31/35（89%）CR。

Sorbe 等（2013）采用高剂量率近距离放疗联合盆腔外照射技术治疗 40 例阴道局部复发子宫内膜癌患者，局部控制率高达 92%，而单纯近距离放疗者仅 86%，单纯盆腔外照射者仅 40%；这些复发患者 5 年 OS 达到 50%，疾病特异性生存（disease-specific survival，DSS）达到 65%。作者认为，高剂量率近距离放疗联合盆腔外照射是阴道局部复发子宫内膜癌患者有效的治疗方法。

Viswanathan 等（2006）发现，磁共振实时引导的间质插植放疗可减少插植针进入到膀胱和直肠的风险。三维剂量测算可估算出周围脏器辐射剂量。放疗毒性是可控的。Lee 等（2013）采用 3D 影像引导下的近距离放疗技术治疗阴道复发性子宫内膜癌，其中子宫内膜样癌 2 年无疾病生存（disease-free survival，DFS）和 OS 分别为 75% 和 89%，而子宫浆液性癌（uterine papillary serous carcinoma，UPSC）、透明细胞癌和癌肉瘤（carcinosarcoma）者则仅有 11% 和 24%；局部 2 年失败率在未曾放疗者（本次放疗累积剂量 74.4 Gy）仅 4%，有既往放疗史者（本次累积剂量 66.5 Gy）高达 39%。有和没有既往放疗史者 2 年 DFS 和 OS 分别是 26% 和 55%、72% 和 80%。作者认为，3D 影像学引导下的近距离放疗对于复发性子宫内膜癌有极好的控制率，特别是累积剂量大于 70 Gy 时。

Huang 等（2016）采用高剂量率间质近距离放疗 ± 盆腔外照射治疗 40 例大块型局部复发性子宫内膜癌，其中 15 例曾有放射治疗史。中位随访 18 个月，中位 DFS 为 61 个月，局部控制率、无进展生存率（progression-free survival，PFS）和 OS 在 12 个月时分别是 74%、70% 和 83%，24 个月时分别是 60%、51% 和 72%；曾经放疗者与未放疗者之间局部控制率、PFS 和 OS 均无显著差异；急性毒性包括 1-2 级疼痛（5%）、泌尿生殖系统反应（7%）、胃肠道反应（12%）、软组织坏死（5%）以及皮肤损伤（12%）；4 例患者远期 3-4 级并发症，包括直肠出血 / 瘘和软组织坏死。作者认为，高剂量率间质近距离放疗对于复发的子宫内膜癌效果良好、毒副作用可以接受，对于曾经接受放疗者仍可达到治愈。

Vargo 等（2014）研究了 41 例阴道局部复发的子宫内膜癌放疗，高剂量率近距离后装放疗计划采用三维图像勾画 / 优化技术制定，中位剂量为 23.75 Gy/5f；外照射放疗计划采用适形调强放疗（ihtensity modulated radio therapy，IMRT）技术制定，中位剂量为 45 Gy/25f。中位随访 18（3~78）个月，临床 CR 率高达 95%，3 年局部控制率、远处控制率、RFS、OS 分别是 95%、61%、68% 和 67%。影响远处控制率和 OS 的重要预测因素包括肌层浸润深度、FIGO 分期和肿瘤分级。无 3 级以上急性毒性，3 年 3 级以上远期毒性发生率为 8%。作者认为，IMRT+ 三维图像高剂量率近距离放疗治疗阴道局部复发性子宫内膜癌具有极好的肿瘤控制效果和极小的并发症率。

Fokdal 等（2014）采用四维图像引导的适形近距离放疗技术治疗局部复发性子宫内膜癌 43 例，中位随访 30（6~88）个月，2 年局部控制率 92%，DFS 和 OS 分别为 59% 和 78%，中低和高复发风险者 2 年 DFS 分别为 72% 和 42%（P=0.04）。远期 3 级并发症率为 12%。作者认为，四维图像引导的适形近距离放疗技术治疗局部复发性子宫内膜癌可行，局部控制率好。

Viswanathan 等（2014）在外照射放疗的同时加用贝伐单抗（beracizumob）治疗复发性子宫内膜癌患者 15 例，可测量病灶位于阴道残端（vaginal residue）、盆腔或腹主动脉旁淋巴结区域，1 年和 3 年 PFS 为 80% 和 67%、OS 为 93% 和 80%，仅有阴道残端复发者 1 年和 3 年 PFS 为 75% 和 63%，

OS 为 100% 和 75%，2 例盆腔淋巴结受累者未再复发，5 例腹主动脉旁淋巴结受累者 1 年和 3 年 PFS 为 80% 和 60%，OS 为 80% 和 80%。毒副作用包括血栓形成和 1 例栓塞事件，无胃肠道穿孔。作者认为，外照射放疗时加用贝伐单抗对于复发性子宫内膜样癌具有极好的局部控制和生存率，特别是无法切除的淋巴结，但对于那些因血栓栓塞事件的风险增加而疾病转移风险最高的患者必须谨慎使用该方案。

（二）手术治疗

对于有放疗史的盆腹腔局部复发患者，手术切除复发灶是治疗复发癌的有效手段，包括减瘤术和盆腔脏器廓清术，术后 5 年 OS 可达 50% 以上，但是手术难度大、创伤大、并发症多，开展此类手术的医院较少。

肿瘤细胞减灭术：Scarabelli 等（1998）对 20 例盆、腹腔复发性子宫内膜癌患者施行最大限度肿瘤细胞减灭术，肿瘤切净率 65%；无残余瘤组局部控制率高达 84.6%；中位 PFS 和 OS 分别为 9.1 和 11.8 个月，较残余瘤组明显延长；33% 的患者生存时间达到 80 个月，5 年 DSS 为 56%。Campagnutta 等（2004）报告，75 例复发性子宫内膜癌接受手术 + 术后化疗，5 年 OS 达到 36%，但手术并发症率高达 31%，围术期死亡率 8%。Awtrey 等（2006）发现，手术后残留病灶 <2cm 者 DSS（43 个月）较 >2 cm 者（10 个月）明显延长，但手术并发症率接近 50%。Bristow 等（2006）报道，手术治疗者术后中位 OS 为 26~28 个月，较非手术治疗者（13 个月）明显延长，其中 6% 出现危及生命的并发症。Awtrey 等（2006）的研究也提示，27 例复发性子宫内膜癌手术 + 放疗治疗后中位 PFS 为 14 个月，中位 DSS 为 35 个月；残存肿瘤大小是影响 PFS 和 DSS 的独立预后因素，残存肿瘤 ≤ 2 cm 者中位 DSS 为 43 个月，较残存肿瘤 >2 cm 者（10 个月）显著延长（P = 0.01）。

Helm 等（2007）对 5 例盆腹腔复发的子宫内膜癌患者施行肿瘤细胞减灭术，残存病灶 ≤ 5 mm，术后立即盆腹腔热灌注化疗（DDP 100 mg/m²，41~43 ℃，1.5h），2 例 DFS 为 28 和 32 个月，2 例带瘤生存 12 和 36 个月，1 例于术后 3 个月非癌性死亡，2 例术毕无肉眼可见病灶者分别存活 32 和

36 个月。

Abu-Zaid 等（2014）回顾性分析了 6 例子宫内膜癌所致腹腔播散性癌患者，行肿瘤细胞减灭术（cytoreductive surgery，CRS）和腹腔热灌注化疗（hyperthermic intraperitoneal chemotherapy，HIPEC，DDP 50 mg/m²+ 多柔比星（doxorubicin）15 mg/m²，41.0~42.2℃循环 90 分钟）。5 例切净，1 级吻合口瘘为最常见并发症，败血症和肺栓塞各 1 例，无术中死亡病例，术后予卡铂 + 紫杉醇化疗。1 例透明细胞癌术后 6 月复发，转移至肝、盆腔、肠系膜淋巴结，5 月后死亡；1 例残留病灶 2 cm 者术后 3 个月肝转移，随访 6 个月时仍存活。其余 4 例分别无瘤存活 35、34、19 和 7 个月。作者认为，CRS 联合术中 HIPEC 耐受性好、可行。

Barlin 等（2010）复习了 14 篇回顾性队列研究、涉及 672 例晚期或复发性子宫内膜癌患者的肿瘤细胞减灭术文献的 meta 分析结果发现，与中位 OS 显著相关的因素包括：满意的肿瘤细胞减灭术的比例、辅助放疗和化疗。队列中位 OS 与满意的肿瘤细胞减灭术（每增加 10%，生存期延长 9.3 个月，P=0.04）和术后放疗（每增加 10%，生存期延长 11.0 个月，P=0.004）的比例呈正相关，而与接受术后化疗的比例呈负相关（每增加 10%，生存期缩短 10.4 个月，P=0.007）。作者认为，晚期或复发性子宫内膜癌患者中，肿瘤细胞减灭术后无肉眼残留病灶者 OS 结局最佳。

因此，对于复发性子宫内膜癌患者，盆腔瘤灶较大，或盆腹腔广泛转移，单纯的放化疗很难奏效时，积极彻底地减瘤或许为改善预后的有效手段；减瘤术后有无肉眼残存肿瘤及术后是否出现远处转移将直接影响再次复发患者的生存期。

盆腔脏器廓清术：该手术适合于放疗后中心性复发、且其他方法治疗无效者。Barakat 等（Morris et al，1996；Barakat et al，1999）分析了盆腔脏器廓清术 + 术后综合治疗的复发性子宫内膜癌患者的临床资料后认为，由于术后肠瘘（intestinal fistula）、尿瘘（urinary fistula）、血栓栓塞等并发症率高达 60%~80%，围术期死亡率高达 16%，因而多数患者不适合施行盆腔脏器廓清术；但由于盆腔脏器廓清术后可获得 20%~45% 的 5 年 OS，因而仍是可供选择的治疗方法之一。

Chiantera 等（2014）报告了盆腔脏器廓清术治

疗复发性子宫内膜癌 21 例，42.9% 的患者有大的并发症，切净率 85.7%，淋巴结阴性占 71.4%，无术中死亡，术后 30 天内死亡率 4.8%；5 年 OS 为 40%，切净和淋巴结阴性患者 OS 为 60%。作者认为，尽管并发症率很高，盆腔脏器廓清术对于子宫内膜癌盆腔孤立性复发可获得较高的长期生存率。

Chiantera 等（2014）收集了 4 个妇瘤中心的盆腔脏器廓清术治疗的 250 例复发性妇科肿瘤患者，其中宫颈癌 177 例、子宫内膜癌 28 例、外阴癌 16 例、阴道癌 9 例，其中前盆廓清 68 例、后盆廓清 31 例、全盆廓清 131 例，输血率 82.6%、平均手术时间 446（95~970）分钟、中位住院时间 24（7~210）天、主要并发症率 21.3%（49 例），围术期 30 天内死亡 7 例（3%），切缘阴性 166 例（72.2%）；总死亡率：外阴癌 75%、宫颈癌 57.6%、阴道癌 55.6%、子宫内膜癌 53.6%。作者认为，虽然需要医生和患者做出极大努力，盆腔脏器廓清术仍不失为是一种治疗选择，其并发症率和术后死亡率尚可接受，必须严格筛选病例以期达到满意的手术和肿瘤结局。

（三）化疗

化疗主要用于不适宜放疗或手术的盆腹腔广泛复发患者，也可用于放疗或手术治疗后的辅助治疗。对某些特定部位和脏器的复发转移，如肝，可考虑结合动脉化疗（artenal chemotherapy）。化疗主要起姑息作用，极少可以治愈。化疗方案、疗程等参见下文"远处转移的治疗"。

（四）内分泌治疗

已知孕激素对病理分化程度高和雌、孕激素受体阳性的子宫内膜癌患者的有效率可达 25% 左右。因其副作用小，适用于几乎所有复发癌；但不能替代放疗、手术或化疗，可以作为放疗、手术或化疗补充治疗。用药方案及注意事项参见"远处转移的治疗"。

（五）其他治疗方法

李魁秀等（2002）采用微波针插入病变组织治疗子宫内膜癌术后及放疗后阴道残端复发，方法简便，两例患者已无癌生存 20 个月、28 个月。但需警惕该治疗方法本身可能导致的周围组织损伤等并发症。

另外，随着新型的治疗技术的发展，将会有越来越多新的治疗方法应用于子宫内膜癌复发的治疗中，高能聚焦超声（HIFU）就是这些新技术的典型代表。该技术通过体外发射超声波并使之聚焦于体内某一靶点，造成局部组织凝固性坏死而达到超声消融"、毁损复发癌灶的目的。HIFU 技术已在全身各脏器肿瘤的治疗中得到了较为广泛的应用，并取得了较好疗效，相信将来也会应用于复发性子宫内膜癌的治疗中。

二、远处转移的治疗

远处转移的复发性子宫内膜癌患者由于病灶相对广泛，手术切除难度大，放疗又可能造成临近重要脏器严重损伤或功能障碍，因而化疗在这类患者的治疗中显得特别重要而成为主要的治疗方法；内分泌治疗也有利于改善这些患者的预后和提高她们的生存质量。对于少数孤立性远处转移病灶也可酌情采用放疗或手术切除。

（一）放疗

放疗对于局部复发的子宫内膜癌患者的疗效是肯定的，但对于远处转移患者，放疗的作用有限，这方面的报告也很少，其原因是远处转移者病变范围较为广泛，抑或因为病变所在部位不适合放疗。Ogawa 等（1999）应用全脑姑息放疗治疗子宫内膜癌脑转移，可改善患者生存质量，是治疗脑转移较好的方法。随着放疗技术的改进和提高，对于孤立性远处转移病灶，采用适形调强放疗、γ 刀等新技术和手段，能否改善患者的生存质量和延长患者生存时间，有待探索。

（二）手术治疗

远处转移患者病灶范围广，手术切除困难，并发症严重，且发生率高，选择手术治疗需慎重；对于病灶局限者，手术虽可切除远处孤立性复发病灶，但在转移通路上的种植病灶仍然难以切除，术后还需辅以化疗、放疗、激素治疗和靶向治疗有助于改善患者的生存质量和延长生存时间；详见盆腹腔局部复发手术治疗。对于盆腹腔外的转移复发，报告甚少。有研究报告，孤立的肺转移灶可经外科手术切除而获得长期缓解，与激素治疗的效果相当（Bouros et al，1996）。脑复发患者不适合手术治疗

（Cormio et al，1996）。

（三）化疗

化疗是子宫内膜癌远处转移性复发患者的主要治疗手段。王志启等（2006）认为，复发性子宫内膜癌患者是否接受化疗对预后有显著影响，化疗是复发患者最重要的治疗手段。与晚期子宫内膜癌一样，复发性子宫内膜癌有效的化疗药物包括多柔比星、表柔比星（epirubicin）、顺铂、卡铂、紫杉醇、异环磷酰胺（ifosfamide）、5-氟尿嘧啶和长春新碱（vincristine）等，单药反应率在18%~36%之间。目前认为联合化疗可提高有效率，多柔比星+顺铂是复发性子宫内膜癌的标准治疗方案，其有效率达到47%~60%；中位 PFS 一般为4~6个月，中位 OS 一般7~10个月。应用紫杉醇为基础的联合化疗，有效率可增加到67%~76%，但远期疗效尚有待长期观察。联合化疗适用于任何期别、组织学类型及病理分化程度的晚期、复发性子宫内膜癌。

Humber 等（2007）分析了涉及2288例晚期或复发性子宫内膜癌化疗的11个 RCT 研究，其中6个研究的 meta 分析结果提示：高强度化疗患者的 PFS 较低强度化疗者显著改善（$P=0.004$），而 OS 无显著差异（$P=0.12$）；多柔比星+顺铂+其他化疗药联合化疗者 OS 较多柔比星+顺铂化疗者改善，毒副作用也较重；尚无足够证据评估化疗对症状控制和生活质量的影响。铂类、蒽环类和紫杉醇是 II 期临床研究最多的药物，联合应用效果最佳，但病人选择和治疗前参数差异较大。作者认为，高强度联合化疗可显著改善 PFS，OS 略有改善；顺铂联合蒽环类或者紫杉醇可提高反应率；高强度化疗方案可使生存获益，3/4级骨髓抑制和胃肠毒性也有增高。

1. 化疗方案　复发性子宫内膜癌可选用以下化疗方案：

（1）PAC 方案：Burke 等（1991）采用顺铂（50 mg/m²）、多柔比星（50 mg/m²）、环磷酰胺（500 mg/m²）联合化疗，每个月1次，有效率为45.0%，其中 CR 率为28.6%，PFS 平均为6个月。主要毒性反应有中性粒细胞减少、贫血、呕吐、肾毒性和神经毒性。Hall 等（2003）对16例晚期复发子宫内膜癌患者应用顺铂50 mg/m²、多柔比星50 mg/m²和环磷酰胺750 mg/m²联合化疗，每3周1疗程，54%的患者有效，其中15% CR，38%部分缓解

（partial response，PR），46%的患者疾病稳定（stable disease，SD）。两项临床实验均取得了很好的疗效。

（2）AP 方案：Barrett 等（1993）采用 AP 方案生物节律给药治疗晚期子宫内膜癌，给药方法是：多柔比星（60 mg/m²）静脉滴注，早晨6点开始，30 min 滴完；顺铂（60 mg/m²）静脉滴注，晚上6点开始，30min 滴完。每4周1次。有效率达到60%，其中 CR 率20%，PR 率40%。中位 PFS 为7.5个月，中位 OS 为14.0个月。毒性反应主要是造血系统毒性和轻、中度恶心、呕吐。2003年妇科肿瘤协作组（GOG）进行的临床 III 期试验对常规化疗和生物节律给药化疗患者的疾病反应率、PFS、OS 和毒副作用进行了比较。常规化疗组169例，生物节律给药组173例，均为临床 III、IV 期或复发性子宫内膜癌，既往无化疗史。常规方案：多柔比星60 mg/m²加顺铂60 mg/m²。生物节律给药方案：早6时多柔比星60 mg/m²，晚6时顺铂60 mg/m²，每3周重复1次，最多8个疗程。两组缓解率分别为46%和49%，中位 PFS 分别为6.5和5.9个月，OS 分别为11.2和13.2个月，中位总剂量分别为多柔比星209 mg/m²和246 mg/m²，顺铂349 mg/m²和354 mg/m²，3~4级白细胞减少的发生率分别为73%和63%，治疗相关死亡共8例。结果显示两组的疾病反应率、PFS、OS 和毒副作用差异无明显统计学意义（Gallion et al，2003）。GOG-107（Thigpen et al，2004）比较了多柔比星联合铂类和单药多柔比星，结果联合组有效率显著高于单药组（42%和25%），PFS 也较长（5.7个月和3.8个月），OS 无差异（9个月和9个月）。由此可见，AP 方案生物节律给药组并无明显优势。

（3）TP 方案：Dimopoulos 等（2000）采用紫杉醇175 mg/m²静脉滴注，3小时后予顺铂75mg/m²，粒细胞集落刺激因子5 mg/kg 支持，缓解率达到67%，其中 CR 率29%，PR 率38%。PFS 平均8.4个月，OS 平均17.6个月。毒性反应主要有 III~IV 级粒细胞减少（22%）和末梢神经病（9%）。

AT 方案：Fleming 等（2004）比较多柔比星联合顺铂（AP）和多柔比星联合紫杉醇（AT）治疗晚期子宫内膜癌的疗效，结果两组有效率、PFS、OS 分别为42%和43%、7个月和6个月、12.6个月和13.6个月，重度中性粒细胞减少分别为54%和50%，重度血小板减少分别为1%和1%，研究

者认为，两种方法疗效相同，多柔比星与放疗合用有增加白血病危险，多柔比星与紫杉醇合用会增加心脏毒性（cardiotoxicity），紫杉醇第2天给药或24小时持续给药会减少这种毒性。

（4）TAP方案：Fleming等（2004）还比较紫杉醇联合多柔比星、顺铂（TAP）和多柔比星联合顺铂（AP）治疗晚期子宫内膜癌的疗效，AP组给予多柔比星60 mg/m²及顺铂50 mg/m²，TAP组给予多柔比星45 mg/m²、顺铂50 mg/m²以及紫杉醇160 mg/m²，每3周1个疗程。结果两组有效率、CR率、PFS、OS分别为57%和34%、22%和17%、8.3个月和5.3个月、15.3个月和12.3个月，均有统计学显著性差异，粒细胞减少性发热率分别为3%和2%，Ⅱ~Ⅲ级神经毒性分别为39%和5%，TAP组和AP组各有24%和9%因毒性退出，研究者认为TAP疗效优于AP，但毒性明显较强。

（5）TC方案：Hoskins等（2001）认为，卡铂联合紫杉醇化疗对晚期和复发性子宫内膜癌有效，且副作用轻。ECOG的研究（Sovak et al，2007）显示，85例晚期和复发性子宫内膜癌患者中，57例（67%）为复发癌，36例（42%）曾接受放疗，13例（15%）曾接受化疗，中位随访时间11.7个月（1.1~96.7个月），平均化疗6个疗程（1~18疗程），总有效率43%，CR率5%，PR率38%，7例（8%）因毒性而终止化疗，PFS为5.3个月，中位OS为13.2个月。作者认为，对于晚期和复发性子宫内膜癌，TC方案是有效的，毒性反应也是可以接受的。Sorbe等（2008）关于晚期（18例）和复发性（48例）子宫内膜癌化疗的Ⅱ期临床研究显示，卡铂（AUC=5）+紫杉醇（175 mg/m²）联合化疗，平均随访57个月（37~69个月），总有效率67%，CR率29%，PR率38%，晚期和复发性肿瘤、子宫内膜样和非子宫内膜样肿瘤的有效率相当，1年和3年OS分别是82%和33%，主要毒副作用包括血液毒性（hemototoxicity）和感觉神经毒性（sensory nerve toxieity），后者较为常见。Arimoto等（2007）采用紫杉醇（175 mg/m²）+卡铂（AUC=5~6）方案治疗37例晚期或复发性子宫内膜癌患者，化疗后5例盆腔放疗50Gy、7例盆腔50Gy+腹主动脉旁50Gy放疗。18例可评价病灶者中，11例（61%）有效，包括1例（5.6%）CR、10例（56%）PR。最常见的是血液毒性，3/4级白细胞和中性粒细胞

减少发生率分别是59%和86%，3例（8%）需要升白、1例输注血小板、4例输血治疗，1例过敏。Pectasides等（2008）研究了有可测量病灶的47例晚期或复发性子宫内膜癌患者卡铂（AUC=5）+紫杉醇（175 mg/m²）方案化疗，每3周一次，6~9疗程，直至病情进展或毒性不能耐受。10例（21%）CR、19例（41%）PR，总有效率62%；中位PFS和OS分别为15个和25个月。3/4级白细胞减少率36%、伴发热率6%，1例4级血小板减少；3级感觉异常率6%。作者们认为，紫杉醇联合卡铂方案对晚期或复发性子宫内膜癌有效且毒性可以耐受。

（6）TAC方案：Papadimitriou等（2008）采用表多柔比星（50 mg/m²）+紫杉醇（150 mg/m²）+卡铂（AUC=5）联合方案治疗51例复发转移的子宫内膜癌，在G-CSF的支持下，每3周一次，共6疗程，总有效率63.2%，CR率24.6%，PR率38.6%，中位PFS和OS分别为7.8个月和13.8个月，发生Ⅲ~Ⅳ级中性粒细胞减少占15.5%，Ⅱ~Ⅲ级神经毒性占19%，2例患者分别于化疗后10天、14天死于与化疗无关的心脏突发事件。Egawa-Takata等（2011）采用紫杉醇（150 mg/m²）+表柔比星（50 mg/m²）+卡铂（AUC=4）联合方案治疗复发性子宫内膜癌，有效率和中位OS分别是50%和26个月，患者耐受性好。

Pectasides等（2008）采用卡铂（AUC=5）+紫杉醇（175 mg/m²）+脂质体多柔比星（25 mg/m²），3周一次，6~8疗程，治疗29例有可测量病灶的子宫癌肉瘤，10例（34%）CR、8例（28%）PR，总有效率62%；中位PFS和OS分别为8.2和16.4个月；除了骨髓毒性（marvow toxicity）外副作用轻微，3/4级白细胞减少发生率52%，10%伴发热；3/4级贫血率27%，3/4级血小板减少率31%，3级感觉神经病变率10%，3级掌跖指掌红皮水肿病2例（8%），无治疗相关性死亡。作者认为，该方案治疗晚期、持续或复发性子宫内膜癌肉瘤效果较好，毒性可以接受。

（7）DP方案：Ninomiya等（2016）采用常规作为二或三线方案的多西他赛（docetaxel）（70 mg/m²）联合顺铂（60 mg/m²）治疗复发性子宫内膜癌26例，每3周静脉给药一次，中位疗程数6个，中位随访时间33.8个月。Ⅲ~Ⅳ级毒副作用包括：

白细胞减少（leukopenia）（66%）、中性粒细胞减少（neutrapenia）（81%）、贫血（anemia）（9%）、腹泻（diarhea）（12%）、全身乏力（malaise）（12%）、肝功能异常（abnormal liver function）（4%）、周围神经病变（peripheral neuropathy）（4%）和低钠血症（hypontremia）（4%）。化疗有效率58%，中位PFS为7.5个月。无治疗间期≥6个月者的PFS较<6个月者显著延长（P=0.01）；无铂间期≥6个月者的PFS较<6个月者延长（P=0.09）。虽然紫杉醇使用史与预后无关，但无紫杉醇间期≥12个月者的PFS有相对延长的趋势（P=0.06）。作者认为，DP方案治疗复发性子宫内膜癌是完全可行有效的。

（8）紫杉醇＋卡铂周疗：Secord等（2007）采用卡铂（AUC=2）联合紫杉醇（80 mg/m²）第1，8，15天给药，28天一个周期，治疗13例晚期或复发性子宫内膜癌，总有效率为62%，中位PFS和OS分别为5.5和15.4个月。3/4级血液毒性不常见。作者认为，该周疗方案毒性可以接受，但疗效还需进一步评价。

Vandenput等（2009）采用紫杉醇（90 mg/m²）＋卡铂（AUC=4）第1、8天给药，每3周一疗程，共6疗程治疗42例晚期或复发性子宫内膜癌，其中UPSC/透明细胞癌27例、子宫内膜样癌13例。初次化疗组28例，11例（39%）CR、9例（32%）PR、2例（7%）SD，PFS为10个月（4~19个月），中位随访时间10个月（4~21个月），此时存活率为57%。再次化疗组14例，1例（7%）CR、2例（14%）PR、26例（43%）SD，1例（7%）因治疗后中性粒细胞减少和肾毒性死亡，PFS为11个月（4~19个月）。因出现3/4级血液毒性，初次化疗组和再次化疗组分别有18%和19%卡铂剂量调整为AUC=2~3、13%和15%延迟化疗、3%和6%停用第8天药物。作者认为，TC方案周疗有效率在初次化疗者中高达71%，因化疗毒性而调整剂量常见，但中性粒细胞减少性发热等严重并发症与其他报告中的3周疗法相似。2012年，有作者（Vandenput et al，2012）降药物剂量调整为紫杉醇60 mg/m²、卡铂AUC=2.7，治疗29例晚期或复发性子宫内膜癌，其中UPSC/透明细胞癌16例、子宫内膜样癌9例；16例未曾化疗者中，PR 8例（50%）、SD 1例（6%）、疾病进展（progressive disease，PD）7例（44%），中位PFS和OS分别

是9（5~27）个月和12（2~27）个月；13例曾有化疗者中，PR 5例（39%）、进展8例（62%），中位PFS和OS分别是8（6~10）个月和9（2~18）个月。共计411次用药，因4级骨髓毒性而需调整治疗者，减量至50%~75%为81次（20%）、延迟给药66次（16%）、停药6次（1%）、改用紫杉醇＋顺铂4次（1%）；23例（85%）因毒性而调整用药；中心粒细胞减少伴发热1例（4%），最常见非血液毒性包括：1/2级乏力（89%）、2级恶性（37%）；7%有2级外周神经症状。作者认为，紫杉醇＋卡铂周疗有效、但有显著的血液毒性、需更大范围的临床实验证实。

Vergote等（2015）采用紫杉醇（60 mg/m²）和卡铂（AUC 2.7）周疗（weekly therapy），共18周，同时于第5或6天给予G-CSF（非格司亭），治疗36例晚期或复发耐药性性子宫内膜癌。3~4级中性粒细胞减少发生率为36%，低于前次化疗时的84%；总有效率45%，中位PFS和OS分别为6和19个月。作者认为，紫杉醇＋卡铂周疗联合G-CSF对于晚期或复发耐药性性子宫内膜癌疗效好、毒性可以接受，3~4级中性粒细胞减少发生率低于未常规预防性使用G-CSF者。

（9）大剂量紫杉醇单药：GOG采用紫杉醇单药治疗既往有盆腔放疗史、前次化疗（紫杉醇175 mg/m²）失败的顽固性或复发性子宫内膜癌，紫杉醇初始剂量为200 mg/m²，3小时输注完毕，每3周重复1次，按最低毒性调整剂量依次为200 mg/m²、175 mg/m²、135 mg/m²、110 mg/m²。CR率6.8%，PR率20.5%，总缓解率27.3%，中位有效的疗程数为2个疗程，中位反应时间为4.2个月，平均OS为10.3个月。毒副作用包括3~4级白细胞减少，3级神经毒性和心脏毒性，而重度胃肠道反应较少见（Lincoln et al，2003）。可见大剂量紫杉醇对前次化疗失败的复发性或顽固性子宫内膜癌有一定疗效。

（10）多西他赛周疗：Günthert等（2007）报告，35例未曾化疗过的复发或转移性子宫内膜癌患者接受3个疗程的多西他赛周疗（35 mg/m²·w，连续4周，休息2周），1例发生严重过敏反应、1例为癌肉瘤而更改化疗方案，其余33例总有效率21%，4例CR、3例PR、3例SD，中位进展时间（time to progression，TTP）和OS分别是12周和43周，无3/4级血液毒性。作者认为，多西他赛周

疗毒性反应低、耐受性好，可用于晚期子宫内膜癌的治疗。Garcia 等（2008）采用多西他赛 36 mg/m² 筋脉滴注 1h，第 1、8 和 15 天给药，28 天为一周期，治疗曾经化疗过的有可测量病灶的持续性或复发性子宫内膜患者。26 例可评价疗效者中，所有均接受过铂类化疗、76.9% 接受过紫杉醇化疗；2 例（7.7%）PR、8 例（30.8%）SD、14 例（53.8%）PD；常见副作用是白细胞减少、中性粒细胞减少、胃肠道反应、外周神经病变，3/4 级副作用少见。作者认为，该剂量密度条件下，多西他赛的抗肿瘤活性中等。

Hamed 等（2013）采用多西他赛单药 70 mg/m² 三周疗法治疗复发或转移性子宫内膜癌 50 例，如果效果良好，则继续使用直到疾病进展或严重副作用出现。总有效率 34%、CR 率 4%、PR 率 30%；17 例（34%）曾接受化疗者中，5 例（29%）PR；中位有效期 2 个月，中位 PFS 为 4 个月，中位 OS 为 18 个月；最常见毒性是 3/4 级白细胞减少（92%），伴发热者 10%；水肿轻微且少见。作者认为，多西他赛单药治疗复发性子宫内膜癌有效，毒性可控，多为血液毒性。

Nomura 等（2011）的 Ⅱ 期临床试验研究发现，88 例具有可测量病灶、组织学证实的 Ⅲ/Ⅳ 期或复发性子宫内膜癌随机接受多西他赛 + 顺铂（DP）、多西他赛 + 卡铂（DC）、或紫杉醇 + 卡铂（TC）治疗，每 3 周给药一次，直至肿瘤进展或出现毒副作用而停药。各组例数分别为 29、29 和 30 例，肿瘤应答率分别为 51.7%、48.3% 和 60.0%（$P=0.65$）；3/4 级中性粒细胞减少分别是 83.3%、90% 和 76.6%，发热性中性粒细胞减少分别是 10%、6.7% 和 3.3%，3/4 级血小板减少分别是 6.7%、10% 和 10%，3/4 级腹泻分别是 13.3%、3.3% 和 0%，TC 组 3 级神经毒性为 10%。各组间毒副作用无显著差异。作者认为还需要进行 Ⅲ 期临床试验证实。

在吉西他滨（gemcitabine）联合顺铂的化疗治疗晚期或复发性子宫内膜癌的 Ⅱ 期临床试验中，Brown 等（2010）采用吉西他滨（Gemcitabine）1000 mg/m² + 顺铂 35 mg/m²，第 1、8 天静脉用药，21 天一疗程，骨髓抑制者调整剂量为吉西他滨 900 mg/m² + 顺铂 30 mg/m²，直至疾病进展、不可接受的毒性或完全缓解而停药。21 例患者，中位疗程数 5 个，20 例可评价疗效者中，2 例（10%）

CR、8 例（40%）PR、6 例（30%）SD、4 例（20%）PD；中位 PFS 为 7.5 个月（2.3~33.6 个月），中位 OS 为 18.2 个月（2.5~49.4 个月）；剂量调整者 16 例（80%），18 例出现 3/4 级毒性。作者认为，吉西他滨联合顺铂化疗治疗晚期或复发性子宫内膜癌客观反映率达 50%，应进一步评估。

Nagao 等（2015）观察了 216 例铂类耐药的复发性子宫内膜癌二线化疗方案，TC 或 DC（Tax-C）方案化疗后继续 Tax-C 化疗者中位 PFS 和 OS 分别为 10 和 48 个月、AP 方案化疗后 Tax-C 方案化疗者分别是 9 和 23 个月、Tax-C 方案化疗后 AP 方案化疗者分别为 3 和 12 个月；Tax-C 方案化疗耐药后 Tax-C 化疗者中位 PFS 和 OS（7 和 23 个月）较 AP 方案化疗者（3 个月和 10 个月）显著延长，$P<0.0001$。作者认为，铂类耐药的复发性子宫内膜癌患者 Tax-C 方案作为二线化疗的效果好于 AP 方案。

Papadimitriou 等（2008）采用紫杉醇（150 mg/m²，d1）+ 卡铂（AUC=5，d3）+ 拓扑替康 ［0.75 mg/m²·d，d1~3］，每 3 周一次，加 G-CSF 支持，最多 6 个周期，治疗转移或复发性子宫内膜癌 39 例，21 例（60%）临床缓解，包括 4 例（11.4%）CR 和 17 例（48.6%）PR；中位 PFS 和 OS 分别为 8.9 和 17.7 个月，3/4 级血小板减少和白细胞减少分别为 13% 和 10%，仅有 2 次中性粒细胞减少性发热，2/3 级神经毒性占 23%。作者认为，紫杉醇 + 卡铂 + 拓扑替康联合加 G-CSF 支持治疗转移或复发性子宫内膜癌效果较好，副作用可以接受。

Volgger 等（2015）报告了采用非聚乙二醇化多柔比星（60 mg/m²）+ 卡铂（AUC=5）每 3 周一次（6~9 疗程或直至疾病进展）治疗 39 例晚期或复发性子宫内膜癌的 Ⅱ 期临床研究结果，其中 13 例（33%）为晚期、26 例（67%）为复发癌，75% 为腺癌、15% 为 UPSC、5% 为透明细胞癌和苗勒管混合癌；1 例（3%）CR、16 例（41%）PR；中位 PFS 和 OS 分别为 7.2 和 14.7 个月；总共 177 疗程，3/4 级中性粒细胞减少占 17%，3/4 级贫血占 5%，3/4 级血小板减少占 12%，发热性中性粒细胞减少占 6%，3/4 级恶心占 5%，1 例（3%）心脏毒性、左心室射血分数降至 50% 以下。作者认为，该方案疗效甚好，需进一步评价。

Vale 等（2012）复习了 1974—2005 年间晚期

或复发性子宫内膜癌化疗的 8 个 RCT 研究（1519例）发现，化疗强度大者 OS（$P=0.005$）和 PFS（$P<0.0001$）显著延长，伴有更常见的严重急性毒性。无论单药还是双药化疗都不比其他方案或药物更为有效。

2. 化疗疗程

目前认为影响化疗疗效的因素可能与化疗的疗程数、肿瘤分期和复发部位以及病理类型有关。有学者对晚期和复发性子宫内膜癌患者的研究发现，疗程数 ≥ 4 个的患者 1 年 OS 明显高于疗程数 < 3个的患者，认为化疗疗程数对化疗疗效有重要影响，化疗应至少达到 5~6 个疗程（Pinelli et al，1996；Bafaloukos et al，1999；章文华 等，2002）。王志启等（2006）的研究也发现，化疗疗程与复发内膜癌患者的预后有关，化疗疗程数 ≥ 4 个的患者预后好于未化疗及化疗疗程 ≤ 3 个者。

3. 其他化疗药物

国外许多学者不断开展新型化疗药物治疗复发性子宫内膜癌的研究，但尚未建立成熟的化疗方案。拓扑替康（Topotecan）被认为是治疗子宫内膜癌的有效药物（Holloway，2003），单药治疗子宫内膜癌的反应率达 10%，55% 患者病情稳定，还可联合顺铂治疗，且对 UPSC 也有效。东部肿瘤协作组（ECOG）进行的 E3E93 前瞻性临床 II 期试验研究中（Wadler et al，2003），使用 Topotecan 治疗有可评估病灶、既往无化疗史、孕激素治疗期间或放疗后肿瘤进展、ECOG 评分 0~2 分的复发性或晚期子宫内膜癌，每日 1.5 mg/m²，有盆腔放疗史者 1.2 mg/m²，静脉滴注连续 5 天，每 3 周重复 1 次。结果，2 例患者出现败血症和出血而退出，重新调整剂量 1.0mg/m²，既往有盆腔放疗史者 0.8 mg/m²，毒副作用为血液和胃肠道毒性，CR 率为 7.5%，PR率为 12.5%，总缓解率达 20%，中位反应期间为 8.0个月，平均 OS 为 6.5 个月。显示该药对晚期和复发性子宫内膜癌有效，推荐剂量为 1.0 mg/m²，既往有盆腔放疗史者 0.8mg/m²。

伊沙匹隆（ixabepilone）是抗有丝分裂的药物，是微管蛋白抑制剂，其作用机制和紫杉醇（Taxol）类药物相同。Dizon 等（2009）报告的 II 期临床试验显示，伊沙匹隆单药治疗紫杉醇或多西他赛治疗后持续性或复发性子宫内膜癌，40 mg/m² 静脉滴注3h，间隔 21 天，直至疾病进展或毒性过重而停药。

50 例可评价疗效者中，总有效率 12%，1 例（2%）CR、5 例（10%）PR、30 例（60%）SD 至少 8 周，PFS 为 2.9 个月，6 个月 PFS 占 20%；3 级毒性反应包括：中性粒细胞减少（52%）、白细胞减少（48%）、胃肠道毒性（24%）、神经系统（18%）、腹泻（20%）、感染（infection）（16%）、贫血（14%）。作者认为，作为 II 线治疗药物，伊沙匹隆治疗紫杉醇治疗后的晚期或复发性子宫内膜癌有中度疗效。Roque 等（2015）采用伊沙匹隆周疗（16~20 mg/m²、第 1、8 和 15 天给药，28 天为一周期）± 双周贝伐单抗（10 mg/kg，第 1 和 15 天）治疗曾经接受 3.5（1~10）疗程化疗的复发性或持续性子宫内膜癌 24 例，平均用药 4.7 ± 2.9 周期，16 例（66.7%）联合贝伐单抗，总有效率 41.7%，其中 12.5% CR、29.2% PR；中位有效或稳定时间 7（2~30）个月，中位 PFS 和OS 分别为 5.2 和 9.6 个月，加用贝伐单抗后 PFS 和OS（6.5 个月 vs. 3.0 个月，$P=0.01$；9.6 个月 vs. 4.2个月，$P=0.02$）显著改善；常见毒性在 1/2 级。作者认为，伊沙匹隆周疗 ± 贝伐单抗双周疗法治疗铂类和紫杉醇耐药的子宫内膜癌前景看好、毒性可以接受，应继续前瞻性研究。

Emons 等（2014）应用 AEZS-108 治疗 LHRH受体阳性、有可测量病灶、未使用过蒽环类药物治疗的晚期或复发性子宫内膜癌，于每疗程第一天输注 2 小时，21 天为一疗程，最多使用 6~8 疗程。43 例患者中，2 例（5%）CR、8 例（18%）PR、44% SD 至少 6 周；中位 PFS 和 OS 分别为 7 和 15个月，最常见的 3/4 级毒副作用是中性粒细胞减少（12%）和白细胞减少（9%）。作者认为，与多柔比星偶联的 LHRH 激动剂——AEZS-108，治疗LHRH 受体阳性的晚期或复发性子宫内膜癌具有显著的疗效和较低毒性，是受体介导的靶向化疗典范。

4. 化疗联合其他治疗

为提高复发性子宫内膜癌的化疗效果，Pinelli等（1996）在应用卡铂化疗的基础上与交替使用的甲地孕酮和三苯氧胺联合治疗晚期和复发性子宫内膜癌取得了明显疗效，且门诊患者即可耐受，毒副作用小。Bafaloukos 等（1999）采用卡铂（CBP）、MTX、5-FU 等药物进行化疗，并联合 MPA 治疗复发性子宫内膜癌的总有效率达 77%。高湘玲等（2012）采用口服甲羟孕酮片 500 mg，2 次 / 日× 36 个月维持治疗 20 例 52~75 岁、病理证实为肺转移、ER 和 PR 双阳性、紫杉醇针 + 卡铂方案化疗 6 周期后病灶部分缓解的子宫内膜癌患者，取得了维持治疗组和对照组的客观缓解率分别为 10% 和 0%、疾病控制率（DCR）分别为 100% 和 60%、中位 PFS 分别为 25.7 个月和 13.2 个月的良好效果。初虹等（2010）采用表柔比星 50~60mg+ 顺铂 60mg+ 丝裂霉素 10mg 超选择性髂内动脉灌注化疗 4~6 程治疗 8 例影像学发现盆腔复发的子宫内膜癌术后患者，临床症状完全缓解 2 例、明显缓解 4 例、中度和轻度缓解各 1 例，临床症状总缓解率达 75.0%；CR 1 例，PR 3 例，SD 3 例，PD 1 例，近期有效率为 50.0%；3 例（37.5%）获二次手术切除，随访 3 年生存率 50.0%（4/8）。作者认为，介入化疗治疗子宫内膜癌术后盆腔复发具有良好的近期疗效，可明显改善临床症状，缩小肿瘤体积，提高二次手术切除机会。但王志启等（2006）发现，接受内分泌治疗的 6 例患者中，5 例联合化疗，统计学分析显示内分泌治疗对复发患者的生存率并无明显改善作用。因此，需要进一步研究。

子宫内膜癌一线化疗和姑息化疗选择对紫杉醇为基础的化疗多属于中度反应，其中部分患者对化疗耐药，可能耐药机制与药物外排泵蛋白过表达及同种型 β- 微管蛋白突变有关。有研究显示，埃博霉素 B 类似物单独或联合可应用于耐药性子宫内膜癌治疗（Moxley et al. 2010）。Akizuki 等（2005）对 3 例环磷酰胺 + 蒽环类 + 顺铂（CAP）方案化疗复发耐药的患者进行紫杉醇周疗（80mg/m^2，输注 1 h），结果 1 例获得 CR，2 例 PR，且副作用耐受。提示紫杉醇周疗可应用于 CAP 方案化疗耐药的治疗。

Helm 等（2007）采用肿瘤细胞减灭术中顺铂（100 mg/m^2）腹腔热灌注（41~43℃，1.5 h）化疗治疗 5 例盆腹腔复发性子宫内膜癌患者，2 例无疾病存活 28 和 32 个月，2 例带瘤存活 12 和 36 个月，1 例 3 个月时无疾病死亡；2 例术毕无肉眼残留病灶者存活 32 和 36 个月。Bakrin 等（2010）在肿瘤细胞减灭术中腹腔热灌注（46~48℃，90 min，体温控制在 32℃）顺铂（1 mg/kg）+ 丝裂霉素 C（0.7 mg/kg）化疗治疗 5 例盆腹腔复发性子宫内膜癌患者例，平均复发时间 47.5（10~120）个月。所有病例手术全面彻底，1 例含假性肉瘤样成分者术后 10 个月再次复发，于第 12 个月死亡，1 例早期复

发伴恶性胸水者死亡，3 例分别无瘤健康存活 7、23、39 个月。作者认为，由于存在毒副作用，经过筛选的局限于腹腔内复发的子宫内膜癌采用肿瘤细胞减灭术联合腹腔热灌注化疗可能会改善预后。

氨磷汀（阿米斯丁，amifostine）是一种正常细胞保护剂，作为肿瘤放疗或细胞毒性化疗的辅助治疗剂用于各种癌症的治疗，可明显减轻化疗药物所产生的肾、骨髓、心脏、耳及神经系统的毒性而不降低化疗药物药效。放疗前应用可显著减少口腔干燥和黏膜炎的发生。Luo 等（2010）曾在子宫内膜癌细胞移植瘤模型中观察到氨磷汀具有直接抗肿瘤效应，并与紫杉醇有明显的协同效应，该效应是 p53 状态依赖性的。氨磷汀通过调节 p53 功能障碍细胞中的细胞周期依赖性激酶 1 活性，促进细胞进入 G2-M 期，从而增强癌细胞对紫杉醇的敏感性。该效应在原发肿瘤组织移植瘤模型中进一步得到证实，p53 无义突变的肿瘤对紫杉醇联合氨磷汀治疗的反应高于 p53 为野生型的肿瘤。作者认为，对于 p53 突变的子宫内膜癌患者可考虑采用紫杉醇联合氨磷汀治疗。

Byron 等（2012）的体外研究发现，FGFR2 的突变状态并不改变子宫内膜癌细胞系对紫杉醇和多柔比星的敏感性，泛 FGFR 抑制剂 PD173074 与紫杉醇或多柔比星联合对 FGFR2 突变的 3 个子宫内膜癌细胞系存在协同效应，虽然无 FGFR2 突变的细胞系具有抗 FGFR 抑制剂作用，但加入 PD173074 后可增强紫杉醇和多柔比星对 FGFR2 野生型子宫内膜癌细胞系的抑制效果。

Simpkins 等（2015）报告了紫杉醇（175 mg/m^2/3h）+ 卡铂（AUC=5）+ 贝伐单抗（15mg/kg）、21 天一疗程，治疗有可测量病灶的晚期或复发性子宫内膜癌患者，6~8 疗程后 CR 者继续贝伐单抗维持治疗 16 疗程，共治疗 15 例患者 127 个（中位数 8，1~20）三药联合疗程。1 例在第一疗程发生肠穿孔，其余 14 例（93%）6 个月无进展，中位随访时间 36（7~58+）个月，中位 PFS 为 18 个月，5 例 CR、6 例 PR，总有效率 73%，中位 OS 为 58 个月。作者认为，紫杉醇 + 卡铂 + 贝伐单抗三药联合治疗晚期或复发性子宫内膜癌疗效和耐受性都很好，但需进一步 RCT 研究。

Bevis 等（2014）采用卡铂（AUC=6）+ 紫杉醇（175 mg/m^2）3 周一次，共 6 次，联合醋酸甲地

孕酮（40 mg 口服 QID，5 年）治疗晚期或复发性子宫内膜癌 28 例，平均无进展间期（progression-free interval，PFI）为 40.2（29.7~50.6）个月，平均 OS 为 50.1（41.5~58.7）个月，中位随访时间 40.4（5.6~68.4）个月，13 例（46%）CR、4 例带瘤存活、10 例疾病死亡、1 例非疾病死亡。23 例（82%）完成 6 周期化疗，10 例需要减量；骨髓抑制最常见，3/4 中性粒细胞减少 22 例（78%），3/4 级贫血 6 例（21%），3 例深静脉血栓，1 例肺栓塞。作者认为，卡铂 + 紫杉醇联合醋酸甲地孕酮治疗效果良好，骨髓抑制常见但可控。

（四）内分泌治疗

内分泌治疗是传统治疗方法，有一定疗效，但不能替代放疗、化疗或手术治疗，可以作为放疗、化疗或手术治疗的补充治疗。

1. 孕激素治疗

孕激素治疗主要是拮抗雌激素的作用，并促使细胞分化成熟。对病理分化程度高和雌、孕激素受体阳性的子宫内膜癌患者的有效率可达 25% 左右。美国 GOG 对口服安宫黄体酮（MPA 醋酸甲羟孕酮）进行随机对照研究（Thigpen et al，1999），299 例晚期或复发性子宫内膜癌患者，9%~17% CR，6%~8% PR，中位 PFS 为 3.2~2.5 个月，中位 OS 为 11.1~7.0 个月。并且发现，200 mg/d 与 1000 mg/d MPA 的治疗有效率与雌、孕激素受体阳性及肿瘤病理分化程度相关，1000mg/d 剂量的 MPA 并不比 200mg/d 剂量的效果更好。推荐使用 200mg/d MPA 作为系统治疗晚期和复发性子宫内膜癌方案，特别是分化好，雌、孕激素受体阳性者。Lentz 等（1996）应用大剂量醋酸甲地孕酮（800 mg/d，分次口服）治疗晚期和复发性子宫内膜癌得出了相同的结论。应特别注意的是，孕激素治疗应持续到疾病缓解或静止后，最大临床治疗效应在首次治疗 3 个月或以上方才出现。Decruze 等（2007）系统复习了 5 个 RCT 和 29 篇 Ⅱ 期临床研究，共计 2471 例晚期或复发性子宫内膜癌患者；既往未治疗的 G1 或 G2 癌对孕激素治疗的反应率和 PFS 分别为 11% ~56% 和 2.5~14 个月；孕激素受体阳性者反应率较高；3/4 副作用低于 5%。作者认为，孕激素治疗前应检测受体表达情况。

Nishio 等（2010）对ⅢC 和ⅣB 期 2 例多药耐药复发内膜癌患者进行醋酸甲羟孕酮的治疗，结果获得 CR，提示孕激素类、他莫昔芬及芳香化酶抑制剂等激素治疗可应用于晚期复发性耐药性子宫内膜癌的治疗。

2. 促性腺激素释放激素激动剂

目前，促性腺激素释放激素激动剂（GnRHa）对复发性子宫内膜癌患者的治疗效果尚无统一的认识。Jeyarajah 等（1996）研究认为，皮下注射 GnRHa 治疗 2 个月后可见到盆腔和远处复发部位病灶缓解，缓解率为 28%；放疗可明显提高 GnRHa 的作用，且与病理分化程度无关。缓释促黄体生成激素释放激素激动剂曲普瑞林用于晚期和复发性子宫内膜癌患者的多中心 Ⅱ 期临床试验发现，曲普瑞林缓解率低，但毒性低，安全性和耐受性良好，对生存质量无影响（Lhomme et al，1999）。

3. 选择性雌激素受体调节剂（SERM）

Arzoxifene（阿佐昔芬）是口服第 3 代选择性雌激素受体调节剂（selective estrogen receptor modulator，SERM），可对抗雌激素对乳腺和子宫内膜的活性，但对骨和脂肪组织有雌激素样作用。目前处于 Ⅱ 期临床试验阶段。两项 Ⅰ 期临床试验对该药不同剂量的安全性和药物动力学特点进行了评估，表明单一剂量的阿佐昔芬无明显毒副作用，最主要的副作用是热潮红。另一项 Ⅰ 期临床试验包括 32 例乳腺癌转移患者，1 例患者发生肺栓塞。多中心 Ⅱ 期临床试验包括 100 例转移或复发性子宫内膜癌妇女，结果显示，临床缓解率为 25% 和 31%，中位反应时间为 19.3 和 13.9 个月，多数患者病情稳定，毒副作用轻微，有 2 例发生肺栓塞（pulmonary embolism）（Burke et al，2003）。另一项有 13 个中心参加的 Ⅱ 期临床试验研究中，包含 34 例不能手术治疗的复发性或晚期子宫内膜癌患者，无化疗史，但有曾经孕激素治疗者，口服阿佐昔芬 20mg/d，至少治疗 8 周。缓解率 31%，中位反应时间为 13.9 个月，中位 PFS 为 3.7 个月，毒副作用轻微，无 3~4 级白细胞减少，9 例患者出现 1~2 级白细胞减少，3 例出现热潮红（McMeekin et al，2003）。

Fulvestrant（氟维司群）是选择性雌激素受体降调剂。其 Ⅱ 期临床试验研究（Covens et al，2011）显示，250 mg，每 4 周肌内注射一次，至少 8 周，治疗 53 例晚期、复发或持续性子宫内膜癌，直至肿瘤进展或毒副作用不允许继续使用。22例雌激素受体阴性者中，4例（18%）SD、无CR或PR病例，中位PFS和OS分别是2和3个月；31例雌激素受体阳性者中，1例（3%）CR、4例（13%）PR、9例（29%）SD，中位PFS和OS分别是10和26个月。治疗期间无因毒性而退出者，耐受性好。作者认为，氟维司群治疗晚期、复发或持续性子宫内膜癌的活性不高。Emons等（2013）的Ⅱ期临床试验研究显示，氟维司群250mg，每4周肌内注射一次，至少12周，治疗55例晚期或复发性子宫内膜癌，直至肿瘤进展或毒副作用而停药。4例（11.4%）PR、8例SD。中位PFS和OS分别为2.3和13.2个月，耐受性好。作者认为，250mg、每4周肌注一次氟维司群治疗ER和（或）PR阳性的晚期或复发性子宫内膜癌疗效一般，耐受性好；增加剂量也许效果会好些。

4. 芳香化酶抑制剂

关于芳香化酶抑制剂（aromatase inhibitors）治疗子宫内膜癌的研究报道不多。Rose等（2000）应用阿那曲唑（anastrozole）治疗23例复发性子宫内膜癌进行Ⅱ期临床观察，2例PR，2例SD，效果不佳，作者认为芳香化酶抑制剂对高分化、受体阳性的子宫内膜癌治疗效果较好，而该组患者均为中低分化癌，且低分化癌占多数（61%），可能是疗效不佳的主要原因。Bellone等（2008）应用阿那曲唑治疗1例化疗耐药的复发性子宫内膜癌患者获得明显缓解，且没有明显副作用。兰他隆（4-羟基雄烯二酮）是非激素类高选择性芳香化酶抑制剂，其对三苯氧胺和氨鲁米特治疗无效的乳腺癌患者，仍能同时降低肿瘤内外雌激素水平，从而达到治疗效果，且副作用较小，患者的依从性也较好（Murray et al，1995；Noberasco et al，1995）。王建六等（2004）应用兰他隆1~2个疗程治疗放疗、化疗及内分泌治疗均未控制病情的2例阴道残端复发和1例右腹股沟浅淋巴结转移复发的患者，1例有效，1例SD，1例无效；作者认为，兰他隆对复发子宫内膜癌有一定的效果，但因病例数少，有待进一步总结。

Lindemann等（2014）应用依西美坦（25mg、口服）治疗51例晚期或复发性子宫内膜样癌的开放性、单臂、Ⅱ期临床试验显示，中位PFS为3.1个月。ER阴性者因12例患者获益甚微而提前终止，

6个月内全部进展，中位PFS和OS分别为2.6和6.1个月；ER阳性者有效率为10%，6个月PFS为35%，中位PFS和OS分别为3.8和13.3个月；药物耐受性好。

然而，Bogliolo等（2016）系统复习了6篇相关文献发现，芳香化酶抑制剂作为单药或联合用药治疗晚期或复发性子宫内膜癌的临床效果有限，还需要进一步深入研究其作用。

5. 其他内分泌治疗药物

达那唑是一种甾体衍化物，可影响下丘脑-垂体轴，抑制卵巢分泌甾体类激素，它还能与雄激素受体和孕激素受体结合，抑制细胞增生。实验研究表明，达那唑可预防雌激素诱导的子宫内膜癌的发生（Niwa et al，2000）。而GOG180报道的临床观察的疗效并不理想，25例晚期和复发性子宫内膜癌接受达那唑100mg，4次/日，直至病情进展或出现无法耐受的毒副作用，结果显示，22例可评判疗效，无一例病情缓解，SD 6例（27%），总体生存时间14个月（Covens et al，2003）。因此，达那唑治疗复发性子宫内膜癌有待进一步研究。

然而，Kokka等（2010）在评价了涉及542例患者的6个RCT研究后发现，无论是单药还是联合其他治疗，都没有证据支持激素治疗（包括孕激素、选择性雌激素受体调节剂他莫昔芬/阿佐昔芬、芳香化酶抑制剂anastrozole/来曲唑、达那唑、GnRHa以及各种药物组合）能够延长晚期和复发性子宫内膜癌的OS和5年DFS，但低剂量较高剂量激素治疗可能对OS和PFS更为有益。作者认为，无论采用哪种方案、剂量或联合其他治疗，激素治疗可改善晚期和复发性子宫内膜癌患者生存的证据不足。

（五）靶向治疗

由于对复发性子宫内膜癌还缺乏理想的治疗方法，并且随着子宫内膜癌激素受体表达调节、癌基因与抑癌基因如 *PTEN*、*K-ras*、*p53* 及相关因子受体如表皮生长因子受体（EGFR）等分子机制和信号通路的研究进展，分子靶向药物在子宫内膜癌中的治疗价值引起关注。针对上述靶点，如HER2/NEU、EGFR，抑癌基因 *PTEN* 及PI3K/Akt等信号传导通路的分子靶向药物如mTOR抑制剂

（AP23573，CCI-779，RAD001）、EGFR 拮抗剂和肿瘤血管生长抑制素等成为关注热点，但目前多数仍处在子宫内膜癌的临床试验阶段。

1. mTOR 信号通路抑制剂（mTOR signal pathway inkibitors）

PTEN 是一种与子宫内膜癌密切相关的抑癌基因，其失活可引起磷脂酰肌醇 3- 激酶 / 蛋白激酶 B/ 西罗莫司靶蛋白（PI3K-AKT-mTOR）信号通路异常激活，mTOR 上调。mTOR 可提高控制细胞生长和血管生成的靶基因 mRNA 转录，导致细胞恶性增殖。子宫内膜癌组织中，PTEN 基因的突变与缺失高达 32%~83%。因此，针对 PTEN 基因作用的 mTOR 抑制剂可能对子宫内膜癌具有抑制作用。mTOR 抑制剂包括 RAD001（everolimuas）、CCI-799（temsirolimus）和 AP-23573 等多种。

（1）RAD001（everolimuas，依维莫司）

依维莫司是一种口服的西罗莫司衍生物，mTOR 蛋白的抑制剂。Slomovitz 等（2008）的一项 Ⅱ 期临床试验研究显示，依维莫司治疗复发性子宫内膜癌 29 例，可评估疗效的 25 例中，11 例（44%）达到 CR 或 PR；且 PTEN 蛋白表达缺失预测 CR 或 PR 的敏感度为 88%、特异度为 57%、阳性预测值为 70%、阴性预测值为 80%。表明，依维莫司单药可用于未经其他治疗的复发性子宫内膜癌，并通过检测 PTEN 蛋白表达情况预测治疗效果。然而，Trédan 等（2013）检测了 36/44 例接受依维莫司治疗直至疾病进展或严重毒性的复发性子宫内膜癌患者的肿瘤组织中 ER、PR、HER2、LKB1、PI3K、PTEN、pAKT、4E-BP1、p4E-BP1 和 S6RP 等蛋白表达，以及 K-ras、PIK3CA、PTEN 和 AKT1 基因突变，34 例可评价疗效者中，12 例 PR 或 SD、22 例 PD。肿瘤组织中各种蛋白表达状态无法预测肿瘤对依维莫司的反应性，PTEN 基因的缺失、表达缺失或突变均无法预测患者治疗结局；31 例检测了 K-ras 基因突变者中，10 例 PR 或 SD、21 例 PD；仅有 4 例 K-ras 基因突变，且对治疗均无反应；无 K-ras 基因突变者中位 PFS（3.12±1.7 vs. 1.05±0.4 个月，P<0.001）和 OS（9.28±2.0 vs. 2.30±1.4 个月，P=0.034）显著延长。作者认为，PI3K/mTORn 通路各蛋白质表达水平并不能预测肿瘤对依维莫司

治疗的敏感性，K-ras 基因突变的子宫内膜癌患者并不能从依维莫司治疗中获益。

Slomovitz 等（2010）的单中心、开放、Ⅱ 期临床试验研究发现，曾经 1~2 种方案化疗失败、具有可测量病灶的复发性子宫内膜癌患者接受依维莫司 10 mg/d 口服，28 天为一周期，直至病情进展或毒副作用而停药，共治疗 35 例、81 周期。28 例可评估患者中，在第一次客观评估时（8 周）12 例（43%）无疾病进展，所有病例均 SD；在 20 周时 6 例（21%）为临床有效。临床有效而终止治疗者中，6 例因为毒性反应、5 例疾病进展、1 例拒绝治疗；7 例因药物毒性（5 例）或拒绝治疗（2 例）而用药不足一个周期者无法评估疗效。常见药物相关性毒性反应包括乏力、贫血、疼痛、淋巴细胞减少和恶心。作者认为，依维莫司单药治疗复发性子宫内膜癌效果较好，需进一步评估该药与性激素和化疗药物联合治疗的效果。

Ray-Coquard 等（2013）的多中心、开放式、Ⅱ 期临床研究显示，耐 1~2 中化疗方案的晚期和转移性子宫内膜癌患者每日服用 10 mg 依维莫司直至疾病进展或不能耐受的毒性而停药。44 例患者中，3 月疾病无进展率 36%，2 例（5%）PR，6 个月时又有 2 例 PR，中位有效期 3.1 个月，中位 PFS 和 OS 分别为 2.8 和 8.1 个月。常见副作用为贫血（100%）、疲劳（93%）、高胆固醇血症（81%）和淋巴细胞减少（81%）。作者认为，依维莫司治疗化疗耐药的晚期或转移性子宫内膜癌有效、耐受性好。

Slomovitz 等（2015）采用依维莫司 10mg/d 联合来曲唑 2.5mg/d，4 周一疗程，治疗无法治愈、有可测量病灶、曾经 1~2 种化疗方案化疗的复发性子宫内膜癌 35 例，直至疾病进展、毒性或完全缓解。临床获益率为 40%（14/35），客观有效率为 32%（11/35），包括 9 例 CR、2 例 PR；20%（7/35）经医生确定完全缓解后停止治疗，无因毒性而停止治疗的，子宫内膜样癌和 CTNNB1 基因突变者疗效更佳。作者认为，依维莫司 + 来曲唑治疗复发性子宫内膜癌有非常高的临床获益率和客观有效率，应继续随机临床研究。

（2）CCI-799（temsirolimus，替西罗莫司）

替西罗莫司是特异性抑制 mTOR 的药物，美

国 FDA 已经批准替西罗莫司用于治疗晚期肾细胞癌。Oza 等（2008）报告了替西罗莫司治疗既往化疗过的复发转移性子宫内膜癌的 II 期临床试验研究，27 例患者中，2 例（7.4%）PR、12 例（44%）SD、10 例（41.7%）PD。Oza 等（2011）采用替西罗莫司 25 mg 每周静脉注射一次，4 周一疗程。29 例未曾化疗者中，4 例（14%）PR、20 例（69%）SD，中位有效时间分别是 5.1（3.7~18.4）个月和 9.7（2.1~14.6）个月；只有 5 例（18%）PD。25 例曾接受化疗者中，1 例（4%）PR、12 例（48%）SD、中位有效时间分别是 4.3（3.6~4.9）个月和 3.7（2.4~23.2）个月。*PTEN* 缺失和 PI3K/Akt/mTOR 通路分子标志与临床结局无相关性。作者认为，替西罗莫司作为复发性子宫内膜癌一线或二线治疗均有较好的活性，且与 PTEN 基因状态无关联。因此，2015 年美国 NCCN 指南建议，mTOR 通路抑制剂替西罗莫司可用于子宫内膜癌复发转移患者的治疗。Emons 等（2016）研究发现，连续 8 周每周静脉注射替西罗莫司 25mg，6 个月后评价 22 例复发性子宫内膜癌的 PFS，20 例可评价者中，8 例 PD，毒性轻微。疗效并未达预期。Goodwin 等（2013）的研究显示，替西罗莫司对子宫内膜癌的抑制活性最多见于未曾化疗过的复发患者。未来的研究应该集中在未曾化疗的复发患者并探索其治疗机制。

（3）NVP-BEZ235

Schrauwen 等（2015）研究了 PI3K/AKT/mTOR 和（或）Ras-Raf-MEK 双通道阻滞对子宫内膜样癌的生长抑制效应，所用药物包括替西罗莫司（mTORC1 的抑制剂）、NVP-BKM120（泛PI3K 抑制剂）、NVP-BEZ235（泛 PI3K/mTOR 抑制剂）和 AZD6244（MEK1/2 抑制剂）。结果显示，NVP-BEZ235 是最具潜力的 PI3K/AKT/mTOR 通道抑制剂，其与 AZD6244 可通过降低 p-AKT、p-S6 和 p-ERK 水平达到抑制细胞增殖活性、诱导细胞周期捕获或凋亡；NVP-BEZ235 与 AZD6244 联合治疗显示出协同效应。NVP-BEZ235 可显著抑制移植瘤的生长和 P-S6 表达。作者认为，NVP-BEZ235 和 AZD6244 具有协同抗肿瘤效应，NVP-BEZ235 具有抑制体内肿瘤生长作用，需进一步临床试验证实。

（4）AZD8055

AZD8055 是一种新的 mTORC1/2 双通道抑制剂。English 等（2013）等研究发现，AZD8055 对 *HER2/neu* 基因高表达的 UPSC 细胞系的生长抑制效能显著高于 *HER2/neu* 基因无扩增者（$P = 0.03$），无论是 *c-erbB2* 基因扩增与否的 USC 细胞系，AZD8055 的生长抑制作用呈显著的剂量依赖性 G0/G1 比例增加和 pS6 水平降低。作者认为，AZD8055 可能成为 *c-erbB2* 基因扩增的晚期、复发或耐药性 UPSC 可行的靶向治疗药物。

（5）Ridaforolimus

地磷莫司（Ridaforolimus）（Deforolimus\MK-8669）是一种西罗莫司类似物，是一种新型有效的 mTOR 选择性抑制剂，可剂量依赖性地阻断 VEGF 的生成，在多种肿瘤细胞系中具有抗增殖活性，包括结肠癌细胞 HCT-116、平滑肌肉瘤细胞 SK-UT-1 等。Colombo 等（2013）的开放、多中心 II 期临床试验发现，Ridaforolimus 单药 12.5 mg/d，静脉注射连续 5 天，每 2 周一次，4 周为一疗程，治疗 45 例有可测量病灶的复发性或持续性进展的子宫内膜癌患者，有效率 29%，5 例（11%）PR、8 例（18%）SD；所有有效者用药 4 个月以上，6 个月 PFS 为 18%。副作用可预测和可控，最常见的是腹泻（58%）和口腔溃疡（56%）；最常见的 3 级以上毒副作用为贫血（27%）和高血糖（11%）。作者认为，Ridaforolimus 单药既具有治疗复发或持续性子宫内膜癌的活性、耐受性较好，应进一步评价临床疗效。

Tsoref 等（2014）在 II 期临床研究中发现，口服 Ridaforolimus（40 mg/d×5，休息 2 天）治疗未曾治疗过的复发转移性子宫内膜癌。31 例可评估疗效者中，3 例（8.8%）PR，缓解期为 7.9~26.5 个月；18 例（52.9%）SD，中位稳定期 6.6 个月。作者认为，口服 Ridaforolimus 治疗复发转移性子宫内膜癌耐受性好，疗效适中，需进一步研究其与血管生成抑制剂和激素治疗之间潜在的协同作用。

（6）Pilaralisib（SAR245408；XL147）

Pilaralisib 是一种强效的口服 I 型 PI3K 抑制剂，其对 PI3Kα、β、δ 和 γ 的 IC50 值分别为 39nM、383nM、36nM 和 23nM。Matulonis 等（2015）报告的 II 期、多中心、单臂、开放性研究结果显示，

67 例组织学证实复发、曾经接受 1~2 种方案化疗的晚期或复发性子宫内膜癌患者每天服用一次 pilaralisib 600mg（胶囊剂）或 400mg（片剂）治疗，CR 和 PR 解各 2 例（6.0%），3 例 *PTEN* 基因正常表达伴 *PIK3R1* 基因突变、1 例 PTEN 蛋白表达缺失，这些分子改变与临床效果无相关性，>6 个月 PFS 为 11.9%；常见治疗相关不良事件包括，皮疹（40.3%）、腹泻（37.3%）和疲劳（28.4%），其中 3 级以上皮疹（9.0%）、腹泻（4.5%）和丙氨酸氨基转移酶升高（4.5%）。作者认为，Pilaralisib 治疗晚期或复发性子宫内膜癌安全性好、但抗肿瘤活性弱。

（7）CYC065

Cocco 等（2016）的研究发现，UPSC 中 89.5% 表达细胞周期蛋白 E1（CCNE1），细胞周期蛋白依赖性激酶 2/9 抑制剂 CYC065 可使细胞停滞在 G1 期并特异性抑制 CCNE1 过表达的 UPSC 细胞生长，敲除 CCNE1 可增强细胞对 CYC065 耐药性，CYC065 可显著抑制 CCNE1 扩增的 UPSC 细胞移植瘤生长；CYC065 与 Taselisib（选择性 PIK3CA 抑制剂）在体外实验中有协同效应，对 CCNE1 扩增伴 pik3ca 突变的 UPSC 细胞移植瘤的生长抑制效应显著高于 CYC065 单药。作者认为，CCNE1/PIK3CA 双通道阻断可能是 CCNE1 扩增伴 *pik3ca* 突变的 UPSC 患者新的治疗选择。

2. MEK1/2 抑制剂 Selumetinib（AZD6244）

Selumetinib 是一种有效的高选择性 MEK1 抑制剂，也抑制 ERK1/2 磷酸化，对 p38α、MKK6、EGFR、ErbB2、ERK2、B-Raf 等没有抑制作用。可通过降低 p-AKT、p-S6 和 p-ERK 水平达到抑制细胞增殖活性、诱导细胞周期捕获或凋亡；与泛 PI3K/mTOR 抑制剂 NVP-BEZ235 具有协同抗肿瘤效应（Schrauwen et al，2015）。Coleman 等（2015）选择有可测量病灶、曾有 1~2 种细胞毒性治疗方案、GOG 评分 0~2 的复发性子宫内膜癌患者 52 例，给予 Selumetinib 75mg 每日 2 次口服，直至病情进展或无法耐受，每个周期 28 天。1 例 CR、2 例 PR，13 例 SD。6 个月无不良事件生存率 12%。中位无不良事件生存期、PFS、OS 分别是 2.1、2.3 和 8.5 个月。发生率 ≥5% 的 3/4 级不良事件包括：疲乏（15%）、贫血（10%）、疼痛（10%）、下肢水肿（8%）和呼吸困难（6%）。1 例 4 级感染（肾），1 例 4 级贫血，1 例因直肠出血死亡。作者认为，Selumetinib 耐受性尚好，但尚未达到预期疗效。

3. EGFR 拮抗剂

EGFR 与 EGF 或其类似物结合后，启动细胞生长周期，使 DNA 合成增加，刺激细胞增殖。EGFR 促进细胞癌变的分子机制是 EGFR 过度表达，干扰细胞分化的正常调控，引起细胞持续增殖并向恶性转化。有研究报道，48%~60% 的子宫内膜癌存在 EGFR 表达异常，其表达率与细胞分化、肌层的浸润程度及预后相关。根据与 EGFR 结合部位不同，EGFR 拮抗剂分为酪氨酸激酶抑制剂和单克隆抗体。

（1）酪氨酸激酶抑制剂

酪氨酸激酶抑制剂（tyrosine kinase inhibitor，TKI）包括吉非替尼、埃洛替尼、索拉菲尼和伊马替尼等。目前主要用于非小细胞肺癌、乳腺癌、肾癌等的治疗，对子宫内膜癌治疗的临床研究较少或仅处于Ⅰ、Ⅱ期临床试验阶段。

1）吉非替尼（gefitinib，Iressa）

Albitar 等（2005）的研究发现，吉非替尼可抑制Ⅰ型和Ⅱ型子宫内膜癌细胞株细胞外信号调节激酶磷酸化，提示吉非替尼可用于子宫内膜癌的治疗；并在动物实验中得到证实，且吉非替尼与紫杉醇联合更为有效（Leslie et al，2005）。Leslie 等（2009）报告，吉非替尼单药治疗曾接受过 1~2 种方案化疗的复发性子宫内膜癌的Ⅱ期临床实验，共入组 26 例，每日给予吉非替尼 50 mg 口服，直至疾病进展或不能耐受。26 例患者中，1 例 CR，7 例 SD，16 例 PD。作者认为，吉非替尼单药治疗复发性子宫内膜癌疗效一般。Leslie 等（2013）增加的剂量继续进行Ⅱ期临床试验，即吉非替尼 500mg/d 口服，治疗组织学证实的持续性或复发性子宫内膜癌，直至疾病进展或出现严重毒性。26 例可评价疗效和毒性的患者中，4 例 PFS≥6 个月，1 例 CR，作者认为，该治疗方案耐受性好，但效果不佳。

Gaikwad 等（2009）体外实验研究发现，吉非替尼单药对某些子宫内膜癌细胞系并无细胞毒性作用，但却证实了吉非替尼作为 EGFR 抑制剂的活性。吉非替尼与紫杉醇和多西他赛联合的细胞毒性效应比每种抗肿瘤药的细胞毒活性的有明显改善，并伴有 pAKT 和 p27 的表达抑制效应。作者认为，吉非替尼等 EGFR 抑制剂可能具有肿瘤耐药机制的修饰作用，可据此对复发性子宫内膜癌治疗方案进行优化。

2）埃洛替尼（erlotinib）

埃洛替尼是一种口服、可逆性 HER-1/EGFR 酪氨酸激酶抑制剂。Jasas 等（2004）的一项Ⅱ期临床实验研究结果提示，埃洛替尼治疗 23 例复发性子宫内膜癌患者，1 例（4%）PR，12 例（52%）SD。表明埃洛替尼可能作为复发性子宫内膜癌患者的补救性治疗药物之一。Oza 等（2008）的Ⅱ期临床研究（NCIC IND-148）显示，埃洛替尼 150 mg/d，治疗 34 例晚期或复发性子宫内膜癌患者，药物耐受性好、严重副作用少见，唯一的 4 级毒性为转氨酶升高。32 例可评估疗效者中，4 例（12.5%）PR 持续 2~36 个月，15 例 SD 3.7（2~12）个月；30 例 EGFR 表达检测者中，19 例阳性、9 例阴性、2 例未无法评价；19 例阳性表达者中，3 例（16%）PR、7 例 SD、8 例 PD、1 例无法评价；有临床疗效者中未检测到基因突变。FISH 提示，临床疗效与基因扩增无相关性。作者认为，埃洛替尼耐受性好，但总的的客观反应率仅 12.5%。

由于埃洛替尼的Ⅱ期临床研究（NCIC IND-148）未考虑 EGFR 表达水平而结果不佳，Nishimura 等（2015）在体外的研究显示，埃洛替尼可显著降低高水平表达 EGFR 的 HEC-1A 细胞的增殖，可延缓 HEC-1A 细胞裸鼠体内移植瘤的生长。作者认为，埃洛替尼可以继续临床实验，但须事先监测 EGFR 表达水平。

3）索拉非尼（sorafenib）

索拉非尼是一种小分子的多靶点口服激酶抑制剂，其不仅具有抑制血管内皮生长因子受体（VEGFR）、血小板衍生生长因子受体（PDGFR）、FMS 样酪氨酸激酶 3（FLT3）和 KIT 受体酪氨酸激酶活性，还是 RAF 激酶的强效抑制剂。索拉非尼既能抑制血管的形成又能直接抑制肿瘤细胞的增殖，目前美国 FDA 已批准索拉非尼用于肾癌的治疗。Nimeiri 等（2008）的Ⅱ期临床实验显示，索拉非尼单药治疗晚期/复发性子宫内膜癌或子宫癌肉瘤 55 例，其中子宫内膜癌 39 例和癌肉瘤 16 例。2 个月后

（1 个月为 1 个疗程），39 例子宫内膜癌患者中，2 例（5%）PR、19 例（50%）SD；16 例癌肉瘤患者中，4 例（27%）SD。该研究结果提示，索拉非尼对部分子宫内膜癌患者可有一定的治疗效果。

4）伊马替尼（imatinib）

伊马替尼是选择性酪氨酸激酶抑制剂，包括 KIT、Bcr-Abl 和 PDGFR。伊马替尼主要用于慢性粒细胞白血病和胃肠道间质瘤的治疗。Slomovitz 等（2007）报道了伊马替尼联合紫杉醇治疗晚期或复发性 UPSC 的Ⅰ期临床试验结果，8 例可评价疗效者中，1 例（50%）可测量病灶者 PR。因此，伊马替尼在子宫内膜癌中的应用尚需进一步研究。

5）布立尼布（brivanib）

布立尼布是一种口服多靶点酪氨酸激酶抑制剂，具有抗血管内皮生长因子（VEGF）和碱性成纤维细胞生长因子受体（FGFR）活性。Powell 等（2014）报告的Ⅱ期临床试验结果显示，曾经接受过 1~2 种方案化疗、有可测量病灶、健康状况评分 ≤2 的复发性或持续性子宫内膜癌 43 例，布立尼布（800mg/d，口服，直至疾病进展或限制性毒性）治疗中位周期数为 2（1~24），无胃肠道穿孔，1 例直肠瘘，9 例 3 级高血压，1 例 4 级意识混乱；8 例（18.6%）有效，1 例 CR、7 例 PR、13 例（30.2%）6 个月时 PFS；中位 PFS 和 OS 分别为 3.3 个月和 10.7 个月。VEGF 和促血管新生蛋白因子 2（Ang-2）表达可很好地预测 PFS，ERα 表达与 OS 呈正相关。作者认为，布立尼布耐受性好，值得进一步研究其对于复发或持续性子宫内膜癌的疗效。

6）舒尼替尼（sunitinib）

舒尼替尼是一种口服的小分子多靶点受体酪氨酸激酶抑制剂，具有抑制肿瘤血管生成和抗肿瘤细胞生长的多重作用。该药发挥抗癌作用的靶点包括：PDGFR（PDGFRα 和 PDGFRβ）、VEGFR（VEGFR1、VEGFR2、VEGFR3）、FLT-3、CSF-1R、kit 和 ret。Castonguay 等（2014）报告的多中心、单臂、Ⅱ期临床研究显示，舒尼替尼 50 mg/d，连续 4 周休息 2 周，治疗 33 例复发性子宫内膜癌患者，6 例（18.1%）PR、6 例（18.1%）SD，共 10 例（30.3%）疾病控制 6 个月以上，其中 7 例达 1 年以上，中位 PFS 和 OS 分别为 3 和 19.4 个月；治疗相关不良事件常见，30 例患者每位至少

有 1 次 3 级毒性事件，17 例（52%）需要减低剂量，最常见的 3 级毒性是疲劳、高血压、掌足红肿、腹泻和血液毒性。作者认为，舒尼替尼治疗复发性子宫内膜癌疗效好、毒性常见但可控。

（2）单克隆抗体（monoclonal antibody）

1）曲妥珠单抗（trastuzumab）

Erb B-2（HER-2/neu）是 EGFR 酪氨酸激酶家族成员之一，被认为在细胞分化、肿瘤生长和转移中发挥作用。

曲妥珠单抗是针对跨膜癌基因蛋白 p185 的单克隆抗体，对 Erb B-2 原癌基因高倍扩增、且蛋白表达为强阳性（+++）的乳腺癌患者具有较好的疗效，1998 年被 FDA 批准用于乳腺癌的治疗。研究发现，18%~20% 的 UPSC 存在 Erb B-2 高表达，并与 UPSC 化疗耐药和预后差相关。Santin 等（2002）研究显示，体外 UPSC 细胞株对曲妥珠单抗介导的抗体依赖的细胞介导的细胞毒作用（ADCC）十分敏感，可使肿瘤细胞增殖受到明显抑制。Grushko 等（2008）的研究显示，晚期子宫内膜癌组织中 HER-2 基因扩增和蛋白质中高表达率分别是 12% 和 44%，UPSC 肿瘤中 HER-2 蛋白表达率（61%）显著高于其他肿瘤（41%，$P = 0.03$），基因扩增率也较高（21% vs. 11%，$P = 0.12$）。非浆液性肿瘤中 G1、G2、G3 癌的 HER-2 基因扩增率差异显著（$P = 0.003$），分别是 3%、2% 和 21%。但无论基因扩增还是蛋白质表达都与肿瘤预后无相关性。

Villella 等（2006）等研究发现，26%（5/19 例）的 UPSC 组织标本中 Erb B-2 蛋白染色呈强阳性（+++），其中 2 例确诊时为晚期，随后接受曲妥珠单抗治疗，1 例 CR，1 例 SD。

Santin 等（2008）报告，重组人源化的抗 HER2/neu 单克隆抗体曲妥珠单抗治疗 HER2/neu 蛋白高表达的放疗或化疗后复发和未控子宫内膜癌患者取得了较好疗效，临床症状明显改善，生存期延长且没有明显副作用。其中 1 例是 ⅢC 期子宫内膜癌患者，首次治疗采用手术加术后 TAP 方案化疗，停止化疗后 7 个月出现盆腹腔淋巴结转移复发，补充盆腔放疗后 3 个月出现中腹部大网膜病灶、腹水、左侧腹主动脉旁淋巴结和肝表面转移病灶，CA125 升高至 988 U/ml，给予紫杉醇（175 mg/m²）+ 卡铂（AUC=5）化疗，每 3 周 1 疗程，联合曲妥珠单抗治疗（首剂 4 mg/m²，以后 2 mg/m²，每周 1 次）；3 个月后，腹水消失，大网膜病灶从 11 cm × 2.3 cm 缩小到 7 cm × 1.1 cm，肿大的淋巴结缩小，无新病灶出现，CA125 降至 38.6 U/ml；5 个月后（联合化疗 6 疗程）复查，大网膜病灶继续缩小，CA125 降至 7.9 U/ml。以后继续给予曲妥珠单抗（2 mg/m²，每周 1 次）联合卡铂（AUC=5，每 5 周 1 次）维持治疗，分别于维持治疗第 3、6、9 个月复查 CT，腹腔内病灶消退，淋巴结病变稳定，CA125 分别降至 4.8、3.7 和 3.0 U/ml；8 个疗程的维持治疗结束时，CA125 降至 2.3 U/ml，卡氏评分为 90%~100%。另外 1 例为 ⅢC 期 UPSC 患者，CA125 值为 2140 U/ml。肿瘤细胞减灭术后 CA125 为 699 U/ml，给予全盆腔大野放疗。放疗后 3 个月 PET/CT 发现盆腔及腹主动脉旁淋巴结同位素异常摄取病灶，阴道顶端 2.7 cm × 1.7 cm 复发病灶，CA125 降至 144 U/ml；由于患者拒绝化疗，乃给予曲妥珠单抗单药治疗，4 mg/m²，每 2 周 1 次；3 个月后，淋巴结转移病灶全部消失，阴道顶端病灶缩小至 2.1 cm × 1.2 cm，CA125 降至 41 U/ml；7 个月后，无疾病进展征象，卡氏评分为 100%。作者认为，曲妥珠单抗单药或联合化疗是 HER2/neu 蛋白高表达的晚期或复发转移性子宫内膜癌的又一可行性治疗选择；进一步的临床实验研究将会证实以曲妥珠单抗为基础的治疗对于子宫内膜癌的有效性。

Fleming 等（2010）研究曲妥珠单抗单药治疗有可测量病灶、HER2 阳性过表达的晚期或复发性子宫内膜癌，静脉给药方法为：第一周 4 mg/kg，以后每周给药 2 mg/kg，直至疾病进展。结果，33 例 HER2 扩增，HER2 蛋白过表达与 HER2 扩增相关（$r=0.459$；$P < 0.0001$）。12 例 SD、18 例 PD、3 例不确定。HER2 过表达和 HER2 基因扩增与 PFS 和 OS 无相关性。作者认为，曲妥珠单抗单药对于 HER2 过表达和 HER2 基因扩增的子宫内膜癌无明显抑制效应。

Kato 等（2013）的研究发现，HER2 过表达和 HER2 基因扩增比率在子宫内膜癌原发肿瘤分别为 33.3% 和 5.6%，而在复发转移肿瘤中分别为 57.9% 和 15.8%。作者认为，HER-2 过表达可能是预后不良的预测因素，曲妥珠单抗联合细胞毒性化疗药物可能是一种新的治疗选择。

2）帕妥珠单抗（pertuzumab）

帕妥珠单抗是一种新的人源化抗Ⅱ型EGFR受体的单抗。El-Sahwi等（2010）发现，帕妥珠单抗具有和曲妥珠单抗相当的对 *c-erbB2* 基因高表达的USPC细胞系的ADCC和CDC效应，可显著增强曲妥珠单抗介导的对 *HER2/neu* 低表达的USPC细胞系的ADCC活性（$P = 0.02$）。作者认为，这可能是一种新的晚期、复发和难治USPC治疗策略。

4. 肿瘤血管生成抑制剂（tumor angiogenesis inhibitors）

（1）贝伐单抗（bevacizumab）

贝伐单抗是一种针对VEGF的重组人源化单克隆抗体，通过抑制肿瘤血管的生成达到抗肿瘤作用。FDA于2004年已批准用于晚期卵巢癌、结肠癌等的治疗。56%~100%的子宫内膜癌中可检测到血管内皮生长因子（VEGF）的表达，并且与细胞分化差、深肌层浸润、淋巴脉管浸润、淋巴结转移和预后差相关（Kamat et al，2007；Wright et al，2007）。贝伐单抗可选择性抑制VEGF表达，阻止VEGFR-1和VEGFR-2介导的VEGF活化，通过抑制肿瘤血管生成，使肿瘤无法获得生长所需的营养物质而停止生长，从而发挥抗肿瘤作用。动物实验表明，贝伐单抗联合紫杉醇可增强单药的效果。

Wright等（2007）用贝伐单抗治疗9例复发性子宫内膜癌和2例平滑肌肉瘤，其中2例（18%）PR，3例（27%）SD。Aghajanian等（2011）报告了贝伐单抗治疗复发或持续性子宫内膜癌患者56例的Ⅱ期临床试验，贝伐单抗15mg/kg，每3周给药1次，直至疾病进展或不能耐受，临床有效率为13.5%，但40.4%在治疗后6个月进展，中位PFS和OS分别为4.2个月和10.5个月，无明显副作用。提示贝伐单抗治疗对复发或持续性子宫内膜癌患者有一定疗效。

Aghajanian等（2011）在贝伐单抗单药治疗持续性或复发性子宫内膜癌（15 mg/kg，每3周静脉注射一次，直至肿瘤进展或限制性毒性）的Ⅱ期临床试验中发现，曾经接受1~2种方案化疗、有

可测量病灶、健康状况评分≤2、可评价疗效的52例患者中，副作用与既往报告一致，无胃肠道穿孔或瘘发生；7例（13.5%）临床缓解、1例CR、6例PR，中位有效期6.0个月，21例（40.4%）无进展存活至少6个月；中位PFS和OS分别是4.2和10.5个月；高水平VEGF-A表达与死亡风险和治疗后肿瘤应答有关。作者认为，贝伐单抗治疗耐受性好、疗效好。因此，2015年美国NCCN指南推荐贝伐单抗用于复发转移性子宫内膜癌患者的治疗。

然而，贝伐单抗治疗一段时间后肿瘤仍继续进展，因此可能存在耐药因素。为此，Davies等（2011）研究了子宫内膜癌移植瘤模型中贝伐单抗（Avastin）抑制VEGF/VEGFR信号通路的效果发现，贝伐单抗敏感者是通过抑制PKCδ-或S6K-依赖性信号通路降调 *ARHGAP6* 和 *MMP15* 基因转录；而 *TNFRS4* 或 *MMP13* 和 *MMP14* 的上调表达预示着对贝伐单抗耐药。此外，贝伐单抗治疗的肿瘤组织中 *c-Jun* 癌基因显著活化提示子宫内膜癌中 *c-Jun* 介导的途径导致了贝伐单抗耐药性的产生。

（2）阿柏西普（aflibercept，AVE-0005，VEGFTrapR1R2）

阿柏西普是一种称为VEGFTrap的VEGF阻断剂，其为一种可溶性重组诱饵型VEGFR，是将VEGFR1的第2免疫球蛋白域与VEGFR2的第3免疫球蛋白域融合后再与人IgG1的一恒定区Fc融合而成的完全人融合蛋白，可与促血管生成因子VEGF-A的所有亚型和相关胎盘生长因子（PGF）结合，其与VEGF结合的亲和力较贝伐单抗高约800倍，是一极具临床应用价值的抗血管生成剂，目前正在被开发用于治疗各种实体瘤、湿性老年性黄斑变性（AMD）和糖尿病黄斑水肿（DME）。Coleman等（2012）用阿柏西普4 mg/kg、静脉注射、每14天一次（28天一疗程）治疗44例复发性或持续性子宫内膜癌，直至疾病进展或出现限制性毒性。6个月PFS为41%，3例（7%）PR。10例（23%）6个月时终止治疗，8例因毒性或6个月内改行其他治疗而终止。中位PFS和OS分别为2.9和14.6个月；3/4级毒性包括：心血管毒性（23%/5%）、乏力（7%/0）、出血（2%/5%）、代谢异常（metabolic disorder）（7%/2%）和疼痛（pain）

（18%/0）。2 例治疗相关性死亡分别是胃肠道穿孔和动脉破裂。FGF1 表达与有效率相关。作者认为，疗效与预估的活性吻合，但毒性较大。

（3）西地尼布（cediranib）

西地尼布是一种多种酪氨酸激酶抑制剂。可抑制 VEGFR-1、VEGFR-2、VEGFR-3、PDGFR 和 FGFR，作用于血管和淋巴管发挥抗血管生成作用，抑制肿瘤的生长和扩散。Bender 等（2015）的 Ⅱ 期临床试验采用每天口服西地尼布 30mg，28 天一个周期，治疗复发性 / 持续性子宫内膜癌 53 例，直到疾病进展。48 例可评估者中，12.5% PR，6 个月无不良事件生存 14 例（29%）；中位 PFS 为 3.65 个月、中位 OS 为 12.5 个月；无 4 或 5 级毒性；肿瘤微血管密度高者无进展生存期有改善的倾向。作者认为，西地尼布治疗复发性 / 持续性子宫内膜癌耐受性好，剂量还需进一步调整，微血管密度（microvessel density）是很好的用药参考指标。

（4）Trebananib（AMG-386）

Trebananib 是一种重组肽 -Fc 融合蛋白，通过与血管生成素 -1 和 2（Ang1 和 Ang2）结合，阻止 Ang1 和 Ang2 与 TIE-2 受体结合，从而发挥抗肿瘤血管生成作用。即 trebananib 是一种抗血管生成类抗肿瘤药。Moore 等（2015）采用每周静脉注射 trebananib 15mg/kg 治疗有可测量病灶、前期 2 个化疗疗程以下的复发性 / 持续性子宫内膜癌 32 例，1 例（3.1%）PR，8 例（25%）SD，5 例（15.6%）为 6 个月无不良事件生存。中位 PFS 和 OS 分别为 1.97 和 6.6 个月，最常见的不良事件为乏力、贫血、胃肠道问题，3 级不良反应包括：胃肠道 31%、血管系统 22%、代谢和营养障碍 19%、其他（包括水肿（edema）16%，无和 4 级不良反应。作者认为，trebananib 单药对于复发性子宫内膜癌疗效不足，剂量和给药方案尚需调整。

（5）Dalantercept

Dalantercept（ACE-041）是一种可溶性重组激活素受体样激酶 1（ALK1）受体融合蛋白，其通过阻止 BMP9 和 BMP10、TGF-β 超家族蛋白与增殖的内皮细胞表面受体——激活素受体样激酶 1（ALK1）间的相互作用，抑制功能性脉管系统发育成熟所需的 ALK1 信号传导而抑制血管生成。目前正在开展 dalantercept 用于既往治疗失败的晚期癌症的研究。Makker 等（2015）选择了曾经接受 1~2 方案的细胞毒性治疗、有可测量病灶、GOG 评分≤ 2 的持续性或复发性子宫内膜癌患者 28 例，予 Dalantercept 1.2mg/kg，每 3 周皮下注射一次，直至疾病进展或出现限制性毒性。常见的不良事件有乏力、贫血、便秘（constipation）和周围性水肿（peripheral edema）；3 和 4 级不良事件发生率为 39% 和 4%；1 例曾有放射性纤维化（radiation fibrosis）和小肠梗阻病（small intestine obstruction）史的患者出现可能与 dalantercept 相关的 5 级胃出血。PR 率为 86%，SD 占 57%，没有计划外治疗的 PFS ≥ 6 个月者占 11%。中位 PFS 和 OS 分别为 2.1 个月和 14.5 个月。作者认为，Dalantercept 对于复发性子宫内膜癌，尚不具备足够的单药治疗活性，需进一步研究其药物剂量和给药方案。

（6）沙利度胺（thalidomide）

沙利度胺曾经是"海豹儿"的罪魁祸首，其抗血管生成作用是抗肿瘤治疗的依据。McMeekin 等（2007）采用沙利度胺治疗持续性或复发性子宫内膜癌 24 例，初始计量 200 mg/d，每两周增加 200 mg/d，直至靶剂量 1000 mg/d。最终 2 例达到靶剂量、8 例达到靶剂量前疾病进展、14 例拒绝继续用药或因毒性未继续增加剂量。2 例（8.3%）大于或等于 6 个月无进展、3 例（12.5%）PR、2 例（8.3%）SD、15 例（62.5%）PD、4 例（16.7%）不能评价效果。中位 PFS 和 OS 分别是 1.7 和 6.3 个月，无 4 级毒性，常见的 3 级毒性包括：血液毒性（n=3）、心血管毒性（cardiovascular toxicity）（n=3）、全身毒性（systemic toxicity）（n=3）、神经毒性（n=4）。沙利度胺并不能降低血清 VEGF 或 bFGF 水平，但可降低可溶性内皮蛋白 C 受体（sEPCR）水平。作者认为，沙利度胺对于化疗抗性的子宫内膜癌在延缓肿瘤进展、客观反应率、降低血管生成因子水平等方面作用有限。

5. 联合用药

Alvarez 等（2013）联合使用替西罗莫司（25 mg/w、静脉注射）和贝伐单抗（10 mg/kg•2 w）治疗曾接受 1~2 种化疗方案治疗、有可测量病灶、体力状态（performance status，PS）评分≤ 2 的复发性或持续性子宫内膜癌 53 例，直至疾病进展或限制性毒性出现。49 例可评价疗效，12 例（24.5%）有效，1 例 CR、11 例 PR；23 例（46.9%）PFS 至少 6 个月；中位 PFS 和 OS 分别是 5.6 和 16.9 个月。2 例直肠阴道瘘、1 例 3 级鼻出血、2 例肠穿孔、1 例 4 级血栓 / 栓塞，3 例治疗相关性死亡。作者认为，替西罗莫司和贝伐单抗联合对复发性或持续性子宫内膜癌疗效较好，但毒性明显，需进一步研究以降低毒性和改善疗效。

（六）免疫治疗

免疫治疗（immunotherapy）是抗肿瘤治疗的重要方法之一，但其效果不尽如人意，可能与肿瘤细胞的免疫逃逸（immune escape）以及选择的肿瘤靶分子不同有关。

以往的研究发现，组织因子（immune escape tissue fator）（TF）是一种细胞表面受体，与病理性血管生成有关，且在多种人类肿瘤组织和肿瘤组织中血管内皮细胞高效表达，而在正常静止血管内皮细胞中并无表达。组织因子（TF）虽然在许多脏器和血管壁外膜层血管外基质细胞存在生理性表达，但在这些部位正常血管的致密内皮细胞层中 TF 被其天然配体凝血因子Ⅶ封闭阻隔。因此，病理性表达的 TF 可作为一种肿瘤治疗新的靶标，不仅具有抗肿瘤细胞效应，同时还可抗肿瘤血管生成。

Cocco 等（2010）等研究发现，16 例（100%）USPC 标本中均有胞浆和（或）胞膜性 TF 蛋白表达，但在正常内皮细胞中无表达；与正常子宫内膜细胞比较，3/6 个（50%）USPC 细胞系中存在 TF 高表达（$P<0.001$）；无论 *HER2/neu* 表达高低，过度表达 TF 的 USPC 细胞对人类免疫共轭分子（hi-con1）依赖性细胞介导的细胞毒作用（hI-con1-dependent cell-mediated cytotoxicity，IDCC）高度敏感（$P<0.001$），但在 hi-con1 缺失或利妥昔单抗（Rituximab，美罗华）作为对照抗体存在时，这种 IDCC 效应极其微弱。联合低剂量 IL-2 可进一步增强 IDCC 对化疗抗性 USPC 的细胞毒性效果。作者认为，hi-con1 对过度表达 TF 的原发化疗抗性 USPC 细胞可诱导出强烈的细胞毒性作用，可作为标准治疗方法耐受的晚期、复发或转移性 USPC 的新的治疗药物。

Solitomab 是一种新型的人工构建的双特异性克隆抗体，由不同抗体的两个单链可变区片段组成的融合蛋白，其中一个单链可变区片段与肿瘤细胞的上皮细胞黏附分子结合，另一个通过 CD3 受体与 T 细胞结合，从而导致 T 细胞在不依赖 MHC I 或共刺激因子存在的情况下，通过产生穿孔素和颗粒酶等蛋白质分子而发挥对肿瘤细胞的细胞毒活性。

Bellone 等（2016）研究发现，85.7%（12/14）的 UPSC 细胞系具有上皮细胞黏附分子表达；这些上皮细胞黏附分子阳性的细胞与外周血淋巴细胞作用后具有抵抗自然杀伤细胞和 T 细胞介导的杀伤作用的能力；但在加入 solitomab 孵育后，这些细胞系对 T 细胞的细胞毒性作用非常敏感（$P<0.0001$）；在体外，表达上皮细胞黏附分子的腹水中恶性细胞与自体肿瘤相关淋巴细胞和 solitomab 孵育后，$CD4^+$ 和 $CD8^+$ 的 T 细胞的增殖显著增强，T 细胞活性标志物（CD25、HLA-DR）显著增多，存活的腹水中 UPSC 细胞数量显著减少（$P<0.001$）。作者认为，Solitomab 在体外可诱导出强大的免疫效应，导致 T 细胞的活化、增殖、细胞因子的产生以及对肿瘤细胞的直接杀伤增强，因而可能是表达上皮细胞黏附分子的复发或转移性和（或）化疗耐药性 UPSC 的一种新的、有效的治疗药物。

Nakamura 等（2014）采用活化的淋巴细胞、树突状细胞和热疗等联合治疗 31 例标准治疗无效或拒绝治疗的子宫内膜癌患者，有效率达到 22.5%。

第五节　复发的预后

通常情况下，复发癌（recurrent cancer），特别是复发性卵巢癌，其治疗都不是治愈性的，都是姑息性的，是以延长患者生存时间和改善患者生存质量为目的的。然而，相对于卵巢癌来讲，子宫内膜癌的预后较好，其复发癌的预后（prognosis）也相对较好。据报道，子宫内膜癌阴道上段复发经过适当的治疗后 5 年生存率可达到 35%～40%；盆腔内单个复发癌灶治疗后 5 年生存率达 30%；盆腔内多个转移癌灶治疗后 5 年生存率仅有 20%。经其他方法治疗无效的局限于盆腔中部的子宫内膜癌复发患者，在接受盆腔脏器廓清术后有 20% 可获得长期生存（Barakat et al，1999）。可见，子宫内膜癌复发患者的预后是因人而异的，其中相当一部分患者治疗后可长期存活。因此，对于子宫内膜癌复发患者，应积极采取措施，力争达到治愈的效果；而对于其中估计预后较差者，则应以延长患者生存时间和改善患者生存质量为治疗目标。影响子宫内膜癌复发患者预后的因素是近年来妇科肿瘤学者们非常关注的课题。

一、无治疗间期复发

Moore 等（2010）研究发现，初次化疗 5 疗程的 586 例晚期或复发性子宫内膜癌患者，其化疗后的临床结局相关的因素也是二线化疗后总生存期的预测因素，包括种族、生活状态评分、肿瘤分级、前续放疗，从初次化疗开始到肿瘤复发的无进展间期（progression-free interval，PFI-1）是二线化疗后生存的重要预测因素，PFI-1＞6 个月者较≤6 个月者死亡风险降低 30%（$P < 0.0001$），二线化疗后中位总生存率（overall survival，OS）分别为 10 和 5 个月。275 例 9 疗程二线化疗者中，无治疗间期（treatment-free interval，TFI）＞3 个月者较≤3 个月者死亡风险降低 25%，二线化疗后中位 OS 分别为 10 和 7 个月；二线化疗总有效率为 9.6% 和 5.8%。作者认为，TFI 是晚期或复发性子宫内膜癌复发后生存的预测因素。

Otsuka 等（2010）分析了 51 例复发性子宫内膜样癌，多因素分析提示，复发部位（阴道 vs. 阴道外，$P < 0.01$）和复发时间（＞1 年 vs.≤1 年，$P = 0.01$）是复发后生存期延长的独立的预后因素。Ueda 等（2010）的研究发现，54 例术后无辅助治疗的复发性子宫内膜癌患者中，12 个月内复发者的复发后 OS 显著短于 12 个月后复发者，多因素分析提示无疾病间期是影响复发患者预后的独立因素。Ueda 等（2011）回顾性分析曾经紫杉醇＋铂类 ± 蒽环类药物化疗的晚期或复发性子宫内膜癌二线化疗的资料，有效率为 25%，TFI≥或 ＜6 个月与二线化疗有效率（$P = 0.0026$）、PFS（$P = 0.0003$）和 OS（$P = 0.025$）关系密切，二线化疗与一线化疗相似的 TFI＜6 个月的 7 例均无效。多因素分析提示，TFI 是二线化疗有效性最重要的预测因素。

Miyake 等（2011）比较了紫杉醇＋卡铂 ± 蒽环类药物化疗后 6~12 个月或 12 个月以上复发的子宫内膜癌患者的二线化疗的效果，TFI 为 6~12

个月者的 PFS 和 OS 均显著短于 TFI≥12 个月者，采用同一方案化疗的 TFI 为 6~12 个月者（7 例）和 TFI≥12 个月者（15 例）的有效率分别是 43% 和 67%。TFI 为 6~12 个月者的中位 PFS 显著短于 TFI≥12 个月者（7 个月 vs. 12 个月）。作者认为，TFI 为 6~12 个月者的复发性子宫内膜癌可能对紫杉醇＋卡铂为基础的化疗方案部分敏感。

Nagao 等（2013）的多中心研究显示，262 例复发性子宫内膜癌患者，无铂间期（platinum-free intervals，PFI）＜6 个月、6~11 个月、12~23 个月和 ≥24 个月者二线化疗后的有效率分别是 25%、38%、61% 和 65%。以铂类为基础的二线方案化疗后 PFI＜12 个月和 ≥12 个月者中位 PFS 分别是 4.4 和 10.3 个月（$P < 0.0001$），中位 OS 分别为 13.8 和 40.9 个月（$P < 0.0001$）。作者认为，PFI 是复发性子宫内膜癌患者采用以铂类为基础的二线方案化疗后有效率和生存期的预测因素。

Matoda 等（2014）的研究表明，56 例接受过术后铂类为基础的联合化疗而复发的子宫内膜癌患者（Ⅰ组）以及 21 例曾因晚期或复发性子宫内膜癌化疗过的患者（Ⅱ组），采用铂类为基础的二线联合化疗的效果与无铂间期（PFI）密切相关，PFI＞12 个月是Ⅰ组患者有效率（64.7%）和 OS（23 个月）的预测因素，PFI＜3 个月是Ⅱ组患者有效率（0%）和 OS（9 个月）的负性预测因素。作者认为，如果 PFI 足够长，铂类为基础的二线联合化疗对子宫内膜癌是有效的。

Shimamoto 等（2014）发现，60 例复发性子宫内膜癌患者中位复发后 OS 为 40.0（1.8~156.7）个月。多因素分析提示，淋巴结转移（HR 2.80；$P = 0.009$）、TFI（HR 0.33；$P = 0.008$）以及症状性复发（HR 2.31，$P = 0.0025$）是影响复发后 OS 独立的预后因素，TFI≥12 个月者的治疗有效率显著好于 TFI＜12 个月者（$P < 0.001$）。作者认为，TFI 是复发性子宫内膜癌的预后因素，化疗效果可能受TFI 长短的影响。

相反，Robbins 等（2012）分析了Ⅰ~Ⅱ期子宫内膜癌治疗后复发者 57 例，中位复发时间（time to recurrence，TTR）20.2 个月，28 例（47%）TTR＜18 个月，29 例（53%）TTR≥18 个月，两组间最初临床病理特征和辅助治疗相当；TTR＜18 者中位 OS 和疾病特异性生存（disease-specific survival，DSS）较 TTR≥18 个月者短（P=0.216）；TTR 并不影响局部复发者的结局，但可影响盆腔外复发者，TTR 越短，OS 和 DSS 越差（P=0.03）。多因素分析提示，孤立性局部复发（HR 0.28，P=0.001）和补救放疗（HR 0.47，P=0.045）是复发后 OS 更长的独立的预测因素，而 TTR 对 OS 或 DSS 并无预测价值。

二、症状性复发

van Wijk 等（2007）的研究发现，20 年间复发 64 例，其中 22 例为局部复发、30 例远处复发、12 例局部和远处复发都有；95% 的局部复发和 67% 的远处复发在 3 年内检出；27 例是规范检查发现的、34 例是间歇性筛查发现的、2 例是偶然发现的复发。规范检查发现的复发患者 5 年 OS 为 62%，其余的为 47%。作者认为，术后三年随访计划有助于检出子宫内膜癌复发。Ueda 等（2010）分析了 29 例复发性子宫内膜癌，其中 13 例（45%）有症状，其余 16 例（55%）是在常规随访检查中发现的；虽然两组发现复发的时间相似，但 16 例无症状者复发后 PFS 较 13 例有症状者显著延长（P=0.017）；特别是辅助治疗为化疗者（P=0.023）。作者认为，初次手术治疗后密切随访找出无症状复发患者可以显著改善子宫内膜癌患者预后，但需要进一步研究和建立随访策略。

Smith 等（2007）的研究显示，280 例复发性子宫内膜癌患者中，81 例（28.9%）为无症状复发，199 例（71.1%）为有症状性复发，其 5 年 OS 分别为 41.0% 和 28.9%（P=0.013），其中 Ⅰ～Ⅱ 期子宫内膜样癌患者的 5 年 OS 分别为 38.0% 和 25.7%（P=0.05），而无症状复发并不影响 Ⅲ 期和非子宫内膜样癌的结局。作者认为，中低危患者可能因常规的随访检查获益，而高危患者可能需要改变随访策略，根据复发症状结合影像学检查判定。

Carrara 等（2012）研究了 282 例复发性子宫内膜癌数据，症状性复发 117 例（41.5%）、无症状复发 165 例（58.5%）；无症状复发者复发后中位 OS（35 个月）较症状性复发者（13 个月）显著延长（P=0.0001）。

然而，Otsuka 等（2010）分析了 51 例复发性子宫内膜样癌，症状性复发者较无症状者中位 OS 延长（27 个月 vs.12 个月），但无统计学差异。

Ⅰ～Ⅱ 期中低危无症状患者中，影像学或 CA125 测定检出复发者 OS 较妇科检查发现复发者缩短（7 个月 vs.31+ 个月，P=0.057）。多因素分析提示，复发部位（阴道 vs.阴道外，P＜0.01）和复发时间（＞1 年 vs.≤1 年，P=0.01）是复发后 OS 延长的独立的预后因素。作者认为，即使通过影像学检查和 CA125 测定早期检出复发也不能改善预后。Kiran 等（2013）的研究，18 年间共 52 例早期子宫内膜癌复发，其中 23 例常规检查中发现，29 例为症状性复发；两组年龄、肿瘤分期、分级、辅助治疗、复发部位和时间相当（P＞0.05），中位生存期分别为 79 和 80 个月（P＞0.05）。作者认为，常规的阴道细胞学、X 线检查密切随访作用有限。Aung 等（2014）报告，552 例早期子宫内膜癌，5 年 PFS 和 OS 分别为 77% 和 81%；其中 81 例（15%）复发，75%（61/81）在 3 年内复发，中位生存期 35 个月（无复发者为 47 个月）；73 例（90%）为症状性复发，5 例为无症状复发；复发性疾病是影响 OS（HR 2.20；P＜0.001）和 PFS（HR 2.52；P＜0.001）最重要的预后因素，"无症状复发"并非独立的预后因素。作者认为，因大多数患者为症状性复发，早期子宫内膜癌术后常规随访并不能使患者获益，也不能改善预后。Yoshiba 等（2016）发现，46 例复发性子宫内膜癌患者中，14 例为症状性复发、32 例无症状复发，其 OS 分别为 55（6～163）和 100（11～178）个月，复发后 OS 分别为 6（2～100）和 45（2～139）个月，两组间无差异；影响 OS 和复发后 OS 的独立因素包括组织学类型和无复发生存期≤14 个月，而非是否症状性复发。

由此可见，症状复发是否影响子宫内膜癌复发患者预后尚需进一步研究。

三、复发部位

Sohaib 等（2007）回顾性分析了手术治疗后复发的子宫内膜癌患者 86 例，其中 2 年内复发率为 64%，3 年内为 87%；淋巴结（46%）、阴道（42%）、腹膜（28%）和肺部（24%）等部位复发最为常见，而脾、胰腺、直肠、肌肉和脑转移少见。在确诊复发后都得到了合适的治疗。单因素生存分析提示，导致预后不良的因素包括多部位复发转移、肝脾受累、骨髓、腹膜和淋巴结转移、肿瘤细胞分化差以及早期复发等，而阴道、膀胱和肺部复发或转移与不良预后无相关性。多因素分析提示，多部位复发转移和肝脾受累是导致预后不良的独立因素。Mountzios 等（2008）收集了子宫内膜癌复发后接受以紫杉醇为基础的方案化疗的患者 110 例，Kaplan-Meier 单因素分析显示，化疗开始时患者的 ECOG 健康状态（performance status，PS）评分和疼痛评分都是影响复发癌患者预后的因素，外照射放疗部位复发者预后不良，而肿瘤分期、组织学类型、肿瘤细胞分化程度、转移部位的数量、肺部转移（lungmetastasis）等并非是影响患者预后的因素。Cox 回归模型多因素分析显示，只有 PS 评分和外照射放疗部位复发是影响预后的因素。根据 PS 评分和是否放疗部位复发，作者将 110 例患者进一步分为低危、中危、高危三组，PS 评分＝ 0、且非放疗部位复发者为低危组，PS 评分＞0、且放疗部位复发者为高危组，其余的为中危组。低危、中危和高危组的中位生存时间差异显著，分别是 27.36、16.71 和 11.33 个月，低危组 1 年、3 年、5 年生存率分别为 84%、34%、34%，中危组分别为 64%、22%、6%，高危组分别为 47%、0、0。

Sohaib 等（2007）发现 86 例复发性子宫内膜癌中，淋巴结复发 41 例（46%）、阴道复发 36 例（42%）、腹腔 24 例（28%）、肺转移 21 例（24%）；少见部位是脾、胰腺、直肠、肌肉和脑部。单因素分析提示预后不佳的因素有多部位转移、肝、脾、造血系统、腹腔和淋巴结转移、低分化肿瘤和早期复发。阴道、膀胱或肺复发与预后差不相关；多因素分析提示多部位复发、肝、脾转移是预后不良的独立预测因素。Otsuka 等（2010）分析了 51 例复发性子宫内膜样癌，多因素分析提示，复发部位（阴道 vs. 阴道外，P＜0.01）和复发时间（＞1 年 vs.≤ 1 年，P=0.01）是复发后 OS 延长的独立的预后因素。

Blecharz 等（2011）报告了Ⅰ～Ⅱ期、采用子宫＋双附件切除＋术后放疗治疗后阴道和盆腔复发的子宫内膜癌患者 106 例，分别给予化疗＋孕激素、手术＋术后放疗 ± 化疗等方法治疗后，5 年 OS 仅17%，但 KPS 评分 60～70 者（23.3%）高于 KPS 评分 40～50 者（8.7%），Ⅰ期患者（25%）高于Ⅱ期患者（10.3%），阴道复发者（34%）高于盆腔复发者（3.4%）。单因素分析显示，KPS 评分 ＜60、Ⅱ期和盆腔复发者预后不良；多因素分析提示，仅复发部位是影响 5 年 OS 的独立预后因素。

Xu 等（2016）研究了Ⅰ～Ⅱ期子宫内膜样癌治疗后复发者 104 例，其中 60 例（57.7%）术后未辅助治疗，44 例（42.3%）术后放疗；56 例（54%）阴道和（或）盆腔复发，48 例（46%）盆腔外复发。总体的 5 年 DSS 和 OS 分别是 44% 和 37%；盆腔复发者 5 年 DSS 和 OS 显著高于盆腔外复发者（66% vs. 18% 和 55% vs 17%，P＜0.0001）。未曾放疗者 5 年 DSS 显著高于术后放疗者（51% vs 34%，P=0.023）。多因素分析提示，盆腔复发是 DSS 和 OS 改善的唯一预后因素。作者认为，早期子宫内膜样癌复发部位（盆腔和盆腔外）是仅有的患者生存预后因素，未曾放疗和盆腔复发者 DSS 和 OS 更好。

然而，Sorbe 等（2013）研究发现，患者年龄、肿瘤分化程度、复发时间是复发性子宫内膜癌患者独立的预后因素。单因素分析时，复发部位也是影响预后的因素之一，而曾经外照射治疗与 OS 不良相关。Kaewpangchan 等（2015）报告，1204 例患者中位随访 26.0 个月，42 例复发；局部复发者和远处多部位复发者的中位 TTR 分别为6.6 和 16.9 个月（P=0.36）；2 年和 3 年 OS，局部复发者分别为 54.2% 和 34.7%，远处多部位复发者分别为 50.4% 和 42.1%；两组间 OS 无显著性差异（P=0.69）。

四、复发后的治疗

曾有研究报告，子宫内膜癌复发后未治疗者于3 年内全部死亡，接受治疗者 3 年内仍有 31% 存活。杨永平等（2000）报告的 29 例子宫内膜癌复发患者中，未治疗的 4 例患者均在确诊复发后半年内死亡，而 25 例接受治疗者中，11 例（44%）存活 3 年，6 例（24%）存活 5 年以上。

王志启等（2006）回顾性分析了 20 例子宫内膜癌复发患者的临床资料，单因素分析提示，子宫内膜癌患者复发后是否接受化疗、放疗以及化疗疗程数与预后明显相关，而肿瘤病理类型、初次手术 - 病理分期、肿瘤细胞分化程度以及确诊复发后患者年龄、复发时间、是否再次手术、化疗方案、化疗给药途径和是否接受内分泌治疗与预后无相关性。多因素分析提示，仅复发后化疗对患者预后有显著影响。作者认为，决定复发子宫内膜癌患者预后的因素主要是复发后的进一步治疗，尤其是化疗能够改善患者的预后。

五、手术彻底性

Bristow 等（2006）的研究显示，35 例复发性子宫内膜癌肿瘤细胞减灭术后中位生存期 28.0 个月，较非手术者的 13 个月显著延长（$P < 0.0001$），无肉眼残留肿瘤者 23 例（65.7%），中位复发后 OS 为 39.0 个月，显著长于有残留病灶者（13.5 个月，$P = 0.0005$）。多因素分析提示，肿瘤细胞减灭术和术后残留病灶状态是复发后生存的独立的预后因素。Awtrey 等（2006）的研究也有同样的结论。

Barlin 等（2010）关于晚期或复发性子宫内膜癌肿瘤细胞减灭术的 meta 分析结果发现，与中位 OS 显著相关的因素包括：彻底的肿瘤细胞减灭术的比例、辅助放疗和化疗。中位 OS 与彻底的肿瘤细胞减灭术（每增加 10%，生存期延长 9.3 个月，$P = 0.04$）和术后放疗（每增加 10%，生存期延长 11.0 个月，$P = 0.004$）的比例呈正相关，而与接受术后化疗的比例呈负相关（每增加 10%，生存期缩短 10.4 个月，$P = 0.007$）。作者认为，晚期或复发性子宫内膜癌患者中，肿瘤细胞减灭术后无肉眼残留病灶者总生存结局最佳。

Ren 等（2014）报告，75 例复发性子宫内膜癌患者采用补救性肿瘤细胞减灭术（salvage cytoreductive surgery），43 例（57.3%）切净、15 例（20.0%）残留病灶 ≤1 cm、17 例（22.7%）残留病灶 ≤2 cm，35 例（46.7%）为单发、40 例（53.3%）为多部位复发。中位 OS 为 18 个月，5 年 OS 为 42.0%；多因素分析显示，残留病灶 ≤1cm、高组织学分级与良好的 OS 显著相关，肿瘤大小 ≤6 cm、孤立性复发灶、复发年龄 ≤56 岁者切净率高。作者认为，理想的肿瘤细胞减灭术（optimal cytora ductive surgery）和高组织学分级与复发性子宫内膜癌生存期延长相关，年轻、肿瘤 <6 cm、孤立性复发灶（recurrence solitary）患者可能因理想肿瘤细胞减灭术而获益。

Turan 等（2015）研究发现，复发性子宫内膜癌肿瘤细胞减灭术后辅助治疗与 OS 密切相关，理想的（无肉眼可见残留病灶，R0）和非理想的肿瘤细胞减灭术后 OS 分别为 53 个月和 9 个月。作者认为，理想的（无肉眼可见残留病灶，R0）肿瘤细胞减灭术后可有显著的生存获益。

六、肿瘤相关基因

Singh 等（2011）研究了 42 例复发性子宫内膜癌组织中 E- 钙黏蛋白、N- 钙黏蛋白、α- 连环蛋白、β- 连环蛋白、γ- 连环蛋白、P120- 连环蛋白、Ki-67、p16、p27、CD44、p53 蛋白质表达，E- 钙粘蛋白、p16、p53 在各人种之间表达不同（$P = 0.003$，$P = 0.024$，$P = 0.002$），N- 钙黏蛋白、Ki-67、p16、p27 在不同组织学类型肿瘤中表达差异显著（$P = 0.015$，$P = 0.011$，$P = 0.005$，$P = 0.021$）；E- 钙黏蛋白表达与 P120- 连环蛋白（$r = 0.66$）、p53（$r = -0.32$）、α- 连环蛋白（$r = 0.52$）、β- 连环蛋白（$r = 0.58$）和 γ- 连环蛋白（$r = 0.58$）表达存在相关性；无论是否校正，E- 钙黏蛋白高表达和低表达者生存较好，p16 高表达和阴性表达者预后差，p53 阳性和阴性表达者在未校正时预后不良，但校正后无差异。作者认为，E- 钙黏蛋白和 p16 表达可能是他莫昔芬和醋酸甲羟孕酮治疗的复发性子宫内膜癌临床相关的独立预后因素，值得进一步研究。

上述研究结果表明，子宫内膜癌复发患者的预后与确诊复发的时间隔、患者的健康状况、肿瘤复发的部位及其数量、复发后的治疗措施是否得当以及某些肿瘤相关基因的表达等多方面的因素密切相关。因此，在子宫内膜癌复发患者的治疗中应特别注意这些问题。

（熊光武）

参考文献

陈春玲，马坷，廖秦平，等. 晚期子宫内膜癌复发特征与相关因素分析. 中国医药导刊，2008, 10(1): 7-11.

高劲松，沈铿，郎景和，等. 不同手术方式对 I 期子宫内膜癌患者生存及复发的影响. 中华妇产科杂志, 2002, 37(2): 90-93.

高敏，蒋国庆，燕鑫，等. 子宫内膜癌85例临床分析. 中国妇产科临床杂志, 2008, 9(1): 16-18.

康燕华. 晚期子宫内膜癌治疗方法与预后分析. 河北北方学院学报(医学版), 2005, 22(6): 30-33.

李魁秀，房朝辉，冯威健. 微波治疗子宫内膜癌术后及放疗后复发例. 肿瘤防治研究, 2002, 29(1): 17.

罗国林，毕世梁，王世阆. 子宫内膜癌复发因素的探讨. 实用妇产科杂志, 2002, 18(3): 174-175.

马绍康，吴令英，高菊珍. 特殊类型子宫内膜癌的临床特点. 实用肿瘤杂志, 2008, 23(2): 142-147.

王鹤, 陈心秋, 黄薇, 等. 不同方式治疗晚期子宫内膜癌62例临床分析. 广西医科大学学报, 2007, 24(5): 788-789.

王鹤, 陈心秋, 黄薇, 等. 晚期子宫内膜癌术后辅助放疗的临床观察. 微创医学, 2007, 2(5): 404-405.

王建六, 富琪, 周蓉, 等. 晚期子宫内膜癌治疗与预后分析. 肿瘤防治研究, 2001, 28(3): 214-216.

王建六, 魏丽惠, 薛凤霞, 等. 晚期子宫内膜癌20例复发转移特征及相关因素分析. 中国实用妇科与产科杂志, 2003, 19(9): 537-540.

王建六, 魏丽惠. 芳香化酶抑制剂治疗晚期复发性子宫内膜癌初探. 中国妇产科临床杂志, 2004, 5(3): 185-186.

王志启, 王建六, 刘凤婷, 等. 化疗在复发子宫内膜癌治疗中的作用. 中华医学杂志, 2006, 86(13): 896-900.

杨永平, 邓蕴华. 29例复发性子宫内膜癌的临床分析. 肿瘤防治杂志, 2000, 7(2): 169-170.

张国楠, 宋水勤, 余建, 等. 盆腔淋巴结清扫在子宫内膜癌手术治疗中的意义. 实用妇产科杂志, 1996, 12(2): 92-94.

张克强, 江宁, 沈光耀. 子宫内膜癌的综合治疗及临床特点分析. 实用癌症杂志 2007, 22(3): 305-310.

章文华, 王桂香, 李洪君, 等. 晚期和复发子宫内膜癌的化疗. 中华肿瘤杂志, 2002, 24(3): 306.

赵晓东, 张毅. 子宫内膜癌的治疗. 中国肿瘤临床, 2007, 34(1): 56-59.

Ackerman, I, Malone S, G Thomas, et al. Endometrial carcinoma--relative effectiveness of adjuvant irradiation vs therapy reserved for relapse. Gynecol Oncol, 1996, 60(2): 177-183.

Aoki Y, H Kase, Watanabe M, et al. Stage III endometrial cancer: analysis of prognostic factors and failure patterns after adjuvant chemotherapy. Gynecol Oncol, 2001, 83(1): 1-5.

Aoki Y, Watanabe M, Amikura T, et al. Adjuvant chemotherapy as treatment of high-risk stage I and II endometrial cancer. Gynecol Oncol, 2004, 94(2): 333-339.

Awtrey CS, Cadungog M G, Leitao MM, et al. Surgical resection of recurrent endometrial carcinoma. Gynecol Oncol, 2006, 102(3): 480-488.

Bafaloukos D, Aravantinos G, Samonis G, et al. Carboplatin, methotrexate and 5-fluorouracil in combination with medroxyprogesterone acetate (JMF-M) in the treatment of advanced or recurrent endometrial carcinoma: A Hellenic cooperative oncology group study. Oncology, 1999, 56(3): 198-201.

Barakat RR, Goldman N A, Patel D A, et al. Pelvic exenteration for recurrent endometrial cancer. Gynecol Oncol, 1999, 75(1): 99-102.

Barrett R J, Blessing JA, Homesley HD, et al. Circadian-timed combination doxorubicin-cisplatin chemotherapy for advanced endometrial carcinoma. A phase II study of the Gynecologic Oncology Group. Am J Clin Oncol, 1993, 16(6): 494-496.

Bellone S, Shah HR, McKenney JK, et al. Recurrent endometrial carcinoma regression with the use of the aromatase inhibitor anastrozole. Am J Obstet Gynecol, 2008.

Bouros D, Papadakis K, Siafakas N, et al. Natural history of patients with pulmonary metastases from uterine cancer. Cancer, 1996, 78(3): 441-447.

Boz G, De Paoli A, Innocente R, et al. Endometrial stage I carcinoma treated with surgery and adjuvant irradiation: a retrospective analysis. Tumori, 1995, 81(4): 256-260.

Briet JM, Hollema H, Reesink N, et al. Lymphvascular space involvement: an independent prognostic factor in endometrial cancer. Gynecol Oncol, 2005, 96(3): 799-804.

Bristow RE, Santillan A, Zahurak M L, et al. Salvage cytoreductive surgery for recurrent endometrial cancer. Gynecol Oncol, 2006, 103(1): 281-287.

Burke TW, Walker C L. Arzoxifene as therapy for endometrial cancer. Gynecol Oncol, 2003, 90(2 Pt 2): S40-46.

Burke, T W, Stringer C A, Morris M, et al. Prospective treatment of advanced or recurrent endometrial carcinoma with cisplatin, doxorubicin, and cyclophosphamide. Gynecol Oncol, 1991, 40(3): 264-267.

Campagnutta E, Giorda G, De Piero G, et al. Surgical treatment of recurrent endometrial carcinoma. Cancer, 2004, 100(1): 89-96.

Cormio G, Lissoni A, Losa G, et al. Brain metastases from endometrial carcinoma. Gynecol Oncol, 1996, 61(1): 40-43.

Corn BW, Lanciano RM, RD'Agostino, et al. The relationship of local and distant failure from endometrial cancer: defining a clinical paradigm. Gynecol Oncol, 1997, 66(3): 411-416.

Covens AV, Brunetto L, Markman M, et al. Phase II trial of danazol in advanced, recurrent, or persistent endometrial cancer: a Gynecologic Oncology Group study. Gynecol Oncol, 2003, 89(3): 470-474.

Creasman WT, Disaia PJ, Blessing J, et al. Prognostic significance of peritoneal cytology in patients with endometrial cancer and preliminary data concerning therapy with intraperitoneal radiopharmaceuticals. Am J Obstet Gynecol, 1981, 141(8): 921-929.

Creutzberg CL, van Putten W L, Koper PC, et al. Survival after relapse in patients with endometrial cancer: results from a randomized trial. Gynecol Oncol, 2003, 89(2): 201-209.

Creutzberg CL, van Putten WL, Koper PC, et al. Surgery and postoperative radiotherapy versus surgery alone for patients with stage-1 endometrial carcinoma: multicentre randomised trial. PORTEC Study Group. Post Operative Radiation Therapy in Endometrial Carcinoma. Lancet, 2000, 355(9213): 1404-1411.

De Palo G, Mangioni C, Periti P, et al. Treatment of FIGO (1971) stage I endometrial carcinoma with intensive surgery, radiotherapy and hormonotherapy according to pathological prognostic groups. Long-term results of a randomised multicentre study. Eur J Cancer, 1993, 29A(8): 1133-1140.

Descamps P, Calais G, Moire C, et al. Predictors of distant recurrence in clinical stage I or II endometrial carcinoma treated by combination surgical and radiation therapy. Gynecol Oncol, 1997, 64(1): 54-58.

Dimopoulos MA, Papadimitriou CA, Georgoulias V, et al. Paclitaxel and cisplatin in advanced or recurrent carcinoma of the endometrium: long-term results of a phase II multicenter study. Gynecol Oncol, 2000, 78(1): 52-57.

Earle CC, Landrum MB, Souza JM, et al. Aggressiveness of cancer care near the end of life: is it a quality-of-care issue? J Clin Oncol, 2008, 26(23): 3860-3866.

Fleming GF, Brunetto VL, Cella D, et al. Phase III trial of doxorubicin plus cisplatin with or without paclitaxel plus filgrastim in advanced endometrial carcinoma: a Gynecologic Oncology Group Study. J Clin Oncol, 2004, 22(11): 2159-2166.

Fleming GF, Filiaci VL, Bentley RC, et al. Phase III randomized trial of doxorubicin + cisplatin versus doxorubicin + 24-h paclitaxel + filgrastim in endometrial carcinoma: a Gynecologic Oncology Group study. Ann Oncol, 2004, 15(8): 1173-1178.

Gallion HH, Brunetto VL, Cibull M, et al. Randomized phase III trial of standard timed doxorubicin plus cisplatin versus circadian timed doxorubicin plus cisplatin in stage III and IV or recurrent endometrial carcinoma: a Gynecologic Oncology Group Study. J Clin Oncol, 2003, 21(20): 3808-3813.

Genest P, Drouin P, Girard A, et al. Stage III carcinoma of the endometrium: a review of 41 cases. Gynecol Oncol, 1987, 26(1): 77-86.

Greven KM, Lanciano RM, Corn B, et al. Pathologic stage III endometrial carcinoma. Prognostic factors and patterns of recurrence. Cancer, 1993, 71(11): 3697-3702.

Greven K, Winter K, Underhill K, et al. Preliminary analysis of RTOG 9708: Adjuvant postoperative radiotherapy combined with cisplatin/paclitaxel chemotherapy after surgery for patients with high-risk endometrial cancer. Int J Radiat Oncol Biol Phys, 2004, 59(1): 168-173.

Hall DJ, Martin DA, Kincaid K. Filgrastim support during combination chemotherapy using cisplatin, doxorubicin, and cyclophosphamide to treat advanced or recurrent endometrial cancer: a clinical study and literature review. Eur J Gynaecol Oncol, 2003, 24(6): 481-489.

Helm CW, Toler CR, Martin RS, 3rd, et al. Cytoreduction and intraperitoneal heated chemotherapy for the treatment of endometrial carcinoma recurrent within the peritoneal cavity. Int J Gynecol Cancer, 2007, 17(1): 204-209.

Holland CM. The role of radical surgery in carcinoma of the endometrium. Clin Oncol (R Coll Radiol), 2008, 20(6): 448-456.

Holloway RW. Treatment options for endometrial cancer: experience with topotecan. Gynecol Oncol, 2003, 90(3 Pt 2): S28-33.

Hoskins PJ, Swenerton KD, Pike JA, et al. Paclitaxel and carboplatin, alone or with irradiation, in advanced or recurrent endometrial cancer: a phase II study. J Clin Oncol, 2001, 19(20): 4048-4053.

Jeyarajah AR, Gallagher CJ, Blake PR, et al. Long-term follow-up of gonadotrophin-releasing hormone analog treatment for recurrent endometrial cancer. Gynecol Oncol, 1996, 63(1): 47-52.

Keys HM, Roberts J A, VL Brunetto, et al. A phase III trial of surgery with or without adjunctive external pelvic radiation therapy in intermediate risk endometrial adenocarcinoma: a Gynecologic Oncology Group study. Gynecol Oncol, 2004, 92(3): 744-751.

Kosary CL. FIGO stage, histology, histologic grade, age and race as prognostic factors in determining survival for cancers of the female gynecological system: an analysis of 1973-87 SEER cases of cancers of the endometrium, cervix, ovary, vulva, and vagina. Semin Surg Oncol, 1994, 10(1): 31-46.

Lentz SS, Brady MF, Major FJ, et al. High-dose megestrol acetate in advanced or recurrent endometrial carcinoma: a Gynecologic Oncology Group Study. J Clin Oncol, 1996, 14(2): 357-361.

Lhomme C, Vennin P, Callet N, et al. A multicenter phase II study with triptorelin (sustained-release LHRH agonist) in advanced or recurrent endometrial carcinoma: a French anticancer federation study. Gynecol Oncol, 1999, 75(2): 187-193.

Lin L L, Grigsby P W, Powell M A, et al. Definitive radiotherapy in the management of isolated vaginal recurrences of endometrial cancer. Int J Radiat Oncol Biol Phys, 2005, 63(2): 500-504.

Lincoln S, Blessing JA, Lee RB, et al. Activity of paclitaxel as second-line chemotherapy in endometrial carcinoma: a Gynecologic Oncology Group study. Gynecol Oncol, 2003, 88(3): 277-281.

Luesley DM, Lawton FL, Berchuck A. Uterine Cancer. New York, Taylor & Francis Group, 2006.

Lurain JR, Rice BL, Rademaker AW, et al. Prognostic factors associated with recurrence in clinical stage I adenocarcinoma of the endometrium. Obstet Gynecol, 1991, 78(1): 63-69.

McMeekin DS, Gordon A, Fowler J, et al. A phase II trial of arzoxifene, a selective estrogen response modulator, in patients with recurrent or advanced endometrial cancer. Gynecol Oncol, 2003, 90(1): 64-69.

McMeekin DS, Lashbrook D, Gold M, et al. Nodal distribution and its significance in FIGO stage IIIc endometrial cancer. Gynecol Oncol, 2001, 82(2): 375-379.

Morris M, Alvarez RD, Kinney WK, et al. Treatment of recurrent adenocarcinoma of the endometrium with pelvic exenteration. Gynecol Oncol, 1996, 60(2): 288-291.

Morris PC, Anderson J R, Anderson B, et al. Steroid hormone receptor content and lymph node status in endometrial cancer. Gynecol Oncol, 1995, 56(3): 406-411.

Morrow CP, Bundy BN, Kurman RJ, et al. Relationship between surgical-pathological risk factors and outcome in clinical stage I and II carcinoma of the endometrium: a Gynecologic Oncology Group study. Gynecol Oncol, 1991, 40(1): 55-65.

Mountzios G, Bamias A, Voulgaris Z, et al. Prognostic factors in patients treated with taxane-based chemotherapy for recurrent or metastatic endometrial cancer: proposal for a new prognostic model. Gynecol Oncol, 2008, 108(1): 130-135.

Mundt AJ, Murphy KT, Rotmensch J, et al. Surgery and postoperative radiation therapy in FIGO Stage IIIC endometrial carcinoma. Int J Radiat Oncol Biol Phys, 2001, 50(5): 1154-1160.

Mundt AJ, Waggoner S, Yamada D, et al. Age as a prognostic

factor for recurrence in patients with endometrial carcinoma. Gynecol Oncol, 2000, 79(1): 79-85.

Murray R, Pitt P. Aromatase inhibition with 4-OHAndrostenedione after prior aromatase inhibition with aminoglutethimide in women with advanced breast cancer. Breast Cancer Res Treat, 1995, 35(3): 249-253.

Niwa K, Hashimoto M, Morishita S, et al. Preventive effects of danazol on endometrial carcinogenesis in mice. Cancer Lett, 2000, 158(2): 133-139.

Noberasco C, Bajetta E, Zilembo N, et al. Activity of formestane in de novo tamoxifen-resistant patients with metastatic breast cancer. Oncology, 1995, 52(6): 454-457.

Ogawa K, Toita T, Kakinohana Y, et al. Palliative radiation therapy for brain metastases from endometrial carcinoma: report of two cases. Jpn J Clin Oncol, 1999, 29(10): 498-503.

Papadimitriou CA, Bafaloukos D, Bozas G, et al. Paclitaxel, epirubicin, and carboplatin in advanced or recurrent endometrial carcinoma: a Hellenic Co-operative Oncology Group (HeCOG) study. Gynecol Oncol, 2008, 110(1): 87-92.

Pinelli DM, Fiorica JV, Roberts WS, et al. Chemotherapy plus sequential hormonal therapy for advanced and recurrent endometrial carcinoma: a phase II study. Gynecol Oncol, 1996, 60(3): 462-467.

Price FV, Edwards RP, Kelley JL, et al. A trial of outpatient paclitaxel and carboplatin for advanced, recurrent, and histologic high-risk endometrial carcinoma: preliminary report. Semin Oncol, 1997, 24(5 Suppl 15): S15-78-S15-82.

Rose PG, Brunetto VL, VanLe L, et al. A phase II trial of anastrozole in advanced recurrent or persistent endometrial carcinoma: a Gynecologic Oncology Group study. Gynecol Oncol, 2000, 78(2): 212-216.

Santin AD, Bellone S, Roman J J, et al. Trastuzumab treatment in patients with advanced or recurrent endometrial carcinoma overexpressing HER2/neu. Int J Gynaecol Obstet, 2008, 102(2): 128-131.

Scarabelli C, Campagnutta E, Giorda G, et al. Maximal cytoreductive surgery as a reasonable therapeutic alternative for recurrent endometrial carcinoma. Gynecol Oncol, 1998, 70(1): 90-93.

Scholten AN, van Putten WL, Beerman H, et al. Postoperative radiotherapy for Stage 1 endometrial carcinoma: long-term outcome of the randomized PORTEC trial with central pathology review. Int J Radiat Oncol Biol Phys, 2005, 63(3): 834-838.

Slomovitz BM, Ramondetta L M, Lee CM, et al. Heterogeneity of stage IIIA endometrial carcinomas: implications for adjuvant therapy. Int J Gynecol Cancer, 2005, 15(3): 510-516.

Smaniotto D, Agostino GD, Luzi S, et al. Concurrent 5-fluorouracil, mitomycin C and radiation, with or without brachytherapy, in recurrent endometrial cancer: a scoring system to predict clinical response and outcome. Tumori, 2005, 91(3): 215-220.

Sohaib SA, Houghton SL, Meroni R, et al. Recurrent endometrial cancer: patterns of recurrent disease and assessment of prognosis. Clin Radiol, 2007, 62(1): 28-34; discussion 35-36.

Sorbe B, Andersson H, Boman K, et al. Treatment of primary advanced and recurrent endometrial carcinoma with a combination of carboplatin and paclitaxel-long-term follow-up. Int J Gynecol Cancer, 2008, 18(4): 803-808.

Sovak MA, Dupont J, Hensley ML, et al. Paclitaxel and carboplatin in the treatment of advanced or recurrent endometrial cancer: a large retrospective study. Int J Gynecol Cancer, 2007, 17(1): 197-203.

Tewari K, Cappuccini F, Brewster WR, et al. Interstitial brachytherapy for vaginal recurrences of endometrial carcinoma. Gynecol Oncol, 1999, 74(3): 416-422.

Thigpen JT, Brady MF, Homesley HD, et al. Phase III trial of doxorubicin with or without cisplatin in advanced endometrial carcinoma: a gynecologic oncology group study. J Clin Oncol, 2004, 22(19): 3902-3908.

Thigpen JT, Brady MF, Alvarez RD, et al. Oral medroxyprogesterone acetate in the treatment of advanced or recurrent endometrial carcinoma: a dose-response study by the Gynecologic Oncology Group. J Clin Oncol, 1999, 17(6): 1736-1744.

Trope C, Kristensen GB, Abeler VM. Clear-cell and papillary serous cancer: treatment options. Best Pract Res Clin Obstet Gynaecol, 2001, 15(3): 433-446.

Umesaki N, Tanaka T, Miyama M, et al. Postoperative adjuvant chemotherapy with cisplatin, etoposide, and pirarubicin for endometrial carcinoma patients with lymph node metastasis: A pilot study. Oncol Rep, 2000, 7(5): 1083-1086.

von Minckwitz G, Loibl S, Brunnert K, et al. Adjuvant endocrine treatment with medroxyprogesterone acetate or tamoxifen in stage I and II endometrial cancer--a multicentre, open, controlled, prospectively randomised trial. Eur J Cancer, 2002, 38(17): 2265-2271.

Wadler S, Levy DE, Lincoln ST, et al. Topotecan is an active agent in the first-line treatment of metastatic or recurrent endometrial carcinoma: Eastern Cooperative Oncology Group Study E3E93. J Clin Oncol, 2003, 21(11): 2110-2114.

William L, Macleod R. Management of breakthrough pain in patients with cancer. Drugs, 2008, 68(7): 913-924.

Wright AA, Zhang B, Ray A, et al. Associations between end-of-life discussions, patient mental health, medical care near death, and caregiver bereavement adjustment. Jama, 2008, 300(14): 1665-1673.

Wylie J, Irwin C, Pintilie M, et al. Results of radical radiotherapy for recurrent endometrial cancer. Gynecol Oncol, 2000, 77(1): 66-72.

Zaino RJ, Kurman RJ, Diana KL, et al. Pathologic models to predict outcome for women with endometrial adenocarcinoma: the importance of the distinction between surgical stage and clinical stage--a Gynecologic Oncology Group study. Cancer, 1996, 77(6): 1115-1121.

23

子宫内膜癌终末期处理

晚期子宫内膜癌或其他妇科肿瘤患者因肿瘤复发或转移无法治愈者，最终将进入到终末期阶段。由于病情进展，肿瘤伴发的合并症均会让患者遭受生理和心理的双重折磨，该阶段的患者更需要家属及医护人员的加倍呵护和理解。而做为妇科肿瘤的医护人员，更应该对处于此阶段的患者悉心照料，让患者能够舒适并有尊严地走过人生最后一程。

第一节　终末期患者的特点

一、生理特点

患者常常表现为生命体征（体温、血压、心率、呼吸）紊乱、单个或多个器官功能衰竭，可有如下主要表现。

1. 复发肿瘤或转移肿瘤的症状，主要表现为疼痛、肿瘤内出血、压迫等表现。尤其顽固性疼痛，止痛药耐受或无效者，可表现为烦躁不安，被动体位，痛苦面容。

2. 晚期肿瘤放、化疗引起的相关毒性副作用，包括骨髓抑制、恶心、呕吐、皮疹、瘙痒及口腔黏膜炎等。

3. 肿瘤转移或扩散压迫导致不全肠梗阻或完全肠梗阻可以出现腹胀，食欲减退、恶心、呕吐、便秘。

4. 呼吸功能减退可以出现在晚期恶液质的患者或伴有肺部感染和肺转移的患者，表现为胸腔积液、咯血、咳痰、呼吸困难、心力衰竭。终末患者出现鼻翼扇动、潮式呼吸、间歇呼吸等。

5. 低蛋白血症，重度贫血，血小板减少，凝血功能改变，血液高凝导致血栓或胃肠黏膜出血，由于低蛋白血症和淋巴循环障碍引起的局部及全身水肿。

6. 生殖泌尿系统症状，一般为输尿管受肿瘤压迫，表现为肾积水，肾衰竭，尿毒症。

7. 感染导致持续低热或高热，多种抗生素无效。

8. 肌肉张力消失，大小便失禁、吞咽困难，不能进行自主躯体活动，易发生褥疮及恶病质体质，出现消瘦、贫血、无力等结果。

9. 恶性肿瘤末期出现的不可控的腹水、胸水及慢性淋巴水肿。

10. 意识不清，感觉、知觉障碍。

11. 恶性肿瘤晚期患者由于病痛的折磨及身体的不适长期卧床易引起双下肢深静脉血栓的形成。

12. 子宫内膜癌终末期患者特有的临床特点：大出血。子宫内膜癌病灶一般生长于宫腔内，初期可见少量血性白带，随着肿瘤的进展，后期可合并感染，引起脓血性排液，及阴道不规则出血，早期量可多可少，恶臭。晚期子宫内膜癌大出血系瘤组织及转移灶破裂溃引起：甚至因肿瘤的侵袭，晚期子宫内膜癌患者可出现膀胱阴道瘘及直肠阴道瘘，给患者带来极大的困扰。

其中癌痛是最突出的症状（Bickel et al，2016）。

二、心理特点

患者由于长期受疾病折磨，对生命的依恋、对死亡的恐惧及对亲人的牵挂等，心理既复杂又矛盾，且波动颇大，易于反复。晚期癌症患者包括子宫内膜癌晚期患者的心理特征一般表现为焦虑、恐惧、不安、孤独、抑郁等。目前，人们普遍接受的是美国医学博士 E.Kubler-Ross 在《论死亡和濒临死亡》一书中总结的临终病人心理过程，他通过对百名临终病人进行的心理调查，把临终病人的心理发展过程分为五个阶段。

1. 否认期　起先临终病人在得知自己病情的真实情况后，感到极度的震惊，悲观绝望，否认自己患了绝症或病情的恶化，认为可能是医生的误诊，对可能发生的严重后果缺乏思想准备，从潜意识里否认生命即将终结。

2. 愤怒期　临终病人知道自己的生命岌岌可危，常常表现为烦躁、焦虑、无助、绝望，进而拒绝进食和食疗，常伴有气愤不已，哀叹自己时运不济，甚至对家属和医护人员撒气，借以发泄自己对疾病的反抗情绪。

3. 妥协期　晚期癌症病人虽无治愈的可能，但为了延长病人生命，缓解病人的痛苦，医护人员还是会进行必要的治疗，比如放、化疗、药物治疗、内分泌治疗等。该时期的患者承认自己病情比较严重，默认死亡即将来临，心里状态显得平静、安详、友善、沉默不语，能顺从接受治疗，配合家属及医护人员。

4. 抑郁期　在晚期癌症患者治疗过程中，癌症的各种并发症频频出现，患者遭受巨大的生理痛苦，心理状态更是显得极度伤感、抑郁，并急于安排后事，完善遗嘱，完成未完成的愿望。大多数病人在这一时期不愿多说话，但又不愿孤独，希望多见一些亲戚朋友，愿意得到更多人的同情和关心。

5. 接受期　这是临终病人生命阶段最后的心理反应。在这一时期，病人经历了一段抑郁后，心情得到了抒发，常常能够面对现实，对死亡已充分准备，心理趋于平静、安宁。也有的病人在临终前因疼痛难忍而希望速死。

这 5 个阶段因人而异，不一定按顺序出现，各阶段持续时间也不固定。

三、行为特点

1. 易发怒　临终病人的情绪波动大，自己不容易控制，常表现出无端向自己的亲人或医护人员发泄不满，甚至训斥谩骂、不配合治疗和护理，个别病人还有无端的破坏行为。

2. 易恐惧　临终病人常常对家属和医护人员的言语、神情十分敏感，精神紧张，以至不思饮食、不睡觉，甚至夜间不愿意熄灯或频频呼叫家属或护士。

3. 易焦虑　临终病人常常处于失望与期望的矛盾之中，当其幻想新的治疗方法或奇迹出现时，往往能主动、积极与医护人员合作；当其想到死亡可能马上就会降临时，又拒绝合作，心里充满焦虑。

4. 易悲伤　临终病人常常沉浸在对事业、家庭、人生的回忆之中，默默地忍受心灵痛苦。有的病人想在有限地时间里多看看自己亲人、朋友；有的病人则不愿让别人看见自己痛苦病容，希望远离朋友或自杀，要求安乐死，以保持自己原有形象，维持自己的尊严（Waldrop et al，2015）。

第二节　终末期的评估

子宫内膜癌终末期处理主要体现在其姑息性治疗及姑息性护理方面。世界卫生组织对姑息性治疗的定义为：对于罹患不能根治的恶性肿瘤的患者，通过姑息治疗可以及早治疗所面临的生理、心理、精神及社会问题，缓解其身心痛苦，最终达到提高患者及家属生活质量的目的。姑息性护理的概念为：通过在对终末期患者的治疗过程中对患者及家属实施全面、协调、周到的护理措施，使患者有尊严、安详得走完生命的最后一程。姑息性治疗及护理的目的则是维持和改善癌症终末期患者的生活质量。姑息性治疗包括家庭治疗、住院治疗、咨询服务、社区及宁养院、临终关怀及丧期支持等。在姑息治疗中临终关怀最为重要，本章着重介绍临终关怀。

一、临终关怀的起源和发展

临终关怀始于中世纪欧洲，由教士、修女等出于宗教上的慈善教义而建立的庇护所，为患病的陌生人或朝圣者提供休息和庇护之所。20 世纪 60 年代，英国博士西塞丽·桑德斯（Dame Cicely Saunders），在伦敦郊区希登汉（Sydenham），建立了世界第一所现代化兼具医疗科技及积极研究疼痛与症状控制的圣克里斯多弗临终关怀机构（St Christophers Hospice），将护理学、临床医学、社会学、伦理学等多学科知识结合起来，合并成现代医学，以提供减轻临终病患及其家属痛楚的终末期医疗照顾服务，并使"让终末期病人能平静尊严地死去，以及家属对家人的死亡没有遗憾"成为一个可以实现的目标，被誉为"点燃了世界临终关怀的灯塔"，标志着现代临终关怀的开始。

自第一所安宁院出现，不同国家根据各自国情对临终关怀问题进行了不断的探索并形成了丰富的理论。1976 年北美洲和欧洲开始发展，1980 年后，韩国、日本、中国香港、新加坡等亚洲国家或地区也先后进行了这方面的研究。我国大陆地区的临终关怀开始于 1988 年的天津医学院临终关怀研究中心的建立。

二、临终关怀的定义

1. 最初含义 临终关怀译自英文"Hospice Care"。Hospice 来自法语,起源于拉丁语"Hospes",后派生为"Hospitium",其原义指陌生人或朝圣者休息或庇护之地,即"收容所""救济院""招待所"等,供给贫困及濒死的旅行者食物与照顾场所,可理解为他们临终时生命的最后一站。

2. 现代含义 指为临终病人及其家庭提供全面的照护,包括医疗、护理、心理、精神等各个方面,以缓解或消除病人的疼痛等不适症状,以使临终病人的生命受到尊重,生命质量得以改善,病人家属的身心健康得到维护。2002 年世界卫生组织的定义为:它肯定生命的价值,而且将死亡视为一个自然的过程;它不刻意加速、也不延缓死亡的到来;它在控制疼痛以及身体的症状之外,对病人的心理及灵性层面亦提供整体的照顾;它同时强调来自周围的支持,不仅支持病人积极地活到直到辞世,也协助家属,使他们在亲人患病期间以及丧亲之后的心理反应都能有所调适。临终关怀体现的更多是生命的质量,而不是生命的长度。WHO 认为临终关怀在全世界范围内的需求是急切的、迫切的,并建议各个国家将临终关怀作为国家健康政策的重要组成部分。

3. 内涵 临终关怀的内涵主要分为以下三个方面:①现代临终关怀已发展成为一门新兴的交叉学科,由临床医学、护理学、心理学、社会学、伦理学及管理学等多门学科构成,充分体现了现代医学模式 - 心理 - 社会模式的特点。②现代临终关怀是一种特殊的公共卫生保健服务,服务对象为没有治愈希望的临终病人及其家属,目的是为他们提供全方位的舒缓治疗、看护和心理关怀,使临终病人能够舒适平静地度过人生最后一程。③现代临终关怀还可以为临终病人提供舒适的关怀机构,世界各国、各地文化背景不同,有病房型、社区型、家庭型等。临终关怀团队由医生、护理人员、人文社会学科学者(如心理学家、人类学家、社会学家等)、社会工作者、志愿者等人员组成,结合各个学科的优势,对临终病人及其家属提供身心的照护。

4. 我国临终关怀的特色 生老病死是人类必须遵循的自然规律,在我国,受传统文化的深刻影响,人们对死亡采取否认、逃避态度,对死亡缺乏认识和理解和足够的理性。即使在患者无挽救机会、接近死亡的时刻,有些家属也强烈要求医护人员全力救治,尽管救治工作是徒劳的。因此,我国的临终关怀,旨在为临终病人更舒适、有尊严地度过最后一站,使其正确理解死亡的意义和接受死亡。对于很多人是很难接受和理解的,在某种程度上,也阻碍了我国临终关怀事业的发展(沈霞,2016;欧阳儒颖,2016)。

三、终末期临终关怀的入选条件

美国临终关怀和姑息治疗委员会制定了入选患者的标准,患者应该具有所有以下条件:

1. 病人的生命已经有期限了,患者本人和家属均已得到通知;

2. 患者和(或)家属已选择缓解症状为目的的治疗而不是治愈性的治疗;

3. 患者具有下面两点之一:①证明疾病进展的文件;②资料显示与晚期疾病相关的营养不良,包括(A)非自愿的,6 个月内进行性体重下降 >10%,(B)血清白蛋白 <25 mg/dl。

对于所有癌症临终患者包括子宫内膜癌患者,符合上述条件的复发转移患者,其疾病已经无治愈的可能,而且生命期限到达了终末期,治疗只是以缓解症状为目的,都可以纳入终末期临终关怀的处理。

第三节 终末期的处理

一、处理原则

主要包括三个方面:控制症状,支持患者,支持家属。

1. 缓解痛苦、姑息治疗,即尽量应用无创性的方法,减轻各种痛苦并进行对症治疗。

2. 心理看护心理疏导,维持和提升患者和家属的心理健康。

3. 让临终病人能舒适、安详、有尊严地走完人生的最后路程。

二、处理方法

1. 终末期患者的病房和探视

(1)病房设置:房间应清洁、整齐、舒适、安静,温度应控制在 20℃左右，湿度以 50%~60% 为宜，光线应柔和，避免强烈刺眼的阳光直射，室内窗帘色应宁静幽雅，病房内可摆放一些患者喜爱的物品，如鲜花、照片、电视机、收音机等，营造一个富于生活情趣的环境，让患者在宁静祥和的气氛中感受到家的温馨和人间的温暖及真情。病房最好设置为单间或双人间，进行家庭式装饰，鼓励家属陪伴，让病人有家一样的感觉。从而使病人减轻孤独感，增加安全感，稳定情绪，安详去世。同时又使家属得到心灵的慰藉，减轻他们在亲人去世后的悲痛。

（2）鼓励探视和陪住：一个人从熟悉的家庭、社会环境住入陌生的医院会感到心理、生理上的不适应，产生一种无助或茫然感，表现为孤独、寂寞、不安、恐惧等。对于一个生命处于濒危状态的肿瘤患者来说，这种感觉更加突出，如果坚持严格地执行医院的探视制度，会让患者和家属难以接受，感到缺乏人情味；相反应鼓励亲朋好友探视、陪住、守护，让患者在有限的时间里享受人间的真情，从亲友、同事的问候中得到心灵上的慰藉，使患者坦然地告别他所喜爱的一切，安详、无惧地告别人生，让生者无悔地奉献爱心。

2. 加强基础护理和治疗

终末期的癌症或内膜癌患者往往出现全身衰竭，各脏器功能相继减退，大多数患者丧失自理能力。应加强各项基础护理，注意患者皮肤、口腔、泌尿生殖道、呼吸道管理，防止各种并发症的发生。

（1）基础饮食护理：晚期肿瘤患者存在不同程度的营养不良，在尊重患者饮食习惯，按照患者的喜好，鼓励患者进食，少量多餐，保证营养与液体的供给。不能进食者或入量明显不足者，可以鼻饲或给予胃肠外营养，维持机体的代谢平衡。

（2）皮肤、口腔护理：应保持患者皮肤清洁、干燥，对于因体质过弱、恶病质或疼痛导致翻身困难且常保持一个卧位长期受压的患者，积极预防压疮发生。常规预防压疮发生的措施包括：常规翻身、增强营养、皮肤护理、预防压疮用具（棉花垫、海绵垫、水垫、多浪气垫床、程控按摩床）的正确使用。保持患者口腔清洁，协助患者晨起，餐后，睡前漱口，对于昏迷的临终患者及时抽吸痰液，经常用湿纱布或棉球擦洗口腔，口唇抹液状石蜡防止干裂。吞咽反射消失者可用湿纱布或湿棉签湿润口唇，也可以让患者吸吮湿纱布。

（3）泌尿生殖道护理：便秘患者可给予灌肠或药物通便，便秘严重时肛注开塞露 20 ml 或 0.5% 肥皂水 50 ml，注射后按摩腹部以增加润肠效果；口服植物油 30 ml 以促进肠蠕动；病情好转时鼓励并协助其下床活动。有些患者可以根据需求进行一些保守性治疗措施，包括肠梗阻手术，低剂量化疗、放疗和生物治疗等。小便潴留或失禁者可留置导尿管。大小便失禁的患者，可用尿布垫于臀部下，及时更换，保持会阴皮肤清洁和干燥，以免压疮发生。

（4）呼吸道护理：肿瘤晚期患者大多有循环、呼吸衰竭，随时都有可能死亡，所以必须密切观察体温、脉搏、呼吸、血压的变化，密切注意患者的主诉，及时复查血液生化、血液常规和凝血象，给予点滴白蛋白、脂肪乳甚至少量多次输血等支持治疗。在出现顽固性贫血并进一步加重，重度低蛋白血症，凝血象明显异常，皮下出血点等迹象时，常常提示患者生命即将走向最后的终点，此时要让家属做好相应的物质和心理上的准备，并对是否行有创性抢救（创伤性抢救措施包括使用呼吸机、气管切开术等）等问题和家属取得一致，同时也要指出的是，按照人道主义的观点，临终患者尽管濒临死亡，但仍享受与常人同等的待遇和权利。医护人员要尊重和维护临终患者应享有的权利，如要求按照自己意愿办理后事的权利，要求得到尊严死去的权利等。

（5）睡眠护理：晚期癌症患者因焦虑、恐惧等心理问题常出现睡眠紊乱。应关注患者的睡眠，保证睡眠环境安静，光线幽暗，空气清新，温度适宜，被褥柔软，尽量减少夜间护理操作。夜间巡房时注意动作要轻，协助患者享用舒适的体位。对于腹水患者腹胀难忍，肿瘤压迫出现尿潴留，脑转移出现头痛、呕吐等影响睡眠时，应采取相应措施，缓解症状，从而保证良好睡眠，延缓生命（黄频颖，2016）。

3. 大出血的处理

大出血为晚期子宫内膜癌患者的主要并发症之一，肿瘤侵蚀周围脏器血管导致大出血，若大出血得不到有效处理，严重时可危及生命。处理子宫内膜癌大出血的基本原则为：迅速止血和及时补血。常用方法为：①填塞压迫止血：晚期子宫内膜癌患者由于癌灶的侵袭和转移可导致阴道大出血，可选择阴道填塞纱布条止血，必要时加用止血剂，同时及时复查患者血常规,联系血库备血。②介入止血,通过血管造影等方法明确出血的血管及位置,诊断的同时进行介入止血治疗,具有微创、高效、安全等优点。③输血及止血剂的应用:在患者出血比较凶险的情况下,外科止血的同时,应联合使用局部或全身止血剂,必要时及时输血,保证患者的生命体征平稳(曹泽毅,2014)。

4. 癌痛的处理

癌痛是晚期癌症患者临床上最常见、最难忍受的症状之一,由于癌症本身及癌症复发、转移灶导致的身心不适,它不仅影响患者的正常生活,更会引起患者的心理失衡。若癌痛得不到有效控制,将从各个方面(心理、生理、精神和社会等)严重影响患者的日常生活质量,终末期内膜癌患者同样面临癌痛的困扰。疼痛的划分标准有多种,其中世界卫生组织提出的疼痛划分标准较易理解,见表23-3-1。

表23-3-1　WHO提出的疼痛划分标准

0度	不痛
Ⅰ度	轻痛,为间歇痛,可不用药
Ⅱ度	中度痛,为持续痛,影响休息,需用止痛药
Ⅲ度	重度痛,为持续剧,不用药不能缓解痛
Ⅳ度	严重痛,为持续剧痛伴血压、脉搏等自主神经系统的变化

(1)药物止痛:首先评估癌痛的严重程度,癌痛常规评估目标主要为:疼痛的程度、时间、特点、疼痛的位置和周期放射情况、疼痛的类型、疼痛的刺激和缓解因素。根据评估结果按WHO推荐的癌性疼痛"三阶梯止痛治疗原则"给予镇痛药,并注意观察止痛效果和药物副作用,发现异常及时减量或停药。在患者疼痛反应强烈时,适当加用镇静药。三阶梯止痛治疗原则指的是:按阶梯给药,一般先首选非阿片类止痛药,用于轻中度疼痛,代表药物有阿司匹林、对乙酰氨基酚等;如果达不到止痛或疼痛继续加剧或者中度癌性疼痛的患者,则非阿片类药物＋弱阿片类药物,代表药物有可待因、曲马多等,一般建议与第一阶梯药物联合给药,一、二阶梯药物存在最大有效剂量(天花板效应)的问题,必要时添加辅助药;若疼痛仍不能控制或中重度癌痛患者,给予强阿片类药物,代表药物有吗啡、美施康定、美菲康等。此阶梯药物一般无天花板效应,

但可产生耐受,需适当增加剂量克服耐受。用药原则:①给药方式选择:止痛药一般从小剂量开始,给药方式可选口服、舌下含服、皮下注射、肌内注射、静脉给药等,一般推荐口服给药,便于长期用药,且能免去患者长期注射的不适。②按时给药:下一次剂量给予应在前一次药物作用消失之前。因为在"需要时"给药,往往不能满意地控制疼痛。③个体化给药:注意具体病人的实际疗效、选择合适的剂量,正确掌握能控制患者疼痛的剂量,直至疼痛完全控制为止。④注意细节和效果,密切观察疗效和副作用,及时调整用药。

(2)心理护理止痛:癌痛不仅仅会引起身体的不适,还会造成患者心理上的痛苦。大多癌症患者存在不同程度的恐惧、焦虑、悲观、失望等消极心理情绪,个别患者甚至还有轻生的念头。故我们对待晚期癌症患者的护理不单单是人身护理,更需要关注病患的心理护理。①加强心理交流:当患者知道自己患了绝症,即将面临死亡,她们有着常人难以想象的情感需要和心理压力,因疾病给生命带来威胁,她们感到恐惧和不安,害怕与亲人分离,对生活的无限依恋,害怕失去尊严和自尊等。医护人员应准确把握患者的心态,强化心理疏导,设身处地去了解患者的心理需要,尽量满足她们的要求;经常巡视病房,与患者坦诚沟通,鼓励患者与病魔斗争,给她们生存的希望;耐心倾听患者的诉说,让她们说出心中的不安与恐惧,顺势诱导,帮助患者表达自己的真实情感;理解患者的痛苦,尽可能地满足他们的需求。当患者表现心情平静,接受即将死亡的现实时,医护人员应创造一个祥和的气氛,帮助临终患者认识到死亡是一种自然规律,死亡是摆脱痛苦折磨,实现人生完善的结局,使临终患者庄严、安详、舒适地度过人生最后时刻。除此之外,医护人员应与患者家属多多沟通,做好宣教工作,使其充分理解患者病情和诊疗经过。针对严重缺乏信心的患者,应给予随时安慰,鼓励,多与病人交谈疾病以外的话题,转移其注意力,使患者对自己有信心,淡化疼痛意识,积极配合医护人员的治疗。②暗示疗法:暗示疗法是指治疗者用含蓄、间接的方式对人的心理和行为产生效应的一种方法。也就是利用治疗者的权威使患者接受治疗者的观念,从而解除心理压力和负担,使症状得以减轻。使患者保持稳定的情绪、良好的心境,这些均可增加患者

对疼痛的耐受性。③舒适疗法：舒适良好的环境（病房安静、清洁，室温适宜）、倾听轻音乐、按摩热敷疼痛部位有节律性地深呼吸、与家人亲朋分享过去的幸福时刻等措施在一定程度上能有效减轻患者心理痛苦，有助于产生积极的生理变化，克服不良情绪的干扰，增强止痛效果。

心理护理一直是临终关怀的重要内容，它贯穿于临终护理的全过程。临终病人的心理状态极其复杂，护士要谅解和宽容病人，真诚相待。在中国香港，终善服务机构要求辅导员在帮助垂死病人之前，应首先反省自己对死亡的感受和态度。若辅导员内心对死亡充满焦虑，便不能自由及镇定地辅导病人，也很难与病人有真诚的接触。日本要求医护人员掌握临终病人的性格、心态，正确判断其心理承受能力，选择适当的方式告知真实病情。使病人以充分的心理准备配合治疗，珍惜与亲人共同拥有的临终时光（Carlson et al，2016）。

5. 死亡教育

晚期癌症病人除了身体上的疼痛，还要面临着死亡即将来临的恐惧和不安。死亡教育可使人们能够正视死亡，客观面对死亡，帮助他们安详、舒适地走完生命的最后一程。死亡教育的对象为患者及家属，尊重患者的权利，努力维护患者的尊严，在恰当的时机选择适合的方式与患者及家属讨论病情实况及相关死亡问题。不回避患者对死亡的疑虑，尽可能耐心解答，尊重患者的个人信仰，理解他们对死亡的态度。必要时给予心理和情感支持，倾听他们的要求，尽量予以满足。帮助病人树立正确、豁达的生死观，进而接纳死亡的事实，从而以积极的心态安排好有限的时间。使患者能平静地面对和接受死亡。

6. 家属支持

晚期肿瘤在给病人带来身心摧残的同时，对整个家庭来说也是严重的应激因素，尤其对主要照顾患者的家属更是如此。临终病人家属不但承担着不同程度的心理负担和心理负担，而他们的言行举止直接影响着患者的情绪。医护人员要积极疏导和安慰患者家属，使其接受患者即将死亡的事实，面对临终的病人，家属更应该多陪伴和安慰，与病人一起分享过去的幸福。若家人对患者的医疗选择、照顾选择以及去世后的丧葬仪式等问题彼此意见不同时，最好的办法是将决定权交给患者，让患者自己

做主，这样患者心安，家属也不会因意见不同而感困扰。晚期癌症患者急救只能挽回心跳、呼吸，延长数小时，最多数天生命，病情仍在继续恶化，急救不能挽回其生命。患者及家属对急救应有真实的认知，事先可以要求医师不进行有创性抢救措施，并签署不施行心肺复苏的同意书，让患者平安的逝去，或临时出院回家，在家中安然而终，免去急救时的折磨和痛苦。

7. 尸体料理

尸体料理是临终关怀不容忽视的内容，做好尸体料理，不仅是对死者人格的尊重，也是对家属的心理安慰。医护人员应尽量按照家属的意愿，严肃认真地做好尸体料理，让死者保持安详。

8. 悲伤护理

悲伤护理不是以消除悲伤为目的，而是帮助死者家属一边承担生离死别的痛苦，一边还要继续生存。病人的死亡对家属来说是悲哀的高峰。目前医院还很少考虑为临终病人的亲属提供必要的服务。比起物质支持，死者家属更需要的是感情支持。帮助哀伤者最有效的办法是与他们保持一种真诚的关系，让他们能毫无禁忌地讲及与死者有关的事情。此时护士要静静地倾听，或用最简单的语言给予最大的支持和安慰。在国外有丧亲服务小组，在病人死亡后较长一段时间内，经常给家属寄同情卡、随访信或电话随访等，为丧亲家属提供关怀服务，收到了良好的效果。国内也有研究报道，做好死者家属的丧亲护理，可大大降低家属的死亡率。

三、终末期患者处理面临的伦理问题

当面临伦理困境时，很难做出决定，首先应该识别和定义伦理问题的指导原则，目前国际上工人的医学伦理原则如下：①对自主权的尊重：尊重个人自由、价值观、信仰和个人选择；②无伤害原则：不造成不必要的伤害或罪恶事件；③有利原则：防止或消除不利因素及有可能产生的危害；④正义、公平原则：同等尊重需求不对等的患者；⑤准确原则：对患者及家属交代实际病情，不隐瞒家属，在家属同意及病人能接受的前提下，不隐瞒患者；⑥忠诚原则：履行承诺；⑦保密原则：不披露患者信息，建立亲密和信任的医患关系。在我国，临终关怀事业正处于起步阶段，其中阻碍其发展的主要

因素在于人们对死亡的认知尚未有充分的理解。对于晚期癌症包括子宫内膜癌患者，转移或复发而无法治愈者，作为医护人员，应该充分尊重患者的自主权，在临终阶段，尽量不做无谓的治疗和抢救来增加患者身心的痛苦，除此之外，无谓的治疗也无疑对消耗患者家庭的资产，增加家属的负担，更是在有限的大医疗环境下浪费医疗资源的表现。本着医学伦理原则和人道主义思想，在未来的临终关怀事业发展的探索过程中有望实现并开展的项目如下：①患者及家属正确认知和理解死亡的含义，可以坦然面对，接受现实；②接受安乐死和协助自杀，目前只有荷兰、比利时、卢森堡等国家承认安乐死的合法性，美国的华盛顿、俄勒冈州、蒙大拿州等承认协助自杀的合法性；③参与临床试验：目前对于晚期癌症转移或复发而无法治愈的患者，临床上可招募其为志愿者参与一些化疗药物临床试验，对于患者及家属，比较困难的还是难以获得知情同意和无法量化评估其风险和利益（Ong et al，2012）。

由于病人的个体特征、家庭条件、生活环境、性别、年龄、文化层次、社会地位、经济状况等方面的不同，要求也有所不同。

（车晓霞　姜　洁）

参考文献

曹泽毅. 中华妇产科学. 3版 中册. 北京: 人民卫生出版社, 2014: 2010-2015.

黄频颖. 晚期癌症患者疼痛的护理进展. 医学信息, 2016, 29(15): 36-38.

欧阳儒颖, 张济生. 我国临终关怀相关问题探讨. 中国保健营养, 2016, 5(26): 547.

沈霞, 唐正群. 晚期癌症患者的临终关怀. 医药前沿, 2016, 6(6): 284-285.

Bickel KE, Mcniff K, Buss MK, et al. Defining high-quality palliative care in oncology practice: an american society of clinical oncology/american academy of hospice and palliative medicine guidance statement. J Oncol Pract 2016, Aug 16.

Carlson CL. Effectiveness of the world health organization cancer pain relief guidelines: an integrative review. J Pain Res 2016, 9: 515-534.

Ong WY, Yee CM, Lee A. Ethical dilemmas in the care of cancer patients near the end of life Singaprore Med J 2012, 53(1): 11-16.

Waldrop D, Meeker MA, Kutner JS . The developmental transition from living with to dying from cancer: hospice decision making. J Psychosoc Oncol 2015, 33(5): 576-598.

24

合并其他恶性肿瘤的诊断与处理

多发性原发癌（multiple primary cancer）是指同一宿主的单个或多个组织器官同时发生（synchronous）或先后发生（metasynchronous）两个或两个以上的原发癌。女性生殖系统恶性肿瘤中多原发癌约占 0.63%~1.8%，其中以子宫内膜与卵巢同时发生癌变最为常见（占 40%）（Dębska-Szmich et al，2014；Tong et al，2008）。子宫内膜癌患者中，同时发生卵巢癌者约 5%（Soliman et al，2004）。同时，子宫内膜癌和卵巢癌、肠道肿瘤、乳腺癌间存在明显聚集性。瑞典的一项全国性大规模临床流行病研究对 19 128 例子宫内膜癌患者进行了随访，在 11 个部位观察到第二肿瘤的发生，以卵巢癌最为常见，其次为小肠（Hemminki et al，2003）。子宫内膜癌合并其他恶性肿瘤，易与 II 期（转移至宫颈）或 III 期（转移至卵巢）子宫内膜癌相混淆。多发性原发癌与转移性子宫内膜癌具有不同的临床表现和病理特征，治疗和预后也存在明显差别。下文就常见的子宫内膜癌合并其他恶性肿瘤的诊断和处理进行叙述。

第一节　子宫内膜癌合并卵巢癌

子宫内膜癌合并卵巢癌（ovarian cancer）（是最常见的女性生殖系统多原发癌。其病因尚不明确，存在多种假说，包括第二苗勒管系统（the secondary müllerian system）学说（女性上生殖道存在组织学共性，称为第二苗勒管系统，在共同致癌因素下可同时发生肿瘤）；子宫内膜异位灶癌变学说（在位和卵巢异位子宫内膜在共同致癌因素下同时发生癌变）；共同激素受体学说（子宫及卵巢同时长期暴露于高雌激素水平下发生癌变）；基因突变学说（子宫及卵巢胚胎发育的相关性决定其存在共同的肿瘤易感区域，该区域基因突变可导致同时癌变）（沈铿 等，1994；楼寒梅 等，2006；Singh et al，2010）。困扰临床医师的主要问题是子宫内膜癌合并卵巢癌的诊断和治疗。

一、合并卵巢癌的诊断

（一）诊断标准

目前沿用 1998 年 Scully 等提出的诊断标准，以区别子宫内膜癌伴卵巢转移，卵巢癌伴子宫转移以及子宫内膜和卵巢同为转移癌。诊断标准见表 24-1-1 至 表 24-1-3。

表24-1-1　子宫内膜癌合并卵巢癌（双原发癌）的诊断标准

两肿瘤组织学存在差异
通常没有子宫肌层浸润或仅有浅表的肌层浸润
子宫内膜癌没有血管间隙浸润
常伴有子宫内膜不典型增生
缺乏其他子宫内膜癌转移证据
单侧卵巢肿瘤（80%~90% 病例）
卵巢肿瘤位于卵巢实质内
卵巢肿瘤无血管间隙浸润，未突破卵巢表面，不位于卵巢门
缺乏其他卵巢癌转移证据
存在子宫内膜异位症病灶
若肿瘤为异倍体，两者表现为不同 DNA 指数
两肿瘤表现为不同基因型或染色体组型

（Scully et al，1998）

表24-1-2　子宫内膜癌原发和卵巢癌继发的诊断标准

两肿瘤组织学相似
子宫内膜癌病灶较大，卵巢癌病灶较小
伴有子宫内膜不典型增生
深肌层浸润
a.肿瘤直接蔓延至附件
b.肌层血管间隙浸润
子宫内膜癌转移至其他典型部位
双侧卵巢癌或多个癌结节
卵巢肿瘤位于卵巢门，血管间隙侵犯，表面种植，或存在以上多种情况
不存在卵巢子宫内膜异位病灶
两肿瘤均为双倍体或 DNA 倍性指数相似
两肿瘤存在相似的异常基因型或染色体组型

（Scully et al，1998）

表24-1-3　　卵巢癌原发，子宫内膜癌继发

两肿瘤组织学相似
卵巢癌病灶较大，子宫内膜癌病灶较小
存在子宫内膜异位症病灶
肿瘤位于卵巢实质
肿瘤由卵巢实质直接蔓延至子宫外壁
卵巢癌转移至其他典型部位
单侧卵巢肿瘤（80%~90%病例）并形成单个肿瘤团块
子宫内膜不存在不典型增生
两肿瘤均为双倍体或DNA倍性指数相似
两肿瘤存在相似的异常基因型或染色体组型

（Scully et al，1998）

双原发癌中子宫内膜癌和卵巢癌的具体分期参照国际妇产科联盟（FIGO 2009，FIGO 2012）分期。

（二）辅助诊断方法

病理学和形态学判定双原发癌并无绝对排除标准，而原发双癌独特的分子生物学表型提示可采用合适的分子标记物辅助诊断。

1. DNA流式细胞测定及免疫组化分析（immunohistochemical analysis）

一般认为，转移性癌具有类似的DNA指数和分子生物学标记，而双原发癌则相反。计算子宫内膜癌和卵巢癌的DNA指数，若两者相似，提示肿瘤转移，相反则考虑独立原发可能（Falkenberry et al，1996）。然而，肿瘤异质性也有可能导致原发癌与转移癌之间存在不同DNA指数。因而，有研究者结合应用DNA倍性及免疫组化分析判定肿瘤的同源性（homology）。

Prat等对临床病理诊断为原发性双癌的9例患者进行免疫组化染色，分析其CAM、CEA、Keratin、CA125、CA199等表达情况。9例中7例具有不同的免疫组化表达模式，同时DNA倍性分析表明其中5例具有不同的DNA倍性；而9例转移癌仅4例免疫组化表达模式不同，另外，DNA倍性分析6例转移癌中5例具有相同的DNA指数（Prat et al，1991）。Halperin等对16例原发双癌患者进行免疫组化分析。结果表明，ER，PR，bcl-2在同时独立发生的子宫内膜癌和卵巢癌间存在表达差异，而在原发癌和转移癌中则表达率一致，有助于鉴别原发双癌或转移癌（metastatic cancer）（Halperin et al，2003）。因此提示在临床病理基础

上可以综合采用免疫组化和流式细胞仪测定来鉴别诊断。

2. 克隆分析

多种分子生物学方法可以鉴别肿瘤细胞单克隆或多克隆来源，包括：

（1）杂合性缺失（loss of heterozygosity，LOH）：LOH反映肿瘤发生早期抑癌基因失活，在单克隆来源肿瘤中具有一致性。然而，研究表明肿瘤进展过程中由于基因不稳定性也可发生LOH；由于肿瘤异质性同一肿瘤不同部位也可以呈现不同LOH模式。因此，LOH模式不一致不一定代表肿瘤多克隆来源，但不同部位肿瘤呈现同一LOH模式高度提示单克隆来源（Fujii et al，2002；Matias-Guiu et al，2000）。

（2）突变分析：对与肿瘤早期发生相关的特定基因进行突变分析可以鉴别不同肿瘤成份的同源性。但同一致癌因素的"场效应"（field effect）可以导致相同的基因突变，产生假阴性结果。而场效应是导致子宫内膜和卵巢同时发生肿瘤的重要原因（Furlan et al，2006）。另外，也有同一致癌因素导致多个肿瘤病灶（如多发性结肠癌）呈现不同突变基因型（K-ras,p53）的报道（Lynch et al，2008）。

（3）X染色体失活多态性分析（X-chromosome inactivation polymorphic analysis）：女性胚胎发育过程中体细胞母系或父系来源X染色体发生随机失活。可以根据失活X染色体上的等位基因判断肿瘤为单克隆或多克隆来源（单克隆来源肿瘤经限制性内切酶酶切后PCR扩增显示LOH）。不同的X染色体失活模式提示肿瘤来源于不同细胞克隆，然而，同样的X染色体失活模式仍有50%可能为不同克隆来源肿瘤（Planck et al，2002；Bats et al，2013）。

（4）二代测序分析：学者对同时发生的子宫内膜样卵巢癌和子宫内膜癌，以及同时发生的不同组织类型子宫内膜癌和卵巢癌进行了大规模平行测序和分子倒置探针微阵列检测。结果发现前者14例体细胞突变，提示它们可能是单一原发肿瘤的转移。另外，14例中有11例基因组分析确定的克隆关系与临床病理诊断标准不符合。研究提示大多数同时发生的子宫内膜癌和卵巢癌可能来自于单细胞克隆，这也对根据临床病理标准区分双原发肿瘤还是单原发肿瘤转移的诊断提出了质疑（Chao et al，2016）。

目前上述克隆分析方法均已尝试用于双原发癌

的鉴别诊断。包括 LOH 检测、X 染色体失活多态性分析、β-catenin 表达、CTNNB1、K-ras、p53、PTEN 基因突变分析、微卫星不稳定性等（Nishimura et al，2005；Irving et al，2001；Ricci et al，2013；Kelemen et al，2017；Kaneki et al，2004；Ramus et al，2008）。随着测序技术的发展，二代测序也逐渐应用于此类患者的克隆分析（Valtcheva et al，2017）。虽然克隆分析可以辅助判断肿瘤来源，但迄今尚没有准确判定肿瘤同源性的理想指标。例如，在临床病理和其他分子生物学特性均明确表明为双原发癌的组织样本中，可以发现存在同样的 K-ras 和 PTEN 基因突变（Matias-Guiu et al，2000）。

鉴于此，下述方法可能有助于提高诊断准确性：①在临床病理诊断基础上，结合分子生物学辅助检查结果，综合考虑肿瘤的单克隆或多克隆源性；②综合采用多种分子生物学诊断技术，慎重评估；③目前高通量检测技术，如二代测序、基因芯片和蛋白芯片等的快速发展，可能有助于辨析不同部位肿瘤的同源性，因为肿瘤原发病灶和转移灶基因表达谱无明显差异，而不同来源肿瘤病灶表达谱则明显不同（Weigelt et al，2003）。

二、合并卵巢癌的临床病理特征

与子宫内膜癌卵巢转移或卵巢癌子宫内膜转移不同，子宫内膜癌合并卵巢癌具有比较独特的临床病理特征。

（一）临床流行病学

子宫内膜癌合并卵巢癌患者具有下述特征（Tong et al，2008；Soliman et al，2004，沈铿 等，1994；陈飞 等，2005）：①患者较年轻，中位年龄 50 岁。而单纯子宫内膜癌或卵巢癌大都发生于绝经后妇女。并且，子宫内膜和卵巢病理同为子宫内膜样癌患者（子宫内膜样癌/子宫内膜样癌），发病年龄低于其他病理类型患者（子宫内膜样癌/卵巢浆液性癌）；②患者多肥胖（obesity），BMI＞25，可有子宫内膜癌三联症 [肥胖、高血压（hypertension）、糖尿病（diabetes mellitus）]。这一现象与原发双癌的相关性表现在肥胖患者的雄烯二酮在外周脂肪组织中转化为雌酮，而高雌激素水平可导致子宫内膜癌发生，但 BMI 与卵巢癌关系尚不确定；③不育（infertility）。原发双癌患者多

低产次，不孕率高达 33.3%～44.0%，不育是卵巢癌明确的危险因子。

（二）病理特点

子宫内膜癌合并卵巢癌患者病理特点有：①组织学类型：根据不同组织学类型，可以将子宫内膜癌合并卵巢癌分为 3 组：A 组，子宫内膜样癌合并卵巢子宫内膜样癌；B 组，子宫内膜和卵巢均为非子宫内膜样癌（如两组均为透明细胞癌或乳头状黏液癌）；C 组，子宫内膜癌和卵巢癌是两个完全不同的组织学类型（如卵巢透明细胞癌伴子宫内膜癌）。其中，A 组预后较好，而 B 组、C 组预后较差。但子宫内膜癌合并卵巢癌中以 A 组占绝大多数，占 80%～90%。子宫和卵巢肿瘤分化可一致或不一致，但多分化较好。②病理期别：多为早期病变，可能与原发双癌患者早期出现临床症状有关。通常卵巢癌体积较小；子宫内膜癌病灶小，浅肌层浸润，无淋巴血管浸润，可伴有子宫内膜不典型增生。但 B 组和 C 组患者可能出现肿瘤子宫深肌层浸润和盆腔内扩散（Eifel et al，1982；Sozen et al，2015）。

表 24-1-4 对近期国内外报道的较大样本量子宫内膜癌合并卵巢癌患者的临床病理学特征进行了总结（Soliman et al，2004；楼寒梅 等，2006；陈飞 等，2005，Zaino et al，2001；Chiang et al，2008；Caldarella et al，2008）。

（三）合并卵巢癌与遗传性非息肉性结直肠癌

子宫内膜癌合并卵巢癌与遗传性非息肉性结直肠癌（hereditary non-polyposis colorectal cancer，HNPCC），即 Lynch 综合征 II 型，主要表现为结直肠癌，可合并子宫内膜癌、卵巢癌、胃癌等其他恶性肿瘤。HNPCC 诊断参考 Amsterdam 标准 II：①家族中至少有 3 个成员确诊患 HNPCC 相关肿瘤，包括结肠癌、子宫内膜癌、小肠癌、泌尿系统肿瘤（不是所有成员患同种肿瘤）；②其中 1 例为其他 2 例的一级亲属（父母、兄弟姐妹）；③至少有连续 2 代患病；④至少 1 例于 50 岁前发病；⑤排除家族性腺瘤性息肉病及其他遗传性结肠癌综合征；⑥肿瘤必须经组织学证实。目前研究表明，子宫内膜癌合并卵巢癌与 HNPCC 存在一定联系。

子宫内膜癌与卵巢癌均为 HNPCC 相关肿瘤。据统计，HNPCC 患者发生结肠癌的终生危险度

表24-1-4　子宫内膜癌合并卵巢癌患者的临床-病理特征

研究者	病例数（例）	中位年龄（岁）	BMI（kg/m²）	不育率	组织学类型 1		病理期别	中位生存时间（月）	5 年 生 存率（%）
					A 组	B+C 组			
Zaino et al, 2001	74	49	未述及	未述及	64	10	未述及	未述及	85.9%
Soliman et al, 2004	84	50	28	33%	57	27	I 期子宫内膜癌占82%	A 组：119 B 组：48	未述及
陈飞等，2005	36	52	未述及	未述及	25	11	I 期子宫内膜癌占83%		75.0%
楼寒梅等，2006	12	53.6	未述及	未述及	8	4	I 期子宫内膜癌占100%	A 组 37.7 B 组 51.0	66.7%[2]
Chiang et al, 2008	27	47	26.5	33%	16	11	I 期子宫内膜癌占88%	早期（21 例）68 晚期（6 例）15	85.0%
Caldarella et al, 2008	46	55	未述及	未述及	21	25	未述及	未述及	67.5%

[1] A组，子宫内膜癌/子宫内膜癌；B组，其他病理类型
[2] 3年生存率

为 82%，子宫内膜癌为 50%~60%，卵巢癌为 12%（Bonis et al，2007）。因而子宫内膜和卵巢原发双癌患者中可能部分患有 HNPCC。基于此，Soliman 等对 102 例原发双癌患者进行了 *MSH2*，*MSH6* 和 *MLH1*（均为 HNPCC 特异性突变基因）免疫组化检测及微卫星不稳定性（microsatellite instability，MSI）和 *MLH1* 启动子甲基化分析（Soliman et al，2005）。患者分为 3 组：高危组，符合 Amsterdam 标准者，共 2 例；中危组，既往有 HNPCC 相关肿瘤史或一级亲属有 HNPCC 相关肿瘤史者，共 14 例；其余为低危组，81 例。高危及中危合并组和低危组分别有 13 例和 46 例行 IHC 检测及 MSI 和甲基化分析。13 例高 / 中危患者中 6 例存在上述基因胚系突变，而 46 例低危组患者无基因突变。因而，对有 HNPCC 家族史的子宫内膜和卵巢原发双癌患者行 HNPCC 基因检测，判断是否存在 HNPCC 十分必要。

三、合并卵巢癌的临床表现

与转移癌相比，原发双癌一般在疾病早期即出现症状和体征，但无特异性。

1. 阴道出血（vaginal bleeding）　主要表现为不规则阴道出血，也可表现为绝经后阴道出血，但原发双癌患者以绝经前妇女居多，还可表现为月经改变，如经量增多、经期延长。阴道出血是原发双癌患者最普遍症状（46%），患者多因此就诊，可在早期发现卵巢癌。在原发双癌患者中，诊断时

I ~ II 期卵巢癌占 65%，而单纯卵巢癌患者由于早期无明显症状，确诊时 75%~85% 患者为 III ~ IV 期（Soliman et al，2004）。

2. 盆腔肿块（pelvic mass）　部分患者在常规体检时触及或 B 超提示盆腔肿块而就诊。随着医疗保障体制完善，以此为主诉患者逐年增加。

3. 阴道排液（vaginal discharge）　表现为阴道排液增多，可为浆液性或浆液血性。

4. 腹部不适　由于卵巢或盆腔包块压迫，肿瘤侵犯周围组织，腹水积聚所致，在多数患者可不明显。

不同组织学类型原发双癌患者临床表现有一定差异，有研究者对 A 组、B 组和 C 组患者分别进行了描述（分组标准见本节"病理特点"）。A 组患者临床特点为①患者较年轻，大多为绝经前妇女；②约 50% 患者有不排卵或不育史；③异常出血为最主要主诉；④腹部包块是主要体征；⑤深肌层浸润和盆腔内扩散较少见；⑥预后较好，3 年无瘤生存率为 60%~100%。B 组和 C 组临床表现较为相似，其特点为①患者年龄较大，90% 为绝经后妇女；②绝经后出血为最重要的症状；③不育者仅占 18%；④腹部包块也是主要体征；⑤肿瘤浸润行为较严重，大多伴有子宫深肌层浸润和盆腔内扩散；⑥预后较 A 组患者差，3 年无瘤生存率分别为 45%（B 组）和 38%（C 组）（沈铿，1994）。这一分类的优点是诊断的同时可间接评估患者的预后。

四、合并卵巢癌的治疗和预后

（一）治疗

国际上对子宫内膜合并卵巢原发双癌的治疗还没有标准的模式，治疗方法的选择根据肿瘤的期别、级别以及具体情况区别对待。目前的治疗原则包括：

1. 手术　是主要治疗方案，可以切除病灶和明确分期。考虑到即使 I 期卵巢癌也存在较高盆腔淋巴结转移率，手术方式为：全子宫 + 双附件（卵巢动静脉高位结扎）+ 大网膜切除 + 盆腔多点活检 + 盆腔淋巴结切除。若卵巢肿瘤为黏液性，应行阑尾切除；若子宫内膜癌累及宫颈，应行广泛全子宫切除。

2. 术后辅助治疗　根据肿瘤期别和级别决定辅助治疗方案。对 I A 期、高分化卵巢癌患者无需辅助化疗，其他首选铂类和紫杉醇联合化疗。术后放疗指征同子宫内膜癌，包括深肌层浸润、盆腔淋巴结阳性、 II ~ III 期子宫内膜癌、2 ~ 3 级子宫内膜癌等。放疗应行全盆腔照射。

（二）预后及影响因素

大量研究表明，原发双癌患者预后较好（见表24-1-4），五年生存率为 65% ~ 85%。主要原因为患者因阴道出血而早期发现癌变。原发双癌患者预后因素主要包括（Caldarella et al，2008；Bats et al，2013；Bese et al，2016；Sozen et al，2015；Song et al，2014；Solmaz et al，2016）：

1. 组织病理类型　几乎所有相关研究均表明（表24-1-4），A 组患者预后明显优于 B 组、C 组，但也有不同结论的报道；

2. 分期和分级　早期和高分化肿瘤患者预后明显优于晚期、低分化患者。并且，以卵巢癌期别和子宫内膜癌级别对预后影响更为明显；

3. 年龄　< 50 岁患者预后优于 > 50 岁患者；

4. 淋巴脉管侵犯和血 CA125 水平　淋巴脉管侵犯和治疗前较高血的 CA125 水平也是不良预后因素；

5. 其他因素　合并子宫内膜不典型增生、子宫内膜异位症（endometriosis）、术后辅助化疗等的预后作用尚不确定。分子生物标记物，如 *MSI*、

PTEN 基因突变等的预后作用也不肯定。

总的来说，子宫内膜癌合并卵巢癌预后明显优于 II 期卵巢癌子宫转移或 III 期子宫内膜癌卵巢转移。应把握其临床特点和病理特征，正确诊断，合理处理。此外，研究表明，这类患者术后长期随访中，发生其他系统肿瘤特别是胃肠道肿瘤的概率明显升高（Markakis et al，2013）。因而，定期的盆腔检查和胃肠道检查十分重要。

第二节　子宫内膜癌合并结直肠癌

子宫内膜癌合并结直肠癌（colorectal caneer）在临床上并不罕见。此类患者有很大可能罹患遗传性非息肉性结直肠癌（hereditary nonpolyposis colorectal cancer，HNPCC）。HNPCC 是常染色体显性遗传病，与错配修复基因突变相关。位于 7 号染色体上的 *PMS2* 基因，位于 3 号染色体上的 *MLH1* 基因，位于 2 号染色体上的 *MSH6*、*MSH2* 或 *PMS1* 基因中任一基因发生胚系突变，均可导致 HNPCC 发生。HNPCC 患者主要表现为结直肠癌，可合并子宫内膜癌、卵巢癌，胃癌等其他恶性肿瘤。子宫内膜癌是女性 HNPCC 患者最常发生的肠道外肿瘤。

HNPCC 的诊断主要根据 Amsterdam 标准 II。然而，符合 Amsterdam 标准 II 的典型家系难以完整收集，并且一些存在错配修复基因突变家系并不符合 Amsterdam 标准 II。因此，目前国际上采用修订的 Bethsda 标准以筛选 HNPCC。修订的 Bethsda 标准包括：① 50 岁前诊断的结直肠癌；②存在同时或异时性结直肠癌和（或）其他 Lynch 综合征相关肿瘤（包括结直肠癌，子宫内膜癌，胃癌，卵巢癌，胰腺癌，输尿管癌，肾盂癌，胆管癌，脑癌，皮脂腺癌，角化棘皮瘤，小肠癌）无论年龄为何；③年龄 < 60 岁，MSI-H 表型结直肠癌患者；④结直肠癌患者，一级亲属患有 Lynch 综合征相关肿瘤，两者之一在 50 岁前诊断；⑤结直肠癌患者，两位或两位以上一级亲属或二级亲属患有 Lynch 综合征相关肿瘤。对符合上述标准之一患者，应进一步行分子遗传学和（或）免疫组化检测，判定是否存在 HNPCC 胚系基因突变（Vasen et al，2007）。由此可见，子宫内膜癌合并结直肠癌患者均应行微卫星

不稳定性或免疫组化检测以诊断 HNPCC。研究表明，<50 岁发病的结直肠癌合并子宫内膜癌患者，44% 存在错配修复基因突变（Planck et al，2002）。

合并子宫内膜癌的 HNPCC 存在下述临床特点：①早发性结直肠癌，平均发病年龄 45 岁；②累计近端结肠；③高发多原发癌；④常染色体显性遗传模式；⑤特定肠道外部位发生恶性肿瘤概率升高，概率最高为子宫内膜癌；⑥与结直肠癌伴发的子宫内膜癌可以为任何级别和组织学类型。在 HNPCC 中 35% 子宫内膜癌为晚期或非子宫内膜样癌（Sorosky et al，2012）；⑦结直肠癌多低分化，可见黏液细胞和印戒细胞；⑧预后较好；⑨癌发生速度加快，从小腺瘤变为癌可能仅需 2~3 年，而一般人群则需 8~10 年。

对于并发子宫内膜癌和结直肠癌的 HNPCC 治疗原则尚不明确。一般认为：①发生结肠癌时应行次全结肠切除；②发生低危直肠癌时应行全结肠切除；③子宫内膜癌患者行全子宫和双附件及盆腔淋巴结切除；④根据分期和分级术后予以放化疗。

由于 HNPCC 患者子宫内膜癌的高发性，对于有家族史者推荐采用下述措施防止子宫内膜癌发生：① 30 岁后每年行经阴道超声，CA125 检测和盆腔检查；②出现月经过多或不规则阴道出血需行子宫内膜活检；③预防性化疗和预防性子宫双附件切除的效用尚不肯定（Sorosky et al，2012）。

第三节　子宫内膜癌合并乳腺癌

大量研究已表明，乳腺癌（breast cancer）患者应用他莫昔芬治疗者早期子宫内膜癌发生率升高，病因与他莫昔芬的弱雌激素作用相关。子宫内膜癌的发生与他莫昔芬剂量无关，而与使用时间呈正相关。子宫内膜癌发生率随他莫昔芬使用时间而逐年升高，但也有不同意见认为他莫昔芬使用时间 <2 年不增加子宫内膜癌发生率（Swerdlow et al，2005；Bergman et al，2000）。因而，对于此类患者，应定期行阴道超声和盆腔检查监测子宫内膜情况，出现不规则阴道出血者需行子宫内膜活检。

另一方面，子宫内膜癌中特定亚型，乳头状浆液性子宫内膜癌（papillary serous carcinoma of the uterus，UPSC）患者乳腺癌发病率升高。Geisler 等报道 25%UPSC 患者同时（synchronous）或异时（metachronous）发生乳腺癌，而在子宫内膜样癌患者仅为 3.2%（Geisler et al，2001）。Slomovitz 等报道 UPSC 患者中 20% 有乳腺癌个人史或家族史（Slomovitz et al，2003）。UPSC 与乳腺癌为何存在相关性原因尚不明确，过多雌激素刺激不是 UPSC 发生的病因。一些研究表明 BRCA1 基因突变与 UPSC 发生相关，但结论尚不统一。目前认为，可能某一共同致癌因素的"场效应"，导致 UPSC 与乳腺癌的发生。

第四节　子宫内膜癌合并其他恶性肿瘤

子宫内膜癌合并宫颈癌在女性生殖道多原发癌中也相对比较常见，目前仍采用 Warren 等 1932 年制定的多原发癌的诊断标准：①有 2 个或以上孤立的原发肿瘤；②每个肿瘤必须有明确的恶性特点；③除外转移癌。难点在于与子宫内膜癌宫颈转移相鉴别。不同的组织学类型可以明确诊断；对于子宫内膜癌和宫颈癌同为腺癌者，临床病理检查肿瘤病灶是否有浸润，病灶间是否存在相关性等是鉴别的主要方法。PTEN 基因检测和克隆分析等分子生物学技术有助于诊断（Obata et al，2016）。

子宫内膜癌合并宫颈癌患者预后较好，可能由于子宫内膜癌早期出现阴道出血表现，可以早期发现肿瘤，而宫颈腺癌或内生型宫颈癌早期多无临床症状。

子宫内膜癌还可合并其他多种恶性肿瘤，包括小肠癌、肺癌、阴道癌（vaginal cancer）、输尿管癌、肾癌等。与上述合并卵巢癌不同，合并这些恶性肿瘤显著降低了子宫内膜癌的预后。

总的来说，子宫内膜癌合并其他恶性肿瘤并不罕见。最为常见的为子宫内膜癌合并卵巢癌，其次为乳腺癌、结直肠癌，宫颈癌（cervical cancer）等。对年轻女性，尤其是 <50 岁未绝经者，如果有不育和（或）不孕史，发现子宫内膜癌时应警惕是否存在其他脏器原发恶性肿瘤，尤其是卵巢。对有直结肠癌家族史的子宫内膜癌患者，应行肠镜检查和分子生物学检查排除 HNPCC。

（蔡　斌　万小平）

参考文献

陈飞, 沈铿, 郎景和, 等. 子宫内膜和卵巢原发性双癌的临床特点及预后因素分析. 中华医学杂志, 2005, 85(18): 1257-1260.

楼寒梅, 楼洪坤, 吴梅娟. 子宫内膜与卵巢双原发癌临床病理分析. 中华肿瘤杂志, 2006(8), 28: 617-620.

沈铿, 宋鸿钊, 刘彤华. 子宫内膜和卵巢原发性双癌. 中华妇产科杂志, 1994, 29(8): 498-450.

Bats AS, Roussel H, Narjoz C, et al. Microsatellite instability analysis for the screening of synchronous endometrial and ovarian cancer in Lynch syndrome. Anticancer Res, 2013, 33(9): 3977-3981.

Bergman L, Beellen ML, Gallee MPW, et al. Risk and prognosis of endometrial cancer after tamoxifen for breast cancer. Lancet, 2000, 356(9233): 881-887.

Bese T, Sal V, Kahramanoglu I, et al. Synchronous Primary Cancers of the Endometrium and Ovary With the Same Histopathologic Type Versus Endometrial Cancer With Ovarian Metastasis: A Single Institution Review of 72 Cases. Int J Gynecol Cancer, 2016, 26(2): 394-406.

Bonis PA, Trikalinos TA, Chung M, et al. Hereditary nonpolyposis colorectal cancer: diagnostic strategies and their implications. Evid Rep Technol Assess (Full Rep), 2007, 150: 1-180.

Caldarella A, Crocetti E, Tadder LG, et al. Coexisting endometrial and ovarian carcinomas: A retrospective clinicopathological study. Pathol Res Prac, 2008, 204(9): 643-638.

Chao A, Wu RC, Jung SM, et al. Implication of genomic characterization in synchronous endometrial and ovarian cancers of endometrioid histology. Gynecol Oncol, 2016, 143(1): 60-67.

Chiang YC, Chen CA, Huang CY, et al. Synchronous primary cancers of the endometrium and ovary. Int J Gynecol Cancer, 2008, 18(1): 159-164.

Dębska-Szmich S, Czernek U, Krakowska M, et al. Synchronous primary ovarian and endometrial cancers: a series of cases and a review of literature. Prz Menopauzalny, 2014, 13(1): 64-69.

Eifel P, Hendrickson M, Ross J, et al. Simultaneous presentation of carcinoma involving the ovary and uterine corpus. Cancer, 1982, 50(1): 163-170.

Falkenberry SS, Steinhoff MM, Gordinier M, et al. Synchronous endometrioid tumors of the ovary and endometrium. A clinicopathologic study of 22 cases. J reprod med, 1996, 41(10): 713-718.

Fujii H, Matsumoto T, Yoshida M, et al. Genetics of synchronous uterine and ovarian endometrioid carcinoma: combined analyses of loss of heterozygosity, PTEN mutation, and microsatellite instability. Hum Pathol, 2002, 33(4): 421-428.

Furlan D, Carnevali I, Marcomini B, et al.The high frequency of de novo promoter methylation in synchronous primary endometrial and ovarian carcinomas. Clin Cancer Res, 2006, 12(11 Pt 1): 3329-3336.

Geisler JP, Sorosky JI, Duong HL, et al. Papillary serous carcinoma of the uterus: increased risk of subsequent or concurrent development of breast carcinoma. Gynecol oncol, 2001, 83(3): 501-503.

Halperin R, Zehavi S, Hadas E, et al. Simultaneous carcinoma of the endometrium and ovary vs. endometrial carcinoma with ovarian metastases: A clinical and immunohistochemical determination. Int J gynecol cancer, 2003.13(1): 32-37.

Hemminki K, Aaltonen L, Li X. Subsequent primary malignancies after endometrial carcinoma and ovarian carcinoma. Cancer, 2003, 97(10): 2432-2439.

Irving JA, Catasús L, Gallardo A, et al. Synchronous endometrioid carcinomas of the uterine corpus and ovary: alterations in the beta-catenin (CTNNB1) pathway are associated with independent primary tumors and favorable prognosis. Hum pathol, 2005, 36(6): 605-619.

Kaneki E, Oda Y, Ohishi Y, et al. Frequent microsatellite instability in synchronous ovarian and endometrial adenocarcinoma and its usefulness for differential diagnosis. Hum Pathol, 2004, 35(12): 1484-1493.

Kelemen LE, Rambau PF, Koziak JM et al. Synchronous endometrial and ovarian carcinomas: predictors of risk and associations with survival and tumor expression profiles. Cancer Causes Control, 2017 Feb 13. doi: 10.1007/s10552-017- 0855-5.

Lynch HT, Lynch JF, Lynch PM, et al. Hereditary colorectal cancer syndromes: molecular genetics, genetic counseling, diagnosis and management. Fam Cancer, 2008, 7(1): 27-39.

Markakis C, Marinis A, Dikeakos P, et al. Multiple synchronous primary neoplasms of the breast, colon and rectum after surgery for endometrial cancer: A case report. Int J Surg Case Rep, 2013, 4(5): 493-495.

Matias-Guiu X, Bussaglia E, Catasus LL, et al. Loss of heterozygosity and mutational analysis of the PTEN/MMAC1 gene in synchronous endometrial and ovarian carcinoma. Clin Cancer Res, 2000, 6(4): 1598-1560.

Moreno-Bueno G, Gamallo C, Pérez-Gallego L, et al. Beta-Catenin expression pattern, beta-catenin gene mutations, and microsatellite instability in endometrioid ovarian carcinomas and synchronous endometrial carcinomas. Diagn Mol Pathol, 2001, 10(2): 116-122.

Nishimura N, Hachisuga T, Nabeshima K, et al. Synchronous endometrial and ovarian carcinomas: analysis of genetic relationship of the tumors. Int J oncol, 2005, 27(6): 1519-1526.

Obata T, Nakamura M, Mizumoto Y, et al. Synchronous endometrioid adenocarcinomas in the uterine cervix and corpus. J Obstet Gynaecol Res, 2016, 42(10): 1390-1394.

Planck M, Rambech E, Moslein G, et al. High frequency of microsatellite instability and loss of mismatch-repair protein expression in patients with double primary tumors of the endometrium and colorectum. Cancer, 2002, 94(9): 2502-2510.

Prat J, Matias-Guiu X, Barreto J. Simultaneous carcinoma involving the endometrium and the ovary. A clinicopathologic, immunohistochemical, and DNA flow cytometric study of 18 cases. Cancer, 1991, 68(11): 2455-2459.

Ramus SJ, Elmasry K, Luo Z, et al. Predicting clinical outcome in patients diagnosed with synchronous ovarian and endometrial cancer. Clin Cancer Res, 2008, 14(18): 5840-5848.

Ricci R, Komminoth P, Bannwart F, et al. PTEN as a molecular marker to distinguish metastatic from primary synchronous endometrioid carcinomas of the ovary and uterus. Diagn Mol Pathol, 2003, 12(2): 71-78.

Scully RE, Young RH, Clement PB. Tumors of the ovary, maldeveloped gonads, fallopian tube, and broad ligament, atlas of tumor pathology[M] 3rd [S.23]: Washington, DC, Armed Forces Institute of Pathology, 1998.

Singh N. Synchronous tumours of the female genital tract. Histopathology, 2010, 56(3): 277-285.

Slomovitz BM, Burke TW, Eifel PJ, et al. Uterine papillary serous carcinoma (UPSC): a single institution review of 129 cases. Gynecol oncol, 2003, 91(3): 463-469.

Soliman PT, Broaddus RR, Schmeler KM, et al. Women with synchronous primary cancers of the endometrium and ovary: Do they have Lynch syndrome? J Clin Oncol, 2005, 23(36): 9344-9350.

Soliman PT, Slomovitz BM., Broaddus RR., et al. Synchronous primary cancers of the endometrium andovary: a single institution review of 84 cases. Gynecol Oncol, 2004, 94(2): 456-462.

Solmaz U, Karatasli V, Mat E, et al. Synchronous primary endometrial and ovarian cancers: a multicenter review of 63 cases. Tumor, 2016, 102(5): 508-513.

Song T, Seong SJ, Bae DS, et al. Prognostic factors in women with synchronous endometrial and ovarian cancers. Int J Gynecol Cancer, 2014, 24(3): 520-527.

Sorosky JI. Endometrial cancer. Obstet Gynecol, 2012, 120(2 Pt1): 383-397.

Sozen H, Vatansever D, Iyibozkurt AC, et al. Clinicopathologic and survival analyses of synchronous primary endometrial and epithelial ovarian cancers. J Obstet Gynaecol Res, 2015 , 41(11): 1813-1819.

Swerdlow AJ, Jones ME, et al. Tamoxifen treatment for breast cancer and risk of endometrial cancer: a case-control study. J Natl Cancer Inst, 2005, 97(5): 375-384.

Tong SY, Lee YS, Park JS, et al. Clinical analysis of synchronous primary neoplasms of the female reproductive tract. Eur J Obstet Gynecol Reprod Biol, 2008, 136(1): 78-82.

Valtcheva N, Lang FM, Noske A et al. Tracking the origin of simultaneous endometrial and ovarian cancer by next-generation sequencing - a case report. BMC Cancer, 2017, 17(1): 66.

Vasen HFA, Moslein G, Alonso A, et al. Guidelines for the clinical management of Lynch Syndrome (hereditary non-polyposis cancer). J Med Genet, 2007, 44(6): 353- 362.

Weigelt B, Glas AM, Wessels LF, et al. Gene expression profiles of primary breast tumors maintained in distant metastases. PNAS, 2003, .100(26): 15901-15905.

Zaino R, Whitney C, Brady MF, et al. Simultaneously detected endometrial and ovarian carcinomas- A prospective clincopathologic study of 74 cases: A gynecologic oncology group study. Gynecol Oncol, 2001, 83(2): 355-362.

25

子宫内膜癌诊治的焦点问题

第一节 意外发现的子宫内膜癌

患者因良性疾病行全子宫或次全子宫切除后，病理检查发现子宫内膜癌，即为意外发现的子宫内膜癌（vnexpectde endometrial cancer）。意外发现的子宫内膜癌患者，因未行标准的分期手术，影响预后，因此，对于良性病变行全子宫或次全子宫切除患者，术前应加强对子宫内膜病变的评估，避免漏诊、误诊情况的发生；一旦发生，应根据病理学特点、影像学检查、肿瘤标志物检测结果等进行综合评估，并结合患者的意愿，根据不同情况选择个体化治疗方案。

一、意外发现的子宫内膜癌的常见原因及预防措施

（一）意外发现的子宫内膜癌主要原因

1. 诊断时忽略子宫内膜癌的可能而发生漏诊（missed diagnosis）：① 90% 子宫内膜癌患者以不规则阴道出血或排液为首要症状，年轻患者可表现为月经紊乱，如经期延长、经量增多、周期缩短等，老年女性则表现为绝经后阴道出血。对于绝经前女性，不规则阴道出血症状与子宫内膜增生、息肉、子宫肌瘤、子宫腺肌症等良性疾病相似，若 B 超发现类似于肌瘤或腺肌症的结节样病变时，临床医生出于思维定式，认为单一良性疾病即可解释出血原因，而忽略了伴发子宫内膜癌的可能。②少数子宫内膜癌患者以发现盆腔包块为主诉，伴或不伴阴道不规则出血，临床医生直接以盆腔包块为手术指征进行手术，术前未评估子宫内膜病变，而漏诊子宫内膜癌。

2. 术前考虑到子宫内膜癌的可能，已行诊断性刮宫术，因为诊刮结果的假阴性而未能及时诊断出子宫内膜癌。

（二）预防措施

为减少子宫内膜癌误诊（misdiagnosis）、漏诊的发生，术前应加强对子宫内膜情况的评估，目前评估子宫内膜的方法包括：①子宫内膜病理检查：子宫内膜细胞学检查、诊断性刮宫（Dilation & Curettage，D&C）、宫腔镜检查 + 定向活检等；②影像学检查：经阴道超声检查、CT、MRI；③肿瘤标志物（tumor marker）检测：CA125、HE4等。其中子宫内膜病理检查是切除子宫前明确子宫内膜病变性质的主要依据。

子宫肌瘤（uterine fibroid）或子宫腺肌症合并（adenomyosis）并子宫内膜癌患者，多因术前未曾评估子宫内膜而发生漏诊。据报道，子宫肌瘤患者 1.4%～2.3% 合并子宫内膜癌；子宫腺肌症患者有 1.6%～3.7% 合并子宫内膜癌（Mahnert et al，2015）。子宫内膜不典型增生与子宫内膜癌是一个连续发生的病变，二者关系密切，发病的高危因素相同，临床表现极为相似。不同程度的子宫内膜增生可与子宫内膜癌同时存在，据报道子宫内膜不典型增生合并子宫内膜癌的发生率为 17%～62.5%。而术前诊断子宫内膜增生术后确诊为子宫内膜癌的比例约为 5.6%～47.5%（Rakha et al，2012）。以上报道结果不一，可能与术前评估子宫内膜的方法不同有关。年龄增加、BMI ≥ 28 kg/m^2、合并糖尿病、无生育史患者，诊断为子宫内膜不典型增生时会有较高概率合并或漏诊子宫内膜癌（Matsuo et al，2015）。

诊断性刮宫是临床最常用的诊断子宫内膜病变的基本方法，具有方便、快捷、易操作的优点。由于是非直视下的盲刮，且子宫内膜不典型增生病变多成局灶性或多灶性分布，容易漏掉双宫角及宫底等局部较小病灶，而双宫角和宫底部恰好是子宫内膜癌的好发部位。据报道，即使是经验丰富的妇科医生诊刮时也仅能搔刮到宫腔面积的 75%～80%；

Epstein E 等（2001）研究绝经后出血或内膜厚度≥5 mm 人群，发现 87% 的局灶性病变患者行分段诊刮术后，病灶仍全部或部分残留在宫腔原处，导致子宫内膜癌漏诊。

宫腔镜检查（hysteroscopy）可在直视下辨别子宫内膜异常改变，对病灶有一定的放大作用，并在直视下进行定位活检，提高了取材的准确度，减少了由于盲刮带来的漏诊风险，尤其对双宫角及宫底部位的子宫内膜取样更具优势。研究表明宫腔镜直视下活检，子宫内膜癌漏诊率低于诊断性刮宫。然而，子宫内膜不典型增生病变多呈局灶性分布，且周围常混有正常内膜、单纯增生内膜甚至癌变内膜，肉眼难以识别，仅取少数几块组织活检不能全面反应内膜病变情况，因此，宫腔镜检查＋活检的诊断准确率并未达到 100%。

近年来，有文献报道子宫内膜采集器（endometrial-sampling device for cytology screeming）进行子宫内膜癌及其癌前病变筛查的可行性。子宫内膜采集器一种子宫内膜活检装置，可采集细胞或微量内膜组织，分别进行细胞学检查或内膜组织病理学检查，其与 D&C 相比更为安全易行，并且无需麻醉，患者容易接受，尤其对于绝经后子宫内膜组织少、宫颈萎缩难以操作的妇女，取样更具优势。目前临床上应用的采集器包括：Pipelle、Vabra、Novak、Endo-pap、Gynoscan、Tao brush 及净优等。Dijkhuizen 等（2000）对 7914 例子宫内膜活检术行荟萃分析发现：采用 Pipelle 内膜采集器行子宫内膜活检诊断内膜癌的敏感性在绝经前及绝经后妇女分别为 91% 及 99.6%。但对于宫腔较大且病变体积小、老年患者伴宫颈及内膜萎缩者，存在刮取的标本量不足导致漏诊可能，故仍需大样本的临床研究来探索其对子宫内膜癌的临床诊断价值。

由于子宫内膜本身存在周期性变化，在激素的作用下，子宫内膜的反应性改变千差万别，病理科医生根据自己的经验进行诊断，结果受主观因素的影响较大。Matsuo 等（2015b）研究发现意外发现的子宫内膜癌的病理特点为子宫内膜样腺癌占 90.7%，高分化者占 86.0%，然而不典型增生的细胞学形态与高分化子宫内膜癌细胞之间的鉴别困难，以上原因会导致部分子宫内膜癌的误诊。

除了病理学检查明确子宫内膜病变性质，一些无创性辅助检查方法对子宫内膜病变的评估也具有一定的价值。超声检查简单、易行、操作方便，在临床工作中应用最多，2015 年 FIGO CANCER REPORT 指出阴道超声是子宫内膜癌首选的有效检查方式（Amant et al，2015）。经阴道超声可以了解子宫大小、内膜厚度、肌层浸润程度及宫颈管是否累及，对绝经后妇女筛查具有较高的灵敏度；当子宫内膜厚度＜5 mm 时，其阴性预测价值高，达 96%。CT 主要用于检查盆腔肿块，了解肿块与周围结构的关系，判断肿块的起源和性质。MRI 对于判断子宫内膜癌是否发生肌层浸润及浸润深度、宫颈间质受累、淋巴结受累具有较高价值。肿瘤标记物 CA125、HE4、CA199 等的检测对诊断子宫内膜癌具有一定的参考价值，但缺乏特异性，联合检测可提高诊断的阳性率。

因此，子宫肌瘤、子宫腺肌症行次全子宫／全子宫切除术患者，术前均应行阴道超声检查了解子宫内膜厚度及宫腔情况；对于年龄大、内膜厚或有不规则出血史的子宫肌瘤／子宫腺肌症患者，术前进行子宫内膜组织病理学检查。值得注意的是，子宫肌瘤／子宫腺肌症患者常因宫腔较大或宫腔凹凸不平而容易发生子宫穿孔或漏刮漏诊，故对于有阴道不规则出血且伴有子宫内膜癌高危因素（如肥胖、高血压、糖尿病等）的子宫肌瘤／子宫腺肌症患者，可在宫腔镜直视下进行活检，以提高诊断阳性率、降低操作风险。其次，对于有阴道不规则出血且伴有子宫内膜癌高危因素考虑良性疾病患者，若阴道超声提示内膜增厚、形态不规则、回声不均匀等异常表现，可建议患者行 MRI 及肿瘤标记物检测，以协助诊断子宫内膜癌并完善术前评估。最后，因良性疾病行子宫切除术后，应剖视子宫，仔细检查内膜，疑有恶性可能者，应送快速冰冻病理检查。一项 Meta 分析表明术中冰冻病理（frozen pathology）判别子宫内膜癌肌层浸润的敏感度及特异度分别为 85% 和 97%，而肉眼观察的敏感度及特异度分别为 71% 和 91%（Alcazar et al，2016）。冰冻病理报告的组织学类型、分级、肌层浸润与最终石蜡病理的符合度分别为 97.5%、88%、98.2%（The American College of Obstetricians and Gynecologists Committee，2015b），提示术中冰冻病理诊断在判别组织学类型和肌层浸润深度有一定帮助。

综上所述，临床医生应该提高对子宫内膜癌的认识，无论是否为高危人群，对于良性疾病拟

行全 / 次全子宫切除术前，均应行经阴道超声（transvaginal sonography）检查子宫内膜厚度及宫腔情况；对于年龄大、内膜厚或有不规则出血史者，术前进行子宫内膜组织病理学检查以排除内膜癌可能；对于子宫内膜癌高危人群及遗传易感人群（如遗传性非息肉性结直肠癌综合征家族女性），必要时采用上述多种检测手段联合应用，有助于提高诊断的准确率，减少漏诊、误诊的发生。

二、意外发现的子宫内膜癌的病情评估

对于意外发现的子宫内膜癌患者，应再次对术后病理进行评估，还应行影像学检查、肿瘤标志物检查，判断是否存在转移的高危因素、是否有淋巴结及其他部位的转移，以决定进一步处理方案。

1. 病理学评估（pathological assessment）　应由两名有经验的病理学医师重新评估病理，评估内容包括①组织学分级（G1/G2/G3）；②组织学类型（Ⅰ型/Ⅱ型）；③肿瘤的大小和位置（宫底、子宫下段、宫颈）；④脉管是否受到浸润（LVSI）；⑤宫颈受累（腺体/间质浸润）；⑥肌层侵犯情况（浸润深度与全肌层厚度之比）；若同时切除双附件者，复核输卵管、卵巢是否存在转移病灶。子宫内膜癌最常见的转移途径是淋巴结转移。对于意外发现的子宫内膜癌患者超过80%为Ⅰ期子宫内膜样腺癌，但对于Ⅰ期患者是否一定要切除盆腔和（或）腹主动脉旁淋巴结，以及盆腔淋巴结转移的患者是否需同时切除腹主动脉旁淋巴结始终是争论的焦点问题。因此对于意外发现的子宫内膜癌患者应复核病理学结果，判断是否存在淋巴结转移的高危因素。NCCN 及 FIGO 指南提出淋巴结转移的高危因素包括：①肌层浸润 ≥ 50%；②肿瘤直径 ≥ 2 cm；③组织学低分化；④淋巴脉管间隙浸润；⑤非子宫内膜样腺癌。

2. 影像学评估（radiographic assessment）　意外发现的子宫内膜癌初始治疗多为全子宫或次全子宫切除术，伴或不伴双附件切除。影像学评估的重点为是否存在淋巴结转移或其他部位转移。常用的影像学检查方法包括 CT 检查、MRI 检查、PET-CT。CT 检查主要用于检查盆腔肿块，了解肿块与周围结构的关系，但软组织分辨率低，存在一定的局限性。MRI 检查为意外发现子宫内膜癌的首选检查方法，可用于判断淋巴结是否转移。Teng 等

研究显示 MRI 用于判断淋巴结转移的敏感度、特异度、准确率、阳性预测值、阴性预测值分别为 45.0%、91.2%、85.6%、40.9%、92.4%（Teng et al，2015）。此外，PET/CT 技术对淋巴结及远处转移的诊断价值较高，Crivellaro C 等研究术前行 PET/CT 检查的 76 例Ⅰ期高危（G2 级合并深肌层浸润、G3 级、浆液性癌、透明细胞癌）子宫内膜癌患者，发现 PET/CT 检查预测淋巴结转移的敏感度、特异度、阳性预测值、阴性预测值分别为 78.6%、98.4%、94.7%、91.7%、95.3%（Crivellaro et al，2013）。PET/CT 判断淋巴结转移方面的优势明显高于 MRI 检查，但 PET/CT 费用昂贵，若存在淋巴结转移高危因素者，结合患者经济状况选择 PET/CT 检查。

文献报道子宫内膜癌的卵巢转移率为 2%，其中 1.2% 患者可肉眼识别，0.8% 的患者显微镜下转移（Lin et al，2015）。对于未切除双附件的患者，现有的检查手段包括 B 超、CT、MRI 检查很难判断是否存在输卵管、卵巢转移。研究发现子宫内膜癌患者卵巢转移高危因素为年龄超过 50 岁、G3 级、深肌层浸润、淋巴结转移（Lin et al，2015）。因此应结合年龄、组织学分级、肌层浸润、淋巴结转移等情况，综合评估输卵管、卵巢转移风险。

3. 肿瘤标志物检测　肿瘤标志物 CA125 和 HE4 的检测对子宫内膜癌早期诊断作用有限，但对于判断是否存在宫外转移或淋巴结转移具有一定价值。研究发现 CA125、HE4 水平与子宫内膜癌的分期、分级、肌层浸润深度、淋巴结转移密切相关。淋巴结转移的患者血清 HE4 和 CA125 水平均显著高于无淋巴结转移者，HE4 对子宫内膜癌淋巴结转移诊断的敏感度为 81.8%，特异度为 79.4%，阳性预测值为 30.0%，阴性预测值为 97.6%；CA125 对子宫内膜癌淋巴结转移诊断的敏感度为 54.5%，特异度为 84.3%，阳性预测值为 27.3%，阴性预测值为 94.5%；HE4 与 CA125 两者联合检测时，敏感度及阴性预测值均高于任一单项检测（白朝怡 等，2014）。

三、意外发现的子宫内膜癌的处理

子宫内膜癌手术治疗的标准式是筋膜外全子宫加双附件切除，根据是否合并高危因素决定是否需要行淋巴结切除术。意外发现的子宫内膜癌多见于子宫内膜增生、子宫肌瘤、子宫腺肌症等疾病手

术后，手术方式多为全子宫切除术、次全子宫切除术、伴或不伴双附件切除，未系统行淋巴结切除术。因此，意外发现的子宫内膜癌患者未能进行完整的手术病理分期。由于未行腹盆腔的全面探查，有可能造成对实际病情（分期）的低估，其后续治疗更应谨慎对待。

（一）处理原则

应根据病理学结果及影像学检查有无阳性发现，综合考虑肿瘤期别、肌层浸润、组织学分级、患者年龄及合并症情况，并结合患者的意愿，根据不同情况选择个体化治疗方案。意外发现的子宫内膜癌患者可选治疗方案有观察、手术治疗、辅助放疗或化疗等。

（二）处理措施

1. ⅠA 期 G1~G2 级（肌层浸润＜50%，无脉管浸润，肿瘤直径＜2 cm）患者：无需进一步影像学评估，可直接选择观察。研究发现，对于ⅠA 期，年龄小于 40 岁，高分化子宫内膜样腺癌患者，保留卵巢并不影响子宫内膜癌的生存率及复发率（Sun et al，2013；Lee et al，2013）。因此，对于未切除双侧附件的意外发现子宫内膜癌年轻患者，要求保留内分泌功能的者，若无卵巢转移的高危因素，可以选择观察。但若存在卵巢转移的高危因素如年龄超过 50 岁、G3 级、深肌层浸润、淋巴结转移（Lin et al，2015）等，不建议观察。选择观察的子宫内膜癌患者应充分知情同意，并严格随访。关于随访间隔时间及随访内容尚无定论，可按照完全手术分期的子宫内膜癌患者随访；也可适当缩短随访间隔。

2. ⅠA 期 G1~G2 级（有脉管浸润、肿瘤直径≥2 cm）、ⅠA 期 G3 级、ⅠB 期、Ⅱ期的患者两种方案可选择：

（1）影像学检查进行评估：若影像学检查无阳性发现：①对于ⅠA 期 G1~G2 级（有脉管浸润、肿瘤直径≥2 cm）、ⅠA 期 G3 级、ⅠB 期 G1~G2级患者，可选择观察，也可选择给予阴道近距离和（或）盆腔放疗；②对于Ⅱ期 G1~G2 级患者，推荐阴道近距离和（或）盆腔放疗；③对于ⅠB 期、Ⅱ期 G3 级患者，推荐盆腔放疗和（或）阴道近距离 ± 化疗。若影像学检查有阳性发现：则予再次

手术分期，并根据术后病理学结果选择相应的辅助治疗方案。

（2）选择直接行再次手术分期，然后参照已进行全面手术分期后的辅助治疗作相应的处理，具体治疗方案详见相应章节。

（三）再次手术时机（reoperation timing）

关于意外发现子宫内膜癌的手术时机问题仍是难点。对于这些患者二次手术相对难度大，手术并发症也相对较多，临床医生需尽可能减轻患者痛苦、损伤，同时也要降低子宫内膜癌复发的风险。首次手术与二次手术的间隔时间影响二次手术的并发症，包括术中大出血、术中组织粘连、肠道损伤、膀胱损伤、术后肠梗阻等。二次手术的时间间隔与并发症出现及严重程度存在一定的对应关系。术后病理检查提示子宫内膜癌且有再次手术指征时，可在术后 10 天内尽快二次手术；若患者无法接受短时间内二次手术，可考虑在第一次手术 6 周后进行。二次手术的手术方式可选择开腹（laparotomy）或腹腔镜（laparoscopy）手术。

（王颖梅　薛凤霞）

第二节　子宫内膜癌淋巴结切除的相关问题

一、选择性淋巴结切除（elective lymph node dissection）

子宫内膜癌的转移途径包括淋巴转移、血行转移和直接蔓延（direct extension）等，其中最主要的转移途径为经淋巴转移，因此传统的分期手术包括盆腔及主动脉旁淋巴结切除。中华医学会妇科恶性肿瘤诊治指南第三版以及 2011 年 NCCN 子宫肿瘤指南，对于病灶局限于子宫且可手术治疗的子宫内膜样腺癌患者，所建议的标准手术方式均为全子宫切除（hysterectomy）+ 双侧输卵管卵巢切除（bilateral salping wphenrectomy）+ 系统淋巴结切除术（包括盆腔和腹主动脉旁淋巴结），也就是传统的子宫内膜癌全面分期手术。但是从 2012 年开始，NCCN 子宫肿瘤指南提出，部分患者可能不适合行淋巴结切除术，而仅进行全子宫及双侧输卵管卵巢

的切除。对于子宫内膜癌，尤其是其中早期、淋巴结转移低危的患者究竟是否必须常规进行系统的淋巴结切除，存在很多争议。

近年来，针对于早期低淋巴结转移风险患者的淋巴结切除价值，许多研究进行了探讨，并提出相应的观点，目前针对于内膜癌患者淋巴结转移风险进行临床评估后，采取的选择淋巴结切除理念逐渐被广大学者所接受，也就是存在淋巴结转移高危的患者进行系统淋巴结切除，而对于低危患者则不必进行系统淋巴结切除。2017 年 NCCN 子宫肿瘤指南及中华医学会妇科恶性肿瘤诊治指南第四版所提出的早期子宫内膜癌手术方式为全子宫切除 + 双侧输卵管卵巢切除，而有选择性地进行系统淋巴结切除。以下对早期、低危子宫内膜癌进行选择性淋巴结切除的依据及适应证等进行阐述。

（一）系统淋巴结切除对子宫内膜癌的作用

对于恶性肿瘤进行淋巴结切除的临床价值主要在于：第一，可以明确肿瘤的分期，以协助确定辅助治疗的选择；第二，切除可能存在的转移病灶，改善患者的预后。

1. 系统淋巴结切除对子宫内膜癌患者明确分期的作用

系 统 淋 巴 结 切 除（systemic lymph node dissection）对子宫内膜癌患者明确分期的作用如何，不同文献的结论并不相同。有学者对术前诊断为 Ⅰ期的 514 例子宫内膜癌患者，随机分为淋巴结切除组（264 例）和对照组（250 例），淋巴结切除组切除全子宫、双附件，并进行系统的盆腔淋巴结切除，对照组切除全子宫及双侧附件，并只对可疑淋巴结进行活检或切除，结果发现淋巴结切除组患者淋巴结转移比例为 13.3%，显著高于对照组（仅为 3.2%），从而提出，即使患者术前考虑分期为 Ⅰ期，仍有较高的淋巴结转移概率，应行淋巴结切除术（Benedetti，2008）。但本研究中仅根据术前诊断为 Ⅰ期进行分组并不可靠，因为存在深肌层侵犯的 Ⅰ期患者，其淋巴结转移率显著高于无深肌层侵犯的患者。北京大学人民医院对接受分期手术的子宫内膜样腺癌患者淋巴结转移情况进行回顾性分层分析发现，当不考虑淋巴结病理结果的情况下，诊断为 FIGO（2009年分期）Ⅰ A 期（浅肌层浸润或无肌层浸润）161 例、Ⅰ B 期（深肌层浸润）29 例，而如加入淋巴结

病理结果后，部分患者分期升级，对于之前考虑为 Ⅰ B 期的患者，20.7% 因淋巴结转移分期提高为ⅢC期、与Ⅱ期、ⅢA 期和ⅢB 期相近（分别为 17.1%、1/8 和 1/6），而对之前考虑为 Ⅰ A 期的患者仅为 2.5%，所以对术前诊断 Ⅰ 期患者整体进行分析，认为淋巴结转移率较高，并不可靠（Wang ZQ，2013）。因此，有学者提出应根据淋巴结转移的风险来区分对待。根据美国国家癌症研究所（NCI）的监测、流行病学和预后（Surveillance，Epidemilolgy and End Results，SEER）登记资料，对 1988 年到 2010 年间诊断为子宫内膜癌患者进行回顾性研究发现，19329 例进行手术分期的内膜癌患者中，1035 例（5.3%）有淋巴结转移，其中根据梅奥诊所（Mayo Clinic）标准确诊的淋巴结转移低危和高危患者分别为 4095 例和 15234 例，低危患者淋巴结转移率明显低于高危患者（分别为 1.4% 和 6.4%，$P < 0.001$）（Vargas R，2014）。该研究是目前对子宫内膜癌淋巴结切除较为重要的大规模研究文献之一。因此，评价为淋巴结转移低危的子宫内膜癌患者，系统淋巴结切除对其明确分期的作用不大。

2. 系统淋巴结切除对子宫内膜癌患者预后改善的作用

目前一般认为切除淋巴结对早期患者预后的改善作用不明显。2009 年柳叶刀发表内膜癌治疗研究组（A Study in the Treatment of Endometrial Cancer，ASTEC）的一项多中心随机对照研究，该研究结果动摇了子宫内膜癌常规的系统淋巴结切除观念。该研究包括 1408 例术前评估病灶局限于子宫体的内膜癌患者，患者被随机分为两组，即标准手术组患者 704 例，进行了全子宫及双附件切除、留取腹腔细胞学、并探查主动脉旁淋巴结，淋巴结切除组 704 例，进行上述标准手术以及系统的盆腔淋巴结切除术。对患者进行随访，随访中位时间为 37 个月。共有 191 例患者死亡，其中标准手术组 88 例，淋巴结切除组 103 例，与标准手术组相比，淋巴结切除组患者死亡的 HR 为 1.16，5 年总生存率的绝对差异为 1%。251 例患者复发，其中标准手术组 107 例，淋巴结切除组 144 例，与标准手术组相比，淋巴结切除组患者复发的 HR 为 1.35，5 年无瘤生存率的绝对差异为 6%。调整基线和病理特征后，与标准手术组相比，淋巴结切除组总生存率和无瘤生存率的 HR 分别为 1.04 和 1.25，结果提示对于早

期子宫内膜癌患者，盆腔淋巴结切除对于提高患者总生存率和无瘤生存率均无显著益处（Kitchener，2009）。北京大学人民医院的研究也提示，盆腔淋巴结切除除了对于ⅠB期子宫内膜样腺癌患者提高无瘤生存率，而对全部其他各期患者并无明显的预后改善作用。

（二）系统淋巴结切除对子宫内膜癌患者的副作用

系统淋巴结切除术除了需要一定的手术条件和手术技术外，常规的系统淋巴结切除会明显延长子宫内膜癌患者手术时间和住院时间。存在术中血管损伤、神经损伤、输尿管损伤等并发症的风险。近年来，随着手术器械的改进，和手术技术的提高，很多中心可以顺畅进行系统淋巴结切除，损伤的并发症发生明显下降，但是淋巴囊肿形成（lymphocyst formation）、下肢淋巴水肿（lymphatic edema of lower limb）、下肢深静脉血栓形成等逐渐增多。有研究提示子宫内膜癌淋巴结切除组患者的手术失血量和输血概率并无差异，但该组患者的平均手术时间和住院日较对照组明显延长，并且淋巴囊肿、淋巴水肿、下肢静脉血栓及肺栓塞等术后早期和晚期并发症的发生率淋巴结切除组均高于对照组。一项纳入了1922例子宫内膜癌患者的meta分析提示，切除淋巴结未明显增加手术直接并发症，但手术相关全身并发症增加，尤其是淋巴水肿和淋巴囊肿明显增加，其相对危险度（RR）高达8.39。梅奥诊所的一项591例有随访资料的研究提示，子宫内膜癌手术后出现下肢淋巴水肿与肥胖、充血性心力衰竭、淋巴结切除手术等相关，内膜癌术后23%的淋巴水肿由淋巴结切除造成。淋巴水肿可显著影响患者的生活质量，有学者对子宫内膜癌患者进行术后生活质量测定，采用癌症患者生命质量测定量表（QLQ-C30）和内膜癌生活质量测定量表（QLQ-EN24），结果发现在各种症状中，淋巴结切除患者只有淋巴水肿评分显著高于对照组患者（Yost，2014，Angioli R，2013）。

常规进行系统淋巴结切除还会明显增加患者的治疗费用，有学者对常规切除淋巴结进行了卫生经济学评价，发现选择性淋巴结切除的患者在韩国和美国花费分别为6454美元和23 995美元，低于常规淋巴结切除患者（分别为7079美元和26318

美元），而其质量调整生命年（quality-adjusted life years，QALYs）分别为6.91和6.87，高于常规淋巴结切除患者（分别为6.85和6.81），从而认为对子宫内膜癌患者，根据术前评估进行选择性淋巴结切除成本效益更好（Lee JY，2014）。

（三）如何对子宫内膜癌患者选择性进行淋巴结切除

正是由于SEER登记研究和ASTEC研究等结果提示，系统淋巴结切除对于淋巴结转移低危的子宫内膜癌患者分期作用不大，系统淋巴结切除对于子宫内膜癌患者的预后改善作用不明显，并且系统淋巴结切除存在延长手术和住院时间，存在损伤、淋巴囊肿、淋巴水肿风险，增加医疗费用等问题。所以提出，对于淋巴结转移低危的子宫内膜癌患者选择性地进行淋巴结切除，但是，如何界定淋巴结转移低危的子宫内膜癌患者呢。

有学者将淋巴结转移低危定义为：术中大体标本和冰冻病理检查符合：①G1或G2子宫内膜样腺癌；②肌层侵犯<50%；③宫颈没有受累；④没有腹腔内转移，经该标准确定为低危的179例患者，仅3例平均于术后43.7个月复发，5年总生存率达95.8%。除上述标准外，也有学者特别关注了病灶大小的情况，指出病灶直径是预后的重要相关因素（Urzal，2014），梅奥诊所淋巴结转移低危标准，即①组织学1级或2级；②肌层侵犯深度<50%；③肿瘤直径≤2cm。还有学者研究发现，肌层侵犯>50%、宫颈侵犯、淋巴脉管间隙受累和腹腔细胞学阳性与腹膜后淋巴结转移相关，提出除肌层侵犯≤50%和无宫颈侵犯以外，无淋巴脉管间隙侵犯也是判断淋巴结转移低危的重要指标。但有无淋巴脉管间隙侵犯在术前很难评估，北京大学人民医院认为子宫内膜癌淋巴结转移低危标准包括：病理类型为子宫内膜样腺癌、肿瘤分级G1或G2、肿瘤局限于子宫体、肌层侵犯深度<50%，以及肿瘤直径≤2cm，其中前2项活检病理结果可提供，后3项需结合彩超、MRI等辅助检查以及术中剖视标本肉眼观察或冰冻病理来进行判断。

总之，子宫内膜癌的淋巴结切除应根据具体情况个体化处理，也就是选择性地进行淋巴结切除，根据相应的标准，对于淋巴结转移低危的患者可以不必进行淋巴结切除，以期改善患者预后并提高患者的生活质量。但是,尽管如此,符合低危标准的患者仍存在少量的淋巴结转移情况,因此又有前哨淋巴结切除方法在临床上开展起来,关于子宫内膜癌的淋巴结切除仍需不断探索。

二、子宫内膜癌前哨淋巴结

子宫内膜癌的转移途径以直接浸润和淋巴转移为主。淋巴转移沿着特定规律,癌灶局部浸润后侵入淋巴管形成瘤栓(tumor embolus),随淋巴液引流进入局部淋巴结,在淋巴管内扩散。淋巴结转移影响子宫内膜癌患者的预后及生存期,故充分评价盆腔甚至腹主动脉旁淋巴结的转移情况十分必要。但子宫内膜癌患者中超过75%处于疾病早期、不伴淋巴结转移,淋巴结切除术使患者术后生活质量下降,也降低了卫生经济学效益。前哨淋巴结(sentinel lymph node,SLN)检测在子宫恶性肿瘤中应用越来越多,使如何安全、可行的避免淋巴结切除术成为可能。

(一)前哨淋巴结活检术的概念

近10余年,国内外诸多学者进行了子宫内膜癌SLN的研究,通过检测SLN评估盆腔淋巴结转移状态,以期将SLNB代替传统的淋巴结清扫术。SLN最早是由Gould等(1960)在1960年发表的一篇关于腮腺癌的论文中提出的术语,Cabanas等(1977)于1977年对阴茎癌的治疗中解释了SLN的概念:SLN是解剖学区域或原发肿瘤淋巴引流最先累及的一个或一组淋巴结。SLN的转移状况应代表整个淋巴引流区,即:假如SLN为阴性,整个淋巴引流区非SLN就应为阴性。随着SLN在乳腺癌、外阴癌及黑色素瘤等浅表肿瘤研究取得进展,子宫恶性肿瘤SLN的研究亦逐渐展开。

(二)前哨淋巴结识别方法

通过对SLN染色,术者得以在术中更好地识别并切除SLN。常用的SLN示踪方法(tracer technique)有:①生物活性染料示踪法;②放射性胶体示踪法;③荧光示踪法;④联合示踪法。

1. 生物活性染料示踪法

将生物活性染料(bioactive dye)注射到肿瘤周围组织使肿瘤周围的淋巴管和淋巴结染色,在术中细致解剖暴露淋巴管找到离原发肿瘤最近的被染色淋巴结切除送检。常用的生物染料主要有异硫蓝(isosulfan blue)、专利蓝(patent blue)、亚甲蓝(methylene blue)和纳米炭。

异硫蓝是2,5二磷酸双硫化三苯甲烷的单钠盐,在美国SLNB手术中应用最广。专利蓝也是一种三苯甲烷,分子结构和异硫蓝类似,主要应用于欧洲。异硫蓝和专利蓝的蛋白亲和力弱,易被淋巴管选择性吸收,并在淋巴结内汇集,淋巴结显影清晰、定位准确,并且排泄快,不良反应少,都是常用的淋巴结定位染料,但由于其分子量相对核素法示踪剂小,组织弥散快,淋巴管显影时间一般10~15 min,时限性强。我国多使用亚甲蓝作为淋巴示踪剂。亚甲蓝是一种氧化剂,分子量仅319.9 kD,与上两种染料(大于500 kD)相比,蛋白亲和力高,淋巴管摄取少,往往造成周围组织蓝染,淋巴管显影细,手术视野不清,由于分子量更小,排泄也更快,显影时间不确定,对术者要求较高,同时亚甲蓝有可能引起组织硬化、坏死,影响切口愈合。蓝染剂通常于术前5~15 min注射,染料可沿淋巴管分布至淋巴结并滞留约60 min。该方法的优点是费用低廉、简单易行,缺点是盲目性大,检出率低,并且和手术医师的操作方法、水平和经验等因素密切相关。大剂量注射染色剂可能使手术视野背景深染从而降低检测率(Dargent,2000)。肿瘤过大也可能使染料从注射位点逆流渗漏而导致染色不充分。蓝染剂偶有过敏反应的报道,发生率<1%。

近年国内有研究使用由活性炭微粒制成的纳米炭混悬液进行SLN的示踪,纳米炭颗粒微小,弥散速度快,持久清晰显色,具有更好的淋巴靶向示踪性。相比于亚甲蓝,纳米炭具有不进入血循环、淋巴组织中停留时间长,不易引起周围大量组织染色的优点,因此有助于辨认和完整切除SLN(瞿欢,2010)。由于纳米炭无法通过仪器探测其体表走形和定位,仅靠医生临床经验进行常规位置切开寻找,有一定的盲目性,对SLN位置变异的患者很难找到,且增加手术副损伤;加之淋巴结都有脂肪组织包绕,纳米炭黑染淋巴结如较小或染色浅亦很难通过肉眼发现而造成漏检,两者均可能造成SLN检出率降低和检出数目减少,从而影响准确性和增加淋巴结清扫率。

2. 放射性胶体示踪法

术前将放射性胶体(radiocolloid)(常用^{99m}Tc

标记的硫胶体、锑胶体或人血白蛋白等）注射到原发肿瘤周围组织，药物随淋巴管分布到附近淋巴结并在第一站内滞留数小时，胶体微粒的大小影响着它在淋巴系统里扩散的速度和强度。最小的微粒小于50 nm，可快速运送到次级淋巴结。部分放射性示踪剂进入体循环，被网状内皮系统捕获（肝、脾）。由于放射性核素能发出 γ-射线，因此在术前行淋巴闪烁成像初步定位，术中用 γ-探测仪精确定位SLN后手术切除送检。

美国、欧洲和亚洲分别注册了用于淋巴核素显像术的不同的放射性药物。目前广泛应用的是毫微胶体 ^{99m}Tc，即 ^{99m}Tc 硫化锑、^{99m}Tc 毫微胶体白蛋白和 ^{99m}Tc 滤过胶体硫，95% 微粒的大小为 8~80 nm。微粒大小取决于最终制剂。其次是微粒大小为 100~600 nm 的放射性同位素，包括 ^{99m}Tc 胶体硫和 ^{99m}Tc 微胶体白蛋白。目前应用的最大微粒是 ^{99m}Tc 植酸盐，大小为 150~1500 nm，主要应用于亚洲（Nadeem，2013）。

放射性胶体示踪法相对于生物染料法的检出率高，假阴性率低，盲目性小，但费用高，有放射性污染。

3. 荧光示踪检测法（fluorescent tracer technique）

近年来研究者开始将实时荧光显像技术应用于 SLNB，利用其可视性降低手术操作难度，提高成功率。吲哚菁绿（indocyanine Green，ICG）是一种水溶性试剂，微粒直径约 1.2 nm，具有近红外特种吸收峰（800 nm），表现为绿色，是唯一被美

国 FDA 批准的可用于临床诊断的近红外荧光染料。ICG 用于 SLNB 时，大部分 ICG 注射入组织间隙，当与白蛋白结合的 ICG 被吸收后立刻转运到淋巴管中。ICG 在血液中稳定，当用 760nm 波长红外光激发时，其发射出波长为 800nm 的荧光，通过荧光接收仪处理后，其图像可反映在屏幕上。手术前将 25 mg ICG 粉剂用 10~20 ml 灭菌注射用水稀释（浓度 1.25~2.5 mg/ml）后使用。ICG 用于 SLN 示踪的优势在于可实时监测，避免放射性的同时提高检出率。但因其设备昂贵，临床中未得到广泛使用。

（三）示踪剂的注射方法

子宫内膜癌的最佳 SLN 检测的注射方法目前仍存在争议。目前的方法主要为宫颈注射、宫腔镜黏膜下注射和宫底浆膜层注射。宫颈注射法易于操作，近年来应用更多。结合浅（2~3 mm）和深（1~2 cm）宫颈注射可使染料运送到宫颈和宫体上主要 3 层淋巴管起源处，即，浅层浆膜下、中层间质和深层黏膜下的淋巴起源位置。染料通常在宫旁组织浓缩，出现在阔韧带和宫旁组织的主淋巴干，流向盆腔淋巴结，有时流向主动脉旁淋巴结。宫颈浅、深结合也是最新 NCCN 推荐的注射方法。宫腔镜进行黏膜下注射操作困难、价格昂贵，对肿瘤较大者可能收效甚微。除此之外，还可在影像学引导下进行浆膜下瘤周注射；该技术根据超声或磁共振的结果在瘤周注射蓝染剂和 ^{99m}Tc。最后一种方法仍在研究中，即从 8 个浆膜下位点（前和后）进行多点注射，该法符合整个宫体的淋巴回流。可与宫颈注射应用同样的放射性示踪剂（radioactive tracer）；也可应用同样的生物活性染料。

（四）影响前哨淋巴结检出率的因素

荟萃分析显示，子宫内膜癌 SLN 检出率在各研究中波动于 62%~100%，平均为 81%，双侧 SLN 检出率约 50%，灵敏度为 83%~100%（Cormier 2015；Smith，2016）。影响检出率的因素主要包括不同的示踪方法、患者相关因素、医生因素等。

1. 不同示踪方法对检出率的影响

SLN 的检出率与示踪剂的类型相关。单独使用蓝染剂的 SLN 检出率最低，联合使用示踪剂可明显提高检出率。荟萃分析（Smith，2016；Ruscito，2016）发现，ICG 示踪 SLN 的检出率及双侧检

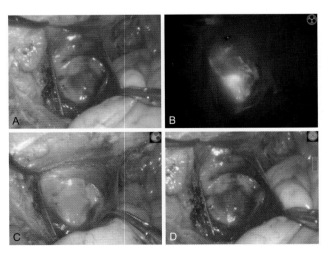

图25-2-1　ICG示踪的SLN
A.自然光模式；B.荧光模式；C.荧光自然光组合模式；D.蓝光模式

出率均明显高于蓝染剂，而 ICG 与放射性染料在 SLN 检出率上无显著差异。同时研究还发现，ICG 单独使用与蓝染剂联合放射性染料对比的 SLN 检出率也无显著差异。

2. 患者因素对 SLN 检出率的影响

有研究认为，肿瘤过大或存在转移的淋巴结可能会影响淋巴液在淋巴管中的回流，从而降低 SLN 的检出率，而淋巴液引流方向的改变，可能使示踪剂转运（transfer）、吸收（absorption）和浓聚（concentration），使 SLN 识别的准确性下降。但新近荟萃分析发现，肿瘤大小、不同的病理类型对 SLN 的检出率均无显著差异（Smith，2016）。

一组由 Tanner 等（2015）研究认为 SLN 双侧检出率在体质指数（BMI）≥ 30 kg/m² 后会显著下降，而且 BMI 越大，ICG 检出率的优势较蓝染剂会越大。而荟萃分析中发现，不同 BMI 对 SLN 检出率的影响并不显著（Smith，2016）。

3. 手术医生对检出率的影响

在乳腺癌的研究中，学习曲线对 SLN 的成功检出是一个重要的影响因素（East，2015）。在子宫恶性肿瘤的研究中，Plante 等（2003）和 Seong 等（2007）的研究都认为 SLN 示踪技术存在学习曲线，SLN 检出率与医生经验有关。单个中心的学习曲线大于 30 例时，SLN 检出率可从 77% 升至 94%（Khoury-Collado，2009）。故在研究过程中应考虑到该因素对 SLN 检出率的影响。

4. 示踪剂注射部位

示踪剂的常见注射部位有宫颈和经宫腔注射到肿瘤周围，这两种注射方法各有优劣，宫颈注射的总检出率较高而肿瘤旁注射对腹主动脉旁淋巴结的检出率较高。Sahbai 等（2016）对 99mTc 在宫颈周围（PC）和肿瘤周围（PT）注射后前哨淋巴结的检出进行了比较，结果发现，PC 的检出率为 83%，而 PT 的检出率为 69%，两组总检出率有显著差异（P=0.049），但 PC 组腹主动脉旁淋巴结检出率为 60%，相对 PT 组（38%）有显著差异（P=0.02）。Niikura 等（2013）曾提出 99mTc 宫颈注射联合 BD 的宫腔注射来优化检出率。Martinelli 等（2016）的研究发现，ICG 的宫腔注射既有高的前哨淋巴结检出率，又解决了宫颈注射腹主动脉旁淋巴结检出率低的问题，同时避免了患者接受放射线的辐射。

（五）前哨淋巴结检测的意义

1. 减少不必要的系统性淋巴结切除术

SLN 的高检出率与高阴性预测值可能在未来使更多早期子宫恶性肿瘤患者避免系统淋巴结切除术，从而减少大范围手术带来的严重降低生活质量的并发症。一项纳入 55 组研究的荟萃分析（Smith，2016）发现，子宫内膜癌 SLN 检测的灵敏度高达 96%，阴性预测值高达 99.7%，超分期对该结果无显著差异。而在所有研究中，SLN 作为系统淋巴结中唯一转移的淋巴结者达到 66%。另有回顾性研究（Eriksson，2016）对比了病灶局限于浅肌层内的子宫内膜癌患者分别行系统淋巴结切除和仅行 SLN 切除的三年无病生存期，两者差异无统计学意义，证明 SLN 切除术对患者的安全性。根据 NCCN 指南的推荐，子宫内膜癌 SLN 切除的流程包括：①所有切除的 SLN 均送病理多层切片及免疫组化检查；②无论 SLN 检出结果如何，所有可疑的淋巴结均予切除；③如仅有单侧 SLN 检出，对侧盆腔需行系统淋巴结切除；④根据主治医生的经验决定腹主动脉旁淋巴结切除范围。根据指南及上述研究，只要一侧盆腔淋巴结检出 SLN，同时处在疾病早期，无明显高危因素，避免行该侧系统淋巴结切除术是安全可行的。虽然目前仍缺少仅行 SLN 切除的大样本随机对照研究，但作者认为，选择特定的早期低危人群行 SLN 切除术将在未来逐渐替代系统淋巴结切除术，给患者带来福音。

2. 利于提高微转移的检出率

学界普遍认为，临床转移由微转移（micro metostasis）发展而来。在乳腺癌、肺癌、胃肠道癌、肝癌、胰腺癌、食管癌等实体瘤的研究中，人们已发现，微转移的阳性检出率与患者的预后有密切关系。在子宫内膜癌的研究中，淋巴结微转移是否是患者生存期和复发的独立危险因素仍需更长时间的随访，但目前早期发现微转移可能有助于更有效地治疗子宫内膜癌。如果对所有行系统性切除的盆腔淋巴结均行连续切片超分期检查，费时费力，成本高昂，难以应用于临床。但选择少数有代表性的 SLN 行连续切片超分期检查及免疫组化法检测，能提高淋巴结微转移的检出率和检测效率，更准确地判断患者预后并指导治疗。

对于明确分期，欧洲临床肿瘤学会（ESMO）

把早期子宫内膜癌患者按照复发风险高低划分为低、中危和高危（Colombo1，2013），目前认为前哨淋巴结活检和病理超分期能明确早期子宫内膜癌患者的分期，且超分期可检出传统组织学无法检出的转移淋巴结。Ballester 等（2013）回顾了 103 名术前根据复发风险高低划分为低、中危的早期子宫内膜癌患者，89 例前哨淋巴结被检出。因最终病理分析而分期提高的 14 例中，前哨淋巴结阳性 4 例，传统组织学阴性而超分期检测阳性 6 例，提示前哨淋巴结活检结合超分期对明确术前诊断早期内膜癌低、中危患者的分期准确性较高。Naoura 等（2014）对 180 例早期内膜癌患者进行回顾性研究，41 例最终病理分析为淋巴结转移阳性，159 例前哨淋巴结被检出，分期提高的 41 例中，有 17 例用传统组织学无法检测而被超分期检出，前哨淋巴结检测的总假阴性率（FN）是 6%，在低 / 中危组是 2.3%，在高危组是 20%，两组间有显著差异（$P=0.0008$），结果提示前哨淋巴结检测对明确早期内膜癌低 / 中危患者的分期准确性较高，而对术前诊断为早期高危的患者准确性较低，需要结合其他情况综合考虑。

3．利于发现非经典引流途径的淋巴结转移

研究发现，大多数子宫内膜癌的 SLN 位于髂内、髂外及闭孔区，但有少数患者 SLN 位于腹主动脉旁、骶前、腹股沟等非常规淋巴清扫区域。SLN 检测可能发现隐匿的淋巴结转移，从而避免了这些可能的漏诊，有利于指导辅助治疗和改善患者预后。

4．指导对辅助治疗的选择

如果发生淋巴结转移，子宫内膜癌患者手术后均需行辅助性放化疗。在治疗效果相当的前提下，仅行根治性放化疗的损伤和并发症小于根治性手术＋辅助性放化疗。由于 SLN 的阳性预测值几乎为 100%，对于 SLN 有转移的患者，可考虑在切除可疑的淋巴结后不切除子宫，而行根治性放化疗，可减少患者并发症的发生率，提高生活质量。另有回顾性研究认为，在子宫内膜癌患者中经 SLN 检测的系统淋巴结切除术比仅行系统淋巴结切除术能够获得更多的转移淋巴结检出率，并因此而接受术后辅助治疗（Holloway，2016），这也使患者的分期手术中更准确。

（六）前哨淋巴结的前景与展望

随着 SLN 在早期子宫恶性肿瘤患者中的应用和临床经验的积累，未来越来越多的子宫内膜癌患者将从改良的恶性肿瘤手术治疗方式中获益，在保证生存期的前提下减小创伤，降低并发症。

未来 SLN 用于子宫恶性肿瘤的发展方向可能有几个方面：①进一步明确 SLN 活检术的适应证，使特定的患者避免不必要的系统淋巴结清扫及损伤。②提高 SLN 术中病理诊断转移及微转移的技术，及时发现盆腔淋巴结转移的患者，使其避免根治性手术而选择直接行放化疗，减少根治性手术造成的并发症。③对 SLN 示踪剂改进为肿瘤靶向示踪剂，提高术中 SLN 显影效率，并且对诊断是否转移提供新思路。

三、关于主动脉旁淋巴结切除的争议

对于子宫内膜癌淋巴结切除方面争议较多，过去对子宫内膜癌患者常规进行盆腔淋巴结切除及肠系膜下动脉水平以下的主动脉旁淋巴结切除，但近年来研究提示，可以选择性地对子宫内膜癌患者进行盆腔淋巴结切除，不必全部进行系统的盆腔淋巴结切除，那么，主动脉旁淋巴结又如何呢？是否全部子宫内膜癌患者都需要进行主动脉旁淋巴结切除，以及主动脉旁淋巴结需要切除到肠系膜下动脉水平还是肾血管水平，均存在争议。

（一）是否全部子宫内膜癌患者均需要进行主动脉旁淋巴结切除？

关于子宫内膜癌患者是否均需要常规进行主动脉旁淋巴结切除，这方面研究文献报道不多，结果差异较大，且无一致的观点，研究的焦点在于切除主动脉旁淋巴结转移率并不高，是否需要对全部患者切除主动脉旁淋巴结，以及切除主动脉旁淋巴结是否可以改善子宫内膜癌患者的预后。子宫内膜癌患者主动脉旁淋巴结转移概率较低，北京大学人民医院对子宫内膜癌患者进行回顾性研究，发现在 227 例行盆腔淋巴结切除术的患者中，仅 22 例（9.7%）有盆腔淋巴结转移，在 138 例同时行主动脉旁淋巴结切除术的患者中，存在主动脉旁淋巴结转移的患者更少，仅为 6 例（4.4%）（王志启，2011）。关于主动脉旁淋巴结切除是否可以改善子宫内膜癌患者的预后，有研究提示进行主动脉旁淋巴结切除并不改善患者的预后，Courtney-Brooks（2014）的研究中，尽管同时切除主动脉旁淋巴结的患者，其 5 年总生存率高于仅行盆腔淋巴结切除的患者（分别为 96% 和 82%，P = 0.007），但是，其 5 年疾病特异性生存率无显著差异（分别为 96% 和 89%，P > 0.05），考虑与未进行主动脉旁淋巴结切除的患者多为肥胖且存在较多内科合并症，从而影响患者的总生存率有关。但也有学者的研究发现，同时切除主动脉旁淋巴结的患者盆腔外复发机会显著低于仅行盆腔淋巴结切除的患者（Kim，2012）。也有学者对于放疗和化疗等辅助治疗是否可以代替主动脉旁淋巴结切除进行研究，May 等（2013）对 118 例切除盆腔和主动脉旁淋巴结（PPALN 组）以及 139 例单纯切除盆腔淋巴结（PLN 组）的中高危子宫内膜癌患者进行研究，发现 PLN 组患者无瘤生存率较同时切除了主动脉旁淋巴结的 PPALN 组更高（分别为 80% 和 62%，P = 0.02），两组总生存率无明显差异，进一步分析发现单纯盆腔淋巴结切除患者更多地接受了放疗和化疗作为辅助治疗（分别为 28.8% 和 17.81%，P = 0.002），作者认为盆腔淋巴结切除联合放疗和化疗对中高危患者是有效的治疗方案。日本学者也认为，对于内膜癌患者如给予铂类、蒽环类药物和紫衫烷衍生药物化疗，不切除主动脉旁淋巴结对预后也没有明显不良影响（Okazawa，2012）。综上，子宫内膜癌主动脉旁淋巴结转移率不高，且切除主动脉旁淋巴结对改善生存的作用尚存在争议，因此，可以考虑不对全部的子宫内膜癌患者均进行主动脉旁淋巴结切除。

（二）哪些子宫内膜癌患者需要进行主动脉旁淋巴结切除

NCCN 指南中建议，主动脉旁淋巴结切除适用于：深肌层侵犯、高级别以及浆液性癌、透明细胞癌和癌肉瘤等特殊病理类型的子宫内膜癌患者。但也有学者有不同观点，认为肌层侵犯深度对于评估主动脉旁淋巴结转移没有意义，而较多学者认为盆腔淋巴结转移对主动脉旁淋巴结转移有较重要的提示作用。Luomaranta 等（2014）回顾性研究 117 例接受主动脉旁淋巴结切除的子宫内膜癌患者，发现肉眼阳性的盆腔淋巴结对主动脉旁淋巴结转移预测的敏感性为 52.4%，特异性为 93.8%，在中高分化浅肌层和深肌层侵犯患者，其阴性预测值分别高达 99.7% 和 98.0%，作者认为对于中高分化子宫内膜样腺癌患者，无论肌层侵犯深度，均可考虑根据肉

眼盆腔淋巴结的情况，进行选择性腹主动脉旁淋巴结切除。Courtney-Brooks 等（2014）的研究报道，在 82 例同时切除盆腔和主动脉旁淋巴结的患者中仅有 1 例（1.2%）主动脉旁淋巴结阳性而盆腔淋巴结阴性。Kumar 等（2014）对 514 例符合梅奥诊所淋巴结转移高危标准的患者进行研究，在盆腔淋巴结阳性的患者中，51% 存在主动脉旁淋巴结转移，而盆腔淋巴结阴性的患者中，仅 3% 存在主动脉旁淋巴结转移。北京大学人民医院的研究数据也显示 138 例患者同时进行盆腔淋巴结及主动脉旁淋巴结切除术，在 6 例存在主动脉旁淋巴结转移的患者中，5 例合并有盆腔淋巴结转移，仅 1 例主动脉旁淋巴结阳性而盆腔淋巴结为阴性。综合相关研究结果，建议对 2 型子宫内膜癌和高级别 1 型内膜癌需要进行主动脉旁淋巴结切除，另外，对于术中可疑盆腔淋巴结阳性或冰冻病理证实盆腔淋巴结阳性，以及深肌层侵犯的患者，也建议切除主动脉旁淋巴结。

（三）主动脉旁淋巴结切除的范围

妇科恶性肿瘤腹膜后淋巴结切除分为以下几个水平，0 水平即没有切除淋巴结，1 水平为仅切除可疑淋巴结，2 水平为切除盆腔淋巴结，3 水平为切除主动脉旁淋巴结，其中 3-low 为切除肠系膜下动脉水平以下的主动脉旁淋巴结，3-high 为切除至肾血管水平的主动脉旁淋巴结。关于主动脉旁淋巴结切除的范围也存在争议，焦点集中在是否需要切除肠系膜下动脉至肾静脉水平之间的主动脉旁淋巴结。Odagiri 等（2014）研究了 266 例子宫内膜癌患者，在 19 例肠系膜下动脉水平以上主动脉旁淋巴结阳性的患者中，有 6 例肠系膜下动脉以下的主动脉旁淋巴结阴性，作者提出主动脉旁淋巴结切除应做到肾静脉水平。如何判断是否全部患者切除主动脉旁淋巴结均应至肾血管水平呢？Kumar 等（2014）的研究中，在主动脉旁淋巴结转移的患者中 88% 存在肠系膜下动脉至肾静脉间淋巴结转移，且 35% 仅存在该区域淋巴结转移，并根据患者的临床病理特征提出单纯该区域淋巴结转移的患者集中出现于深肌层侵犯的 G2～3 内膜样腺癌。Alay 等（2015）的研究也认为子宫内膜癌主动脉旁淋巴结切除应达肾血管水平，但作者认为不能根据肿瘤分级、组织学类型和肌层侵犯情况来预测肠系膜下动脉水平以上区域主动

脉旁淋巴结转移。因此，对于子宫内膜癌，由于其不同部位病灶可能存在不同的淋巴结转移途径，所以对于有主动脉旁淋巴结切除适应证的患者，其主动脉旁淋巴结切除水平仍需深入研究。

（王志启　陈家瑜　梁斯晨　王建六）

第三节　子宫内膜癌治疗后的性激素补充治疗

一、概述

手术是治疗子宫内膜癌的主要手段，除极少数年轻、有生育要求或期别早的子宫内膜癌患者可以考虑保留生育功能或卵巢功能外，绝大多数患者在手术中需切除子宫和双侧附件。因治疗而导致早绝经，出现雌激素缺乏的相关症状如血管舒缩症状、泌尿生殖道萎缩、认知障碍、心血管症状、骨质疏松症等，影响患者术后生活质量。随着发病年龄的降低和有效治疗后生存率的增加，临床医生面临着新的问题，即如何权衡利弊为此类患者决策性激素补充治疗（hormone therapy，HT）。

针对女性性激素不足所引起的健康问题而适当应用性激素的临床医疗措施即为性激素补充治疗。性激素补充治疗可以明显改善绝经后妇女的雌激素缺乏所致症状，但是为子宫内膜癌女性提供性激素补充治疗是一个复杂的和有争议的领域，目前缺乏公开发表的指南。作为激素依赖型恶性肿瘤，对内源性和外源性雌激素均可产生反应，即使已经切除了子宫，外源性雌激素是否会刺激隐匿的子宫内膜肿瘤细胞生长、缩短带瘤生存时间、促进复发以及降低生存率等，一直是人们关注的焦点。

二、子宫内膜癌治疗后激素补充治疗的临床研究

子宫内膜癌治疗后 HT 最早始于 20 世纪 80 年代。1986 年 Creasman 等（1986）首次对 I 期子宫内膜癌治疗后雌激素治疗的结果进行了报道。其病例为 1975 年至 1980 年在 Duke 大学医学中心治疗的临床分期（非手术病理分期）I 期子宫内膜癌患者，这些患者在肿瘤治疗后至少随访 2 年或随访至

患者死亡。将 221 例 I 期患者分为两组，47 例应用 HT，174 例不用 HT 作为对照，两组患者的预后因素均无显著差异。结果未用 HT 组中，26 例（14.9%）复发，26 例死亡；而在 HT 组，仅 1 例（2.1%）复发及死亡。两组比较，HT 组患者具有较长的无瘤生存期（$P < 0.05$）。作者还对影响预后的因素进行多因素分析，发现分化差、淋巴结转移、细胞学阳性、深肌层浸润、雌激素受体阴性是复发的高危因素。生存率曲线也显示雌激素治疗组预后优于非雌激素治疗组。作者还采用逐步回归的方法分析影响无瘤生存期的独立因素，同样发现分化差、淋巴结转移、细胞学阳性是缩短无瘤生存期的因素，而雌激素治疗则相反。作者认为雌激素治疗并不是所有子宫内膜癌病史患者的禁忌证。但是该研究为非随机回顾性分析，在患者分组方面存在一定的偏差，HT 组患者开始应用激素的时间距子宫内膜癌治疗结束的间隔时期较长，平均为 15 个月，由此可能排除了早已复发的患者，未说明子宫内膜癌的辅助治疗方式以及是否影响肿瘤的复发，应用雌激素的途径、剂量及时间也不同。尽管存在这些局限性，但该研究至少说明了早期子宫内膜癌（I 期）不是 HT 的禁忌证，其结果对传统的观点提出了挑战，为子宫内膜癌患者治疗后进行激素治疗奠定了基础。

此后，陆续出现多个关于子宫内膜癌患者激素治疗的研究报道，包括无对照的小样本的临床观察和多中心、大样本的前瞻性随机双盲对照研究。

1990 年，Lee 等（1990）进一步评价了子宫内膜癌患者应用 HT 的利弊。该研究将完成治疗的 143 例 I 期患者分为两组，44 例应用 HT，99 例作为对照。结果 HT 组无 1 例复发与死亡，而对照组有 8 例（8%）复发及死亡，其中 7 例本身具有复发的高危因素。两组中具有低危因素者的复发率无明显差异，但是未用 HT 组中未复发患者的生活质量很差（$P < 0.05$）。该研究的局限性在于 HT 组患者没有低分化肿瘤，34% 的患者是在子宫内膜癌治疗结束后 2 年才开始接受 HT 治疗。作者认为具有低危复发因素的患者是可以应用 HT 的。该研究中死亡的患者绝大多数是未应用 HT 者，也支持子宫内膜癌患者可以接受 HT。

1996 年 Chapman 等（1996）对 123 例 I ～ II 期子宫内膜癌患者进行了研究，62 例接受 HT，61 例为对照组。结果 HT 组 2 例（3.2%）复发，对照组

6 例（9.8%）复发，前者低于后者，但无显著差异。说明应用 HT 不会增加子宫内膜癌复发的危险性。

2001 年 Suriano（2001）评价了子宫内膜癌患者应用 HT 的安全性，将 1994—1998 年的 249 例Ⅰ～Ⅲ期患者纳入研究，HT 组 130 例，57% 患者在术后 6 月开始口服妊马雌酮每日 0.625 mg；对照组 119 例。两组中各选 75 例作为配对研究，两组的临床、手术及病理资料无明显差异。HT 组平均随访 83 个月，仅 2 例（2.67%）复发，而对照组平均随访 69 个月，就有 11 例（14.7%）复发，HT 组具有较长的无瘤生存期（P=0.006）。说明 HT 无增加子宫内膜癌患者复发或死亡的危险性，HT 对子宫内膜癌患者无明显副反应。

以上研究结果说明，HT 应用于手术后的子宫内膜癌患者，可以提高患者的生活质量，且不增加肿瘤复发的危险，特别是早期具有低危复发因素的患者。但上述的几项报道都是回顾性研究，其结果缺乏足够的说服力。

2006 年 Ayhan（2006）报道了其前瞻性病例对照研究结果，该研究的对象为 1992 年到 2001 年间在 Hacettepe 大学医院经手术分期的Ⅰ或Ⅱ期子宫内膜癌患者。50 例在术后 4~8 周首次随访时即接受了 HT，所用药物为每天结合雌激素 0.625 mg 及醋酸甲羟孕酮 2.5 mg，连续应用。同期与 HT 组有相同临床病理特点者作为对照，其匹配的因素包括年龄、产次、全身性疾病、术前 HT 应用、分期、分化、肌层浸润深度、淋巴脉管间隙浸润、肿瘤体积、平均切除的淋巴结数量、辅助放疗以及平均随访时间，这些因素两组无统计学差异。最初对照组有 60 例，但后来失访 8 例，最终有 52 例作为对照。所有患者在初次治疗时均行分期手术。结果有 7 例终止了 HT，只有 2 例为 24 个月之内终止，其他患者都接受了至少 24 个月的 HT，平均治疗时间为 49.1 个月。不论是一直接受 HT 者还是后来停止治疗者无 1 例复发。对照组有 1 例复发并死于肿瘤。此研究中，即使术后立即开始 HT 也并不增加子宫内膜癌患者的复发和死亡率。该研究的不足是样本量较小，且不是随机研究。

由于这些报道均非前瞻性随机对照研究，在病例的选择上会有偏倚。妇科肿瘤组（GOG）进行了一项多中心随机双盲的前瞻性临床试验，其结果已于 2006 年发表（Barakat et al，2006）。入组病例为经病理确诊并经手术分期为ⅠA～ⅡB 期，分化 G1~G3 的子宫内膜癌新发病例。组织类型包括宫内膜样癌、绒毛腺管状癌、黏液性、腺鳞癌、浆液性乳头状癌、透明细胞癌。患者的治疗至少包括经腹或腹腔镜辅助的经阴道全子宫切除及双附件切除。是否行盆腔和腹主动脉旁淋巴结取样由经治医生考虑决定。患者在手术后 20 周之内接受 HT，同时具有性激素治疗指征，包括潮热、阴道萎缩、有心血管疾病或骨质疏松的高危因素。有乳腺癌病史或可疑乳腺癌者及在过去 5 年内患其他浸润癌（非黑色素瘤皮肤癌除外）不进入试验；患急性肝炎或有栓塞性疾病病史者通常被认为是 HT 的禁忌证，也被作为排除标准。从 1997 年 1 月到 2003 年 1 月，共有 1236 例子宫内膜癌患者被随机分为 HT 组和安慰剂组，两组各有 618 例，HT 组患者所有药物为结合雌激素倍美力每天 2.5 mg 口服，其年龄为 26~91 岁，安慰剂组为 33~80 岁，两组中位年龄均为 57 岁。两组临床分期、病理分级、组织学类型、及所做手术无差异，术后辅助治疗也相似。在整个治疗期间，安慰剂组的依从性（305 例，50.1%）好于 HT 组（251 例，41.1%）。总的中位随访时间为 35.7 个月。HT 组中，有 4 例（2.3%）复发，8例（1.3%）出现新的恶性肿瘤，26 例（4.2%）死亡，其中死于内膜癌 5 例，死于心肌梗死 / 冠心病 3 例，死于肺栓塞 2 例，另有 9 例死于其他原因，7 例死因不明。安慰剂组复发 12 例（1.9%），10 例（1.6%）出现新的恶性肿瘤，9 例（3.1%）死亡，其中死于内膜癌 4 例，死于心肌梗死 / 冠心病 4 例，6 例死于其他原因，5 例死因不明。在整个研究过程中，研究组和对照组的肿瘤复发率、病死率和新发癌率差异均无统计学意义。但作者最终认为该研究还不能完全证明或者否定子宫内膜癌患者术后应用 HT 的安全性。原因包括：①纳入该研究的多为低危子宫内膜癌患者，ⅠA 期和ⅠB 期患者分别占 38% 和 50%，低 - 中分化肿瘤占 90%。②由于妇女健康始创组织（Women's Health Initiative，WHI）于 2002 年发表了对 HT 不利的研究报告，使得该研究提前终止，纳入该研究的患者数目远低于预期的 2108 例。

所有这些研究都被纳入了一篇 Meta 分析（Shim et al，2014），结果显示：子宫内膜癌术后使用 HT 患者 896 例，对照组 1079 例，和对照组相比，使用 HT 者并没有增加疾病的复发率,甚至在来自女性健康组织(WHI)随访 13 年的数据显示(Manson et al, 2013),雌孕激素联合治疗可以降低子宫内膜癌的发病风险,而单纯雌激素治疗却没有这个作用。然而在加入了孕激素的这些研究中,只有半数患者接受该种治疗。因此,仍不清楚 HT 治疗中增加孕激素是否会抑制雌激素对肿瘤细胞的刺激作用,这些的研究中多数选择更年轻和更健康的妇女参与该项研究,或许能解释为何 HT 治疗能降低复发率。

2016 年吴飞等(2016)对子宫内膜癌患者术后进行 HT 的安全性荟萃分析显示:没有高危因素的早期子宫内膜癌,接受完全彻底的手术治疗,可以考虑 HT。HT 原则上应选用最低的有效剂量,给药途径有口服、经皮及阴道局部用药。关于子宫内膜癌术后开始应用 HT 的时机,研究显示在术后半年内开始 HT,并没有增加患者的复发率和死亡率。HT 治疗方案的选择上无论是单用雌激素方案还是雌孕激素联合方案对患者的复发率都没有明显的影响。究竟术后 HT 开始应用的时机何时较为适宜、HT 方案如何选择,尚待进一步研究。

三、子宫内膜癌治疗后激素补充治疗的相关问题

(一)适应证

从现有的上述临床研究可见,不论是无对照的小样本的临床观察还是较多中心大样本的前瞻性随机双盲对照研究,结果均显示 HT 的应用并不增加子宫内膜癌患者复发的风险和死亡率,目前的观点倾向于 Ⅰ 期甚至是 Ⅱ 期子宫内膜癌并非是 HT 的绝对禁忌证。

尽管如此,由于还缺少大量的循症医学证据证实其安全性,并且缺乏国际指南,临床医生都比较慎重给内膜癌术后的患者应用激素治疗(Biglia, 2015)。

目前普遍认同的观点是:子宫内膜癌术后 HT 的适宜对象是低危的早期子宫内膜癌患者,即经过规范治疗的、复发率相对较低的子宫内膜癌患者(Ⅰ期子宫内膜癌、高中分化、肌层浸润 <1/2)。这一对象的选择,与 FIGO 2009 年子宫内膜癌指南中关于复发低危组子宫内膜癌的范围基本吻合。

2013 年,中华医学会妇产科学分会绝经学组发布的《绝经期管理与激素补充治疗临床应用指南(2012 版)》指出(中华医学会妇产科学分会绝经学组,2012):目前一些研究结果认为子宫内膜癌术后给予激素治疗不会增加 Ⅰ 期子宫内膜癌复发和死亡的危险。但在临床使用时要慎重,应根据患者情况权衡利弊,个体化的选择治疗药物,治疗目的是缓解绝经相关症状,提高生命质量。

美国综合癌症网(National Comprehensive Cancer Network, NCCN)指南(Koh et al, 2014)指出,对于肿瘤复发低风险的患者,激素治疗是合理的选择,但是具体治疗方案应该个体化,并且与患者充分沟通。

(二)开始时间

术后何时开始 HT 治疗目前仍有争论,因为大多数的复发在 2 年之内,有些学者认为激素治疗不能早于这个时间(Levgur et al, 2004),但上述临床研究术后给予 ERT 的时间各不相同,从术后 0 个月到超过 4 年(Chapman et al, 1996),大多在 1 年内(Suriano et al, 2001;Ayhan et al, 2006;Barakat et al, 2006),结果未显示术后开始 HT 的时间与患者的复发及死亡有关。

(三)药物选择

子宫内膜癌术后激素治疗在文献报道中常用的是雌激素单药治疗。HT 原则上应选用最低的有效剂量(结合雌激素 0.3~0.625 mg/d,戊酸雌二醇 0.5~2 mg/d)(Robinson, 2001)用药途径以口服为主,也可以选择经皮或者经阴道。虽然对于复发或者转移的晚期子宫内膜癌患者应用大剂量孕激素可能有效,但是对于早期低危型子宫内膜癌术后 HT 是否需要添加孕激素目前还存在争议。Mueck(2004)认为孕激素与乳腺癌的关系虽然还不能最后评价,但其潜在的风险在进行个体化治疗及风险分析时值得注意。WHI 的一项研究发现对雌孕激素联合治疗相比单用雌激素治疗,增加了患者卒中及肺栓塞的风险(Anderson et al, 2004)。另外,内膜癌患者常合并高血压、糖尿病、肥胖、多囊卵巢和代谢综合征,这些因素和孕激素治疗都会增加心血管疾病的风险。因此 Mueck(2004)推荐在内膜癌患者 HT 时采用 ET 而非 EPT。对此还需进一步研究。

近年来，又出现了一些新的药物，如选择性雌激素受体调节剂（selective estrogen receptor modulators，SERM）如他莫昔芬、雷洛昔芬，组织选择性雌激素活性调节剂（selective tissue estrogenic activity regulator，STEAR）如替勃龙（tibolone 利维爱）。相对于他莫昔芬，雷洛昔芬对子宫内膜无刺激作用，对于绝经后老年妇女，没有全身症状的，可采取雷洛昔芬来预防骨质疏松，目前还未见雷洛昔芬增加子宫内膜癌风险的报道。替勃龙也一样，根据现有的研究，对子宫内膜也无刺激作用，替勃龙在治疗绝经引起的症状包括雌激素缺乏造成的泌尿生殖系统症状方面优于雷洛昔芬。但要注意的是：乳腺癌和子宫内膜癌都在雷洛昔芬和替勃龙药物说明书的禁忌证之列，使用该药之前要与患者充分沟通。

对泌尿生殖系统问题如萎缩性阴道炎（atvophic vagicsis）或手术、放化疗引起的症状，还可给予阴道润滑剂、雌二醇（estradiol）或雌三醇（estriol）制剂阴道上药。

另外，对于症状严重但对 HT 顾虑较重而拒绝 HT 的患者，可以应用以下方法进行治疗，如抗抑郁药或焦虑药物，可以减少围绝经期妇女癌症治疗后的抑郁症状，并可以改善更年期的潮热症状（Ladd et al，2005）；植物药，如黑升麻异丙醇根茎提取物（莉芙敏），治疗绝经后综合征安全有效；此外还有认知行为治疗，通过改善生活方式，可以有效改善更年期（menopause）症状（Ayers et al，2012）。

（四）注意事项

用药期间应加强监测：通常用药后 6~8 周复查，以后每 3~6 个月复查，了解药物的疗效及副作用。监测指标一般包括血压、体重、血生化、骨密度、盆腔超声和乳腺检查等。

总之，子宫内膜癌术后患者选择性使用 HT 是可行的。考虑到雌激素与子宫内膜癌发生的相关性，子宫内膜癌术后患者使用 HT 应根据绝经期症状的严重程度、肿瘤的分期、组织学分化、雌孕激素受体表达水平、肿瘤的控制情况，以及告知患者对 HT 的益处及风险并取得知情同意的基础上，谨慎的使用 HT。

为了更准确地评估子宫内膜癌术后 HT 安全性，以及制定具体 HT 方案（开始时机、用药剂量、停药时间等），还需更多设计严谨、多中心、大样本的随机对照试验研究。

（白文佩　李　健　温宏武）

第四节　子宫内膜癌的卵巢去留问题

子宫内膜癌治疗的标准术式为全子宫切除＋双侧附件切除。根据这一原则，即使早期患者也应切除双侧卵巢。然而卵巢的去除，意味着术后卵巢功能完全丧失，致使绝经前患者将提前进入绝经状态，出现一系列低雌激素症状，如多汗、怕热、烦躁、皮肤粗糙、肥胖等，严重影响其日常工作和生活质量。如若术中保留一侧或双侧卵巢，则可很大程度上延缓该类症状的发生，这对于子宫内膜癌患者的生存质量而言，无疑是一大"幸事"。然而子宫内膜癌患者是否能够保留卵巢，保留卵巢是否增加转移风险，是否影响生存期等诸多问题，目前在国际上仍然缺乏一致的共识，因而是一个充满争议的话题。基于近年来子宫内膜癌发病率逐年升高，并且年轻患者发病率越来越多，因此子宫内膜癌卵巢的"去"与"留"问题逐渐受到了越来越多临床医师的关注。本章节将就年轻子宫内膜癌患者特点，其保留卵巢的获益、安全性、适应证，以及国际最新临床指南推荐等方面探讨这一热点问题。

一、年轻子宫内膜癌患者的特点

子宫内膜癌常见于绝经后妇女（post menopausal women），超过 90% 的患者发病年龄在 50 岁以上，但是仍然有 4% 的患者在 40 岁前确诊。随着全球范围内发病率的增加，罹患子宫内膜癌的年轻女性数量呈不断上升趋势。这类患者不仅未面临绝经，或仍具有生育功能和要求，身体一般状况较好，常常不伴有高血压、糖尿病等慢性疾病，其临床分期更早、组织学分化良好。

年轻子宫内膜癌患者相对老年患者来说，常常有更多的心理诉求，她们往往更加关注治疗后的生存质量。未完成生育的患者往往希望能够保留生育功能，而已完成生育的患者则担忧术后因失去雌激素的保护而加速衰老，出现围绝经期症状等，因而渴望在手术过程中能够保留一侧或双侧的卵巢功能。临床医师诊治过程中应关注这些诉求，充分将患者意愿融入临床决策的过程之中。

二、卵巢切除对内膜癌患者生存质量的影响

卵巢具有生殖、内分泌两大功能，卵巢合成及分泌的激素主要是雌激素、孕激素和少量雄激素，这些激素不仅在维持女性第二性征、保持正常生殖系统功能、维持正常功能等方面发挥重要作用，而且还具有调节水钠平衡、调节脂质代谢、维持正常骨质等一系列代谢功能。此外，卵巢还会分泌一些多肽激素、细胞因子以及生长因子。因此，具有正常的卵巢功能对未绝经女性而言异常重要。

手术绝经与自然绝经有两个明显区别：其一，手术绝经患者术后激素水平陡然下降，而不是缓慢下降；其二，手术后患者同时失去了卵巢的全部内分泌功能，而正常女性自然绝经后卵巢仍可以分泌部分雄烯二醇和睾酮，能够在外周转化为雌激素，发挥一定的补充作用。因而手术绝经患者症状往往更为严重，难以为年轻患者所接受。常见并发症如下：

1. 血管舒缩症状（vasomotor syinptom） 主要表现为潮热（hot flash）、出汗（sweatiness），是绝经期最重要的症状之一。与自然绝经相比，手术绝经的患者血管舒缩症状发生更早、更严重。

2. 心血管疾病发病率上升 心血管疾病是65岁以上妇女的首要死亡原因，但是绝经前女性少见心血管事件的发生，原因在于雌激素对心血管系统有一定的保护作用。卵巢切除后心血管事件的发生率明显上升，一项 meta 分析报道手术绝经后妇女心血管发生风险为正常同龄女性的 2.62 倍（Rodriguez et al，2015）。而另一项美国护士研究计划报道切除双侧卵巢后妇女致命性心梗发生风险增加 2.2 倍（Parker et al，2009）。

3. 骨质疏松（osteoporosis）发生率升高 卵巢切除后，性激素水平下降会导致骨质丢失，研究报道双侧卵巢切除 18 个月后，骨质丢失可达 20%。这种现象发生得越早，对患者晚年骨密度影响越大，增加患者老年后骨折的风险（Erekson et al，2013）。

4. 神经系统和认知功能改变 研究表明对于手术绝经的患者来说，绝经年龄与认知功能的下降显著相关，而在正常绝经女性中则没有这一现象（Bove et al，2014）。此外，手术绝经可能增加阿尔兹海默病、帕金森病的发生率。

5. 性功能改变 卵巢切除术后的女性阴道萎缩（vaginal atrophy）、干涩，带来性交痛（dyspareunia）等问题。另一方面患者性欲下降（sexuality descent），性生活体验下降。

三、子宫内膜癌保留卵巢（ovary conservation）的安全性

子宫内膜癌切除双侧卵巢是标准手术的步骤之一，其理论基础有以下两点：①宫腔通过输卵管与卵巢相连，肿瘤细胞可能因此发生卵巢的微小转移，术中肉眼无法判断，需要依靠术后病理；②长期雌激素刺激是子宫内膜癌发病机制之一，保留卵巢后，卵巢会继续分泌雌激素，增加术后复发风险。但是究竟卵巢切除是否影响年轻子宫内膜癌患者的预后还需要看大样本临床研究的数据。

1. 子宫内膜 - 卵巢双癌的发生率 由于年轻子宫内膜癌患者例数较少，因此不同研究者所报道的子宫内膜 - 卵巢双癌发生率也不尽相同。Walsh 等（2005）纳入了 102 例 24~45 岁之间的年轻内膜癌患者，发现双癌 26 例（25%），其中 4 例患者术中探查卵巢外观正常。作者挑选了 16 例 ⅠA 或 ⅠB 期，术中卵巢外观正常的患者，为其保留了双侧卵巢，经过中位时间 13 个月随访，有 3 例因为附件区发现异常进行再次手术切除，其中 1 例证实为卵巢癌 ⅠC1 期。Evans 等（1998）报道 45 岁以下子宫内膜癌患者，子宫内膜 - 卵巢双癌发生率为 11%，而 45 岁以上患者仅为 2%。Navarria 等（2009）报道，45 岁以下患者双癌发生率为 14%，45 岁以上患者为 2%，与 Evans 报道相似。由此可见，年轻患者发生卵巢转移或发生子宫内膜 - 卵巢双原发癌的概率高于 45 岁以上患者，而且即使卵巢外观正常也有概率漏诊。上述文献提示，若选择为年轻患者保留卵巢，势必要承担一定的风险。Lee 等（2007）在 260 例子宫内膜癌中发现 19 例（7.31%）双癌，但该作者强调，对于术前、术中均未发现宫外转移高危因素的患者而言，并发卵巢恶性肿瘤的概率仅为 0.97%（2/206），在保留卵巢前进行详细的术前、术中评估或许能够降低这种风险。

2. 保留卵巢对预后的影响 Wright 等（2009）回顾性分析美国东部 3269 例 45 岁以下的子宫内膜癌患者，其中 402 例患者于术中保留卵巢。术后随访 5 年后发现是否保留卵巢对 ⅠA 期患者来说

总生存期与肿瘤特异生存期均无显著差异。此后 Matsuo 等（2016）基于美国国立癌症研究所 SEER 数据库又进行了一个样本量更大的研究，共纳入 I 期子宫内膜癌患者 86 005 例，其中 50 岁以下保留卵巢 1242 例。结果发现保留卵巢的患者 10 年总生存率甚至高于不保留组（分别为 95.6% 和 93.7%），分析原因可能由于选择保留卵巢的患者相对更年轻、身体素质更好。Lee 等（2013）在韩国纳入了 176 例保留卵巢的患者进行观察，发现不论是无复发生存期还是总生存期，卵巢切除与保留之间无明显差异。Koskas 等（2012）在法国进行了一项队列研究，共纳入 40 岁以下的低级别子宫内膜样癌保留卵巢患者 101 例，结果同样认为保留卵巢不增加疾病相关的死亡率，因此认为严格挑选适宜的患者，保留卵巢是安全可行的。然而也有持不同意见者，Richter 等回顾 20 例 45 岁以下保留卵巢的患者，发现对 I A 期患者来说，双侧卵巢切除术（bilateral oophorectomy）能获得更长的无病生存期，在此基础上的全面分期手术更倾向于使患者获益。

国内亦有子宫内膜癌保留卵巢的相关临床研究报道。李林等（2014）收集 40 岁以下 I 期子宫内膜癌保留卵巢患者 20 例，分析其临床预后无显著差异，认为保留卵巢对年轻 I A 期、分化程度良好的子宫内膜样腺癌患者的生存无显著影响。王佳等（2016）纳入 10 篇中、英文队列研究进行 meta 分析，最终得出结论认为，年轻早期子宫内膜癌保留卵巢与切除卵巢患者的 5 年肿瘤复发率分别为 2.58% 和 4.43%，差异无统计学意义；两者的 5 年总生存率分别为 96.00% 和 96.51%，差异也无统计学意义，因此认为年轻早期子宫内膜癌患者行保留卵巢的手术，对其预后无明显影响。王丽等（2007）纳入 18~51 岁子宫内膜癌患者 105 例，分为全切除组、卵巢保留组、卵巢保留 + 放疗组与卵巢保留 + 放疗 + 激素组，给予相应初始治疗。其保留卵巢方法为术中探查卵巢无异常的患者，保留一侧卵巢，充分分离卵巢并保护好卵巢血管，将卵巢移位至腹外斜肌筋膜下方，距照射上野 5 cm 以上。结果发现卵巢保留之后附加放疗者 5 年生存率显著高于未接受放疗者，而术后激素添加治疗也不影响总生存期，且卵巢保留显著减少皮肤粗糙、肥胖、多汗、烦躁等症状的发生。这提示我们不仅 I 期患者可以保留卵巢，II 期甚至 III 期患者若术中排除卵巢转移，或可通过卵巢移位

（ovarian transplantation）+ 放疗的方式实现卵巢保留。

另一个不可忽视的问题是部分年轻子宫内膜癌为 Lynch 综合征患者，其卵巢双癌发生率及远期卵巢癌发生率都显著升高，这类患者不适宜于保留卵巢。目前我国对于 Lynch 综合征基因筛查时间长、费用高昂，尚未得到普及，因此在决策前应注意详细询问家族史，若患者亲属有卵巢癌、子宫内膜癌、结肠癌等病史，选择保留卵巢手术应更加慎重。

四、适应证（indication）

目前年轻女性子宫内膜癌保留卵巢功能安全性的有关证据不足，但综合国内外研究结果和专家共识，早期子宫内膜癌患者保留卵巢功能的适应证为：①患者年龄 <45 岁；②无癌症家族史（排除 Lynch 综合征）；③ I 期高分化子宫内膜样腺癌，排除高危因素（肌层浸润、低分化、LVSI 阳性）；④腹腔细胞学检查阴性；⑤术前检查或术中探查未发现可疑腹膜后淋巴结；⑥术中需行卵巢剖探，快速冰冻病理检查，排除卵巢转移；⑦雌孕激素受体均阳性；⑧患者有保留卵巢的迫切需求，并且同意密切随访（郭瑞霞，2012）。

需要特别注意的是，年轻女性子宫内膜癌手术治疗前与患者积极的沟通十分重要。对要求保留卵巢的患者，在解释保留卵巢的益处的同时一定要告知患者卵巢微转移的风险和雌激素对促子宫内膜癌复发的刺激作用；对切除卵巢患者需让其认识到切除卵巢后心血管疾病、骨质疏松、骨折、认知功能障碍和抑郁发生的风险。在经过患者充分知情同意之后，方可做出相应的手术选择。

五、指南意见

不同指南针对子宫内膜癌保留卵巢给出了不同的意见与论据，下面列出目前最新的指南的推荐意见：

1. 美国综合癌症网（NCCN）子宫肿瘤指南 2016 年第 2 版（National Comprehensive Cancer Network，2016）

对于 I A~ I B 期绝经前内膜癌患者来说，随访 16 年的数据表明保留卵巢是安全的，并不增加癌症相关死亡率。其他研究同样提示早期内膜癌保留卵巢是安全的。

2. 国际妇产科联盟（FIGO）2015 年报告

（Denny et al，2015）

大样本资料显示局限于子宫内膜、G1 级的子宫内膜样腺癌患者行保留卵巢手术，术后与肿瘤相关的死亡率无明显增加。

3. 欧洲肿瘤内科学会（ESMO）2015 年子宫内膜癌会议共识（Colombo et al，2015）

子宫内膜癌标准手术方式为子宫及双侧输卵管卵巢切除。对于某些未绝经的患者，需要讨论保留卵巢的问题。年轻的子宫内膜癌患者通常是早期、高分化的类型。因此，为了避免术后暂时的或长期的进入绝经后的激素状态，可以对他们行保留卵巢的手术。几项前瞻性的研究提供了证据支持卵巢保留不影响年轻的早期内膜癌患者的总生存期。但是必须进行严密的临床评估和观察，并且排除卵巢 - 内膜双发癌。对于年龄＜45 岁、高分化、肌层浸润深度＜50%、无卵巢及其他宫外病灶的子宫内膜癌患者可以考虑保留卵巢。保留卵巢的患者建议切除双侧输卵管。不推荐有癌症家族史，患卵巢癌风险高（BRCA 突变、Lynch 综合征等）的患者保留卵巢。这类患者应进行遗传咨询或基因检测。非子宫内膜样腺癌患者必须切除双侧卵巢(推荐强度 B)。

4. 美国妇产科医师学会（ACOG）2015 年子宫内膜癌临床实践指南（Leminen，2015）

对于绝经前、希望保留卵巢功能的内膜癌患者，全子宫切除时可以考虑保留卵巢，但是这种决策应该高度个体化，并需要根据年龄、组织学细胞类型和子宫肿瘤特点，对子宫外病灶的风险和潜在复发的风险进行充分评估。

六、结论

长期以来，传统医学模式对于肿瘤患者的治疗主要以控制肿瘤为目的，往往忽视了患者术后的生活质量，随着医学科学技术的发展和人文关怀理念的提升，改善肿瘤患者生活质量的问题逐渐得到重视。现代的医学模式，即心理 - 社会 - 生物医学模式，更加注重整体的人，社会的人，对患者进行全面身心的关注。这种模式的转变对促进医学全面发展、促进医学理念的转变有非常重要的意义。当今年轻子宫内膜癌患者卵巢"去"与"留"的争议，实则是医学模式转变所带来的必然。

大量观察性研究数据支持年轻早期子宫内膜癌保留卵巢不影响患者的远期生存，并且显著减少卵巢切除所带来的并发症，皆有益于患者术后生理、心理的康复。但是由于缺乏前瞻性随机对照临床试验，临床证据尚不充足，临床医师做出抉择时应充分考虑多方面因素，对于保留卵巢意愿强烈的患者，应告知其获益和风险。术前及术中做好充分临床评估，排除卵巢浸润、高危因素以及 Lynch 综合征，术前需充分与患者及家属沟通，获得良好的知情同意，术后密切随访，发现卵巢包块应及时处理。最终在患者生存获益和生活质量获益之间寻找平衡点，以患者利益为出发点，结合患者个体情况为其选择较为适宜的治疗措施。

（张师前　黄文倩）

第五节　Ⅱ期子宫内膜癌的临床特征及处理

一、Ⅱ期子宫内膜癌的临床特征

子宫内膜癌患者中，约 72% 为Ⅰ期，12% 为Ⅱ期，13% 为Ⅲ期，3% 属于Ⅳ期（Sorosky，2012）。具体Ⅱ期子宫内膜癌的发生率尚无准确报道。

诊断最早的子宫内膜癌分期为 FIGO 1971 年制订的临床分期，但由于一些研究证实，临床分期对于 15%~16% 的病人来说并不能够准确反映疾病的真实情况。FIGO 于 1988 年又制订了手术 - 病理分期，其中Ⅱ期子宫内膜癌为癌瘤累及子宫颈，进一步分为仅宫颈内腺体受累的ⅡA 期和宫颈间质受累的ⅡB 期。2009 年 FIGO 新的分期则将Ⅱ期变为仅宫颈间质受累（Creasman，2009）。判断是否有子宫颈间质浸润，直接影响手术方式和手术范围。因此，选择恰当的方法判断是否存在子宫间质浸润则变得尤为重要。

目前评估子宫内膜癌宫颈浸润的主要方法有分段诊断性刮宫（dialtion and curettage，D&C），经阴道超声（transvaginal sonography，TVS），CT（computed tomography）以及磁共振成像（magnetic resonance imaging，MRI）。CT 常常于疾病晚期进行，其对判断软组织受侵犯其敏感性较差。经阴道超声（transvaginal sonography（TVS）作为评判子宫颈浸润的方法由于其设备质量和操作人员水平的不一致性，其评估子宫颈浸润的准确度研究结果高低不一。在一项纳入 88 名子宫内膜癌患者的研究中，作者选择高频率（5.0~9.0 MHz）的超声，可以提供质量好的图像，结果显示经阴道超声诊断子宫内膜癌宫颈浸润的敏感性为 93%，特异性为 92%，阳性预测值为 72%，阴性预测值为 98%，精确度为 92%。而 MRI 的值分别为 79%、87%、58%、95%、85%（Savelli et al，2008）。MRI 对于子宫颈浸润的敏感性为 67.3%，特异性为 98.1%，诊断精确度为 91.1%，另一项对 74 名子宫颈癌患者进行的研究表明 MRI 对子宫颈浸润其以上 3 个数值分别为 79%、87%、84%（Savelli et al，2008）一项将 2009 年 FIGO 标准与 1988 年 FIGO 标准进行 MRI 分期对比的研究显示，MRI 对 FIGO1998 年标准 Ⅱ A 期、Ⅱ B 期、Ⅱ 期的诊断准确率为 96.8%、90.5%、90.5%，2009 年标准 Ⅱ 期诊断准确率为 92.1%。研究显示 2009 年分期标准使得 MRI 诊断的各期的诊断准确率均在不同程度上得到了提高（余小多 等，2011）。

　　最近的研究显示子宫颈间质浸润的病人其血清 CA125 及 HE4 水平显著升高，因此进行 CA125 及 HE4 辅助评估病情起到一定帮助（Abdalla et al，2016）。

　　鉴于以上研究发现，将分段诊断性诊刮与影像学进行结合来判断子宫内膜癌子宫颈间质浸润其诊断准确性能够很大程度上得到提高。

二、临床处理

　　1. 手术治疗　对于可疑或明确宫颈间质受累的患者，手术是其首选治疗方式。目前争议较大的是手术切除子宫范围，是广泛性子宫切除术（radical hystercctomy）（Piver Ⅲ 型），还是次广泛子宫切除术（subradical hysterectomy）（Piver Ⅱ 型）？

　　2017 年 NCCN 指南和 2015 年 ACOG 指南均推荐行广泛子宫切除术。而 2015 年欧洲肿瘤内科学会 - 欧洲妇科肿瘤学会 - 欧洲放疗与肿瘤学会（ESMO-ESGO-ESTRO）一致推荐，对 Ⅱ 期子宫内膜癌建议行筋膜外子宫切除术 + 分期手术，术后辅以放疗 ± 化疗，而不建议行根治性子宫切除术；只有当考虑需要获得切缘阴性时，如明显宫旁浸润的患者，才建议行改良根治或根治性手术。我国在 2014 年版的子宫内膜癌诊治指南中，对 Ⅱ 期内膜

癌的治疗方式基本同 NCCN 指南，也提出可以先行改良 RH，再根据手术分期病理结果选用必要的术后辅助治疗。

　　2001 年，Satori 回顾性分析了 203 例 Ⅱ 期内膜癌患者，其中 45% 为 Ⅱ B 期患者（1988 年 FIGO 分期），RH 手术组患者的 5 年生存率显著高于 SH 组（94% vs. 79%），10 年生存率也是 RH 组显著高于 SH 组（82% vs. 68%）（Satori et al，2001）。Mariani A 的一篇回顾性分析 57 例伴有宫颈受累的内膜癌患者（Ⅱ 期占 59%）的研究发现，RH 和辅助放疗（radiotherapy，RT）似乎改善有宫颈受累的内膜癌患者的预后，5 年疾病无复发生存率 RH 组显著高于 SH 组（71% vs. 50%）；5 年生存率和远处复发率 RH 组优于 TH 组，但差异不显著（Mariani et al，2001）。Cohn 的一篇回顾性研究中，分析了 162 例 Ⅱ 期内膜癌（48% 为 Ⅱ B 期）发现，根治性手术患者的 5 年无疾病生存率显著改善（94% vs. 76%）（Cohn，2007）。

　　相反，也有一些研究并未显示手术类型对预后的获益。2004 年，一项 Ⅱ 期内膜癌的 48 名患者回顾性分析中（Ayhan et al，2004），比较 21 例行 RH 且无辅助治疗的患者，27 例行 SH 且加上辅助放疗的患者。平均随访 5 年，二者预后（无疾病生存期和总生存期）无显著差异。可以发现，这两组患者分别对应着 NCCN 指南和欧洲妇科肿瘤学会的两种治疗推荐。

　　2009 年，一项美国国立研究所的 SEER 大样本研究，回顾性分析了 1577 例 Ⅱ 期内膜癌患者手术方式对预后的影响，Ⅱ B 期约占 50%，结果发现根治性子宫切除术对生存率无影响（HR 0.86，95%CI 0.61~1.23）。分析发现，研究中 1988—1993 年患者更可能选择行根治性子宫切除术，而在 1994—1998 年，1999—2004 年间，患者更少地接受根治性手术（Wright et al，2009）。这也反映了 Ⅱ 期子宫内膜癌手术方式选择的变化趋势。

　　2010 年，韩国的一项回顾性研究表明，平均随访 50.7 个月，Ⅱ 期内膜癌患者行 TH 或 RH，无病生存期无明显差别。此外，74 例 Ⅱ 期患者中，41 例行 RH 且未发现宫旁浸润，认为对肿瘤局限于子宫且无子宫外转移的患者，宫旁浸润的风险很小（Lee et al，2010）。Watanabe 的回顾性研究也显示（2010）。宫旁侵犯通过宫颈受累来预测的可信度较

差,可以通过与 LVSI 相关的病理指标来预测。因此是否为了去除 Ⅱ 期内膜癌患者的宫旁侵犯而行根治性子宫切除术,其必要性值得探讨。

2013 年,日本一项多中心 GOTIC 试验,也表明子宫切除类型不是宫颈受累的内膜癌患者的预后影响因素。对 1995—2009 年共 300 例宫颈受累的内膜癌患者回顾性分析,74 例行根治性子宫切除术(RH 组),112 例行改良 RH(mRH 组),114 例行筋膜外子宫切除术(SH 组)。宫颈间质受累的三组患者的 5 年生存期分别为:RH 组 89.5%,mRH 组 86.0% 和 SH 组 92.4%;5 年 PFS 分别为 RH 组 74.1%,mRH 组 80.9% 和 SH 组 70.1%,三组无显著差别。多因素分析显示,子宫切除类型不是局部无复发生存期、无病生存期及总生存期的独立预后因素。而 RH 组患者手术时间更长,有更多的失血量和严重的输尿管功能障碍等并发症。但该回顾性研究中 RH 组患者的宫颈间质受累、深肌层浸润、淋巴结受累更多,即行 RH 的患者有更多的高危因素(Takano et al,2013)。

早期的文献报道表明 Ⅱ 期子宫内膜癌患者行根治性手术,对预后有益,而近年的文献研究表明根治性手术相比于筋膜外子宫切除未能使生存获益。不同的结论可能与早期文章采用的是 FIGO 1998 年分期标准,而近年文章采用的是 FIGO 2009 有关标准。总之,根治性手术的预后获益和手术增加的风险需要仔细权衡,手术方式对预后的影响也需要进一步根据 2009 年 FIGO 新分期设计的前瞻性试验来明确。

2. 辅助治疗应根据术后病理结果选择辅助治疗方式。对于 Ⅱ 期子宫内膜癌,其他可能影响辅助治疗选择的高危因素还包括年龄,LVSI 和肿瘤大小等。

(1)放疗:NCCN 指南推荐对 Ⅱ 期子宫内膜癌的术后辅助治疗,取决于手术方式和组织学分级,不考虑高危因素。如手术为 RH,术后病理切缘阴性且无子宫外转移,术后可以只需观察或仅近距离放疗,对于低分化(G3)者,建议术后 EBRT ± 近距离放疗 ± 化疗。如手术仅行次广泛子宫切除术,术后需补充放疗 ± 化疗。

高危型 Ⅱ 期内膜癌的辅助治疗 ESMO-ESGO-ESTRO 的建议:①如果手术行 SH+ 淋巴结分期且淋巴结阴性,如为 G1~2 且 LVSI 阴性,推荐

近距离放疗(brachytherapy,BT)以提高局部控制;如为 G3 或 LVSI 阳性,推荐 EBRT ± BT ± 化疗。②如手术行 SH 且未行淋巴结分期,推荐 EBRT ± BT ±(如 G3 或 LVSI 阳性)序贯化疗。放疗时间应该从阴道断端愈合后即开始,不得晚于手术后 12 周。

文献表明盆腔外照射(pelvic extrnal raiotherapy)可以改善盆腔局部疾病的控制,以及可能改善无复发生存率,但是不能改善整体生存率。GOG 99 研究显示盆腔放疗能改善局部控制和疾病无复发生存期,对总体生存期没有获益。但是,GOG 99 和 ASTEC/EN.5 试验中纳入的 Ⅱ 期内膜癌患者较少,分别为 37 例和 40 例,尚无随机前瞻试验指导 Ⅱ 期内膜癌的放疗治疗。

2009 年 SEER 的研究显示,辅助放疗提高生存率(HR 1.48 95%CL 1.14~1.93)。同样也发现,放疗似乎没有改善 SH 患者的生存率(HR 1.19,95% CI 0.84~1.68),但是改善了 RH 患者的生存率(HR 1.88,95% CI 1.24~2.83),这与该回顾性研究可能存在选择偏倚,即有高危因素的患者更可能进行根治性手术和接受辅助放疗有关。这意味着,有明显宫颈受累的有高危因素的 Ⅱ 期内膜癌患者,可能会从根治性手术联合放疗中获益。而那些宫颈病变较为隐匿、低级别病变的 Ⅱ 期患者,行单纯子宫切除或许是足够的。

2015 年一项回顾性多中心研究,分析了 130 例 FIGO 分期 Ⅱ 期(2009 年)内膜癌患者发现,单纯阴道放疗在疾病无复发生存期和总体生存期上与盆腔外照射、联合外照射与阴道放疗无差异(Elshaikh et al,2015)。2015 年一项回顾性研究对 41 例 Ⅱ 期内膜癌患者行 SH 及手术分期后的患者,随访 41 个月发现,单纯阴道放疗与联合外照射+阴道放疗的总体生存期、局部和远处复发率均无差异,且无盆腔淋巴结复发的患者,且单纯阴道近距离放疗比联合放疗有更少的毒性反应(Paydar et al,2015)。考虑到阴道近距离放疗比盆腔放疗的明显的毒性减少,可以考虑对上述多数病人进行单纯阴道近距离放疗。

但是,PORTEC-1 和 2 均排除了深肌层浸润且 G3 的患者,因此对这类高危患者的单纯阴道近距离放疗的使用还不确定。对于疾病局限于子宫的高危的患者,即深肌层浸润和 G3 的患者,大多认为需要辅助治疗。

综上，对于 II 期内膜癌患者，进行辅助放疗可以减少局部复发率，但是对于总的生存率却没有影响；阴道近距离放疗似乎优于全盆腔放疗，但是仍需前瞻研究来进一步证实。

（2）化疗：辅助全身化疗通常被考虑作为中高危内膜癌患者的辅助治疗。对肿瘤局限于子宫的内膜癌患者中，有深肌层浸润且组织学分级为 G3 的患者相对预后较差。这些高危患者辅助治疗除了盆腔放疗外，有相当一部分患者有远处转移的风险。因此，在放疗之外加上化疗可能会有减少远处复发的获益。

2008 年，日本妇科肿瘤学会对 I C~III C 期中-高危型内膜癌患者（I C 期且 70 岁以上或 G3，II 期，腹腔细胞学阳性 + 深肌层浸润）（FIGO 1988 年分期），比较盆腔放疗和化疗（环磷酰胺 + 多柔比星 + 顺铂）的作用，结果发现化疗组和放疗组疾病无进展生存率分别为 83.8% vs. 66.2%，二者总体生存分别为 89.7% vs. 73.6%，均有显著差异，即化疗比单纯放疗对生存有获益（Susumu et al, 2008）。2010 年，Hogberg 的两个随机对照试验，比较了对 534 例高危患者行单纯放疗和放疗 + 序贯化疗的疗效，显示序贯放化疗能显著改善疾病无进展生存期（HR 0.63，CI 0.44~0.89；P=0.009），但对总生存期无显著影响。2011 年，一项纳入 2197 例患者的荟萃分析研表明，无论是否辅助放疗，辅助化疗都能显著改善疾病无进展生存期（OR 0.75，95% CI 0.64~0.89），并有一定的总生存期获益（RR 0.88，95% CI 0.79~0.99）。但是，近期 GOG 249 试验对比了对病灶局限于子宫内的 I~II 期高危患者，使用阴道近距离放疗后顺铂联合紫杉醇方案化疗对比 EBRT，现有的结果显示两组生存结局无差别，但是近距离放化疗组的急性毒性反应更多（McMeekin et al, 2014）。

因此，对 II 期中高危型内膜癌（如 G3，深肌层浸润，LVSI 阳性等）采用辅助化疗。但是化疗对总生存率是否有获益，期待 GOG 249 等前瞻性研究的最终结果。

三、预后

2001 年的一项系统性回顾 203 名子宫内膜癌 II 期患者的研究，其中 II B 期子宫内膜癌占 46%，研究显示 II B 期子宫内膜癌的复发率为 18.5%（其中 35.3% 复发于阴道，23.5% 复发于骨盆复发，41.2% 远处转移），研究显示辅助治疗组其复发率减少但是总生存率与观察组并无显著性差异。另一个对 II B 子宫内膜癌的复发率的研究也支持上述结果，其复发率为 21%。

2014 年一项纳入 40 病人的子宫内膜癌 II 期（FIGO 2009）的研究显示 3 年生存率为 85%，5 年生存率为 67%，而对于是否接受放射辅助治疗其预后差异并不显著（Frandsen et al, 2014）。其研究结果与其他以 FIGO 2009 为标准的研究 II 期子宫内膜癌（3 年生存率 79%）相近（Lee et al, 2013）。另外，研究表明临床分期确定为子宫内膜癌 II 期的病人其 5 年生存率与子宫颈间质浸润的具体程度（肉眼可见的浸润，隐匿的间质浸润，病理无法证实间质浸润）无显著的相关性（Larson et al, 1987）。

（王益勤　张天宇　王建六）

第六节　子宫内膜癌手术中冷冻切片诊断的常见问题

一、概述

手术中冷冻切片病理诊断是一项责任与风险并存的病理科急诊工作，是以形态学为主的经验性学科。尽管冷冻切片诊断可以给临床医师提供一些信息，但并不是最后的病理诊断。近年的文献将"手术中冷冻切片病理诊断"称之为"手术中病理会诊"，意味着对于手术中冷冻切片病理学检查的认识要更新（陈乐真，2010；姜彦多，2016）。在手术中快速病理诊断中临床医生与病理医生的沟通交流极为重要，临床医生应提供详尽的临床资料，了解冷冻切片的局限性，正确解读冷冻报告的含义，病理医生则要了解临床的合理需求，以及所做出的报告会导致的后果。另外避免医患纠纷，临床医生有责任向患者或家属交代清楚冷冻切片诊断并非最终诊断，具有一定误差。现在很多医院建立术前患者家属在知情同意书上签字的制度是必要的。

二、子宫内膜癌的手术中冷冻切片诊断

全子宫和双侧附件切除术是早期内膜癌（endometrial cancer）的首选治疗方式，但是对于

有淋巴结转移风险的患者，还需要进行分期手术（staging surgery），包括盆腔和主动脉旁淋巴结摘除。淋巴结转移风险与肿瘤分级、肌层浸润深度、宫颈或附件受累、淋巴管血管浸润以及组织学类型有关。子宫内膜癌通常在手术前通过活检或刮宫已经诊断，但刮宫病理诊断只能初步确定肿瘤的类型和分级，不能确定肿瘤分期（tumour staging）。经阴道超声检查、MRI 和 CT 扫描等检查方法虽然可以提供肿瘤大小和肌层浸润等信息，但是不能提供肿瘤组织学类型和分级等信息。因此，手术中冷冻切片诊断被广泛使用（Savelli，2012）。

冷冻切片诊断的目的是为临床医师决定手术范围提供参考。根据标本的不同，病理医师在冷冻切片诊断时可能提供以下信息：肿瘤的性质、组织学类型、分级、肌层浸润深度、是否有淋巴管血管浸润、宫颈以及附件是否受累等。尽管文献报道的冷冻切片对子宫内膜癌分级和分期的准确性差异较大，冷冻切片诊断对于内膜癌术中分期的意义还存在争议，但多数学者认为，冷冻切片诊断对于临床医师手术中评估肿瘤风险和避免不必要的分期手术仍具有重要的指导意义（姜彦多，2016；Coffey，2005；Baker，2008；张廷国，2013）。

临床医师应该了解冷冻切片诊断的适应证和局限性，病理医师也应该对内膜癌相关的手术范围有所了解，见表 25-7-1。

表25-7-1 内膜癌冷冻切片诊断与手术方式的关系

冷冻切片诊断	手术切除范围
非典型增生 /EIN	全子宫切除
Ⅰ型子宫内膜癌	全子宫 + 双附件
肌层浸润＜50%，尤其是表浅或体积小者	
FIGO G1	
宫颈管或附件未受累	
Ⅰ型子宫内膜癌	全子宫 + 双附件 + 分期手术
肌层浸润≥50%	
FIGO G2 或 G3	
宫颈管或附件受累	
Ⅱ型子宫内膜癌	全子宫 + 双附件 + 分期手术 + 大网膜切除术
浆液性癌（含浆液性上皮内癌）	
透明细胞癌	
癌肉瘤	

（一）大体标本检查（gross examination）和取材

1. 对于全子宫与附件切除标本，在检查时必须首先确认子宫前后壁和哪侧附件，沿子宫前壁剖开子宫。其解剖标志有以下几点：①卵巢在子宫的后方；②圆韧带在子宫的前方；③子宫腹膜返折以上呈光滑面，没有腹膜覆盖处为粗糙面。子宫前面是子宫 - 膀胱窝，位置较高；后面是子宫 - 直肠窝，位置较低，子宫前面腹膜返折面高于后面，因此，子宫前面的粗糙面高于后面，以这个解剖标志进行定位更为可靠。

2. 对子宫颈、子宫表面和附件要进行仔细的大体检查，任何可疑的区域都应该做切片，以发现子宫颈和子宫外受累。全切子宫标本，常规取材应该取内膜和宫颈。一个巨大的肿瘤，必须要多个切面观察，选择病变明显处取材。

3. 在多数病例，大体检查可见浸润性肿瘤时，肌层浸润深度最好在大体检查时测量，在浸润最深处做冷冻切片检查。宫颈及阴道穹窿（如果有）如发现可疑区域应当仔细检查并取材。当大体检查未发现明确的肌层浸润时，病理医师取材有很大的盲目性。较好的方法是在 3 点和 9 点处将子宫分为两半，检查宫内膜，然后以大约 5 mm 间隔从黏膜面到浆膜面做连续全层切面，肉眼估计肌层浸润深度，通常做 1~4 张冷冻切片。肌层颜色和一致性的变化可能提示隐匿的或弥漫性浸润。

4. 有些病例没有肉眼可见的肿瘤，仔细检查可能发现以前活检的部位，该部位也要做切片检查。如果子宫壁较薄，应该做全层切片；如果肌层较厚，选择最深处的病灶做冷冻切片检查，最好做若干切片以包括全层子宫壁。

5. 子宫下段和宫颈管黏膜的异常区域也应该做冷冻切片检查。

6. 随着微创手术包括腹腔镜手术大力推广，常常把大块标本切成很多的小块组织送检，使病理医师的诊断难度增加。要仔细选择组织做冷冻切片，尽管如此，经充分取材做石蜡切片时，有可能诊断与冷冻切片诊断不一致，发生这种情况不能认为是病理医师的责任。

7. 虽然强调冷冻切片诊断中大体标本观察的

重要性，但是不能根据大体标本检查发诊断报告（Ghaemmaghami，2010）。

（二）内膜非典型增生和高分化子宫内膜样癌的术中诊断

子宫内膜非典型增生（atypical hyperplasia）或内膜样上皮内瘤变（endometrioid intraepithelial neoplasia，EIN）组织学诊断的可重复性较差。内膜活检诊断为非典型增生的患者，行子宫切除术后，有 17%~52% 的病例经病理学检查可以发现内膜癌（Turan，2013）。因此，对于内膜活检诊断为非典型增生的患者，临床处理上面临两个问题，其一，对于需要保留生育功能的患者，可能延误内膜癌的治疗时机；其二，对于行全子宫切除的患者，如果术后发现内膜癌，其切除范围可能是不够的。

手术中冷冻切片检查有助于发现内膜癌。Morotti 等（2012）报道，内膜活检诊断为非典型增生而行子宫切除的病例中，术中冷冻切片和术后石蜡切片诊断为内膜癌的比例分别是 43.9% 和 56%。冷冻切片诊断内膜癌的特异性和阳性预测值较高，而敏感性和阴性预测值较低。冷冻切片对于高淋巴结转移风险的内膜癌（深肌层浸润、浅肌层浸润伴中低分化、浆液性癌、透明细胞癌、癌肉瘤）诊断率较高，可达 94.1%，而对低淋巴结转移风险的内膜癌（高分化癌累及浅肌层或局限于内膜）诊断率较低，仅为 55%。冷冻切片的假阴性诊断多数是低风险的癌。

手术中冷冻切片对于鉴别非典型增生和低分化癌或深肌层浸润的癌比较容易，鉴别非典型增生和浅表的高分化癌有一定困难（Morotti，2012；Stephan，2014）。肌层浸润是诊断癌的有力证据，然而缺乏肌层浸润也不能除外癌，约 30% 的癌局限于内膜。在辨认癌组织肌层浸润时，要注意子宫内膜的组织学特点。早期肌层浸润的评估比较困难，因为子宫内膜没有基底膜，内膜和肌层的交界并不呈现一条直线，而是不规则的交错状态。癌累及内膜时，内膜和肌层交界更加不规则，类似早期肌层浸润，这就使诊断更为困难。

手术中诊断内膜非典型增生和内膜癌时，还要注意与内膜嗜酸性改变、合体细胞乳头状改变和黏液性改变等鉴别。

由于取材局限，冷冻切片不一定具有代表性，

以及存在冷冻假象等，因此，不建议将冷冻切片作为内膜非典型增生和高分化内膜癌的主要诊断手段。

（三）评估肿瘤浸润深度（depth of invasion）

冷冻切片判断肿瘤分级和子宫肌层浸润（myometrial invasion）深度的目的是指导是否摘除淋巴结，以决定治疗方案和评估预后（Hirschowitz，2013）。冷冻切片用于这一目的比较耗费时间，并且可能多达 15% 的病例是不准确的（Soslow，2016）。有肌层浸润的 FIGO 2 级或 3 级内膜癌患者具有中 - 高度的临床风险（即患者可能有淋巴结转移），正如浸润深度大于 50% 的 FIGO 1 级内膜癌一样。

子宫内膜癌肌层浸润可以表现为以下方式（Soslow，2016）：①不规则的癌性腺体、细胞巢、条索或单个肿瘤细胞与肌层具有不规则的边界，常常伴有炎症性，黏液样或纤维组织增生性间质反应。②膨胀性或推挤性浸润：与子宫肌层界限清楚，几乎没有间质反应。在这种病例，如果切片上不包含正常内膜与肌层交界部，则很难识别肌层浸润。③弥漫性浸润：可见于浆液性癌和内膜样癌。其特点是单个腺体广泛分布于肌层内，几乎没有间质反应。这种肌层浸润方式需要与腺肌病鉴别，腺体周围没有子宫内膜间质、出现核分裂象、子宫内膜可见癌灶、其他部位没有腺肌病等都有助于做出正确诊断。在绝经后女性，腺肌病的间质可能萎缩并且几乎无法辨别，鉴别可能会困难。④ MELF方式：即微囊性（microcystic）、伸长的（elongated）、碎片的（fragmented）方式。

需要术中冷冻切片确定浸润深度的病例，多数在术前已经诊断为非典型增生 /EIN 或 FIGO 1 级内膜样癌。如果有肌层浸润，将根据浸润程度决定是否行淋巴结摘除。由于取材有限，有时判断浸润肌层的深度有一定的困难。文献报道，冷冻切片评估肌层浸润深度的准确性从 54%~95% 不等（Soslow，2016；Kumar，2012）。

单独依靠大体检查很难评估肌层浸润深度，尤其是对于高级别肿瘤，准确性不到 70%（Ghaemmaghami，2010）。偶尔，FIGO 1 级内膜样癌已经浸润至深肌层，但大体检查并没有明显异常（Coffey，2005）。

肿瘤早期肌层浸润时，通常表现为完好的腺体

呈膨胀性浸润，并不引起间质反应。见到浅肌层内肿瘤性腺体周围的内膜间质细胞或残存的良性腺体有助于确定肿瘤局限于子宫内膜，也可以将发生肿瘤的内膜与邻近的没有肿瘤的内膜进行比较。对于早期肌层浸润，常存在诊断过度。

对于外生性息肉样肿瘤，判断是否有肌层浸润及浸润深度也可能很困难。如果只从肿瘤的中心取材，会误认为肿瘤已取代部分肌层，尤其在肌层变薄和受压的情况下。当肿瘤的外生部分出现平滑肌纤维时，可能会认为发生了肌层浸润。取材应包括外生性肿瘤及相邻的非肿瘤性子宫内膜和肌层。

判断肿瘤范围是否超出了肌层厚度的 1/2 也是冷冻切片诊断的难题。在肿瘤的边缘取材时，应包括非肿瘤性子宫内膜和肌层，组织块的准确定向是非常必要的。在不能明确肿瘤是否超出了肌层 1/2 的情况下，可以测量肌层的厚度及肿瘤浸润的深度，计算肿瘤的范围。弓状血管丛主要位于肌层的外 1/2，当癌组织浸润到弓状血管丛中或其周围时，通常标志着肌层浸润深度 >50%。如果肿瘤没有浸润血管丛，浸润肌层的深度应参照对侧子宫壁肌层厚度来计算。

评估浸润深度的另一个难题和陷阱是将累及腺肌病（adenomyosis）的癌误认为浸润性病灶。内膜癌和腺肌病并存时，约 25% 的病例癌累及腺肌病（Soslow，2016）。在腺肌病之外的肌层内无肿瘤的情况下，只要肿瘤局限在腺肌病范围内，无论受累的腺肌病位于肌层内 1/2 还是外 1/2，病理分期仍是 ⅠA 期。但 Ismiil 等发现，癌组织累及腺肌病时更有可能出现真正的肌层浸润和出现肌层外 1/2 的浸润。有时，难以确定肌层内的肿瘤是真正的浸润还是局限于腺肌病或者是二者皆有，见到肿瘤中残余的良性腺体有助于诊断。腺肌病病灶的轮廓规则光滑伴有周围的平滑肌肥大，存在内膜间质、没有结缔组织增生和炎性反应，但在老年女性，内膜间质通常不明显。肿瘤累及腺肌病和真正的肌层浸润共存的情况并不少见。偶尔，内膜癌直接起源于腺肌病，没有表面受累。

（四）肿瘤组织学类型（histological type）和分级（grade）

冷冻切片评估内膜癌组织学亚型的准确性较高，可达 87%～96%（Kumar，2012；Furukawa，

2010；Turan，2013）。与石蜡切片诊断相比，冷冻切片诊断常见的问题是诊断过低，包括将没有或仅有浅肌层浸润的 FIGO 1 级内膜样癌诊断为非典型增生、将透明细胞癌（clear cell carcinoma）或浆液性癌（serous carcinoma）诊断为内膜样癌等，主要原因是病灶较局限，取材不充分。FIGO 3 级内膜样癌有时被误诊为浆液性癌或透明细胞癌。

在术中取材时可能遗漏体积较小的浆液性癌。要注意浆液性癌和浆液性上皮内癌的特殊性，即使在肌层的浸润不深甚至没有浸润，也可能出现腹腔内播散。

术中评估内膜癌分级的准确性为 58%～98%，常见的问题是分级过低，通常是由于取材不当所致（Furukawa，2010；Turan，2013）。

（五）其他

1. 子宫颈受累（cervical involvement）

子宫内膜癌累及宫颈的评估是妇科病理学中棘手的问题之一。FIGO 没有相应的病理学评估指南。子宫内膜癌累及宫颈的诊断重复性差，尤其是宫颈腺体受累及其与间质受累的区别（Soslow，2016）。在许多病例中，子宫颈受累在临床上、影像学或大体标本的检查中并不明显，只能通过显微镜的观察来识别。

冷冻切片评估宫颈受累的难点在于：子宫下段与宫颈内膜的交界没有明确界限，在组织学上也没有明确的标志。在交界处带纤毛的子宫下段内膜腺体和黏液性子宫颈内膜腺体混合存在，不能明确哪里是子宫颈的开始哪里是子宫下段的结束。诊断子宫内膜癌累及宫颈，必须见到明确的子宫颈浸润，而不仅仅是子宫下段受累。

判断宫颈受累是局限于腺上皮还是累及间质时，也可能出现问题，特别是在冷冻切片时。要注意判断是宫颈上部的间质受累还是子宫下段间质受累。有时，浸润的腺体与正常宫颈腺体混合存在，给冷冻切片诊断带来困难。

2. 淋巴管血管浸润

淋巴管血管浸润（lymphovascular invasion，LVI）是子宫内膜癌独立的预后因素，在所有肌层浸润的患者均可出现。偶尔，肿瘤浸润局限于肌层的内 1/2，而血管浸润在肌层的外 1/2，根据 2009 年 FIGO 分期系统，这种情况仍然属于 ⅠA 期肿瘤，

但要认识到 LVI 出现在肌层的外 1/2 可能与预后相关（Soslow R，2016）。如果宫颈或附件的血管内出现肿瘤，而血管外没有肿瘤累及时，也不能提高肿瘤的分期。

无论是冷冻切片还是石蜡切片，区别 LVI 和人工收缩现象可能会很困难。收缩假象往往分布广泛并以光滑的圆形轮廓为特征，真正的血管浸润时，腔隙呈裂隙状或有棱角并衬覆内皮细胞。血管周围淋巴细胞可能是存在血管浸润的线索。有时，血管内的肿瘤由黏附力差的小细胞簇构成，有丰富的嗜酸性胞质，与组织细胞相似。

3. 输卵管受累

对于内膜样癌，大多数情况下，肿瘤的累及局限在输卵管的黏膜层，表明肿瘤是经过输卵管传播，而不是双原发癌。肿瘤位于输卵管腔内而没有黏附于输卵管上皮时，不应视为输卵管受累（fallopian tube involvement）。但提示术后要对输卵管进行更广泛的取材，以确定是否有真正的肿瘤累及。对于子宫浆液性癌和累及输卵管上皮的浆液性肿瘤，最大的可能性就是其中一个是转移性的，在冷冻切片上难以鉴别，术后 WT1 染色可能有助于确定二者的关系。子宫角部附近的肿瘤阻塞输卵管口时，可导致输卵管扩张及上皮反应性非典型性改变，类似输卵管受累。

4. 淋巴结转移

子宫内膜癌患者盆腔和腹主动脉旁淋巴结转移（lymph node metastasis）的发生率分别为 5%～34% 和 5%～25%（Hirschowitz，2013；Soslow，2016）。是否有淋巴结转移与肿瘤的分期和预后有密切关系。前哨淋巴结（sentinel lymph node）活检是肿瘤外科的重要进展之一，但在妇科病理领域手术中评估淋巴结的价值存在争议（Pristauz，2009；Adib，2006；Ballester，2012）。术中冷冻切片诊断淋巴结转移的敏感性较低，而假阴性率较高。

病理医师根据淋巴结的大小、颜色和质地等选取"可疑的"淋巴结作冷冻切片检查，诊断的准确性取决于是否触摸到淋巴结。淋巴结能否被触摸到取决于淋巴结的大小和促纤维组织增生性间质反应，后者导致淋巴结变硬。淋巴结转移癌冷冻切片漏诊的原因如下（Coffey，2005；Soslow，2016，Pristauz，2009；Adib，2006；Ballester，2012）：①阳性的淋巴结没有被触摸到。对于内膜癌，手术中通过触诊检查淋巴结是不可靠的，可能漏诊 50% 的淋巴结转移，因为有淋巴结转移的病例，表现为淋巴结增大者不到 10%。②淋巴结转移灶较小。在手术中容易漏诊微小转移和孤立的肿瘤细胞。③内膜癌发生淋巴结转移时，可以没有或仅有轻度促纤维组织增生性反应，不像宫颈鳞癌的阳性淋巴结那样明显。④新鲜淋巴结剖开时会产生变形，切面淋巴结被膜外翻，中央区域凸出，这样，该区域的转移灶可能被遗漏。⑤冷冻后组织和细胞的形态变形，肿瘤细胞有时难以辨认。

另外，需要注意的是，淋巴结内良性的间皮细胞或苗勒包涵上皮也可能被误认为转移癌。

三、如何提高手术中病理诊断的准确性

（一）临床医师方面

临床医师应该向病理医师提供足够的临床信息，以防止将良性肿瘤误诊为恶性肿瘤。年龄、家族病史、近期或当前妊娠史、内源性激素紊乱、外源性激素治疗（孕激素、雌激素、他莫西芬、leupride）、血管栓塞术、影像资料，以及以往的外科手术、化疗或其他治疗史、术中所见等信息是病理医师在诊断中需要了解的基础资料（明健，2013；郎景和，2010）。随着良性疾病应用微创治疗以及药物/激素治疗的逐渐增多，这些医源性因素可能对正常组织以及良性和恶性肿瘤中上皮和间叶成分的形态学产生明显影响。因此，病理医师要了解临床新的治疗方法以及对正常和肿瘤组织形态学的影响。

激素类药物治疗、以往手术史、化疗或放疗史等对于病理医师确定镜下所见是生理性还是病理性的尤其重要。如在外源性孕激素或促性腺激素释放激素激动剂的作用下，内膜组织可能出现各种改变。如果把这种用药史提供给病理医师，病理医师则会认为内膜是良性改变，与治疗效应一致。如果没提供这种病史，则病理报告可能不确切。

（二）病理医师方面

1. 要重视与临床医师的合作。妇科病理诊断强调与临床的结合，因为女性生殖道疾病的发生和发展与内分泌、肿瘤学、免疫与遗传学等密切相关，很难想象在缺乏相关临床知识以及未建立起与临床

有效沟通情况下，如何对这些疾病进行正确的解释。

2. 要具备相关的临床知识。许多先进的检查方法与技术、诊疗措施和理念被临床医师广泛采用，病理医师应不断向临床学习，充实自己的相关临床知识。临床新技术的采用使手术方式更为多样化，病理医师应了解病理标本来自何种手术方式、有无药物影响以及相应的组织改变。如腔镜下切除肿瘤，其原有结构常被破坏；术中广泛使用的电凝止血也会对局部组织产生热效应；内分泌治疗、介入治疗、放疗和化疗均有相应的组织变化。只有了解这些临床诊疗方式，才能更好地对病变组织的形态进行正确的解释。

3. 要提高大体标本的观察能力，做到取材准确。

4. 要努力提高组织学诊断水平。冷冻切片的诊断依赖于石蜡切片诊断的水平，要有扎实的石蜡切片诊断的严格训练，才能在快速冷冻切片诊断时做到心中有数，敢于下决心。在临床诊断中，强调临床、影像和病理相结合，在病理诊断中强调大体标本检查与组织学观察相结合。最后决定诊断的关键是组织病理学。

5. 不要勉强作出诊断，要实事求是作出诊断。对于一些疑难病例和交界性病变，有时做石蜡切片诊断都很困难，需要做免疫组化或电镜观察，在冷冻切片上诊断更困难，因而需要延迟诊断。如果勉强作出诊断，容易发生误诊。

（三）提高冷冻切片（frozen section）质量

1. 临床医师送检标本切忌用生理盐水浸泡或用湿纱布包裹组织。由于经液体浸泡后，组织内水分会增加，易造成冷冻后组织内冰晶形成增多，而在制片过程中冰晶溶解，形成空白多，细胞内空泡也就增多。如果不熟悉这种人为假象，易视为病变而错误诊断。

2. 各种冷冻切片机的型号不同，需要摸索本单位冷冻切片机的性能。由于术中病人在手术台上等结果，要求尽量缩短时间，因此，力争一次成功制成优质冷冻切片极为重要。

3. 冷冻切片组织黏附剂的选择，以不含水分的黏附剂为佳。

总之，手术中冷冻诊断对于临床具有帮助，国外文献报告子宫内膜癌的手术中冰冻诊断（frozen section，FS）与最终石蜡切片符合率较高，多数超过 90%，但是在国内文献报告的符合率明显低于国际报告数据，一般在 70%~80% 左右，差距还是很明显的。对于子宫内膜癌分期手术范围以及如何选择合适的评估手段，国内也有不同意见，2016 年中华妇产科杂志，发表了相关争鸣文章（魏丽惠，2016）。作者个人认为，由于冷冻切片诊断，对于专业技术水平要求高，而中国病理医生总体缺乏，绝大多数医院的病理医生是全科病理医生，缺乏专业化的培训与训练，对疾病诊断水平有限，很多医院在石蜡切片诊断都存在问题，再加上冰冻诊断时间短、取材有限、切片的清晰度不如石蜡切片，其冰冻诊断的准确率就可想而知了。即使在美国，冰冻诊断的精准使用也仅局限于具有妇科病理专科的教学医院。因此，就目前中国的状况，除了有条件且妇产科病理专业程度高的三级甲等医院可以开展手术中冰冻检查来协助评估子宫内膜癌的恶性程度，在其他尚不具备条件的医院，临床医生不应该强行推广手术中冰冻检查来帮助确定手术方案，否者，错误的冰冻诊断信息，反而会导致部分患者过度治疗或治疗不足，增加患者术后并发症的发生并影响其远期生存，并不能真正给患者带来益处。

（姜彦多　明　健　沈丹华）

参考文献

白朝怡, 王颖梅, 滕飞, 等. 血清人附睾分泌蛋白E4及CA125联合检测对子宫内膜癌淋巴结转移的预测价值. 中华妇产科杂志, 2014, (7)543-546.

陈乐真, 王殿军. 妇产科疾病的手术中病理诊断// 陈乐真. 妇产科诊断病理学. 2版. 北京: 人民军医出版社, 2010: 613-650.

郭瑞霞. 年轻妇女子宫内膜癌保留卵巢功能的探讨. 实用妇产科杂志, 2012, 28(7): 523-524.

姜彦多, 陈乐真, 明健, 等. 女性生殖系统疾病//陈乐真. 手术中病理诊断图鉴. 2版. 北京: 科学技术文献出版社, 2016: 156-250.

郎景和, 王巍. 临床医师要懂病理学// 陈乐真. 妇产科诊断病理学(第2版). 北京: 人民军医出版社, 2010: 1-10.

李林, 吴令英, 张蓉, 等. 年龄≤40岁 I 期子宫内膜癌患者保留卵巢的临床分析. 中华妇产科杂志, 2014, 49(4): 260-264.

明健, 郭东辉, 姜彦多. 病理医师与临床医师的合作// 郑文新, 沈丹华, 郭东辉. 妇产科病理学. 北京: 科学出版社, 2013: 878-884.

瞿欢, 张亚男, 陈卫东. 纳米炭在乳腺癌前哨淋巴结示踪的实验研究. 中国普通外科杂志, 2010, 19(5): 489-492.

王佳, 李小毛. 保留卵巢对年轻早期子宫内膜癌患者预后影响的荟萃分析. 中华妇产科杂志, 2016, 51(8): 602-607.

王丽, 张家文.子宫内膜癌保留卵巢功能的治疗对患者预后的影响.中国医药导报, 2007, 4(35): 26-27.

魏丽惠, 吴小华, 刘继红, 等.《关于子宫内膜癌腹主动脉旁淋巴结切除相关问题》和《Ⅰ期低危型子宫内膜癌是否需要切除淋巴结》的专家点评. 中华妇产科杂志, 2016, 51(5): 318-320.

吴飞, 范丽梅, 许智光, 等.子宫内膜癌患者术后应用性激素补充治疗的安全性荟萃分析, 2016, 96(1): 53-57.

余小多, 欧阳汉, 林蒙, 等. 2009年国际妇产科联盟子宫内膜癌分期标准对磁共振成像分期诊断价值的影响.中华肿瘤杂志, 2011, 33(9): 692-696.

张廷国, 郝春燕, 庞淑洁, 等. 子宫内膜腺癌//郑文新, 沈丹华, 郭东辉. 妇产科病理学. 北京: 科学出版社, 2013: 317-348.

中华医学会妇产科学分会绝经学组. 绝经期管理与激素补充治疗临床应用指南(2012版). 中华妇产科杂志, 2013, 48(10): 795-799.

Abdalla N, Piórkowski R, Stanirowski P, et al. Assessment of levels of the tumor markers HE4 and CA125 considering staging, grading and histological types of endometrial cancer.. Przeglad Menopauzalny = Menopause Review, 2016, 15(3): 133-137.

Adib T, Barton DP. The sentinel lymph node: relevance in gynaecological cancers. Eur J Surg Oncol, 2006, 32: 866-874.

Alay I, Turan T, Ureyen I, et al Lymphadenectomy Should Be Performed Up to the Renal Vein in Patients with Intermediate-High Risk Endometrial Cancer. Pathol Oncol Res, 2015, 21(3): 803-810.

Alcazar JL, Dominguez-Piriz J, Juez L, et al. Intraoperative Gross Examination and Intraoperative Frozen Section in Patients With Endometrial Cancer for Detecting Deep Myometrial Invasion: A Systematic Review and Meta-analysis. International Journal of Gynecological Cancer Official Journal of the International Gynecological Cancer Society, 2016, 26(2): 407.

Amant F, Mirza MR, Koskas M, et al. Cancer of the corpus uteri. International Journal of Gynecology & Obstetrics, 2015, 131(Suppl 2): S110.

Anderson GL, Limacher M, Assaf AR, et al. Effects of conjugated equine estrogen in postmenopausal women with hysterectomy: The Women's Health Initiative randomized controlled trial. JAMA. 2004, 291(14): 1701-1712.

Angioli R, Plotti F, Cafà EV, et al. Quality of life in patients with endometrial cancer treated with or without systematic lymphadenectomy. Eur J Obstet Gynecol Reprod Biol, 2013, 170(2): 539-543.

ASTEC study group, Kitchener H, Swart AM, et al. Efficacy of systematic pelvic lymphadenectomy in endometrial cancer (MRC ASTEC trial): a randomised study. Lancet, 2009, 373(9658): 125-136.

Ayers B, Smith M, Hellier J, et al. Effectiveness of group and self-help cognitive behavior therapy in reducing problematic menopausal hot flushes and night sweats (MENOS 2): a randomized controlled trial. Menopause 2012;19(7): 749-759.

Ayhan A, Taskiran C, Celik C, et al. The long-term survival of women with surgical stage II endometrioid type endometrial cancer. Gynecologic Oncology, 2004, 93(1): 9-13.

Ayhan A, Taskiran C, Simsek S, et al. Does immediate hormone replacement therapy affect the oncologic outcome in endometrial cancer survivors? Int J Gynecol Cancer, 2006, 16(2): 805-808.

Baker P, Oliva E. A practical approach to intraoperative consultaion in gynecological pathology. Int J Gynecol Pathol, 2008, 27: 353-365.

Ballester M, Dubernard MG, Batts AS, et al. Comparison of Diagnostic Accuracy of Frozen Section with Imprint Cytology for Intraoperative Examination of Sentinel Lymph Node in Early-Stage Endometrial Cancer: Results of Senti-Endo Study. Ann Surg Oncol, 2012, 19: 3515-3521.

Ballester M, Naoura I, Chéreau E, et al. Sentinel node biopsy upstages patients with presumed low- and intermediate-risk endometrial cancer: results of a multicenter study. Annals of Surgical Oncology, 2013, 20(2): 407-412.

Barakat RR, Bundy BN, Spirtos NM, et al. Gynecologic Oncology Group Study: Randomized double-blind trial of estrogen replacement therapy versus placebo in stage I or II endometrial cancer: a Gynecologic Oncology Group Study. J Clin Oncol 2006, 24(4): 587-592.

Bell JG, Patterson DM, Klima J, et al. Outcomes of patients with low-risk endometrial cancer surgically staged without lymphadenectomy based on intra-operative evaluation. Gynecol Oncol, 2014, 134(3): 505-509.

Benedetti Panici P, Basile S, et al. Systematic pelvic lymphadenectomy vs. no lymphadenectomy in early-stage endometrial carcinoma: randomized clinical trial. J Natl Cancer Inst, 2008, 100(23): 1707-1716.

Berretta R, Patrelli TS, Migliavacca C, et al. Assessment of tumor size as a useful marker for the surgical staging of endometrial cancer. Oncol Rep, 2014, 31(5): 2407-2412.

Biglia N, Bounous VE, Sgro LG, et al.Treatment of climacteric symptoms in survivors of gynaecological cancer. Maturitas. 2015 , 82(3): 296-298.

Bove R, Secor E, Chibnik LB, et al. Age at surgical menopause influences cognitive decline and Alzheimer pathology inolder women. Neurology, 2014, 82(3): 222-229.

Cabanas RM. An approach for the treatment of penile carcinoma. Cancer, 1977, 39: 456-466.

Chapman JA, DiSaia PJ, Osann K, et al. Estrogen replacement in surgical stage I and II endometrial cancer survivors. Am J Obstet Gynecol, 1996, 175(5): 1195-1200.

Chen, W, Zheng, R, Baade, P D, et al. Cancer statistics in China, CA Cancer J Clin, 2016, 66(2): 115-132. doi: 10.3322/caac.21338.

Coffey D, Kaplan AL, Ramzy I. Intraoperative consultation in gynecologic pathology. Arch Pathol Lab Med, 2005, 129: 1544-1557.

Cohn D E, Woeste E M, Cacchio S, et al. Clinical and pathologic correlates in surgical stage II endometrial carcinoma. Obstetrics & Gynecology, 2007, 109(5): 1062-1067.

Colombo N, Creutzberg C, Amant F, et al.ESMO-ESGO-ESTRO EndometrialConsensus Conference Working Group. ESMO-ESGO-ESTRO consensus conference onendometrial cancer: Diagnosis, treatment and follow-up. Radiother Oncol, 2015, 117(3): 559-581.

Colombo N, Preti E, Landoni F, et al. Endometrial cancer: ESMO Clinical Practice Guidelines for diagnosis, treatment and follow-up. Annals of Oncology, 2013, 24 (Supplement 6): vi33-vi38.

Committee on Gynecologic Practice, Society of Gynecologic Oncology. The American College of Obstetricians and Gynecologists Committee Opinion no. 631. Endometrial intraepithelial neoplasia. Obstetrics & Gynecology, 2015, 125(5): 1272.

Cormier B, Rozenholc AT, Gotlieb W, Plante M, Giede C, Communities of Practice (CoP) Group of Society of Gynecologic Oncology of Canada (GOC) Sentinel lymph node procedure in endometrial cancer: a systematic review and proposal for standardization of future research. Gynecol Oncol. , 2015, 138: 478-485.

Courtney-Brooks M, Scalici JM, Tellawi AR, Cantrell LA, Duska LR. Para-aortic lymph node dissection for women with endometrial adenocarcinoma and intermediate- to high-risk tumors: does it improve survival? Int J Gynecol Cancer, 2014, 24(1): 91-96.

Creasman W. Creasman WRevised FIGO staging for carcinoma of the endometrium. Int J Gynaecol Obstet 105(2): 109.

Creasman WT, Henderson D, Hinshaw W, et al. Estrogen replacement therapy in the patient treated for endometrial cancer. Obstet Gynecol, 1986, 67(3): 326-330.

Crivellaro C, Signorelli M, Guerra L, et al. Tailoring systematic lymphadenectomy in high-risk clinical early stage endometrial cancer: the role of 18F-FDG PET/CT. Gynecologic Oncology, 2013, 130(2): 306.

D.S. McMeekin, Filiaci V L, Aghajanian C, et al. 1A randomized phase III trial of pelvic radiation therapy (PXRT) versus vaginal cuff brachytherapy followed by paclitaxel/carboplatin chemotherapy (VCB/C) in patients with high risk (HR), early stage endometrial cancer (EC): A Gynecologic Oncology Group tr. Gynecologic Oncology, 2014, 134(2): 438-438.

Dargent D, Martin X, Mathevet P. Laparoscopic assessment of the sentinel lymph node in early stage cervical cancer. Gynecol Oncol , 2000, 79: 411-415.

Denny L, Quinn M. FIGO Cancer Report 2015. International Journal of Gynecology & Obstetrics, 2015, 131: S75.

Dijkhuizen F P, Mol B W, Brölmann H A, et al. The accuracy of endometrial sampling in the diagnosis of patients with endometrial carcinoma and hyperplasia. Cancer, 2000, 89(8): 1765.

East JM, Valentine CS, Kanchev E, et al. Sentinel lymph node biopsy for breast cancer using methylene blue dye manifests a short learning curve among experienced surgeons: a prospective tabular cumulative sum (CUSUM) analysis. BMC Surg, 2009, 9: 2.

Elshaikh M A, Al-Wahab Z, Mahdi H, et al. Recurrence patterns and survival endpoints in women with stage II uterine endometrioid carcinoma: A multi-institution study. Gynecol Oncol. 2014, 136(2): 235-239.

Epstein E, Ramirez A, Skoog L, et al. Dilatation and curettage fails to detect most focal lesions in the uterine cavity in women with postmenopausal bleeding[J]. Acta Obstetricia Et Gynecologica Scandinavica, 2001, 80(12): 1131.

Erekson EA, Martin DK, Ratner ES. Oophorectomy: the debate between ovarianconservation and elective oophorectomy. Menopause, 2013, 20(1): 110-114.

Eriksson AG, Ducie J, Ali N, et al. Comparison of a sentinel lymph node and a selective lymphadenectomy algorithm in patients with endometrioid endometrial carcinoma and limited myometrial invasion. Gynecol Oncol, 2016, 140(3): 394-399.

Evans-Metcalf ER, Brooks SE, Reale FR, et al. Profile of women 45 years of age and younger with endometrial cancer. Obstet Gynecol, 1998, 91(3): 349-354.

Furukawa N, Takekuma M, Takahashi N, et al. Intraoperative evaluation of myometrial invasion and histological type and grade in endometrial cancer: diagnostic value of frozen section. Arch Gynecol Obstet, 2010, 281: 913-917.

Gallup DG, Stock RJ. Adenocarcinoma of the endometrium in women 40 years of age or younger. Obstet Gynecol, 1984, 64(3): 417-420.

Ghaemmaghami F, Aminimoghaddam S, Modares M, et al. Assessment of gross examination and frozen section of uterine specimen in endometrial cancer patients. Arch Gynecol Obstet, 2010, 282: 685-689.

Gould EA, Winship T, Philbin PH, et al. Observation on a "sentinel node" in cancer of parotid. Cancer, 1960, 13: 77-78.

Hirschowitz L, Nucci M, Zaino R. Problematic issues in the staging of endometrial, cervical and vulval carcinomas. Histopathology, 2013, 62: 176-202.

Holloway RW, Gupta S, Stavitzski NM, et al. Sentinel lymph node mapping with staging lymphadenectomy for patients with endometrial cancer increases the detection of metastasis. Gynecol Oncol, 2016, pii: S0090-8258 (16) 30042-30047.

Jonathan E. Frandsen, William T. Sause, Mark K. Dodson, Andrew P. Soisson, Thomas W. Belnap, David K. Gaffney. Survival analysis of endometrial cancer patients with cervical stromal involvement[J]. Journal of Gynecologic Oncology, 2014, 25(2): 105.

Khoury-Collado F, Glaser GE, Zivanovic O, et al. Improving sentinel lymph node detection rates in endometrial cancer: How many cases are needed? Gynecol Oncol, 2009, 115: 453-455.

Kim HJ, Kim TJ, Song T, Kim MK, Lee YY, Choi CH, Lee JW, Bae DS, Kim BG. Patterns of recurrence in endometrial cancer patients at risk of lymph node metastasis or recurrence according to extent of lymphadenectomy. Int J Gynecol Cancer, 2012, 22(4): 611-616.

Koh WJ, Greer BE, Abu-Rustum NR, et al. Uterine neoplasms,

version 1.2014. J Natl Compr Canc Netw. 2014 , 12(2): 248-280.

Koskas M, Bendifallah S, Luton D, et al. Safety of uterine and/orovarian preservation in young women with grade 1 intramucous endometrialadenocarcinoma: a comparison of survival according to the extent of surgery.Fertil Steril, 2012, 98(5): 1229-1235.

Kumar S, Medeiros F, Dowdy S, et al. A prospective assessment of the reliability of frozen section to direct intraoperative decision making in endometrial cancer. Gynecol Oncol, 2012, 127: 525-531.

Kumar S, Podratz KC, Bakkum-Gamez JN, Dowdy SC, Weaver AL, McGree ME, Cliby WA, Keeney GL, Thomas G, Mariani A. Prospective assessment of the prevalence of pelvic, paraaortic and high paraaortic lymph node metastasis inendometrial cancer. Gynecol Oncol, 2014, 132(1): 38-43.

Ladd CO, Newport DJ, Ragan KA, et al. Venlafaxine in the treatment of depressive and vasomotor symptoms in women with perimenopausal depression. Depress Anxiety 2005, 22: 94-97.

Larson D M, Copeland L J, Steven Gallager H, et al. Nature of cervical involvement in endometrial carcinoma. Cancer, 1987, 59(5): 959.

Lee JY, Cohn DE, Kim Y, et al. The cost-effectiveness of selective lymphadenectomy based on a preoperative prediction model in patients with endometrial cancer: insights from the US and Korean healthcare systems. Gynecol Oncol, 2014, 135(3): 518-524.

Lee M H, Aquinoparsons C, Hoskins P J, et al. Preoperative radiotherapy for inoperable stage II endometrial cancer: insights into improving treatment and outcomes. Journal of Obstetrics & Gynaecology Canada, 2013, 35(7): 635-639.

Lee RB, Burke TW, Park RC. Estrogen replacement therapy following treatment for stage I endometrial carcinoma. Gynecol Oncol, 1990, 36(2): 189-191.

Lee TS, Jung JY, Kim JW, et al. Feasibility ofovarian preservation in patients with early stage endometrial carcinoma. Gynecol Oncol, 2007, 104(1): 52-57.

Lee TS, Lee JY, Kim JW, et al. Outcomes of ovarian preservation in a cohort of premenopausal women withearly-stage endometrial cancer: a Korean Gynecologic Oncology Group study.Gynecol Oncol, 2013, 131(2): 289-293.

Leminen A. Practice Bulletin No. 149: Endometrial cancer. Obstetrics & Gynecology, 2015, 125(4): 1006-1026.

Levgur M. Estrogen and combined hormone therapy for women after genital malignancies: a review. J Reprod Med, 2004, 49(10): 837-848.

Lin K Y, Miller D S, Bailey A A, et al. Ovarian involvement in endometrioid adenocarcinoma of uterus. Gynecologic Oncology, 2015, 138(3): 532.

Luomaranta A, Lohi J, Bützow R, Leminen A, Loukovaara M. Prediction of para-aortic spread by gross pelvic lymph node findings in patients with endometrial carcinoma. Int J Gynecol Cancer, 2014, 24(4): 697-702.

Mahnert N, Morgan D, Campbell D, et al. Unexpected gynecologic malignancy diagnosed after hysterectomy performed for benign indications. Obstet Gynecol, 2015, 125(2): 397-405.

Manson JE1, Chlebowski RT, Stefanick ML, et al. Menopausal hormone therapy and health outcomes during the intervention and extended poststopping phases of the Women's Health Initiative randomized trials. JAMA. 2013, 310(13): 1353-1368.

Mariani A, Webb MJ, Keeney GL, et al. Role of wide/radical hysterectomy and pelvic lymph node dissection in endometrial cancer with cervical involvement. Gynecologic Oncology, 2001, 83(1): 72.

Martinelli F, Ditto A, Bogani G, et al. Laparoscopic sentinel node mapping in endometrial cancer following hysteroscopic injection of indocyanine green.[J]. Journal of Minimally Invasive Gynecology, 2016, 23(7): S99-S100.

Matsuo K, Machida H, Shoupe D, et al.Ovarian Conservation and Overall Survival in Young Women With Early-StageLow-Grade Endometrial Cancer. Obstet Gynecol, 2016, 128(4): 761-770.

Matsuo K, Ramzan AA, Gualtieri MR, et al. Prediction of concurrent endometrial carcinoma in women with endometrial hyperplasia. Gynecologic Oncology, 2015, 139(2): 261.

May K, Bryant A, Dickinson HO, et al. Lymphadenectomy for the management of endometrial cancer. Cochrane Database Syst Rev, 2010: CD007585.

May T, Shoni M, Vitonis AF, Quick CM, Growdon WB, Muto MG. The role of para-aortic lymphadenectomy in the surgical staging of women with intermediate and high-riskendometrial adenocarcinomas. Int J Surg Oncol, 2013, 2013: 858916.

Morotti M, Menada MV, Moili M, et al. Frozen section pathology at time of hysterectomy accurately predicts endometrial cancer in patients with preoperative diagnosis of atypical endometrial hyperplasia. Gynecol Oncol, 2012, 125: 536-540.

Mueck AO, Seeger H. Hormone therapy after endometrial cancer. Endocr Relat Cancer, 2004, 11(2): 305-314.

Nadeem R. Abu-Rustum, Richard R. et al. Atlas of Procedures in Gynecologic Oncology, Third Edition, 2013, CRC Press.

Naoura I, Canlorbe G, Bendifallah S, et al. Relevance of sentinel lymph node procedure for patients with high-risk endometrial cancer. Gynecologic Oncology, 2015, 136(1): 60-64.

National Comprehensive Cancer Network. NCCN Clinical Practice Guidelines in Oncology: Uterine Neoplasms, V.2.2016.

Navarria I, Usel M, Rapiti E, et al. Young patients with endometrial cancer: how many could be eligiblefor fertility-sparing treatment? Gynecol Oncol, 2009, 114(3): 448-451.

Niikura H, Kaiho-Sakuma M, Tokunaga H, et al. Tracer injection sites and combinations for sentinel lymph node detection in patients with endometrial cancer. Gynecologic Oncology, 2013, 131(2): 299-303.

Odagiri T, Watari H, Kato T, Mitamura T, Hosaka M, Sudo S, Takeda M, Kobayashi N, Dong P, Todo Y, Kudo M,

Sakuragi N. Distribution of lymph node metastasis sites in endometrial cancer undergoing systematic pelvic and para-aorticlymphadenectomy: a proposal of optimal lymphadenectomy for future clinical trials. Ann Surg Oncol, 2014, 21(8): 2755-2761.

Okazawa M, Ueda Y, Enomoto T, et al. A retrospective analysis of endometrial carcinoma cases surgically treated with or without para-aortic lymph nodedissection followed by adjuvant chemotherapy. Eur J Gynaecol Oncol, 2012, 33(6): 620-624.

Parker WH, Broder MS, Chang E, et al. Ovarian conservation at the time of hysterectomy and long-term health outcomes in the nurses' health study. Obstet Gynecol, 2009, 113(5): 1027-1037.

Paydar I, Dewees T, Powell M, et al. Adjuvant radiotherapy in Stage II endometrial carcinoma: Is brachytherapy alone sufficient for local control? Brachytherapy, 2015, 14(4): 427-432.

Plante M, Renaud MC, Tetu B, et al. Laparoscopic sentinel node mapping in early-stage cervical cancer. Gynecol Oncol, 2003, 91: 494-503.

Pristauz G, Bader AA, Regitnig P, et al. How accurate is frozen section histology of pelvic lymph nodes in patients with endometrial cancar? . Gynecol Oncol, 2009, 115: 12-17.

Rakha E, Wong SC, Soomro I, et al. Clinical outcome of atypical endometrial hyperplasia diagnosed on an endometrial biopsy: institutional experience and review of literature. American Journal of Surgical Pathology, 2012, 36(11): 1683-1690.

Robinson GE. Psychotic and mood disorders associated with the perimenopausal period: epidemiology, aetiology and management. CNS Drugs, 2001, 15(3): 175-184.

Rodriguez M, Shoupe D. Surgical Menopause. Endocrinol Metab Clin North Am, 2015, 44(3): 531-542.

Ruscito I, Gasparri ML, Braicu E I, et al. Sentinel node mapping in cervical and endometrial cancer: indocyanine green versus other conventional dyes—a meta-analysis. Annals of surgical oncology, 2016, 23(11): 3749-3756.

Sahbai S, Taran FA, Fiz F, et al. Pericervical Injection of 99mTc-Nanocolloid Is Superior to Peritumoral Injection for Sentinel Lymph Node Detection of Endometrial Cancer in SPECT/CT. Clinical Nuclear Medicine, 2016: 41.

Sang L T, Weon K J, Yeon K D, et al. Necessity of Radical Hysterectomy for Endometrial Cancer Patients with Cervical Invasion. Journal of Korean Medical Science, 2010, 25(4): 552.

Sartori E, Gadducci A, Landoni F, et al. Clinical behavior of 203 stage II endometrial cancer cases: The impact of primary surgical approach and of adjuvant radiation therapy. International Journal of Gynecological Cancer Official Journal of the International Gynecological Cancer Society, 2001, 11(6): 430-437.

Savelli L, Ceccarini M, Ludovisi M, et al. Preoperative local staging of endometrial cancer: transvaginal sonography vs. magnetic resonance imaging. Ultrasound in Obstetrics & Gynecology, 2008, 31(5): 560-566.

Savelli L, Testa AC, Mabrouk M, et al. A prospective blinded comparison of the accuracy of transvaginal sonography and frozen section in the assessment of myometrial invasion in endometrial cancer. Gynecol Oncol, 2012, 124: 549-552.

Seong SJ, Park H, Yang KM, et al. Detection of sentinel lymph nodes in patients with early stage cervical cancer. J Korean Med Sci, 2007, 22: 105-109.

Shim SH, Lee SJ, Kim SN. Effects of hormone replacement therapy on the rate of recurrence in endometrial cancer survivors: a meta-analysis. Eur J Cancer. 2014 , 50(9): 1628-1637.

Smith AJB, Fader AN, Tanner EJ. Sentinel Lymph Node Assessment in Endometrial Cancer: A Systematic Review and Meta-analysis. American Journal of Obstetrics and Gynecology, 2016.

Sorosky J I. Endometrial cancer. Obstetrics & Gynecology, 2012, 120(2 Pt 1): 383.

Soslow R. Practical issues related to uterine pathology: staging, frozen section, artifacts, and Lynch syndrome. Mod Pathol, 2016, 29: S59-S77.

Stephan JM, Hansen J, Samuelson M, et al. Intra-operative frozen section results reliably predict final pathology in endometrial cancer. Gynecol Oncol, 2014, 133: 499-505.

Sun C, Chen G, Yang Z, et al. Safety of ovarian preservation in young patients with early-stage endometrial cancer: a retrospective study and meta-analysis. Fertility & Sterility, 2014, 100(3): 782.

Suriano KA, McHale M, McLaren CE, et al. Estrogen replacement therapy in endometrial cancer patients. Obstet Gynecol, 2001, 97(4): 555-560.

Susumu N, Sagae S, Udagawa Y, et al. Randomized phase III trial of pelvic radiotherapy versus cisplatin-based combined chemotherapy in patients with intermediate- and high-risk endometrial cancer: a Japanese Gynecologic Oncology Group study. Gynecologic Oncology, 2008, 108(1): 226-233.

Takano M, Ochi H, Takei Y, et al. Surgery for endometrial cancers with suspected cervical involvement: is radical hysterectomy needed (a GOTIC study)? British Journal of Cancer, 2013, 109(7): 1760-1765.

Tanner EJ, Sinno AK, Stone RL, Levinson KL, Long KC, Fader AN. Factors associated with successful bilateral sentinel lymph node mapping in endometrial cancer. Gynecol Oncol, 2015, 138: 542-547.

Teng F, Zhang Y F, Wang Y M, et al. Contrast-enhanced MRI in preoperative assessment of myometrial and cervical invasion, and lymph node metastasis: diagnostic value and error analysis in endometrial carcinoma. Acta Obstetricia Et Gynecologica Scandinavica, 2014, 94(3): 266-273.

Torre LA, Bray F, Siegel RL, et al. Global cancer statistics, 2012. CA Cancer J Clin, 2015, 65(2), 87-108. doi: 10.3322/caac. 21262.

Turan T, Oguz E, Unlubil E, et al. Accuracy of frozen-section examination for myometrial invasion and grade in endometrial cancer. Eur J Obstet Gynecol Reprod Biol, 2013, 167: 90-95.

Urzal C, Sousa R, Baltar V, et al. Factors predictive of retroperitoneal lymph node metastasis in endometrial cancer. Acta Med Port, 2014, 27(1): 82-87.

Vargas R, Rauh-Hain JA, Clemmer J, et al. Tumor size, depth of invasion, and histologic grade as prognostic factors of lymph node involvement in endometrial cancer: a SEER analysis. Gynecol Oncol, 2014, 133(2): 216-220.

Walsh C, Holschneider C, Hoang Y, et al. Coexisting ovarian malignancy in young women with endometrial cancer. Obstet Gynecol, 2005, 106(4): 693-699.

Wang ZQ, Wang JL, Shen DH, et al. Should all endometrioid uterine cancer patients undergo systemic lymphadenectomy? Eur J Surg Oncol, 2013, 39(4): 344-349.

Watanabe Y, Satou TH, Etoh T, et al. Evaluation of parametrial spread in endometrial carcinoma. Obstetrics & Gynecology, 2010, 116(5): 1027.

Wright JD, Fiorelli J, Kansler AL, et al. Optimizing the management of stage II endometrial cancer: the role of radical hysterectomy and radiation. American Journal of Obstetrics & Gynecology, 2009, 200(4): 419.e1.

Wright JD, Buck AM, Shah M, et al. Safety of ovarian preservation in premenopausal women with endometrial cancer. J Clin Oncol, 2009, 10; 27(8): 1214-1219.

Yost KJ, Cheville AL, Al-Hilli MM, et al. Lymphedema after surgery for endometrial cancer: prevalence, risk factors, and quality of life. Obstet Gynecol, 2014, 124(2 Pt 1): 307-315.

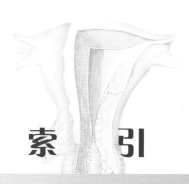

索　引